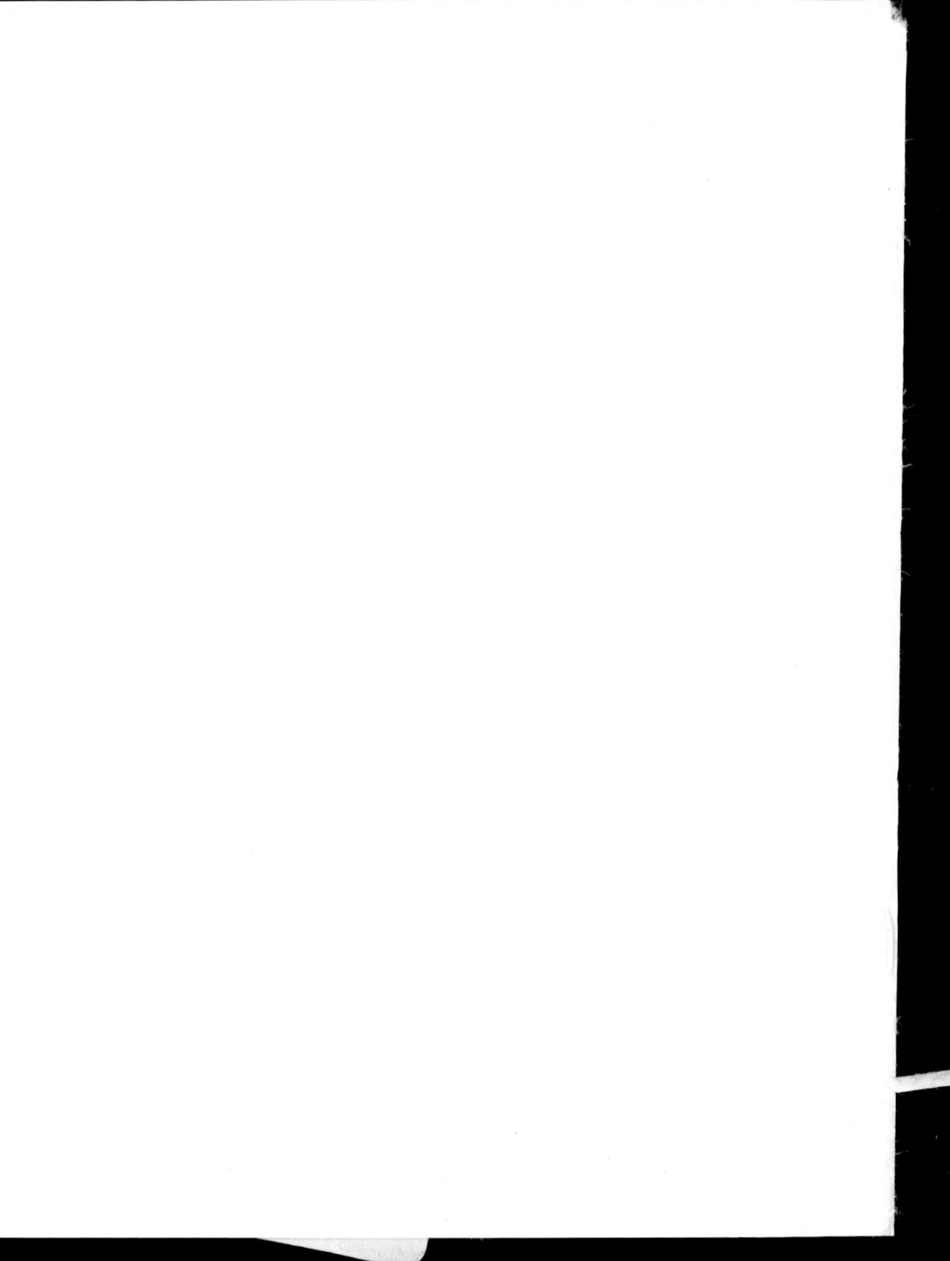

LA MINI-ENCYCLOPÉDIE DES ALIMENTS

achat • préparation • utilisation • cuisson • conservation
valeur nutritive • techniques culinaires illustrées

QUÉBEC AMÉRIQUE

Catalogage avant publication de Bibliothèque et Archives nationales du Québec et Bibliothèque et Archives Canada

Vedette principale au titre :

La mini-encyclopédie des aliments

Comprend un index.

ISBN 978-2-7644-0856-8

1. Aliments - Encyclopédies. 2. Valeur nutritive - Encyclopédies. 3. Cuisine - Encyclopédies.

TX349.M56 2008 641.3003 C2008-940864-0

La mini-encyclopédie des aliments a été conçue et créée par QA International, une division de

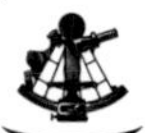

Les Éditions Québec Amérique inc.
329, rue de la Commune Ouest, 3e étage
Montréal (Québec)
H2Y 2E1 Canada
T : 514.499.3000
F : 514.499.3010

www.quebec-amerique.com

Dépôt légal : 2008

Bibliothèque nationale du Québec

Bibliothèque nationale du Canada

D'après l'ouvrage de Solange Monette intitulé *Dictionnaire encyclopédique des aliments* et l'ouvrage *L'encyclopédie des aliments*, tous deux publiés chez les Éditions Québec Amérique inc.

Nous reconnaissons l'aide financière du gouvernement du Canada par l'entremise du Programme d'aide au développement de l'industrie de l'édition (PADIÉ) pour nos activités d'édition.

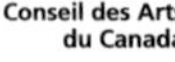

Canada Council for the Arts

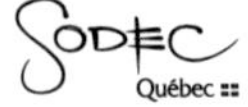

Gouvernement du Québec — Programme de crédits d'impôts pour l'édition de livres — Gestion SODEC.

Les Éditions Québec Amérique bénéficient du programme de subvention globale du Conseil des Arts du Canada. Elles tiennent également à remercier la SODEC pour son appui financier.

Imprimé à Singapour.

10 9 8 7 6 5 4 3 2 1 14 13 12 11 10 9 8

CRÉDITS

Éditeur
Caroline Fortin

Direction éditoriale
François Fortin
Martine Podesto

Rédaction en chef
Serge d'Amico
Claire de Guillebon

Assitance à la rédaction
Ophélie Delaunay
Julie Lepage
Myriam Morneau

Nutritionnistes consultantes
Marie Breton Dt. P.
Isabelle Emond Dt. P.

Conception graphique
Louis Beaudoin
Josée Noiseux
Anne Tremblay

Illustrations
Jean-Yves Ahern
Pascal Bilodeau
Jocelyn Gardner
Marc Lalumière
Rielle Lévesque
Michel Rouleau
Mamadou Togola

Mise en pages
Émilie Corriveau
Mélanie Giguère-Gilbert
Danielle Quinty

Programmation
Pascal Laniel
Martin Lemieux

Préimpression
Karine Levesque

Production
Nathalie Fréchette

Recherche
Nathalie Daneau
Gilles Vézina

Coordination/Retouche photographique
Josée Gagnon

Photographies
Étapes de cuisine © Studio Focus-Pocus
Tous les aliments sauf le saumon et les navets : © Ilva Beretta, 2008. Tous droits réservés.
www.luculliandelights.com
saumon © Noah Xu
navets © John Peacock/iStockPhoto.com

Cuisinier
Laurent Saget

Validation des épreuves
Claude Frappier

LA MINI-ENCYCLOPÉDIE DES
ALIMENTS

achat • préparation • utilisation • cuisson • conservation
valeur nutritive • techniques culinaires illustrées

QUÉBEC AMÉRIQUE

Table des matières

Tableaux de conversion

POIDS*

Grammes (g)	Onces (oz)	Livres (lb)
1	1/30	1/500
30	1	1/16
60	2	1/8
90	3	1/5
120	4	1/4
140	5	1/3
170	6	2/5
200	7	5/12
230	8	1/2
260	9	3/5
290	10	2/3
340	12	3/4
450	16	1
1000 (1 kg)	35	2 1/4

VOLUMES*

	Millilitres (ml)	Onces (oz)
1 cuillère à thé (ou cuillère à café)	5	1/5
1 cuillère à table (ou cuillère à soupe)	15	1/2
1/8 de tasse	30	1
1/4 de tasse	60	2
1/3 de tasse	80	2 1/2
2/5 de tasse	100	3
1/2 tasse	120	4
2/3 de tasse	160	5 1/2
3/4 de tasse	180	6
1 tasse	250	8
4 tasses	1000 (1 l)	32

TEMPÉRATURES*

Degrés Celsius	Degrés Fahrenheit	Degrés Celsius	Degrés Fahrenheit
-18	-0,5	140	280
0	30	150	300
1	35	160	320
10	50	170	340
20	70	180	360
30	90	190	370
40	100	200	390
50	120	210	410
60	140	220	430
70	160	230	450
80	180	240	460
90	200	250	480
100	210	260	500
110	230	270	520
120	250	280	540
130	270	290	550

LONGUEURS*

Métrique	Impérial
1 cm	2/5 po
2,5 cm	1 po
30,5 cm	1 pi
1 m	3 3/10 pi ou 40 po

DÉFINITION

ER (équivalent rétinol)

Unité de mesure qui indique la quantité de précurseurs de la vitamine A (comme le bêtacarotène) qui se transformeront en vitamine A dans l'organisme.
1 ER = 1µg de vitamine A formée = 6 µg de bêta-carotène. (1µg = 0,001 mg).

*Ces mesures sont arrondies.

Introduction
Légumes

On classe les légumes selon la partie de la plante qui est consommée, soit :

- les **légumes bulbes :** ail, ciboule, échalote, oignon, poireau... ;
- les **légumes racines :** betterave, carotte, céleri-rave, malanga, navet, panais, radis, rutabaga, salsifis, bardane... ;
- les **légumes fruits :** aubergine, avocat, chayote, concombre, courge, gombo, olive, poivron, tomate... ;
- les **légumes feuilles :** chicorée, chou, cresson, épinard, laitue, mâche, ortie, oseille, pissenlit, radicchio... ;
- les **légumes tiges :** asperge, bambou, bette, cardon, céleri, chou-rave, crosse de fougère, fenouil... ;
- les **légumes tubercules :** crosne, igname, jicama, manioc, patate douce, pomme de terre, taro, topinambour... ;
- les **légumes fleurs ou inflorescences :** artichaut, brocoli, chou-fleur, rapini...

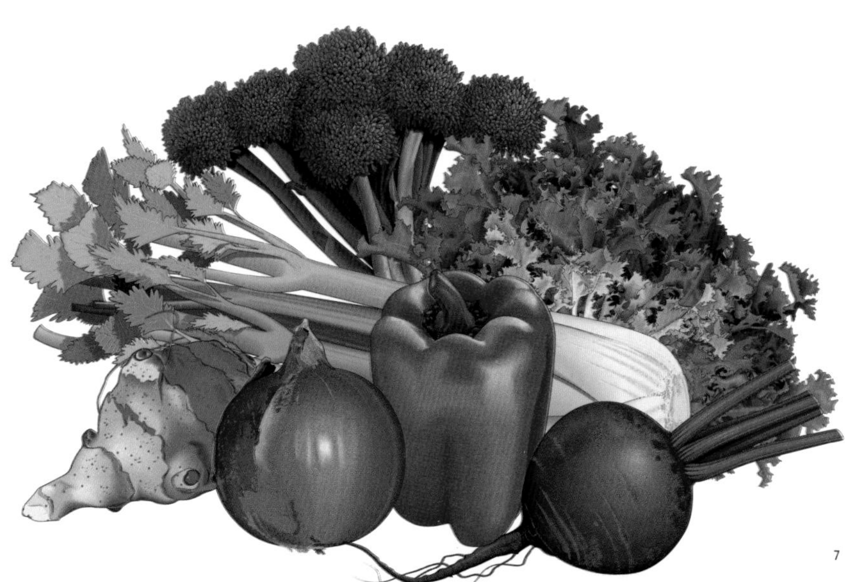

CONSEILS POUR LA CUISSON DES LÉGUMES

La cuisson des légumes doit être la plus brève possible ; la surcuisson les rend insipides et détrempés, et leur fait perdre vitamines et minéraux. Tailler les légumes en morceaux de grosseur égale pour qu'ils cuisent uniformément. Écourter la cuisson si les légumes doivent être réchauffés ou servis froids car la cuisson se poursuit tant qu'ils demeurent chauds. On peut arrêter la cuisson en passant les légumes sous l'eau froide, mais cette pratique entraîne une perte de vitamines et de minéraux.

Couvrir le récipient lorsque l'on cuit des légumes pelés ou tranchés pour éviter qu'ils se déshydratent. Ne saler et n'assaisonner qu'en fin de cuisson car le sel peut produire des taches noirâtres sur les légumes, tandis que les aromates perdent de la saveur ou voient leur saveur intensifiée. N'ajouter qu'une petite quantité d'eau pour cuire les légumes fibreux. Les légumes frais n'en ont souvent pas besoin car un surplus d'eau augmente le temps de cuisson et occasionne une perte de valeur nutritive. Il n'est pas nécessaire d'ajouter de l'eau aux légumes surgelés. L'aubergine, le manioc, la pomme de terre, la courge et la tomate doivent être piqués avant d'être enfournés. Cela permet à la vapeur de s'échapper et évite l'éclatement des légumes. La cuisson des légumes au four à micro-ondes permet de conserver la couleur et la saveur des légumes plus que tout autre mode de cuisson.

:: Cuisson à l'eau

Consiste à faire cuire les légumes dans de l'eau bouillante. Choisir un récipient adapté à la quantité de légumes à cuire pour permettre une cuisson uniforme. Déposer les légumes à pleine ébullition et maintenir le feu à intensité maximale afin que l'ébullition reprenne rapidement. Baisser ensuite l'intensité pour laisser mijoter les légumes. Cuire les légumes à couvert pour réduire le temps de cuisson et l'évaporation des substances volatiles. Il est toutefois conseillé de cuire les légumes verts à découvert, sinon les acides qu'ils contiennent se concentrent, détruisent la chlorophylle et les décolorent.

L'ajout d'un ingrédient alcalin (tel que le bicarbonate de sodium) à l'eau de cuisson des légumes verts préserve leur couleur. Cependant, cette pratique n'est pas souhaitable car le bicarbonate de sodium amollit les légumes, altère la saveur, détruit la thiamine et accélère la perte de vitamine C. Pour éviter la décoloration des légumes verts, diminuer le temps de cuisson ou choisir un autre mode de cuisson.

L'ajout d'un ingrédient acide (vinaigre, jus d'agrume, vin sec, cidre) préserve la couleur et la fermeté des légumes rouges et blancs. Les légumes qui noircissent facilement (artichaut, salsifis) une fois coupés ou épluchés nécessitent une cuisson dans un blanc (15 ml de farine, 45 ml d'eau additionnée du jus d'un demi-citron et 1 l d'eau bouillante salée).

Le sel soutire l'eau contenue dans les légumes ; c'est pourquoi il les attendrit. Ajouté en début de cuisson, il fait s'écouler les sucs des légumes, entraînant une perte de valeur nutritive. De plus, le sel se concentre lorsque la cuisson se prolonge. Il est contre-indiqué avec les légumes ayant une forte teneur en eau (champignons, concombres, tomates, etc.) et peu souhaitable avec plusieurs autres (choux rouges, poivrons, etc.) auxquels il fait perdre saveur et fermeté.

La cuisson à l'eau occasionne une diminution importante de la saveur et de la valeur nutritive des légumes. Utiliser peu d'eau et conserver l'eau de cuisson pour cuisiner des soupes et des sauces.

:: Cuisson à la vapeur
Consiste à cuire les légumes grâce à la chaleur dégagée par l'ébullition d'une petite quantité d'eau. Dans une étuveuse ou un panier-marguerite, disposer les légumes en une seule couche et les placer à environ 2,5 cm au-dessus d'une eau frémissante. Mettre les légumes dans l'étuveuse seulement lorsque l'eau commence à bouillir. Couvrir. Lorsque le couvercle vibre ou qu'il laisse s'échapper de la vapeur, diminuer l'intensité pour maintenir l'eau frémissante. La cuisson à la vapeur est légèrement plus longue que la cuisson à l'eau, mais elle entraîne une moins grande perte d'éléments nutritifs et de saveur.

:: Cuisson à l'autocuiseur
Consiste à cuire les légumes hermétiquement. Dans l'autocuiseur, la température s'élève au-dessus du point d'ébullition. Les légumes cuisent donc très rapidement. Respecter scrupuleusement le temps de cuisson par un minutage précis.

:: Cuisson à l'étuvée (ou « cuisson à l'étouffée »)
Consiste à cuire les légumes par évaporation de l'eau qu'ils contiennent après les avoir fait revenir dans très peu de matière grasse. On peut ajouter un peu de liquide (eau, vin, sauce tomate, fond, etc.) en début de cuisson pour amorcer le processus. Couvrir et cuire à feu doux pour bien marier les arômes et obtenir des légumes moelleux. La cuisson à l'étuvée est tout indiquée pour les courges, champignons, tomates, oignons et échalotes.

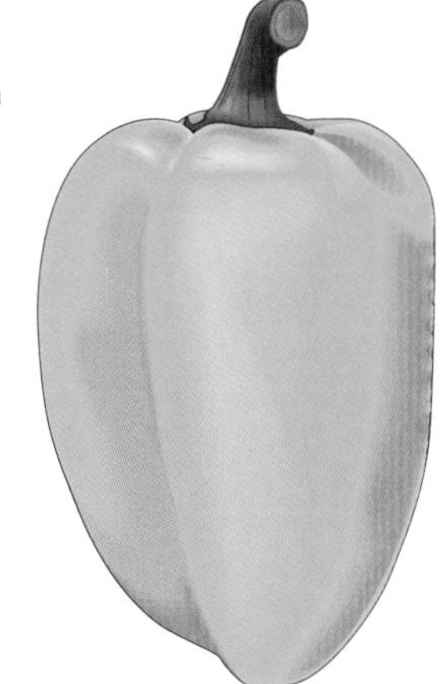

:: Braisage

Consiste à cuire les légumes lentement, à feu doux et à couvert, après les avoir fait revenir dans un corps gras. Faire cuire les légumes entiers ou en morceaux. Braiser les légumes seuls ou avec une pièce de viande pour créer des mélanges savoureux. La cuisson par braisage convient particulièrement bien aux légumes durs (fenouil, cardon, artichaut, chou, céleri, etc.).

:: Cuisson à la chaleur sèche

Consiste à cuire à la chaleur du four ou d'un barbecue. Cuire les légumes entiers dans leur peau ou coupés en morceaux. Piquer l'aubergine et la pomme de terre ou les fendre légèrement afin d'éviter qu'ils éclatent sous l'augmentation de la pression interne. La cuisson à la chaleur sèche rend les légumes tendres, juteux et savoureux, et limite la perte de valeur nutritive, surtout si la peau est conservée. L'ajout d'un ingrédient acide ou alcalin est inutile.

:: Cuisson au wok

Consiste à cuire par friture légère et rapide, ou à la vapeur, ou par une combinaison des deux procédés. Regrouper les légumes selon leur temps de cuisson et les saisir dans l'huile en commençant par ceux dont la cuisson est la plus longue. Cuire très peu pour emprisonner les éléments nutritifs et conserver couleur, texture, saveur et valeur nutritive. Si désiré, ajouter des aromates (gingembre, ail). Pour la cuisson combinant la friture et la vapeur : diminuer légèrement l'intensité du feu et verser un peu de liquide (eau, sauce tamari, bouillon, etc.). Lier avec de la fécule de maïs pour en faire une sauce. Cuire à couvert. La cuisson au wok convient bien aux légumes fermes comme les choux-fleurs, les brocolis et les carottes.

:: Friture

Consiste à cuire à haute température par immersion dans un bain de matières grasses, le plus souvent de l'huile. Utiliser de l'huile d'arachide, de carthame ou de soya. Maintenir la température entre 150 et 180 °C (la température ne doit pas dépasser 210-220 °C, car l'huile risquerait de prendre feu). Bien assécher les légumes ou les recouvrir d'un enrobage (fariné, pané à l'anglaise ; farine, œuf battu et chapelure, pâte à frire). Plonger les légumes dans l'huile en commençant par ceux qui exigent plus de temps de cuisson. Les légumes cuits remontent à la surface. Égoutter, puis éponger sur du papier absorbant. La friture ajoute beaucoup de matières grasses aux légumes sans pour autant améliorer leur valeur nutritive.

:: Cuisson au four à micro-ondes

Consiste à cuire au moyen d'ondes ultracourtes dans un four prévu à cet effet. Utiliser des contenants destinés expressément à la cuisson au four à micro-ondes. Disposer les légumes qui exigent une cuisson plus longue sur les bords du plat de cuisson et placer ceux qui cuisent plus rapidement au centre (les gros morceaux de légumes peuvent être placés sur du papier essuie-tout). Le temps de cuisson varie en fonction de la puissance en watts du four, de sa dimension et des niveaux d'intensité (consulter le manuel du fabricant). Le temps de cuisson au micro-ondes est généralement plus court qu'au four traditionnel. Vérifier le degré de cuisson, pour éviter de trop cuire, et remettre à cuire si nécessaire.

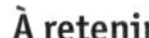

À retenir

- Plus il y a d'aliments, plus la cuisson sera longue.
- Plus les légumes contiennent d'eau, de matières grasses ou de glucides, plus ils cuisent rapidement ou, quelquefois, de façon inégale.
- Plus il y a d'eau dans le récipient, plus le temps de cuisson est long.
- Les aliments à la température de la pièce exigent un temps de cuisson plus court que les aliments froids ou congelés.
- Les aliments cuisent mieux s'ils sont placés au centre du four (la plupart des fours à micro-ondes sont munis d'un plateau tournant qui permet de cuire les aliments de façon plus uniforme).

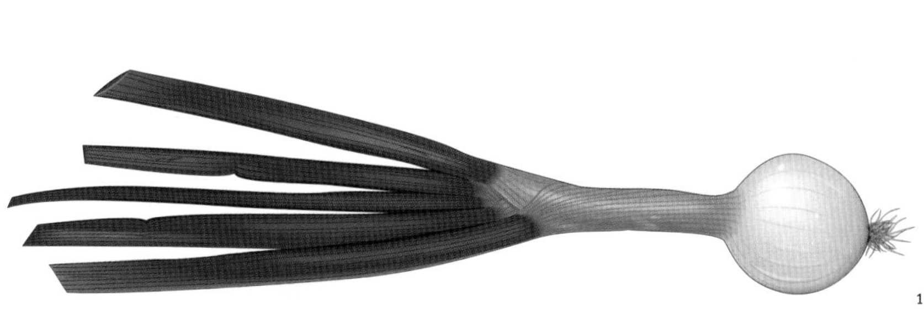

CONSEILS POUR LA CONGÉLATION DES LÉGUMES

La plupart des légumes supportent bien la congélation. Il est nécessaire de les blanchir auparavant. Seuls quelques légumes protégés par leur haut taux d'acidité n'ont pas besoin d'être blanchis. Le blanchiment consiste à ébouillanter les légumes crus pendant un temps variable (la durée variant selon la nature et la taille des légumes) ; ceux-ci sont ensuite refroidis et égouttés. Pour blanchir à l'eau bouillante :

1. Mettre à bouillir une bonne quantité d'eau, soit 4 l d'eau pour environ 500 g de légumes, ou 8 l d'eau pour 500 g de légumes feuilles.
2. Déposer les légumes dans un panier métallique ou dans une étamine afin de pouvoir les retirer facilement et rapidement de l'eau.
3. Les immerger à pleine ébullition, couvrir le récipient et commencer à minuter la durée du blanchiment. L'ébullition doit reprendre rapidement.
4. Une fois le temps écoulé, refroidir les légumes en les plongeant immédiatement dans de l'eau très froide (10 °C) et les laisser juste le temps nécessaire à leur refroidissement (ils ne doivent pas tremper inutilement).
5. Égoutter les légumes, les empaqueter dans des sacs à congélation hermétiques en chassant l'air. Indiquer sur le sac le nom du légume, la quantité et la date de congélation. Congeler rapidement à une température de -18 °C ou moins. Les légumes se conserveront en moyenne pendant un an. Un légume qui est bien blanchi et congelé de façon appropriée aura une valeur nutritive comparable à celle du légume cuit à l'état frais.

La décongélation n'est pas nécessaire pour la plupart des légumes avant la cuisson. Il est même préférable d'éviter une décongélation complète, car ainsi on limite les pertes de saveur et de valeur nutritive. Certains demandent toutefois une décongélation totale ou partielle. Pour décongeler les légumes, les laisser dans leur emballage scellé soit à la température ambiante, soit au réfrigérateur. Prévoir plus de temps pour la décongélation au réfrigérateur.

Pour cuire, ajouter les légumes à pleine ébullition, couvrir, attendre que l'ébullition reprenne puis diminuer l'intensité. La cuisson est plus courte qu'avec des légumes frais car les légumes ont déjà subi une cuisson partielle lors du blanchiment.

CONSEILS POUR LA MISE EN CONSERVE DES LÉGUMES

Les légumes mis en conserve à la maison doivent obligatoirement être traités par le procédé de cuisson sous pression (autocuiseur). Comme tous les aliments peu acides (viandes, fruits de mer, etc.), les légumes peuvent devenir très toxiques s'ils ne sont stérilisés que dans un bain d'eau bouillante. La toxine du botulisme affectionne les environnements peu acides. Cette toxine sera détruite à environ 120 °C, température qui ne peut être atteinte qu'avec une cuisson sous pression. Seule la tomate est assez acide pour ne requérir qu'une stérilisation à l'eau bouillante.

Ciboulette

Allium schoenoprasum et *Allium tuberosum*, Liliacées

Plante aromatique originaire d'Orient. La **ciboulette** (*Allium schoenoprasum*) est la plus petite plante dans la famille de l'oignon. Elle a de longues feuilles vertes filiformes et une saveur très douce.

La **ciboulette chinoise** (*Allium tuberosum*) est commune dans la cuisine asiatique. Sa saveur est plus prononcée que la ciboulette cultivée en Occident.

ciboulette

ciboulette chinoise

ACHAT

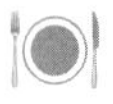

:: Choisir : de la ciboulette aux feuilles fraîches, vertes et fermes.

UTILISATION

La ciboulette et la ciboulette chinoise sont utilisées pour assaisonner des mets chauds ou froids. Elles aromatisent et décorent vinaigrettes, mayonnaises, salades, trempettes, légumes, soupes, sauces, fromages, omelettes, pâtes alimentaires, tofu, poissons, fruits de mer, viandes et volailles. Il est préférable de les ajouter au moment de servir.

PRÉPARATION

Couper finement la ciboulette à l'aide de ciseaux.

VALEUR NUTRITIVE

eau	92 %
protéines	0,1 g
glucides	0,1 g
fibres	0,1 g
calories	1
	par 15 ml (3 g)

Le jus de ciboulette est utilisé comme vermifuge.

CONSERVATION

:: Au réfrigérateur : quelques jours.
:: Au congélateur : telle quelle.

Ciboule

Allium fistulosum, Liliacées

Plante aromatique originaire du Sud-Ouest de la Sibérie. La base de la ciboule est légèrement renflée ; la partie blanche est charnue et les longues feuilles vertes sont étroites et creuses. Sa saveur est légèrement piquante.

ciboule

Ciboule

ACHAT

:: Choisir : de la ciboule aux feuilles fraîches et vertes, dégageant une bonne odeur.

UTILISATION

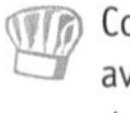

La partie verte de la ciboule est utilisée en fin de cuisson pour assaisonner des mets chauds ou froids. Elle aromatise et décore vinaigrettes, mayonnaises, salades, trempettes, légumes, soupes, sauces, fromages, omelettes, pâtes alimentaires, tofu, poissons, fruits de mer, viandes et volailles. Elle peut remplacer la ciboulette (réduire la quantité). La partie blanche est utilisée comme l'oignon.

PRÉPARATION

Couper finement les tiges de ciboule avec des ciseaux ou les hacher avec un couteau.

VALEUR NUTRITIVE

eau	90,5 %
protéines	1,9 g
matières grasses	0,4 g
glucides	6,5 g
fibres	1,7 g
calories	34
	par 100 g

BONNE SOURCE (CRUE) : vitamine C et potassium.

CONTIENT (CRUE) : vitamine A, fer, acide folique, zinc et phosphore.

PROPRIÉTÉS : Le jus de ciboule est employé comme vermifuge.

CONSERVATION

:: Au réfrigérateur : quelques jours.
:: Au congélateur : telle quelle.

Poireau

Allium porrum, Liliacées

Plante originaire d'Asie centrale, à saveur subtile et délicate, plus douce et plus sucrée que celle de l'oignon. La partie souterraine est la partie blanche et tendre du poireau : c'est le « blanc de poireau ». Les feuilles vertes coupées à la base de l'endroit où elles s'écartent constituent le « vert de poireau ».

ACHAT

:: Choisir : un poireau droit, ferme et intact, sans taches brunâtres et dont les feuilles sont d'un beau vert.
:: Écarter : un poireau dont la base est fendillée ou renflée, ou dont les feuilles sont sèches et décolorées.

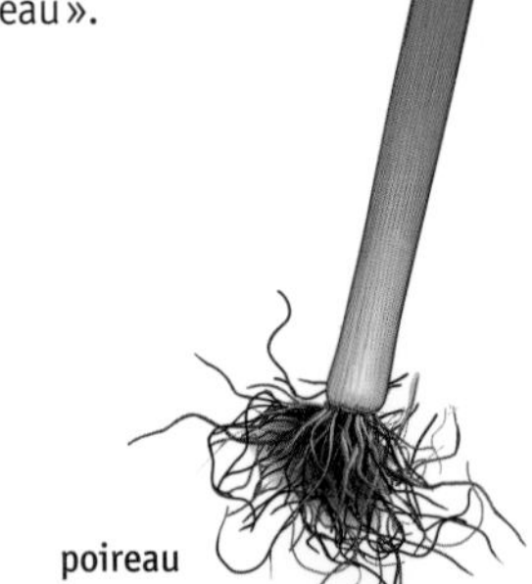

poireau

PRÉPARATION

Nettoyer soigneusement le poireau.

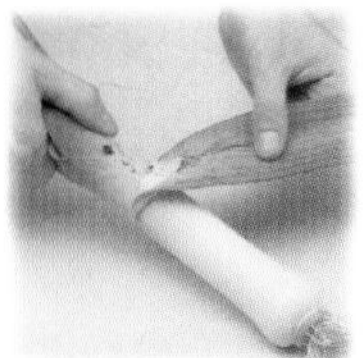

1 Enlever les feuilles extérieures si elles sont défraîchies.

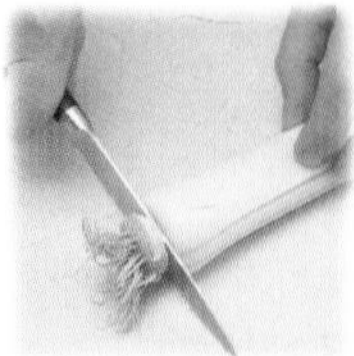

2 Couper la partie filamenteuse de la racine ainsi que la partie supérieure des feuilles.

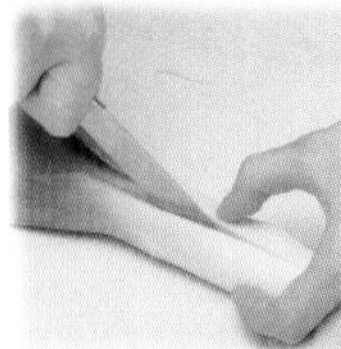

3 Inciser le poireau dans le sens de la longueur jusqu'à 2 ou 3 cm à la base.

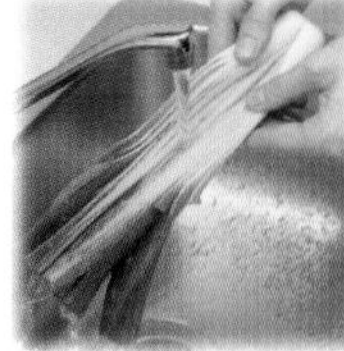

4 Écarter les feuilles et les laver soigneusement à l'eau fraîche. Égoutter.

CUISSON

Le poireau nécessite une brève cuisson. Pour une cuisson uniforme, choisir des poireaux de même grosseur.

:: **À l'eau :** entier ou fendu, 15 à 20 min. Émincé, 20 à 25 min.

:: **Au four** ou **braisé :** 25 à 35 min.

:: **Sauté :** 3 à 5 min.

:: **Mijoté :** 10 à 15 min.

VALEUR NUTRITIVE

	cru
eau	83 %
protéines	1,5 g
matières grasses	0,3 g
glucides	14 g
fibres	1,8 g
calories	61
	par 100 g

EXCELLENTE SOURCE : acide folique.

BONNE SOURCE : potassium et fer.

CONTIENT : vitamine C, vitamine B_6, magnésium, cuivre et calcium.

PROPRIÉTÉS : laxatif, antiarthritique, antiseptique, diurétique et tonique. Il est reconnu pour nettoyer le système digestif.

CONSERVATION

:: **À l'air ambiant :** 1 à 3 mois, non lavé, dans un endroit frais à un taux d'humidité de 90 à 95 %.

:: **Au réfrigérateur :** cru, environ 2 semaines.

:: **Au congélateur :** 3 mois , en tranches ou entier (blanchir 2 min au préalable). Cuire sans décongeler pour un maximum de saveur.

UTILISATION

Le poireau se mange cru ou cuit. Cru et finement haché, il est souvent mis dans les salades. Cuit, il est apprêté comme l'asperge. Il est excellent avec de la vinaigrette, de la crème ou des pommes de terre.

Le poireau se cuisine très bien avec le veau, le jambon et le fromage ; il se marie bien avec le citron, le basilic, la sauge, le thym et la moutarde. Ses feuilles aromatisent bouillons et ragoûts, et peuvent remplacer la ciboulette ou l'échalote. Le blanc de poireau aromatise les courts-bouillons et les fonds de cuisson.

Échalote

Allium ascalonicum, Liliacées

Plante à bulbe, probablement originaire du Proche-Orient. Sa saveur est plus parfumée et plus subtile que celle de l'oignon et moins âcre que celle de l'ail. De la taille d'un bulbe d'ail, elle comporte deux ou trois gousses. Les variétés les plus communes sont :

l'**échalote grise** ou « ordinaire », petite, allongée, à la peau grise et à la tête violacée, à la chair ferme et piquante ;

l'**échalote de Jersey**, au bulbe court et renflé, à la pelure rosacée, et à la chair veinée et moins piquante ;

l'**échalote cuisse de poulet**, au bulbe allongé, de couleur cuivrée.

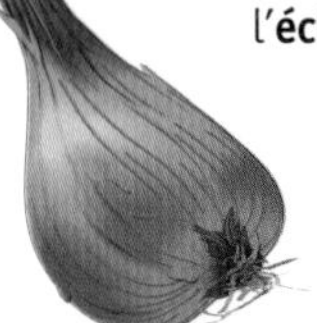

échalote grise

ACHAT

:: Choisir : une échalote ferme à la pelure sèche.

:: Écarter : une échalote germée, amollie ou à la pelure tachetée.

UTILISATION

L'échalote se consomme crue ou cuite. Elle entre dans la composition des sauces béarnaise, Bercy ou au vin rouge. Elle accompagne les salades, les poissons et les viandes grillées ou poêlées. Elle parfume le beurre blanc, les soupes, les vinaigrettes et les légumes. Les tiges vertes peuvent être utilisées comme la ciboulette. Les bulbes peuvent aromatiser le vinaigre ou l'huile.

CUISSON

:: Sautée : laisser fondre l'échalote à feu très doux (elle ne doit pas griller ou roussir).

VALEUR NUTRITIVE

	crue
eau	80 %
protéines	0,3 g
glucides	1,7 g
calories	7
	par 15 ml (10 g)

PROPRIÉTÉS : reminéralisante, apéritive et stimulante. On s'en sert pour soulager brûlures et piqûres d'insectes.

CONSERVATION

:: À l'air ambiant : 1 mois, dans un endroit sombre, frais, sec et bien ventilé.

:: Au réfrigérateur : 15 jours. Lorsqu'elle est coupée, l'envelopper d'un film alimentaire ou la mettre dans un récipient et la recouvrir d'huile d'olive (utiliser cette huile pour cuisiner).

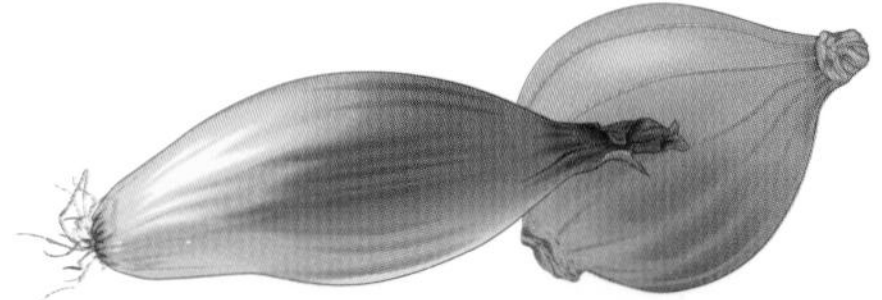

échalote cuisse de poulet   échalote de Jersey

Ail

Allium sativum, Liliacées

Plante originaire de l'Asie centrale. L'ail a une saveur particulièrement tenace qui laisse des traces persistantes dans l'haleine et qui imprègne la transpiration. Le bulbe ou « tête d'ail » est formé de caïeux, plus souvent nommés gousses. On en compte de 12 à 16 par tête. Parmi les variétés les plus courantes, on retrouve :

l'**ail blanc** ;

l'**ail rose** et l'**ail violet** dont seule l'enveloppe est colorée ;

l'**ail rocambole** ou « ail d'Espagne », qui a une saveur plus douce.

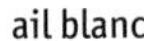

ail blanc

ACHAT

:: Choisir : des bulbes d'ail dodus et fermes, sans germes ni taches, dont la pelure est intacte.

L'ail est disponible sous diverses formes (flocons, poudre, pâte, etc.), mais il est préférable de se servir d'ail frais pour obtenir un maximum de saveur.

PRÉPARATION

Pour peler facilement les gousses, les écraser légèrement avec le plat d'un couteau. Couper les gousses et retirer le germe vert que l'on retrouve parfois au centre ; ce germe rend l'ail indigeste et est responsable de l'odeur qu'il laisse dans l'haleine. La saveur de l'ail n'apparaît que lorsqu'il est coupé, écrasé ou haché. Plus il est coupé finement, plus sa saveur sera prononcée.

VALEUR NUTRITIVE

eau	59 %
protéines	0,6 g
matières grasses	0,1 g
fibres	0,1 g
glucides	3 g
calories	13
	par 3 gousses (9 g)

EXCELLENTE SOURCE : sélénium.

PROPRIÉTÉS : diurétique, carminatif, stomachique, tonique, antispasmodique, antiarthritique, antiseptique, vermifuge et antibiotique. L'ail pourrait soulager divers maux tels que la bronchite, la goutte, l'hypertension et les problèmes digestifs.

Ail

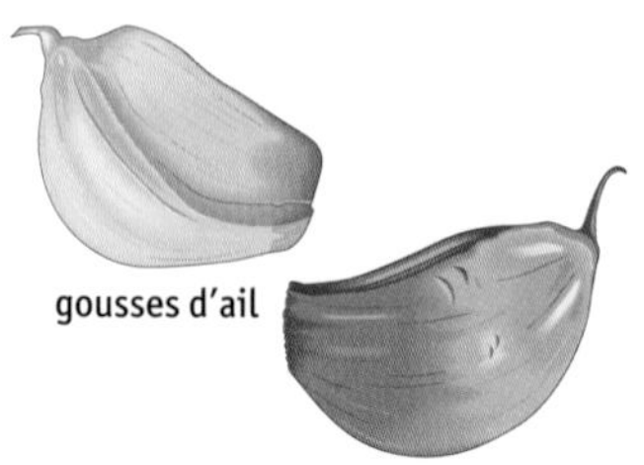
gousses d'ail

UTILISATION

L'ail est surtout utilisé comme condiment. Il aromatise vinaigrettes, potages, légumes, tofu, viandes, ragoûts, charcuteries, marinades, etc. Cru, haché ou pilé, l'ail entre dans la fabrication de l'aïoli, de la rouille, de la tapenade, du pistou, du pesto et du beurre à l'ail. Les viandes, comme le gigot d'agneau, peuvent être piquées d'ail. Pour transmettre une délicate touche aillée, frotter de l'ail cru, épluché et coupé en deux, à l'intérieur des plats à salade et des plats à fondue. Pour parfumer de l'huile, y mettre quelques gousses d'ail légèrement écrasées. On peut aussi se servir des tiges vertes de l'ail frais pour remplacer l'échalote ou la ciboulette. Mâcher du persil, de la menthe ou des grains de café permet de se rafraîchir l'haleine après l'ingestion d'ail.

CONSERVATION

:: À l'air ambiant : 6 mois, dans un endroit sec, bien aéré, froid ou tempéré, autour de 0 °C et à un taux d'humidité d'au plus 60 %. Les tiges de l'ail peuvent être tressées et suspendues dans un endroit aéré pendant plusieurs mois.
:: Au congélateur : 2 mois, tel quel, simplement débarrassé de sa pellicule extérieure .

CUISSON

Pour un maximum de saveur, n'ajouter l'ail qu'en fin de cuisson. Pour une saveur discrète qui rappelle la noisette et qui épargne l'haleine, laisser l'ail entier et le cuire sans le peler ni le couper. Éviter de frire l'ail jusqu'à ce qu'il brunisse car cela détruit presque toute sa saveur tout en le rendant âcre, âcreté qui se transmet aux autres aliments.

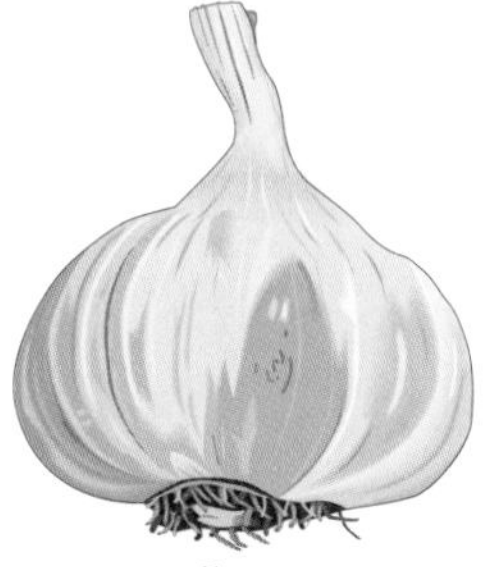
ail rose

Oignon

Allium cepa, Liliacées

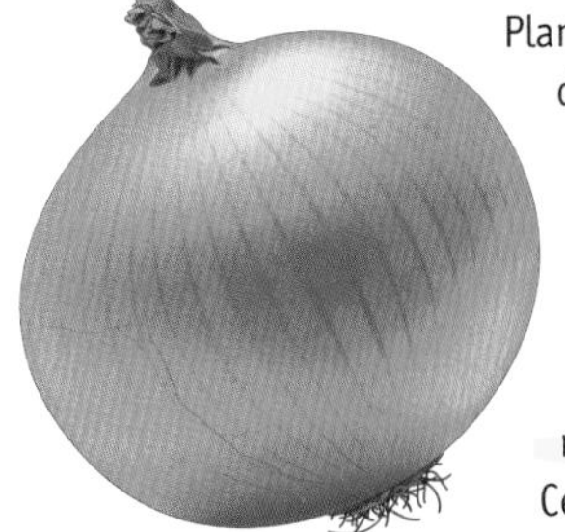
oignon espagnol

Plante à bulbe originaire d'Asie centrale et de Palestine. La douceur de l'oignon dépend du climat et des variétés. L'**oignon espagnol** est l'un des plus doux ; l'**oignon blanc** est doux et sucré ; l'**oignon rouge** est le plus sucré ; l'**oignon jaune** est le plus fort.

Certaines variétés nommées **oignons verts** ou « oignons nouveaux » sont vendues fraîches, en bottes. Certaines personnes éprouvent de la difficulté à digérer l'oignon (surtout cru). L'oignon imprègne l'haleine. On peut la rafraîchir en mâchant du persil, de la menthe ou des grains de café. L'arôme de l'oignon provient de son huile essentielle volatile qui est riche en sulfure d'allyle.

ACHAT

:: Choisir : un oignon ferme, sans signe de germination ou de moisissures, avec une pelure extérieure bien sèche, lisse et cassante et un collet le plus petit possible. Les oignons sont souvent traités par irradiation contre la germination, ce qui est rarement indiqué sur l'emballage. L'oignon est disponible déshydraté, sous forme de flocons ou de poudre vendue telle quelle ou assaisonnée (sel à l'oignon par exemple). Certaines de ces préparations contiennent plus de sel que d'oignon.

VALEUR NUTRITIVE

	cru
eau	89,7 %
protéines	1,2 g
matières grasses	0,2 g
glucides	8,6 g
fibres	1,6 g
calories	38
	par 100 g

CONTIENT : potassium, vitamine C, acide folique et vitamine B_6. Cuit, il contient sensiblement les mêmes proportions de vitamines et de minéraux.

PROPRIÉTÉS : diurétique, antibiotique, antiscorbutique, stimulant et expectorant. On utilise l'oignon pour traiter la grippe, les parasites intestinaux, les calculs biliaires, la diarrhée et les rhumatismes.

Oignon

PRÉPARATION

Enlever complètement la partie fibreuse de la base (le plateau) afin que les feuilles de l'oignon s'enlèvent facilement. Un oignon coupé perd du jus ; éviter de le préparer longtemps à l'avance et de le laisser en attente sur le comptoir ou sur une surface en bois qu'il imbiberait. Pour se départir de l'odeur d'oignon sur les mains, les frotter avec du jus de citron ou du vinaigre. Éviter de hacher l'oignon au robot car il se transforme en purée. Plus l'oignon est haché finement, plus il cuit rapidement, mais plus il perd de saveur.
La préparation de l'oignon s'accompagne souvent de larmes causées par la rupture des cellules de l'oignon lorsqu'on le coupe ; ces cellules libèrent des substances sulfurées qui, au contact de l'air ambiant, créent une nouvelle molécule, du sulfate d'allyle, qui irrite l'œil. Plus l'oignon est fort, plus il pique les yeux. Divers trucs sont proposés pour empêcher de pleurer :

- utiliser un couteau bien coupant et se tenir le plus loin possible de l'oignon ;
- refroidir l'oignon 1 h au réfrigérateur ou une quinzaine de minutes au congélateur pour retarder l'action de l'enzyme ;
- se protéger les yeux afin qu'ils ne soient pas en contact direct avec la substance irritante ;
- couper l'oignon sous un filet d'eau froide, pour dissoudre les molécules irritantes qui sont solubles à l'eau.

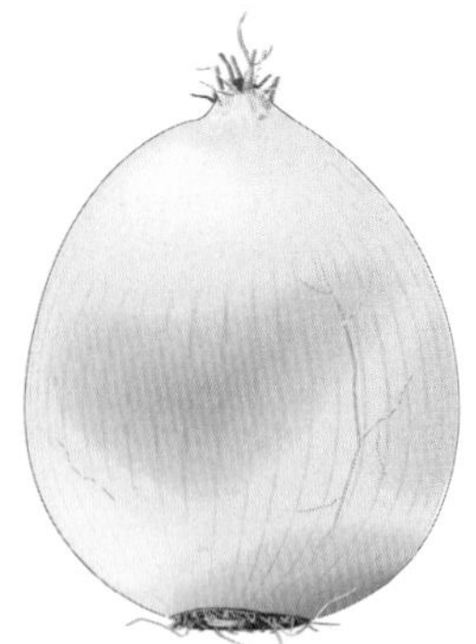

oignon blanc

CONSERVATION

La durée de conservation des oignons dépend des variétés. Plus un oignon est «fort» et pas trop riche en eau, meilleure sera sa conservation.
:: **À l'air ambiant :** placer l'oignon dans un endroit frais et sec (oignon jaune : 2 à 3 mois, oignon rouge : 2 à 4 semaines). Tenir les oignons éloignés des pommes de terre car ils absorbent leur humidité, ce qui les fait pourrir et germer. Éviter de conserver un oignon entamé, il perd ses vitamines et peut devenir nocif car il s'oxyde rapidement.
:: **Au réfrigérateur :** l'oignon vert, 1 semaine.
:: **Au congélateur :** épluché et haché.
L'oignon s'amollit à la décongélation et perd de la saveur.
Les oignons peuvent être déshydratés : couper en tranches minces, placer sur une plaque et exposer au soleil 2 ou 3 jours, puis passer au four à 90 °C environ 10 min, ou mettre dans un déshydrateur quelques heures (65 à 70 °C).

UTILISATION

On emploie l'oignon cuit ou cru, surtout lorsqu'il est doux. On peut atténuer la saveur de l'oignon cru coupé en l'ébouillantant quelques minutes (le refroidir sous l'eau froide) ou en le mettant à tremper dans de l'eau froide ou du vinaigre. L'oignon blanc est un élément essentiel de la tarte à l'oignon, de la pissaladière, de la soupe à l'oignon, des préparations à la Soubise et à la niçoise. L'oignon peut être apprêté au gratin, frit, au wok, à la crème ou être farci. Il sert de condiment dans des plats chauds ou froids, cuit ou cru, haché, émincé ou coupé en rondelles. Piqué de clou de girofle, l'oignon ajoutera du goût à un pot-au-feu ou à un bouillon.
Les petits oignons peuvent être glacés ou préparés au vinaigre. On les ajoute entiers dans les ragoûts ou les plats mijotés (un bœuf bourguignon, par exemple).

CUISSON

La cuisson rend l'oignon plus sucré et lui fait perdre ses enzymes sulfurées, ce qui l'adoucit.
:: **Sauté :** brièvement, en le laissant croustillant et sans le faire brunir.

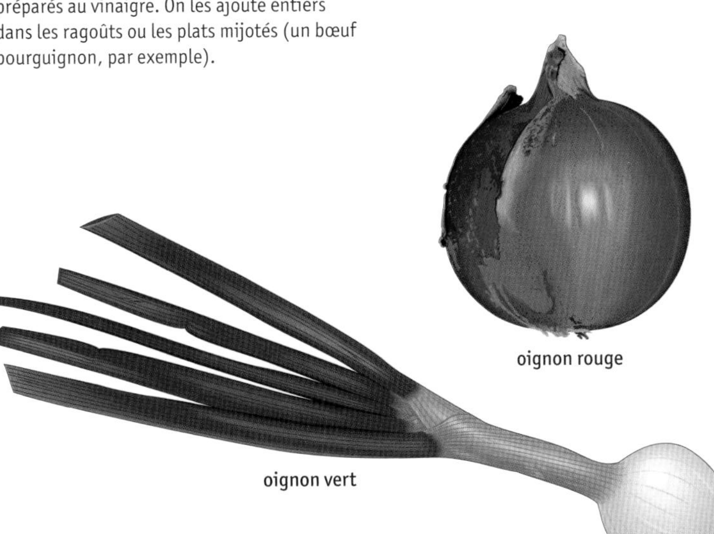

oignon rouge

oignon vert

Châtaigne d'eau

Eleocharis dulcis, Cypéracées

Bulbe aquatique d'une plante originaire du Sud de la Chine. En Amérique du Nord, on connaît surtout la châtaigne d'eau importée de Chine, vendue en conserve dans les épiceries spécialisées. Le bulbe est emprisonné dans une rude écorce de couleur brun noirâtre ; la chair blanche, croustillante, juteuse, sucrée et parfumée, est recouverte d'une mince peau brunâtre.

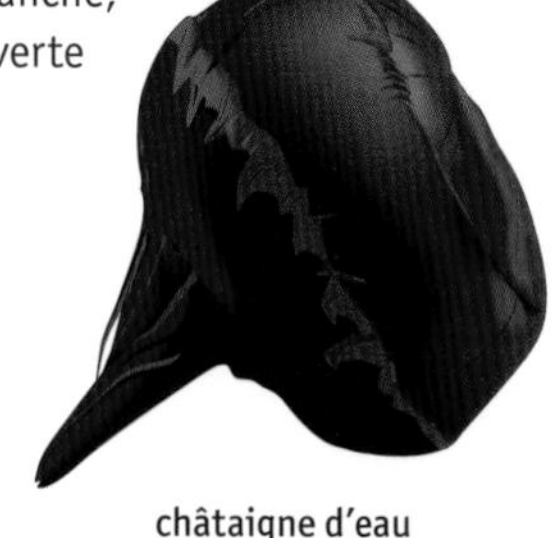

châtaigne d'eau

ACHAT

:: Choisir : des châtaignes d'eau fraîches très dures.

:: Écarter : des châtaignes d'eau meurtries ou présentant des parties molles.

UTILISATION

Les châtaignes d'eau se consomment crues (espèce *Eleocharis dulcis* seulement) ou cuites. Crues, elles sont servies en hors-d'œuvre ou en collation. Cuites, les châtaignes d'eau sont délicieuses telles quelles, enrobées de beurre. Elles ajoutent une note croquante inhabituelle à une grande quantité de mets, notamment aux soupes, aux salades composées et salades de fruits, aux plats sautés à base de tofu ou de légumes, aux pâtes alimentaires et quiches, aux viandes, volailles et fruits de mer. Elles sont délicieuses cuites avec du riz et des épinards, puis gratinées. La purée de châtaignes d'eau s'incorpore à un bouillon de poulet dans lequel on ajoutera oignons, pommes et crème légère, ou à une purée de pommes de terre, de patates douces ou de courges d'hiver.

VALEUR NUTRITIVE

	crue	*en conserve*
eau	74 %	86 %
protéines	1,5 g	1,1 g
matières grasses	0,2 g	0,1 g
glucides	24 g	12 g
calories	107	50
		par 100 g

EXCELLENTE SOURCE : potassium.
CONTIENT : riboflavine, magnésium et phosphore (crue), potassium et fer (en conserve).
PROPRIÉTÉ : tonique.

PRÉPARATION

Laver soigneusement les châtaignes d'eau fraîches pour les débarrasser de toute trace de boue, enlever toute partie molle ou brunie et jeter les châtaignes endommagées ou qui auraient fermenté.
On peut peler les châtaignes d'eau avant ou après la cuisson. Il y aura moins de perte si on pèle après la cuisson, mais la couleur de la chair en sera altérée. Pour les peler avant la cuisson : déposer les châtaignes d'eau dans une casserole, recouvrir d'eau bouillante et laisser bouillir de 4 à 5 min. Les égoutter puis les peler à l'aide d'un couteau tranchant pour enlever leur mince peau brunâtre. Les plonger ensuite dans de l'eau citronnée pour éviter qu'elles noircissent. Pour les peler après la cuisson, faire d'abord une incision en forme de croix sur leur partie plate.

CUISSON

La cuisson rend les châtaignes d'eau légèrement plus sucrées et préserve leur texture croustillante.
:: **À l'eau :** ajouter un peu de jus de citron à l'eau de cuisson pour éviter le noircissement. On peut aussi les cuire dans du bouillon ou dans un mélange moitié eau - moitié lait.
:: **Au wok :** les cuire préalablement 5 min à l'eau ou de 7 à 8 min à la vapeur.
On peut utiliser les châtaignes d'eau entières, coupées en moitiés, en tranches, en dés ou en julienne, ou réduites en purée.

CONSERVATION

Les châtaignes d'eau sont passablement fragiles, aussi est-il préférable de les conserver non pelées.
:: **Au réfrigérateur :** jusqu'à 2 semaines, dans un récipient et couvertes d'eau. On peut aussi mettre les châtaignes d'eau fraîches non lavées, jusqu'à 2 semaines dans un sac de papier et les conserver à l'endroit le plus froid du réfrigérateur. Il est nécessaire de les surveiller car elles peuvent commencer à sécher ou à fermenter. Les châtaignes d'eau pelées se conservent 2 ou 3 jours. Réfrigérer la part non consommée des châtaignes d'eau en conserve dans de l'eau que l'on rafraîchira tous les jours.
:: **Au congélateur :** 6 mois, crues et non pelées, ou 1 an, cuites et réduites en purée (on peut ajouter 15 ml de beurre ou de miel avant la congélation pour éviter que la purée se sépare). Mélanger la purée à la décongélation afin qu'elle redevienne homogène.

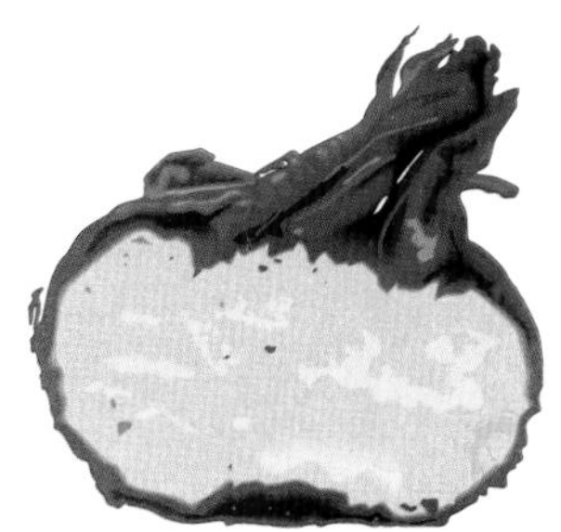

Betterave

Beta vulgaris, Chénopodiacées

Plante à racine charnue probablement originaire d'Afrique du Nord. Parmi les variétés de betteraves, on retrouve :
la **betterave potagère,** plus ou moins charnue, à la peau mince et lisse, à la chair habituellement couleur rouge vif et aux grandes feuilles comestibles très colorées, ondulées ou plissées ;
la **betterave fourragère** qui sert à nourrir le bétail ;
la **betterave sucrière** ou « betterave rouge » qui se transforme en sucre ou en alcool.

betterave rouge

ACHAT

:: Choisir : une betterave ferme et lisse, sans taches ni meurtrissures, et d'une belle coloration rouge foncé.
:: Écarter : une très grosse betterave ou une betterave qui possède de longues racines car elle risque d'être plus fibreuse.

CUISSON

Laver la betterave à l'eau courante sans la meurtrir ; la brosser délicatement si nécessaire. Cuire la betterave entière, sans la peler ni la meurtrir, en laissant la racine et de 2 à 3 cm de tiges.
:: À l'eau ou à la vapeur : selon la grosseur de la betterave, prévoir de 30 à 60 min pour la cuisson.
:: Au four : conserve la saveur et accentue la couleur.
Pour vérifier le degré de cuisson, passer le légume sous un filet d'eau froide, la pelure s'enlèvera facilement si elle est bien cuite. Éviter de piquer la betterave avec une fourchette ou la pointe d'un couteau car elle perdra de la couleur si la cuisson se poursuit. Ne saler qu'en fin de cuisson car le sel décolore la betterave.

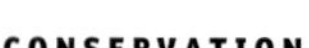

CONSERVATION

:: À l'air ambiant : 2 à 4 semaines. Conserver les feuilles ou de 5 à 8 cm de tige et les racines dans un endroit frais (0 °C) et humide (90 à 95 %).
La betterave se conserve plus longtemps dans la terre ou dans un cellier d'hiver, mais elle a tendance à devenir plus dure.
:: Au réfrigérateur : fraîche, 2 à 4 semaines. Les feuilles non lavées se conservent 3 à 5 jours dans un sac de plastique perforé.
:: Au congélateur : cuire au préalable.

VALEUR NUTRITIVE

	cuite	*feuilles cuites*
eau	89 %	90,9 %
protéines	2,6 g	1,1 g
matières grasses	0,2 g	0,1 g
glucides	5,5 g	6,7 g
fibres	2,9 g	2,2 g
calories	27	31
		par 100 g

BULBE

EXCELLENTE SOURCE : potassium et vitamine A.
BONNE SOURCE : vitamine C, riboflavine et magnésium.
CONTIENT : fer, cuivre, calcium, thiamine, vitamine B_6, acide folique, zinc et niacine.
PROPRIÉTÉS : apéritive et facilement digestible. La betterave soulagerait les maux de tête et serait utile contre la grippe et l'anémie.

FEUILLES

EXCELLENTE SOURCE : potassium.
BONNE SOURCE : acide folique et magnésium.
CONTIENNENT : fer.

UTILISATION

La betterave peut être mangée crue, cuite, en conserve ou au vinaigre. Crue, elle est pelée, tranchée ou râpée et, si désiré, assaisonnée. Cuite, elle peut être mangée chaude ou froide ; elle est souvent arrosée de vinaigrette ou incorporée aux salades. Ses feuilles sont délicieuses cuites et s'apprêtent comme l'épinard ou la bette.
La betterave peut aussi servir de substitut au café ; tranchée finement, elle est séchée, torréfiée puis réduite en poudre.
La betterave est à la base du bortsch, un potage originaire d'Europe orientale qui est servi traditionnellement avec de la crème aigre.
Le jus de la betterave tache facilement les doigts ; un peu de jus de citron fera disparaître les taches (l'utilisation de gants évite cet inconvénient). Il peut aussi colorer l'urine et les selles.

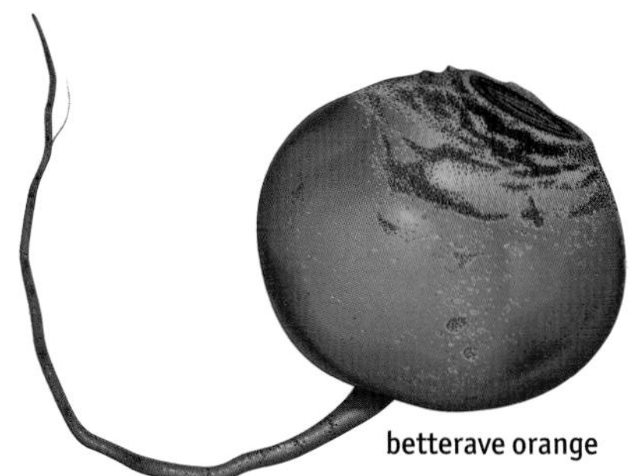

betterave orange

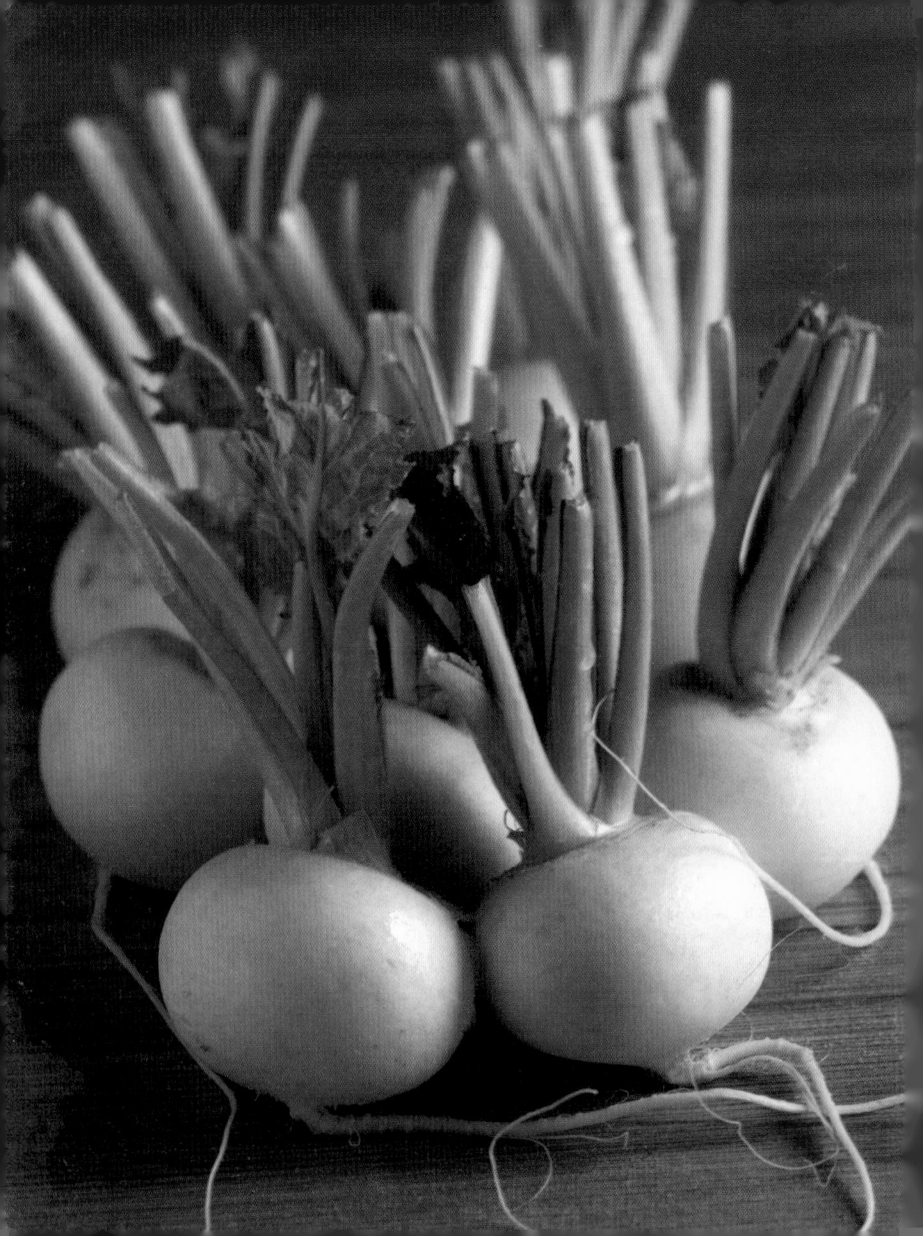

Navet

Brassica rapa, Crucifères

Plante à racine, originaire d'Europe, le navet appartient à une famille qui comprend le chou, la moutarde et le radis. La chair du navet est recouverte d'une mince peau, dont la partie supérieure forme un collet de couleur rouge ou pourpre. Ses fanes sont comestibles. Le navet est souvent confondu avec le rutabaga. Il s'en distingue par ses feuilles qui sont rugueuses et poilues, et non lisses.

navet

ACHAT

:: Choisir : un navet ferme, lourd et non ridé, sans taches ni meurtrissures. Les fanes (si elles sont présentes) doivent être fermes et vertes.
:: Écarter : un gros navet, qui risque d'être amer et fibreux.

UTILISATION

Le navet est délicieux dans les soupes et les ragoûts, réduit en purée ou farci et braisé. Lorsqu'il est tendre, le navet est cuisiné à la crème, à la sauce Mornay ou au gratin. On peut le consommer en salade, cru ou cuit. Ses fanes s'apprêtent comme les épinards.

CONSERVATION

:: Au réfrigérateur : 1 à 3 semaines, non lavé, sans ses fanes, dans un sac de plastique perforé. Les fanes se conservent de 4 à 5 jours dans un sac de plastique perforé.
:: Au congélateur : blanchir 2 min ou cuire et réduire en purée.

CUISSON

:: À l'eau : 10 à 15 min.
:: À la vapeur : un peu plus longtemps qu'à l'eau, selon la taille du légume.
Frit, il est calorifique .

VALEUR NUTRITIVE

	cru
eau	92 %
protéines	0,9 g
matières grasses	0,1 g
glucides	6,2 g
fibres	1,8 g
calories	27
	par 100 g

BULBE

BONNE SOURCE : vitamine C et potassium.
CONTIENT : acide folique.
PROPRIÉTÉS : revitalisant, diurétique, antiscorbutique, rafraîchissant, émollient et pectoral. Les substances soufrées du navet peuvent causer des flatulences.

FEUILLES

BONNE SOURCE : vitamine A, vitamine B, vitamine C, potassium et magnésium.

PRÉPARATION

Brosser le navet, le peler et le laver juste avant la cuisson pour éviter le noircissement. Il n'est pas nécessaire de le peler s'il est très frais, peu volumineux et non ciré. Il est préférable de blanchir le navet 10 min avant de le préparer car il se digère mieux, conserve plus de valeur nutritive et son odeur se répand moins.

Panais

Pastinaca sativa, Apiacées

Plante à racine originaire de la région méditerranéenne. Sa texture rappelle celle du navet et ses fanes sont semblables à celles du céleri. Sa chair jaunâtre et fruitée a un goût qui s'apparente à celui de la noisette.

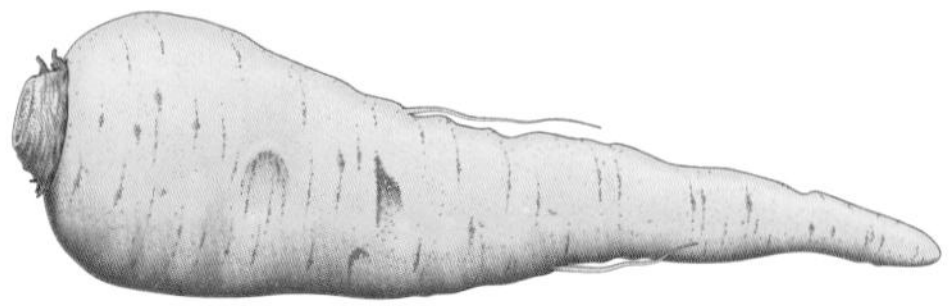

panais

ACHAT

:: Choisir : un panais ferme, lisse, sans meurtrissures et assez petit.

UTILISATION

Le panais s'apprête comme la carotte, le salsifis ou le navet, qu'il peut remplacer dans la plupart des recettes. Il est délicieux réduit en purée, frit, servi froid et arrosé de vinaigrette, servi glacé comme les carottes ou comme légume d'accompagnement. On peut le consommer cru ou le mettre dans les soupes ou ragoûts. Il a plus de saveur s'il est cuit entier et peu longtemps (sensiblement le même temps de cuisson que la carotte).

PRÉPARATION

Brosser et peler le panais (seulement s'il est ciré). Sa peau mince s'enlève facilement après la cuisson, surtout s'il est cuit entier ou s'il s'agit d'un vieux panais. Sa chair noircit au contact de l'air ; il faut la cuire dès qu'on la coupe ou la mettre à tremper dans une eau citronnée ou vinaigrée. Il peut s'avérer nécessaire de retirer le cœur d'un vieux panais ou d'un panais volumineux car il est souvent dur, fibreux et sans saveur.

VALEUR NUTRITIVE

	cuit
eau	77,7 %
protéines	1,3 g
matières grasses	0,3 g
glucides	19,5 g
fibres	4 g
	par 100 g

Le panais a une teneur élevée en glucides qui dépasse largement celle de la carotte, ce qui le rend sucré et passablement calorifique.

EXCELLENTE SOURCE : potassium et acide folique.

CONTIENT : vitamine C, magnésium, acide pantothénique, cuivre, phosphore et vitamine B_6.

PROPRIÉTÉS : désintoxiquant, emménagogue, antirhumatismal et diurétique.

CONSERVATION

:: Au réfrigérateur : 4 semaines, enveloppé et mis dans un sac de plastique perforé avec une feuille de papier absorbant.

:: Au congélateur : blanchir le panais entier 5 min et le panais coupé 3 min.

Carotte

Daucus carota, Apiacées

Plante à racine originaire du Moyen-Orient et de l'Asie centrale. La carotte est plus ou moins allongée ou trapue, selon les variétés. Sa couleur est orangée, blanche, jaune, rouge, pourpre ou noire.

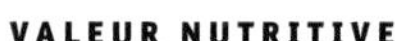

carotte

ACHAT

:: Choisir : des carottes fermes et colorées avec des fanes (tiges et feuilles) fermes et bien colorées.

:: Écarter : des carottes amollies, aux parties détrempées ou germées.

CONSERVATION

:: À l'air ambiant : placer les carottes dans un endroit sombre, frais (1 °C), humide (93 à 98 % d'humidité) et bien ventilé. Ne pas entreposer les carottes près des végétaux qui dégagent beaucoup de gaz éthylène, telles les poires, pommes ou pommes de terre (mûrissement accéléré). On peut aussi enfouir les carottes non lavées dans du sable (6 mois) ou les enterrer recouvertes de paillis ; les récolter au besoin sauf lors de grands froids.

:: Au réfrigérateur : 1 à 3 semaines, dans un sac de plastique perforé ou sur une feuille de papier absorbant.

:: Au congélateur : 1 an à -18 °C. Blanchir les carottes entières 5 min et les carottes coupées 3 min.

PRÉPARATION

Laver ou brosser la carotte ; la peler si elle est vieille. Enlever la partie verte amère près de la tige. Couper en bâtonnets, en rondelles, en tronçons, en julienne, en dés, trancher ou râper.

VALEUR NUTRITIVE

	crue	*cuite*
eau	87,8 %	87,4 %
protéines	0,9 g	1,2 g
matières grasses	0,1 g	0,1 g
glucides	3,2 g	10,5 g
fibres	3,2 g	1,9 g
calories	43	45
		par 100 g

EXCELLENTE SOURCE : vitamine A (crue et cuite) et potassium (crue).

BONNE SOURCE : potassium (cuite).

CONTIENT : vitamine C et thiamine (crue), cuivre (cuite), vitamine B_6, acide folique et magnésium (crue et cuite).

PROPRIÉTÉS : diurétique, reminéralisante, vermifuge, antidiarrhéique, tonique et antianémique. La carotte joue un rôle dans le maintien d'une bonne vision. Crue, râpée et en cataplasme, elle soulagerait les brûlures. Son jus semble bénéfique pour le foie. Une consommation abusive de carottes colore la peau de jaune.

UTILISATION

Crue, elle se consomme nature, dans les salades et les hors-d'œuvre, ou intégrée dans la pâte à gâteaux et à biscuits. Cuite, elle se cuisine à la crème, en jardinière, glacée, au beurre ou en purée. On l'incorpore aux soupes, ragoûts, quiches, soufflés et omelettes.

Céleri-rave

Apium graveolens var. *rapaceum,* Apiacées

Plante à racine originaire de la région méditerranéenne, le céleri-rave est une variété de céleri. De forme irrégulière, il est parsemé de petites touffes de radicelles. Sa peau brunâtre est rugueuse et épaisse. Sa chair croquante blanche a une saveur légèrement piquante.

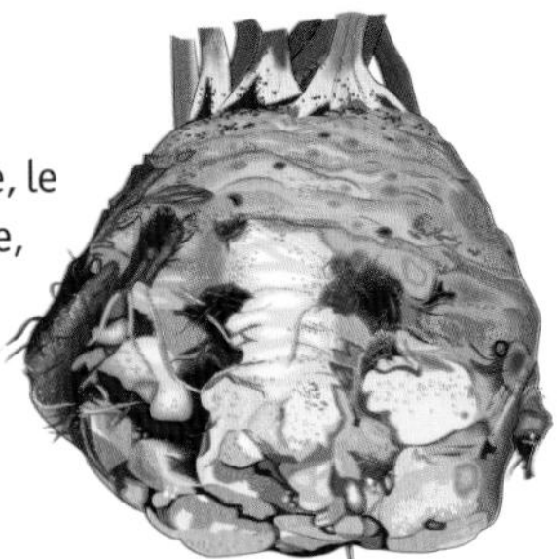

céleri-rave

ACHAT

:: Choisir : un céleri-rave lourd, ferme et intact, sans meurtrissures.

:: Écarter : un céleri-rave qui sonne creux mesurant plus de 12 cm de diamètre ou pesant plus de 500 g.

UTILISATION

Le céleri-rave se consomme cru, coupé en lamelles, en cubes ou râpé (souvent assaisonné de mayonnaise moutardée pour donner le céleri-rémoulade). Cuit seul ou avec d'autres légumes, il peut être réduit en purée. Il parfume soupes et ragoûts. Le braisage lui convient bien et il est délicieux nappé de sauce Mornay ou béchamel, puis gratiné.

PRÉPARATION

Laver le céleri-rave puis le peler, ou le peler après la cuisson. Pour éviter que la chair noircisse, l'arroser de vinaigrette ou de jus de citron dès qu'elle est coupée, ou la cuire sans délai.

CONSERVATION

:: Au réfrigérateur : quelques semaines, sans fanes, dans un sac de plastique perforé.

Le céleri-rave se conserve aussi à une température proche du point de congélation.

VALEUR NUTRITIVE

	cru	*cuit*
eau	88 %	92,3 %
protéines	1,5 g	1 g
matières grasses	0,3 g	0,2 g
glucides	9,2 g	5,9 g
calories	39	25
		par 100 g

EXCELLENTE SOURCE (CRU) : potassium.

BONNE SOURCE : vitamine C, phosphore, vitamine B_6 et magnésium (cru), fer et potassium (cuit).

CONTIENT (CUIT) : vitamine C, phosphore, vitamine B_6 et magnésium.

PROPRIÉTÉS : apéritif, diurétique, dépuratif, stomachique, reminéralisant et tonique.

CUISSON

Éviter une cuisson trop longue.

:: À l'eau : 10 à 15 min.

:: À la vapeur : 12 à 18 min.

L'ajout d'un ingrédient acide au liquide de cuisson (5 ml de jus de citron ou de vinaigre) empêche l'oxydation.

Radis noir

Raphanus sativus var. *niger*, Crucifères

Plante à racine probablement originaire de l'Est de la région méditerranéenne. Le radis noir peut être presque aussi piquant que le raifort, un proche parent. Sa chair est très blanche, ferme et moins juteuse que celle du radis rouge.

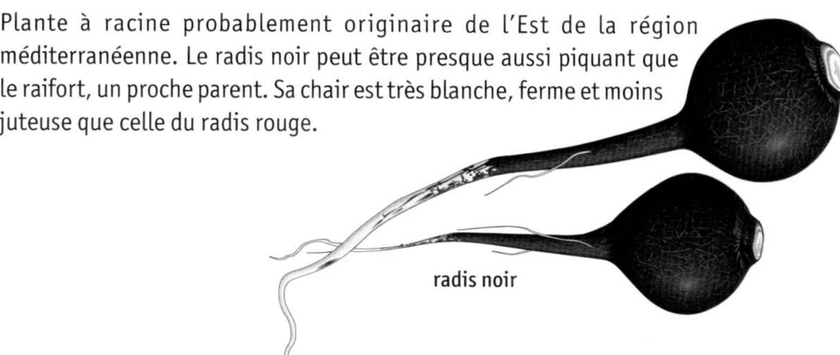

radis noir

ACHAT

:: Choisir : un radis noir très ferme, sans taches ni craquelures. Les fanes, si elles sont présentes, devraient être d'un vert éclatant.

UTILISATION

Le radis noir est rarement consommé tel quel. Pour le dégorger : râper ou couper le radis noir en tranches minces ou en bâtonnets, saupoudrer de sel, bien mélanger, couvrir le bol hermétiquement, laisser reposer 1 h, rincer, égoutter, puis préparer selon la recette choisie. Il est ensuite assaisonné d'échalote et de crème aigre, mis dans les salades ou apprêté en rémoulade. Le radis noir est très décoratif lorsqu'on lui laisse sa peau. Cuit, il a une saveur qui rappelle le rutabaga. On le met dans les soupes, ragoûts, omelettes et avec du tofu.

PRÉPARATION

Gratter, brosser et peler les radis noirs.

VALEUR NUTRITIVE

PROPRIÉTÉS : le suc extrait du radis noir serait antiscorbutique et anti-allergique. On l'utilise comme sédatif nerveux et comme tonique respiratoire. On s'en sert pour traiter le foie, la dyspepsie, les lithiases biliaire et urinaire, les affections pulmonaires (toux, bronchites chroniques, asthme), la coqueluche, les rhumatismes, l'arthrite, la goutte et l'eczéma.

CUISSON

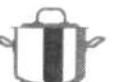

:: Au wok : 10 à 25 min de cuisson, selon sa fraîcheur.

CONSERVATION

:: Au réfrigérateur : plusieurs semaines, non lavé, sans ses fanes, dans un sac de plastique perforé.

Radis

Raphanus sativus, Crucifères

Plante à racine probablement originaire de l'Asie occidentale. Il existe diverses espèces de radis parmi lesquelles on trouve : les **radis rouges**, dont la chair blanche, crème ou rouge est juteuse et croquante, et dont les fanes sont comestibles ; les **radis noirs** (p. 31) dont la saveur est plus piquante que celle du radis rouge ; les **radis blancs** ou « orientaux » (p. 33).

radis

ACHAT

:: Choisir : des radis fermes, à la peau lisse, sans taches ni meurtrissures. Les fanes, quand il y en a, devraient être d'un vert éclatant.
:: Écarter : des gros radis.

UTILISATION

Le radis se consomme cru (en hors-d'œuvre, trempettes, salades, sandwichs), mariné ou cuit. On le met dans les soupes, les pot-au-feu, les omelettes, ou on le cuit au wok. Les fanes fraîches et tendres s'apprêtent comme l'épinard. On peut les incorporer dans un potage ou une purée de pommes de terre ou les sécher pour les infuser. Les graines de radis peuvent germer. La saveur des germes est piquante, un peu comme celle du cresson. Ils s'incorporent aux soupes, sandwichs et omelettes et assaisonnent le tofu et le poisson (les ajouter au dernier moment).

PRÉPARATION

Peler les radis si on les désire moins piquants. Couper les racines et les feuilles, puis les rincer à grande eau et les égoutter. Les radis se mangent entiers, tranchés, en bâtonnets, en dés, hachés ou râpés.

VALEUR NUTRITIVE

	cru
eau	95 %
protéines	0,6 g
matières grasses	0,5 g
glucides	3,6 g
fibres	2,2 g
calories	17
	par 100 g

BONNE SOURCE (CRU) : vitamine C et potassium.
CONTIENT (CRU) : acide folique.
PROPRIÉTÉS (CRU) : antiseptique, antiarthritique, antiscorbutique, antirachitique, antirhumatismal et apéritif. Le radis faciliterait la digestion, soignerait bronchite, asthme, scorbut, déminéralisation et traiterait le foie et la vésicule biliaire. Plusieurs personnes digèrent mal le radis.

CUISSON

Un ingrédient acide ajouté au liquide de cuisson avive la couleur du radis. Un ingrédient alcalin le décolore.

CONSERVATION

:: Au réfrigérateur : 1 semaine, non lavés, sans leurs fanes, dans un sac de plastique perforé .

Radis oriental

Raphanus sativus var. *longipinnatus*, Crucifères

Plante à racine probablement originaire de l'Est de la région méditerranéenne. Le radis oriental ou « daïkon » est un radis d'hiver à chair blanche, croquante et juteuse avec une saveur relativement douce. Plusieurs variétés ont une chair sucrée.

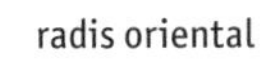

radis oriental

ACHAT

:: Choisir : un radis oriental ferme et luisant, sans taches ni meurtrissures. Les fanes, si elles sont présentes, devraient être d'un beau vert.

:: Écarter : un très gros radis et celui dont la peau est opaque.

UTILISATION

Le radis oriental se consomme cru en hors-d'œuvre, trempettes, salades et sandwichs. Râpé puis arrosé de vinaigrette, de vinaigre ou de jus de citron, il accompagne légumes, volailles, fruits de mer ou poissons. Cuit, il s'utilise comme le navet, notamment dans les potages. Il peut s'ajouter à un plat sauté au wok. Ses fanes, s'apprêtant comme l'épinard, se marient aux salades ou aux soupes. Les graines sont mises à germer. Leur saveur est piquante, un peu comme celles du cresson. On le met, au dernier moment, dans les soupes, sandwichs et omelettes. Il assaisonne le tofu et le poisson.

En Asie, on confit le radis oriental dans le sel ou on le cuit. On le met dans les soupes ou on le fait frire avec d'autres aliments. Sa saveur s'adoucit à la cuisson.

VALEUR NUTRITIVE

eau	94,5 %
protéines	0,3 g
glucides	1,8 g
calories	8
	par 50 g

CONTIENT (CRU) : vitamine C et potassium.
PROPRIÉTÉS : antiseptique, diurétique, apéritif et tonique.

CONSERVATION

Le radis oriental est fragile.

:: Au réfrigérateur : sans ses fanes, dans un sac de plastique perforé (3 ou 4 jours maximum s'il est consommé cru ou 1 semaine s'il est destiné à la cuisson).

PRÉPARATION

Brosser le radis oriental ou enlever une mince pelure de la partie utilisée. Il peut être râpé, coupé en bâtonnets, en dés, en julienne ou en fines tranches, ou réduit en purée après cuisson.

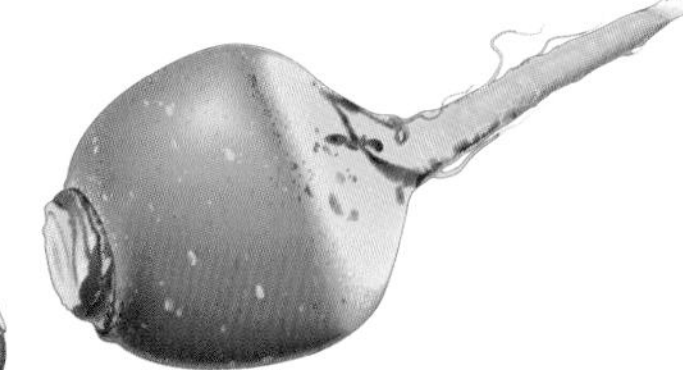

radis d'hiver rouge

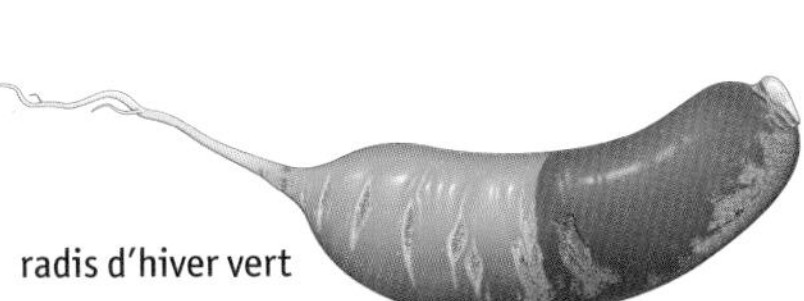

radis d'hiver vert

Rutabaga

Brassica napus var. *napobrassica*, Crucifères

Plante à racine issue d'une hybridation du chou frisé et du navet. Le rutabaga est habituellement de couleur jaunâtre, mais on en retrouve aussi une variété à la chair blanche. La saveur du rutabaga est plus prononcée que celle du navet ; une partie saillante au sommet de la racine à laquelle se rattachent les feuilles permet de le distinguer du navet.

rutabaga

ACHAT

:: Choisir : un rutabaga ferme et lourd, sans taches et pas trop volumineux.

UTILISATION

Le rutabaga se mange cru ou cuit. On le consomme en soupes, ragoûts et soufflés. Il peut remplacer le navet dans la plupart des recettes. Les sauces et les crèmes l'avantagent. Il peut être réduit en purée avec des pommes de terre et des carottes.

PRÉPARATION

Peler le rutabaga puis le couper. Enlever le cœur s'il est brunâtre. Plus le rutabaga a une odeur prononcée, plus son goût est piquant. Pour atténuer sa saveur, le blanchir 5 min avant la cuisson.

CONSERVATION

On peut enfouir le rutabaga dans du sable comme la carotte (p. 29).

:: Au réfrigérateur : 3 semaines, non lavé, dans un sac de plastique perforé.

:: Au congélateur : blanchir 2 min, ou cuire puis réduire en purée.

VALEUR NUTRITIVE

	cuit
eau	90 %
protéines	1,1 g
matières grasses	0,2 g
glucides	7,7 g
fibres	2,1 g
calories	34
	par 100 g

EXCELLENTE SOURCE : potassium.

BONNE SOURCE : vitamine C.

CONTIENT : magnésium, acide folique et phosphore.

PROPRIÉTÉS : reminéralisant et diurétique.

CUISSON

:: À l'eau : 15 min.

:: À la vapeur : cuisson un peu plus longue qu'à l'eau.

Malanga

Xanthosoma sagittifolium, Aracées

Tubercule d'une plante originaire du Nord de l'Amérique du Sud et des Antilles. Le malanga appartient à une famille de plantes décoratives apparentées au philodendron. Les imposantes feuilles du malanga sont comestibles. Les tubercules, de forme irrégulière, sont recouverts d'une peau mince lisse, velue ou ornée de radicelles selon les variétés. Leur chair ferme, croustillante et légèrement visqueuse peut être blanchâtre, jaunâtre, orangée, rose ou rougeâtre. Leur saveur prononcée est légèrement terreuse et rappelle vaguement la noisette. Le malanga contient beaucoup d'amidon.

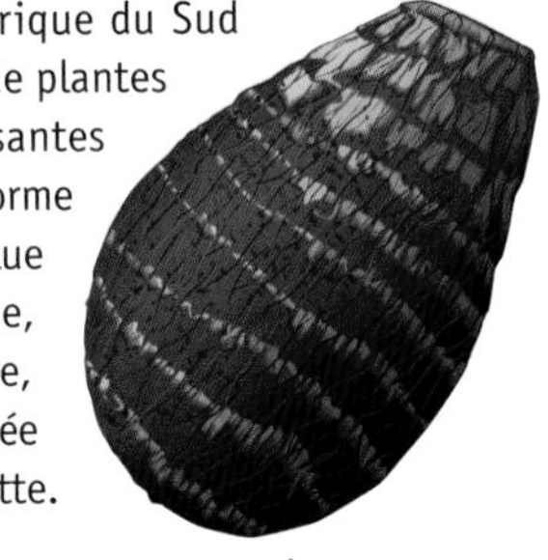

malanga

ACHAT

:: Choisir : un malanga très ferme, sans moisissures ni parties molles. Faire une petite incision dans la chair avec l'ongle pour vérifier si la chair est juteuse.

UTILISATION

Le malanga se consomme cuit seulement. On le râpe et on le cuit en crêpes ou on prépare les acras, comme aux Antilles. L'utiliser modérément car sa saveur forte peut masquer celle des autres aliments. Il est délicieux frit ou nappé de sauce. On le transforme en amidon pour la fabrication d'alcool.
Les feuilles du malanga se cuisinent comme l'épinard ou enveloppent des aliments qui seront cuits au four.

CONSERVATION

Le malanga est fragile.
:: Au réfrigérateur ou **à l'air ambiant :** quelques jours.
Les feuilles se conservent plusieurs jours au réfrigérateur dans un sac de plastique perforé. Les essuyer avec un linge humide auparavant.

VALEUR NUTRITIVE

eau	66 %
protéines	1,7 g
matières grasses	0,3 g
glucides	31 g
calories	132
	par 100 g

CONTIENT : thiamine, vitamine C, fer et phosphore. Plusieurs variétés de malanga contiennent des substances âcres et irritantes qui sont neutralisées à la cuisson.

PRÉPARATION

Peler le malanga, puis le recouvrir d'eau fraîche s'il n'est pas utilisé immédiatement.

CUISSON

:: À l'eau : 20 min. On le sert tel quel, en accompagnement ou en purée.
On peut cuire préalablement le malanga à l'eau ou à la vapeur, puis l'ajouter en fin de cuisson dans un ragoût ou un potage.

Salsifis

Tragopogon porrifolius et *Scorzonera hispanica,* Composées

Plantes à racine originaires de la région méditerranéenne, le **salsifis** (*Tragopogon porrifolius*) et la **scorsonère** (*Scorzonera hispanica*) sont de proches parents. Leur saveur douce et sucrée rappelle souvent celle de l'huître. Certains disent qu'ils ont un léger goût d'asperge ou d'artichaut, avec un arrière-goût de noix de coco. Les feuilles du salsifis sont comestibles ; les jeunes pousses ont un léger goût d'endive. Parfois nommée « salsifis noir », la scorsonère est moins fibreuse et plus savoureuse que le salsifis.

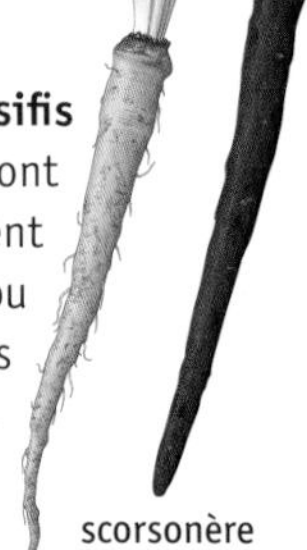

ACHAT

:: Choisir : des salsifis fermes, de grosseur moyenne, sans parties détrempées.

UTILISATION

Le salsifis et la scorsonère sont délicieux en soupes et ragoûts, gratinés, nappés de sauce béchamel ou de sauce au fromage. Ils peuvent se manger froids, arrosés de vinaigrette. Le salsifis se marie bien avec la pomme de terre, le poireau, le céleri, l'oignon et les épinards. Il est délicieux braisé avec le veau, la volaille ou le poisson ; il peut être glacé comme la carotte.

PRÉPARATION

Le salsifis et la scorsonère s'oxydent lorsqu'on les pèle et qu'on les coupe. Les laisser tremper dans une eau vinaigrée ou citronnée ou les faire bouillir entiers 15 min avant de les peler et de les apprêter. Leur pelure peut tacher temporairement les mains lorsqu'on les pèle.

CONSERVATION

Le salsifis et la scorsonère sont meilleurs consommés frais.

:: Au réfrigérateur : plusieurs jours, non lavés, dans un sac de plastique perforé.

VALEUR NUTRITIVE

	cuit
eau	81 %
protéines	2,7 g
matières grasses	0,2 g
glucides	15,4 g
fibres	3,1 g
	par 100 g

SALSIFIS

BONNE SOURCE : potassium.

CONTIENT : vitamine B_6, vitamine C, magnésium, acide folique et phosphore.

PROPRIÉTÉS : le salsifis renferme de l'inuline (glucide voisin de l'amidon), que les diabétiques peuvent consommer car il n'aurait pas d'effet sur le taux de glucose sanguin. Il serait draineur sanguin et décongestionnant du foie et des reins. Il peut aussi provoquer des gaz. Les personnes fragiles ou qui mangent des salsifis pour la première fois ne devraient en consommer qu'une petite portion.

CUISSON

Une cuisson abrégée permet d'éviter que leur chair se transforme en bouillie.

:: À la vapeur : 10 à 15 min (cuisson recommandée).

:: À l'eau : 8 à 12 min.

Bardane

Arctium lappa, Composées

Plante de grande taille probablement originaire de Sibérie ou du Caucase. Les fruits de la bardane sont des bractées piquantes terminées en petits crochets. La bardane est aussi connue sous les noms d'« herbe aux teigneux » ou de « glouteron ». Les parties comestibles sont les jeunes pousses, les larges feuilles ovales vert pâle et les racines dont la saveur rappelle celle du salsifis.

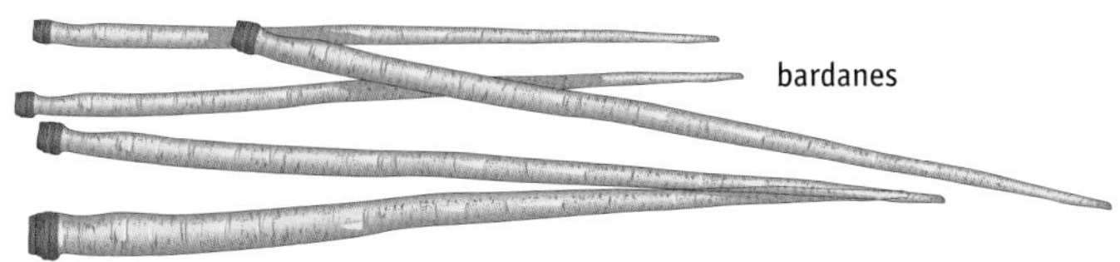

ACHAT

:: Choisir : des bardanes fermes, mesurant environ 2 cm de diamètre et 40 cm de long.

PRÉPARATION

Pour faire disparaître l'arrière-goût amer de la bardane, la faire tremper 5 à 10 min dans de l'eau salée avant la cuisson. Bien la nettoyer pour enlever tout résidu de terre et la cuire avec la peau. Pour éviter le noircissement de sa chair, la cuire dès qu'elle est coupée, ou la mettre à tremper quelques minutes dans de l'eau froide légèrement vinaigrée ou citronnée. Elle peut être râpée, coupée en minces tranches ou en petits dés.

UTILISATION

La bardane s'utilise comme légume ou comme assaisonnement dans les ragoûts et les marinades. Elle peut aussi être cuisinée au wok ou entrer dans la préparation de soupes. Les jeunes pousses et les feuilles peuvent être braisées ; les feuilles se cuisinent aussi comme les légumes feuillus.

VALEUR NUTRITIVE

	bouillies
eau	76 %
protéines	2,1 g
matières grasses	0,2 g
glucides	21 g
calories	88
	par 100 g

EXCELLENTE SOURCE : potassium.
BONNE SOURCE : magnésium.
CONTIENT : phosphore, fer et calcium.
PROPRIÉTÉS : sudorifique, diurétique, dépurative, cholérétique et curative contre le cancer. La bardane purifie le sang et serait efficace en cataplasme pour les problèmes de peau.

CONSERVATION

:: Au réfrigérateur : plusieurs jours, enveloppées dans un papier humide, puis dans un sac de plastique perforé.

Aubergine

Solanum melongena, Solanacées

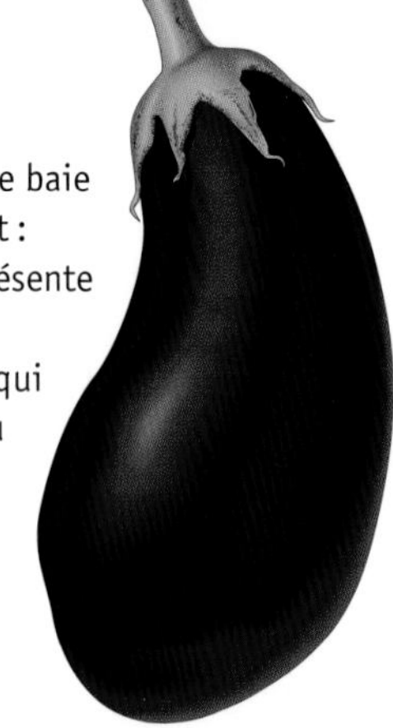

aubergine commune

Fruit d'une plante originaire de l'Inde, l'aubergine est une baie consommée comme légume. Il existe plusieurs variétés dont : l'**aubergine pourpre foncé**, la variété la plus connue, qui présente une forme allongée et qui ressemble à une grosse poire ; l'**aubergine orientale** qui regroupe plusieurs variétés qui peuvent être aussi petites qu'un œuf, longues et effilées, ou avoir l'aspect d'une grappe de raisins.

La peau luisante, lisse et mince est pourpre foncé, lavande, crème, blanche, verte ou orange. La chair d'un blanc jaunâtre est spongieuse et contient de petites graines brunâtres comestibles.

ACHAT

:: **Choisir :** une aubergine ferme et lourde, à la peau lisse et de couleur uniforme. Pour vérifier si l'aubergine est mûre, exercer une légère pression sur les côtés avec les doigts : si l'empreinte demeure visible, l'aubergine est à point.

:: **Écarter :** une aubergine à la peau ratatinée, flasque ou parsemée de taches brunes.

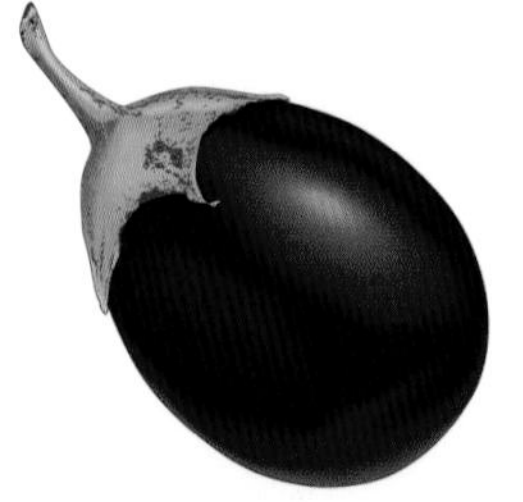

aubergine ronde

VALEUR NUTRITIVE

	crue
eau	92 %
protéines	1,2 g
glucides	6,3 g
fibres	1,5 g
calories	27
	par 100 g

BONNE SOURCE : potassium.

CONTIENT : acide folique, cuivre, vitamine B_6 et magnésium.

PROPRIÉTÉS : diurétique, laxative et calmante.

UTILISATION

L'aubergine est délicieuse chaude ou froide. Elle peut être farcie, grillée, gratinée, en casserole, en brochettes, réduite en purée. On l'accompagne de tomates, d'ail et d'huile d'olive, comme dans la ratatouille, le caviar d'aubergine ou la moussaka. Certaines variétés orientales se mangent crues, en salade.

PRÉPARATION

Apprêter l'aubergine sans délai ou l'asperger de jus de citron si elle est mise en attente car sa chair noircit rapidement lorsqu'elle est coupée. Il est conseillé de faire dégorger l'aubergine de grosse taille de 1 à 2 h, en la couvrant de gros sel afin qu'elle perde une partie de son eau et de son amertume. On peut aussi mettre l'aubergine à tremper dans l'eau une quinzaine de minutes, la peler ou simplement la cuire telle quelle s'il s'agit d'une variété peu amère.

CONSERVATION

L'aubergine doit être manipulée avec soin car elle se meurtrit facilement. Elle est très sensible aux changements de température.
:: **Au réfrigérateur :** 1 semaine. Retirer l'emballage le plus rapidement possible, puis placer l'aubergine dans un sac de plastique perforé.
:: **Au congélateur :** 6 à 8 mois. Blanchir ou cuire à la vapeur au préalable.

CUISSON

Blanchir l'aubergine quelques minutes avant de l'apprêter. Éviter de la saler, surtout en début de cuisson.
:: **Frite :** enrober de panure (farine, œuf battu et chapelure) les tranches d'aubergine qui seront ensuite cuites en grande friture ou à la poêle. L'utilisation de panure limite l'absorption du gras.
:: **Au four :** piquer l'aubergine pour éviter qu'elle éclate. La cuire entière et non pelée 15 à 25 min selon la grosseur à 175 °C. On peut également la cuire coupée en deux, en incisant la chair afin qu'elle cuise uniformément. Selon qu'elle est farcie ou non, elle cuira de 35 min à 1 h à 175 °C. Coupée en tranches ou en morceaux, l'aubergine sera cuite en 15 à 20 min. On peut la badigeonner d'un peu d'huile d'olive et l'assaisonner.
:: **À l'eau, à la vapeur, au four à micro-ondes** ou **au gril.**

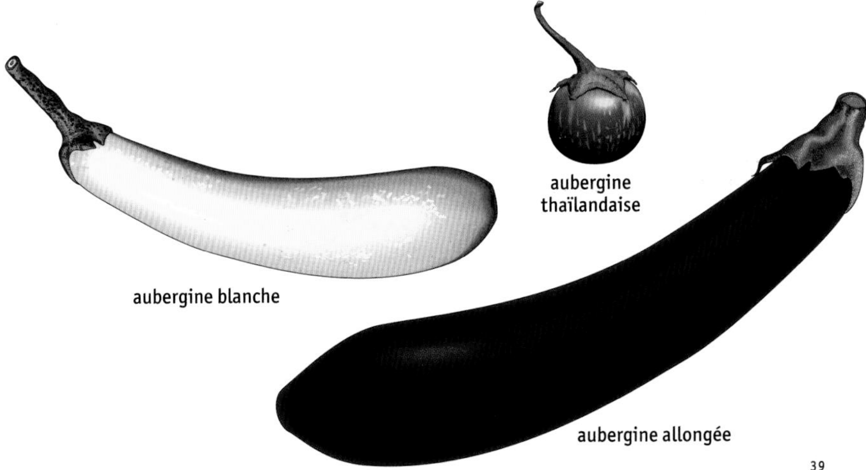
aubergine thaïlandaise

aubergine blanche

aubergine allongée

Avocat

Persea americana, Lauracées

Fruit de l'avocatier, arbre originaire d'Amérique centrale ou d'Amérique du Sud. La chair de l'avocat est onctueuse, avec la consistance du beurre et un léger goût de noisette. La peau n'est pas comestible. L'avocat peut varier de forme, de couleur et de poids, selon les variétés. Parmi celles qui sont plus connues, on retrouve :
l'**avocat** de type **Hass**, de forme ovale, qui présente une peau rugueuse noire ou brun violacé et brillante lorsqu'il est mûr ;
les **avocats** de type **Fuerte, Zutano** et **Bacon,** également de forme ovale, qui présentent une peau verte et brillante ;
l'« **avocat cornichon** » ou « avocat cocktail » qui est miniature et n'a pas de noyau.

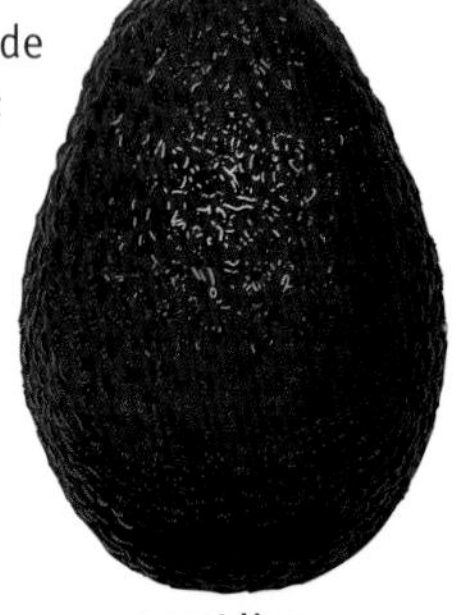
avocat Hass

ACHAT

:: **Choisir :** un avocat plutôt lourd pour sa taille, pas trop ferme, sans taches noires ni meurtrissures. Il est à point quand il cède à une légère pression du doigt.
:: **Écarter :** un avocat très mou.

PRÉPARATION

Couper l'avocat en deux, dans le sens de la longueur, à l'aide d'un couteau en acier inoxydable. Si la chair adhère au noyau, séparer les deux moitiés en les faisant pivoter doucement dans le sens contraire, puis enlever le noyau en le soulevant à l'aide d'un couteau planté en son centre ou à l'aide d'une cuillère. Arroser la pulpe avec du jus de citron ou du vinaigre pour éviter le noircissement.

VALEUR NUTRITIVE

	cru
eau	74,3 %
protéines	2 g
matières grasses	15,3 g
glucides	7,4 g
fibres	2,1 g
calories	161
	par 100 g

EXCELLENTE SOURCE : potassium et acide folique.
BONNE SOURCE : vitamine B_6.
CONTIENT : magnésium, acide pantothénique, vitamine C, cuivre, niacine, fer, vitamine A et zinc.
PROPRIÉTÉS : très énergétique et nutritif. L'avocat serait bénéfique pour l'estomac et l'intestin.

UTILISATION

L'avocat se consomme habituellement cru puisqu'il supporte mal la cuisson. Ne l'ajouter qu'en fin de cuisson et éviter l'ébullition, car il perd vite son goût.
On le sert souvent tel quel, simplement coupé en deux, en ajoutant dans sa cavité de la vinaigrette, de la mayonnaise ou du jus de citron assaisonné de sel et de poivre. L'avocat s'incorpore aux sandwichs et salades. On le cuisine en potages chauds ou froids et en desserts (crème glacée, mousses, salades de fruits, etc.). On le farcit de fruits de mer ou de poulet. Le guacamole, une purée d'avocats relevée de piments, d'oignons, d'épices et de jus de lime que l'on sert avec des tortillas, est un incontournable de la cuisine mexicaine.

CONSERVATION

:: **À l'air ambiant :** placer dans un sac de papier si l'on désire qu'il mûrisse plus rapidement.
:: **Au réfrigérateur :** mûr, 2 à 3 jours. Si l'avocat est entamé, arroser sa partie exposée à l'air avec du jus de citron pour éviter le noircissement et conserver 1 à 2 jours.
:: **Au congélateur :** environ 1 an, réduire en purée avec du jus de citron.

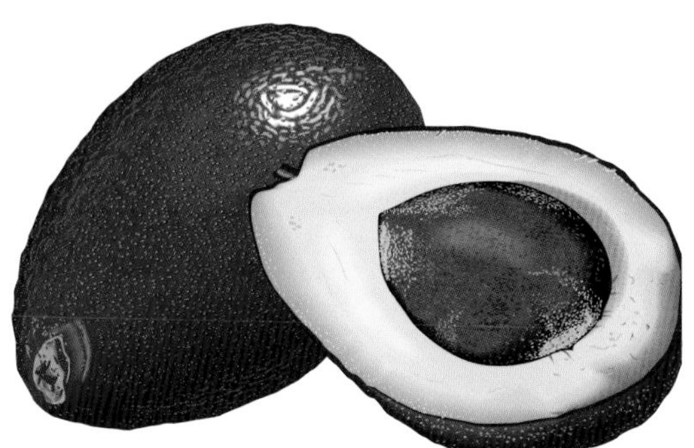

avocat Bacon

Poivron

Capsicum annuum, Solanacées

Fruit d'une plante originaire d'Amérique latine, le poivron est une gousse plus ou moins charnue qui renferme de multiples graines blanchâtres dans sa cavité intérieure. Il en existe plusieurs variétés, de taille, de forme, de couleur et de saveur différentes. Parmi celles-ci, on retrouve :

les **poivrons verts**, qui sont cueillis avant la pleine maturité, car un poivron vert laissé sur le plant deviendra jaune puis rouge en mûrissant ;

les **poivrons pourpres, bruns** et **noirs**, qui redeviennent verts s'ils sont laissés à mûrir sur le plant. Les poivrons mûris sur le plant sont plus sucrés et plus parfumés ;

les **poivrons rouges** et **orangés**, qui sont les plus sucrés.

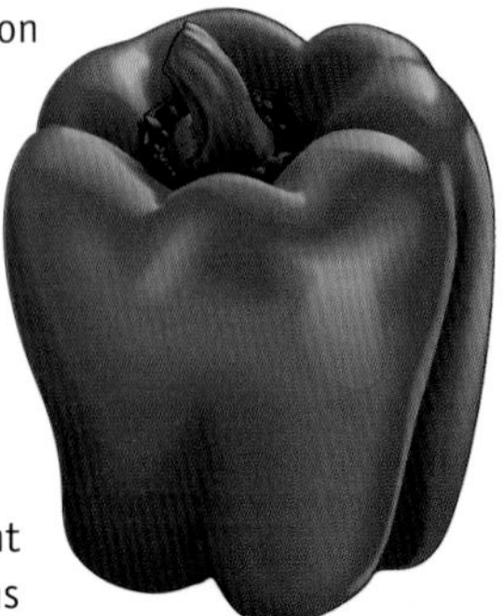

poivron vert

ACHAT

:: **Choisir :** un poivron ferme, luisant, à la couleur éclatante, lisse et charnu, sans taches ni parties amollies. La chair devrait céder sous une légère pression des doigts.

UTILISATION

Le poivron se consomme cru ou cuit. Cru, il se mange nature, servi en trempettes ou en hors-d'œuvre, ou dans les salades. Cuit, il s'intègre aux soupes, omelettes, tofu, ragoûts, brochettes, riz, pâtes alimentaires, pizzas et dans les recettes portugaises et mexicaines. Il accompagne bien le poulet, le lapin, le jambon, le thon et les œufs. Il entre dans la confection de marinades, du gaspacho, de la piperade et de la ratatouille. On le sert souvent farci.

VALEUR NUTRITIVE

eau	92,2 %
protéines	0,9 g
matières grasses	0,2 g
glucides	6,4 g
fibres	2 g
calories	27
	par 100 g

POIVRONS ROUGES ET VERTS

EXCELLENTE SOURCE : vitamines A et C (surtout les poivrons rouges).

BONNE SOURCE : potassium.

CONTIENNENT : vitamine B_6 et acide folique.

PROPRIÉTÉS : stomachiques, diurétiques, stimulants, digestifs et antiseptiques.

CONSERVATION

:: Au réfrigérateur : 1 semaine, non lavé, dans un sac de plastique perforé.
:: Au congélateur : entier et lavé.
Les poivrons sont faciles à déshydrater et se conservent au moins 1 an lorsqu'ils sont séchés. On peut aussi les mariner.

CUISSON

La cuisson rend les poivrons plus sucrés. Éviter de trop les cuire car ils perdent de la couleur, de la saveur et leur valeur nutritive.
La cuisson verdit les poivrons bruns, noirs ou pourpres.

PRÉPARATION

Enlever la tige, retirer le cœur et les graines, puis couper le poivron (en rondelles, en lanières, en morceaux ou en dés). Lorsque le poivron est farci, couper autour de la tige et retirer cette partie ; enlever les graines et le cœur, couper les nervures dures et blanchâtres, farcir, puis replacer la tige. Pour accélérer sa cuisson, le blanchir avant de l'évider et de le remplir.
Pour enlever la peau du poivron, le placer sous le gril du four et le laisser griller uniformément de 10 à 12 min en le retournant souvent, jusqu'à ce que la peau noircisse et gonfle. Couvrir le poivron d'un linge humide ou le déposer dans un sac de papier jusqu'à ce qu'il soit froid. Le peler ensuite à l'aide d'un couteau et le rincer sous l'eau courante.

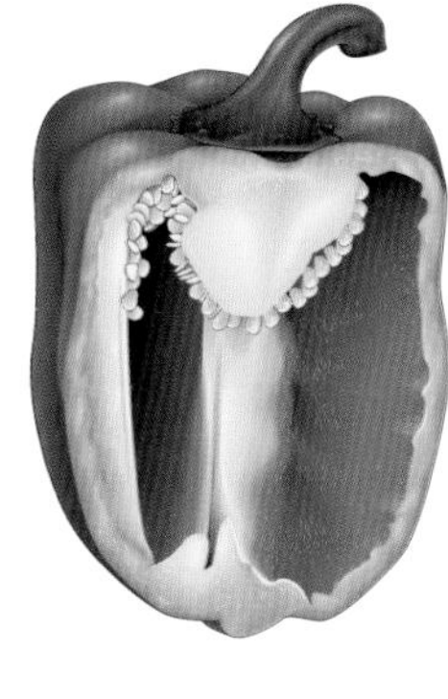

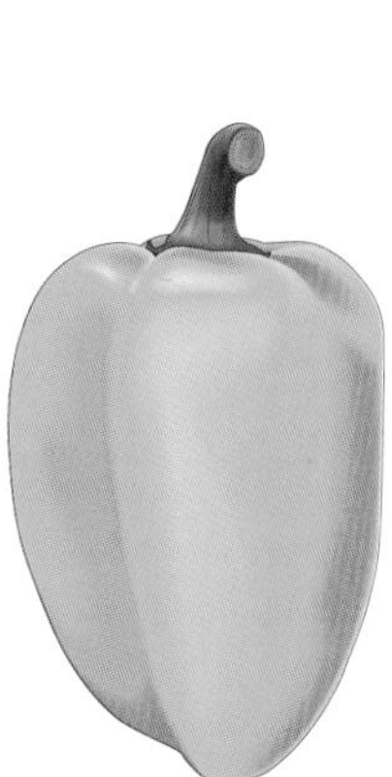

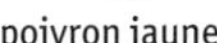

poivron jaune

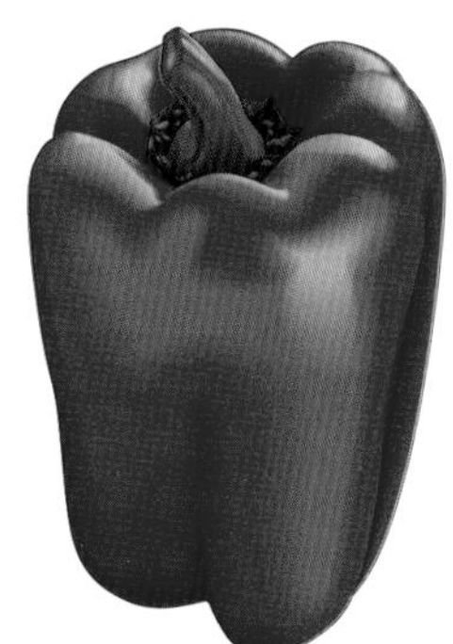

poivron rouge

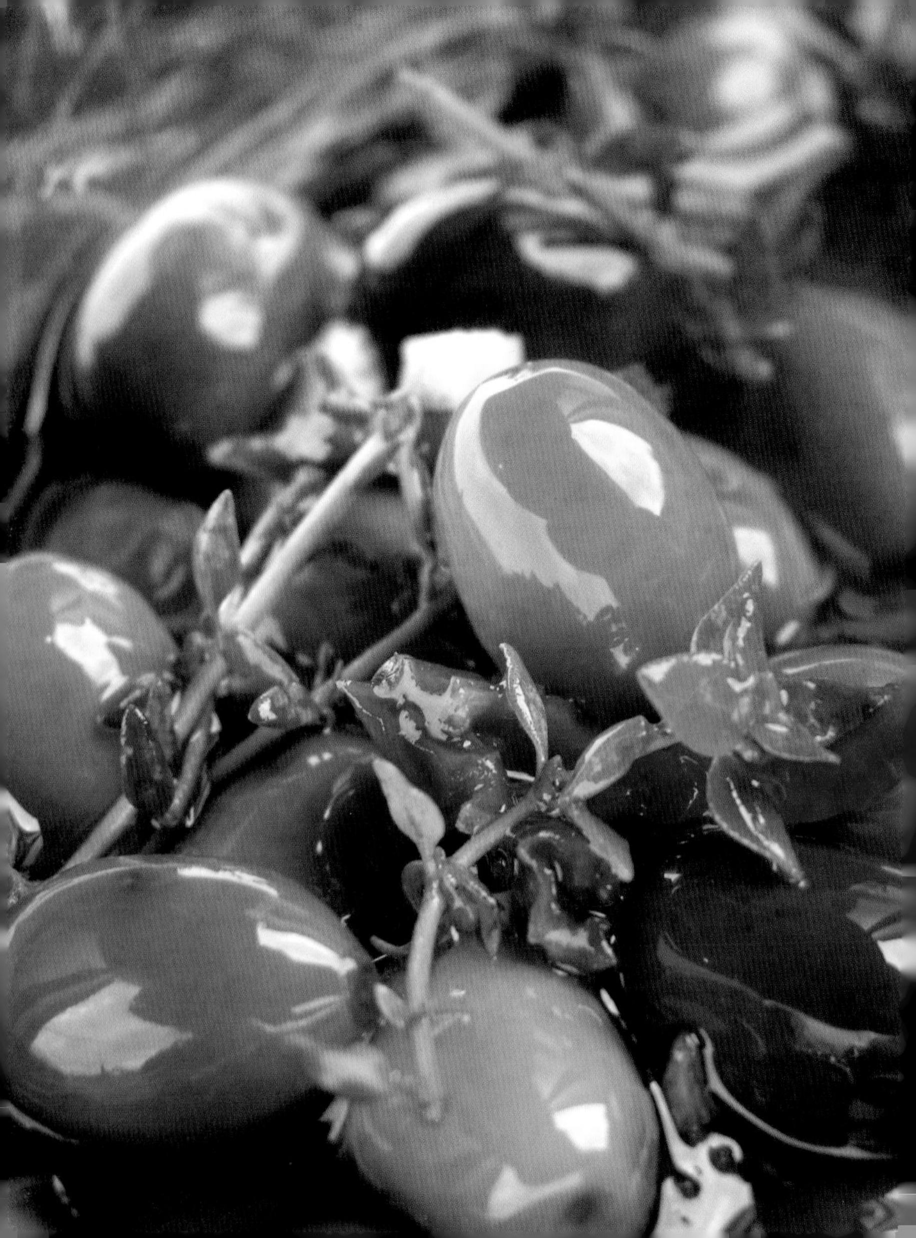

Olive

Olea europaea, Oléacées

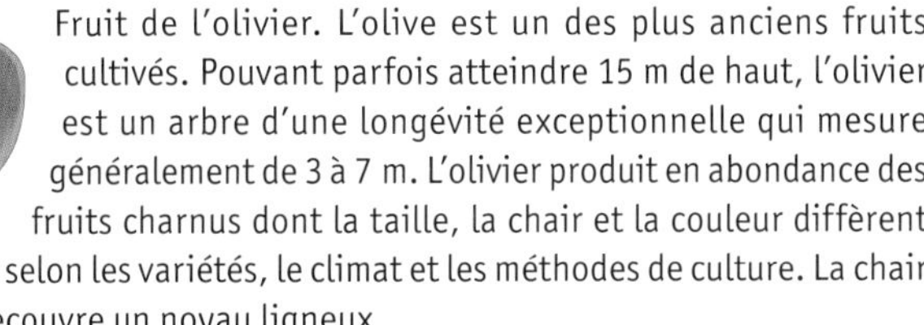

olives vertes

Fruit de l'olivier. L'olive est un des plus anciens fruits cultivés. Pouvant parfois atteindre 15 m de haut, l'olivier est un arbre d'une longévité exceptionnelle qui mesure généralement de 3 à 7 m. L'olivier produit en abondance des fruits charnus dont la taille, la chair et la couleur diffèrent selon les variétés, le climat et les méthodes de culture. La chair recouvre un noyau ligneux.

Les **olives vertes** sont cueillies lorsqu'elles ont atteint leur taille normale et juste avant qu'elles changent de couleur.

Les **olives noires** sont cueillies lorsqu'elles sont mûres. Elles sont de couleur pourpre foncé, presque noire.

Les olives sont immangeables telles quelles. Elles contiennent un hétéroside très amer, l'oleuropéoside, qui irrite le système digestif. Elles doivent donc macérer et subir divers traitements qui diffèrent selon les régions et dépendent aussi de la variété, afin de les rendre comestibles. L'olive de table doit être de taille moyenne ou grosse, soit peser de 3 à 5 g ; le noyau doit s'enlever facilement, la peau doit être fine, élastique et résistante aux chocs et à la saumure. Les olives vertes sont préparées selon deux types de procédés : la méthode espagnole avec fermentation et la méthode américaine sans fermentation ; la méthode grecque « au sel » ne s'applique qu'aux olives noires.

On peut aussi conserver les olives dans le sel. Cette méthode donne des olives ridées mais dont la peau demeure intacte ; leur saveur est fruitée et légèrement amère.

Une fois prêtes pour la consommation, les olives sont laissées dans des barils ou mises dans des contenants. Certaines sont dénoyautées et farcies notamment de poivron, d'oignon, d'amande ou d'anchois et même relevées d'épices. Elles peuvent aussi être coupées en deux, en quartiers, tranchées, émincées ou transformées en pâte.

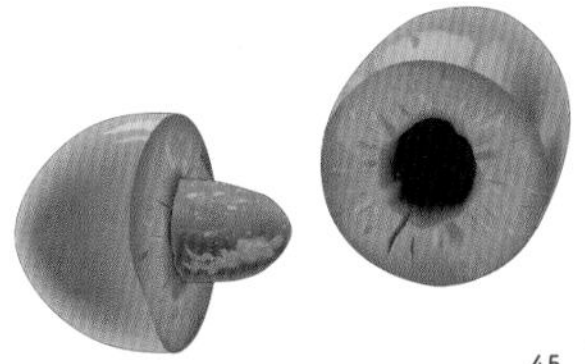

< olives marinées

Olive

ACHAT

Les olives s'achètent en vrac, en pots ou en conserve. S'assurer que les olives en vrac sont manipulées et conservées avec soin.

CONSERVATION

Les olives peuvent se conserver 1 an dans un contenant scellé.

:: **Au réfrigérateur :** un contenant ouvert doit être placé au réfrigérateur. Placer les olives achetées en vrac dans un récipient fermé. Les olives vertes et les olives noires séchées au sel sec se gardent moins longtemps.

UTILISATION

L'olive est bien connue comme hors-d'œuvre. Elle se met aussi dans les salades et elle accompagne viandes et volailles. Elle entre dans la composition d'une multitude de plats cuisinés, notamment dans la tapenade (purée d'olives noires relevée de câpres et d'anchois), la pizza, les paupiettes et la daube. L'olive intervient dans de nombreux plats méditerranéens tels que les tapas espagnoles, les préparations à la niçoise ou à la provençale.

Pour diminuer l'âcreté ou la teneur en sel des olives, les ébouillanter une quinzaine de minutes (elles perdront cependant un peu de leur parfum). On peut aussi remplacer totalement ou partiellement le liquide dans lequel les olives baignent par de l'eau ou un mélange d'eau et de vinaigre que l'on assaisonne avec de l'ail, du thym, de l'origan, etc.

VALEUR NUTRITIVE

	verte marinée	*noire*
protéines	28 g	16 g
matières grasses	2,5 g	2,5 g
glucides	0,3 g	1,5 g
fibres	0,9 g	0,5 g
calories	23	25
		par 100 g

OLIVE VERTE ET OLIVE NOIRE

CONTIENNENT : matières grasses (12 à 30 %).

TRACES : vitamines et minéraux.

PROPRIÉTÉS : laxatives, apéritives et cholagogues.

OLIVE NOIRE

CONTIENT : fer.

HUILE D'OLIVE

PROPRIÉTÉS : en usage externe, elle serait efficace contre la chute des cheveux et les furoncles.

FEUILLES DE L'OLIVIER

PROPRIÉTÉS : astringentes, hypotensives et hypoglycémiantes.

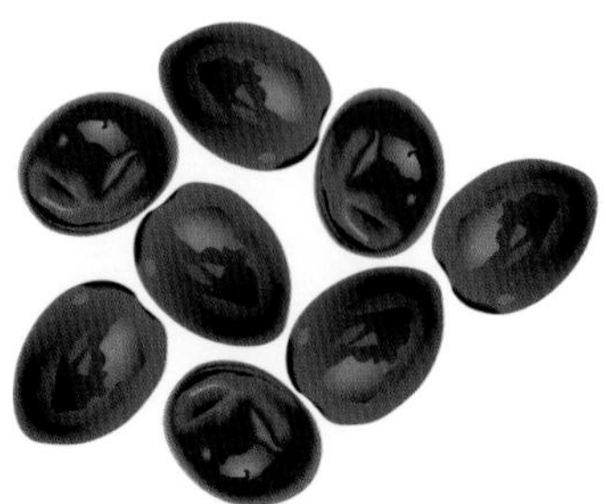

olives noires

Concombre

Cucumis sativus, Cucurbitacées

Fruit d'une plante originaire du Sud de l'Asie. Il existe plusieurs variétés de concombres. Les variétés dites anglaises ou européennes sont les plus longues ; les variétés américaines sont plus trapues.

La couleur de la peau du concombre varie du vert au blanc. Elle peut être lisse, côtelée ou rugueuse mais toujours brillante. Certaines variétés ont des protubérances parfois épineuses. La chair blanchâtre, croquante et fraîche est légèrement amère et contient, selon les variétés, une quantité de graines comestibles plus ou moins grande.

Le « cornichon » désigne certaines variétés de concombres cueillis encore verts et à peine développés pour en faire des marinades.

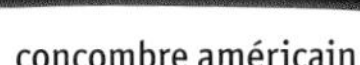

concombre américain

ACHAT

:: Choisir : un concombre bien vert et ferme, de taille moyenne.

:: Écarter : un concombre meurtri, aux teintes jaunâtres, trop volumineux (il risquerait d'être amer et fade et de contenir de nombreuses graines dures).

CONSERVATION

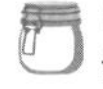

Le concombre est sensible aux fluctuations de température.

:: Au réfrigérateur : 3 à 5 jours, tel quel ou coupé et bien enveloppé, car il transmet son goût aux aliments environnants.

VALEUR NUTRITIVE

eau	96 %
protéines	0,5 g
matières grasses	0,1 g
glucides	2,9 g
fibres	0,7 g
calories	13
	par 100 g

EXCELLENTE SOURCE : potassium, vitamine C et acide folique.

PROPRIÉTÉS : diurétique, dépuratif et calmant. Réduite en purée et incorporée à d'autres ingrédients, la chair de concombre est utilisée dans la fabrication de masques pour les soins de la peau.

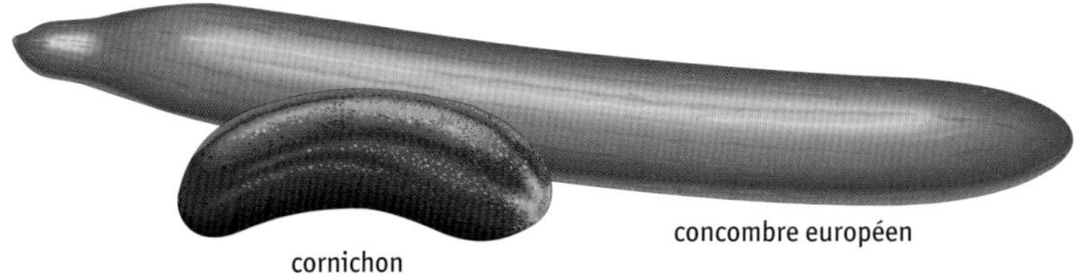

concombre européen

cornichon

Concombre

UTILISATION

Râpé ou coupé en long, en tranches ou en dés, le concombre cru peut être accompagné de vinaigrette, de yogourt, de crème aigre ou farci de fruits de mer. On le prépare également en salade. Le concombre peut aussi être confit, mariné ou cuit. Il s'apprête alors comme la courgette, qu'il peut remplacer dans la plupart des recettes. Il fait d'excellents potages ; il accompagne viandes et poissons et se met dans les ragoûts ou peut être cuisiné au gratin, ou à la béchamel. On peut le sauter ou le préparer à l'étuvée.

PRÉPARATION

Enlever les graines du concombre lorsqu'elles sont dures. On peut laisser la pelure, surtout si le concombre est bien frais, pas trop volumineux et qu'il n'est pas enduit de cire. On peut le laisser dégorger (le saupoudrer de sel) afin qu'il perde de l'eau et de son amertume. Il faudra veiller à bien l'égoutter pour éviter que la préparation à laquelle il est ajouté devienne trop liquide.

Melon d'hiver chinois

Benincasa hispida, Cucurbitacées

Fruit d'une plante originaire de Malaisie, le melon d'hiver chinois est apparenté à la courge, au melon et au concombre. La chair ferme, douce et savoureuse renferme des graines logées dans une cavité.

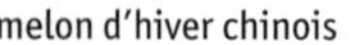

melon d'hiver chinois

ACHAT

:: Choisir : un melon ferme, sans meurtrissures. Certaines variétés volumineuses de melon d'hiver chinois sont vendues en morceaux, mais les variétés plus petites sont vendues entières.

PRÉPARATION

Enlever l'écorce et retirer la partie fibreuse du melon qui contient les graines. Couper la chair en morceaux de même taille, pour une cuisson uniforme.

VALEUR NUTRITIVE

	cuit
eau	96 %
protéines	0,5 g
matières grasses	0,2 g
glucides	2,9 g
fibres	0,8 g
	par 100 g

CONTIENT : vitamine C.

UTILISATION

Le melon d'hiver chinois est incorporé aux potages, cuit au wok ou confit. Il peut souvent remplacer la courge ou la citrouille et accompagne les mets épicés. Les jeunes feuilles et les boutons floraux ainsi que les grains frits sont comestibles.

CONSERVATION

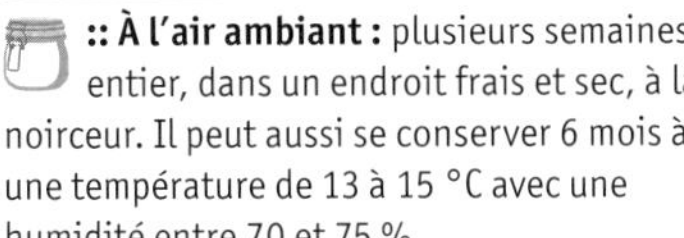

:: À l'air ambiant : plusieurs semaines, entier, dans un endroit frais et sec, à la noirceur. Il peut aussi se conserver 6 mois à une température de 13 à 15 °C avec une humidité entre 70 et 75 %.

Melon amer

Momordica charantia, Cucurbitacées

Fruit d'une plante originaire de l'Inde, le melon amer est apparenté à la courge, au melon et au concombre. On le nomme également « margose » et « poire balsamique ». La chair plutôt sèche renferme des graines. Sa forte teneur en quinine lui donne un goût amer qui augmente avec le degré de maturation. Un melon amer mature est jaune ou orangé.

melon amer

ACHAT

:: Choisir : un melon amer ferme, vert foncé et sans moisissures.

CONSERVATION

:: Au réfrigérateur : 1 semaine, bien enveloppé.

PRÉPARATION

Peler le melon amer (sauf si on le fait dégorger), le couper en deux dans le sens de la longueur et retirer les graines et la partie blanche. Couper la chair en morceaux de même taille, pour une cuisson uniforme. Pour réduire l'amertume du melon amer, le blanchir quelques minutes ou le faire dégorger (saupoudrer la chair de sel, laisser macérer 30 min, puis rincer à l'eau).

VALEUR NUTRITIVE

eau	94 %
protéines	1 g
matières grasses	0,2 g
glucides	3,7 g
fibres	1,4 g
calories	17
	par 100 g

UTILISATION

Le melon amer ne peut être mangé cru. En Chine, il est cuit à la vapeur ou incorporé dans un plat contenant porc, oignon, gingembre et sauce aux haricots noirs. Il est ajouté aux potages chinois. En Inde, on le sert seul ou combiné avec des lentilles ou des pommes de terre, assaisonné de curcuma et de cumin. Il est souvent mariné.

Gombo

Abelmoschus esculentus, Malvacées

Fruit d'une plante probablement originaire d'Afrique, le gombo est apparenté à l'hibiscus, à la mauve et au coton. Le gombo possède une peau comestible, lisse ou légèrement duveteuse, selon les variétés. L'intérieur du légume est divisé en sections renfermant des graines vertes ou brunâtres comestibles. Le gombo contient une substance mucilagineuse qui s'échappe lorsqu'on fend la gousse. Sa saveur est subtile et sa texture inhabituelle.

gombo

ACHAT

:: Choisir : des gombos bien colorés, tendres mais fermes, sans taches ni meurtrissures, mesurant 10 cm maximum.

UTILISATION

Le gombo se mange cru ou cuit. Il peut être préparé comme l'asperge ou l'aubergine, qu'il peut remplacer dans la plupart des recettes (diminuer le temps de cuisson). Il se marie bien avec les tomates, les oignons, les poivrons et l'aubergine ainsi qu'avec les assaisonnements suivants : curry, coriandre, origan, citron et vinaigre.
Froid et blanchi, il se consomme en salade ou avec de la vinaigrette. Le gombo fait partie de nombreux plats créoles ; il accompagne le poulet aux États-Unis. Il est également utilisé pour épaissir soupes et ragoûts. Pour ce faire, l'ajouter 10 min avant la fin de la cuisson.

CUISSON

On le cuit seul ou avec d'autres légumes.
:: Braisé ou **bouilli**.
:: À la vapeur : 8 à 15 min.
:: Pané puis **frit, sauté** ou **mariné**.
Il se décolore dans une casserole en fer ou en cuivre.

VALEUR NUTRITIVE

	cuit
eau	90 %
protéines	22 g
matières grasses	0,2 g
glucides	7,2 g
fibres	3,2 g
calories	32
	par 100 g

EXCELLENTE SOURCE (CUIT) : potassium.
BONNE SOURCE (CUIT) : magnésium et acide folique.
CONTIENT (CUIT) : vitamine C, thiamine, vitamine B_6, zinc, vitamine A, calcium, phosphore et niacine.
PROPRIÉTÉS : digestif, légèrement laxatif et émollient.

PRÉPARATION

Frotter doucement les gombos qui ont du duvet. Les laver puis les égoutter ; ne couper que la tige et le bout du capuchon si on les cuit entiers. On peut ensuite les couper en rondelles pour épaissir des préparations.

CONSERVATION

:: Au réfrigérateur : 2 à 3 jours, dans un sac de papier ou dans un papier absorbant, puis placés dans un sac de plastique perforé.
:: Au congélateur : entiers, blanchir 2 min au préalable.

Tomate

Lycopersicon esculentum, Solanacées

Fruit d'une plante buissonnante et parfois rampante, originaire du Mexique et de l'Amérique centrale. La tomate varie de couleur, de saveur, de forme et de taille selon la variété. On retrouve, entre autres :

la **tomate cerise** qui mesure de 2,5 à 3 cm de diamètre ;

la **tomate oblongue**, appelée aussi « tomate italienne », qui ressemble à une petite poire ;

la **tomate biotechnologique**, une tomate dont les gènes ont été altérés afin qu'elle se conserve plus longtemps ;

la **tomate commune**, de forme arrondie, qui mesure entre 6 et 12 cm de diamètre et qui pèse entre 75 g et 1 kg, parfois plus ;

la **tomate de culture hydroponique**, créée par des agronomes américains en 1984 pour répondre aux besoins de l'industrie qui voulait une tomate facile à cueillir et à empaqueter.

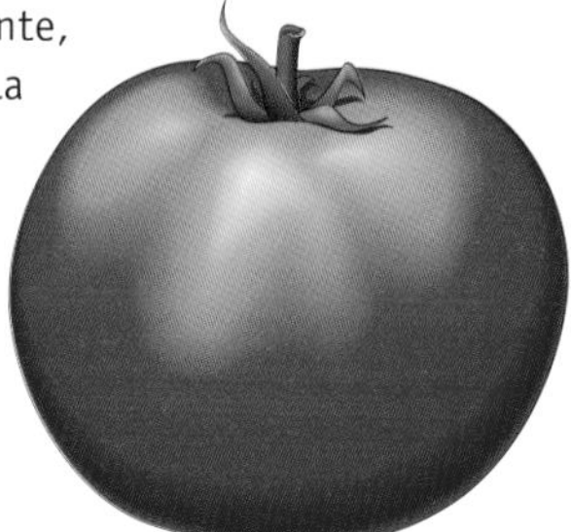

tomate commune

ACHAT

:: Choisir : une tomate intacte, sans crevasses ni rides, ferme mais cédant un peu sous une légère pression des doigts, d'une couleur franche et dégageant une bonne odeur.
:: Écarter : une tomate molle, tachetée ou meurtrie.
Les tomates achetées à la fin de l'été seront meilleures car elles sont cueillies à maturité.

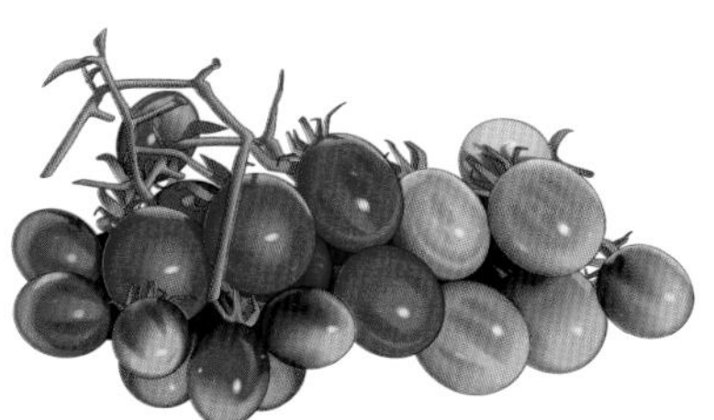

tomates à grappe

VALEUR NUTRITIVE

	tomate rouge crue	*tomate rouge cuite*
eau	93,8 %	92,2 %
protéines	0,8 g	1,1 g
matières grasses	0,3 g	0,4 g
glucides	4,6 g	5,8 g
fibres	1,2 g	1,5 g
calories	21	27
		par 100 g

BONNE SOURCE : vitamine C et potassium.
CONTIENT : acide folique et vitamine A.
PROPRIÉTÉS : apéritive, diurétique, énergétique, antiscorbutique, désintoxiquante et reminéralisante.

Tomate

UTILISATION

La tomate se consomme crue ou cuite. Crue, elle se consomme telle quelle, arrosée de vinaigrette, ou dans les salades, les hors-d'œuvre et les sandwichs. La tomate cerise s'utilise crue, très souvent à des fins décoratives. La tomate peut être farcie, cuite en confiture ou ajoutée aux soupes, sauces, omelettes, risottos, pot-au-feu et marinades. C'est l'ingrédient indispensable de la ratatouille, du gaspacho, de la pizza et de la caponata. Elle se marie très bien avec l'ail, l'échalote, le basilic, l'estragon, le thym, le laurier, l'origan et le cumin ; elle est aussi délicieuse avec l'olive, le poivron et l'aubergine.

La tomate accompagne parfaitement le thon, la sardine et le rouget ainsi que le bœuf, le poulet, le veau ou les œufs, sans parler des nombreuses sauces et préparations à l'italienne.

Les tomates vertes, comestibles une fois cuites, sont souvent sautées, frites ou mises en marinades. La tomate peut être transformée en jus, en sauce, en coulis, en purée ou être concassée.

On peut aussi la sécher et la conserver dans un contenant, recouverte d'huile d'olive de préférence.

CONSERVATION

:: À l'air ambiant : 1 semaine, à l'abri du soleil. Ne la laver qu'au moment de l'utiliser. Envelopper individuellement les tomates vertes dans du papier ou les recouvrir d'un linge accélère le processus de mûrissement. On peut les laisser quelques semaines à l'air ambiant.

:: Au réfrigérateur : 2 à 3 jours, pour ralentir le mûrissement. Sortir les tomates à l'air ambiant une trentaine de minutes avant de les consommer, pour plus de saveur.

:: Au congélateur : entière, blanchir 30 à 60 s et passer sous l'eau froide avant de retirer la peau sans laisser tremper. On peut cuire les tomates doucement de 5 à 6 min ou jusqu'à tendreté avec du sel et du sucre (5 ml chacun) avant de les congeler.

Pour mettre en conserve, utiliser la stérilisation et verser la préparation dans des bocaux appropriés et stérilisés. Ajouter 15 ml de jus de citron en bouteille pour 500 ml de tomates ou 1 ml d'acide citrique. Ajouter 2 ml de sel. Verser ces ingrédients lorsque les tomates sont dans le récipient.

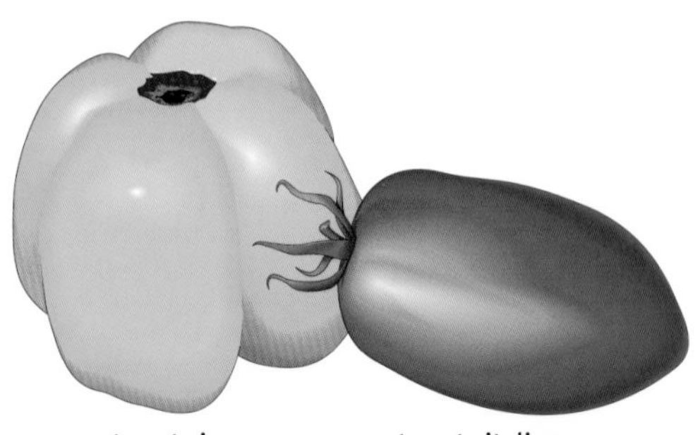

tomate jaune — tomate italienne

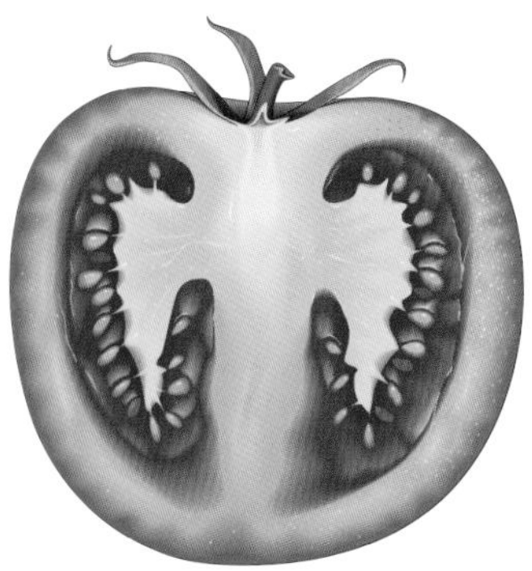

PRÉPARATION

Laver les tomates. Peler, épépiner ou parer, si désiré, et selon l'utilisation.

:: **Pour peler** ou **monder :** plonger les tomates de 15 à 30 s dans de l'eau bouillante (elles ne doivent ni cuire ni tremper), les laisser refroidir ou les passer sous l'eau froide. Pour faciliter l'opération, utiliser une passoire ou un panier métallique. Des tomates très mûres peuvent être pelées directement. Faire des incisions sur la peau, saisir la peau entre le pouce et la lame d'un couteau, puis la retirer.

:: **Pour épépiner :** couper les tomates en deux et les presser pour que s'écoulent le jus et les graines, puis déloger les graines restantes.

:: **Pour parer :** enlever la partie dure qui retenait le pédoncule en coupant un cercle tout autour.

CUISSON

Éviter de cuire les tomates dans des récipients en aluminium qui pourraient favoriser la corrosion. Ajouter un peu de sucre ou de miel lors de la cuisson pour neutraliser l'excès d'acidité des tomates. Cuire la tomate à feu très doux afin d'éviter de la rendre indigeste.

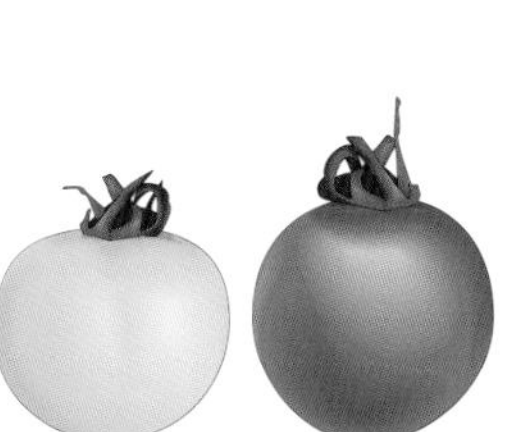

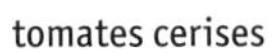

tomates cerises

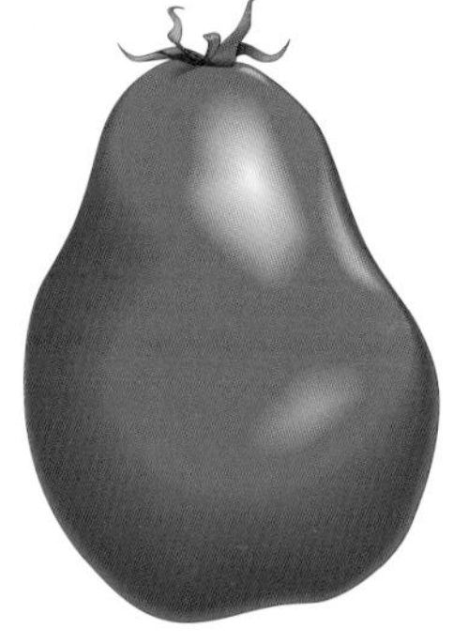

tomate poire

Tomatille

Physalis ixocarpa, Solanacées

Fruit d'une plante probablement originaire du Mexique. La tomatille est apparentée à la tomate, à l'aubergine, au poivron et à la pomme de terre. Ce fruit est une baie plus ferme et plus lustrée que la tomate. Habituellement cueillie verte, elle peut devenir pourpre ou jaunâtre à maturité. La tomatille est légèrement gélatineuse et acidulée et sa saveur est un peu plus prononcée que celle des autres variétés de *Physalis*, notamment de l'alkékenge (p. 166).

tomatille

ACHAT

:: Choisir : des tomatilles fermes, de coloration uniforme. Si le calice est présent, il devrait être cassant (signe de maturité), sans moisissures.

UTILISATION

La tomatille est surtout cuite, mais elle peut se manger crue telle quelle, en salades, ajoutée au gaspacho ou au guacamole. Au Mexique, on fabrique la sauce mole verde, à base de tomatille, qui assaisonne viande, tacos, burritos, enchiladas, etc.
D'apparence inusitée, elle peut être utilisée pour décorer (entrouvrir légèrement sa membrane ou la renverser sur la tige).

PRÉPARATION

Enlever la membrane puis laver la tomatille, au moment de l'utiliser, en nettoyant soigneusement la base de la tige, où se loge une substance résineuse. Enlever le cœur.

VALEUR NUTRITIVE

	crue
eau	91,7 %
protéines	0,9 g
matières grasses	1,2 g
glucides	6 g
calories	32
	par 100 g

BONNE SOURCE : potassium.
CONTIENT : vitamine C, magnésium, niacine et thiamine.
PROPRIÉTÉS : fébrifuge, diurétique, antirhumatismale et dépurative.

CONSERVATION

:: À l'air ambiant : 2 jours maximum.
:: Au réfrigérateur : 1 semaine.
:: Au congélateur : cuire au préalable.

Courge

Cucurbita spp., Cucurbitacées

Fruit d'une plante apparentée au melon et au concombre. Il existe deux grandes catégories : les courges d'été et les courges d'hiver.

courge à cou droit

courgette

COURGES D'ÉTÉ

Les courges d'été sont fragiles. Leur peau est tendre et comestible tout comme leurs graines.

La **courgette** est aussi nommée « zucchini » au Québec. Sa chair blanchâtre et aqueuse a peu de saveur et contient plus ou moins de graines. Elle est savoureuse lorsqu'elle mesure entre 15 et 20 cm de long.

La **courge à moelle** ressemble à une grande courgette.

La **courge à cou tors** ou « courge torticolis » et la **courge à cou droit** ont une chair jaune. La courge à cou tors est nommée « courge d'Italie » en Europe. Ces courges ont une meilleure saveur lorsqu'elles mesurent entre 20 et 25 cm de long. La courge à cou droit est le résultat d'une amélioration génétique humaine de la courge à cou tors.

Le **pâtisson** a une peau moins tendre que celle de la courgette. Très mûre, elle blanchit et devient dure ; on doit l'enlever. La chair blanchâtre, ferme et légèrement sucrée, est moins aqueuse que celle de la courgette et sa saveur rappelle celle de l'artichaut. Le pâtisson est savoureux lorsqu'il mesure de 8 à 10 cm de diamètre. De très petits pâtissons peuvent être conservés dans le vinaigre.

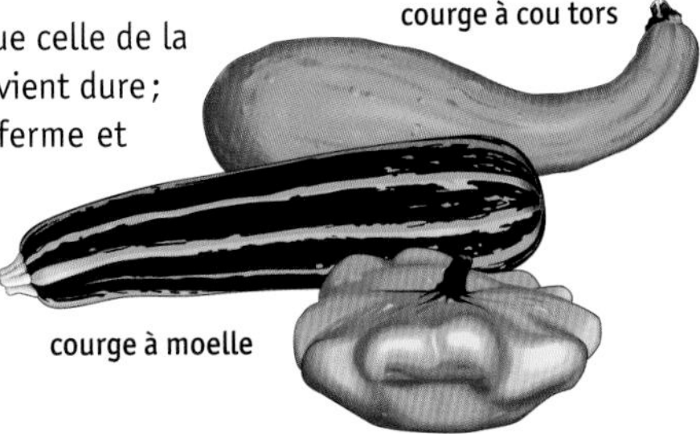

courge à cou tors

courge à moelle

pâtisson

COURGES D'HIVER

La chair orangée des courges d'hiver est plus sèche, plus fibreuse, beaucoup plus sucrée que celle des courges d'été et elle devient moelleuse à la cuisson. La peau des courges d'hiver est non comestible.

La **courge musquée** est meilleure lorsqu'elle mesure de 20 à 30 cm de long et que sa base a environ 12 cm de diamètre. Sa chair moelleuse est plus ou moins sucrée et très orangée. Une peau verdâtre indique que la courge n'est pas mûre.

La **courge Hubbard** possède une chair épaisse et sèche moins sucrée et moins orangée

que la chair de la plupart des autres courges d'hiver. Elle se conserve 6 mois.
Le **giraumon turban** présente une chair jaune orangé ou jaune doré sèche, épaisse mais douce, très sucrée, avec une légère saveur de noisette.
La **courge buttercup** a une chair orangée moelleuse et sucrée. Elle se conserve environ 1 mois.
Le **courgeron** ou « courge poivrée » possède une chair jaune orangé assez pâle, fine et peu fibreuse avec un goût de noisette et de poivre. Cette courge est meilleure lorsqu'elle mesure environ 12 cm de haut et de 15 à 20 cm de diamètre. Elle se conserve de 30 à 50 jours.
Certaines variétés de courges sont moins courantes, telle la **courge banane**. Sa chair orangée est ferme et peu fibreuse. Elle est souvent vendue coupée, tout comme la **courge Mammouth**.
La **citrouille** et le **potiron** sont souvent confondus. On utilise plus souvent la citrouille en Amérique du Nord, et le potiron en Europe. Le pédoncule de la citrouille est dur et fibreux, avec 5 côtés anguleux, et sans renflement à son point d'attache. Celui du potiron est tendre, spongieux, cylindrique et évasé au point d'attache. Ces courges se distinguent par leur chair un peu plus épaisse et de saveur un peu plus prononcée que celle des autres courges d'hiver. Elles sont rarement utilisées comme simple légume ; on les cuit en soupe, dessert ou confiture. Leur chair jaune orangé assez foncé est sèche et sucrée. Leurs graines sont très appréciées ; celles de la variété Tripletreat sont dépourvues d'écales. La citrouille peut être substituée ou combinée aux autres courges.

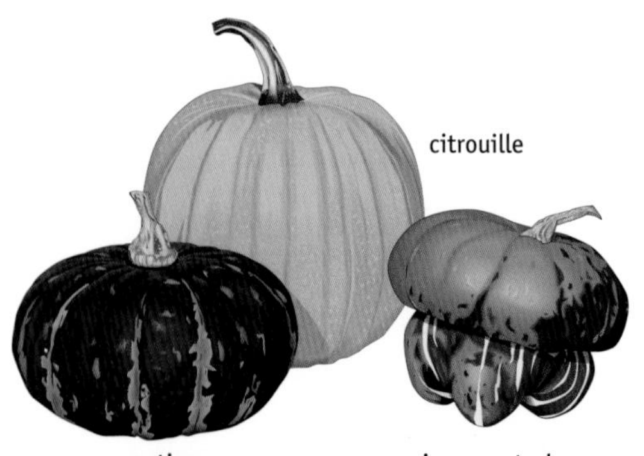

citrouille

potiron

giraumon turban

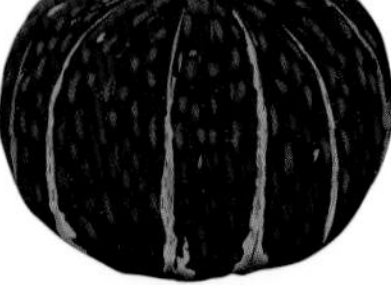

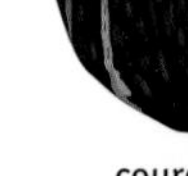

courge buttercup

ACHAT

COURGES D'ÉTÉ

:: Choisir : une courge ferme et intacte, à la peau brillante, sans taches ni craquelures.
:: Écarter : une courge trop grosse ou trop petite, terne, avec des taches.

COURGES D'HIVER

:: Choisir : une courge intacte et ferme, lourde pour sa taille, avec une peau terne. La courge entière devrait conserver une partie de la tige qui la reliait à la plante.
:: Écarter : une courge fendue, à la peau amollie présentant des taches brunâtres.

VALEUR NUTRITIVE

	courge d'été cuite	*courge d'hiver cuite*
eau	93,7 %	89 %
protéines	0,9 g	0,9 g
matières grasses	0,3 g	0,6 g
glucides	4,3 g	8,8 g
fibres	1,6 g	2,8 g
calories	20	39
		par 100 g

Renfermant plus de glucides, les courges d'hiver cuites sont plus calorifiques que les courges d'été.

EXCELLENTE SOURCE : potassium et vitamine A.

CONTIENNENT : vitamine C, acide folique, acide pantothénique et cuivre.

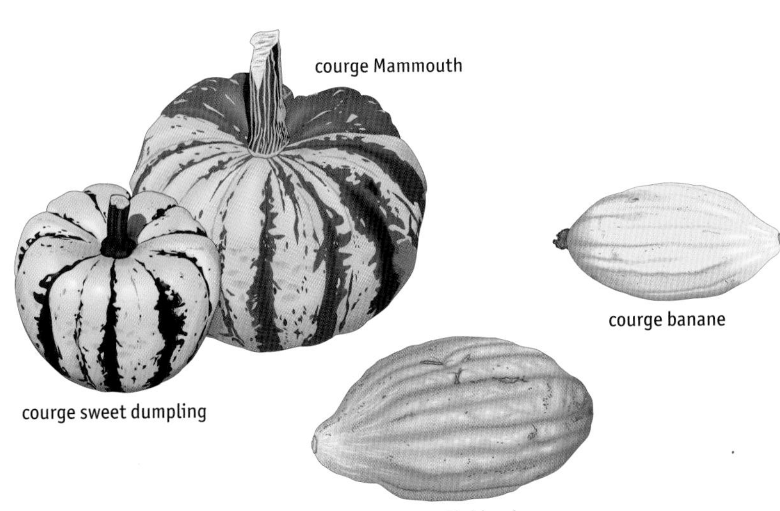

Courge

UTILISATION

COURGES D'ÉTÉ

Elles se consomment crues ou cuites. Crues, elles se mangent telles quelles ou en trempettes. On les met dans les entrées, les salades ou les sandwichs, ou on les marine. Râpées, mélangées à des œufs, de la farine et des assaisonnements, elles servent à faire de petites crêpes. Les courges d'été peuvent être cuites dans leur jus avec de l'ail, des oignons et des tomates. On peut aussi les farcir et les cuire au four, les gratiner, les braiser, les frire enrobées de pâte à frire ou de panure, ou les griller. On les incorpore dans les soupes, ragoûts, quiches et omelettes. Elles peuvent remplacer le concombre dans la plupart des recettes. Les fleurs des courges et des courgettes sont comestibles. De saveur délicate, elles parfument et décorent soupes, beignets, crêpes, omelettes, riz, fruits de mer et volaille. Elles sont frites légèrement à feu vif ou farcies puis passées au four.

COURGES D'HIVER

Elles s'incorporent aux soupes, ragoûts, couscous et currys. Quand elles sont cuites et réduites en purée, on les combine à des pommes de terre en purée ou on prépare des potages. On en fait des tartes, gâteaux, muffins, biscuits, puddings, soufflés et crèmes. On peut les substituer aux patates douces dans la plupart des recettes.

CUISSON

:: À l'eau : couper les courges en cubes de 2 à 4 cm, utiliser peu d'eau et cuire de 10 à 15 min jusqu'à tendreté. On peut aussi piquer à quelques endroits avec une fourchette la courge entière et non pelée, recouvrir d'eau et faire bouillir 1 h. Cette cuisson donne les moins bons résultats.

:: À la vapeur : couper la courge en moitiés, en tranches ou en morceaux, saler et déposer sur une claie dans une grande casserole (de 15 à 40 min, selon la grosseur des morceaux). Cette cuisson est recommandée.

:: Au four : utiliser des courges non pelées et coupées en moitiés (ou en quatre si elles sont grosses). Mettre un peu d'huile ou de beurre dans la cavité, saler et poivrer, saupoudrer de muscade et de cannelle ou de tout autre assaisonnement. Verser un peu d'eau, de jus d'orange ou de jus de citron dans la cavité et placer les courges dans un récipient contenant de 2 à 5 cm d'eau (30 à 60 min, jusqu'à tendreté). On peut mettre un peu de cassonade, de miel ou de sirop d'érable dans la cavité, garnir de fromage et gratiner, ou farcir les courges.

:: Au four à micro-ondes : couper la courge d'hiver en deux, retirer les graines de la cavité ; recouvrir d'une pellicule de plastique en relevant un des coins ou la placer dans un sac de plastique conçu à cet effet ; cuire à intensité maximale de 10 à 15 min, selon la grosseur ou jusqu'à tendreté.

:: À l'autocuiseur.

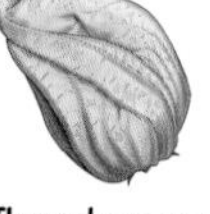

fleur de courge

courge musquée

PRÉPARATION

COURGES D'ÉTÉ

Laver, puis couper les extrémités. Laisser les courges entières, les râper ou les couper en deux, en dés, en julienne ou en tranches. On peut les couper en deux dans le sens de la longueur, les évider en barquettes et les farcir. Les courges sont souvent mises à dégorger, surtout si elles risquent de déséquilibrer le mets par leur trop grande teneur en eau.

:: **Pour faire dégorger :** couper la courgette en tranches plus ou moins épaisses, les disposer dans un plat peu profond, saupoudrer de gros sel et laisser reposer de 20 à 30 min. Dans une passoire, rincer les tranches sous l'eau froide courante. Éponger et apprêter selon la recette choisie.

Peler et enlever les graines des courges très mûres. Ces courges n'ont pas besoin d'être mises à dégorger. Elles nécessitent plus de cuisson. Leur saveur étant moins subtile, on les utilise dans les soupes et les ragoûts, ou en purée.

COURGES D'HIVER

Laver la courge.

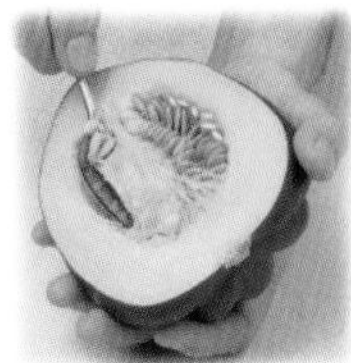

1 Couper la courge en deux. Enlever les graines et les fibres à l'aide d'une cuillère. Conserver les graines et les faire sécher.

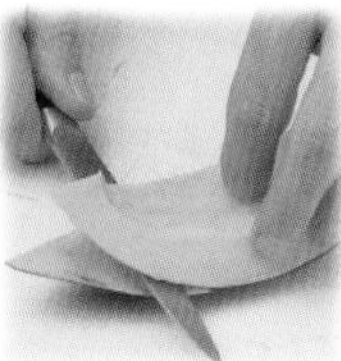

2 Sectionner la courge en 2 ou en 4 avant de la peler. Quand la recette le permet, ne pas enlever la peau avant de la faire cuire (essentiel si la courge est farcie ou lorsque la peau est très dure).

CONSERVATION

COURGES D'ÉTÉ

:: **Au réfrigérateur :** 1 semaine, dans un sac de plastique perforé. Ne la laver qu'au moment de l'utiliser.

:: **Au congélateur :** 3 à 4 mois, couper en tranches de 1 cm d'épaisseur et blanchir 2 min. Sa chair s'amollit à la décongélation.

COURGES D'HIVER

:: **À l'air ambiant :** de 1 semaine à 6 mois selon les variétés, dans un endroit à l'abri du froid, de la chaleur et de la lumière, à une température de 10 à 15 °C et un taux d'humidité de 60 %. Laisser une partie de la tige qui reliait la courge à la plante et enlever toute trace de terre.

:: **Au réfrigérateur :** 1 ou 2 jours, coupée ou cuite, enveloppée d'un film alimentaire.

:: **Au congélateur :** cuite et réduite en purée.

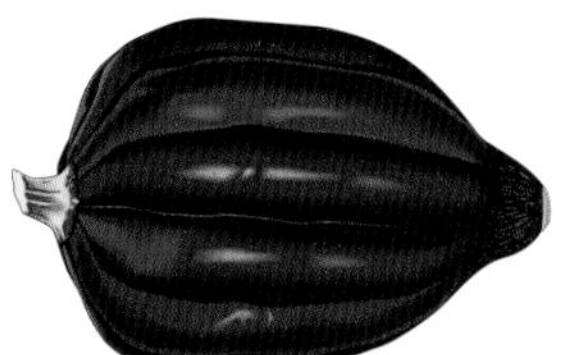

courgeron

Graines de courge séchées

UTILISATION

Les graines de courge séchées s'utilisent nature ou rôties, entières, hachées ou moulues. On les consomme telles quelles ou mélangées à des noix, amandes, arachides et fruits secs. On les ajoute aux salades, pâtes alimentaires, sauces et légumes.

PRÉPARATION

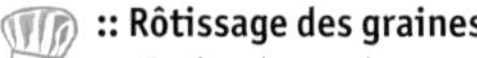

:: Rôtissage des graines :

1. Retirer les graines contenues dans la cavité de la courge ; les assécher à l'aide d'un papier absorbant.
2. Étendre les graines sur une plaque à biscuits et les laisser sécher à l'air libre de quelques heures à quelques jours.
3. Mettre les graines au four (180 °C) jusqu'à ce qu'elles soient dorées. Les secouer à quelques reprises. Les enduire d'huile et de sel.
4. Retirer les graines du four et de la plaque pour arrêter la cuisson.
5. Laisser refroidir et sécher les graines avant de les ranger dans un contenant hermétique, sinon elles moisiront.

VALEUR NUTRITIVE

	graines de courge d'hiver
eau	7 %
protéines	33 g
matières grasses	42 g
glucides	13,4 g
fibres	13,8 g
calories	522
	par 100 g

Les graines de courge séchées sont très nourrissantes et énergétiques. Celles qui sont rôties à l'huile contiennent généralement des acides saturés et sont encore plus énergétiques que nature.

EXCELLENTE SOURCE : magnésium, fer, phosphore, zinc, cuivre, potassium, niacine et acide folique.

BONNE SOURCE : riboflavine et thiamine.

CONTIENNENT : acide pantothénique.

PROPRIÉTÉS : diurétiques. Les graines de courge séchées contribueraient à soigner les infections urinaires et les troubles de la prostate. Elles seraient également aphrodisiaques.

CONSERVATION

:: À l'air ambiant : dans un endroit frais et sec, à l'abri des insectes ou des rongeurs.

:: Au réfrigérateur : les graines hachées ou moulues.

:: Au congélateur.

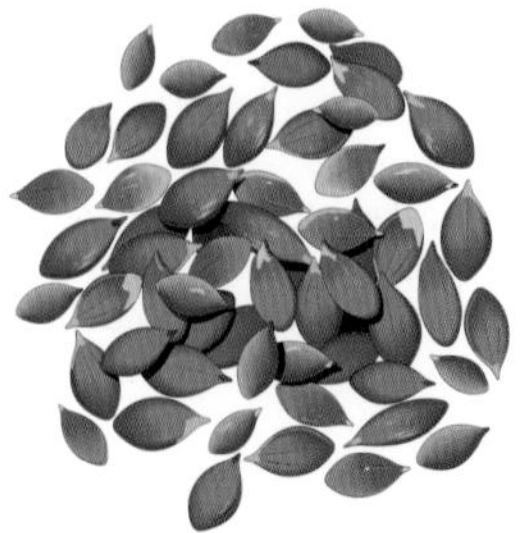

graines de citrouille décortiquées

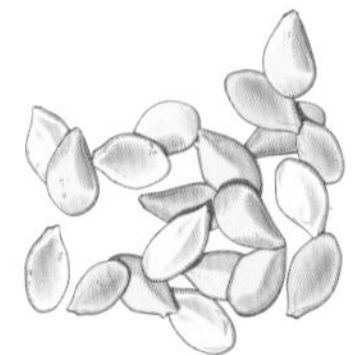

graines de citrouille entières

Courge spaghetti

Cucurbita pepo, Cucurbitacées

Fruit d'une plante originaire d'Amérique du Nord ou d'Amérique centrale. La chair de la courge spaghetti, allant du jaune pâle au vert, ressemble à du spaghetti lorsqu'on la sépare avec une fourchette après la cuisson. Elle possède une saveur comparable à celle des courges d'été.

courge spaghetti

ACHAT

:: Choisir : une courge spaghetti dure, intacte, sans meurtrissures ni coloration verte.

CUISSON

:: Au four ou **bouillie :** piquer la courge entière à divers endroits et cuire 1 h au four à 180 °C de 30 à 45 min à l'eau bouillante. Elle est prête lorsqu'elle est amollie. Une cuisson trop longue rend la chair fade et molle.

On peut également couper la courge en moitiés sur la longueur (enlever les graines logées dans la cavité centrale). Pour la cuisson au four, placer la cavité sur le dessus et cuire de 30 à 45 min. À l'eau bouillante, cuire 20 min. La courge spaghetti est prête lorsque la chair se détache en filaments.

:: Au four à micro-ondes : couper la courge en deux et retirer les graines. Placer chaque moitié de courge dans le four, la cavité sur le dessus, et recouvrir d'une pellicule de plastique en relevant un des coins. Cuire chaque courge séparément à intensité élevée (6 à 8 min) ou jusqu'à ce que la chair se sépare facilement.

VALEUR NUTRITIVE

	cuite
eau	92,3 %
protéines	0,7 g
matières grasses	0,3 g
glucides	6,5 g
fibres	1,4 g
	par 100 g

CONTIENT : potassium, vitamine C et acide pantothénique.

UTILISATION

La courge spaghetti peut remplacer le spaghetti dans la plupart des recettes. On peut l'incorporer aux soupes et aux ragoûts. Cuite et refroidie, elle se mange en salade, avec de la vinaigrette ou de la mayonnaise. Crue, elle se consomme râpée (essorer pour enlever le surplus d'eau).

CONSERVATION

:: À l'air ambiant : 3 mois, dans un endroit frais (entre 10 et 15 °C) et sombre. Laisser la partie de la tige qui reliait la courge à la plante et enlever toute trace de terre.

:: Au réfrigérateur : coupée ou cuite.

:: Au congélateur : crue et râpée ou cuite. La courge spaghetti diminue de volume à la décongélation.

Chayote

Sechium edule, Cucurbitacées

Fruit d'une plante potagère originaire du Mexique et d'Amérique centrale qui s'utilise comme un légume. La chayote a une peau mince, rugueuse, vert pâle, vert foncé ou blanc jaunâtre comestible. Sa chair blanchâtre, ferme et croustillante a peu de saveur et est riche en eau. Elle renferme un noyau pouvant germer à l'intérieur du fruit, et qui est comestible après cuisson.

chayote

ACHAT

:: Choisir : une chayote ferme, sans taches.
:: Écarter : une chayote à la pelure trop dure.

UTILISATION

Crue, la chayote se consomme en salade ou servie telle quelle, arrosée de vinaigrette. Cuite, elle peut être nappée de sauce et gratinée.
Dès mûrissement (le germe pointe), la chayote est pelée et cuite pour être apprêtée à la créole (acras et gratins). Elle s'incorpore aux soupes et aux ragoûts, se cuit au wok, se farcit, se met dans les marinades et les chutneys, etc. Elle peut remplacer les courges d'été dans la plupart des recettes.
On peut ajouter sucre, jus de lime, cannelle et muscade à la compote pour un dessert.

CUISSON

De saveur douce, la chayote gagne à être légèrement croquante après cuisson.
:: À l'eau ou à la vapeur : 10 à 15 min.

VALEUR NUTRITIVE

eau	93 %
protéines	0,6 g
matières grasses	0,5 g
glucides	5,1 g
fibres	0,7 g
calories	24
	par 100 g

BONNE SOURCE (CRUE) : potassium.
CONTIENT (CRUE) : vitamine C, acide folique, vitamine B_6, cuivre et magnésium.

CONSERVATION

:: Au réfrigérateur : quelques semaines, enveloppée d'une pellicule de plastique.

PRÉPARATION

Peler la chayote avant ou après la cuisson. Une substance mucilagineuse apparaît lorsqu'on la pèle. Il est donc préférable de porter des gants ou de la peler sous un filet d'eau.

Épinard

Spinacia oleracea, Chénopodiacées

Plante potagère probablement originaire de Perse. La récolte d'épinard s'effectue lorsque les feuilles sont jeunes, avant qu'elles deviennent coriaces et qu'une tige florale apparaisse.

épinard

ACHAT

:: **Choisir :** des épinards frais vert foncé ayant des feuilles tendres et souples.
:: **Écarter :** des épinards ternes, jaunis, amollis ou détrempés.

PRÉPARATION

Laver soigneusement les épinards juste avant de les consommer. Ne pas les mettre à tremper. Dans un récipient, les recouvrir d'eau et les secouer doucement ; changer l'eau si nécessaire. Si les tiges sont grosses, les enlever car entières elles cuiront plus lentement que les feuilles.

CUISSON

Cuire avec l'eau qui reste dans les feuilles lavées et légèrement secouées, de 1 à 3 min à feu vif dans une casserole couverte. Dans les plats mijotés, les ajouter en fin de cuisson. La cuisson à l'autocuiseur et à la vapeur n'est pas souhaitable. Pour éviter l'oxydation de l'épinard, utiliser des récipients et ustensiles de verre ou d'acier inoxydable. L'épinard trop cuit prendra une couleur brunâtre.

CONSERVATION

:: **Au réfrigérateur :** 4 ou 5 jours, crus et non lavés. Les épinards cuits se conservent difficilement.
:: **Au congélateur :** blanchir 2 min au préalable. Éviter de les décongeler complètement avant de les apprêter.

VALEUR NUTRITIVE

	cru
eau	91,6 %
protéines	2,9 g
matières grasses	0,3 g
glucides	3,5 g
fibres	2,6 g
calories	23
	par 100 g

EXCELLENTE SOURCE (CRU) : acide folique, vitamine A, potassium et magnésium.
BONNE SOURCE (CRU) : vitamine C et fer.
CONTIENT (CRU) : riboflavine, vitamine B_6, calcium, cuivre, zinc, niacine et phosphore.
PROPRIÉTÉS (CRU) : reminéralisant, antiscorbutique et antianémique.

UTILISATION

L'épinard se consomme cru (dans les salades et les sandwichs) ou cuit (nature, arrosé de beurre et de jus de citron, accompagné de sauce Mornay, béchamel ou à la crème, ou encore gratiné). On le réduit en purée seul ou avec des pommes de terre. Il se marie bien avec le lait et les œufs (dans les omelettes et les quiches). Accompagnement classique du veau, de la volaille et du poisson, il entre aussi dans la composition de farces, de soufflés et de gratins. C'est le légume des préparations dites « à la florentine ».

Oseille

Rumex acetosa et *Rumex patientia*, Polygonacées

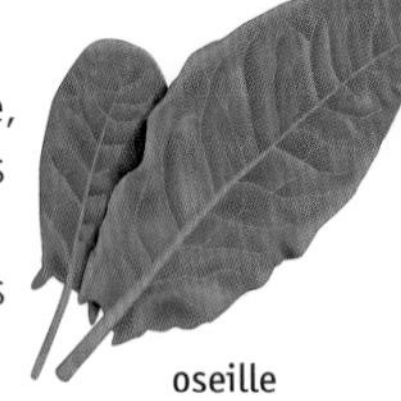

oseille commune

Plantes potagères originaires d'Asie septentrionale et d'Europe, l'oseille et la patience sont deux variétés d'une même espèce. Elles ont une saveur piquante et acidulée.
L'**oseille commune** ou « grande oseille » (*Rumex acetosa*) a des feuilles larges et tendres, d'un vert brillant.
La **patience** (*Rumex patientia*) est plus grande que l'oseille commune et ses feuilles arrondies sont rugueuses et moins savoureuses ; elle est souvent considérée comme une mauvaise herbe.

ACHAT

:: **Choisir :** de l'oseille aux feuilles vertes fermes et luisantes, aux tiges fines.

UTILISATION

L'oseille peut être consommée crue ou cuite. Sa saveur acidulée rappelant le citron est rafraîchissante en salade (utiliser des jeunes feuilles). Elle se cuit et s'apprête comme l'épinard et est délicieuse dans les soupes et les sauces.
Le potage à l'oseille est un classique dans plusieurs pays. La sauce à l'oseille se marie bien avec la volaille, les œufs et les quiches. Elle est l'accompagnement traditionnel du poisson (alose, brochet) et du veau. Réduite en purée, elle s'intègre dans une purée de pommes de terre ou de légumineuses.
Afin d'atténuer son acidité, on peut l'accompagner de feuilles de laitue ou l'arroser de crème.

VALEUR NUTRITIVE

	crue
eau	92,9 %
protéines	1,9 g
matières grasses	0,8 g
glucides	3,1 g
	par 100 g

EXCELLENTE SOURCE : vitamine C, magnésium, vitamine A et potassium.
BONNE SOURCE : fer.
CONTIENT : phosphore.
Cuite ou crue, l'oseille contient sensiblement les mêmes proportions de vitamines et de minéraux.
PROPRIÉTÉS : diurétiques, revitalisantes, rafraîchissantes, apéritives, digestives, antiscorbutiques et légèrement laxatives.
L'oseille et la patience renferment une bonne quantité d'acide oxalique, une substance toxique ; les consommer modérément.

PRÉPARATION

Laver l'oseille seulement avant de la consommer ; ne pas la mettre à tremper. Dans un récipient, la recouvrir d'eau et la secouer doucement ; renouveler l'eau si nécessaire. L'oseille est souvent cuite sans les tiges. Pour les retirer, plier la feuille en deux dans le sens de la longueur et tirer sur la tige.

CUISSON

La cuisson de l'oseille à la vapeur développe son amertume.
Éviter de cuire dans une casserole en aluminium ou en fonte (noircissement). Utiliser un couteau en acier inoxydable.

CONSERVATION

L'oseille est fragile.
:: Au réfrigérateur : 1 ou 2 jours, dans un sac de plastique perforé.
:: Au congélateur : cuire au préalable.

Ortie

Urtica dioïca et *Urtica urens*, Urticacées

Plante herbacée comestible aux poils urticants, originaire d'Eurasie. Sa saveur est plus ou moins piquante, selon les variétés. Les plus courantes sont :
la **grande ortie** (*Urtica dioïca*), parfois appelée « ortie dioïque » ou « ortie commune » dont les feuilles s'utilisent seules ou mélangées avec l'oseille ;
la **petite ortie** (*Urtica urens*), parfois appelée « ortie romaine » ou « ortie brûlante » que l'on l'utilise surtout en salade.

petite ortie

ACHAT

L'ortie se récolte avant que ses tiges durcissent. On peut se munir de gants ou éviter de toucher au sommet des feuilles.

UTILISATION

Cuisinées ou séchées, les feuilles de l'ortie perdent leur caractère irritant. On utilise l'ortie comme l'épinard. Elle est délicieuse en soupe, avec des pommes de terre, du poireau, du cresson, du chou ou des légumineuses. On la cuit à l'étuvée accompagnée d'oignon, d'ail et de muscade. Les feuilles plus tendres et les variétés moins piquantes peuvent être utilisées crues, hachées finement.

VALEUR NUTRITIVE

protéines	5,5 g
matières grasses	0,7 g
glucides	7 g
calories	57
	par 100 g

BONNE SOURCE : fer, calcium, potassium, magnésium, vitamines A et C.
PROPRIÉTÉS : astringente, tonique, digestive, galactogène, dépurative, diurétique et antirhumatismale. On s'en sert en gargarisme (infections de la bouche) ou en décoction (chute des cheveux ou problème de pellicules).

CONSERVATION

L'ortie est fragile.
:: Au réfrigérateur : non lavée, dans un sac de plastique perforé.

Pissenlit

Taraxacum officinale, Composées

Plante originaire d'Europe, d'Afrique du Nord, d'Asie centrale et du Nord et d'Amérique du Nord. Le pissenlit, aussi appelé « dent-de-lion », possède des feuilles profondément dentées avec des tiges blanchâtres qui contiennent un suc laiteux tout comme les tiges des fleurs. Les feuilles du pissenlit sauvage sont plus petites et plus amères que celles du pissenlit cultivé.

pissenlit

ACHAT

:: Choisir : des pissenlits aux feuilles fraîches ayant leurs racines (conservation plus longue).
:: Écarter : des pissenlits aux feuilles séchées, ternes ou amollies.

UTILISATION

Crues, les jeunes feuilles de pissenlit se mettent dans les salades. La saveur amère des pissenlits se marie bien avec l'huile de noisette ou d'olive, le vinaigre à la framboise ou de vin. Ils sont délicieux arrosés d'une vinaigrette chaude (amollit la texture fibreuse des feuilles et adoucit leur amertume). Traditionnellement, en France, la salade de pissenlits s'accompagne de lardons, de vinaigre et de croûtons à l'ail. Braisés, les pissenlits accompagnent le porc (jambon, lardons ou bacon).
Les boutons floraux sont marinés, les fleurs transformées en vin et les racines servent de substitut au café.

CONSERVATION

Il est préférable d'utiliser le pissenlit sans délai.
:: Au réfrigérateur : 5 jours maximum, dans un sac de plastique perforé.
:: Au congélateur : blanchir 2 min au préalable. Éviter de les décongeler complètement avant de les apprêter.

VALEUR NUTRITIVE

	feuilles crues
eau	85,6 %
protéines	1,6 g
matières grasses	0,4 g
glucides	5,3 g
fibres	2 g
calories	26
	par 60 g (250 ml)

EXCELLENTE SOURCE : vitamine A.
BONNE SOURCE : vitamine C et potassium.
CONTIENT : fer, calcium, riboflavine, thiamine, magnésium, vitamine B_6, acide folique et cuivre.
PROPRIÉTÉS : dépuratif, diurétique, tonique, apéritif, antiscorbutique et décongestif.
On utilise le pissenlit pour soigner ulcères, hépatite et démangeaisons. Des substances amères, comme la taraxacine contenue dans la racine, sont responsables de son action stimulante au niveau du foie et de la vésicule biliaire. La racine aurait des propriétés légèrement laxatives. Le pissenlit peut causer une éruption bénigne de la peau chez les personnes sensibles.

PRÉPARATION

Ne laver les pissenlits qu'au moment de les consommer. Les blanchir 1 ou 2 min avant de les apprêter pour diminuer l'amertume.

Pourpier

Portulaca oleracea, Portulacées

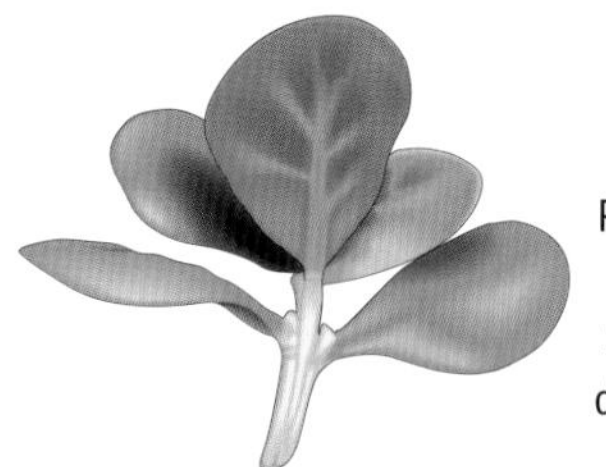

pourpier

Plante très commune dans les régions relativement chaudes d'Europe centrale, d'Amérique du Nord et du Sud. Sa saveur est légèrement acide et piquante. Les tiges du pourpier ont une consistance caoutchouteuse.

ACHAT

:: Choisir : du pourpier aux tiges et aux feuilles fermes.

UTILISATION

Le pourpier se mange cru ou cuit. Les tiges tendres peuvent s'apprêter comme l'épinard ou le cardon. Ses feuilles, plus tendres près du sommet de la tige, s'apprêtent comme le cresson. Le pourpier parfume et décore soupes, sauces, mayonnaises, omelettes et ragoûts. Il est excellent avec des carottes râpées ou une purée de pommes de terre. Il accompagne laitues et tomates. Ses tiges et ses feuilles peuvent être marinées dans du vinaigre. Au Moyen-Orient, le pourpier entre dans la préparation de salades nommées fattouch.

VALEUR NUTRITIVE

eau	93 %
protéines	1,6 g
matières grasses	0,1 g
glucides	3,6 g
calories	17
	par 100 g

EXCELLENTE SOURCE : potassium et magnésium.
BONNE SOURCE : vitamine A.
CONTIENT : vitamine C, calcium et fer.
PROPRIÉTÉS : diurétique, vermifuge, dépuratif et émollient. Sa teneur élevée en eau permet d'apaiser la soif.

CONSERVATION

Le pourpier est très fragile ; l'utiliser sans délai.

Mâche

Valerianella olitoria, Valérianacées

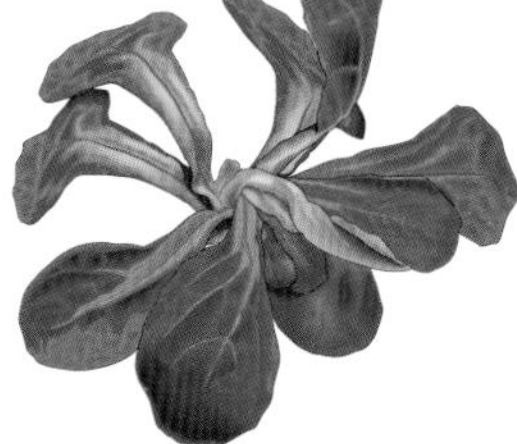

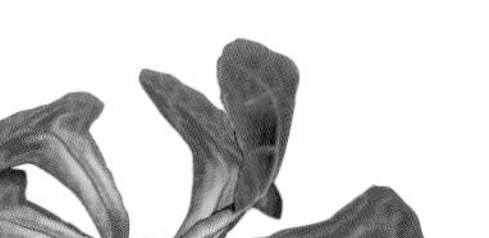

mâche

Plante probablement originaire de la région méditerranéenne. Il en existe plusieurs variétés dont certaines ont une saveur de noisette. Très tendre, d'où son autre nom de « doucette », la mâche a une saveur fine.

ACHAT

:: Choisir : de la mâche aux feuilles vertes fraîches et lustrées.
:: Écarter : de la mâche aux feuilles amollies, d'un vert douteux.
La mâche est habituellement vendue en petits bouquets, avec ses racines.

UTILISATION

La mâche est délicieuse seule, dans les salades de noix, de pommes, de betteraves ou combinée à des laitues tendres (Boston et Bibb). Ne pas utiliser des légumes ou une vinaigrette au goût trop prononcé afin de ne pas masquer sa saveur douce. Une huile de noisette, du jus de citron et du sel mettront en valeur son goût fin. La mâche peut décorer les potages. Pour ce faire, la couper en petits morceaux et l'ajouter en fin de cuisson. Elle colore omelettes, salades de pommes de terre ou salades de riz (l'ajouter au service). On peut l'incorporer aux farces de volaille.

CONSERVATION

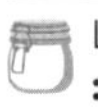

La mâche est très périssable.
:: Au réfrigérateur : 2 jours, enveloppée dans un papier absorbant et dans un sac de plastique perforé. Il est préférable de la consommer sans délai.

VALEUR NUTRITIVE

	crue
eau	93 %
protéines	2 g
matières grasses	0,4 g
glucides	3,6 g
calories	21
	par 100 g

EXCELLENTE SOURCE (CRUE) : vitamine A, vitamine C et potassium.
BONNE SOURCE (CRUE) : fer et vitamine B_6.
CONTIENT (CRUE) : cuivre, zinc, acide folique, magnésium et phosphore.
PROPRIÉTÉS (CRUE) : diurétique, revitalisante et laxative.

PRÉPARATION

Enlever les racines de la mâche. Au moment de servir seulement, laver la mâche délicatement en changeant l'eau si nécessaire (ne pas laisser les feuilles tremper). Assécher soigneusement les feuilles. Assaisonner au moment de servir.

Roquette

Eruca sativa, Crucifères

Plante très odorante originaire d'Europe et d'Asie occidentale appartenant à la même famille que le cresson, le radis et la moutarde. Sa saveur très prononcée rappelle celle du cresson.

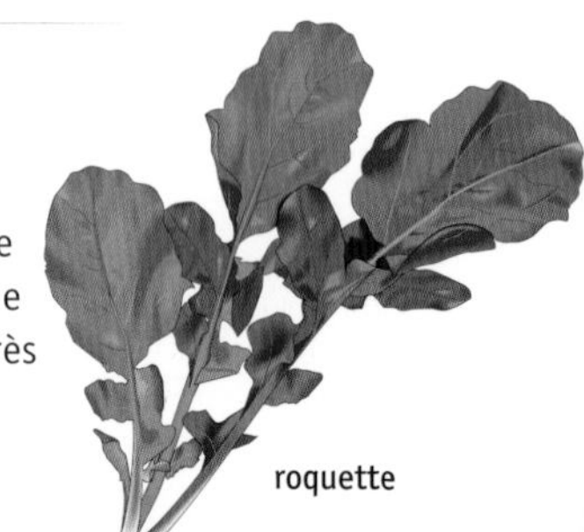
roquette

ACHAT

:: Choisir : de la roquette aux feuilles fraîches, tendres, bien vertes et bien découpées.
:: Écarter : de la roquette aux feuilles amollies, jaunies ou tachées.

UTILISATION

Crue ou cuite, la roquette décore et assaisonne salades, soupes, mayonnaises, sandwichs, salades de pommes de terre et pâtes alimentaires. En purée, on l'incorpore dans les potages ou les sauces.

PRÉPARATION

Enlever les racines et couper les tiges fibreuses de la roquette. La laver soigneusement (seulement avant consommation) sans la laisser tremper.

VALEUR NUTRITIVE

	crue
eau	92 %
protéines	0,3 g
glucides	0,4 g
matières grasses	0,1 g
	par 10 g (125 ml)

PROPRIÉTÉS : stimulante, diurétique et stomachique.

CONSERVATION

Consommer la roquette sans délai.
:: Au réfrigérateur : 2 à 3 jours, dans un sac de plastique perforé, un papier humide enroulé autour de ses racines.
On peut aussi mettre ses tiges dans un récipient contenant de l'eau fraîche renouvelée quotidiennement.

Cresson

Nasturtium officinale et *Lepidium sativum,* Crucifères

Plante probablement originaire du Moyen-Orient. Le cresson a une saveur forte, poivrée et âcre. Les espèces les plus connues sont le **cresson de fontaine** (*Nasturtium officinale*) et le **cresson alénois** (*Lepidium sativum*).

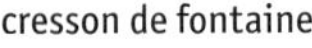

cresson de fontaine

ACHAT

:: Choisir : du cresson aux feuilles fraîches, tendres et vertes.
:: Écarter : du cresson aux feuilles amollies, jaunies ou tachetées.
Le cresson est vendu en bottes.

UTILISATION

Les feuilles du cresson de fontaine (goût moutardé) sont appréciées dans les salades. Le cresson alénois (plus piquant) aromatise salades, sauces et sandwichs. La saveur du cresson étant prononcée, l'utiliser modérément. Il décore et assaisonne mayonnaises, trempettes, pâtes alimentaires et tofu. Il se cuit et s'apprête comme l'épinard. On le sert aussi en potage.

Cresson

VALEUR NUTRITIVE

	cru
eau	95 %
protéines	2,3 g
matières grasses	0,1 g
glucides	1,3 g
fibres	1,8 g
calories	11
	par 100 g

EXCELLENTE SOURCE : vitamine C, vitamine A et potassium.
CONTIENT : calcium, magnésium, riboflavine, vitamine B_6 et phosphore.
PROPRIÉTÉS : tonique, diurétique, apéritif, dépuratif, antiscorbutique, reminéralisant, antianémique et vermifuge.

PRÉPARATION

Enlever les racines du cresson. Au moment de le consommer, le trier et le laver soigneusement. Pour ce faire, le recouvrir d'eau dans un récipient et secouer doucement; changer l'eau au besoin et ne pas laisser tremper.

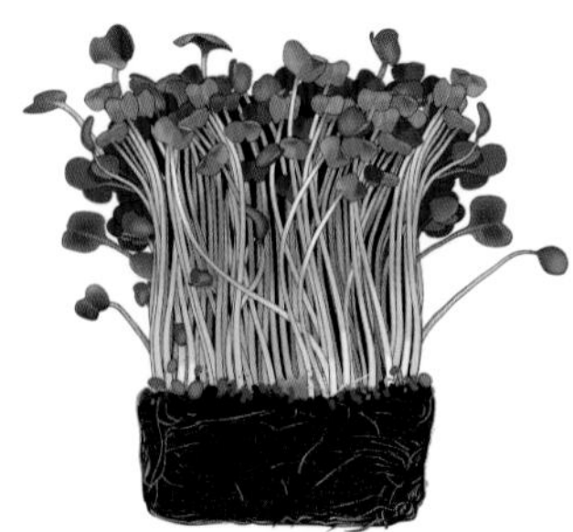
cresson alénois

CONSERVATION

Le cresson est très fragile.
:: Au réfrigérateur : 1 à 2 jours, dans un sac de plastique perforé, un papier humide enroulé autour de ses racines. Pour prolonger sa durée de conservation, mettre ses tiges dans un récipient contenant de l'eau fraîche renouvelée quotidiennement.

Radicchio

Cichorium intybus var. *foliosum,* Composées

Plante originaire du Nord de l'Italie, le radicchio est une variété de chicorée rouge. Il peut avoir la taille d'une laitue Boston ou d'une endive. Sa saveur est légèrement amère et légèrement acidulée.

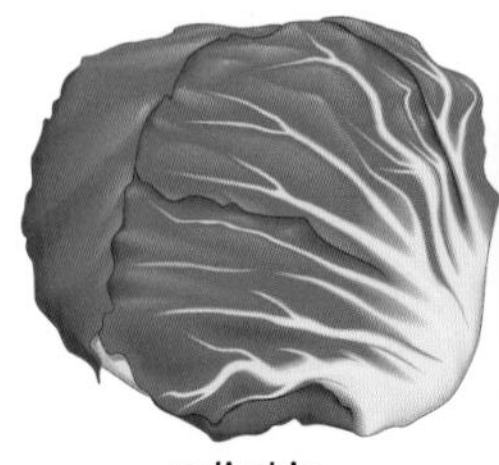
radicchio

ACHAT

:: Choisir : un radicchio à la base ferme et intacte, aux feuilles compactes, bien colorées, sans décoloration brunâtre.

PRÉPARATION

Retirer le cœur du radicchio, séparer les feuilles, enlever la partie brunâtre, laver, puis assécher.

UTILISATION

Le radicchio se mange cru ou cuit. Cru, il peut servir comme saladier pour crudités, olives, fromage, etc. On le combine à d'autres laitues. Cuit, il colore soupes, riz, légumineuses, pâtes alimentaires, omelettes et tofu. Il peut être cuit entier à la broche. Il peut remplacer ou accompagner l'endive et la scarole.

VALEUR NUTRITIVE

eau	93 %
protéines	0,6 g
matières grasses	0,2 g
glucides	1,8 g
	par 40 g (250 ml)

CONTIENT : acide folique, potassium, cuivre et vitamine C.

PROPRIÉTÉS : apéritif, dépuratif, diurétique, stomachique, reminéralisant et tonique.

CONSERVATION

:: Au réfrigérateur : 1 semaine, non lavé, dans un sac de plastique perforé. Le consommer sans délai.

Chicorée

Cichorium spp., Composées

chicorée frisée

Plante probablement originaire de la région méditerranéenne. Les variétés les plus courantes sont :

la **chicorée sauvage,** très amère, dont les tiges courtes sont formées de feuilles vertes à bords dentés rappelant le pissenlit. Elle se consomme en salade lorsqu'elle est jeune et tendre ;

la **chicorée frisée** qui se consomme surtout en salade. Ses feuilles vertes, fortement dentelées, étroites et pointues poussent en rosette. Elles ont des nervures blanchâtres ou rougeâtres et sont passablement amères ;

la **scarole** qui a de larges feuilles légèrement dentées sur les bords. La scarole souffre souvent d'une infection qui brunit le bout de ses feuilles, surtout au centre ; il faut jeter ces parties brunes.

ACHAT

:: Choisir : de la chicorée au cœur pâle, entouré de feuilles fermes, lustrées, croustillantes, bien frisées et d'un vert vif.

UTILISATION

On utilise la chicorée et la scarole comme la laitue ou l'épinard qu'elles peuvent remplacer ou accompagner. Crues, elles sont surtout servies en salade, arrosées de vinaigrette ou de mayonnaise. Il est intéressant de les combiner à d'autres verdures.
La chicorée peut être braisée ou mise dans des soupes en fin de cuisson pour les parfumer. Elle peut également être braisée puis gratinée, être incorporée aux flans, quiches ou béchamels.

PRÉPARATION

Laver la chicorée et la scarole rapidement à grande eau sans les laisser tremper, seulement avant de les consommer. Enlever les feuilles flétries et les parties dures. Ne couper et n'assaisonner ces légumes qu'au moment de les utiliser.

CONSERVATION

:: Au réfrigérateur : 1 semaine, mettre la chicorée ou la scarole dans un sac de plastique perforé ou envelopper, sans trop serrer, dans un linge humide. Éviter d'emballer hermétiquement pour empêcher le pourrissement. Assécher le plus possible avant de ranger.
Si la chicorée et la scarole sont défraîchies, elles pourront redevenir croquantes après avoir été plongées dans de l'eau glacée.

VALEUR NUTRITIVE

	chicorée sauvage	*chicorée frisée et scarole*
eau	92 %	94 %
protéines	1,7 g	1,2 g
matières grasses	0,3 g	0,2 g
glucides	4,7 g	3,4 g
calories	23	17
		par 100 g

CHICORÉE SAUVAGE

EXCELLENTE SOURCE : acide folique, potassium et vitamine A.
BONNE SOURCE : vitamine C, acide pantothénique et cuivre.
CONTIENT : magnésium, calcium, fer, riboflavine, vitamine B_6 et zinc.

CHICORÉE FRISÉE ET SCAROLE

EXCELLENTE SOURCE : acide folique et potassium.
BONNE SOURCE : vitamine A.
CONTIENNENT : acide pantothénique, vitamine C, zinc, fer, cuivre et calcium.
PROPRIÉTÉS : apéritives, dépuratives, diurétiques, stomachiques, vermifuges, cholagogues, reminéralisantes et toniques. Le « café » à base de chicorée serait légèrement laxatif et aurait un effet tonique intestinal.

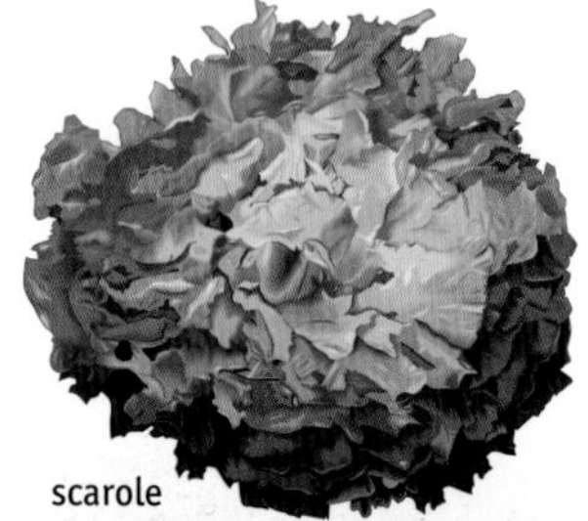
scarole

scarole >

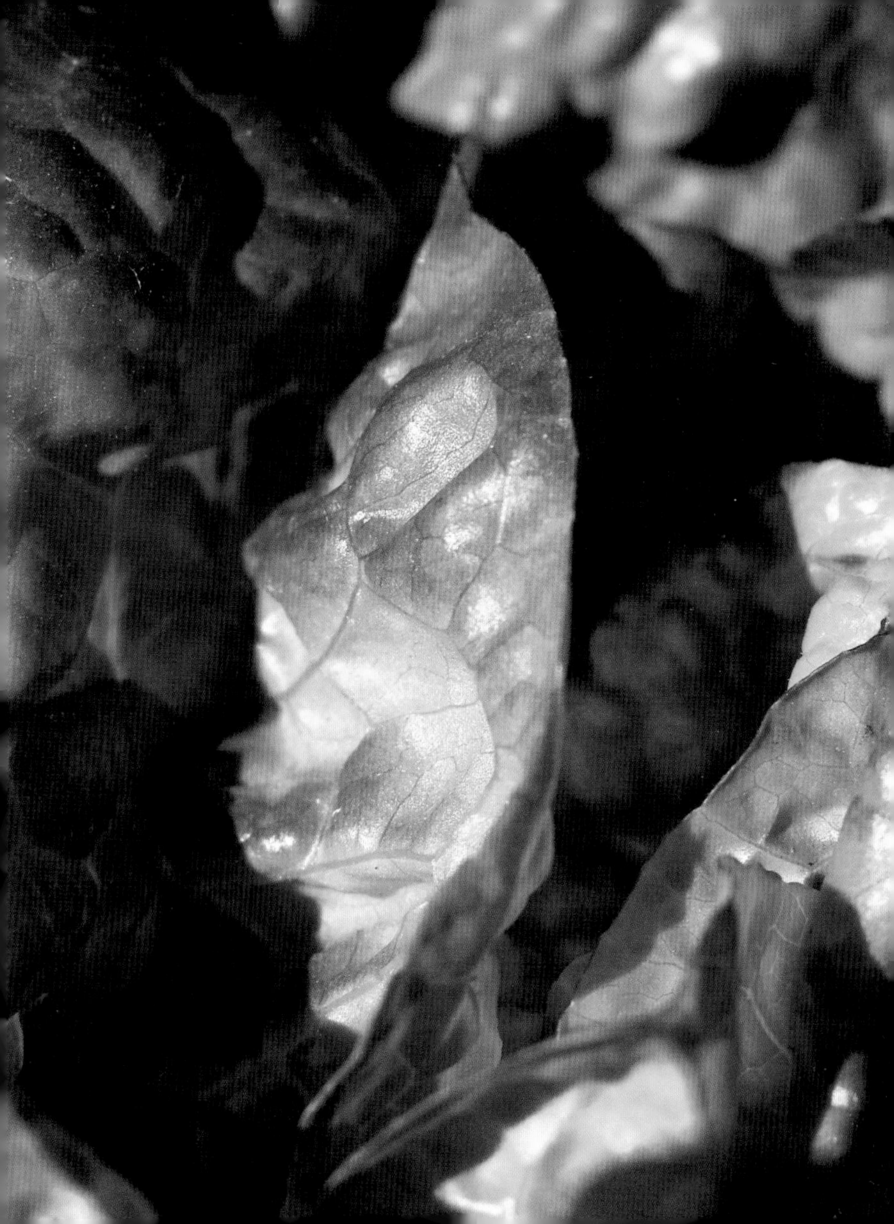

Endive

Cichorium intybus, Composées

Plante créée au 19e siècle par un botaniste belge. Les variétés les plus courantes sont :

l'**endive blanche**, dont les feuilles croquantes de couleur blanc crémeux possèdent une saveur légèrement amère ;

l'**endive rouge** qui résulte de l'hybridation de l'endive blanche et du radicchio rouge. Sa saveur est plus douce que celle de l'endive blanche. Elle ne peut pas être cuite car alors elle se décolore et perd son goût caractéristique.

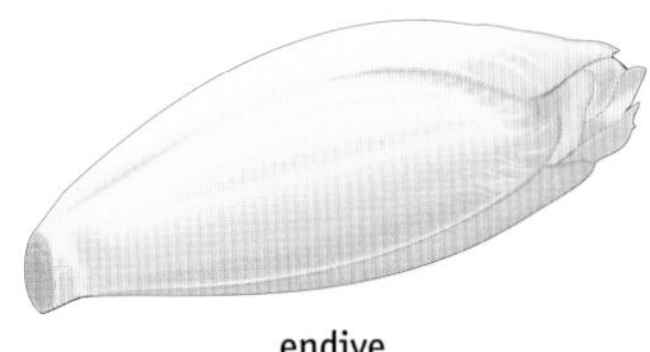

endive

ACHAT

:: **Choisir :** une endive ferme aux feuilles compactes d'un blanc crémeux, cinq fois plus longue que large avec seulement deux feuilles extérieures visibles.

:: **Écarter :** une endive amollie aux feuilles vertes ou une dont l'extrémité des feuilles a bruni.

CONSERVATION

L'endive est meilleure très fraîche.

:: **Au réfrigérateur :** 5 à 7 jours, dans un sac de plastique perforé ou enveloppée dans un linge humide.

CUISSON

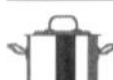

:: **Braisée :** 30 à 45 min.

:: **À la vapeur :** 25 à 35 min.

VALEUR NUTRITIVE

	crue
eau	95 %
protéines	1 g
matières grasses	0,1 g
glucides	3,2 g
calories	15
	par 100 g

EXCELLENTE SOURCE : acide folique.

BONNE SOURCE : potassium.

CONTIENT : vitamine C, acide pantothénique, riboflavine et zinc.

PROPRIÉTÉS : apéritive, dépurative, diurétique, digestive, cholagogue, reminéralisante et tonique.

UTILISATION

L'endive se consomme crue ou cuite. Crue, elle est souvent servie en salade, arrosée de vinaigrette ou de mayonnaise. Les feuilles utilisées en barquettes peuvent être farcies de fromage. Elle se combine à d'autres verdures. L'endive peut également être braisée, cuite à l'étuvée et nappée de béchamel ou tout simplement arrosée de beurre et assaisonnée de fines herbes. Elle peut aussi être étuvée et enroulée de jambon puis gratinée.

PRÉPARATION

Il n'est pas nécessaire de laver l'endive ; on peut essuyer les feuilles extérieures avec un linge humide. Ne pas la laisser tremper dans l'eau car cela la rend amère. Ne couper et n'assaisonner l'endive qu'au moment de l'utiliser pour éviter qu'elle brunisse au contact de l'air. Laisser les feuilles de l'endive entières ou les trancher. Pour séparer les feuilles, couper un petit cône de 2,5 cm environ à la base de l'endive où se concentre l'amertume.

Laitue

Lactuca spp., Composées

Plante originaire de l'Est de la Méditerranée et de l'Asie occidentale. Parmi les variétés les plus courantes, on retrouve :

la **laitue pommée** dont les feuilles sont vertes et croquantes à l'extérieur puis jaunâtres ou blanchâtres au centre. La plus connue est la laitue iceberg ;

la **laitue beurre** qui présente des feuilles très tendres. Les plus connues en Amérique du Nord sont la laitue Bibb et la laitue Boston ;

la **laitue frisée** qui est une laitue non pommée aux feuilles frisées et ondulées. Elle regroupe plusieurs variétés qui ont toutes en commun de larges et longues feuilles tendres et savoureuses. Certaines ont une légère saveur de noisette ;

la **laitue romaine** qui présente de longues feuilles fermes et cassantes d'un vert soutenu. Ces dernières possèdent une côte principale rigide, fibreuse et particulièrement cassante ;

la **laitue asperge** qui est issue d'un croisement entre le céleri et la laitue. Sa saveur rappelle ces deux légumes.

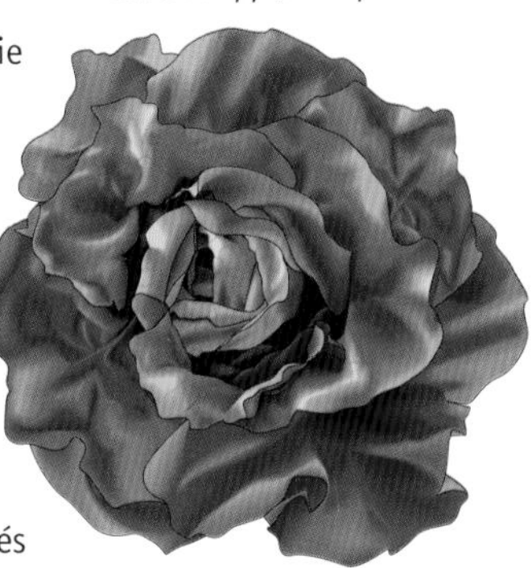

laitue Boston

Laitue

VALEUR NUTRITIVE

	Boston	*iceberg*	*frisée*	*romaine*	*asperge*
eau	95,6 %	95,9 %	94 %	94,9 %	94,5 %
protéines	0,7 g	0,6 g	0,8 g	1 g	0,5 g
matières grasses	0,1 g	0,1 g	0,2 g	0,1 g	0,2 g
glucides	1,3 g	1,2 g	2,1 g	1,4 g	2,2 g
calories	8	8	11	9	13
					par 60 g (250 ml)

BONNE SOURCE : acide folique.
CONTIENT : vitamines et sels minéraux (plus elle est verte, plus elle en contient).
PROPRIÉTÉS : apéritive, analgésique, émolliente et calmante. Elle est recommandée contre l'insomnie, la toux et l'excitation nerveuse ou sexuelle.

PRÉPARATION

Retirer le trognon de la laitue pour détacher plus facilement les feuilles. Retirer les premières feuilles flétries et les parties dures. Laver soigneusement la laitue pour enlever les saletés et les insectes. Certaines variétés, dont la laitue frisée, nécessitent un lavage minutieux. Laver les feuilles dans l'eau que l'on renouvelle, si nécessaire, en les secouant doucement et sans les laisser tremper. Les égoutter soigneusement. Déchiqueter la laitue à la main plutôt qu'à l'aide d'un couteau qui la ferait rouiller. Ne sortir la laitue du réfrigérateur et ne l'assaisonner de vinaigrette qu'au moment de servir afin d'éviter qu'elle s'amollisse. Si la laitue est trop amère, on peut la blanchir en la plongeant quelques minutes dans de l'eau bouillante.

ACHAT

:: Choisir : une laitue au cœur pommé et aux feuilles lustrées, fermes et croustillantes.
:: Écarter : une laitue molle, terne, détrempée, rouillée ou jaunie, ou dont les extrémités sont desséchées ou brunies.

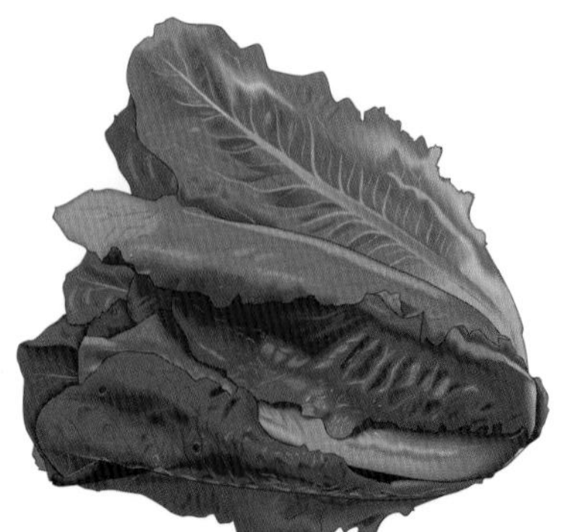

laitue romaine

UTILISATION

La laitue se mange le plus souvent crue, mais on peut aussi la cuire. Crue, elle est surtout servie en salade, arrosée de vinaigrette ou de mayonnaise, ou elle est mise dans les sandwichs. Combiner plusieurs variétés de laitues dans une salade améliore le coup d'œil, la saveur et l'apport nutritionnel. La laitue romaine est utilisée pour préparer la classique salade César.

La laitue est souvent braisée ou mise dans des soupes. Taillées en chiffonnade et ajoutées dans la soupe en fin de cuisson, les feuilles de laitue parfumeront délicatement le bouillon. Réduites en purée, les feuilles font aussi un excellent potage. Les feuilles de laitue servent à préparer les petits pois à la française.

CONSERVATION

:: Au réfrigérateur : laver la laitue frisée et la laitue romaine avant de les réfrigérer. Les autres laitues ne devront être lavées qu'au moment de leur utilisation. Envelopper la laitue dans un linge humide, sans trop serrer, ou dans un plat hermétique (3 à 5 jours pour la laitue romaine, 1 à 2 semaines pour la laitue iceberg et 2 à 3 jours pour les laitues Boston et frisée).

Éloigner la laitue des fruits ou des légumes produisant de l'éthylène en quantité (pommes, poires, bananes, cantaloups et tomates) car ce gaz fait brunir les feuilles. Une laitue pourra redevenir croustillante si elle est plongée dans l'eau froide.

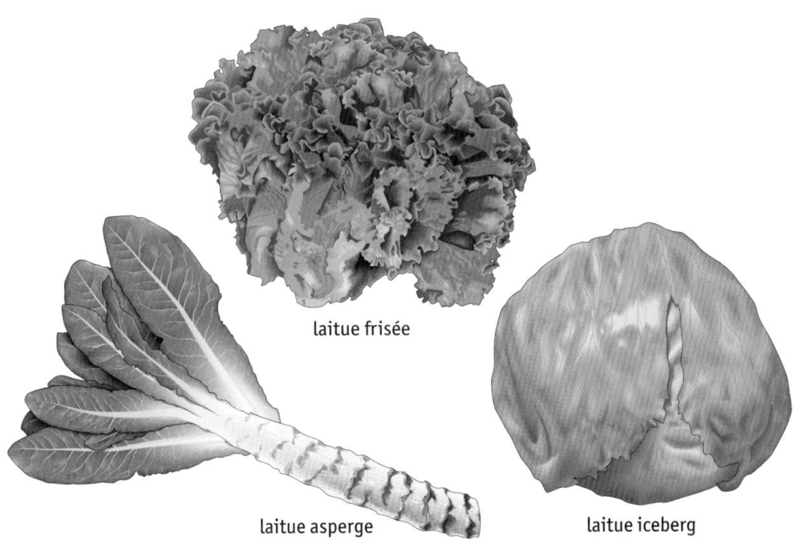

laitue frisée

laitue asperge

laitue iceberg

Violette

Viola odorata, Violacées

Plante appartenant à la famille des pensées. Les feuilles et les fleurs de la violette sont utilisées à des fins culinaires et médicinales.

violette

ACHAT

Les violettes sont disponibles dans les épiceries spécialisées.

CONSERVATION

Consommer les feuilles et les fleurs de violette sans délai.

:: **Au réfrigérateur :** quelques jours.

VALEUR NUTRITIVE

PROPRIÉTÉS : expectorante. La violette soulagerait les migraines et la fièvre. En infusion, elle serait légèrement sédative.

UTILISATION

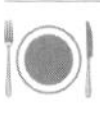

Fraîches, séchées ou confites, les violettes décorent salades (incorporer la vinaigrette avant), pâtisseries et boissons. Elles peuvent aromatiser des entremets et être ajoutées dans des farces de volaille ou de poisson. L'essence de la violette sert à parfumer gâteaux, crème glacée, friandises et liqueurs.

Capucine

Tropæolum majus, Tropæolacées

capucine

Plante originaire d'Amérique du Sud dont on consomme les feuilles, les fleurs et les boutons floraux. L'espèce commune est basse et compacte. Ses fleurs sont jaune vif, orange ou rouges.

ACHAT

Les capucines sont disponibles dans les épiceries spécialisées.

CONSERVATION

Consommer les feuilles et les fleurs de capucine dès leur achat.

VALEUR NUTRITIVE

PROPRIÉTÉS : stimulante, expectorante, antiscorbutique, diurétique et topique. Les graines auraient un effet purgatif.

UTILISATION

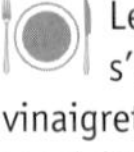

Les jeunes feuilles et les fleurs s'ajoutent aux salades (incorporer la vinaigrette au préalable). Les fleurs peuvent aussi décorer soupes, légumes, volailles, poissons, viandes, pâtisseries et boissons. Les boutons floraux et les fruits verts sont confits dans du vinaigre à l'estragon et peuvent remplacer les câpres.

Chou

Brassica oleracea, Crucifères

Plante formée d'une superposition de feuilles épaisses, pommées ou non, lisses ou frisées, de couleur verte, blanche ou rouge. Il existe près de 400 variétés de choux, fort différentes tant par leur forme que par leur genre et leur couleur. On trouve les choux à inflorescences (brocoli (p. 113), chou-fleur (p. 111)), à tige (chou-rave (p. 95), chou frisé (p. 83), chou cavalier (p. 82), choux chinois (p. 85)) et à feuilles lisses ou frisées (chou de Milan, choux verts, choux blancs et choux rouges).

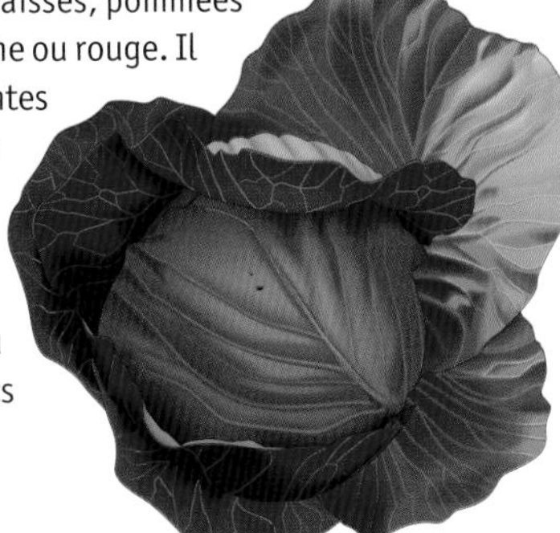

chou pommé vert

ACHAT

:: Choisir : un chou lourd et compact, aux feuilles brillantes, bien croustillantes et colorées.
:: Écarter : un chou aux feuilles tachetées, craquelées ou meurtries.

CUISSON

Utiliser très peu d'eau (1 à 2 cm dans un récipient) et ajouter un ingrédient acide (vinaigre, jus de citron) s'il s'agit du chou blanc. Déposer le chou lorsque l'eau bout et cuire le chou râpé de 5 à 8 min et le chou en quartiers de 10 à 15 min. Couper le chou rouge avec un couteau en acier inoxydable afin d'empêcher que ses pigments bleuissent. Pour en faire une salade, l'arroser d'un peu de vinaigre après l'avoir taillé en lanières. L'ajout d'un ingrédient acide à l'eau de cuisson avive sa couleur tandis que trop d'eau le décolore.

VALEUR NUTRITIVE

	cru	*cuit*
eau	93 %	93,6 %
protéines	1,2 g	1,0 g
matières grasses	0,2 g	0,2 g
glucides	5,4 g	4,8 g
fibres	1,8 g	1,7 g
calories	24	21
		par 100 g

EXCELLENTE SOURCE (CRU) : vitamine C et acide folique.
BONNE SOURCE : potassium (cru et cuit) et vitamine C (cuit).
CONTIENT : vitamine B_6 (cru) et acide folique (cuit).
PROPRIÉTÉS : anticancéreux, antidiarrhéique, antiscorbutique, antibiotique, reminéralisant et apéritif. Son jus est d'une grande efficacité pour le traitement des ulcères d'estomac. En phytothérapie, on s'en sert pour traiter plus de 100 maladies.

Chou

PRÉPARATION

Laver les choux après les avoir débarrassés de leurs feuilles extérieures fibreuses ou endommagées. S'ils contiennent des vers, mettre les choux à tremper 15 min dans de l'eau salée ou vinaigrée.

UTILISATION

Le chou peut être consommé cru, cuit ou fermenté. Cru, le chou peut être râpé ou coupé ; il est délicieux en salade. Le chou peut être cuit à l'étouffée, à la vapeur, être braisé, sauté, farci, etc. On le met dans les soupes et les ragoûts, on le cuit au wok. Il se cuisine bien avec les carottes, les oignons, les pommes de terre ainsi qu'avec le lard et les saucisses. Le chou fermenté donne la choucroute.

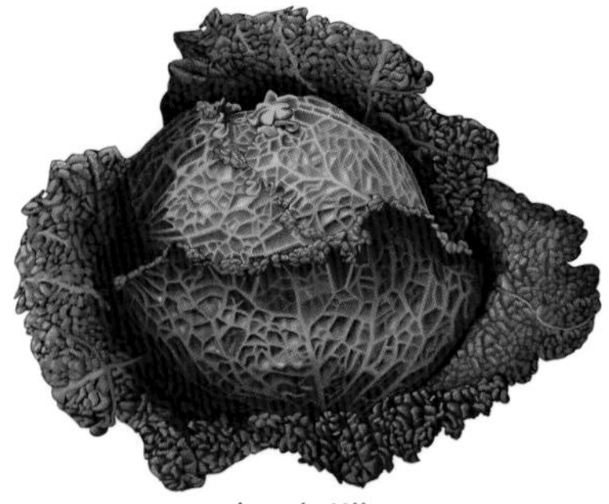

chou de Milan

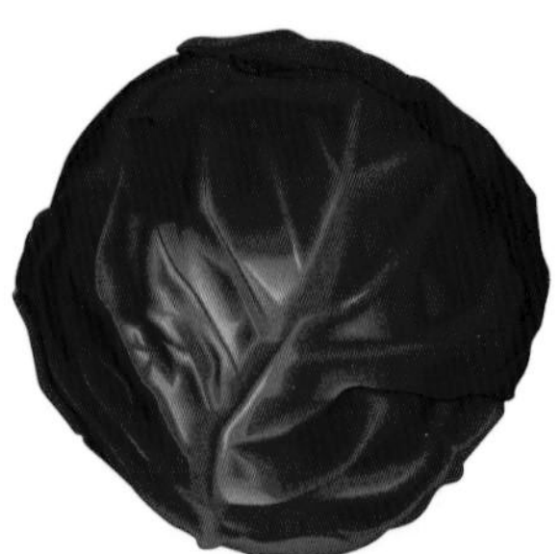

chou pommé rouge

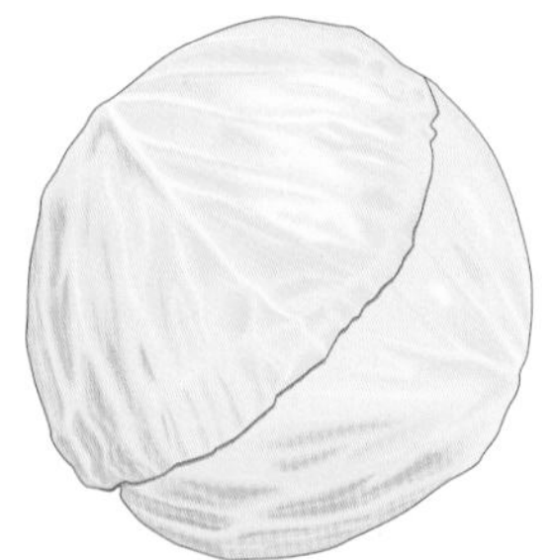

chou pommé blanc

CONSERVATION

:: À l'air ambiant : placer le chou dans une chambre froide, où le taux d'humidité est de 90 à 95 % et où la température se situe près du point de congélation et ne dépasse pas 3 °C.
:: Au réfrigérateur : environ 2 semaines, dans le bac à légumes ou dans un sac de plastique perforé. Couvrir et éviter de le placer près d'aliments auxquels il pourrait communiquer son odeur.

:: Au congélateur : blanchir le chou râpé, 1 min et le chou coupé en pointes, 2 min. La texture ramollit à la décongélation. Les choux peuvent être déshydratés.

Chou marin

Crambe maritima, Crucifères

Plante originaire de l'Europe occidentale dont les feuilles et les pétioles sont comestibles.

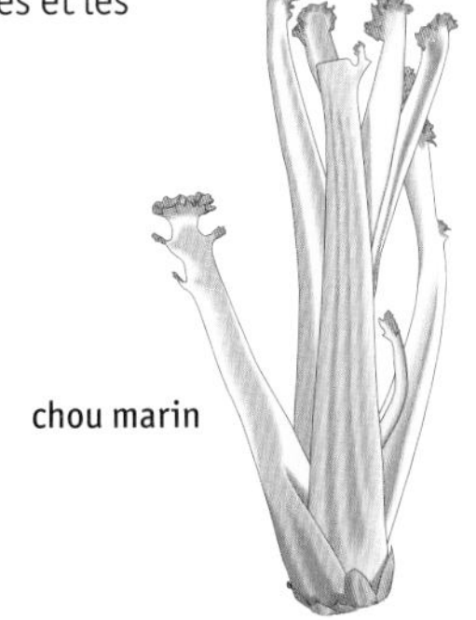

chou marin

VALEUR NUTRITIVE

	cuit
eau	95 %
protéines	1,4 g
glucides	0,8 g
	par 100 g

PROPRIÉTÉS : diurétique et antiscorbutique.

CUISSON

:: À la vapeur : 10 min.

CONSERVATION

:: Au réfrigérateur : 2 à 3 jours.
:: Au congélateur : 1 an. Blanchir au préalable.

UTILISATION

Le chou marin bouilli est délicieux nappé d'une sauce relevée ou sauté à l'ail. Ses tiges blanchies sont comestibles et s'apprêtent comme les asperges, nappées de beurre ou d'une sauce légère ; elles sont meilleures lorsqu'elles mesurent environ 20 cm. Le chou marin peut être dégusté cru avec une vinaigrette.

Chou cavalier

Brassica oleracea var. *viridis*, Crucifères

Plante originaire de l'Est de la région méditerranéenne ou de l'Asie. Le chou cavalier appartient à la famille des choux. Ses feuilles lisses, épaisses et nervurées sont aplaties ou frisées au bord, selon les variétés. Les côtes centrales blanchâtres sont coriaces et peu agréables à manger. Le chou cavalier a une forte saveur qui est cependant plus douce que celle du chou frisé.

chou cavalier

ACHAT

:: Choisir : des choux cavaliers aux feuilles fermes, bien colorées et relativement petites, sans taches ni moisissures.

UTILISATION

Frais, il peut être ajouté parcimonieusement aux salades. Pour adoucir sa saveur, le blanchir avant de le cuisiner. Le chou cavalier peut être apprêté comme l'épinard. Il se marie bien avec l'orge, le riz brun, le kasha, les pommes de terre et les légumineuses. On l'incorpore aux soupes, aux ragoûts, aux omelettes et aux quiches. Il est délicieux nappé de sauce et gratiné ou en purée (seul ou mélangé avec des pommes de terre, des patates douces ou des légumineuses). Il peut être cuit à l'étuvée, accompagné de porc fumé. On peut servir les feuilles avec du beurre et du jus de citron.

PRÉPARATION

Bien laver le chou cavalier à l'eau courante. Séparer chaque feuille de la côte centrale et jeter cette côte, sauf si le chou cavalier est jeune et tendre.

VALEUR NUTRITIVE

	cru	*cuit*
eau	90,5 %	92 %
protéines	1,6 g	1,4 g
matières grasses	0,2 g	0,2 g
glucides	7,1 g	6,1 g
calories	31	27
		par 100 g

EXCELLENTE SOURCE (CRU ET CUIT) : vitamine A.

BONNE SOURCE (CRU) : vitamine C.

CONTIENT : potassium et acide folique (cru) et vitamine C et potassium (cuit).

CUISSON

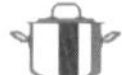

:: À la vapeur, à l'étuvée ou **au wok.**

CONSERVATION

Le chou cavalier est meilleur lorsqu'il est consommé rapidement.

:: Au réfrigérateur : plusieurs jours, non lavés, enveloppés dans un papier absorbant humide, puis placés dans un sac de plastique perforé.

:: Au congélateur : blanchir 2 ou 3 min au préalable.

Chou frisé

Brassica oleracea var. *acephala f. sabellica,* Crucifères

Plante probablement originaire de la région méditerranéenne. Le chou frisé a de grandes feuilles fibreuses, très frisées, variant du vert pâle au vert foncé, parfois même au vert bleuté, et dont la saveur est prononcée.

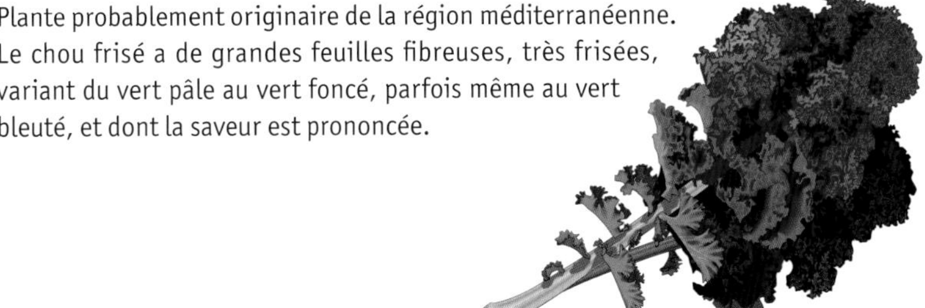

chou frisé

ACHAT

:: Choisir : des choux frisés aux feuilles fermes, bien colorées et relativement petites, sans taches ni moisissures.

UTILISATION

Le chou frisé est rarement consommé cru. On peut l'ajouter parcimonieusement aux salades. Il transmet sa saveur prononcée aux soupes et aux ragoûts. Le blanchir avant de le cuisiner pour atténuer sa saveur. Le chou frisé est délicieux nappé de sauce et gratiné, ou en purée (seul ou avec des pommes de terre).

PRÉPARATION

Enlever les feuilles du pourtour du chou frisé, couper le trognon et séparer chaque feuille. Bien laver à l'eau courante ou à l'eau vinaigrée pour retirer la terre et les insectes qui peuvent s'y trouver.

CUISSON

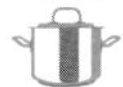

:: À l'eau ou **à la vapeur :** 20 à 30 min.
:: Braisé, **farci** ou **au wok.**

VALEUR NUTRITIVE

	cru	*cuit*
eau	84,5 %	91 %
protéines	3,3 g	1,9 g
matières grasses	0,7 g	0,4 g
glucides	10 g	5,6 g
fibres	1,5 g	2,0 g
calories	50	32
		par 100 g

EXCELLENTE SOURCE : vitamine A et vitamine C (cru et cuit), potassium (cru).
BONNE SOURCE : vitamine B_6 et cuivre (cru), potassium (cuit).
CONTIENT : acide folique, calcium et fer (cru et cuit), thiamine, riboflavine, niacine et zinc (cru), cuivre et vitamine B_6 (cuit).

CONSERVATION

Le chou frisé est meilleur consommé rapidement.
:: Au réfrigérateur : 5 à 10 jours, non lavés, les feuilles bien serrées, dans un sac de plastique perforé.
:: Au congélateur : blanchir 2 à 3 min.

Chou laitue

Brassica oleracea var. *acephala*, Crucifères

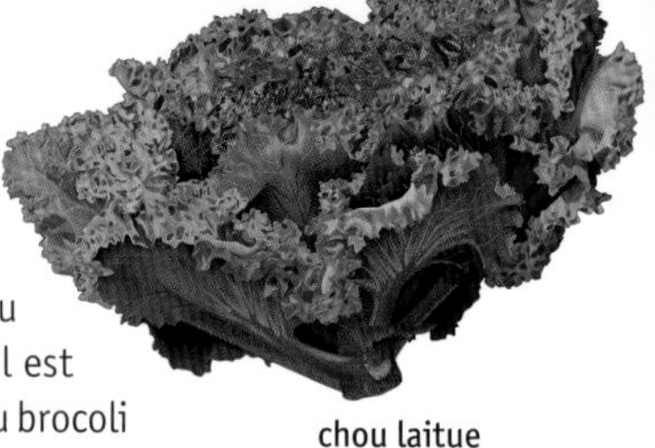
chou laitue

Le chou laitue ou « laitue Savoie » est un proche parent du chou décoratif et du chou frisé. La couleur de ses feuilles varie du pourpre rose au crème, vert ou blanc. Plus tendre que le chou, il est plus ferme que la laitue. Son goût rappelle celui du brocoli ou du chou-fleur.

ACHAT

:: **Choisir :** un chou laitue aux feuilles fermes et bien colorées, sans taches ni moisissures.

UTILISATION

Le chou laitue se consomme cru (en salades) ou cuit (soupes, riz, légumineuses, pâtes alimentaires, omelettes et tofu). Très décoratif, il sert à tapisser les assiettes de service ou à contenir trempette, amuse-gueule, fromage, salade de pommes de terre, salade de riz et salade de fruits.

CONSERVATION

Consommer le chou laitue sans délai. **:: Au réfrigérateur :** 1 semaine, non lavé, enveloppé dans un papier absorbant humide, puis placé dans un sac de plastique perforé.

VALEUR NUTRITIVE

eau	92 %
protéines	2,1 g
matières grasses	0,4 g
glucides	3 g
calories	12
	par 100 g

EXCELLENTE SOURCE : vitamine A, vitamine C, potassium, phosphore, calcium et fer.

PRÉPARATION

Séparer chaque feuille de la base du chou laitue. Couper et jeter les tiges coriaces. Laver le chou laitue à l'eau courante.

CUISSON

Une cuisson abrégée préserve la couleur, la saveur et la valeur nutritive. **:: À la vapeur, à l'étuvée** ou **au wok.**

Chou de Bruxelles

Brassica oleracea var. *gemmifera*, Crucifères

Plante dont l'origine est obscure. Il aurait été développé près de Bruxelles, d'où son nom. Les choux de Bruxelles poussent en formation serrée à l'aisselle des feuilles étagées le long d'une tige.

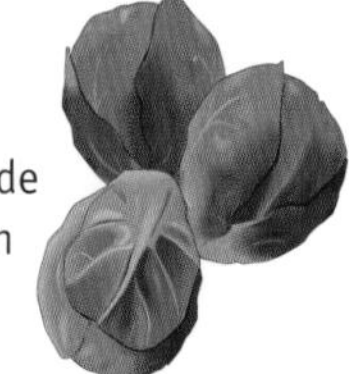
choux de Bruxelles

ACHAT

:: Choisir : des choux de Bruxelles fermes et compacts, verts, sans feuilles jaunies, et de même taille.

UTILISATION

Les choux de Bruxelles se consomment seulement cuits. On peut les servir nappés de beurre, de béchamel, gratinés, incorporés aux soupes et ragoûts, cuisinés au wok et réduits en purée avec des pommes de terre. On les sert froids, en salade.

PRÉPARATION

Couper les trognons, éliminer les feuilles défraîchies, puis laver les choux de Bruxelles à l'eau. S'il y a des vers, mettre à tremper 15 min dans une eau citronnée ou vinaigrée.

CONSERVATION

:: Au réfrigérateur : 3 ou 4 jours, non lavés, dans un sac de plastique perforé.
:: Au congélateur : 1 an. Blanchir les petits choux 3 min et les gros 5 min.

VALEUR NUTRITIVE

	cuit
eau	87 %
protéines	2,5 g
matières grasses	0,5 g
glucides	8,7 g
fibres	4,3 g
calories	39
	par 100 g

EXCELLENTE SOURCE : vitamine C, acide folique et potassium.
CONTIENT : vitamine B_6, fer, thiamine, magnésium, vitamine A, phosphore et niacine.
PROPRIÉTÉ : anticancéreux.

CUISSON

Les choux de Bruxelles se cuisent entiers en faisant une petite incision en forme de croix à leur base (pour une cuisson uniforme et rapide).
:: À l'eau : 8 à 12 min dans 1 ou 2 cm d'eau.
:: À la vapeur ou **braisés :** environ 15 min (selon la tendreté désirée).

Choux chinois

Brassica rapa, Crucifères

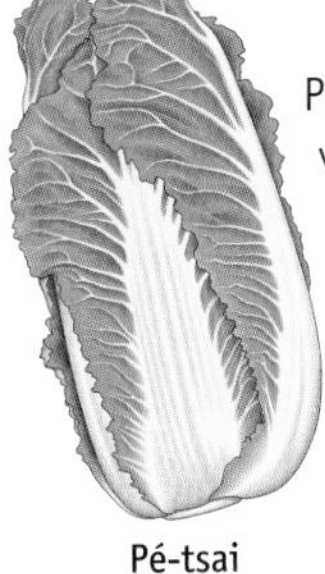
Pé-tsai

Plantes probablement originaires de Chine et de l'Est de l'Asie. Les variétés les plus connues en Occident sont :

le **chou de Pékin** ou « Pé-tsai » qui est le plus riche en eau. Il est moins fibreux et de saveur moins prononcée que le chou ;

le **Pak-choi** ou « Bok-choy » qui a des tiges juteuses, croustillantes, de saveur douce et des feuilles de saveur moins prononcée que celle du chou pommé ;

le **Gai lon** aussi nommé « tsai shim » ou « brocoli chinois ». Ses feuilles et ses tiges florales sont comestibles. C'est le chou le plus fin.

Choux chinois

ACHAT

:: Choisir : des choux chinois aux tiges compactes, fermes et fraîches, sans taches brunâtres. Les feuilles peuvent être légèrement amollies.

UTILISATION

Le chou de Pékin se consomme cru, en salades. Ses tiges peuvent remplacer le céleri. Cuit, il parfume soupes, plats mijotés, pâtes alimentaires et plats cuisinés à la chinoise. Mariné, il peut être servi comme salade d'accompagnement. Pour le faire dégorger, saupoudrer de sel et brasser à l'occasion. Attendre quelques heures, égoutter et consommer avec une vinaigrette (ail, gingembre, oignons verts, vinaigre de riz, sauce soya, sucre, sel et piment de Cayenne).
Le Pak-choi se mange cru, cuit ou mariné. Couper la base et la partie feuillue et enlever les tiges. Les tailler en gros tronçons. Il est délicieux cuit au wok (cuire les tiges quelques minutes et ajouter les feuilles à la toute fin). On met le Pak-choi dans les soupes, on le gratine, on l'intègre au riz ou on le sert en accompagnement. Les tiges peuvent remplacer le céleri et les feuilles, l'épinard ou la bette.
Le Gai lon se consomme cru ou cuit. Il se prépare et s'utilise comme le brocoli ; il nécessite une cuisson brève. On peut le cuire sauté au wok.

VALEUR NUTRITIVE

	chou de Pékin cuit	*Pak-choi cuit*
eau	95 %	95,5 %
matières grasses	0,2 g	0,2 g
protéines	1,5 g	1,6 g
glucides	2,4 g	1,8 g
fibres		1,6 g
calories	13	12
		par 100 g

CHOU DE PÉKIN CUIT

BONNE SOURCE : vitamine C, acide folique et potassium.

CONTIENT : vitamine A.

PAK-CHOI CUIT

EXCELLENTE SOURCE : potassium et vitamine A.

BONNE SOURCE : vitamine C et acide folique.

CONTIENT : vitamine B_6, calcium et fer.

GAI LON

EXCELLENTE SOURCE : vitamine A, vitamine C, calcium et fer.

CONSERVATION

:: Au réfrigérateur : placer les choux chinois dans un sac de plastique perforé. Même s'il peut se conserver 2 semaines, utiliser le chou de Pékin le plus rapidement possible. Le Pak-choi et le Gai lon se conserveront quelques jours. Laver le Pak-choi et le chou de Pékin au moment de les utiliser seulement.

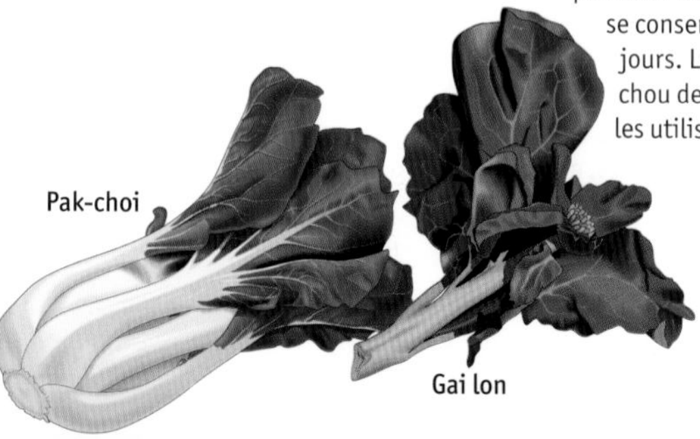

Asperge

Asparagus officinalis, Liliacées

Plante vivace originaire de l'Est de la Méditerranée. L'asperge est en fait la jeune pousse comestible, appelée moins communément «turion», qui sort de la tige souterraine que l'on nomme «griffe». On divise les asperges en trois groupes :
les **asperges vertes** qui sont les plus communes ;
les **asperges blanches,** plus tendres mais n'ayant pas beaucoup de goût ;
les **asperges violettes** qui ont une saveur très fruitée.

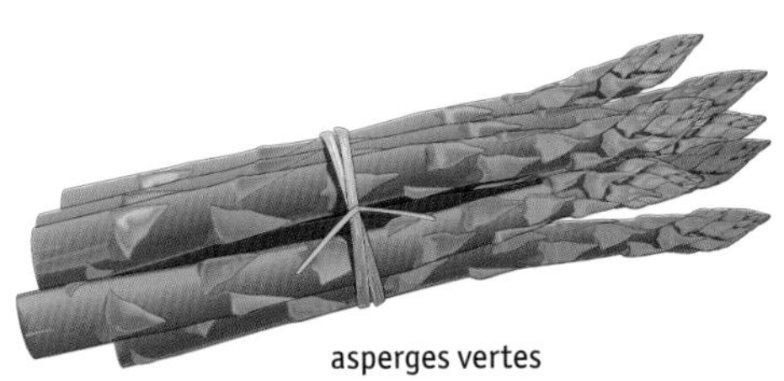

asperges vertes

ACHAT

:: Choisir : des asperges fermes et cassantes aux têtes compactes, de couleur vive, sans taches de rouille et de même calibre (cuisson plus uniforme).
:: Écarter : des asperges jaunâtres dont les tiges sont amollies et les têtes fleuries.

UTILISATION

L'asperge peut être servie tiède ou chaude (accompagnée de beurre ou de sauce hollandaise) ou froide (avec une vinaigrette, une mayonnaise ou une sauce moutarde). On peut la réduire en purée et la transformer en potage, en velouté ou en soufflé. Coupée en morceaux ou entière, elle sert de garniture aux omelettes, quiches, salades ou pâtes alimentaires et peut être cuisinée au wok.

CUISSON

Éviter de trop cuire les asperges, sinon elles ramollissent et perdent saveur, couleur et valeur nutritive.
:: À l'eau : cuire les asperges attachées en bottes.
:: À la vapeur : cette cuisson est recommandée. Utiliser préférablement une marmite à asperges afin de protéger les pointes, plus fragiles.
:: Au four à micro-ondes.
Les asperges sont cuites lorsqu'elles sont tendres mais encore fermes. Arrêter la cuisson des asperges qui seront mangées froides en les plongeant immédiatement dans de l'eau froide sans toutefois les laisser tremper.
Éviter de cuire les asperges dans une casserole en fer, car le tanin qu'elles contiennent en grande quantité réagit avec le fer et altère leur couleur.

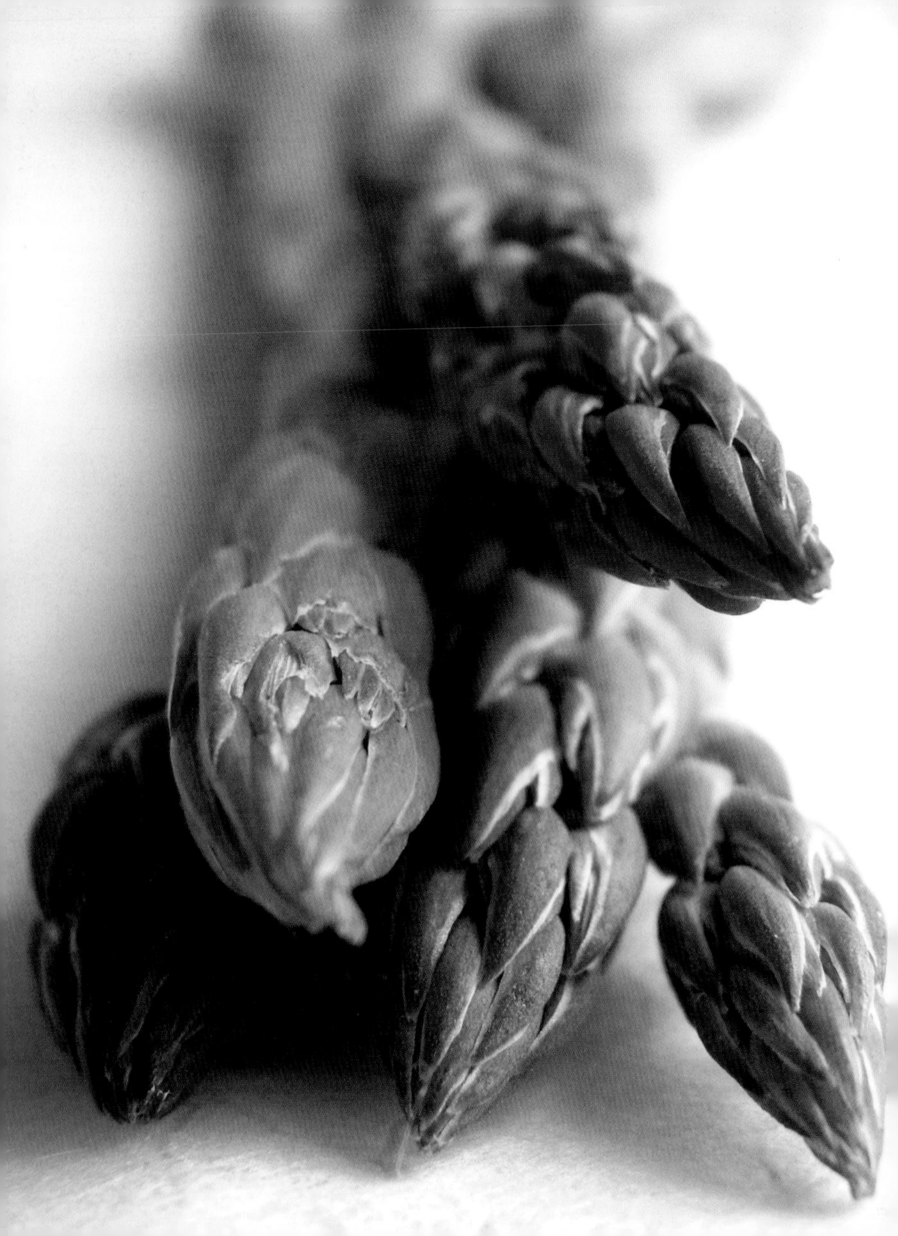

VALEUR NUTRITIVE

	crue
eau	92 %
protéines	2,6 g
matières grasses	0,3 g
glucides	4,2 g
calories	24
	par 100 g

EXCELLENTE SOURCE : acide folique.
CONTIENT : vitamine C, potassium, thiamine, riboflavine, vitamine B_6, cuivre, vitamine A, fer, phosphore et zinc.
PROPRIÉTÉS : diurétique. L'asperge serait laxative, reminéralisante et tonique.

CONSERVATION

L'asperge est très fragile.
:: Au réfrigérateur : 3 jours, enveloppées dans un linge humide, puis placées dans un sac de plastique perforé.
:: Au congélateur : 9 mois. Blanchir et placer dans un sac de plastique.

PRÉPARATION

Avant de cuire l'asperge, couper la tige à la base (on peut réduire cette partie en purée et l'utiliser pour faire des potages, par exemple). Bien la laver à l'eau froide pour la débarrasser du sable et de la terre.

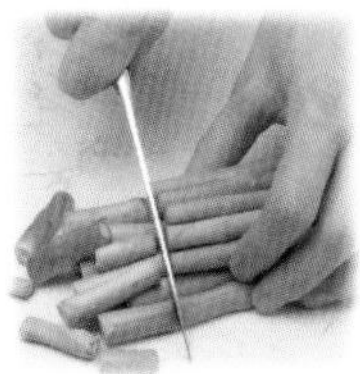

1 Couper la base des asperges avec un couteau tranchant.

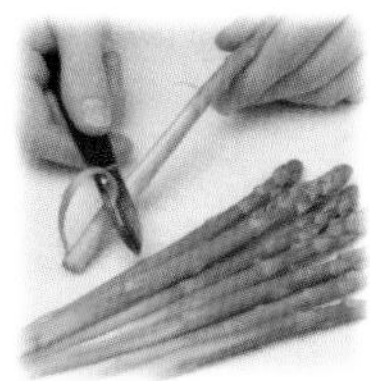

2 Peler les asperges de la pointe à la base.

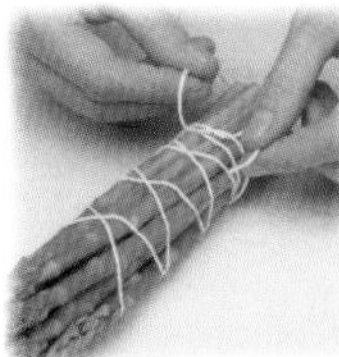

3 Ficeler les asperges en bottes.

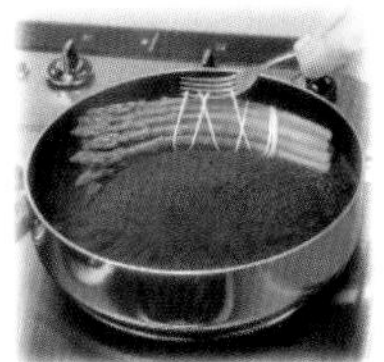

4 Ainsi ficelées, les asperges se retirent facilement du récipient après la cuisson.

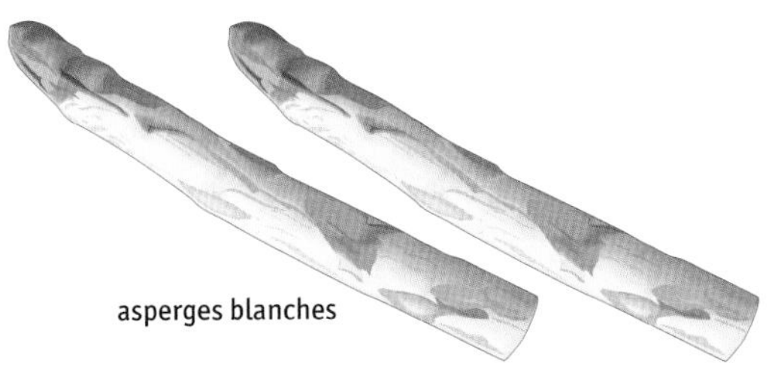

asperges blanches

asperges vertes

Pousse de bambou

Phyllostachys spp., Graminées

Plante originaire d'Asie. Les feuilles, le cœur et le liquide sucré qui s'écoule des tiges entaillées sont aussi comestibles. Toutes les espèces de bambou peuvent être consommées cuites seulement car elles contiennent des substances toxiques qui sont détruites à la cuisson.

ACHAT

Dans les pays occidentaux, les pousses de bambou sont surtout disponibles séchées ou en conserve (nature ou au vinaigre) dans les épiceries spécialisées. On en trouve parfois des fraîches dans les marchés asiatiques.

UTILISATION

En conserve, les pousses de bambou sont comestibles sans cuisson. On peut les émincer et les bouillir, les sauter ou les braiser pour accompagner viandes et poissons ou tout plat asiatique. Vendues en lamelles ou en bâtonnets, elles s'utilisent dans les hors-d'œuvre, les soupes et les plats mijotés. Au Japon, les pousses de bambou servent à préparer le sukiyaki.

CONSERVATION

:: Au réfrigérateur : Plusieurs jours. Mettre les pousses de bambou en conserve non utilisées dans un récipient hermétique et les recouvrir d'eau fraîche. Changer l'eau chaque jour ou tous les deux jours.

VALEUR NUTRITIVE

	en conserve
eau	94 %
protéines	1,8 g
matières grasses	0,4 g
glucides	3,2 g
calories	19
	par 100 g

CONTIENT : potassium.

CUISSON

:: À l'eau : couper en bâtonnets, en dés ou en tranches et cuire à l'eau légèrement salée jusqu'à tendreté (environ 30 min). Apprêter selon la recette choisie.

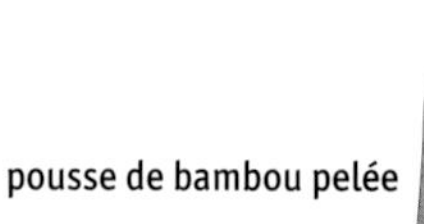

pousse de bambou pelée

pousse de bambou

Cardon

Cynara cardunculus, Composées

Plante originaire de la région méditerranéenne aux longues branches souples et aux tiges externes ligneuses, dures et couvertes d'épines molles. La saveur du cardon rappelle celle de l'artichaut, du céleri ou du salsifis.

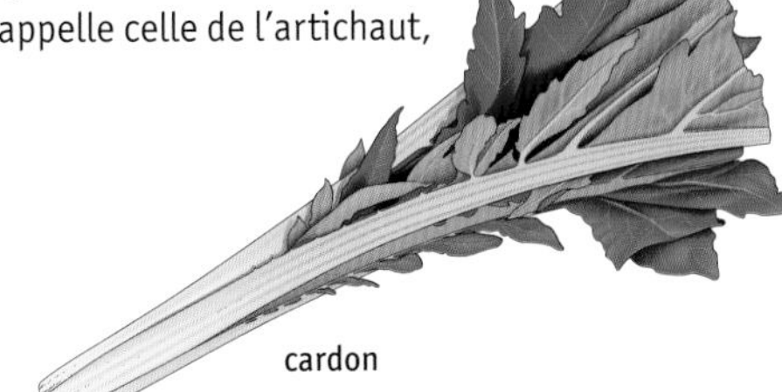
cardon

ACHAT

:: Choisir : des cardons aux tiges fermes et croquantes, d'un blanc crémeux, assez larges et charnues.

CONSERVATION

:: Au réfrigérateur : 1 ou 2 semaines, la base du cardon enveloppée d'un papier absorbant, puis placé dans un sac de plastique perforé ou de papier.
On peut entreposer le cardon dans une chambre froide, enfoui dans du sable.

CUISSON

Blanchir le cardon avant de le cuisiner permet de l'attendrir et de réduire son amertume. À l'aide d'un éplucheur, enlever les fils au dos de chaque tige extérieure. Couper les tiges en tronçons de 10 à 12 cm de long et ajouter de 5 à 10 ml de vinaigre à l'eau bouillante pour éviter le noircissement. Les morceaux de cardon peuvent noircir lorsqu'on les prépare, mais leur couleur deviendra plus uniforme à la cuisson.
:: À l'eau : blanchir de 10 à 15 min ou cuire 30 min. Égoutter puis apprêter selon la recette choisie.

VALEUR NUTRITIVE

	cuit
eau	93,5 %
protéines	0,8 g
matières grasses	0,1 g
glucides	5,3 g
calories	22
	par 100 g

EXCELLENTE SOURCE : potassium.
BONNE SOURCE : magnésium.
CONTIENT : calcium et fer.
PROPRIÉTÉ : calmant.

UTILISATION

Le cardon ne peut être mangé cru. On le cuisine à la crème, gratiné, rissolé ou réduit en purée avec des pommes de terre. Il sert de légume d'accompagnement ou se met dans les soupes et les ragoûts. On le mange froid avec de la vinaigrette ou de la mayonnaise.

Bette

Beta vulgaris var. *cicla,* Chénopodiacées

Plante parente de la betterave, mais dont on ne consomme que les tiges (cardes ou côtes) et les feuilles. Souvent comparée à l'épinard, la bette a des feuilles au goût moins prononcé. De couleur verte, unies ou ondulées, elles surmontent des tiges tendres et croustillantes, blanches ou rouges.

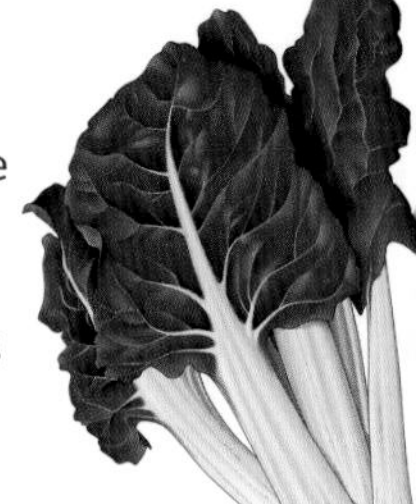

bette à cardes verte

ACHAT

:: **Choisir :** une bette aux tiges fermes sans taches brunes et aux feuilles croquantes, bien colorées.

UTILISATION

La bette se consomme crue (les jeunes feuilles en salades) ou cuite (froide ou chaude). On la cuisine entière ou les cardes et les feuilles séparément. On peut napper les cardes de sauce (Mornay, hollandaise) ou de vinaigrette. Elles remplacent le chou chinois dans les sautés ou s'incorporent à une soupe ou à un ragoût. Les feuilles s'apprêtent comme l'épinard et peuvent le remplacer.

PRÉPARATION

Laver soigneusement la bette. Couper la base et retirer les fibres qui s'enlèvent comme des fils.

CONSERVATION

:: **Au réfrigérateur :** 4 jours, non lavée, dans un sac de plastique perforé .

:: **Au congélateur :** blanchir les feuilles 2 min au préalable. Les cardes ne se congèlent pas.

VALEUR NUTRITIVE

	crue	*cuite*
eau	92,7 %	92,7 %
protéines	1,8 g	1,9 g
matières grasses	0,2 g	0,1 g
glucides	3,7 g	4,1 g
fibres	1,6 g	2,1 g
calories	19	20
		par 100 g

EXCELLENTE SOURCE : vitamine C (crue), vitamine A, magnésium et potassium (crue et cuite).

BONNE SOURCE : vitamine C et fer (cuite).

CONTIENT : fer et acide folique (crue), cuivre, riboflavine, vitamine B_6 et calcium (crue et cuite).

PROPRIÉTÉS : les feuilles seraient laxatives et diurétiques.

CUISSON

Blanchir les cardes (1 ou 2 min) ou les arroser de jus de citron ou de vinaigre pour éviter leur noircissement. Éviter les casseroles en aluminium ou en fer.

:: **Au four** ou **braisées :** les cardes 20 ou 30 min.

:: **À la vapeur** ou **bouillies :** 5 à 8 min pour les cardes et pour les feuilles. Les cuire séparément si les cardes mesurent plus de 1,5 cm de large.

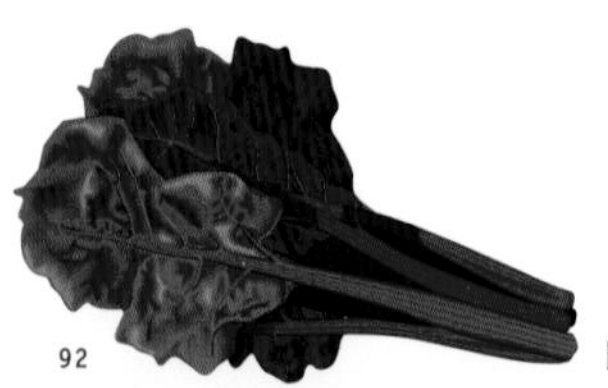

bette à cardes rouge

Fenouil

Foeniculum vulgare, Apiacées

Plante originaire de la région méditerranéenne, aussi appelée « fenouil doux » ou « fenouil de Florence ». Le fenouil a une saveur douce légèrement sucrée rappelant celle de l'anis ou de la réglisse. Il est composé d'un bulbe de couleur vert pâle ou blanchâtre, formé à partir de feuilles qui s'imbriquent les unes dans les autres et qui sont surmontées de tiges ornées d'une multitude de feuilles plumeuses.

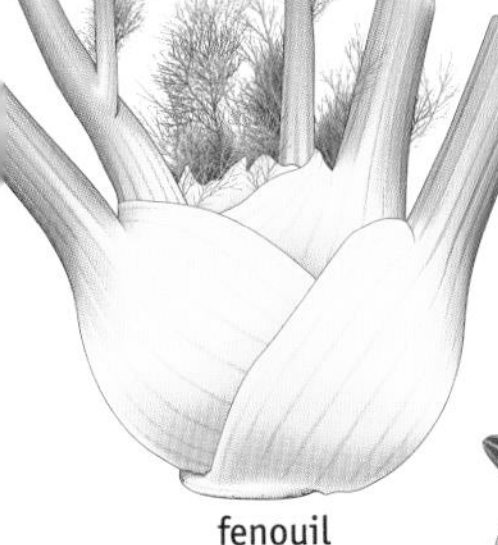

fenouil

graines de fenouil

ACHAT

:: Choisir : un fenouil ferme, arrondi, odorant, blanc et sans taches, avec des belles tiges. Les ramifications, parfois vendues seules, devraient être fraîches et vertes.

UTILISATION

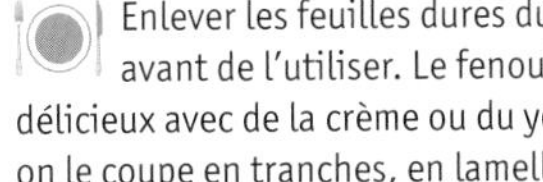

Enlever les feuilles dures du fenouil avant de l'utiliser. Le fenouil est délicieux avec de la crème ou du yogourt. Cru, on le coupe en tranches, en lamelles ou en bâtonnets, et on l'incorpore aux salades. Blanchi, il peut être braisé, sauté avec d'autres légumes ou seul. On l'apprête à la crème, au gratin ou grillé et servi avec du citron. Il accompagne légumes, légumineuses, lapin, porc, agneau, bœuf, fruits de mer et poissons. Les graines de fenouil aromatisent fromage, pain, potages, sauces, pâtisseries ou vin. Les feuilles sont traditionnellement associées au poisson, mais elles peuvent s'utiliser comme herbe dans plusieurs autres mets.

VALEUR NUTRITIVE

	cru	*graines*
eau	90,2 %	8,8 %
protéines	1,3 g	0,3 g
matières grasses	0,2 g	0,2 g
glucides	7,2 g	1,1 g
calories	31	7
		par 100 g

EXCELLENTE SOURCE (CRU) : potassium.
CONTIENT (CRU) : vitamine C, acide folique, magnésium, calcium et phosphore.
PROPRIÉTÉS (CRU) : apéritif, diurétique, antispasmodique, stimulant et vermifuge. Le fenouil aiderait à combattre la flatulence, à soulager la douleur gastrique et à assimiler les aliments gras et indigestes.

CONSERVATION

:: Au réfrigérateur : environ 1 semaine.
:: Au congélateur : blanchi (saveur diminuée).
Les feuilles peuvent être séchées au four à micro-ondes de 30 s à 2 min.

Crosse de fougère

Matteuccia struthiopteris et *Osmunda cinnamomea*, Polypodiacées

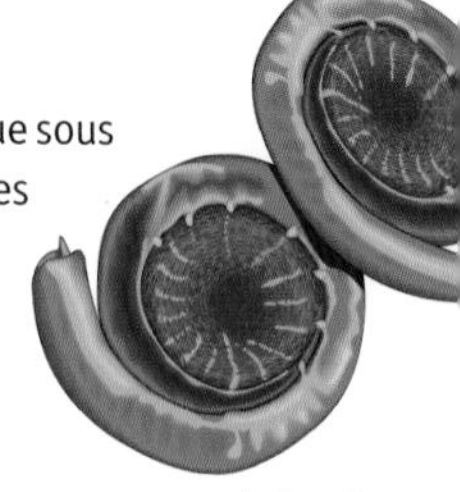
crosses de fougère

Jeune pousse de fougère, la crosse de fougère est aussi connue sous l'appellation « tête de violon ». Seules les crosses de certaines espèces sont comestibles, dont celles de la **fougère-à-l'autruche** (*Matteuccia struthiopteris*) et de l'**osmonde cannelle** (*Osmunda cinnamomea*). Au Japon, on grille les crosses de la **grande fougère** avant de les apprêter afin de neutraliser la substance cancérigène qu'elles contiennent. Les crosses de la grande fougère ont un goût plus amer que celui de la fougère-à-l'autruche.

ACHAT

:: Choisir : des crosses de fougère fraîches bien enroulées, fermes, vertes, possédant leurs écailles brunâtres et mesurant de 2 à 4 cm de diamètre sur une tige courte.
Les crosses de fougère s'achètent fraîches, congelées ou en conserve.

UTILISATION

On consomme les crosses et une petite partie de la tige. Elles se mangent cuites (chaudes ou froides) et parfois crues. Elles sont délicieuses arrosées de beurre, de vinaigrette ou nappées de sauce hollandaise, de sauce au fromage ou de béchamel, gratinées ou non. On les sert en accompagnement, en salade ou en potage, dans les pâtes alimentaires, les omelettes et les ragoûts.
Ne jamais manger les crosses de fougère qui ne sont plus enroulées.

PRÉPARATION

Frotter les crosses de fougère avec les mains pour enlever les écailles. On peut aussi les mettre dans un sac et les secouer. Les laver soigneusement, les assécher, puis les apprêter. Les laver juste avant de les utiliser.

VALEUR NUTRITIVE

eau	62 %
protéines	2,5 g
matières grasses	0,3 g
glucides	3,3 g
calories	20
	par 100 g

BONNE SOURCE : potassium.
CONTIENNENT : vitamine C, niacine et fer.

CUISSON

:: À l'eau : dans une eau bouillante salée (5 à 7 min).
:: À la vapeur ou **à l'étuvée :** 5 à 10 min, selon la tendreté désirée.

CONSERVATION

Les crosses de fougère sont fragiles.
:: Au réfrigérateur : 1 ou 2 jours, enveloppées d'un papier absorbant, puis dans un sac de plastique.
:: Au congélateur : blanchir 1 ou 2 min au préalable, plonger dans l'eau froide, sécher parfaitement et mettre à congeler étalées sur une plaque à biscuits. Mettre dans un contenant hermétique. Cuire sans décongeler.

Chou-rave

Brassica oleracea var. *gongylodes*, Crucifères

Renflement de la tige d'une plante apparemment originaire du Nord de l'Europe. Le chou-rave a une base bulbeuse avec des tiges se terminant par des feuilles comestibles. Il peut être vert pâle, blanc ou pourpre, recouvert d'une peau comestible. Sa chair, sucrée et croquante, a une subtile saveur de radis, tandis que les tiges et les feuilles goûtent le chou.

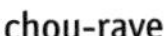

chou-rave

ACHAT

:: Choisir : un chou-rave lisse, sans taches et ne dépassant pas 7 cm de diamètre. Les feuilles, si elles sont présentes, doivent être fermes et bien colorées.

UTILISATION

Cru, le chou-rave se mange tel quel, en trempette, en salade ou arrosé de vinaigrette. Cuit, il est servi en accompagnement, incorporé aux soupes et ragoûts, réduit en purée ou farci. On le cuit à la vapeur, pelé ou non, arrosé de jus de citron et de beurre. Il est délicieux nappé de sauce ou de crème aigre, gratiné ou assaisonné de gingembre et d'ail.

PRÉPARATION

Le chou-rave peut être pelé avant ou, plus facilement, après la cuisson. Pour le consommer cru, enlever les tiges, puis le peler en enlevant toute la couche fibreuse sous la pelure. On peut râper le chou-rave ou le couper en julienne, en dés, en tranches ou en morceaux.

VALEUR NUTRITIVE

	cru
eau	91 %
protéines	1,7 g
matières grasses	0,1 g
glucides	6,2 g
fibres	1 g
calories	27
	par 100 g

EXCELLENTE SOURCE : vitamine C et potassium.
CONTIENT : vitamine B_6, acide folique, magnésium et cuivre.
Ses feuilles sont riches en vitamine A.

CUISSON

:: À l'eau ou **à la vapeur :** peler après la cuisson (20 à 30 min jusqu'à tendreté).
:: Braisé, sauté, rôti ou **au four :** peler avant la cuisson.
Abréger la cuisson des feuilles et les arroser de jus de citron et de beurre.

CONSERVATION

:: Au réfrigérateur : environ 1 semaine, sans les feuilles, dans un sac de plastique perforé. Les feuilles se conservent 1 ou 2 jours.

Céleri

Apium graveolens var. *dulce,* Apiacées

Plante originaire de la région méditerranéenne dont on utilise les tiges (ou côtes), les feuilles, les racines et les graines. Ses tiges charnues et côtelées, réunies à la base, forment un « pied ». L'intérieur du céleri, appelé cœur, constitue la partie la plus tendre. Il existe plusieurs variétés de céleris aux tiges plus ou moins vertes ou blanchâtres.

Le **céleri blanc** est le préféré des Européens ; le **céleri vert** a été adopté par les Nord-Américains.

céleri vert

ACHAT

:: Choisir : un céleri aux tiges lustrées, fermes et cassantes. Les feuilles, si elles sont présentes, doivent être d'un beau vert.
:: Éviter : un céleri aux tiges molles, endommagées, portant des cicatrices brunâtres ou ayant des feuilles jaunies.

PRÉPARATION

Couper la base du céleri, laver les tiges à l'eau courante, puis sectionner les tiges de la longueur désirée. Si nécessaire ou si désiré, il est possible d'enlever les fibres présentes à la surface de la tige du céleri ; il s'agit de couper une mince couche du céleri à la base ou au haut des tiges et de tirer sur les fibres filiformes.

VALEUR NUTRITIVE

	cru	*cuit*
eau	95 %	94 %
protéines	0,8 g	0,8 g
matières grasses	3,8 g	4 g
glucides	9,2 g	5,9 g
calories	15	17
		par 100 g

EXCELLENTE SOURCE : potassium.
CONTIENT : vitamine C, acide folique et vitamine B_6.
PROPRIÉTÉS : apéritif, diurétique, dépuratif, stomachique, reminéralisant, antiscorbutique, antiseptique, antirhumatismal et tonique.
Le céleri abaisserait la tension artérielle en abaissant le taux d'hormones du stress.
Le jus de céleri appliqué en compresse faciliterait la cicatrisation d'ulcères et de blessures. Les graines de céleri sont utilisées pour traiter grippes, rhumes, insomnie, indigestion et arthrite.

UTILISATION

Le céleri se mange cru ou cuit. Cru, il est souvent servi comme hors-d'œuvre farci (fromage, préparations aux fruits de mer, à la volaille ou aux œufs). On le met aussi dans les salades et les préparations à sandwichs. Cuit, le céleri parfume soupes, sauces, ragoûts, pâtes alimentaires, tofu, quiches, omelettes et riz. Il sert aussi de légume d'accompagnement, une fois braisé, gratiné, nappé de sauce béchamel ou tout simplement au beurre.
Les feuilles du céleri ajoutent de la saveur aux aliments. Elles peuvent être hachées ou utilisées telles quelles, tant fraîches que séchées, dans les salades, potages, sauces ou courts-bouillons.
On utilise les graines entières ou pulvérisées pour les farces, légumes pochés, biscuits salés, marinades et sauces.

CONSERVATION

:: **À l'air ambiant :** envelopper le céleri non lavé avec ses racines dans un sac de plastique perforé et l'entreposer dans un endroit frais (0 °C) et très humide.
:: **Au réfrigérateur :** 1 semaine, dans un sac de plastique perforé, dans un linge humide ou dans un récipient fermé.
On peut laisser tremper la base des tiges dans de l'eau froide et salée. Éviter de conserver le céleri paré et coupé dans de l'eau, car le trempage entraîne une perte de valeur nutritive. Pour raffermir le céleri, l'humecter légèrement et le réfrigérer quelques heures.

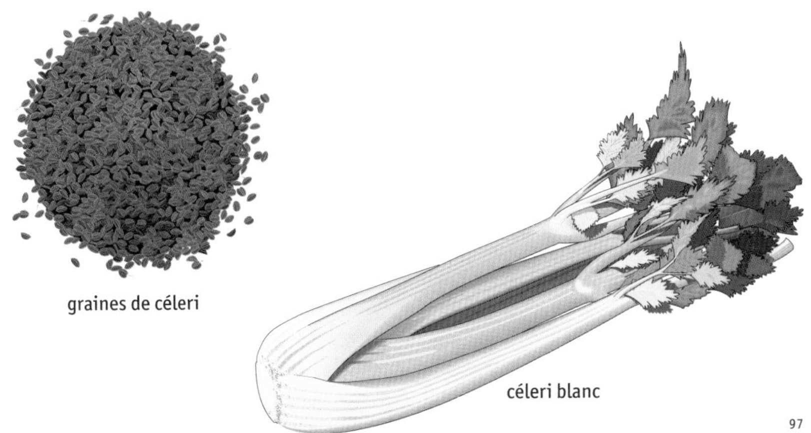

graines de céleri

céleri blanc

Manioc

Manihot esculenta et *Manihot dulcis*, Euphorbiacées

Tubercule d'un arbrisseau aux grandes feuilles palmées, originaire du Nord-Est du Brésil et du Sud-Ouest du Mexique. Le manioc possède une chair de couleur blanchâtre, jaunâtre ou rougeâtre sous une écorce brune. De forme conique ou cylindrique, il ressemble à la patate douce lorsqu'il est de petite taille. Il existe plusieurs variétés de manioc :

le **manioc amer** (*Manihot esculenta*) qui doit son goût à la grande quantité d'acide cyanhydrique qu'il contient. Il n'est comestible qu'après avoir subi divers traitements. C'est de cette variété très riche en amidon que l'on obtient le tapioca ;

le **manioc doux** (*Manihot dulcis*) qui contient moins d'acide cyanhydrique que le manioc amer.

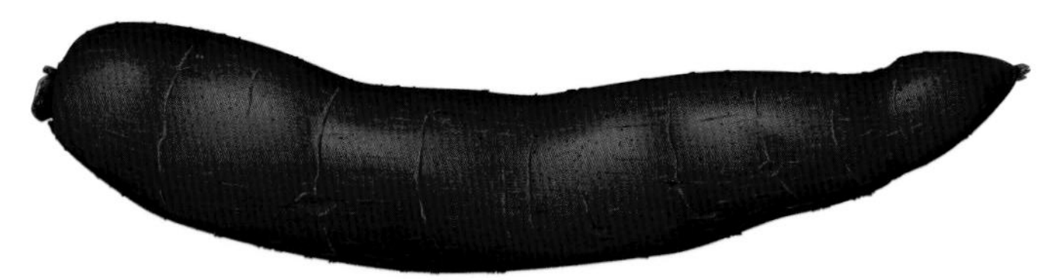

manioc doux

ACHAT

:: Choisir : un manioc sans moisissures ni parties gluantes, peu endommagé.

:: Écarter : un manioc qui dégage une forte odeur ou qui présente des parties de couleur gris-bleu.

CONSERVATION

Le manioc est fragile.

:: Au congélateur : pelé et coupé au préalable.

:: Au réfrigérateur : frais, quelques jours.

UTILISATION

Le manioc doux est consommé nature, à la manière de la pomme de terre ou de la patate douce, qu'il peut remplacer dans la plupart des recettes.

La farine de manioc grillée aromatisée et garnie d'oignons, de raisins secs et de noix de cajou est servie en accompagnement.

On extrait du manioc doux une farine utilisée pour la confection de sauces, de pains, de ragoûts, de galettes et de gâteaux.

Le tapioca est insipide ; il est cependant très utile pour épaissir soupes, sauces, ragoûts, tartes, fruits et puddings car il prend la saveur du mets auquel on l'ajoute. Cuit dans du lait, il donne de délicieux desserts.

VALEUR NUTRITIVE

	tapioca minute sec	*tapioca perlé sec*	*manioc cru*
eau			68,5 %
protéines	0,2 g	0,1 g	3,1 g
glucides	15,6 g	26,6 g	26,9 g
matières grasses			0,4 g
fibres		0,4 g	0,1 g
calories	64	102	120
	par 30 g	*par 30 g*	*par 100 g*

EXCELLENTE SOURCE : vitamine C, potassium, fer et magnésium.
BONNE SOURCE : thiamine et vitamine B_6.
CONTIENT : acide folique, niacine, cuivre, calcium, phosphore, riboflavine et acide pantothénique.
PROPRIÉTÉ : le manioc renferme plus de calories que la pomme de terre car il est plus riche en glucides.

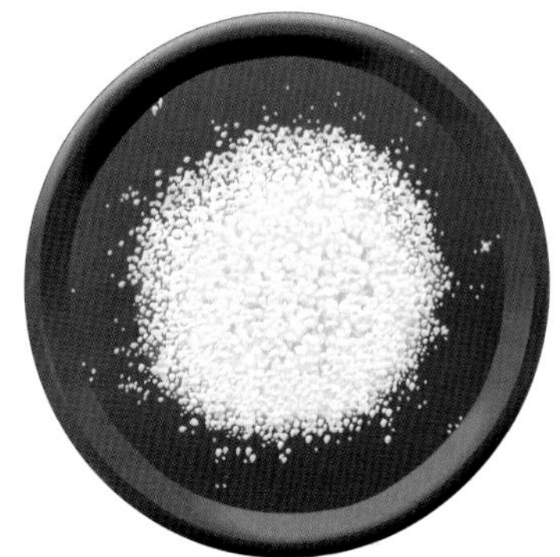

tapioca minute

PRÉPARATION

Afin de diminuer sa toxicité, faire tremper le manioc après l'avoir pelé puis râpé ou coupé en morceaux. Couper le tubercule en deux ou trois tronçons, les sectionner dans le sens de la longueur, puis détacher l'écorce à l'aide d'un couteau. Après l'avoir pelé, bien laver le manioc sous l'eau courante. Cuire le manioc dans une casserole remplie d'eau fraîche ; couvrir pour empêcher l'évaporation des vapeurs cyanhydriques. Le fait de bouillir ou de rôtir le manioc entier ou en morceaux inactive l'enzyme responsable de la production d'acide cyanhydrique.

CUISSON

Cuire le manioc dans une casserole remplie d'eau fraîche ; couvrir pour empêcher l'évaporation des vapeurs cyanhydriques. Le fait de bouillir ou de rôtir le manioc entier ou en morceaux inactive l'enzyme responsable de la production d'acide cyanhydrique.
Brasser le tapioca pendant la cuisson pour éviter la formation de grumeaux.

Pomme de terre

Solanum tuberosum, Solanacées

Tubercule d'une plante. Les variétés de pommes de terre se différencient par la forme, la couleur, la grosseur, la saveur et le contenu en amidon. Leur chair blanchâtre ou jaunâtre est recouverte d'une peau de couleur rougeâtre, brunâtre, jaunâtre, verdâtre ou bleu violacé. Plus ou moins ronds, allongés et lisses, les tubercules sont ornés de petits «yeux», d'où sortiront les bourgeons. Les pommes de terre sont fragiles et s'endommagent facilement.

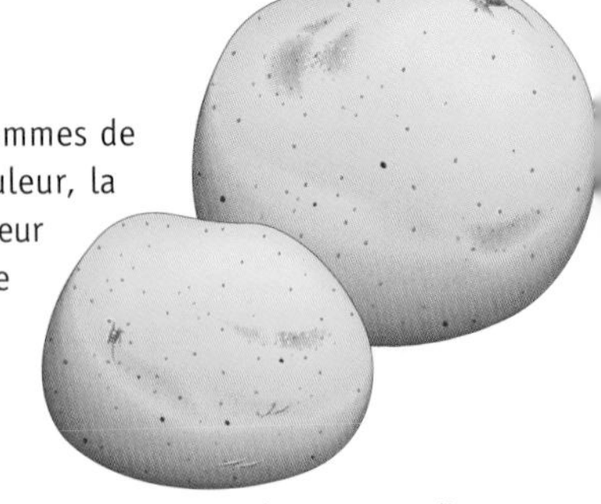

pommes de terre nouvelles

ACHAT

:: Choisir : des pommes de terre fermes et intactes, sans germes ni parties vertes. Les sacs de papier sont préférables aux sacs de plastique qui devraient être perforés pour permettre à l'humidité de s'échapper et aux pommes de terre de respirer.
Les pommes de terre sont parfois vendues prélavées; leur conservation est plus difficile et elles sont plus coûteuses.

PRÉPARATION

Jeter toute pomme de terre verte à plus de 50 %, elle sera amère et non comestible. Bien brosser la pomme de terre si on la cuit avec la peau, enlever les yeux et toute trace de verdissement. La pomme de terre nouvelle n'a pas besoin d'être pelée, la cuire telle quelle ou la brosser. Pour éviter le noircissement de la chair, cuire la pomme de terre dès qu'elle est coupée ou la mettre dans l'eau froide jusqu'au moment de l'utiliser. Ce bref trempage permet de prévenir l'effritement de la pomme de terre si on renouvelle l'eau pour la cuisson.

CONSERVATION

:: À l'air ambiant : 9 mois, entreposées à une température n'excédant pas 4 °C. On peut aussi les conserver environ 2 mois dans un endroit sombre, sec, aéré et frais à une température entre 7 et 10 °C. Éviter de placer les pommes de terre dans le garde-manger, à la température ambiante, ce qui favorise la germination et la déshydratation.
:: Au réfrigérateur : 1 semaine, les pommes de terre nouvelles, les pommes de terre cuites ou très vieilles. Les placer loin des aliments à forte saveur tels que les oignons.
La pomme de terre peut également être déshydratée ou mise en conserve.

VALEUR NUTRITIVE

	crue	*au four (entière)*	*bouillie (entière)*	*bouillie (pelée)*	*frites (grande friture)*	*croustilles*
protéines	2,1 g	2,3 g	1,9 g	1,7 g	4,0 g	6,6 g
glucides	18 g	25,2 g	20,1 g	20 g	39,6 g	48,5 g
matières grasses	0,1 g	0,1 g	0,1 g	0,1 g	10,6 g	35,4 g
fibres	1,5 g	2,3 g	1,5 g	1,4 g	0,8 g	1,4 g
vitamine C	19 mg	13 mg	13 mg	7 mg	11 mg	58 mg
calories	79	109	87	86	315	539
						par 100 g

EXCELLENTE SOURCE : potassium.

BONNE SOURCE : vitamine C (diminution de 40 % au cours des 2 premiers mois d'entreposage).

CONTIENT : vitamine B_6, cuivre, niacine, magnésium, acide folique, fer et acide pantothénique.

PROPRIÉTÉS : la pomme de terre crue contient 79,4 % d'eau. Le jus cru serait antispasmodique, diurétique, antiscorbutique et cicatrisant. Il peut être utilisé comme calmant et pour soulager les ulcères gastriques. On se sert de la pomme de terre pour soigner les inflammations, les insolations, les brûlures et les gerçures.

L'exposition de la pomme de terre à la lumière ou au soleil entraîne la formation de taches vertes pouvant contenir de la solanine, une substance alcaloïde toxique. À petite dose, elle peut causer des crampes d'estomac, des maux de tête ou de la diarrhée ; à forte dose, elle peut affecter le système nerveux.

UTILISATION

La pomme de terre se consomme cuite. Elle est à la base de l'aligot, du gratin dauphinois, de la goulasch, du rösti suisse ou du ragoût irlandais. Elle accompagne viandes, volailles et poissons. Son goût peut être relevé avec du fromage, de l'oignon, des fines herbes ou des aromates. Elle s'incorpore bien aux potages, ragoûts et omelettes. C'est un ingrédient de base des croquettes, des quenelles et des gnocchis. La pomme de terre peut entrer dans la préparation de plats élaborés et raffinés comme le gratin dauphinois, les pommes duchesse, les soufflés, les potages et les ragoûts.

Pour une bonne purée, démarrer la cuisson des pommes de terre épluchées à l'eau froide et ajouter ensuite le sel. Égoutter lorsqu'elles sont cuites puis incorporer le beurre et le lait bouillant à l'aide d'une spatule de bois. Plus on ajoute de lait ou de crème et plus on bat les pommes de terre longtemps, plus la purée sera légère.

On transforme la pomme de terre en fécule pour la pâtisserie, la charcuterie, les puddings et elle sert d'agent de liaison et d'épaississement. C'est l'ingrédient de base de la vodka.

CUISSON

:: **À l'eau** ou **à la vapeur :** entières avec la pelure dans très peu d'eau bouillante salée (l'addition de jus de citron permet de conserver leur blancheur) ; couvrir la casserole et veiller à ce que les pommes de terre ne collent pas. Entières, elles cuiront de 20 à 30 min à l'eau et de 30 à 45 min à la vapeur. Sectionnées, elle cuiront de 10 à 15 min à l'eau ou à la vapeur.
On peut utiliser l'eau de cuisson dans les soupes et les sauces.

:: **Au four :** piquer les pommes de terre à l'aide d'une fourchette pour permettre à la vapeur de s'échapper ; envelopper dans un papier d'aluminium pour une cuisson plus longue. Non enveloppées, elles deviendront plus sèches. Une pomme de terre de taille moyenne cuira de 40 à 50 min à 220 °C ou environ 70 min à 180 °C.

:: **Au four à micro-ondes :**

1. Piquer la pomme de terre entière et non pelée à quelques endroits afin d'éviter qu'elle éclate et la placer sur un papier absorbant.
2. La cuire à chaleur élevée de 3 à 4 min (si plus d'une pomme de terre est cuite en même temps, le temps de cuisson doit être augmenté).
3. La retourner une fois pendant la cuisson si le micro-ondes n'est pas muni d'un plateau tournant.
4. La laisser reposer 2 min enveloppée dans un papier absorbant avant de la servir.

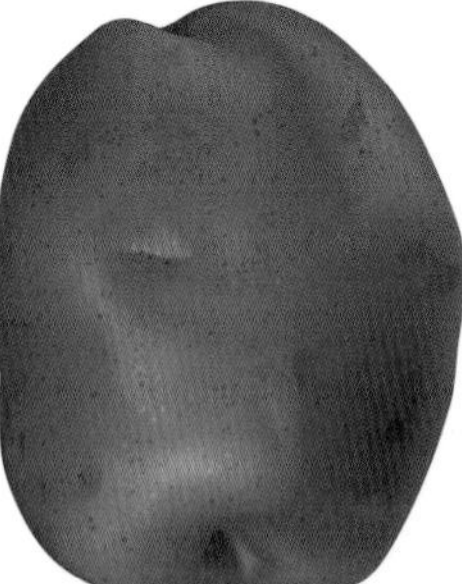

pomme de terre blanche Marfona

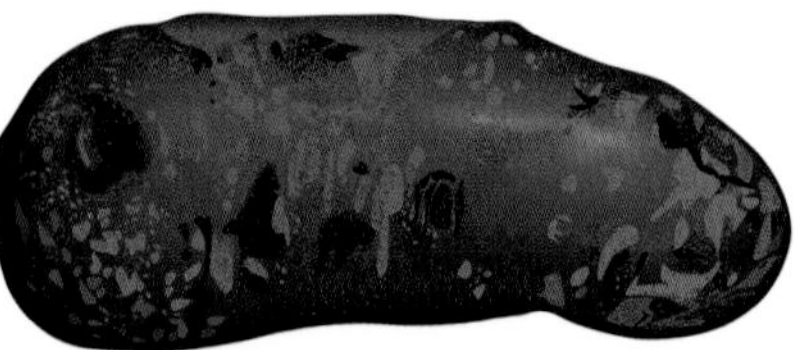

pomme de terre All Blue

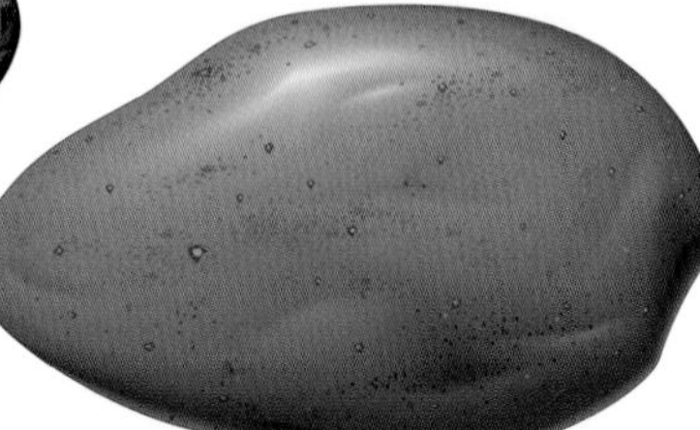

pomme de terre rouge Desiree

:: Frites : les pommes de terre contenant le moins d'humidité donnent de meilleurs résultats. Les couper, avec la pelure ou non, en lanières plus ou moins fines, d'égale grosseur, sans dépasser 1 cm d'épaisseur car les frites seront très grasses.

Les pommes de terre épluchées doivent être rincées à l'eau mais ne doivent pas tremper ; les éponger soigneusement pour éviter les éclaboussures lorsqu'on les plonge dans l'huile bouillante.

Le bain de friture devrait être constitué d'un corps gras pouvant supporter une température de 170 °C sans se dégrader (voir *Huile,* p. 587). Le niveau d'huile froide devrait atteindre le tiers de la hauteur du récipient.

Chauffer préalablement le bain de friture jusqu'à une température entre 170 et 180 °C ; l'huile assez chaude grésille. Plonger les pommes de terre dans l'huile une petite quantité à la fois afin de ne pas trop refroidir le bain de friture, ce qui rendrait les frites plus grasses et molles. On peut hausser le feu pour compenser la baisse de température, mais il faut surveiller la cuisson pour pouvoir réduire l'intensité lorsque la chaleur est revenue au point maximal.

Deux méthodes de cuisson sont possibles : en une seule ou en deux étapes, pour des frites plus croustillantes. Pour la cuisson en deux étapes, cuire les pommes de terre une première fois de 5 à 6 min dans une friture de 150 à 160 °C et les retirer avant qu'elles dorent ; les égoutter et les laisser refroidir. Les remettre 2 ou 3 min à 180 °C, jusqu'à ce qu'elles soient dorées. Les éponger dans un papier absorbant ; ne saler qu'au moment de servir.

Le bain de friture doit être en bon état, sinon il devient nocif. Filtrer l'huile et la ranger au réfrigérateur ou dans un endroit frais. Jeter une huile très foncée, épaisse et rance, ou fumant avant d'atteindre 150 °C. Ne pas ajouter d'huile fraîche lorsque le niveau d'huile est trop bas, car l'huile nouvelle se dénature très vite au contact de l'huile « défraîchie ».

Frites au four, les pommes de terre seront moins grasses. Pour ce faire, enrober d'huile chaude (15 ml par 250 ml de pommes de terre) et cuire à 230 °C environ 8 min. Baisser la chaleur à 190 °C et cuire jusqu'à tendreté, ou griller de 15 à 20 min à 8 cm de la source de chaleur en les remuant de temps en temps.

Les frites congelées peuvent être cuites en grande friture ou au four (souvent molles et graisseuses, pas assez cuites et plutôt insipides). Les frites congelées sont rarement aussi bonnes au goût que les frites fraîches et contiennent souvent des additifs (vérifier la liste des ingrédients).

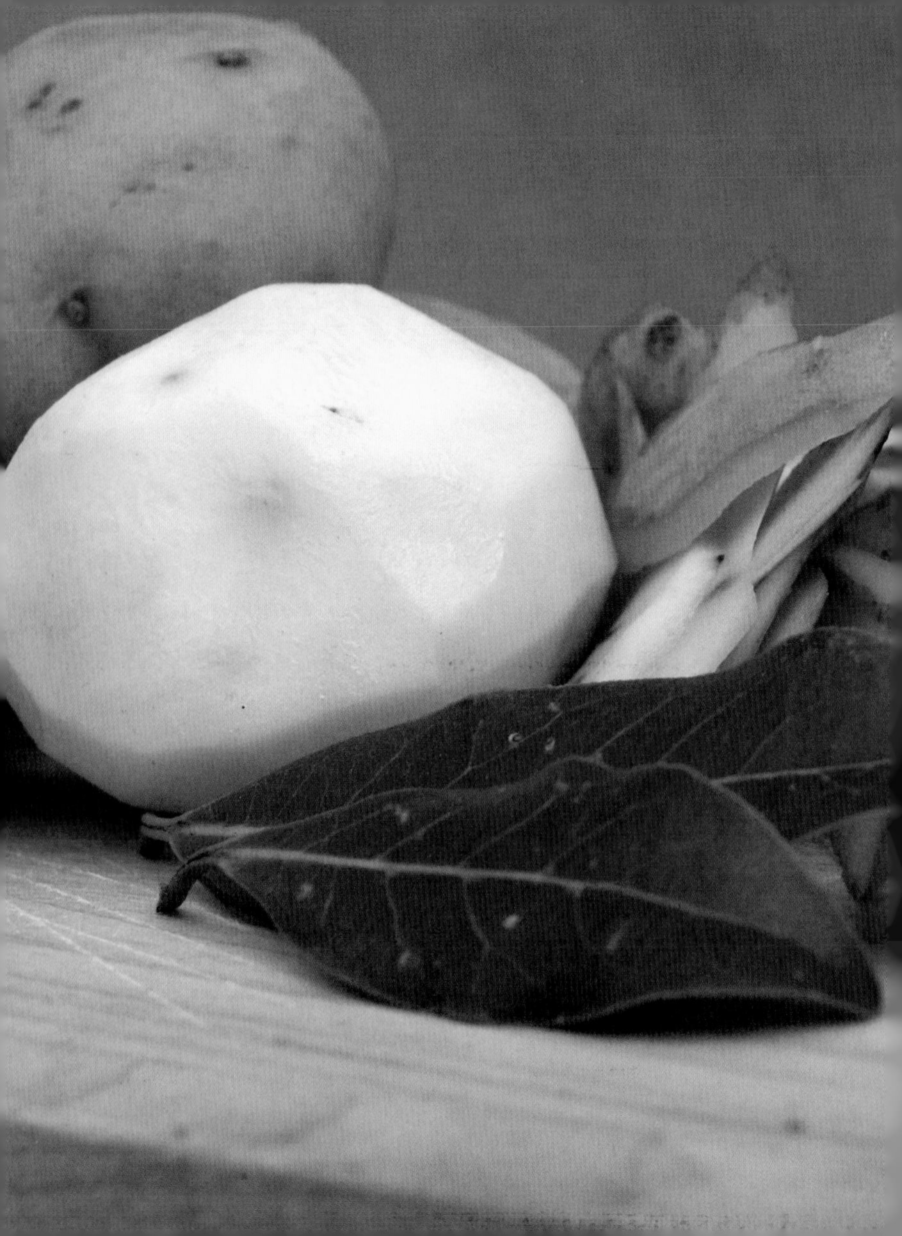

Taro

Colocasia esculenta, Aracées

Tubercule d'une plante probablement originaire du Sud-Est asiatique, le taro appartient à une famille de plantes décoratives apparentées au philodendron et au dieffenbachia. Certaines variétés sont de forme allongée et ressemblent à la patate douce, d'autres sont arrondies et ressemblent au céleri-rave. Ses imposantes feuilles et les jeunes pousses blanchies sont comestibles. Sa chair, farineuse et sucrée, de couleur crème, blanche ou lilas grisâtre, est parfois veinée de rose ou de brun.

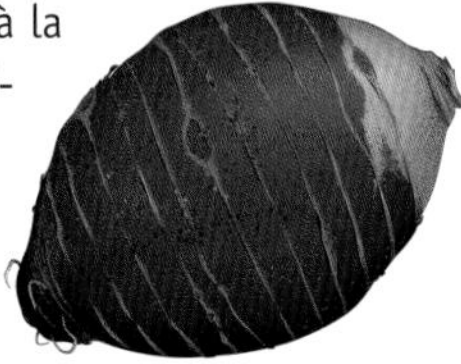

taro

ACHAT

:: Choisir : un taro très ferme, sans moisissures ni parties molles. Faire une petite incision dans la chair afin de vérifier si elle est juteuse.

UTILISATION

Le taro se consomme seulement cuit et est meilleur servi très chaud car sa texture change en refroidissant. Il s'utilise comme la pomme de terre. Il épaissit soupes et ragoûts dont il absorbe la saveur. Il est délicieux frit ou nappé de sauce. Râpé, on peut le cuire en crêpes. Des morceaux de taro cuits dans un sirop se servent en entremets sucré ou en dessert.
Le taro est broyé en fécule. Les feuilles se cuisinent comme l'épinard ou enveloppent des aliments qui seront cuits au four.

CONSERVATION

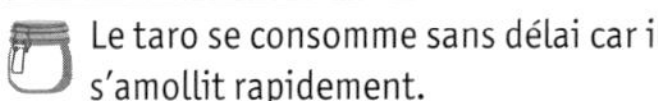

Le taro se consomme sans délai car il s'amollit rapidement.

:: À l'air ambiant : placer le taro dans un endroit frais, sombre, sec et aéré.

:: Au réfrigérateur : essuyer les feuilles avec un linge humide, puis conserver plusieurs jours dans un sac de plastique perforé.

VALEUR NUTRITIVE

	cuit
eau	64 %
protéines	0,4 g
matières grasses	0,2 g
glucides	34,5 g
calories	142
	par 100 g

EXCELLENTE SOURCE : potassium.

CONTIENT : magnésium, phosphore et fer.

CUISSON

:: À l'eau : 20 min.

:: Au four : 25 min en badigeonnant fréquemment de beurre ou de sauce pour prévenir l'assèchement de sa chair.

:: À la vapeur ou **au four à micro-ondes.**
Ajouter le taro en fin de cuisson d'une soupe ou d'un ragoût après l'avoir cuit à la vapeur ou bouilli.

PRÉPARATION

Peler le taro, puis le recouvrir d'eau fraîche s'il n'est pas utilisé immédiatement. Le taro contient un liquide collant qui peut irriter la peau ; le peler avec des gants ou sous l'eau courante.

Igname

Dioscorea spp., Dioscoréacées

Tubercule d'une plante grimpante dont le pays d'origine est inconnu. L'igname est un des aliments les plus consommés à travers le monde et constitue un aliment de base dans plusieurs pays, notamment en Amérique du Sud et dans les Antilles.

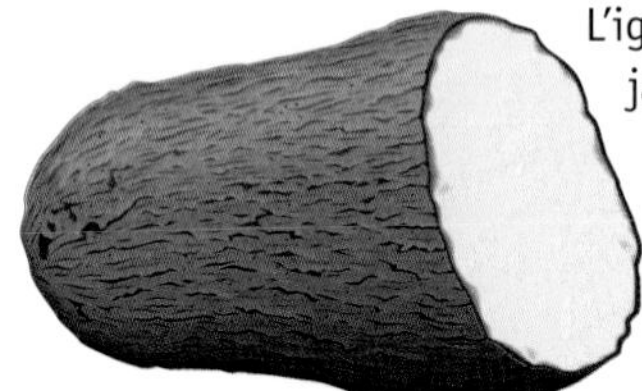

igname de Chine

L'igname est allongée ou arrondie. Sa chair est blanche, jaune, ivoire, rosée ou rose brunâtre. Sa peau épaisse varie du blanc au rose et au brun-noir, elle peut être velue ou rugueuse. Son goût est plus terreux et moins sucré que celui de certaines variétés de patates douces.

ACHAT

:: Choisir : une igname ferme, intacte, sans moisissures ni parties molles.

UTILISATION

L'igname est apprêtée comme la pomme de terre et peut être substituée à celle-ci ou à la patate douce dans plusieurs recettes. On la frit, on la met dans les potages et les ragoûts, on la râpe et on la cuisine en gâteaux ou en pains. Bouillie ou mise en purée, elle a peu de saveur. On lui ajoute des épices, on la cuit avec d'autres aliments ou on l'arrose de sauce. L'igname sert à atténuer la saveur très relevée de préparations culinaires des Antilles. Cuite au four, elle s'assèche et gagne à être servie nappée de sauce. Les petites ignames peuvent être cuisinées avec leur peau.

CUISSON

L'igname se consomme principalement cuite.

:: Blanchie : peler et couper en cubes, dans une eau salée (10 à 20 min).

VALEUR NUTRITIVE

	crue
eau	70 %
protéines	1,5 g
matières grasses	0,1 g
glucides	28 g
fibres	3,9 g
calories	116
	par 100 g

EXCELLENTE SOURCE : potassium.

CONTIENT : vitamine C, vitamine B_6, thiamine, cuivre, acide folique, magnésium et phosphore.

PROPRIÉTÉS : certaines variétés sauvages renferment un stéroïde utilisé par l'industrie pharmaceutique pour la fabrication de produits contraceptifs.

Sa teneur plus élevée en amidon que la pomme de terre la rend plus farineuse.

CONSERVATION

:: À l'air ambiant : entreposer l'igname dans un endroit sombre, frais, sec et bien aéré.

Éviter de mettre l'igname dans un sac de plastique.

Jicama

Pachyrhizus tuberosus et *Pachyrhizus erosus*, Fabacées

Tubercule d'une plante originaire du Mexique, de l'Amérique centrale et de l'Amérique du Sud. Il en existe deux variétés :
le jicama ***Pachyrhizus tuberosus*** qui est le plus imposant. Il est originaire de l'Amazonie. Très juteux, il est presque toujours consommé cru ;
le jicama ***Pachyrhizus erosus***, originaire du Mexique et de l'Amérique centrale, qui est plus petit. On le consomme cru ou cuit.
Selon les variétés, le jicama ressemble à un navet dont les deux extrémités sont légèrement aplaties. Sa peau n'est pas comestible ; elle recouvre une chair juteuse, croquante et sucrée, de saveur douce qui rappelle celle des châtaignes d'eau.

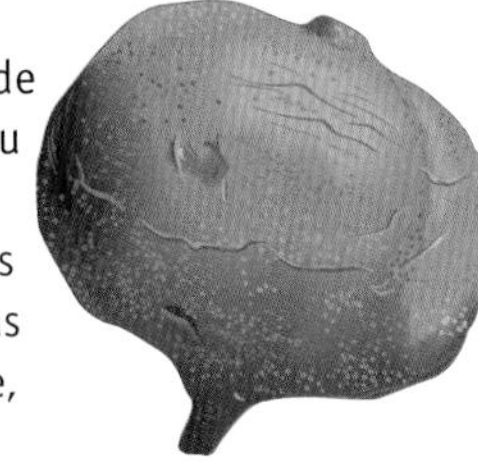
jicama

ACHAT

:: Choisir : un jicama ferme, de grosseur moyenne ou petite, à la peau mince, sans meurtrissures. Faire une petite incision dans la peau avec l'ongle pour vérifier si elle est mince et si la chair est juteuse.

UTILISATION

Le jicama se consomme cru (en salades, trempettes et hors-d'œuvre) ou cuit. Il est coupé en minces tranches, arrosé de jus de citron ou de lime, saupoudré d'assaisonnement au chili et de sel, pour un amuse-gueule typiquement mexicain. Il ajoute une note croquante aux soupes, légumes, riz, tofu, quiches, viandes, volailles, fruits de mer et salades de fruits. Il est délicieux dans les ragoûts ou dans les plats aigres-doux car il absorbe les saveurs. Il peut remplacer les pousses de bambou ou les châtaignes d'eau dans la plupart des recettes.

VALEUR NUTRITIVE

eau	85 %
protéines	1,4 g
glucides	12,8 g
calories	55
	par 100 g

CUISSON

Le jicama se cuit comme la pomme de terre ou à la friture légère et rapide.

CONSERVATION

:: À l'air ambiant : plusieurs semaines, dans un endroit frais et sec.
:: Au réfrigérateur : 3 semaines, entier et non enveloppé. 1 semaine, coupé et dans un sac de plastique perforé.

PRÉPARATION

Il est plus facile de peler le jicama avec un couteau. Une fois qu'il est pelé, on le râpe ou on le coupe en dés, en julienne ou en tranches.

Patate douce

Ipomoea batatas, Convolvulacées

Tubercule d'une plante originaire d'Amérique centrale, la patate douce n'est pas apparentée à la pomme de terre, contrairement à ce que l'on pourrait croire. La patate douce compte plus de 400 variétés. Sa mince peau comestible, lisse ou rugueuse, est blanche, jaune, orange, rouge ou pourpre ; sa chair est blanche, jaunâtre ou orangée. Les différentes variétés de patates se divisent en deux catégories, celles dont la chair est sèche et celles dont la chair est humide.

patate douce

ACHAT

:: **Choisir :** une patate douce ferme, sans taches molles ni fissures ou meurtrissures.
:: **Écarter :** une patate réfrigérée.

UTILISATION

La patate douce se mange toujours cuite. Elle peut remplacer la courge d'hiver dans la plupart des recettes. Elle entre dans la confection de gâteaux, de tartes, de pains, de puddings, de marmelades, de biscuits et de muffins. Elle se cuisine en croquettes, en gratin, en soufflé et à la crème. Elle se marie bien avec la cannelle, le miel, la noix de coco, la muscade et la lime. Elle accompagne très bien le porc, le jambon et la volaille. Elle est particulièrement délicieuse cuite au four ou réduite en purée.
La patate douce peut être séchée et transformée en flocons ou en croustilles. On en tire de l'alcool, de la fécule et de la farine.

VALEUR NUTRITIVE

	cuite bouillie (sans pelure)
eau	73 %
protéines	1,6 g
matières grasses	0,3 g
glucides	24,3 g
fibres	2,5 g
calories	105
	par 100 g

EXCELLENTE SOURCE : vitamine A (plus elle est colorée, plus elle en contient).
BONNE SOURCE : potassium.
CONTIENT : vitamine C, vitamine B_6, riboflavine, cuivre, acide pantothénique et acide folique.
Plus riche en amidon que la pomme de terre, elle contient sensiblement la même quantité de glucides.

PRÉPARATION

Peler la patate si elle est cirée ou teinte. Pour éviter que la chair noircisse au contact de l'air, mettre la patate douce coupée dans de l'eau froide jusqu'au moment de l'utiliser ou la cuire le plus rapidement possible (la recouvrir complètement d'eau).

CONSERVATION

Manipuler la patate douce avec soin.
:: À l'air ambiant : 7 à 10 jours, dans un endroit frais, sombre et aéré, à moins de 16 °C.
:: Au réfrigérateur : cuite, 1 semaine.
:: Au congélateur : cuire au préalable.

CUISSON

:: Au four à micro-ondes : entière et non pelée. Piquer à quelques endroits, envelopper dans un papier absorbant et cuire à intensité élevée de 5 à 7 min ; retourner à mi-cuisson et laisser reposer 2 min avant de servir.
:: Au four : entière avec la pelure, piquer à quelques endroits afin d'éviter qu'elle éclate et cuire entre 45 et 60 min, jusqu'à ce qu'elle soit tendre.
:: À l'eau : bouillir de 20 à 30 min, peler ensuite.

Topinambour

Helianthus tuberosus, Composées

Tubercule d'une plante originaire d'Amérique du Nord. La chair blanche jaunâtre des topinambours est croquante, juteuse, sucrée, de saveur délicate et recouverte d'une mince peau comestible.

topinambour

ACHAT

:: Choisir : de petits topinambours fermes, avec une peau intacte.
:: Écarter : des topinambours teintés de vert ou qui ont commencé à germer.

PRÉPARATION

Pour éviter que les topinambours noircissent lorsqu'ils sont coupés, les tremper dans une eau citronnée ou vinaigrée. Ils sont souvent cuits non pelés après un brossage minutieux (la pelure peut toutefois être enlevée après la cuisson).

UTILISATION

Le topinambour se mange cru (en salades et hors-d'œuvre), cuit ou mariné. Il s'apprête en purée, en gratin ou à la crème. Cuit, il remplace les châtaignes d'eau et les pommes de terre. On l'incorpore aux soupes, ragoûts, crêpes et beignets. Il accompagne bien le poireau et la volaille.
Le topinambour peut être transformé en alcool ou séché en une farine très nourrissante.

CONSERVATION

Les topinambours sont fragiles ; les manipuler avec soin.

:: Au réfrigérateur : 2 semaines maximum, non lavés et mis dans un sac de plastique perforé avec un papier absorbant pour éliminer le surplus d'humidité.

On peut enfouir les topinambours dans du sable 1 à 2 mois, comme la carotte.

On peut également les mariner.

CUISSON

Abréger la cuisson du topinambour, sinon sa chair se transforme en bouillie. Éviter de cuire le topinambour dans une casserole en aluminium ou en fer car il noircit au contact de ces métaux.

:: Au four : entier (30 à 45 min selon la grosseur).

:: À la vapeur : 10 à 15 min.

:: À l'eau : 8 à 12 min.

:: Sauté : 5 à 7 min. L'ajouter au dernier moment si on le cuit au wok.

VALEUR NUTRITIVE

	cru
eau	78 %
protéines	2 g
matières grasses	2 g
glucides	17,4 g
fibres	1,6 g
calories	76
	par 100 g

EXCELLENTE SOURCE : potassium.

BONNE SOURCE : fer et thiamine.

CONTIENT : niacine, phosphore, cuivre, magnésium, acide folique et acide pantothénique.

PROPRIÉTÉS : désinfectant, énergétique et galactogène. Le topinambour renferme de l'inuline, un glucide voisin de l'amidon, qui peut provoquer des gaz chez certains. Les personnes fragiles ou qui consomment des topinambours pour la première fois devraient n'en consommer qu'une petite portion.

Crosne

Stachys spp., Labiacées

Renflement des rhizomes tubéreux d'une plante originaire du Japon. Les tubercules ont une peau mince comestible. Leur goût très fin et légèrement sucré rappelle le salsifis ou l'artichaut (en anglais, on nomme ce légume « artichaut chinois » ou « artichaut japonais »).

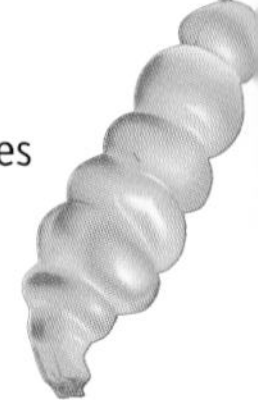

crosne

ACHAT

:: Choisir : des crosnes fermes, non ridés, aux extrémités de couleur uniforme.

PRÉPARATION

Ne pas peler le crosne. Pour le nettoyer, le mettre dans un sac rempli de gros sel, le secouer vigoureusement puis le laver.

UTILISATION

Le crosne est utilisé et apprêté comme la pomme de terre, le topinambour ou le salsifis. On peut le faire bouillir, l'étuver, le frire, le confire dans le vinaigre ou le mettre en purée. On le consomme en salades ou cuit avec d'autres légumes. Il est souvent préalablement blanchi (2 min) avant d'être cuisiné. Il est délicieux sauté au beurre ou nappé de crème.

VALEUR NUTRITIVE

protéines	2,7 g
glucides	17,3 g
calories	80
	par 100 g

CONSERVATION

Le crosne est fragile ; il s'assèche rapidement.

:: Au réfrigérateur.

Chou-fleur

Brassica oleracea var. *botrytis,* Crucifères

chou-fleur

Plante composée d'une tête compacte (nommée aussi « pomme ») formée de plusieurs inflorescences non développées qui sont rattachées à une courte tige centrale. Le chou-fleur est recouvert de plusieurs couches de feuilles vertes rattachées à la tige. Les feuilles intérieures, petites, tendres et d'un vert jaunâtre, sont comestibles. Le chou-fleur est habituellement blanc, mais certaines variétés sont teintées de pourpre (elles deviennent vertes en cuisant). Le chou-fleur pourpre se rapproche beaucoup du brocoli, il cuit plus rapidement que le chou-fleur blanc et sa saveur est plus douce.

ACHAT

:: Choisir : un chou-fleur à la tête ferme et compacte, d'un blanc crémeux, possédant encore des feuilles d'un beau vert.
:: Écarter : un chou-fleur décoloré présentant des taches brunes ou qui commence à fleurir.

PRÉPARATION

Enlever les feuilles extérieures et le trognon et laisser les petites feuilles vertes. Séparer les bouquets de la tige principale, en laissant une partie de la tige ; laisser les bouquets intacts ou les sectionner s'ils sont très gros. Laver à l'eau courante ou mettre à tremper dans de l'eau légèrement vinaigrée ou salée s'il y a présence de vers.

Chou-fleur

VALEUR NUTRITIVE

	cru	*cuit*
eau	92 %	92,5 %
protéines	2 g	1,9 g
matières grasses	0,2 g	0,2 g
glucides	5 g	4,6 g
fibres	1,8 g	1,8 g
calories	24	24
		par 100 g

EXCELLENTE SOURCE : vitamine C, acide folique et potassium (cru), vitamine C et potassium (cuit).
BONNE SOURCE (CUIT) : acide folique.
CONTIENT : niacine (cru), cuivre (cuit), vitamine B_6 (cru et cuit).
PROPRIÉTÉS : anticancéreux. Le chou-fleur est le plus digestible de la famille des choux.

CUISSON

Le chou-fleur cuit très rapidement. Surveiller sa cuisson attentivement, car il se défait et devient vite pâteux, ce qui lui fait perdre saveur et valeur nutritive.
:: À l'eau : ajouter un croûton de pain à l'eau de cuisson qui absorbera une partie de l'odeur.
:: À la vapeur.
:: Au wok.
:: Au four à micro-ondes.

UTILISATION

Le chou-fleur se mange cru ou cuit. Cru, il se mange tel quel, en trempette, dans les hors-d'œuvre ou dans les salades. Cuit, il peut être mangé chaud ou froid, encore ferme. Il sert de légume d'accompagnement ou se met dans les soupes, les ragoûts, les pâtes alimentaires, les omelettes et les quiches. Il est délicieux recouvert de sauce Mornay ou hollandaise, de béchamel et gratiné. Cuit et réduit en purée, il s'incorpore aux soufflés et aux potages. C'est aussi un ingrédient des marinades, des relishs et des chutneys. Il remplace le brocoli dans la plupart des recettes.

CONSERVATION

:: Au réfrigérateur : une dizaine de jours, non lavé et dans un sac de plastique perforé. Cuit, 2 ou 3 jours (le chou-fleur est plus fragile).
Plus le chou-fleur vieillit, plus son odeur et sa saveur deviennent prononcées.
:: Au congélateur : blanchir 3 min au préalable. Il sera plus aqueux à la décongélation.

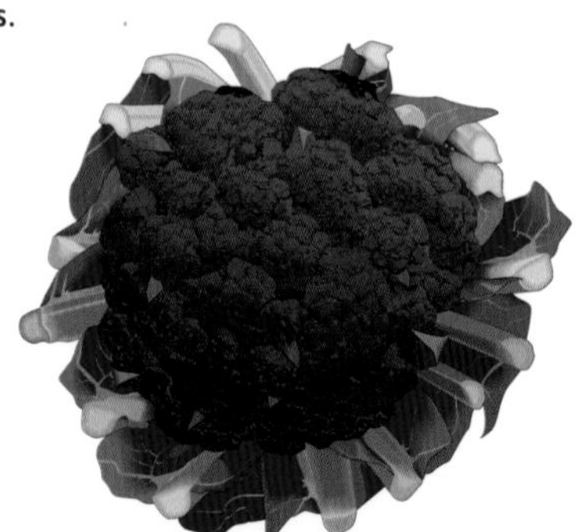

chou-fleur pourpre

Brocoli

Brassica oleracea var. *italica*, Crucifères

Plante originaire du Sud de l'Italie, le brocoli peut être vert, blanc ou pourpre. Il existe d'autres variétés, notamment le « chou-brocoli » qui se rapproche du chou-fleur, et le « brocofleur », issu du croisement du brocoli et du chou-fleur.

brocoli

ACHAT

:: Choisir : un brocoli ferme et bien coloré, aux bouquets compacts. Les feuilles extérieures doivent être vertes avec des tiges fermes.
:: Écarter : un brocoli fleuri, jauni, flétri, taché ou qui perd ses bourgeons.

UTILISATION

Le brocoli se mange cru tel quel, en trempette, dans les hors-d'œuvre ou en salade. Cuit, il est servi chaud ou froid et un peu ferme. Il est délicieux arrosé de vinaigrette, nappé de béchamel ou de sauce Mornay ou hollandaise et gratiné, ou avec du beurre ou réduit en purée. Il se sert en accompagnement ou s'incorpore aux soupes, ragoûts, omelettes, soufflés, quiches et pâtes alimentaires. Les apprêts du chou-fleur lui conviennent bien.

PRÉPARATION

Enlever les feuilles fanées ou fibreuses du brocoli, mais garder les petites feuilles qui sont plus tendres. On peut ajouter les feuilles fibreuses aux soupes et ragoûts. Laisser les têtes intactes ou les sectionner en bouquets si elles sont très grosses (cuisson plus rapide et uniforme). Laver le brocoli à l'eau ou le mettre à tremper 15 min dans de l'eau légèrement salée ou vinaigrée.

VALEUR NUTRITIVE

	cuit
eau	90,6 %
protéines	2,9 g
glucides	5,1 g
matières grasses	0,4 g
fibres	2,6 g
calories	28
	par 100 g

EXCELLENTE SOURCE (CUIT) : vitamine C et potassium.
BONNE SOURCE (CUIT) : acide folique.
CONTIENT (CUIT) : vitamine A, magnésium, acide pantothénique, fer et phosphore.
PROPRIÉTÉ : anticancéreux.

CUISSON

La tige cuit plus lentement que la tête. On peut la cuire seule quelques minutes. La peler, faire des incisions sur la longueur ou la couper si elle est très épaisse.
:: À l'eau ou **à la vapeur :** entier (10 à 15 min). Ajouter une très petite quantité de sucre pour conserver sa couleur verte.
:: Au wok.
:: Au four à micro-ondes.

CONSERVATION

:: Au réfrigérateur : 2 à 5 jours.
:: Au congélateur : 1 an à -18 °C, blanchir au préalable.

Rapini

Brassica rapa var. *ruvo* ou *italica*, Crucifères

Plante originaire de la région méditerranéenne, dont la saveur est légèrement amère. Les tiges, les feuilles, les boutons floraux et les fleurs sont comestibles. Les tiges ont une saveur moins prononcée que les feuilles.

rapini

ACHAT

:: Choisir : un rapini petit et ferme contenant peu de boutons floraux ou de fleurs écloses.
:: Écarter : un rapini aux tiges molles, aux feuilles fanées ou jaunies.

UTILISATION

Cru, le rapini s'apprête comme le brocoli et peut remplacer ce dernier dans la plupart des recettes (la saveur forte du rapini cru n'est pas toujours appréciée). Cuit, il se mange chaud (nappé de sauce béchamel ou de fromage, puis gratiné ou arrosé de jus de citron et de beurre) ou froid (arrosé de vinaigrette). Le rapini ajoute une note piquante aux aliments peu savoureux tels que tofu, pâtes alimentaires et pommes de terre. La cuisson à l'étuvée peut le rendre amer.

CONSERVATION

:: Au réfrigérateur : 1 semaine, non lavé, dans un sac de plastique perforé.

VALEUR NUTRITIVE

	cru
eau	89 %
protéines	3,6 g
glucides	5,9 g
fibres	1,5 g
calories	32
	par 100 g

PRÉPARATION

Bien laver les rapinis. Couper le bas des tiges, laisser les rapinis entiers ou les couper. On peut séparer les feuilles des tiges, qui nécessitent une cuisson plus longue.

CUISSON

:: À l'eau : cuire les tiges dans très peu d'eau (1 min), puis ajouter les feuilles et les boutons floraux (2 à 4 min). Le rapini peut être blanchi 1 min ce qui diminue sa saveur.

Artichaut

Cynara scolymus, Composées

Bouton d'une plante dérivée du chardon originaire de la région méditerranéenne. Les parties comestibles de l'artichaut sont le réceptacle (le fond) et la base des feuilles (bractées). Le foin sur le fond ne se consomme pas. Les espèces d'artichauts diffèrent de forme et de couleur. L'artichaut appelé « violet de Provence » est plutôt petit et possède un foin peu développé ; il peut se consommer cru.

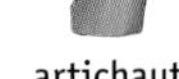

artichaut

ACHAT

:: Choisir : un artichaut compact et lourd aux bractées cassantes et serrées, d'un beau vert.

:: Écarter : un artichaut aux bractées décolorées ou tachées de noir au sommet, ou ouvertes.

On peut se procurer des cœurs d'artichauts en conserve et prêts à être consommés, dans de l'eau salée, non salée ou vinaigrée.

CUISSON

Éviter de cuire l'artichaut dans un récipient en aluminium ou en fer car il deviendrait grisâtre. L'artichaut entier est cuit lorsque les feuilles du centre se détachent facilement. Avant de servir, égoutter l'artichaut entier en le renversant.

:: Au four.

:: À l'eau : cuire les artichauts dans l'eau salée, de 35 à 45 min, selon leur taille. Les immerger totalement pour éviter le noircissement. On peut déposer un plat dessus pour les maintenir au fond de la casserole ou les couvrir d'un linge.

:: À la vapeur.

Les fonds d'artichauts se cuisent dans de l'eau citronnée ou vinaigrée, ce qui empêche le noircissement. Ils seront cuits à feu très doux (15 à 20 min), jusqu'à ce que la lame d'un couteau les traverse facilement.

VALEUR NUTRITIVE

	cuit
eau	84 %
protéines	3,5 g
matières grasses	0,2 g
glucides	11,2 g
calories	50
	par 100 g

EXCELLENTE SOURCE : potassium et magnésium.

BONNE SOURCE : acide folique.

CONTIENT : vitamine C, cuivre, fer, phosphore, niacine, vitamine B_6, zinc, acide pantothénique et calcium.

PROPRIÉTÉS : apéritif, dépuratif sanguin, antitoxique et diurétique. L'artichaut stimulerait la sécrétion biliaire et serait excellent pour le foie. Les effets thérapeutiques sont surtout obtenus en infusant les larges feuilles dentelées (et non les bractées que l'on consomme).

Artichaut

PRÉPARATION

Laver l'artichaut à l'eau courante et le faire tremper dans de l'eau vinaigrée. On peut enlever les piquants des feuilles en coupant environ 1 cm de l'extrémité à l'aide de ciseaux.

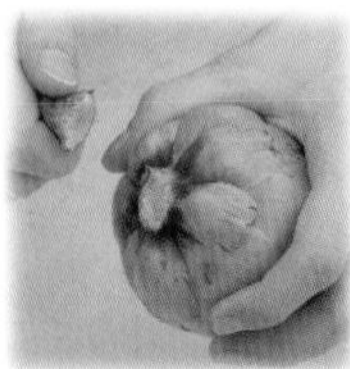

1 Rompre la tige de l'artichaut, ce qui permet de retirer les fibres dures du fond.

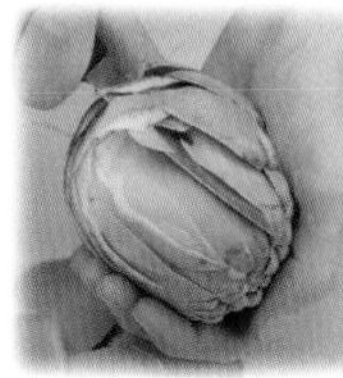

2 Couper les feuilles extérieures autour du fond en laissant les feuilles tendres.

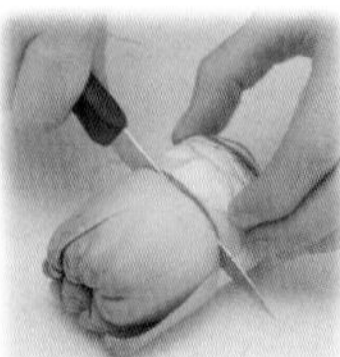

3 Couper les feuilles de l'artichaut aux deux tiers de la hauteur.

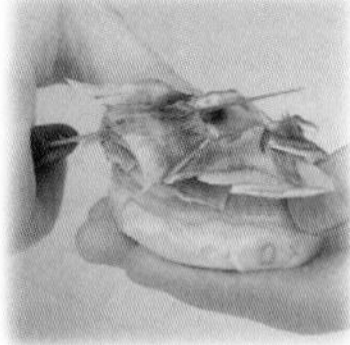

4 Retirer les restes de feuilles de la base de l'artichaut et lui donner une forme régulière.

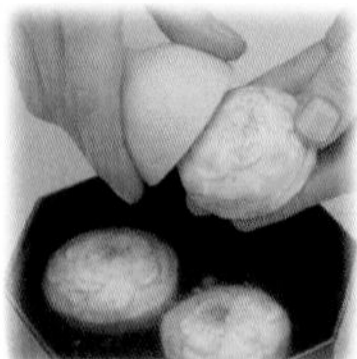

5 Citronner la base pour éviter l'oxydation et réserver les artichauts dans une eau citronnée.

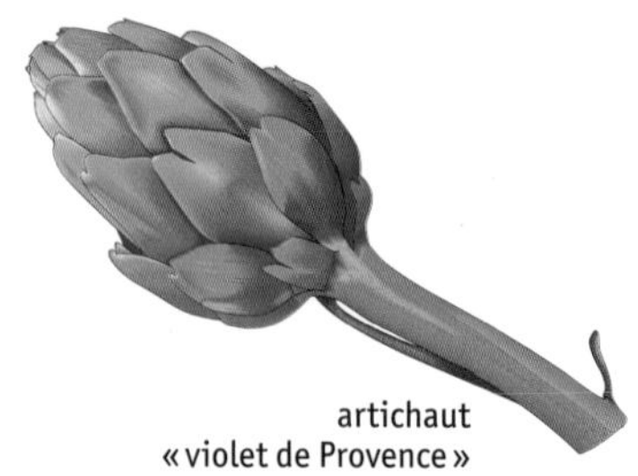

artichaut «violet de Provence»

CONSERVATION

:: Au réfrigérateur : 4 à 5 jours, non lavé, dans un sac de plastique perforé. S'il possède une tige, la mettre dans l'eau. Cuit, il se conserve 24 h.

:: Au congélateur : les fonds d'artichauts cuits se conservent 6 à 8 mois.

UTILISATION

Cuit, l'artichaut se consomme chaud, tiède ou froid. Retirer les bractées une à une et racler leur base avec les dents. Lorsque les bractées sont toutes enlevées, on peut retirer un cône central de couleur rose ou mauve et le foin qui recouvre le cœur avant de savourer ce dernier. On peut tremper les bractées et le cœur dans une mayonnaise.

On incorpore les cœurs d'artichauts aux salades et hors-d'œuvre ou on les utilise comme garniture.

L'artichaut entier peut être farci et cuit au four. Il est délicieux nappé de béchamel, de sauce au beurre, de sauce hollandaise ou cuit à la niçoise.

Introduction
Légumineuses

Le terme « légumineuses » désigne à la fois les plantes dont le fruit est contenu dans une gousse et la famille de ces plantes. Les légumineuses constituent une très vaste famille comprenant plus de 600 genres et plus de 13 000 espèces.

CONSEILS POUR LA PRÉPARATION DES LÉGUMINEUSES

Avant la cuisson, la plupart des légumineuses doivent être trempées. Le trempage redonne aux légumes secs l'eau qu'ils ont perdue, diminue le temps de cuisson et préserve les vitamines et les minéraux. Il réduit aussi les désagréments liés aux flatulences. Certaines légumineuses peuvent s'en passer. Le trempage dure généralement de 6 à 8 h. Il peut être abrégé ou omis lorsqu'on utilise l'autocuiseur. On peut faire tremper une grande quantité de légumes secs et en congeler une partie.

:: Trempage lent

Écarter les grains abîmés et les débris divers. Laver les légumes secs plusieurs fois à l'eau froide et les laisser tremper. Se départir des impuretés et des grains qui flottent à la surface. Placer les légumes secs dans un grand bol, les recouvrir de trois parties d'eau pour une partie de légumineuses et les laisser tremper toute une nuit au frais ou au réfrigérateur.

:: Trempage rapide

Mettre 250 ml de légumes secs (environ 185 g) dans de 750 à 1 000 ml d'eau froide puis amener lentement à ébullition. Laisser mijoter 2 min, couvrir et retirer du feu. Laisser reposer 1 ou 2 h, le temps que les haricots gonflent. Égoutter et cuire selon les indications de la recette. Au four à micro-ondes, placer les légumes secs dans un plat suffisamment grand pour les contenir lorsqu'ils gonfleront ; les recouvrir d'eau froide et les cuire à intensité maximale de 8 à 10 min ou jusqu'à ébullition. Poursuivre l'ébullition 2 min, puis laisser reposer 1 h.

Certaines précautions sont à prendre lorsqu'on veut réduire les flatulences provoquées par les légumineuses :

- consommer des légumes secs décortiqués ;
- ne pas utiliser l'eau de trempage pour la cuisson ; on peut également renouveler l'eau de trempage à quelques reprises, ou cuire les légumineuses 30 min, puis renouveler l'eau de cuisson et les laisser cuire jusqu'à ce qu'elles soient très tendres. Renouveler l'eau de cuisson ou de trempage occasionne toutefois une perte d'éléments nutritifs ; ces pertes peuvent être réduites en ajoutant un peu de levure alimentaire au moment de servir ;
- cuire lentement et complètement ;
- bien mastiquer et éviter de terminer le repas par un dessert sucré, ou d'ajouter du sucre ou des ingrédients sucrés lors de la cuisson des légumineuses.

CONSEILS POUR LA CUISSON DES LÉGUMINEUSES

Après le trempage, la cuisson peut s'effectuer sur la cuisinière, au four ou à l'autocuiseur.

:: Cuisson sur la cuisinière et au four

Ce mode de cuisson lent est préférable si les légumineuses sont cuites avec d'autres ingrédients ; elles absorberont ainsi toutes les saveurs. Recouvrir les légumes secs d'eau froide, amener à ébullition, réduire l'intensité et laisser mijoter à feu doux jusqu'à ce que les légumineuses soient tendres (2 h, pour la plupart).

:: Cuisson à l'autocuiseur

Ce mode de cuisson est plus rapide, mais il est conseillé lorsqu'il y a peu d'ingrédients de cuisson et d'assaisonnements à incorporer en début de cuisson. La cuisson à l'autocuiseur comporte certains risques, surtout pour les légumes secs qui forment passablement d'écume tels que le soya, les haricots de Lima et les pois. Elle n'est pas conseillée pour les lentilles et les pois cassés. Pour obtenir de bons résultats :

- ajouter un peu d'huile à l'eau de cuisson afin d'éviter la formation d'écume (le régulateur de pression et la soupape pourraient se bloquer) ; les haricots cuits à l'autocuiseur doivent être amenés à ébullition sans couvercle ; retirer l'écume qui se forme. Baisser ensuite l'intensité, laisser mijoter et mettre le couvercle pour cuire sous pression ; minuter le temps requis lorsque la pression voulue est atteinte ;
- ne pas cuire une trop grande quantité de légumes secs (ne pas remplir plus du tiers de la capacité de l'autocuiseur), la plupart doublant ou triplant de volume à la cuisson ;
- ne pas cuire à feu vif ; passer la marmite sous l'eau froide dès que la cuisson est terminée ; toujours bien nettoyer le régulateur de pression et la soupape après utilisation pour prévenir leur éventuel blocage (s'ils se bloquent, passer immédiatement l'autocuiseur sous l'eau froide et les nettoyer).

Pour abréger le temps de cuisson et attendrir les légumineuses, on peut ajouter du bicarbonate de sodium à l'eau de cuisson ou de trempage. Cependant, cette pratique détruit une partie de la thiamine, rend les acides aminés moins assimilables et modifie souvent la saveur. L'addition d'un peu d'algues abrège légèrement la cuisson, attendrit les légumes secs et augmente la valeur nutritive.

L'ajout de sel et d'ingrédients acides (tomates, vinaigre, jus de citron) s'effectue en fin de cuisson car ils la prolongent et font durcir les légumes secs. S'il est nécessaire d'ajouter de l'eau en cours de cuisson, verser de l'eau bouillante.

Ne pas cuire simultanément deux variétés de légumineuses, même si elles ont en théorie le même temps de cuisson ; leur cuisson sera rarement uniforme. Les cuire séparément. Bien cuire les légumineuses car la plupart contiennent des substances qui en diminuent l'apport nutritionnel, mais qui disparaissent à la cuisson.

Haricot

Phaseolus spp., Légumineuses

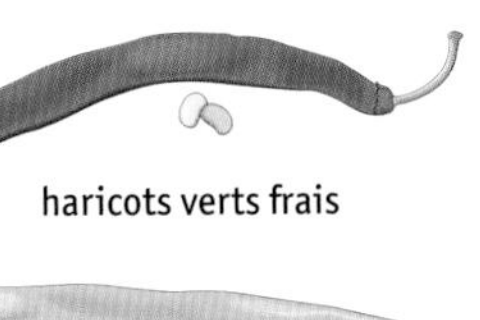

haricots verts frais

haricots jaunes frais

Fruit d'une plante originaire d'Amérique centrale et d'Amérique du Sud. Le mot « haricot » désigne le fruit, la graine et la plante qui les produit. Au Québec, on nomme souvent improprement cette légumineuse « fève ». Les gousses de la plupart des variétés de haricots peuvent être consommées fraîches (avant maturité). À maturité, elles ne sont plus comestibles ; on les écosse et les graines, nommées légumineuses, peuvent être utilisées fraîches ou séchées, et cuites. Les gousses peuvent être vertes (parfois striées de pourpre ou de rouge), jaunes ou pourpres (ces dernières deviennent vertes en cuisant). Elles sont longues et étroites, droites ou légèrement recourbées. Certaines variétés sont exemptes de fils. C'est le cas des haricots mange-tout.

Les haricots blancs comprennent de nombreuses variétés :

le **haricot blanc**, réniforme, qui est assez gros et carré aux extrémités. Le haricot blanc fin est plus petit ;

le **haricot Great Northern**, de dimension moyenne, qui est moins réniforme que le haricot blanc, plus rond, et présente des bouts arrondis ;

le **haricot cannellini** qui est légèrement réniforme et carré aux extrémités (très prisé en Italie) ;

le **petit haricot blanc** qui est de la taille d'un pois et de forme ovale ;

le **haricot canneberge** est gros, rond et peu farineux, blanc crème, tacheté de rose ou de brun. Très populaire en Europe et connu sous le nom de « haricot coco », il est utilisé dans les ragoûts et le cassoulet.

Les haricots blancs sont interchangeables dans la plupart des recettes ; de saveur moins prononcée que les haricots rouges, ils acquièrent la saveur des préparations dans lesquelles ils cuisent.

Le **haricot pinto** perd ses taches à la cuisson, prend une coloration rosée et acquiert une texture crémeuse. Il remplace le haricot rouge et colore les plats. Il est délicieux réduit en purée.

Le **haricot romain** est très estimé en Italie où on le nomme « fagiolo romano ». Il devient uni à la cuisson et sa texture est douce. Il absorbe la saveur des aliments avec lesquels il cuit. Il peut remplacer le haricot pinto ou le haricot rouge.

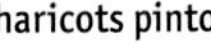

haricots pinto

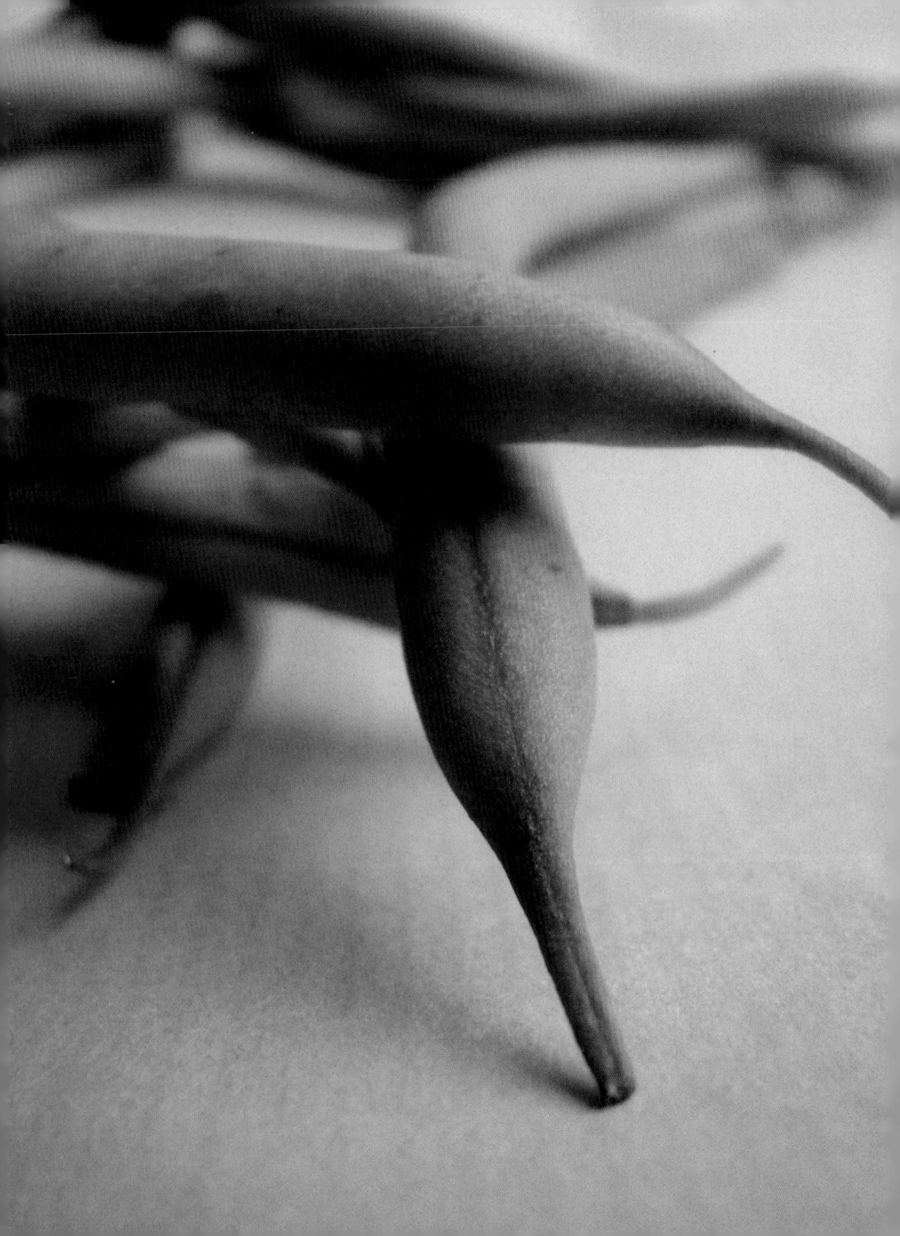

flageolets

Le **haricot rouge**, de texture et de saveur douces, est utilisé dans les plats mijotés dont il absorbe les saveurs. Il entre dans la composition du chili con carne et est souvent mis en conserve ; il peut remplacer les haricots romains ou les haricots pinto.

Le **flageolet** est moins farineux que la plupart des autres légumineuses. Souvent nommé « fayot » en Europe, il accompagne le gigot d'agneau en France. Il est surtout disponible séché ou en conserve.

Le **haricot noir** constitue un aliment de base de la cuisine des États-Unis, d'Amérique centrale et du Mexique. Dans la cuisine mexicaine, on l'utilise pour les frijoles refritos (haricots cuits plusieurs fois), avec les burritos et les enchiladas ou incorporés aux soupes et salades.

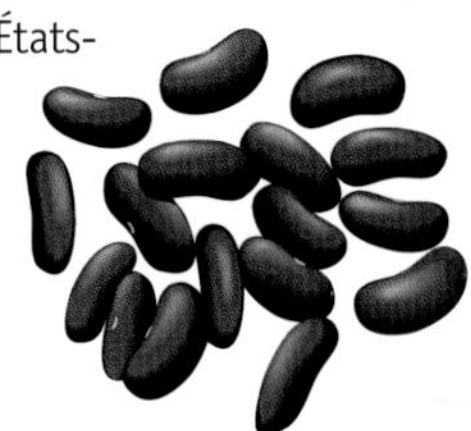

haricots noirs

ACHAT

:: Choisir : des haricots frais, fermes et cassants, bien verts ou jaune doré, sans meurtrissures ni taches brunes, de forme régulière. Une cassure légèrement humide indique qu'ils sont frais.

:: Écarter : des haricots trop mûrs ou trop vieux car ils seront durs et farineux.

CUISSON

La cuisson des haricots verts et pourpres frais requiert un certain soin car ils perdent leur couleur. La durée de cuisson varie selon le mode utilisé, la taille des haricots et s'ils sont entiers ou coupés. Abréger la cuisson ; ils seront plus savoureux, nutritifs et colorés.

:: À l'eau ou **à la vapeur :** 5 à 15 min.

Les haricots secs se cuisent après trempage. Le temps de cuisson varie de 1 h 30 à 2 h, selon la variété.

CONSERVATION

:: Au réfrigérateur : les haricots frais non lavés se conservent 2 à 3 jours dans un sac de plastique perforé.

:: Au congélateur : 12 mois maximum. Blanchir les haricots frais coupés 3 min et les haricots frais entiers 4 min.

PRÉPARATION

Laver les haricots frais au moment de les cuire ; casser les deux extrémités et faire suivre les fils (si nécessaire).

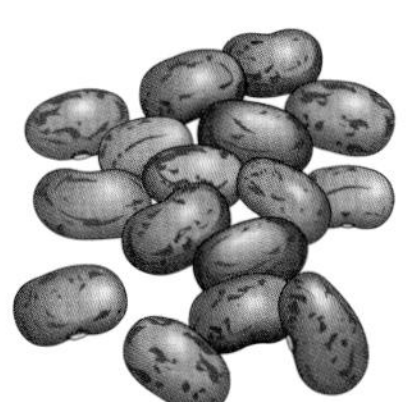

haricots romains

aricots verts frais

VALEUR NUTRITIVE

	haricot frais cru	*haricot frais cuit*	*haricot blanc sec bouilli*	*haricot pinto sec bouilli*	*haricot rouge sec bouilli*
eau	90,3 %	89,2 %	63,0 %	64,0 %	66,9 %
protéines	1,8 g	1,9 g	9,7 g	8,2 g	8,7 g
matières grasses	0,1 g	0,3 g	0,3 g	0,5 g	0,5 g
glucides	7,1 g	7,9 g	25,0 g	25,6 g	22,8 g
fibres	1,8 g	2,4 g	6,3 g	8,6 g	7,4 g
					par 100 g

HARICOT FRAIS CRU

BONNE SOURCE : potassium et acide folique.
CONTIENT : vitamine C, magnésium, thiamine, fer, vitamine A et niacine.
TRACES : cuivre, phosphore et calcium.

HARICOT FRAIS CUIT

EXCELLENTE SOURCE : potassium.
BONNE SOURCE : acide folique.
CONTIENT : vitamine C, magnésium, fer, vitamine A et cuivre.
PROPRIÉTÉS : diurétique, dépuratif, tonique et anti-infectieux.

HARICOTS SECS

EXCELLENTE SOURCE : potassium et acide folique.
BONNE SOURCE : magnésium et fer.
CONTIENNENT : cuivre, phosphore, zinc, thiamine, niacine et vitamine B_6.

UTILISATION

Les haricots frais se consomment plus souvent cuits (chauds ou froids) que crus. Ils sont servis en accompagnement ou incorporés aux salades, soupes, ragoûts et marinades et cuits au wok. Ils sont délicieux gratinés ou arrosés de sauce ou de vinaigrette. Tomate, thym, origan, romarin, menthe, marjolaine, moutarde, anis, muscade et cardamome lui conviennent bien.
Les haricots secs se consomment chauds ou froids, entiers ou réduits en purée, incorporés aux soupes, salades, tartinades à sandwichs et plats principaux. On les cuisine en dessert.
La purée de haricots secs peut se servir en accompagnement ou peut être la base de croquettes ou de beignets par exemple.

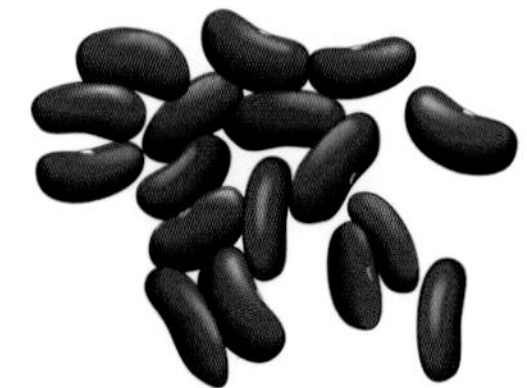

haricots rouges

Haricot de Lima

Phaseolus lunatus, Légumineuses

Fruit d'une plante originaire d'Amérique du Sud. Les gousses contiennent de 2 à 4 graines dont la taille varie de minuscule à très grosse, selon les variétés. Les haricots peuvent être blancs, rouges, pourpres, brunâtres ou noirâtres, unis ou tachetés ; les plus courants sont crème ou verts. Ils sont savoureux et leur texture est farineuse.

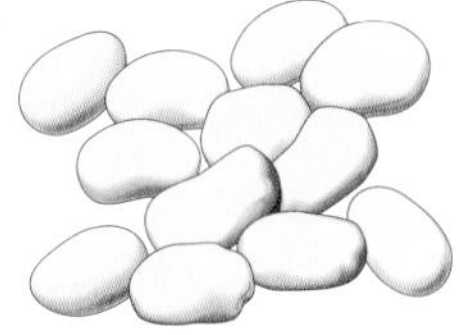

haricots de Lima

ACHAT

:: Choisir : des haricots de Lima frais, propres et brillants. Les haricots de Lima écossés devraient être rondelets, avec une peau tendre de couleur verte ou vert blanchâtre.
:: Écarter : des haricots de Lima ridés, tachetés ou jaunis.

CONSERVATION

:: À l'air ambiant : les haricots de Lima perdent de leur saveur et deviennent visqueux. Écossés, ils sont très périssables.

CUISSON

Éviter une cuisson prolongée car le haricot de Lima se transforme en bouillie.
:: À l'autocuiseur : 15 min pour la variété à gros grains et 10 min pour les haricots à petits grains. Il se forme beaucoup d'écume à la cuisson, ce qui est dangereux dans l'autocuiseur car la soupape et la valve de sécurité peuvent bloquer (voir *Introduction*, p.118).
:: À l'eau : 15 à 25 min (haricots frais) et environ 1 h 30 (haricot séché, selon la taille des grains).

VALEUR NUTRITIVE

	bouilli
eau	69,8 %
protéines	7,8 g
matières grasses	0,4 g
glucides	20,9 g
fibres	7,2 g
calories	115
	par 100 g

EXCELLENTE SOURCE : acide folique et potassium.
BONNE SOURCE : magnésium et fer.
CONTIENNENT : thiamine, phosphore, zinc, cuivre, niacine et acide pantothénique.
Les haricots de Lima sont une très bonne source de fibres.
Déficientes en certains acides aminés, les protéines sont dites incomplètes (voir *Théorie de la complémentarité,* p. 277).

UTILISATION

Les haricots de Lima non mûrs se consomment frais, avec ou sans gousse ; ils sont servis comme légume. Frais, on les utilise dans les salades, soupes et ragoûts. Toutes les préparations leur conviennent. La saveur douce des haricots de Lima permet de ne pas masquer la finesse d'un plat. Réduits en purée, ils remplacent les pommes de terre. On peut les faire germer.

Haricot mungo

Phaseolus aureus ou *Vigna radiata,* Légumineuses

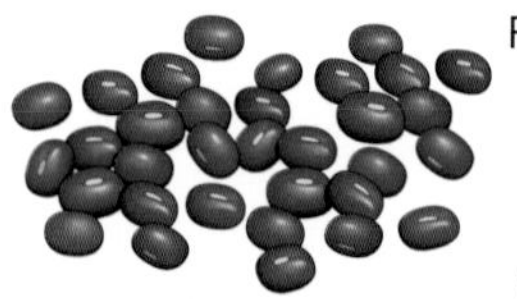

haricots mungo

Fruit d'une plante originaire de l'Inde. Les gousses du haricot mungo contiennent des graines naines vertes (variété la plus courante) ou jaune doré, brunes, vert olive et brun violacé, unies ou tachetées. En Occident, on utilise les germes de haricot mungo (l'expression fèves germées est employée à tort).

ACHAT

Les germes de haricots mungo frais se retrouvent dans un sac de plastique. On peut également les acheter cuits, en conserve.

UTILISATION

Les haricots mungo s'utilisent comme les autres légumineuses qu'ils peuvent remplacer ou avec lesquelles ils peuvent se combiner.
Le germe de haricot mungo est l'ingrédient de base du chop soui. On le met dans les salades ou dans des plats cuisinés au wok.
Les gousses non mûres se préparent et se cuisinent comme les haricots verts.

CUISSON

Entier ou concassé ; le trempage n'est pas nécessaire.
:: **À l'eau :** 45 à 60 min.
:: **À l'autocuiseur (103 kPa) :** avec trempage (5 à 7 min), sans trempage (10 min).

VALEUR NUTRITIVE

	germes crus	*bouillis*
eau	90,4 %	72,7 %
protéines	3,1 g	7,0 g
matières grasses	0,2 g	0,4 g
glucides	5,9 g	19,2 g
fibres	1,5 g	2,5 g
calories	30,8	105,4
		par 100 g

EXCELLENTE SOURCE : acide folique.
BONNE SOURCE : potassium et magnésium.
CONTIENNENT : thiamine, fer, zinc, phosphore, cuivre et acide pantothénique.
Les haricots mungo sont une source de fibres. Déficientes en certains acides aminés, leurs protéines sont incomplètes (voir *Théorie de la complémentarité,* p. 277).

Haricot mungo à grains noirs

Phaseolus mungo ou *Vigna mungo,* Légumineuses

Fruit d'une plante originaire d'Asie. Les gousses renferment des graines noires ou grisâtres, brunâtres ou vert foncé. Elles sont de couleur blanc crème à l'intérieur.

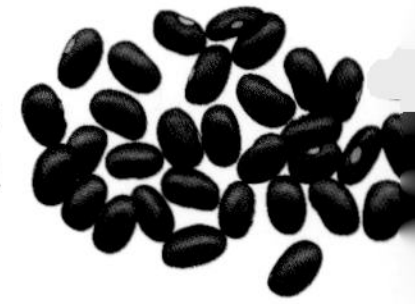

haricots mungo à grains noirs

UTILISATION

Les gousses non matures des haricots mungo à grains noirs s'utilisent souvent comme légumes. De texture douce et de saveur prononcée, les haricots mungo à grains noirs s'apprêtent comme les autres légumineuses. En Asie, ils sont à la base d'une sauce noire très appréciée. En Inde, ils sont décortiqués et fendus, et utilisés avec du riz pour préparer une galette (dhosai), ou une purée de lentilles épicée (dahl). Moulus en farine, ils servent à confectionner friandises, galettes et pains.

CUISSON

:: À l'eau : 1 h 30.
:: À l'autocuiseur (103 kPa) : avec trempage (15 min), sans trempage (20 à 25 min).

VALEUR NUTRITIVE

	bouillis
eau	72,5 %
protéines	7,6 g
matières grasses	0,6 g
glucides	18 g
fibres	1 g
calories	105
	par 100 g

EXCELLENTE SOURCE : acide folique et magnésium.
BONNE SOURCE : potassium.
CONTIENNENT : phosphore, fer, thiamine, zinc, cuivre, niacine, acide pantothénique, riboflavine et calcium.
Déficientes en certains acides aminés, leurs protéines sont incomplètes (voir *Théorie de la complémentarité,* p. 277).

Haricot adzuki

Phaseolus angularis ou *Vigna angularis,* Légumineuses

Fruit d'une plante originaire d'Asie. Les gousses du haricot adzuki renferment des graines minuscules de couleur habituellement rouge brunâtre pouvant être noires, jaune clair, vertes ou grises. Elles sont unies ou tachetées et ornées d'un hile blanchâtre.

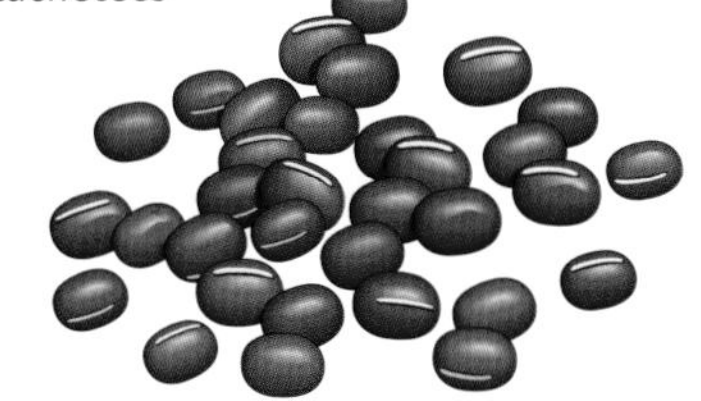

haricots adzuki

CUISSON

Tremper dans l'eau froide (2 à 3 h).
:: À l'eau : faire mijoter (1 h 30 h à 2 h).
:: À l'autocuiseur (103 kPa) : avec trempage (20 min), sans trempage (20 à 25 min).

Haricot adzuki

UTILISATION

Les gousses des haricots adzuki non matures s'utilisent comme les haricots verts. Souvent séchés, ils s'utilisent comme les autres légumineuses. Leur saveur est délicate. Ils sont servis avec du riz. Transformés en pâte par les Asiatiques, ils entrent dans la confection de mets salés ou sucrés. Cette pâte peut remplacer le concentré de tomate.
Le haricot adzuki sert de substitut de café, il peut être soufflé ou mis à germer. Moulu, il est utilisé comme farine dans les gâteaux, les soupes et dans les substituts du lait.

VALEUR NUTRITIVE

	bouilli
eau	66 %
protéines	7,5 g
matières grasses	0,1 g
glucides	25 g
fibres	8 g
	par 100 g

EXCELLENTE SOURCE : potassium.
BONNE SOURCE : magnésium, zinc, phosphore et cuivre.
CONTIENNENT : fer et thiamine.
Les haricots adzuki sont très riches en fibres. Déficientes en certains acides aminés, les protéines sont incomplètes (voir *Théorie de la complémentarité,* p. 277).

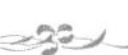

Haricot d'Espagne

Phaseolus coccineus ou *Phaseolus multiflorus,* Légumineuses

Fruit d'une plante probablement originaire du Mexique ou d'Amérique centrale. Les gousses du haricot d'Espagne contiennent des graines de couleur blanche tachetée de rouge ou rouge tachetée de noir.

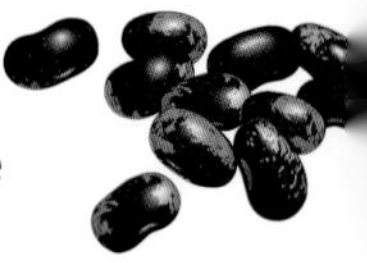
haricots d'Espagne

UTILISATION

Les graines matures des haricots d'Espagne se consomment fraîches ou séchées. On les cuit et on les prépare comme les haricots rouges. Le haricot d'Espagne se marie bien avec les oignons, les tomates et le thon. Les gousses non mûres sont comestibles.

CUISSON

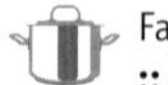

Faire tremper plusieurs heures.
:: **À l'eau :** 1 à 1 h 30.
:: **À l'autocuiseur (103 kPa) :** avec trempage (10 à 15 min), sans trempage (15 à 20 min).

VALEUR NUTRITIVE

	cuit
eau	12 %
protéines	23 g
matières grasses	2 g
glucides	70 g
fibres	5 g
calories	385
	par 100 g

Les haricots d'Espagne sont déficients en certains acides aminés ; leurs protéines sont incomplètes (voir *Théorie de la complémentarité,* p. 277).

Lupin

Lupinus albus, Légumineuses

Fruit d'une plante dont certaines variétés sont originaires de la région méditerranéenne et d'autres, d'Amérique du Nord ou du Sud. Le **lupin blanc** est probablement le plus consommé. Les gousses renferment de 3 à 6 graines d'un jaune pâle terne qui sont généralement comprimées.

lupins blancs

PRÉPARATION

Traiter la plupart des lupins afin de neutraliser les alcaloïdes qui les rendent amers :

1. Recouvrir 500 ml de lupins de 1,5 l d'eau froide puis les laisser tremper 12 h.
2. Égoutter les lupins, les rincer puis les recouvrir d'eau fraîche.
3. Cuire doucement les lupins jusqu'à tendreté (environ 2 h). Vérifier la cuisson en insérant la pointe d'un couteau.
4. Égoutter les lupins, les recouvrir d'eau froide et les laisser refroidir complètement.
5. Égoutter à nouveau, recouvrir encore une fois les lupins d'eau froide, incorporer 30 ml de sel et les placer dans un endroit frais (pas au réfrigérateur). Les laisser tremper de 6 à 7 jours en changeant l'eau salée 2 fois par jour.
6. L'amertume disparue, conserver les lupins au réfrigérateur dans de l'eau salée et dans un contenant hermétique.
7. Pour servir les lupins, égoutter la quantité nécessaire et servir tels quels ou arrosés de jus de citron, avec ou sans leur peau.

VALEUR NUTRITIVE

eau	71 %
protéines	15,5 g
matières grasses	2,9 g
glucides	9,9 g
fibres	0,7 g
calories	119
	par 100 g

Le lupin blanc est très nourrissant.
BONNE SOURCE (BOUILLI) : magnésium, potassium et zinc.
CONTIENT (BOUILLI) : phosphore, cuivre, thiamine, fer et calcium.
Déficientes en certains acides aminés, les protéines des lupins blancs sont incomplètes (voir *Théorie de la complémentarité,* p. 277).

UTILISATION

On sert les lupins nature, en amuse-gueule comme les olives, surtout en Italie et au Moyen-Orient. On les transforme en farine que l'on met dans les soupes, les sauces, les biscuits, les pâtes alimentaires et les pains. Les lupins peuvent être rôtis et moulus pour en faire un substitut de café.

Lentille

Lens esculenta ou *Lens culinaris*, Légumineuses

Fruit d'une plante probablement originaire d'Asie centrale. Les gousses courtes, plates et oblongues contiennent 1 ou 2 graines. Les lentilles sont divisées en 2 groupes selon leur taille : la grosse lentille (*macrospermae*) et la petite lentille (*microspermae*). Une des variétés les plus connues en Occident est une lentille ronde en forme de disque biconvexe, de couleur verte ou brunâtre dont l'écorce est conservée. La lentille peut varier de forme, de couleur, de texture et de saveur selon les espèces.

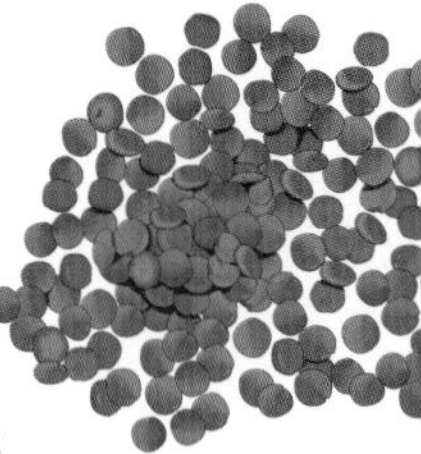

lentilles vertes

UTILISATION

Séchées, les lentilles servent à préparer des soupes nourrissantes ; elles se mettent aussi dans les salades et les mets principaux. On les réduit en purée avec laquelle on prépare notamment des croquettes. En Inde, lentilles et riz sont souvent associés. On peut faire germer les lentilles ou les transformer en farine, pour confectionner des galettes et pour en faire un supplément protéiné (mélangée avec de la farine de céréale).

PRÉPARATION

Les lentilles n'ont pas besoin de tremper. Les laver avec soin car elles contiennent souvent de petites pierres. Plonger les lentilles dans de l'eau bouillante faciliterait leur digestion.

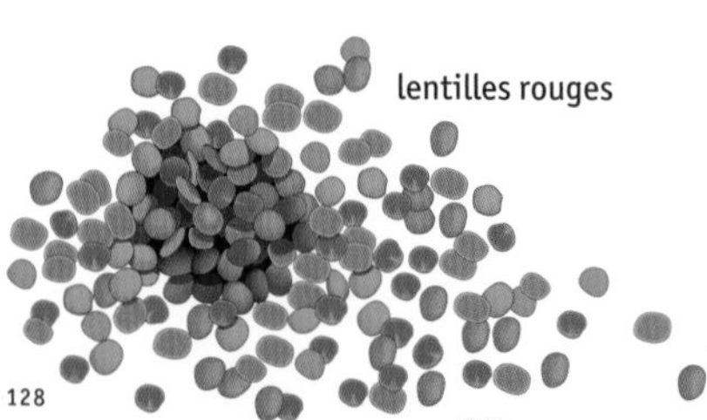

lentilles rouges

VALEUR NUTRITIVE

	sèche, bouillie
eau	69,6 %
protéines	9,0 g
matières grasses	0,4 g
glucides	20 g
fibres	3,9 g
calories	116
	par 100 g

EXCELLENTE SOURCE : acide folique et potassium.

BONNE SOURCE : fer et phosphore.

CONTIENT : magnésium, zinc, thiamine, cuivre, niacine, vitamine B_6 et acide pantothénique.

CUISSON

Éviter une cuisson trop longue qui transforme les lentilles en purée.

:: **À l'eau :** 60 min pour la lentille brune ; 15 à 20 min pour la lentille orange.

:: **À l'autocuiseur :** 15 à 20 min pour la lentille brune et environ 5 min pour la lentille orange. Ajouter un peu d'huile pour la cuisson des lentilles (prévient la formation d'écume qui pourrait bloquer la valve de sécurité).

Dolique

Vigna spp. ou *Dolichos lablab*, Légumineuses

Il existe plusieurs variétés de doliques :
le **dolique à œil noir** qui est originaire du Nord de l'Afrique. Les différentes variétés varient du blanc au rouge, brun, noir, vert jaunâtre ou crème. Ils peuvent être unis, tachetés ou marbrés ;
le **dolique asperge** qui est originaire d'Afrique centrale. Il a une saveur semblable à celle du haricot et de l'asperge ;
le **dolique d'Égypte** qui est probablement originaire de l'Inde où il est consommé depuis très longtemps. Il est aussi apprécié en Afrique, en Amérique centrale, en Amérique du Sud et en Asie.

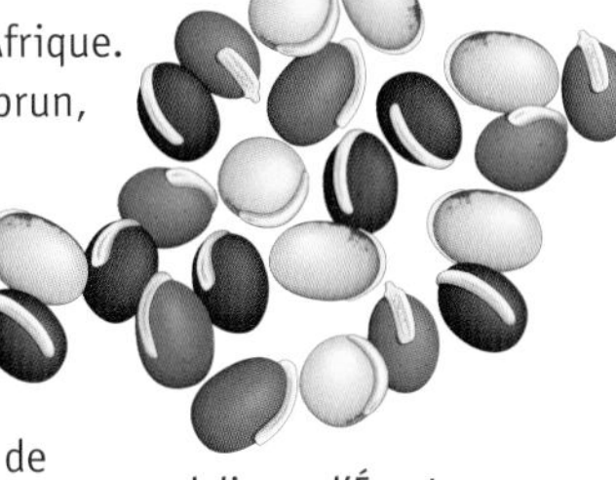
doliques d'Égypte

CUISSON

DOLIQUES À ŒIL NOIR

:: À l'eau : environ 1 h. Éviter la surcuisson qui les transforme facilement en purée.
:: À l'autocuiseur (103 kPa) : 10 min avec trempage ; 10 à 20 min sans trempage.

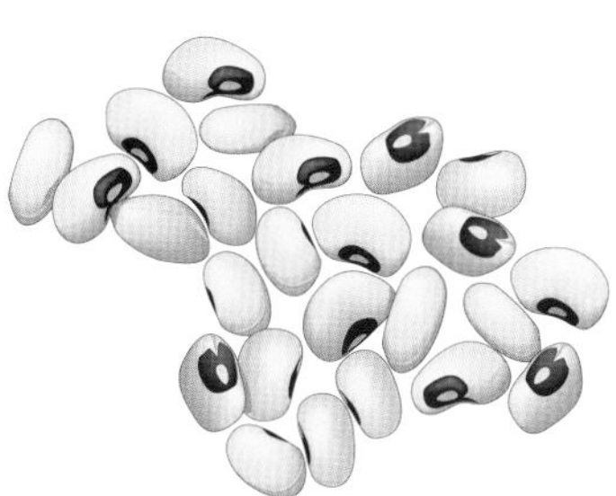
doliques à œil noir

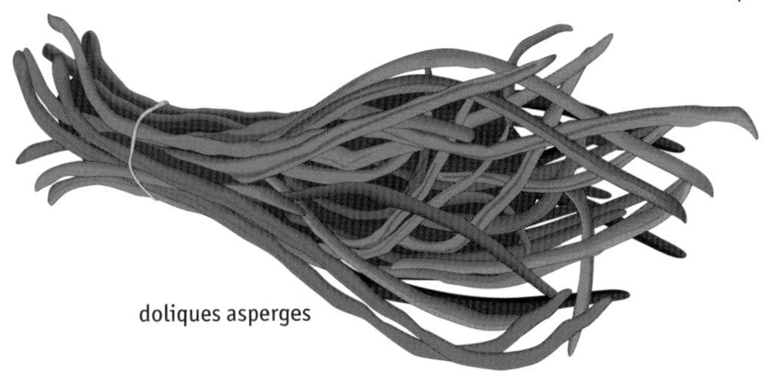
doliques asperges

Dolique

VALEUR NUTRITIVE

	dolique à œil noir cuit	*dolique asperge bouilli*	*dolique d'Égypte frais et bouilli*
eau	70 %	68,8 %	86,9 %
protéines	7,7 g	8,3 g	2,9 g
matières grasses	0,5 g	0,5 g	0,2 g
glucides	20,8 g	21,1 g	9,2 g
fibres	9,6 g	2 g	1,8 g
calories	116	118	49
			par 100 g

DOLIQUE À ŒIL NOIR

EXCELLENTE SOURCE : acide folique.

BONNE SOURCE : potassium, magnésium, fer et thiamine.

CONTIENT : phosphore, zinc, cuivre, niacine, acide pantothénique et vitamine B_6.

DOLIQUE ASPERGE

EXCELLENTE SOURCE : acide folique, magnésium et potassium.

BONNE SOURCE : fer, phosphore et thiamine.

CONTIENT : zinc, cuivre, acide pantothénique et vitamine B_6.

DOLIQUE D'ÉGYPTE

EXCELLENTE SOURCE : cuivre.

BONNE SOURCE : potassium et magnésium.

CONTIENT : riboflavine, fer et phosphore.

Les doliques sont une source de fibres alimentaires.

Déficientes en certains acides aminés, leurs protéines sont incomplètes (voir *Théorie de la complémentarité,* p. 277).

UTILISATION

Les doliques ressemblent aux haricots et peuvent être utilisés de la même façon, secs ou frais.

Les gousses du dolique à œil noir sont comestibles avant leur pleine maturité et sont souvent servies comme légume vert. Les feuilles et les racines sont également comestibles. Le dolique à œil noir peut être utilisé dans les soupes et les salades, cuit en beignets ou à la casserole. On le réduit en purée ou on le fait germer.

Le dolique asperge se consomme le plus souvent frais, comme le haricot vert. Moins juteux et moins sucré, il a une saveur plus prononcée qui ressemble davantage à celle des haricots secs. La cuisson au wok convient particulièrement bien au dolique asperge. Les graines séchées s'apprêtent comme les graines des autres légumineuses.

Le dolique d'Égypte, une fois séché, s'utilise comme les autres légumineuses qu'il peut remplacer dans la plupart des recettes. Séché puis moulu en farine, il est incorporé au pain ou sert à confectionner des boulettes cuites comme le gruau. On peut aussi le faire germer. Quand il est frais, on l'utilise comme les haricots verts.

Fève

Vicia faba, Légumineuses

Fruit d'une plante, la fève ou « fève des marais » est aussi nommée « gourgane » au Québec. Ses variétés sont fort nombreuses.

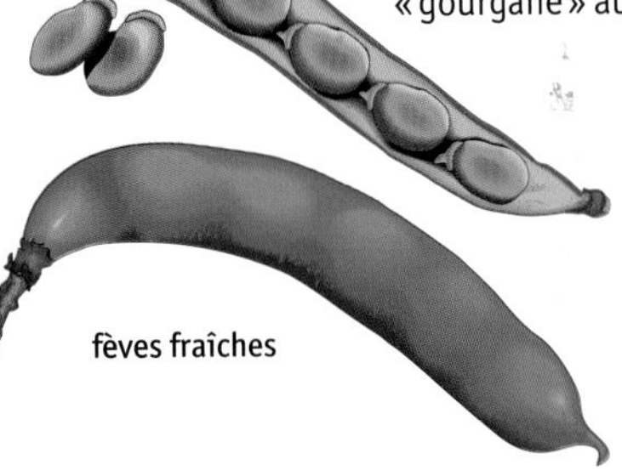

fèves fraîches

VALEUR NUTRITIVE

	bouillie
eau	71,5 %
protéines	7,6 g
matières grasses	0,4 g
glucides	19,6 g
fibres	5,1 g
	par 100 g

EXCELLENTE SOURCE : acide folique.
BONNE SOURCE : potassium et magnésium.
CONTIENT : cuivre, phosphore, zinc, fer, thiamine et riboflavine.
La fève est une source élevée de fibres.
Déficientes en certains acides aminés, ses protéines sont incomplètes (voir *Théorie de la complémentarité,* p. 277).

UTILISATION

La fève est farineuse et de saveur prononcée. Jeune et fraîche, elle se consomme parfois crue, sans la peau épaisse qui contient des tanins laissant un goût amer. Fraîche ou séchée, elle est délicieuse dans les soupes et les plats mijotés, entière ou réduite en purée.
On peut sauter la fève et la consommer en amuse-gueule, à la manière du maïs soufflé.
La fève cuite peut être consommée froide, entière ou en purée. On la met notamment dans les hors-d'œuvre, les salades et en tartinade dans les sandwichs. Les gousses qui ne sont pas à maturité sont comestibles, on les utilise comme les haricots verts.

CUISSON

Cuire les fèves fraîches ou sèches avec ou sans leur peau. Pour enlever la peau, plonger les fèves quelques minutes dans de l'eau bouillante, les égoutter puis les refroidir sous un filet d'eau froide. La peau s'enlève aussi après un trempage de 12 à 24 h (renouveler l'eau quelques fois).
La fève sèche nécessite environ 2 h 30 de cuisson. Décortiquée, elle ne demande que de 8 à 12 h de trempage et environ 1 h 30 de cuisson. La fève fraîche demande environ 20 min de cuisson.
:: À l'autocuiseur (103 kPa) : environ 20 min avec trempage ; environ 25 min sans trempage.

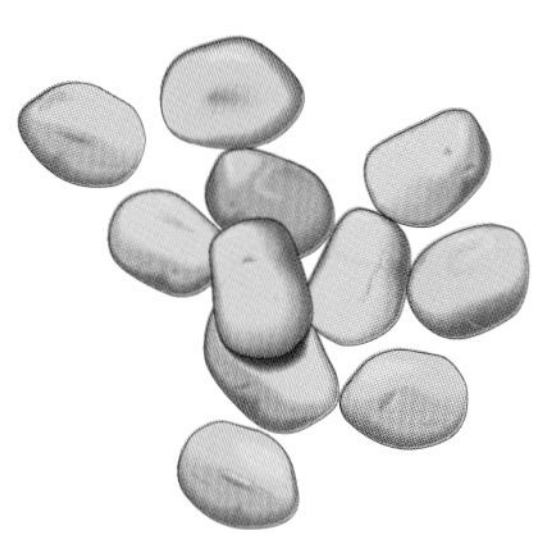

fèves séchées

Pois

Pisum sativum, Légumineuses

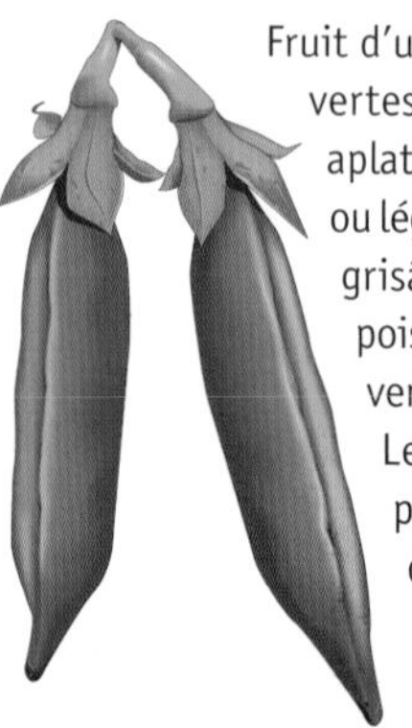
gousses de petits pois à grains ridés

Fruit d'une plante originaire d'Asie centrale et d'Europe. Les gousses vertes et lisses sont droites ou légèrement incurvées, bombées ou aplaties et abritent des graines de taille variable, de forme arrondie ou légèrement carrée. Habituellement vertes, ces graines peuvent être grisâtres, blanchâtres ou brunâtres. Fraîches, on les nomme « petits pois » alors que séchées on les nomme « pois secs ». Ces derniers sont vendus entiers ou fendus ; on les nomme alors « pois cassés ».

Les **pois lisses**, utilisés par l'industrie de la congélation, sont plus farineux et moins sucrés que les **pois ridés** qui sont surtout destinés à la mise en conserve.

Les **pois mange-tout** ou « pois gourmands » ont des gousses sucrées et croquantes qui sont comestibles. Seules celles qui sont aplaties sont bonnes à manger.

Les **pois sugar-snap** ont des gousses savoureuses, même lorsque les petits pois sont bien formés.

ACHAT

POIS VERTS

:: Choisir : des pois verts frais aux gousses lisses, bien pleines de pois pas trop gros mais lustrés et de couleur vert brillant.

Les pois verts frais sont rares et assez coûteux.

POIS MANGE-TOUT

:: Choisir : des pois mange-tout pas trop gros aux gousses fermes, croquantes et intactes, d'un beau vert brillant.

:: Écarter : des pois mange-tout aux gousses molles, plissées, jaunies ou tachetées.

Les pois mange-tout sont principalement commercialisés à l'état frais.

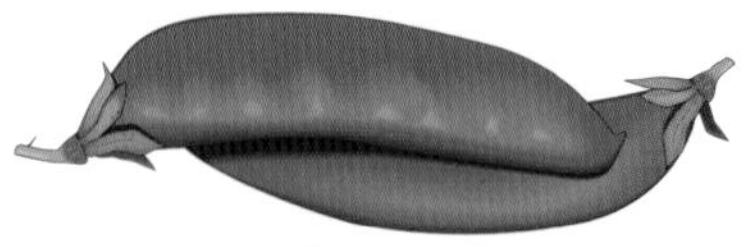
pois mange-tout

PRÉPARATION

Avant d'écosser les gousses de petits pois, les passer brièvement à l'eau fraîche, puis casser la partie supérieure des cosses et tirer sur le fil qui se loge à la jonction des deux cosses (certaines variétés n'ont pas de fil). Répéter l'opération avec l'autre bout, séparer les cosses et extraire les pois. Les petits pois n'ont pas besoin d'être lavés.

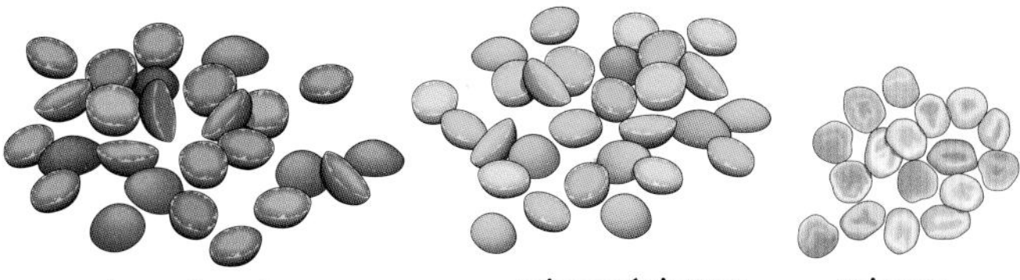
pois cassés verts pois cassés jaunes pois secs

VALEUR NUTRITIVE

	petits pois verts cuits	*pois secs cuits*	*pois mange-tout cuits*
eau	77,9 %	69,5 %	88,9 %
protéines	5,4 g	8,4 g	3,3 g
matières grasses	0,2 g	0,4 g	0,2 g
glucides	15,6 g	21,1 g	7,0 g
fibres	6,7 g	4,0 g	2,8 g
			par 100 g

POIS VERTS CUITS

BONNE SOURCE : acide folique, potassium, thiamine et magnésium.

CONTIENNENT : vitamine C, zinc, vitamine B_6, niacine, fer et phosphore.

POIS SECS

EXCELLENTE SOURCE : potassium et acide folique.

BONNE SOURCE : thiamine.

CONTIENNENT : magnésium, zinc, fer, cuivre, phosphore et acide pantothénique.

Déficientes en certains acides aminés, les protéines des pois sont incomplètes (voir *Théorie de la complémentarité,* p. 277).

POIS MANGE-TOUT CUITS

EXCELLENTE SOURCE : vitamine C.

BONNE SOURCE : potassium.

CONTIENNENT : fer, acide folique, magnésium, thiamine, acide pantothénique, vitamine B_6 et phosphore.

UTILISATION

Les pois mange-tout et les petits pois très jeunes et très frais peuvent être mangés crus ; la cuisson les rend plus sucrés. Cuits, les pois verts frais peuvent être accompagnés de carottes ou de pointes d'asperges. Ils accompagnent la viande et la volaille. On peut les transformer en soupes et potages. Froids, ils s'intègrent à une salade composée. Ils font partie de la macédoine et des préparations à la jardinière. Les pois verts surgelés s'utilisent comme les pois verts frais.

Les pois mange-tout s'utilisent comme les haricots, qu'ils peuvent remplacer dans la plupart des recettes. Crus, ils s'incorporent aux salades et aux hors-d'œuvre. Cuits, ils s'apprêtent comme les pois frais. Ils sont excellents dans les préparations au wok.

Les pois séchés entiers sont cuisinés en soupes, traditionnellement avec un os de jambon et du jambon en cubes.

Les pois cassés réduits en purée s'utilisent dans les soupes, les potages et ils peuvent accompagner des mets principaux.

CUISSON

POIS VERTS FRAIS

Abréger la cuisson des pois afin de minimiser la perte de couleur et de saveur.

:: **À l'eau :** 10 à 15 min, selon leur taille.

:: **À la vapeur ou braisés :** les déposer entre deux couches de feuilles de laitue non essorées.

POIS MANGE-TOUT

:: **À l'eau ou à la vapeur :** 6 à 15 min.

POIS SECS ENTIERS

:: **À l'eau :** cuire à petits frémissements de 1 à 2 h, après trempage.

POIS CASSÉS

:: **À l'eau :** 1 h à 1 h 30, jusqu'à tendreté. Trop cuits, ils auront tendance à se défaire.

Ne pas les cuire à l'autocuiseur car il se forme trop d'écume, ce qui peut bloquer la soupape et la valve de sécurité (voir *Introduction*, p. 118).

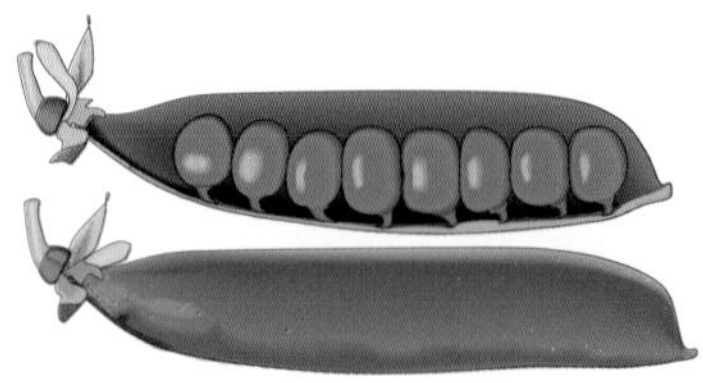

petits pois frais

CONSERVATION

Ne pas conserver des gousses de petits pois plus de 12 h.

:: **Au réfrigérateur :** les petits pois écossés et frais, 4 à 5 jours, dans un récipient non hermétique ou dans un sac perforé.

:: **Au congélateur :** Blanchir les petits pois et les pois mange-tout 1 ou 2 min, selon leur taille.

Pois chiche

Cicer arietinum, Légumineuses

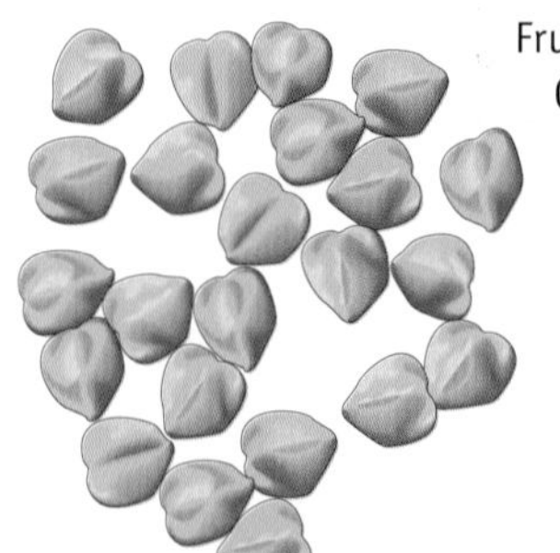

pois chiches

Fruit d'une plante probablement originaire du Moyen-Orient. Les pois chiches poussent sur une plante d'aspect buissonnant. Les gousses courtes et enflées contiennent entre 1 et 4 graines. Ces dernières peuvent être crème, verdâtres, jaunâtres, rougeâtres, brunâtres ou noirâtres. Selon les variétés, la consistance peut être plus ou moins pâteuse ; certaines ont un goût de noisette.

VALEUR NUTRITIVE

	secs, bouillis
eau	60 %
protéines	8,9 g
matières grasses	2,6 g
glucides	27,4 g
fibres	3,5 g
calories	164
	par 100 g

EXCELLENTE SOURCE : acide folique et potassium.
BONNE SOURCE : fer, magnésium, cuivre, zinc et phosphore.
CONTIENT : thiamine, niacine, vitamine B_6 et calcium.
PROPRIÉTÉS : diurétique, stomachique et vermifuge.
Les pois chiches sont une source de fibres. Déficientes en certains acides aminés, leurs protéines sont incomplètes (voir *Théorie de la complémentarité*, p. 277).

PRÉPARATION

Mettre les pois chiches à tremper de 12 à 16 h avant de les cuire. On peut aussi les mettre à tremper toute une nuit puis les congeler dans leur eau de trempage, les dégeler le lendemain et les faire cuire. Cela réduit le temps de cuisson d'environ 1 h.

CUISSON

Les pois chiches nécessitent généralement de 2 h à 2 h 30 de cuisson après trempage.
:: **À l'autocuiseur (103 kPa) :** 20 à 25 min avec trempage ; 35 à 40 min sans trempage.

UTILISATION

Les pois chiches cueillis lorsque leurs gousses ne sont pas à maturité se préparent et se cuisinent comme les haricots verts. Les graines à maturité, fraîches ou séchées, s'apprêtent comme les graines des autres légumineuses ; à la différence de la plupart de celles-ci, elles ne se défont pas à la cuisson.
Les pois chiches sont, avec les haricots, les légumineuses dont l'utilisation est la plus variée ; on les sert en entrées, on les met dans les soupes et les plats principaux. Ils sont délicieux froids dans les salades composées ou en purée. Deux spécialités du Moyen-Orient, l'hoummos (une purée qui se mange froide) et les falafels (des boulettes frites), sont à base de pois chiches. Ils sont aussi présents dans de nombreuses spécialités du midi de la France, notamment l'estouffade, la potée, le ragoût, le puchero et le cocido. Les pois chiches font partie des éléments traditionnels du couscous. On transforme les pois chiches en farine, on les fait rôtir ou germer. La farine sert surtout à préparer pâtes à frire, pains non levés et galettes ; elle est très utilisée en Inde.
Les pois chiches rôtis, salés ou non, se mangent souvent en collation à la manière des arachides.

Arachide

Arachis hypogaea, Légumineuses

Fruit d'une plante qui serait originaire d'Amérique du Sud (Brésil ou Bolivie) ou de Chine. On considère habituellement l'arachide comme une noix. C'est en fait une légumineuse appartenant à la même famille que les pois, les fèves et les haricots, et pouvant être utilisée de la même façon. L'arachide est aussi appelée « cacahuète », de tlacacahuatl, le nom de cet aliment en nahuatl, langue des Aztèques.

L'arachide pousse sur une plante grimpante ou buissonnante. Les tiges florales fertilisées se courbent vers le sol et y pénètrent ; l'extrémité de ces tiges gonfle, mûrit et produit la gousse sous terre. Les gousses deviennent cassantes lorsqu'elles sont séchées et abritent 2 ou 3 graines comestibles.

Il existe une dizaine d'espèces d'arachides et de très nombreuses variétés.

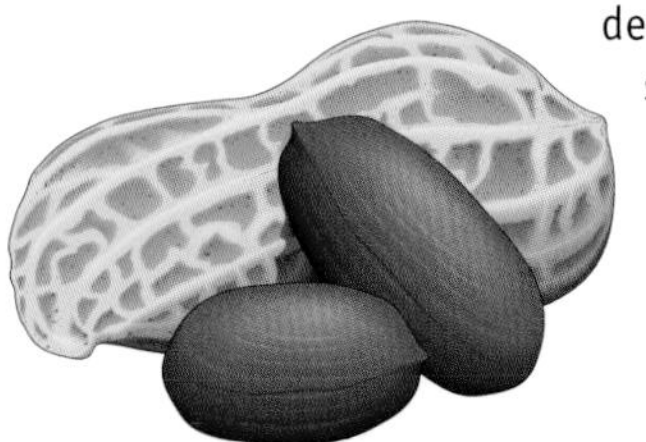

arachide

ACHAT

:: Écarter : des arachides vieillies, tachetées, noircies, rances ou moisies car elles peuvent être contaminées par une moisissure.

CUISSON

Cuire les arachides environ 30 min. Les arachides perdront leur fermeté si le mets est réchauffé ou si elles sont cuites trop longtemps. Pour que les arachides demeurent croquantes, ne les ajouter si possible que dans la portion d'aliment qui sera consommée immédiatement.

CONSERVATION

Les arachides crues se détériorent plus rapidement que les arachides rôties.

:: À l'air ambiant : placer les arachides rôties dans un endroit frais et sec, à l'abri des insectes et des rongeurs.

:: Au réfrigérateur : crues, dans un contenant hermétique (9 mois en écale ou 3 mois décortiquées).

:: Au congélateur : en écale, 6 mois ; décortiquées, 3 mois.

VALEUR NUTRITIVE

	crues	*rôties à sec*
eau	5,6 %	1,4 %
protéines	13 g	11,8 g
matières grasses	23,8 g	24,8 g
glucides	9,3 g	10,7 g
fibres	1,2 g	3,9 g
calories	282	293
		par 50 g

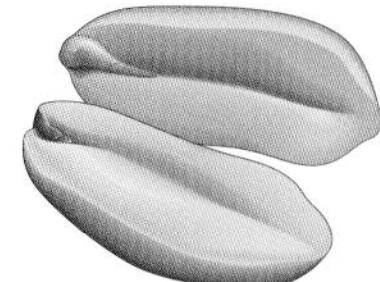

ARACHIDES CRUES

EXCELLENTE SOURCE : thiamine, niacine, magnésium et potassium.

BONNE SOURCE : acide pantothénique, cuivre, zinc et phosphore.

CONTIENNENT : fer.

ARACHIDES RÔTIES À SEC OU À L'HUILE

EXCELLENTE SOURCE : magnésium, niacine et potassium.

BONNE SOURCE : zinc, cuivre, thiamine et phosphore.

CONTIENNENT : acide pantothénique, fer et vitamine B_6.

Les arachides rôties à sec sont une source élevée de fibres.

PROPRIÉTÉS : les arachides sont riches en protéines, en calories et en matières grasses (85,5 % d'acides non saturés dont 57 % d'acides monoinsaturés et 28,5 % d'acides polyinsaturés, voir *Corps gras,* p. 581). Les protéines sont dites incomplètes, car certains acides aminés sont présents en plus faible proportion par rapport aux autres (voir *Théorie de la complémentarité,* p. 277).

UTILISATION

Les arachides sont laissées entières, pilées, moulues ou transformées en pâte. Elles sont disponibles salées ou non, pelées ou non, grillées à sec ou au miel, enrobées de chocolat ou d'huile. On les consomme souvent en amuse-gueule ou en collation. Dans les pâtisseries, elles peuvent remplacer les amandes ou les pistaches.

Le beurre d'arachide (une excellente source de protéines) n'est pas vraiment une invention américaine, comme pourrait le faire croire l'importance de cet aliment en Amérique du Nord. Africains, Amérindiens d'Amérique du Sud et Indonésiens préparent une pâte semblable depuis longtemps.

Les arachides occupent une place de choix dans la cuisine, accompagnant viandes, poissons et volailles ou aromatisant soupes, sauces, salades, plats mijotés et desserts. Elles sont la base de la sauce satay, une sauce piquante, et du gado gado, un plat de légumes assaisonnés d'une sauce contenant arachides, lait de coco, piment et ail.

Les arachides donnent une excellente huile de saveur neutre qui convient à tous les usages et qui peut supporter de hautes températures et de nombreuses fritures sans se dénaturer (voir *Huile,* p. 587).

Luzerne

Medicago sativa, Légumineuses

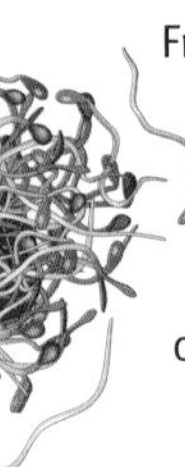

Fruit d'une plante qui serait originaire du Sud-Ouest de l'Asie. Ce sont surtout les graines germées qui servent à la consommation humaine. La germination augmente la valeur nutritive en rendant la luzerne plus digestible et en haussant la teneur de ses divers nutriments. Les jeunes feuilles servent comme légume ou pour préparer des infusions.

luzerne

ACHAT

::Choisir : des graines de luzerne germées fermes, aux feuilles vertes.

:: Écarter : des germes détrempés, décolorés ou qui dégagent une odeur de moisi.

Acheter les graines sèches vendues spécialement pour la germination, en petite quantité à la fois, car les graines ont un rendement élevé.

PRÉPARATION

:: Germination dans un bocal de verre :

1. Mesurer de 10 à 15 ml de graines de luzerne sèches et les mettre dans l'eau toute une nuit;
2. Égoutter, rincer, et placer les graines dans un grand bocal stérilisé au large goulot; couvrir le bocal d'une étamine et maintenir en place à l'aide d'un anneau de métal ou d'une bande élastique; renverser le bocal puis le placer dans un endroit sombre et chaud.
3. Deux fois par jour pendant 3 ou 4 jours, rincer les graines à l'eau tiède, puis les égoutter et replacer le bocal au même endroit, de façon que le liquide s'égoutte complètement (il est important que les graines ne s'assèchent pas).
4. Lorsque les germes atteignent de 4 à 5 cm de long, les exposer une journée à la lumière du jour afin que les feuilles verdissent; servir ou réfrigérer.

VALEUR NUTRITIVE

	germes crus
eau	91 %
protéines	1,4 g
matières grasses	0,2 g
glucides	1,3 g
fibres	1 g
calories	10
	par 35 g (250 ml)

GERMES DE LUZERNE CRUS

CONTIENNENT : acide folique et zinc.

PROPRIÉTÉS : antiscorbutiques, diurétiques, stimulants et efficaces contre les ulcères peptiques et les problèmes urinaires ou intestinaux.

CONSERVATION

:: À l'air ambiant : les graines séchées, 1 an, dans un endroit frais et sec, dans un contenant hermétique.

:: Au réfrigérateur : 1 semaine.

UTILISATION

Les germes de luzerne se mangent crus (dans les salades, sandwichs et hors-d'œuvre) car ils sont très fins et leur goût est délicat. On les ajoute au service dans les soupes, ragoûts, omelettes, légumes et tacos. La farine de luzerne peut être incorporée en petites quantités dans des produits céréaliers.

Soya

Glycine max, Légumineuses

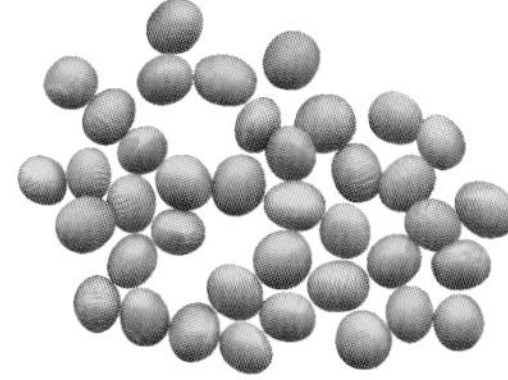

haricots de soya secs

Fruit d'une plante originaire de l'Asie de l'Est. Les gousses de soya abritent des graines très dures de couleur variable. Le haricot de soya est la seule légumineuse dont on peut extraire un liquide, le « lait de soya » (ou « filtrat de soya »), dont on se sert entre autres pour fabriquer le tofu. On peut le presser (voir *Huile,* p. 587) et le fermenter (voir *Tempeh, Miso, Sauce soya,* p. 146, 459 et 460). On le transforme en protéines texturées (voir *Protéines végétales texturées,* p. 147). Les Asiatiques consomment surtout le soya transformé (miso, tamari, lait et tofu). Le haricot de soya concassé est un haricot dont on a retiré l'enveloppe extérieure avant qu'il soit moulu en granules. Les germes de haricot de soya sont prêts à manger après une germination de quelques jours. Ils sont utilisés de la même façon que les germes de haricot mungo. La farine de soya est une farine dépourvue de gluten (ne lève pas). Cette farine contient de 2 à 3 fois plus de protéines que la farine de blé et 10 fois plus de matières grasses dans le cas de la farine de soya non dégraissée (qui doit être réfrigérée).

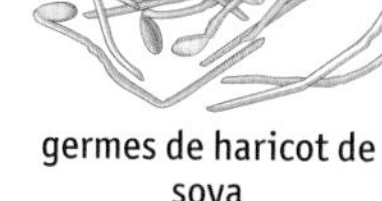

germes de haricot de soya

PRÉPARATION

Les haricots de soya exigent préalablement une période de trempage, ce qui permet de diminuer quelque peu le temps de cuisson, de préserver les vitamines et minéraux et de réduire la flatulence.

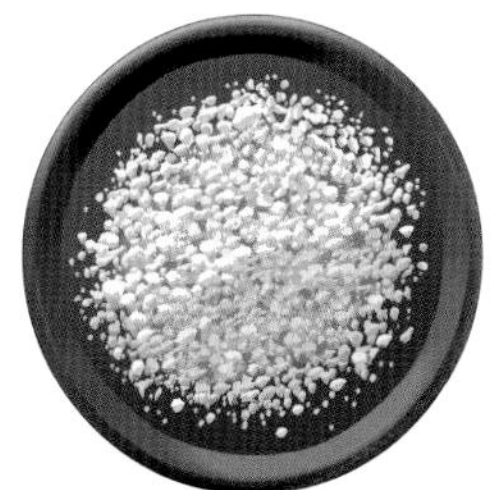

farine de soya

CUISSON

Les haricots séchés nécessitent au moins 3 h de cuisson, parfois jusqu'à 7 ou 9 h, selon les variétés. Ils sont cuits lorsqu'on peut les écraser facilement à la fourchette. Utiliser un peu plus d'eau que pour les autres légumineuses et veiller à ce qu'ils n'en manquent pas.

:: À l'autocuiseur : amener les haricots à ébullition (sans couvercle), enlever l'écume, puis réduire l'intensité et laisser mijoter. Mettre le couvercle. Lorsque la pression requise est atteinte, calculer 30 min pour des haricots ayant subi une période de trempage. Ne pas remplir plus du tiers de l'autocuiseur.

Soya

VALEUR NUTRITIVE

	haricots de soya bouillis	*farine de soya non dégraissée*	*farine de soya dégraissée*
eau	62,5 %	5,2 %	7,2 %
protéines	16,6 g	34,5 g	47 g
matières grasses	9 g	20,6 g	1,2 g
glucides	9,9 g	35,2 g	38,4 g
fibres	2 g		
calories	173	436	329
			par 100 g

Le soya contient plus de protéines et de calories que les autres légumineuses. Ses protéines sont d'excellente qualité. Le haricot de soya est un complément idéal des céréales (voir *Théorie de la complémentarité,* p. 277). Les matières grasses sont non saturées à 78 %, dépourvues de cholestérol et contiennent de la lécithine. Le soya est bénéfique pour le foie, reminéralisant et énergétique. Il contiendrait plusieurs composés potentiellement anticancéreux.

HARICOTS DE SOYA

EXCELLENTE SOURCE : potassium, magnésium, fer et acide folique.

BONNE SOURCE : phosphore, cuivre, niacine et riboflavine.

CONTIENNENT : vitamine B_6, zinc, thiamine et calcium.

FARINE DE SOYA (DÉGRAISSÉE OU NON)

EXCELLENTE SOURCE : potassium, magnésium, folacine, cuivre, niacine, fer, phosphore, thiamine, zinc et vitamine B_6.

BONNE SOURCE : calcium.

FARINE DE SOYA NON DÉGRAISSÉE

EXCELLENTE SOURCE : riboflavine.

BONNE SOURCE : acide pantothénique.

FARINE DE SOYA DÉGRAISSÉE

EXCELLENTE SOURCE : acide pantothénique.

BONNE SOURCE : riboflavine.

UTILISATION

HARICOT DE SOYA FRAIS

Il contient des facteurs réduisant la qualité nutritionnelle, qui sont neutralisés par la cuisson et la fermentation. Il est important de bien le cuire. On mange le haricot frais seul ou dans sa gousse. Il sert souvent de légume ou peut être cuisiné comme le haricot séché. Pour l'écosser plus facilement, le blanchir environ 5 min ou le cuire sans l'écosser. Il est excellent dans les mets mijotés.

HARICOT DE SOYA SÉCHÉ

Il s'apprête comme les autres légumineuses. Il est important de bien le cuire.

HARICOT DE SOYA CONCASSÉ

Il cuit beaucoup plus rapidement que le haricot entier ; utiliser 4 parties d'eau pour 1 partie de soya. Il est ajouté aux soupes, ragoûts, sauces à spaghetti, biscuits et pains. Le recouvrir préalablement d'eau bouillante ou le faire bouillir quelques minutes (précaution inutile s'il cuit longtemps).

GERMES DE HARICOTS DE SOYA

Ils se consomment légèrement cuits ou crus.

FARINE DE SOYA

On l'utilise modérément pour lier les sauces ou pour enrichir gâteaux, muffins et biscuits.

Lait de soya

Liquide ayant l'apparence du lait, tiré des haricots de soya broyés ou préparé à partir de la farine de soya non dégraissée. Le lait de soya est presque toujours pasteurisé ou stérilisé. Il est commercialisé en liquide (souvent aromatisé artificiellement et très sucré) ou en poudre. La fabrication du lait de soya donne naissance à un résidu comestible nommé « okara » (voir *Okara,* p. 145).

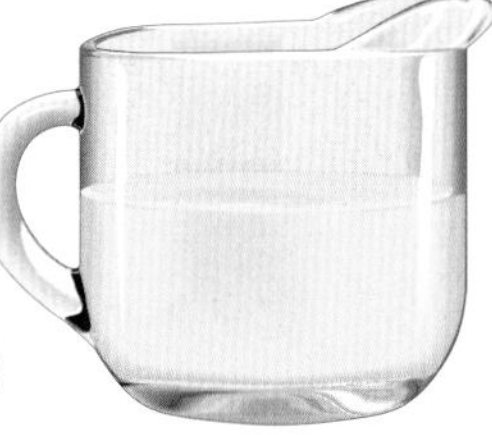

lait de soya

UTILISATION

Le lait de soya entre dans la préparation des soupes, sauces, yogourts, sorbets, crèmes glacées, puddings, boissons et pâtisseries.

PRÉPARATION

:: Fabrication du lait de soya :

1. Laver 250 ml (180 g) de haricots, les recouvrir d'eau pour permettre leur expansion ; laisser tremper au moins 10 h.
2. Chauffer 125 ml d'eau dans une casserole.
3. Entre-temps, réduire les haricots en purée en ajoutant de 500 à 750 ml d'eau.
4. Verser le mélange dans la casserole, amener à ébullition, diminuer l'intensité et laisser mijoter de 12 à 25 min (30 min pour du lait à saveur plus douce).
5. Verser cette préparation dans une étamine déposée sur une passoire placée au-dessus d'un récipient.
6. Presser ou tordre l'étamine pour en extraire le liquide.
7. Ouvrir l'étamine et verser 125 ml d'eau, refermer et bien tordre à nouveau.

CONSERVATION

:: À l'air ambiant : placer la poudre dans un contenant hermétique.

:: Au réfrigérateur : liquide, plusieurs jours.

VALEUR NUTRITIVE

eau	93,3 %
protéines	7 g
glucides	4,6 g
matières grasses	4,8 g
calories	84
	par 250 ml

EXCELLENTE SOURCE : thiamine et potassium.
BONNE SOURCE : magnésium et cuivre.
CONTIENT : phosphore, riboflavine, fer, niacine et vitamine B_6.

Les protéines du lait de soya sont d'excellente qualité, mais elles sont pauvres en méthionine, un acide aminé (voir *Théorie de la complémentarité,* p. 277). On retrouve en grande partie des acides gras non saturés et, étant d'origine végétale, elles sont dépourvues de cholestérol et contiennent de la lécithine. Le lait de soya ne contient pas de lactose, substance causant parfois une intolérance (voir *Lait,* p. 527).

PROPRIÉTÉS : alcalinisant et bénéfique pour le système digestif. Il serait efficace pour prévenir l'anémie, pour stimuler la production d'hémoglobine, pour diminuer les triglycérides et le cholestérol sanguin. Un usage exclusif ou très poussé du lait de soya combiné à une alimentation végétarienne stricte peut créer une carence en calcium et en vitamine B_{12}.

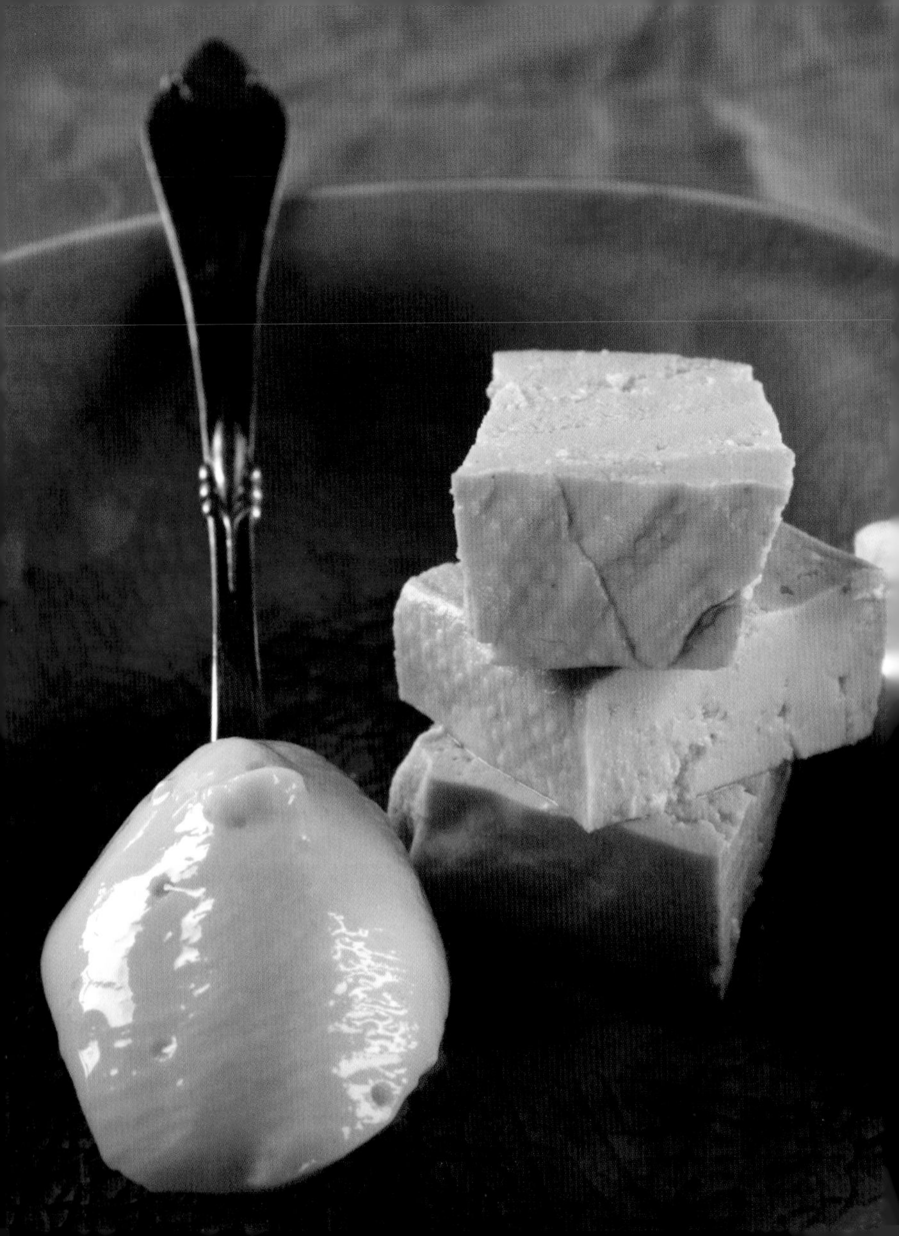

Tofu

Nom japonais du caillé obtenu à partir du liquide laiteux extrait des haricots de soya. Le tofu est originaire de Chine. Il occupe une place importante dans la cuisine asiatique.
Le tofu est parfois désigné sous le nom de « pâté », de « caillé » ou de « fromage de soya ». Il a une consistance quelque peu gélatineuse mais ferme ; on compare sa texture à celle d'un flan assez ferme. La saveur est fade, mais le tofu absorbe celle des aliments avec lesquels il est préparé.

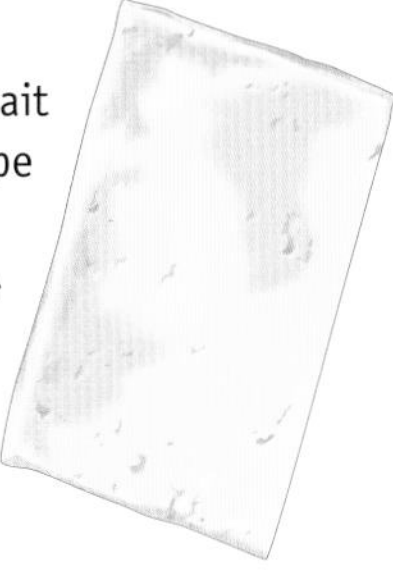
tofu

ACHAT

Le tofu est vendu en vrac baignant dans de l'eau, enveloppé individuellement (souvent dans un emballage sous vide), déshydraté ou congelé. S'il est vendu en vrac, s'assurer qu'il est bien frais et que les conditions d'hygiène sont adéquates. L'empaquetage scellé élimine les risques de contamination et prolonge la durée de conservation du tofu (90 jours maximum). La date de péremption sur l'emballage est valable aussi longtemps que l'emballage n'a pas été ouvert.

CUISSON

:: **À l'eau :** entier ou coupé en cubes (4 à 20 min, selon la taille des morceaux et la texture désirée).
Consommer le tofu frais le plus tôt possible après sa fabrication ou son achat. Le tofu âgé est plus ferme et d'un goût plus prononcé, il gagne à être bien assaisonné. Le tofu ferme garde mieux sa forme, se tranche et se met en cubes plus facilement que le tofu mou, qui s'émiette et s'écrase plus facilement.

VALEUR NUTRITIVE

	tofu ferme
eau	69,8 %
protéines	15,7 g
matières grasses	8,6 g
glucides	4,3 g
fibres	0,1 g
calories	146
	par 100 g

EXCELLENTE SOURCE : fer et magnésium.
BONNE SOURCE : potassium, niacine, cuivre, calcium, zinc et phosphore.
CONTIENT : acide folique, thiamine, riboflavine et vitamine B_6.
Les protéines sont riches en lysine, ce qui fait du tofu un complément idéal des céréales (voir *Soya*, p. 139). Les matières grasses sont non saturées à 78 % et elles ne contiennent pas de cholestérol. 100 g de tofu renferment la moitié moins de protéines qu'une portion de 60 g de viande cuite. Les autres sources de protéines ingérées durant la journée suffiront à combler les besoins en protéines.
Le tofu contient de 2 à 3 fois plus de fer qu'une portion de viande cuite. Son absorption sera facilitée et augmentée par la consommation d'une bonne source de vitamine C au même repas.

tofu frais

Tofu

CONSERVATION

:: Au réfrigérateur : 1 semaine. Placer le tofu frais dont l'emballage est ouvert dans un contenant hermétique rempli d'eau. Renouveler cette eau tous les 2 jours. Ce procédé peut s'appliquer au tofu emballé sous vide dont la date de fraîcheur est passée ; s'assurer qu'il ne dégage pas d'odeur désagréable lorsqu'on l'ouvre et qu'il n'est pas visqueux.

:: Au congélateur : sans eau, dans un récipient hermétique en chassant l'air ou dans son emballage sous vide. Le décongeler au réfrigérateur. La congélation rend le tofu plus caoutchouteux et sa couleur devient blanc jaunâtre.

tofu ferme

PRÉPARATION

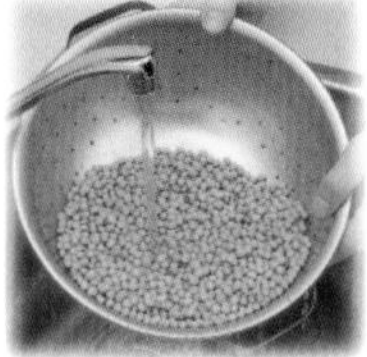

1 Rincer les haricots (250 g) sous l'eau froide. Dans un bol, les recouvrir d'eau, puis les laisser tremper 8 h.

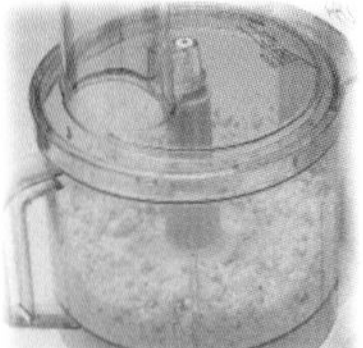

2 Rincer à nouveau, égoutter, puis réduire en purée au robot avec 750 ml d'eau.

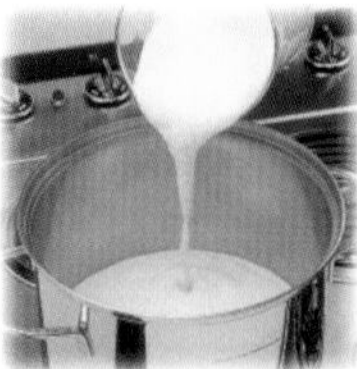

3 Amener 2 l d'eau à ébullition et y ajouter la purée. Cuire 10 min à feu moyen en remuant constamment.

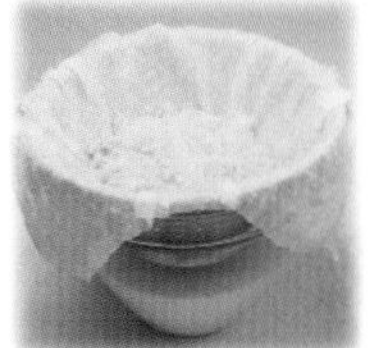

4 Verser le tout dans une passoire recouverte d'une étamine (au-dessus d'un bol), puis tordre celle-ci pour en extraire le lait de soya.

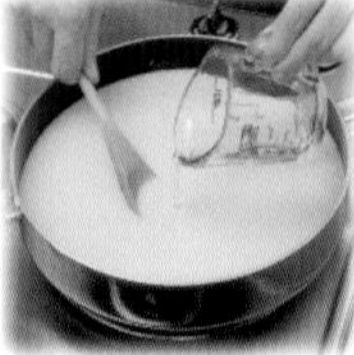

5 Chauffer le lait jusqu'à frémissement ; verser ⅓ de coagulant, dissous dans de l'eau froide (nigari ou autre). Remuer, ajouter les ⅔ restants, remuer et laisser reposer 5 min.

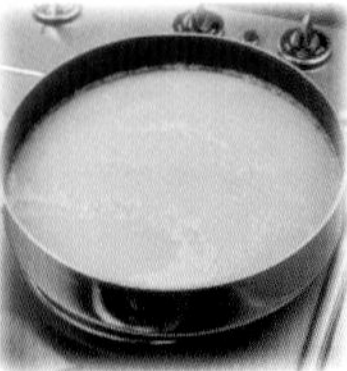

6 Lorsque le caillé est formé, enlever le liquide restant (le petit-lait) à la louche.

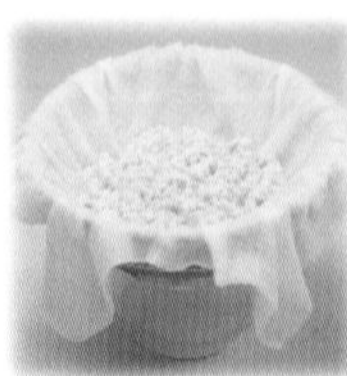

7 Mettre le caillé dans une passoire recouverte d'un linge et l'envelopper.

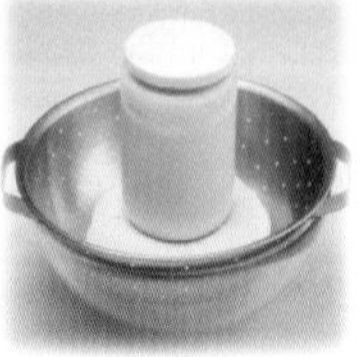

8 Poser un objet lourd sur le caillé et laisser reposer entre 15 et 30 min selon la fermeté désirée.

UTILISATION

Le tofu se sert chaud ou froid. On le met dans les soupes, pâtes alimentaires, pizzas, gâteaux, tartes, biscuits et muffins. Cru, broyé et assaisonné, il s'ajoute aux sandwichs, salades et hors-d'œuvre. Le tofu mou se liquéfie au mélangeur et peut remplacer la crème aigre, le yogourt et le fromage frais. Il peut se substituer aux œufs brouillés. Le tofu ferme peut être sauté, braisé, mijoté, frit ou grillé. Le tofu est l'ingrédient de base du tofutti (semblable à de la crème glacée). Il se transforme en croquettes, burgers et saucisses. Ces produits contiennent beaucoup de protéines et peu de gras, de sel et d'additifs. La saveur du tofu est rehaussée par la sauce Worcestershire, les sauces aux piments forts et la sauce soya ainsi que par l'ail, le gingembre frais, le curry, la poudre de chili et la moutarde forte.

Okara

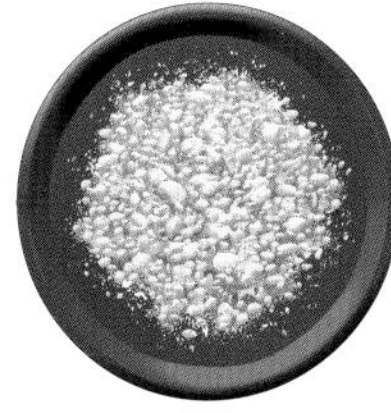
okara

Pulpe égouttée des haricots de soya, l'okara est le résidu de la fabrication du lait de soya. De couleur beige, il a une fine texture émiettée qui rappelle la noix de coco fraîchement râpée.

UTILISATION

L'okara rend la texture des pains et des pâtisseries plus légère et allonge leur conservation. Il absorbe les saveurs et peut être ajouté dans les céréales, pâtes à frire, crêpes, muffins, biscuits, hamburgers, croquettes et ragoûts. On l'utilise comme substitut de viande, comme chapelure et pour épaissir les soupes (sauf les consommés qui deviennent brouillés) et les sauces. On utilise l'okara humide ou séché. Son degré d'humidité dépend du degré d'extraction du lait et il influence son mode d'utilisation. On peut le sécher au soleil, dans un déshydrateur, ou au four de 120 à 235 °C. Le brasser occasionnellement; pour obtenir un mélange plus fin, le passer ensuite au mélangeur.

VALEUR NUTRITIVE

eau	82 %
protéines	3,3 g
matières grasses	1,8 g
glucides	12,6 g
fibres	4,1 g
calories	77
	par 100 g

BONNE SOURCE : potassium.

CONTIENT : magnésium, fer, calcium et phosphore. Il est très riche en fibres.

CONSERVATION

:: À l'air ambiant : indéfiniment, séché, dans un endroit frais et sec.

:: Au réfrigérateur : humide, 1 semaine.

Tempeh

Produit fermenté originaire d'Indonésie dont la texture est légèrement caoutchouteuse et la saveur prononcée. Le tempeh est traditionnellement fait avec des haricots de soya. On peut le préparer avec d'autres légumineuses (arachide, haricot rouge, petit haricot blanc), des céréales (blé, avoine, orge) et de la noix de coco.
Les haricots doivent être cassés en deux et débarrassés de leur peau ; ils subissent ensuite un début de cuisson avant d'être ensemencés avec le ferment *Rhizopus oligosporus*. Des moisissures blanches se développent autour du produit. La texture du tempeh ressemble à celle du nougat.

tempeh

ACHAT

:: Choisir : un tempeh frais recouvert d'une mince couche blanchâtre, dégageant une odeur de champignon. Des taches noires ou grises indiquent des endroits davantage fermentés ; ne pas le laisser fermenter autant.
:: Écarter : un tempeh orné de taches roses, jaunes ou bleues, ou dégageant une odeur d'ammoniac ou de pourriture.
On trouve le tempeh dans les épiceries asiatiques ou les magasins d'alimentation naturelle.

UTILISATION

Le tempeh se consomme seulement cuit. Il peut remplacer ou être combiné au tofu dans plusieurs recettes. Il est plus savoureux s'il a mariné (au moins 20 min) ou si on lui ajoute de l'ail et du gingembre frais ou de la moutarde forte. Le tempeh est ajouté aux soupes, sauces, farces, trempettes, sandwichs, salades composées, ragoûts, lasagnes et pizzas.

CONSERVATION

:: Au réfrigérateur.
:: Au congélateur : blanchir au préalable.

VALEUR NUTRITIVE

	tempeh de soya
eau	55 %
protéines	18,9 g
matières grasses	7,7 g
glucides	17 g
fibres	3,0 g
calories	199
	par 100 g

EXCELLENTE SOURCE : vitamine B_{12}, niacine, cuivre, potassium et magnésium.
BONNE SOURCE : acide folique, zinc, phosphore, vitamine B_6 et fer.
CONTIENT : thiamine, calcium, vitamine A, riboflavine et acide pantothénique.
Le tempeh est une source de fibres. Il a une grande valeur nutritive, il est facilement digestible et assimilable.

CUISSON

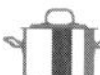

:: Sauté ou **frit :** 5 à 10 min.

Protéines végétales texturées

Protéines extraites de certains végétaux par un processus chimique. Les protéines végétales texturées entrent dans divers produits alimentaires et servent principalement de substitut de viande et comme additif alimentaire (étiquetage obligatoire).
Elles proviennent surtout du haricot de soya, parfois du blé, du tournesol ou de la luzerne. Selon les procédés de fabrication utilisés, les protéines isolées sont plus ou moins gélatineuses, visqueuses et solubles.

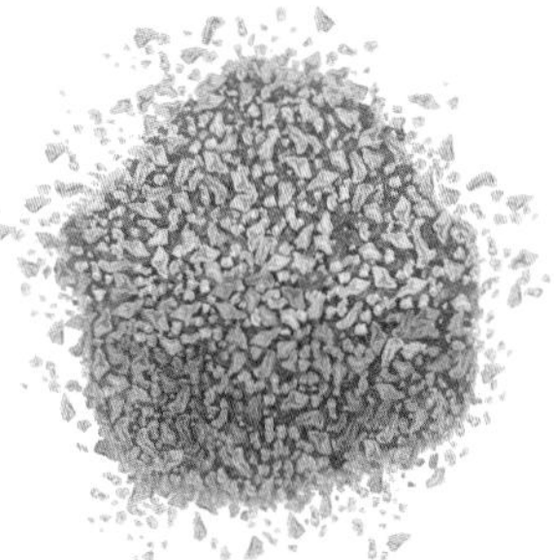
protéines végétales texturées

ACHAT

Vérifier la liste des ingrédients sur les étiquettes afin d'éviter les additifs alimentaires.

UTILISATION

Les protéines végétales texturées adoptent diverses formes (granules, poudre, cubes, tranches) ; elles sont commercialisées nature ou aromatisées (viande, légumes, noix, poissons, fruits de mer, etc.). Elles absorbent les saveurs et entrent dans la préparation de sauces, ragoûts, lasagnes, hamburgers, desserts congelés, céréales préparées, etc.
Réduites en poudre, les protéines végétales sont utilisées en charcuterie, dans les produits céréaliers, les pâtisseries et les pains de fabrication industrielle.

CONSERVATION

:: À l'air ambiant : déshydratées.
:: Au réfrigérateur : réhydratées, 1 semaine.

VALEUR NUTRITIVE

La diversité des préparations commerciales cuisinées est tellement grande qu'il est difficile de connaître la valeur nutritive sauf si l'étiquette la révèle. Les protéines végétales texturées contiennent très peu de matières grasses.

PRÉPARATION

:: Pour fabriquer des protéines maison sans additifs : utiliser du tofu congelé ; le décongeler dans une passoire et en extraire l'eau. Écraser le tofu égoutté à la fourchette ou à l'aide d'un pilon et l'assaisonner de bouillon, jus de tomate, tamari, fines herbes, etc. Bien mélanger puis s'en servir tel quel ou le déshydrater (120 à 135 °C) pour une utilisation future.
:: Pour réhydrater les protéines : incorporer 200 ml d'eau bouillante par 250 ml de granules (laisser reposer de 10 à 15 min). Se mouiller les mains pour empêcher les protéines réhydratées de coller lorsqu'on les façonne.

Introduction
Fruits

Au sens botanique, le fruit est ce qui se développe lorsque l'ovaire de la fleur a été fécondé, et qui protège les ovules devenus des graines. L'usage courant du mot fruit s'applique aux aliments généralement doux que l'on consomme au dessert, au petit déjeuner ou en collation. Certains végétaux cependant, tels que l'aubergine, la tomate, la courge, l'olive, l'avocat et les noix sont aussi des fruits. Jusqu'au 18e siècle, les légumes étaient également nommés « fruits » car ils faisaient partie de ce que l'on nommait les « fruits de la terre ».

CONSEILS POUR LA CONSERVATION DES FRUITS

Les fruits sont fragiles, ils continuent de vivre après la cueillette ; on dit qu'ils respirent.

:: À l'air ambiant

La température ambiante a une grande influence sur le rythme de respiration. Plus elle est élevée, plus les fruits respirent, ce qui entraîne une perte d'eau et accélère le mûrissement. Tous les fruits ne sont pas aussi fragiles cependant : l'orange, par exemple, se conserve plus facilement que la fraise. Les fruits ont besoin d'un certain degré d'humidité et de froid pour demeurer frais plus longtemps ; plus l'air ambiant est humide, plus leur déshydratation est retardée. Pour accélérer le mûrissement, laisser les fruits à la température ambiante loin des rayons du soleil tout en veillant à ce qu'ils ne deviennent pas trop mûrs, car plusieurs se gâtent très vite. Les fruits sont mûrs lorsqu'ils cèdent sous une légère pression des doigts et qu'ils sont odorants. Les conserver alors au réfrigérateur et les utiliser rapidement.

Les fruits produisent en abondance de l'éthylène, un gaz qui accélère le mûrissement. On peut mettre les fruits dans un sac qui emprisonne ce gaz pour accélérer leur maturation. Retirer les fruits du sac dès qu'ils sont à point, sinon ils deviendront trop mûrs. Ne pas placer les fruits dans un contenant en plastique hermétique car le plastique retient l'air et l'humidité, ce qui les ferait pourrir. Pour ce qui est des jus de fruits, il est préférable de les conserver dans des contenants opaques et étanches afin de limiter la perte de valeur nutritive.

:: Au réfrigérateur

Étant donné que le gaz éthylène dégagé par les fruits altère les légumes, il vaut mieux conserver les fruits et les légumes séparément. (Le gaz éthylène peut cependant être utilisé pour stimuler la floraison de plantes qui ne fleurissent pas. Mettre une plante dans un sac avec un fruit, une pomme ou une banane notamment, favorisera la floraison.) Manipuler les fruits avec soin, car toute meurtrissure les détériore plus vite et accélère le processus de maturation. Les tenir éloignés des aliments à odeur forte car la plupart des fruits ont tendance à absorber les odeurs.

:: Au congélateur

Presque tous les fruits peuvent être congelés, exception faite des poires et des cerises douces qui deviennent trop molles à la décongélation. À la congélation, certaines enzymes causent le brunissement des fruits, il est donc nécessaire de les arroser de sucre ou d'ingrédients acides (jus de citron, acide ascorbique) pour ralentir ce processus. C'est notamment le cas des petits fruits tels que la fraise, la framboise et la mûre.

:: En conserve

Pour effectuer une mise en conserve de fruits de qualité, on doit utiliser un stérilisateur à eau bouillante, même si les fruits sont très acides, afin de détruire toutes bactéries, moisissures et levures. Il faut s'assurer d'utiliser uniquement des fruits mûrs, fermes et bien formés. Les conserves maison bien préparées se conservent jusqu'à un an dans un endroit sombre et frais de préférence.

:: Déshydratés

La déshydratation assure la conservation par le fait que les fruits séchés ne contiennent plus suffisamment d'eau pour favoriser la croissance de micro-organismes. Les fruits les plus couramment soumis à la déshydratation sont les abricots, les dattes, les figues et les raisins. La déshydratation des fruits exige une certaine préparation car les enzymes présentes peuvent entraîner des changements de couleur et de saveur durant le processus. Il s'agit donc soit de les blanchir, soit de les sulfurer pendant un certain temps. Les fruits sont ensuite déshydratés jusqu'à ce que leur centre ne contienne plus d'eau. La texture sera souple et semblable à celle du cuir. Le temps de déshydratation varie de 5 à 15 h, selon la variété de fruits et la grosseur des morceaux.

Fruits séchés

Fruits dont on a extrait une partie de l'eau qu'ils contenaient. Autrefois, on faisait sécher les fruits au soleil. De nos jours, la déshydratation commerciale est hautement mécanisée et s'effectue sous chaleur contrôlée.

abricots séchés

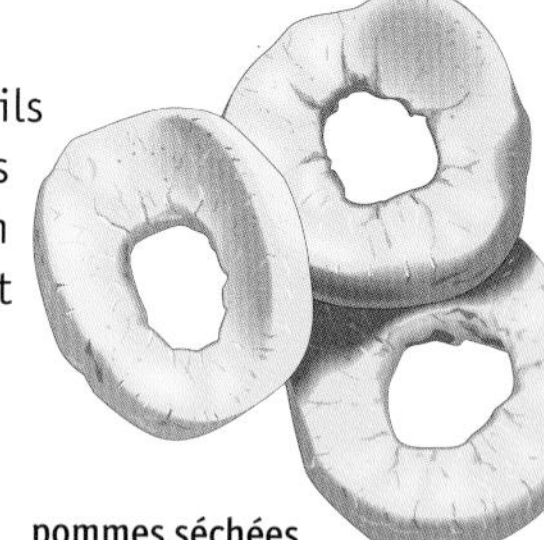

pommes séchées

ACHAT

:: **Choisir :** des fruits déshydratés dans des commerces où l'écoulement des marchandises est rapide pour s'assurer de leur qualité et de leur fraîcheur.
:: **Écarter :** des fruits additionnés de sulfites et qui sont durcis.
Les fruits séchés s'achètent en vrac ou emballés.

UTILISATION

Les fruits séchés sont consommés tels quels ou réhydratés, cuits ou non. On les consomme en dessert ou en collation. On peut aussi les transformer en purée. On les ajoute dans les céréales, les salades de fruits, les salades composées, les sauces, les farces, le riz, les gâteaux, les biscuits, les puddings et les pâtisseries (diminuer la quantité de sucre des préparations dans lesquelles on les ajoute).

VALEUR NUTRITIVE

Les fruits séchés contiennent habituellement de 4 à 5 fois plus de nutriments (à poids égal) que lorsqu'ils sont frais, ce qui les rend hautement énergétiques. Ils contiennent souvent des agents de conservation comme l'acide sorbique, le sorbate de potassium, le bisulfite de potassium ou le bisulfite de sodium. Leur emploi n'est toutefois pas obligatoire.

CONSERVATION

:: **À l'air ambiant :** 6 à 12 mois, dans un endroit frais et sec, à l'abri de l'air et des insectes.
:: **Au congélateur.**

PRÉPARATION

:: **Pour réhydrater les fruits séchés :** les mettre à tremper dans de l'eau, du jus ou de l'alcool (6 à 8 h dans un liquide froid et une trentaine de minutes dans un liquide chaud).

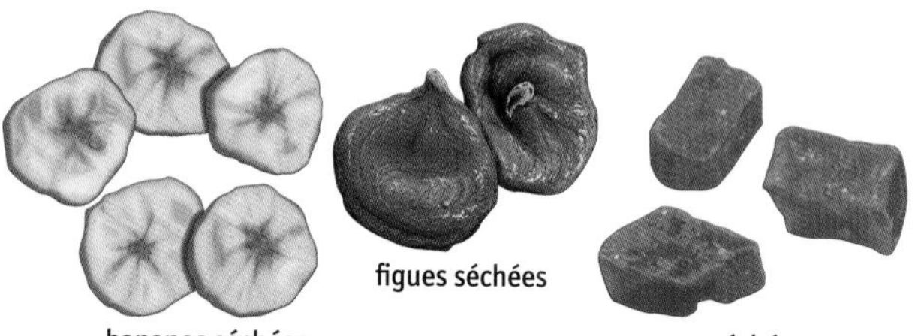

figues séchées

bananes séchées

papayes séchées

Fruits confits

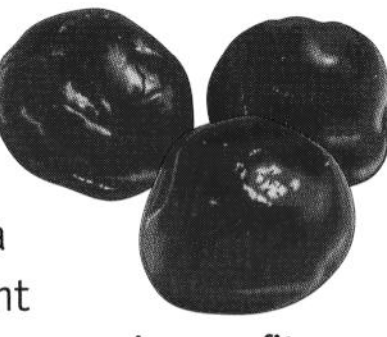
cerises confites

Fruits conservés au sucre : l'eau contenue dans les fruits est remplacée par le sucre. Les fruits sont cueillis peu avant maturité. Le procédé traditionnel consiste à les blanchir pour les attendrir (à l'exception des fraises et des abricots). Ils sont ensuite mis à macérer dans des sirops de plus en plus concentrés qui imprègnent la chair de sucre sans l'endommager. Après l'égouttage, les fruits sont séchés. Ils sont vendus tels quels ou glacés de sucre, ce qui les rend moins collants et plus faciles à conserver.
La plupart des fruits peuvent être confits entiers ou en morceaux. On confit aussi l'écorce des agrumes, les tiges d'angélique et les pétales de violette.

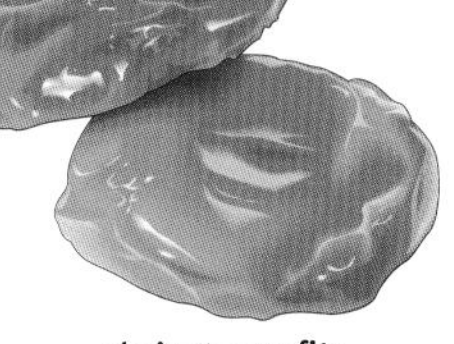
abricots confits

UTILISATION

Les fruits confits sont utilisés pour décorer en pâtisserie, ou comme friandises. Ils sont indispensables dans les puddings anglais et les gâteaux aux fruits. En Italie, ils sont intégrés à la crème glacée.

CONSERVATION

:: À l'air ambiant : 6 mois, dans un endroit frais et sec, à l'abri de la chaleur et des insectes.

VALEUR NUTRITIVE

	abricot confit
eau	12 %
protéines	0,6 g
matières grasses	0,2 g
glucides	86,5 g
	par 100 g

Riches en sucre, les fruits confits sont calorifiques.

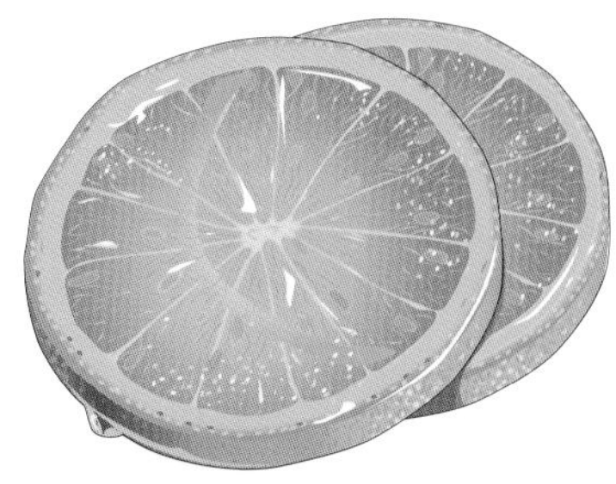
orange confite

Rhubarbe

Rheum rhaponticum, Polygonacées

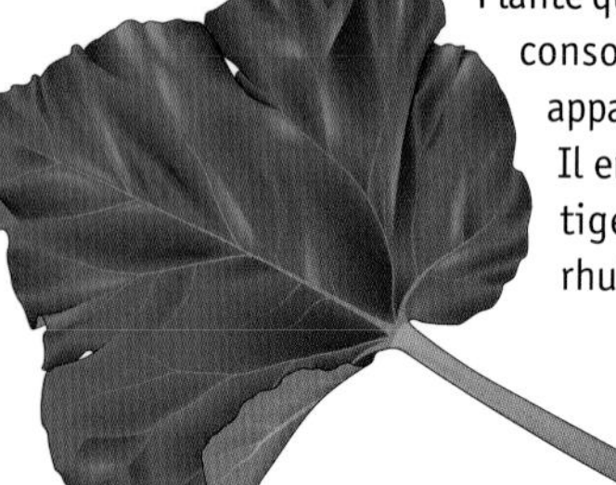
rhubarbe

Plante qui serait originaire d'Asie du Nord. Habituellement consommée comme fruit, la rhubarbe est un légume appartenant à la même famille que l'oseille et le sarrasin. Il en existe une vingtaine de variétés dont seules les tiges épaisses et croquantes sont comestibles. La rhubarbe atteint sa saveur maximale au printemps.

ACHAT

:: Choisir : de la rhubarbe aux tiges fermes et cassantes, sans taches.

UTILISATION

La rhubarbe crue est trempée dans du sucre ou du sel. Cuite, on la trouve en compote, marmelade ou marinades. On la met dans les gâteaux, muffins, punchs, sorbets, crèmes glacées ou tartes. On combine la rhubarbe à d'autres fruits (fraises ou pommes particulièrement). Elle se marie bien avec la cannelle, le citron et le gingembre. La rhubarbe peut aussi être associée aux mets salés et accompagner viandes et poissons. Elle peut remplacer la canneberge dans la plupart des recettes.

CONSERVATION

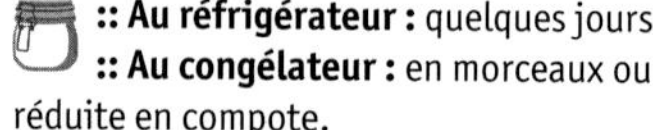

:: Au réfrigérateur : quelques jours.
:: Au congélateur : en morceaux ou réduite en compote.

La rhubarbe peut être mise en conserve stérilisée à chaud ou à froid (mettre des morceaux de rhubarbe, en alternance avec du sucre, dans des bocaux, les fermer, puis les stériliser à l'eau bouillante).

VALEUR NUTRITIVE

eau	94 %
protéines	0,9 g
matières grasses	0,2 g
glucides	4,5 g
calories	21
	par 100 g

EXCELLENTE SOURCE (CRUE) : potassium.
CONTIENT (CRUE) : vitamine C et calcium.
PROPRIÉTÉS : purgative et tonique, apéritive, cholagogue, antiputride et vermifuge.
Souvent consommée avec une grande quantité de sucre, la rhubarbe devient calorifique.

PRÉPARATION

Couper la feuille et la base de la rhubarbe, laver les tiges puis les sectionner en morceaux d'environ 2 cm. Peler la tige si elle est trop fibreuse.

CUISSON

:: À l'eau : à feu modéré dans peu d'eau jusqu'à amollissement des fibres (20 min).

Groseille

Ribes spp., Saxifragacées

Fruit du groseillier, arbuste touffu aux branches ornées d'épines. Les groseilles sont recouvertes d'une mince peau translucide. Leur chair juteuse, aigrelette et aromatique renferme de minuscules graines. On divise les variétés de groseilles en trois catégories :

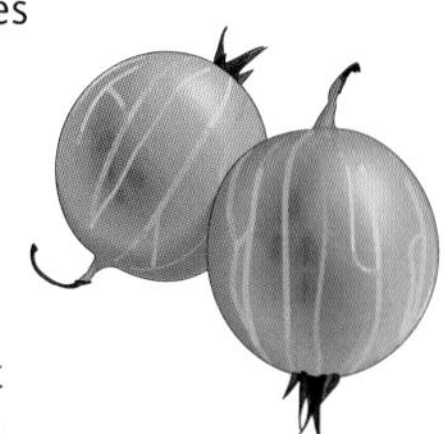

groseilles à maquereau

la **groseille à grappes**, que l'on nomme parfois « gadelle » au Québec, serait originaire d'Europe du Nord et d'Asie. C'est une baie ronde, blanche ou rouge, qui ne dépasse pas 5 mm de diamètre ;

la **groseille à maquereau** que l'on nomme simplement « groseille » au Québec, est plus grosse que la groseille à grappes et pousse en solitaire sur un arbrisseau épineux. Elle serait originaire d'Europe où elle est particulièrement appréciée.

Le **cassis** est une groseille noire qui provient du cassissier (ou groseillier noir). Elle est originaire d'Europe du Nord et ressemble à la myrtille.

cassis

ACHAT

:: Choisir : des groseilles et des cassis intacts et bien colorés. Pour les confitures ou les gelées, choisir des groseilles qui ne sont pas complètement mûres (leur contenu en pectine est plus élevé).

PRÉPARATION

Nettoyer les groseilles au moment de les utiliser seulement.

Pour égrener les groseilles à grappes, se servir de ses doigts, d'une fourchette ou d'un peigne à larges dents.

CONSERVATION

:: Au réfrigérateur : frais, 2 à 3 jours.
:: Au congélateur : entiers, avec ou sans sucre. Les utiliser avant une décongélation complète, ils auront plus de saveur.

CUISSON

Cuire les groseilles et les cassis lentement dans une petite quantité d'eau ou de jus, juste assez pour les empêcher de coller (3 à 5 min). Ajouter du sucre après la cuisson.

Groseille

VALEUR NUTRITIVE

	groseille à grappes	*cassis*	*groseille à maquereau*
eau	84 %	82 %	88 %
protéines	1,4 g	1,4 g	0,9 g
matières grasses	0,2 g	0,4 g	0,6 g
glucides	14 g	15 g	10 g
fibres	4,3 g	5,4 g	4,3 g
calories	55	64	45
			par 100 g

GROSEILLE À GRAPPES

BONNE SOURCE : vitamine C et potassium.
CONTIENT : fer et magnésium.
TRACES : phosphore, calcium et sodium.

CASSIS

EXCELLENTE SOURCE : vitamine C et potassium.
CONTIENT : fer, magnésium, acide pantothénique, phosphore et calcium.
TRACES : vitamine A.

GROSEILLE À MAQUEREAU

BONNE SOURCE : vitamine C et potassium.
TRACES : acide pantothénique, vitamine A et phosphore.

PROPRIÉTÉS : apéritives, digestives, diurétiques et dépuratives. Les groseilles sont laxatives, particulièrement le cassis.

UTILISATION

Les groseilles à grappes se consomment nature, seules ou en salades. On les met dans les puddings, les gâteaux et les tartes. Elles se marient bien avec les poires, les prunes, les framboises et l'ananas. Les groseilles à grappes sont principalement préparées en compote, en gelée, en confiture, en sirop et en vin. Le jus de groseille est excellent dans la vinaigrette où il remplace le vinaigre.
La groseille à maquereau se consomme crue avec du sucre. On en fait des tartes, des sorbets, des gelées et des sirops. On peut l'incorporer aux puddings, chutneys et salades de fruits. Elle sert de garniture pour les viandes et les poissons.
Le cassis entre dans la fabrication de liqueurs, vins, coulis et gelées.

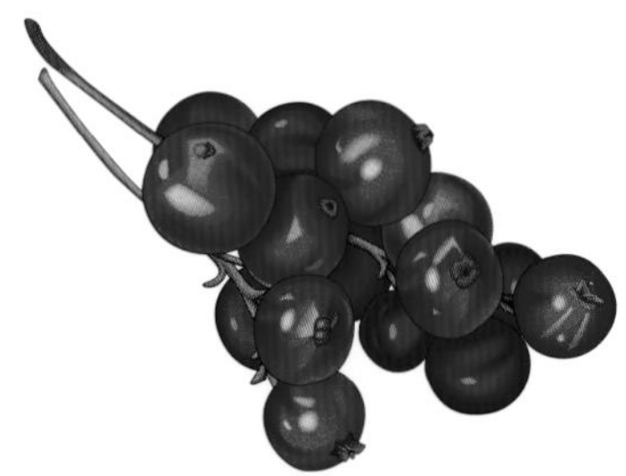

groseilles à grappes

Bleuet/Myrtille

Vaccinium spp., Éricacées

Le bleuet et la myrtille font partie de la famille des airelles.

Le **bleuet** est originaire d'Amérique du Nord. Sa chair sucrée contient de très petites graines. Le bleuet nain est souvent plus sucré et plus savoureux que le bleuet géant. Une mince pellicule cireuse et naturelle, la pruine, le recouvre fréquemment et lui donne un aspect terne.

La **myrtille** est originaire d'Europe et d'Asie. Elle ressemble au bleuet mais provient d'une espèce différente.

bleuets

BAIES

ACHAT

:: Choisir : des bleuets ou des myrtilles bien colorés, non ratatinés et sans moisissures.

UTILISATION

Les bleuets et les myrtilles sont excellents nature. On les mange tels quels ou incorporés dans les salades de fruits, les céréales, les crêpes et les gaufres. On les consomme arrosés de crème fraîche, de jus d'orange, de Grand Marnier ou de vodka. On les utilise pour confectionner muffins, tartes, gâteaux, crèmes glacées, yogourts et sorbets. Les bleuets sont délicieux en gelée ou en confiture. On les transforme en jus ou en boissons alcoolisées. On peut les déshydrater.

CONSERVATION

:: Au réfrigérateur : quelques jours, non lavés. Enlever ceux qui sont endommagés.

:: Au congélateur : tels quels, lavés, triés et asséchés. La congélation altère la saveur et la texture (peu important si les fruits sont cuits). Les cuisiner sans les laisser dégeler complètement.

Les bleuets peuvent être mis en conserve.

VALEUR NUTRITIVE

eau	85 %
protéines	0,7 g
matières grasses	0,4 g
glucides	14 g
fibres	2,3 g
calories	56
	par 100 g

BONNE SOURCE : vitamine C, potassium et sodium.

Le bleuet et la myrtille sont une bonne source de fibres.

PROPRIÉTÉS : astringents, antibactériens et antidiarrhéiques. Les bleuets renferment plusieurs acides qui seraient efficaces pour traiter les infections urinaires.

PRÉPARATION

Le bleuet et la myrtille sont fragiles. Les laver brièvement juste avant de les consommer.

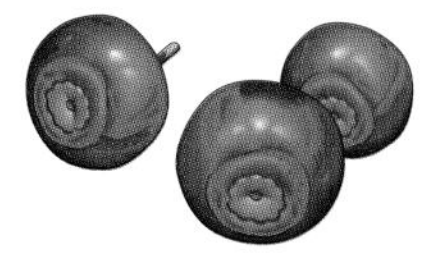

myrtilles

Mûre

Rubus spp., Rosacées

Fruit d'une ronce appartenant à la même famille que le framboisier et le fraisier, la mûre est originaire des régions tempérées. La mûre est une baie composée de nombreux petits fruits juteux reliés les uns aux autres. Elle est noire, rouge pourpre ou blanc jaunâtre. Le croisement de la mûre et de la framboise a donné de nouveaux fruits qui portent souvent le nom de leur créateur (mûre de Logan, mûre de Boysen, etc.).

mûres

ACHAT

:: Choisir : des mûres fermes et brillantes.
:: Écarter : des mûres molles, ternes ou entassées.

CONSERVATION

Les mûres sont fragiles et très périssables. Éviter de les exposer au soleil et de les laisser à la température ambiante.

:: Au réfrigérateur : quelques jours, non lavées ni entassées. Enlever celles qui sont abîmées.

:: Au congélateur : telles quelles ou en coulis, sucrées ou non. On peut congeler les mûres individuellement. Pour ce faire, les étendre en une seule couche sur une plaque à biscuits, puis lorsqu'elles sont congelées, les mettre dans un sachet hermétique. Les mûres seront meilleures si elles sont décongelées avant d'être utilisées.

PRÉPARATION

Les mûres lavées se gorgent d'eau et ramollissent. Les nettoyer si c'est absolument nécessaire en procédant délicatement, rapidement et seulement au moment de les utiliser.

VALEUR NUTRITIVE

eau	86 %
protéines	0,7 g
matières grasses	0,4 g
glucides	13 g
fibres	4,6 g
calories	51
	par 100 g

BONNE SOURCE : vitamine C et potassium.
CONTIENT : magnésium et cuivre.
PROPRIÉTÉS : astringente, dépurative et laxative.

UTILISATION

Les mûres s'utilisent comme les framboises. Elles sont délicieuses nature ou accompagnées de crème glacée, de yogourt ou de crème fraîche. On les met dans les salades de fruits, les crêpes, les tartes et les céréales au petit déjeuner. On en fait des confitures, de la gelée, du jus, du sirop, du vin ou de l'eau-de-vie (ratafia). Transformées en coulis, elles s'intègrent aux gâteaux, puddings, crèmes glacées, sorbets, flans et bavarois, ou on les utilise comme garniture. Pour préparer un coulis, passer les mûres au mélangeur puis les tamiser afin d'éliminer les petits grains. On peut déshydrater les mûres.

Raisin sec

Raisin déshydraté. On déshydrate surtout les raisins de table. Les raisins à déshydrater ont une peau tendre, une saveur riche et un contenu élevé en sucre. Les Muscat, Malaga, Sultana et Thompson Seedless sont parmi les plus commercialisés. Les raisins secs contiennent ou non des pépins, selon les variétés. La plupart sont déshydratés par le soleil, dans le vignoble. Les raisins de Corinthe ou « raisins Zante » sont des raisins noirs miniatures, sans pépins, recherchés en pâtisserie. Les raisins secs dorés sont obtenus à partir des raisins de la variété Thompson.

raisins secs

ACHAT

Si l'emballage des raisins secs est transparent, s'assurer qu'ils sont intacts et pas trop secs.

UTILISATION

Les raisins secs se mangent tels quels, souvent en collation. On les met dans les céréales, salades, sauces (sauce au porto), fricassées, farces de volaille, pains de viande, pâtés, tartes, pains, muffins, biscuits, brioches et puddings. On les retrouve dans les feuilles de vigne farcies, les couscous, les tajines et les pilafs. Les cuisines du Nord et de l'Est de l'Europe les utilisent mélangés à d'autres fruits secs. On les emploie directement ou on les réhydrate dans de l'eau, du jus ou de l'alcool.

CONSERVATION

:: À l'air ambiant : 1 an, dans un endroit frais et sec.

VALEUR NUTRITIVE

eau	15 à 19 %
protéines	3 à 4 g
matières grasses	0,3 à 0,5 g
glucides	74 à 80 g
fibres	3,7 à 6,8 g
calories	283 à 302
	par 100 g

Les raisins secs sont nourrissants car leurs éléments nutritifs sont concentrés (source rapide d'énergie).

EXCELLENTE SOURCE : potassium.

BONNE SOURCE : fer, magnésium et cuivre.

CONTIENNENT : calcium, phosphore, zinc et vitamine C.

Les raisins jaune doré sont traités aux sulfites pour empêcher l'oxydation.

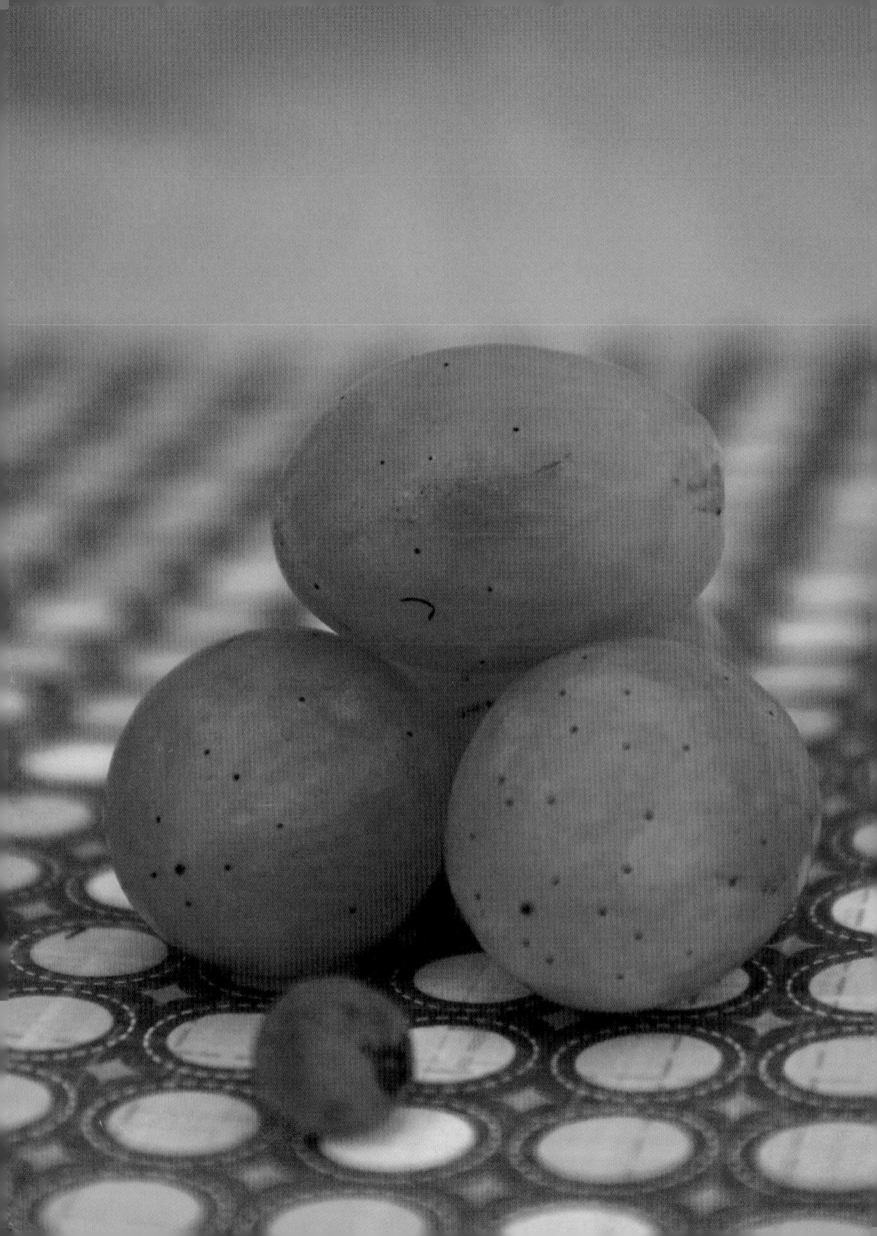

Raisin

Vitis spp., Vitacées

Fruit de la vigne probablement originaire de l'Asie mineure, de la région de la mer Caspienne ou de l'Arménie. Les raisins sont des baies, couramment nommées grains. Ronds ou légèrement allongés, ces grains sont plus ou moins charnus. Ils sont regroupés en grappes. Leur couleur est variable : vert (en Europe on dit blanc), jaune verdâtre, rougeâtre ou bleu presque noir. La pulpe juteuse et sucrée est recouverte d'une peau claire qui est elle-même recouverte d'une mince pellicule poudreuse que l'on nomme « pruine ». La pulpe comporte des pépins ou non, selon les variétés.

raisins muscat

Les raisins sont regroupés en raisins de table servis comme fruits ou utilisés en pâtisserie ou en cuisine, en raisins à vin et en raisins destinés à la production des raisins secs.

Parmi les variétés européennes les plus connues, on trouve :

le **Cardinal**, le **Muscat de Hambourg**, le **Lival** et le **Ribier** dont la peau est violacée ou bleu foncé et qui sont classés dans la catégorie des raisins bleus ou noirs ;

le **Chasselas**, le **Muscat blanc**, le **Gros-vert** et le **Servant**, classés dans la catégorie des raisins verts ou blancs.

En Amérique du Nord, on trouve :

le **Concorde**, un raisin bleu avec pépins ;

le **Flame**, le **Delaware** et le **Ruby**, des raisins rouges sans pépins ;

le **Thompson** et le **Niagara**, des raisins verts sans pépins.

Contrairement aux variétés européennes, la peau des raisins des variétés américaines n'adhère pas à la pulpe. Les **raisins de Corinthe** noirs se distinguent des autres raisins par leur taille minuscule. On les nomme aussi « raisins Zante » ou « raisins à champagne ». Ils sont décoratifs, dépourvus de pépins, très sucrés et très savoureux.

Le raisin est l'ingrédient de base du vin et de diverses boissons alcoolisées (armagnac, cognac, porto, champagne, etc.) L'espèce européenne, la *Vitis vinifera*, produit le raisin par excellence pour la fabrication du vin. Il en existe des milliers de variétés que l'on nomme cépages.

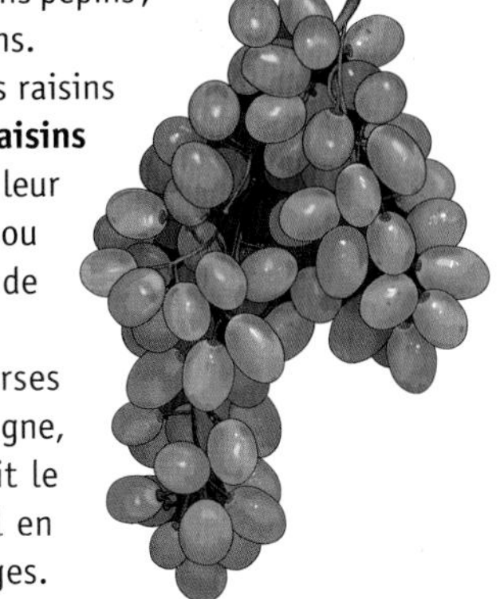

raisins Thompson

Raisin

L'espèce nord-américaine présente deux principales variétés : la *Vitis labrusca* et la *Vitis rotundifolia*. Le **raisin Concorde** (noir), le **Niagara** (vert) et le **Catawba** (rouge) sont des variétés *labrusca*. Le **raisin Delaware** (rouge) est un croisement de l'espèce *vinifera* avec l'espèce *labrusca*. La peau des raisins de l'espèce *labrusca* se sépare facilement de la pulpe. La troisième espèce regroupe les hybrides, appelés aussi « hybrides français », qui ont été développés à partir de l'espèce européenne *Vitis vinifera*.

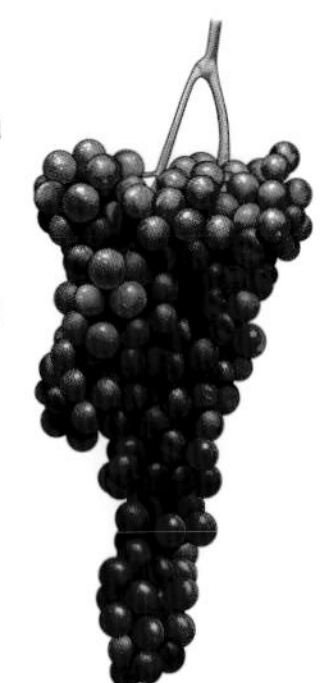

raisins de Corinthe

ACHAT

:: Choisir : des raisins fermes, intacts, bien colorés, ayant encore leur pruine et solidement rattachés à la grappe. Les raisins verts aux teintes jaunâtres sont plus sucrés.
:: Écarter : des raisins mous, ridés, tachetés ou blanchis à l'extrémité rattachée à la tige.

PRÉPARATION

Laver soigneusement les raisins, qui ont presque toujours été traités avec des produits chimiques (sulfate de cuivre et hydrate de calcium). Ne pas confondre les résidus de traitement (qui cesse bien avant la récolte) avec la pruine. Détacher de petits grappillons de raisins de la grappe mère en se servant de ciseaux. Laisser quelques raisins çà et là car les tiges se déshydratent et les raisins qui restent s'amollissent et se ratatinent.

VALEUR NUTRITIVE

	américain	*européen*
eau	81 %	81 %
protéines	0,7 g	0,7 g
matières grasses	0,3 g	0,6 g
glucides	17 g	18 g
fibres	0,9 g	1,2 g
calories	63	71
		par 100 g

BONNE SOURCE : potassium.
CONTIENT : vitamine C, thiamine et vitamine B_6.
PROPRIÉTÉS : diurétique, énergétique, cholagogue, laxatif, tonique et reminéralisant. Le raisin noir est un excellent tonique à cause de son colorant, l'œnocyanine. Grâce à leurs propriétés revigorantes et dépuratives, les cures de raisin purifient l'organisme.

UTILISATION

On mange les raisins tels quels ou incorporés aux salades de fruits, tartes, flans, confitures. Dans la pâtisserie, ils peuvent remplacer les cerises ou les pommes. On en fait de la confiture (le raisiné) et de la gelée. On les met dans les sauces, farces, currys, ragoûts et salades composées. Ils se marient bien avec volaille, gibier, lapin, poissons et fruits de mer. Les raisins accompagnent particulièrement bien le foie de veau ou de canard ainsi que les cailles.
Le jus de raisin est très apprécié, nature et fermenté.
Des pépins, on extrait une huile de table (voir *Huile*, p. 587).
Les feuilles de vigne utilisées en Afrique du Nord, en Grèce, en Israël et en Iran sont souvent farcies de riz ou de viande.

CONSERVATION

:: Au réfrigérateur : quelques jours, enveloppés dans du papier absorbant et dans un sac de plastique perforé après avoir éliminé les fruits abîmés. Pour plus de saveur, sortir à la température ambiante environ 15 min avant de les consommer.
La macération dans l'alcool convient au raisin.

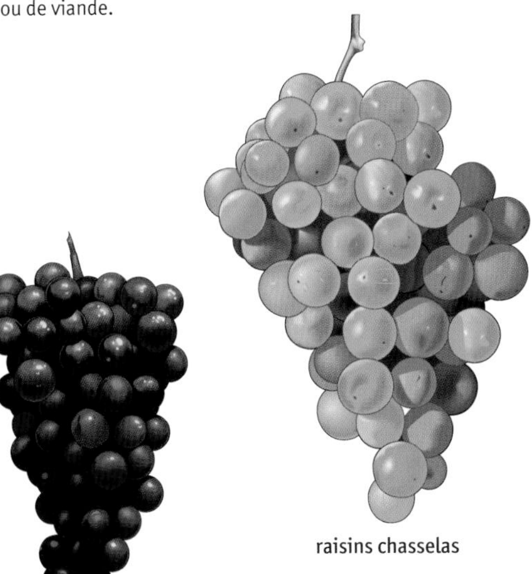

raisins chasselas

raisins cardinal

Fraise

Fragaria spp., Rosacées

Fruit du fraisier, plante des régions tempérées la plus répandue dans le monde. Certaines variétés de fraises sont originaires des régions tempérées d'Europe, alors que d'autres proviennent d'Amérique du Nord et du Sud. Les variétés de fraises diffèrent de taille, de texture, de couleur et de saveur. La fraise des bois, plus petite, juteuse et savoureuse est l'ancêtre des fraises de culture.

fraises cultivées

ACHAT

:: **Choisir :** des fraises fermes, brillantes et bien colorées. Vérifier l'état des fraises au fond du contenant.
:: **Écarter :** des fraises molles, ternes et moisies.

UTILISATION

Les fraises sont très souvent consommées nature, entières, coupées ou écrasées. On peut les manger crues et les agrémenter de yogourt ou de crème glacée, les arroser de crème fraîche ou d'alcool, ou les tremper dans une fondue au chocolat. On peut aussi ajouter les fraises aux salades de fruits, aux omelettes, à la crème glacée ou aux sorbets. Les fraises moins belles peuvent être cuisinées en tartes, en biscuits, en mousses, en soufflés, en flans, en puddings et en gâteaux. On utilise les fraises à des fins décoratives, pour garnir hors-d'œuvre ou assiettes de fromages.

VALEUR NUTRITIVE

eau	92 %
protéines	0,6 g
matières grasses	0,4 g
glucides	7 g
fibres	2,6 g
calories	30
	par 100 g

EXCELLENTE SOURCE : vitamine C.
BONNE SOURCE : potassium.
SOURCE : acide folique, acide pantothénique et magnésium.
PROPRIÉTÉS : tonique, dépurative, diurétique, reminéralisante et astringente. Consommée en quantité, la fraise est laxative. Son essence est utilisée dans les soins de beauté.
Les feuilles infusées agissent contre la diarrhée, tandis qu'une infusion de racines agirait comme diurétique.

PRÉPARATION

Laver les fraises avant de les équeuter, au moment de les utiliser. Utiliser de l'eau froide sans les laisser tremper.

CONSERVATION

Les fraises sont périssables. Éviter de les exposer au soleil et de les laisser à la température ambiante.

:: Au réfrigérateur : 2 à 3 jours, non entassées, ni lavées ni équeutées, après avoir enlevé celles qui sont abîmées. Couvrir pour éviter que leur odeur se communique aux aliments environnants.

:: Au congélateur : entières, tranchées, en quartiers ou écrasées, avec ou sans sucre, après élimination des fraises peu ou trop mûres. Les fraises garderont leur forme si on évite de les décongeler complètement.

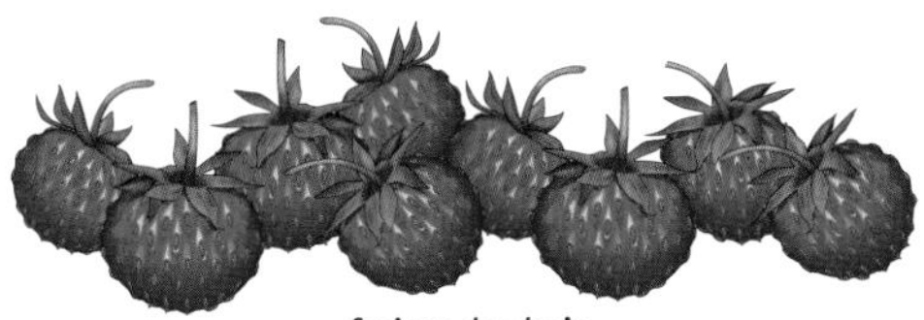

fraises des bois

Framboise

Rubus spp., Rosacées

Fruit du framboisier, ronce probablement originaire de l'Asie de l'Est. Habituellement rouges, les framboises peuvent être noires (sans être des mûres), jaunes, orange, ambrées ou blanches. Sucrées et d'un parfum suave, elles sont moyennement acidulées et plus fragiles que les fraises. Les framboises sauvages sont plus petites que les framboises cultivées.

framboises

ACHAT

:: Choisir : des framboises fermes et brillantes.

:: Écarter : des framboises molles, ternes ou entassées.

PRÉPARATION

Pour éviter que les framboises se gorgent d'eau et ramollissent, les laver uniquement si c'est nécessaire en procédant délicatement et rapidement, au moment de les utiliser. Lorsqu'elles sont fraîchement cueillies, les secouer légèrement afin de déloger les insectes qui pourraient s'être logés dans leurs cavités.

VALEUR NUTRITIVE

eau	87 %
protéines	0,9 g
matières grasses	0,6 g
glucides	11,5 g
fibres	4,7 g
calories	50
	par 100 g

BONNE SOURCE : vitamine C.
CONTIENT : potassium et magnésium.
TRACES : calcium et vitamine A.
Les framboises sont une source élevée de fibres.
PROPRIÉTÉS : diurétique, tonique, dépurative, apéritive, sudorifique, stomachique et laxative. La framboise soulagerait les aigreurs d'estomac et la constipation.
Les feuilles de framboisier utilisées en infusion auraient des propriétés astringentes, diurétiques, emménagogues et laxatives.

CONSERVATION

Les framboises sont fragiles et très périssables. Éviter de les exposer au soleil et de les laisser à l'air ambiant.
:: **Au réfrigérateur :** 1 à 2 jours, non lavées ni entassées, après avoir enlevé celles qui sont abîmées.
:: **Au congélateur :** telles quelles ou en coulis, sucrées ou non sucrées. Les framboises garderont leur forme si on évite de les décongeler complètement.

UTILISATION

Les framboises s'utilisent comme les fraises ; ces fruits sont d'ailleurs interchangeables dans la plupart des recettes. Le coulis de framboises tamisé est intégré aux gâteaux, aux puddings, à la crème glacée, aux sorbets, aux flans et aux bavarois. On s'en sert aussi pour napper divers aliments. Incorporer un peu de jus de citron ou d'orange avive la couleur des framboises cuites ou en coulis. Les framboises sont délicieuses nature ou accompagnées de crème glacée, de yogourt ou de crème fraîche. Elles garnissent bien salades de fruits, céréales, gâteaux et crêpes. On en fait des boissons fermentées, des liqueurs, de l'eau-de-vie, des tartes, des sirops, des confitures, de la gelée, de la compote, du vin ou de la bière.
Le jus de framboise parfume les glaces et les sorbets. Les framboises se conservent en sirop, à l'eau-de-vie ou au naturel. Elles aromatisent agréablement le vinaigre.

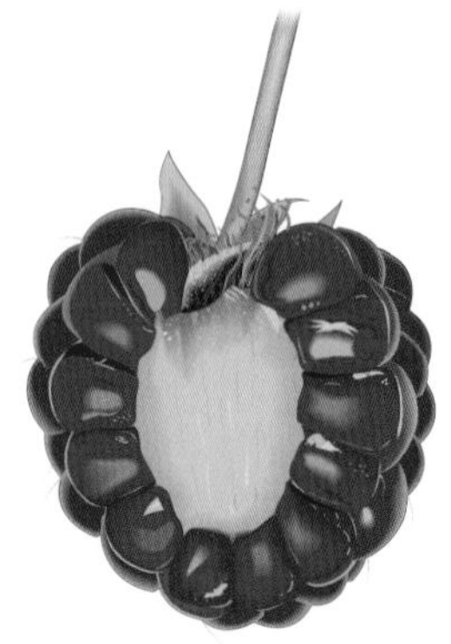

Canneberge

Vaccinium spp, Éricacées

Baie d'Amérique du Nord et d'Europe, la canneberge fait partie d'une famille comprenant le bleuet, la myrtille, l'arbouse et la bruyère. Au Canada, on nomme souvent ce fruit « atoca », mot d'origine amérindienne. Les canneberges ressemblent à des petites cerises. Elles sont juteuses, très acides et renferment des petites graines comestibles.

ACHAT

:: Choisir : des canneberges charnues, fermes et lustrées.

:: Écarter : des canneberges molles, ratatinées, écrasées, avec des taches blanchâtres ou dont la peau est terne et décolorée.

UTILISATION

Les canneberges se consomment rarement nature (trop acides). On les ajoute aux muffins, pains ou gâteaux, ou on les cuit juste le temps qu'elles éclatent, pour confectionner tartes, sorbets, mousses ou crêpes. Les canneberges sont transformées en compote, gelée, confiture ou chutney. Ces préparations accompagnent la volaille. Elles se marient bien avec les agrumes, les pommes et les poires. Elles assaisonnent pâtés, saucisses et terrines. On peut garnir de canneberges des pommes cuites au four, ou farcir des courges de confiture ou de compote de canneberges. Le jus de canneberge est excellent.

PRÉPARATION

Ne laver les canneberges qu'au moment de les utiliser. Retirer les tiges et les canneberges molles, ridées ou moisies.

CUISSON

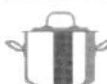

:: À l'eau : dans une casserole couverte avec une petite quantité d'eau.

canneberges

VALEUR NUTRITIVE

eau	87 %
protéines	0,4 g
matières grasses	0,7 g
glucides	13 g
fibres	1,4 g
calories	46
	par 100 g

CONTIENT : vitamine C et potassium.

PROPRIÉTÉS : astringente. La canneberge est bénéfique pour la circulation sanguine, la peau et le système digestif. Elle sert au traitement des infections urinaires. La canneberge renferme divers acides, notamment l'acide oxalique et l'acide citrique, responsables de son goût aigrelet.

CONSERVATION

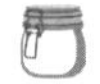

Les canneberges s'endommagent rapidement à l'air ambiant.

:: Au réfrigérateur.

:: Au congélateur : telles quelles. Les utiliser sans les décongeler, simplement après les avoir lavées.

Les canneberges peuvent être déshydratées dans un four tiède entrouvert jusqu'à ce qu'elles soient sèches. Pour les réhydrater, les faire tremper plusieurs heures dans de l'eau, du jus ou de l'alcool.

Alkékenge

Physalis alkekengi, Solanacées

Fruit d'une plante à l'origine incertaine appartenant à la même famille que la tomate, l'aubergine, le poivron et la pomme de terre. L'alkékenge est une baie rouge, orangée ou jaune verdâtre, de la grosseur d'une cerise avec une fine membrane (calice) non comestible. Ce fruit est peu juteux et sucré avec un léger arrière-goût acidulé et astringent. Il renferme des graines comestibles. L'alkékenge est aussi appelé : « cerise de terre », « groseille du Cap » et « lanterne chinoise ».

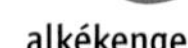

alkékenge

ACHAT

:: Choisir : des alkékenges fermes, de coloration uniforme et sans moisissures. Le calice (s'il est présent) devrait être cassant (indice de maturité).

UTILISATION

L'alkékenge est habituellement cuit, mais il peut se manger cru (tel quel ou dans les salades de fruits et les salades composées). On l'utilise pour faire des tartes, des sorbets et de la crème glacée. Très riche en pectine ; on le cuisine en confiture, en gelée ou en marinade. On le transforme en jus.

PRÉPARATION

Enlever la membrane puis laver le fruit et le pourtour de la tige car il s'y loge une substance résineuse.

VALEUR NUTRITIVE

eau	85 %
protéines	2 g
matières grasses	0,7 g
glucides	11 g
calories	53
	par 100 g

SOURCE : fer, niacine et vitamine A.
PROPRIÉTÉS : fébrifuge, diurétique, et antirhumatismal.

CONSERVATION

:: À l'air ambiant : mûrissement.
:: Au réfrigérateur : 2 jours, recouverts d'un linge.
:: Au congélateur : sans le calice.

Prune

Prunus spp., Rosacées

Fruit du prunier, arbre qui serait originaire de Chine. Les différentes variétés sont habituellement regroupées en six espèces principales :

la **prune européenne**, nommée aussi « prune commune », qui est de forme ovale, de couleur foncée, bleue ou rouge et de taille moyenne. La peau épaisse à chair ferme est de couleur jaune ou jaune verdâtre. Elle est consommée fraîche, en conserve ou séchée ;

la **prune japonaise** qui est de couleur jaune, cramoisie, pourpre ou verdâtre. Sa taille est variable, sa chair pâle, juteuse et sucrée. Elle est ronde ou en forme de cœur. Elle est consommée fraîche ou en conserve. La Santa Rosa est la plus connue en Amérique du Nord ;

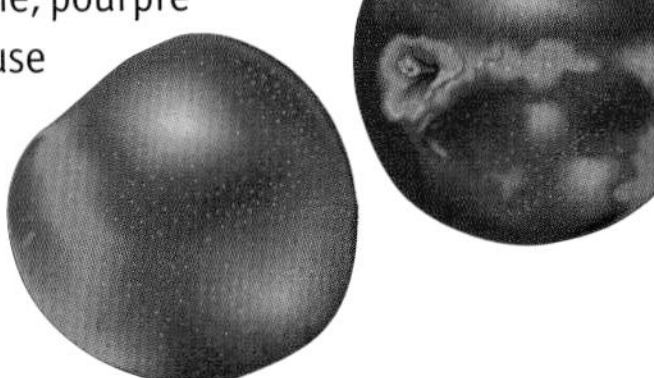

prunes japonaises

la **prune américaine** qui forme un groupe comprenant plusieurs espèces résistantes au froid et dont la pelure et la chair sont de couleur ambre ;

la **prune Damson**, dont la pelure est bleue et le goût plutôt âpre et acide, et qui est idéale pour la préparation de confitures et de gelées. Ce groupe inclut entre autres les mirabelles ;

la **prune ornementale** qui est un fruit rouge dont on se sert aussi pour préparer confitures et gelées ;

la **prune sauvage** qui est petite, globulaire, bleu noirâtre et acide.

On nomme les prunes déshydratées « pruneaux ».

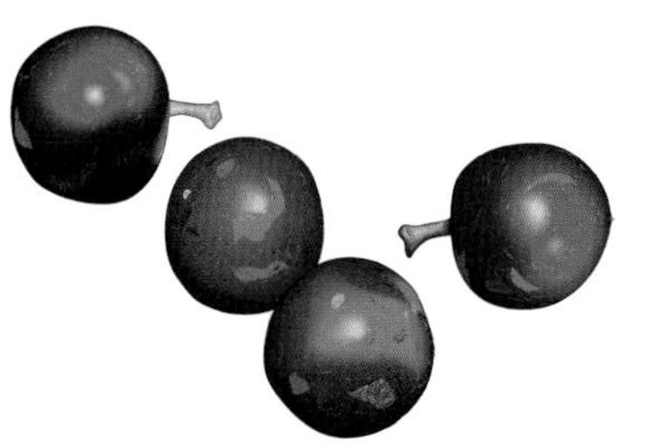

prunes sauvages

ACHAT

:: Choisir : des prunes parfumées, à la peau bien colorée, qui cède sous une légère pression des doigts. Quand la peau est encore recouverte de pruine (couche poudreuse qui recouvre certains fruits), c'est signe qu'elle n'a pas été trop manipulée.

:: Écarter : des prunes dures et peu colorées, qui ne sont pas encore mûres, ou des prunes très molles, meurtries ou tachées.

Prune

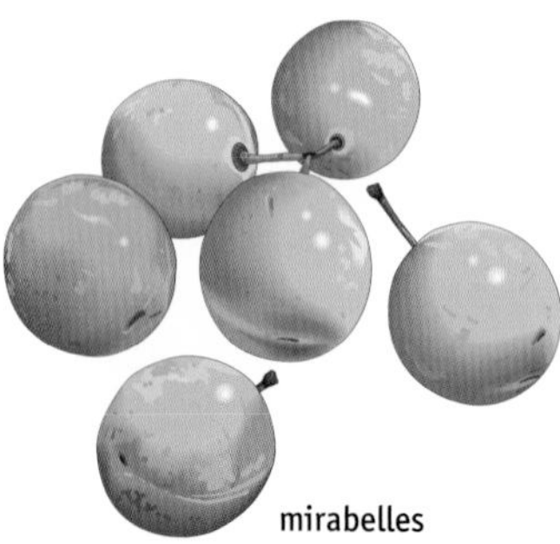
mirabelles

VALEUR NUTRITIVE

eau	85 %
protéines	0,8 g
matières grasses	0,6 g
glucides	13 g
fibres	1,6 g
calories	55
	par 100 g

BONNE SOURCE : potassium.
CONTIENT : vitamine C et riboflavine.
PROPRIÉTÉS : laxative. La prune serait énergétique, diurétique, désintoxiquante et stimulante.

UTILISATION

La prune est consommée telle quelle ou ajoutée aux salades de fruits. Cuite, elle s'apprête entre autres en confiture, en gelée et en compote. Elle accompagne très bien le porc, le gibier et la volaille. On la transforme en sauce aigre-douce. La prune est délicieuse dans les tartes, les gâteaux, les puddings, les muffins et la crème glacée. Elle peut remplacer la cerise fraîche dans la plupart des desserts. Les prunes sont mises en conserve, confites, déshydratées, conservées dans le vinaigre, réduites en jus, transformées en eau-de-vie (prunelle, mirabelle) ou en vin.

PRÉPARATION

Pour peler les prunes, les plonger 30 s dans de l'eau bouillante puis les refroidir immédiatement à l'eau froide sans toutefois les laisser tremper.
Éviter de surcuire les prunes car elles se transforment rapidement en bouillie.

CONSERVATION

La prune est moyennement périssable.
:: À l'air ambiant : mûrissement.
:: Au réfrigérateur : mûre, quelques jours.
:: Au congélateur : sans le noyau (donne un goût amer).

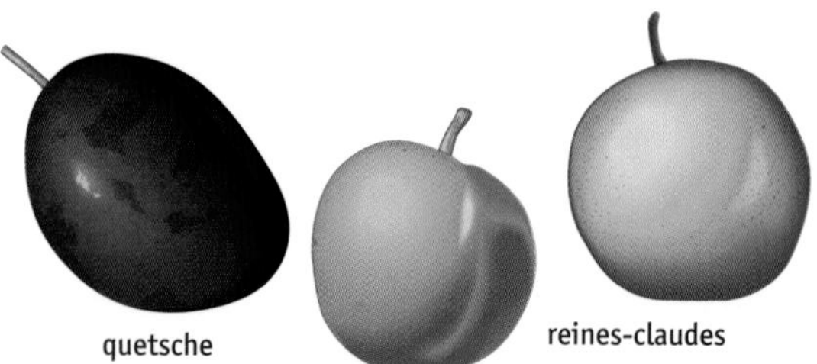
quetsche
reines-claudes

Pruneau

Prunus domestica, Rosacées

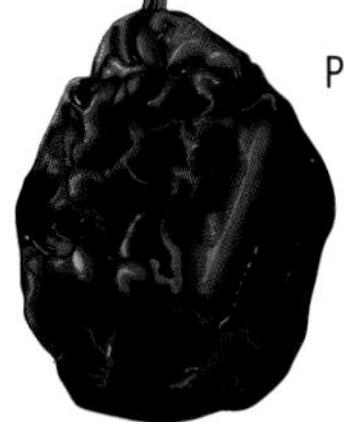
pruneau

Prune déshydratée. Il n'y a que certaines variétés de prunes qui se prêtent à la déshydratation, par exemple la prune d'Ente, aussi appelée « prune d'Agen », et le pruneau. Ces prunes à la chair ferme et au contenu élevé en sucre se déshydratent avec le noyau. À partir des pruneaux, on produit aussi du jus de pruneaux.

ACHAT

:: Choisir : des pruneaux noirs, brillants, moelleux et charnus, non poisseux ni moisis. S'ils sont secs, c'est qu'ils sont vieux ou qu'ils n'ont pas été traités avec des additifs. Les pruneaux, de grosseur et de qualité variables, peuvent être vendus dénoyautés ou non.

UTILISATION

Les pruneaux sont consommés tels quels ou cuits en compote (ajouter le sucre en fin de cuisson). On les incorpore entiers ou en morceaux dans les sauces, gâteaux, biscuits, muffins et puddings. Les pruneaux peuvent accompagner le lapin (un classique), le porc, la volaille et le gibier, et sont utilisés avec l'agneau (au Proche-Orient et en Iran). Tremper les pruneaux dans de l'eau, du jus ou de l'alcool peut remplacer ou abréger le temps de cuisson. Lorsqu'ils sont trop desséchés, les faire tremper dans de l'eau bouillante, les égoutter et éponger avant de les utiliser.

L'amande nichée dans le noyau du pruneau contient une substance toxique. On peut la consommer mais en petite quantité seulement.

VALEUR NUTRITIVE

eau	32 %
protéines	2,6 g
matières grasses	0,5 g
glucides	63 g
fibres	7 g
calories	239
	par 100 g

EXCELLENTE SOURCE : potassium.
BONNE SOURCE : cuivre, vitamine A, fer, magnésium et vitamine B_6.
CONTIENT : vitamine B_{12}, niacine, acide pantothénique, phosphore, zinc, vitamine C et calcium.
PROPRIÉTÉS : laxative, particulièrement si les fruits ont trempé et sont consommés avant le sommeil. Propriétés similaires pour le jus.

CONSERVATION

:: À l'air ambiant : dans un endroit ni trop humide ni trop sec, à l'abri des insectes.
:: Au réfrigérateur : conservation prolongée.

Nectarine

Prunus persica var. *nectarina*, Rosacées

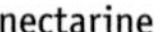
nectarine

Fruit originaire de Chine, la nectarine ressemble à la pêche et appartient à la même famille. La **nectarine** est une pêche à noyau libre; le **brugnon** est une pêche à noyau adhérent. Commercialement, le terme nectarine désigne les deux espèces. La nectarine et le brugnon se distinguent de la pêche par leur peau lisse plus colorée et par leur chair un peu plus savoureuse. Leur chair blanche ou jaune est ferme, juteuse, sucrée et légèrement aigrelette.

ACHAT

:: Choisir : des nectarines et des brugnons parfumés et pas trop durs, sans taches ni gerçures et meurtrissures.
:: Écarter : des fruits verdâtres.

UTILISATION

Les nectarines et les brugnons sont excellents nature. Ils peuvent être cuits, déshydratés, mis en conserve, confits ou congelés. Ils s'apprêtent comme la pêche, qu'ils peuvent remplacer dans la plupart des recettes. On les met dans les tartes, les salades de fruits, les gâteaux, le yogourt, la crème glacée, les sorbets et les crêpes. On les transforme en gelée, confiture, marinade, jus, liqueur et eau-de-vie.

PRÉPARATION

Pour empêcher l'oxydation de la chair des brugnons et des nectarines, la consommer sans délai ou l'arroser de jus de citron ou de lime, de vin, de vinaigre ou de vinaigrette, selon l'usage choisi. Il n'est pas nécessaire de peler les nectarines et les brugnons, mais si on désire le faire, les plonger environ une minute dans l'eau bouillante, puis les refroidir à l'eau froide afin d'arrêter l'effet de la chaleur sans les laisser tremper.

VALEUR NUTRITIVE

eau	86 %
protéines	0,9 g
matières grasses	0,4 g
glucides	12 g
fibres	1,6 g
calories	49
	par 100 g

BONNE SOURCE : potassium.
CONTIENT : vitamine C et vitamine A.

CONSERVATION

Manipuler soigneusement les nectarines et les brugnons car ils s'endommagent facilement. Les conserver non entassés et les laver uniquement avant de les utiliser.
:: À l'air ambiant : quelques jours. Les mettre dans un sac de papier pour accélérer le processus de mûrissement.
:: Au réfrigérateur : conservation prolongée. Pour plus de saveur, les sortir quelque temps avant de les consommer.
:: Au congélateur : sans le noyau, blanchis et pelés. Lorsque les fruits sont très mûrs, les congeler en compote ou en purée. Ajouter du jus de citron empêche la décoloration.
Les nectarines et les brugnons peuvent se mettre en conserve.

Pêche

Prunus persica, Rosacées

Fruit du pêcher, arbre originaire de Chine. La pêche est proche parente de l'abricot, de l'amande, de la cerise et de la prune. La peau comestible de la pêche est plus ou moins mince, duveteuse et jaunâtre. Dans certaines variétés, elle est teintée de cramoisi, et ce, même si la pêche n'est pas mûre.

La pêche possède une chair juteuse, sucrée et parfumée qui est plus ou moins ferme et de couleur jaune ou blanc verdâtre. Les variétés à la chair blanche sont plus fragiles mais plus sucrées et plus juteuses. La chair entoure un noyau ovale et ligneux.

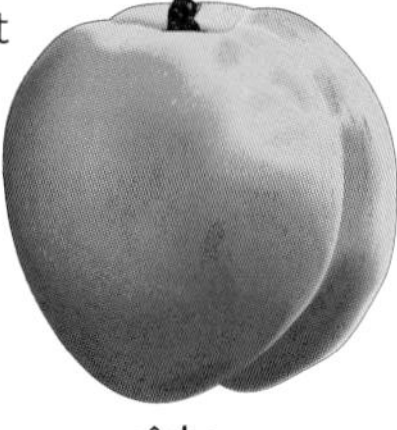

pêche

ACHAT

:: Choisir : des pêches parfumées et pas trop dures.

:: Écarter : des pêches verdâtres, tachées, présentant des gerçures et des meurtrissures. Les pêches pourrissent facilement, même quand elles ne sont pas mûres. Il est préférable d'acheter seulement la quantité que l'on prévoit consommer rapidement.

PRÉPARATION

Pour peler les pêches, les plonger 1 min dans de l'eau bouillante, puis les refroidir immédiatement à l'eau froide sans toutefois les laisser tremper. Pour faciliter l'opération, utiliser une passoire. Pour empêcher l'oxydation de la chair, consommer la pêche ou la cuisiner immédiatement, ou l'arroser de jus de citron, d'orange ou de lime ou d'alcool.

VALEUR NUTRITIVE

	fraîche	*déshydratée*
eau	88 %	31 %
protéines	0,7 g	3,6 g
matières grasses	0,1 g	0,8 g
glucides	11 g	61 g
fibres	1,6 g	8,2 g
calories	43	240
		par 100 g

PÊCHE FRAÎCHE

BONNE SOURCE : potassium.

CONTIENT : vitamine C, vitamine A et niacine.

PROPRIÉTÉS : diurétique, stomachique et légèrement laxative.

PÊCHE DÉSHYDRATÉE

EXCELLENTE SOURCE : potassium et fer.

BONNE SOURCE : vitamine A, niacine, cuivre, magnésium et riboflavine.

CONTIENT : phosphore, vitamine C et zinc.

UTILISATION

Excellentes natures, les pêches peuvent aussi être cuites, déshydratées, mises en conserve, confites ou congelées. Elles entrent dans la préparation de tartes, crêpes, gâteaux, salades de fruits, yogourt, glaces, sorbets ou soufflés. On transforme les pêches en gelée, en confiture, en marinade, en jus, en compote, en liqueur et en eau-de-vie. Elles accompagnent des mets salés, notamment les fruits de mer, la volaille et le porc. Elles sont délicieuses arrosées de vinaigrette.

CONSERVATION

Manipuler les pêches avec soin car elles s'endommagent rapidement dès qu'elles sont meurtries. Les laver uniquement avant de les utiliser.

:: **À l'air ambiant :** . 3 à 4 jours. Les mettre dans un sac de papier pour accélérer le processus de mûrissement.

:: **Au réfrigérateur :** non entassées. Pour plus de saveur, les sortir quelque temps avant de les consommer.

:: **Au congélateur :** sans le noyau (donne un goût amer). Lorsque les fruits sont très mûrs, les congeler en compote ou en purée. L'ajout de jus de citron empêchera les pêches de noircir. Les pêches se prêtent bien à la mise en conserve.

Datte

Phoenix dactylifera, Palmacées

Fruit du dattier, arbre originaire du Moyen-Orient. Le dattier fait partie de la famille des palmiers. La chair de la datte qui n'est pas encore mûre est verte ; elle devient ambrée ou brunâtre lorsqu'elle mûrit. La saveur, la teneur en sucre et la consistance des dattes sont variables. Elles sont habituellement classées en dattes molles, semi-molles ou fermes. Il en existe plus de 100 variétés, dont seulement quelques-unes ont une importance commerciale. Aux États-Unis, on consomme la **Deglet Noor**, une des variétés les plus appréciées mondialement, la **Medjool**, la **Khadrawi**, la **Zahidi**, la **Halawi** et la **Bardhi**.

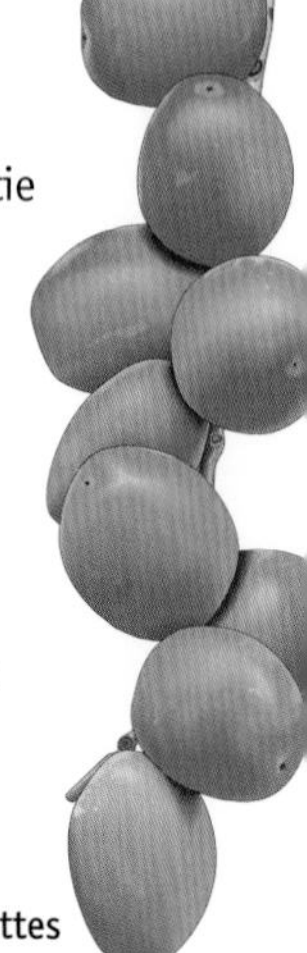

dattes

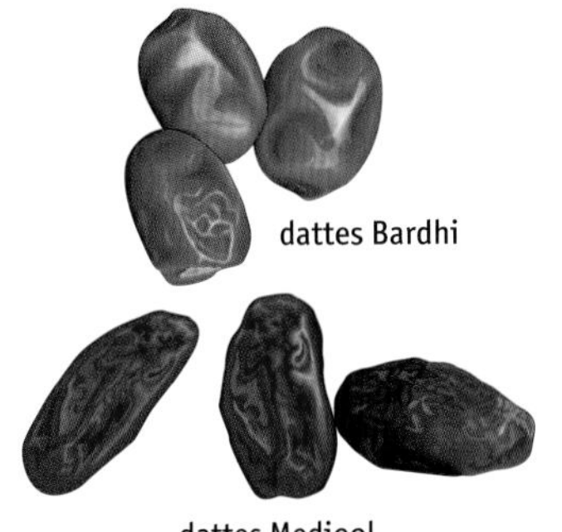
dattes Bardhi

dattes Medjool

VALEUR NUTRITIVE

eau	24 %
protéines	1,9 g
matières grasses	0,5 g
glucides	72 g
fibres	2,3 g
calories	271
	par 100 g

DATTES SÉCHÉES

EXCELLENTE SOURCE : potassium.
SOURCE : cuivre, acide pantothénique, vitamine B_6, niacine, magnésium et fer.
PROPRIÉTÉS : reminéralisantes et toniques.
Les dattes sont nourrissantes grâce à leur teneur élevée en glucides. Elles sont souvent sulfurées ou enduites de sirop (de maïs ou autre) pour les garder humides, ce qui augmente leur teneur en sucre déjà très élevée.

ACHAT

:: Choisir : des dattes dodues, molles et bien colorées.
:: Écarter : des dattes ternes, desséchées, moisies ou fermentées.
Les dattes sont commercialisées avec ou sans noyau.

PRÉPARATION

Pour réhydrater les dattes, les faire tremper quelques heures dans l'eau.

CONSERVATION

:: À l'air ambiant : 6 à 12 mois, selon les variétés, dans un endroit frais et sec.
:: Au réfrigérateur : 2 semaines. Envelopper les dattes fraîches afin qu'elles n'absorbent pas les odeurs.

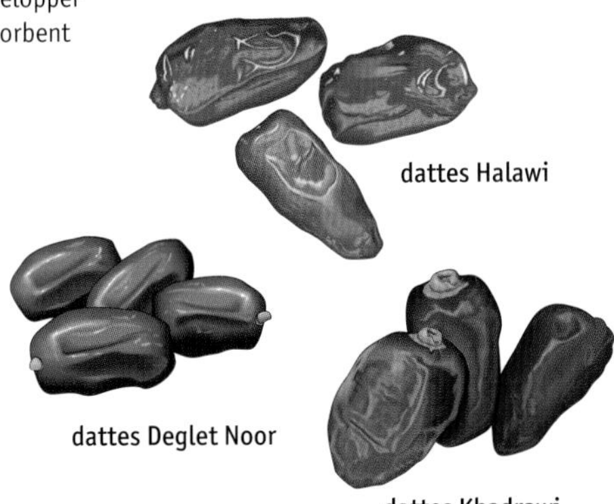
dattes Halawi

dattes Deglet Noor

dattes Zahidi

dattes Khadrawi

Cerise

Prunus spp., Rosacées

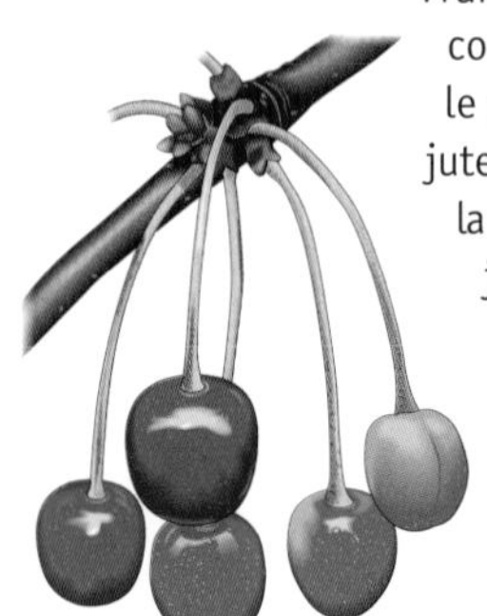
cerises sauvages

Fruit du cerisier. Le cerisier appartient à une grande famille, qui comprend notamment l'abricotier, le pommier, le prunier et le pêcher. Les cerises sont des drupes arrondies, charnues et juteuses, à la peau lisse. On les divise en trois groupes :

la **cerise douce** qui est charnue et sucrée. Elle est parfois de couleur jaune, mais elle est habituellement rouge clair ou rouge foncé ;

la **cerise acide**, ou « cerise surette », qui est habituellement rouge foncé. Ces cerises sont plus souvent cuites que consommées fraîches ;

la **cerise sauvage**, petite et peu charnue, qui laisse dans la bouche un goût pâteux. On la connaît aussi sous le nom de « merise », particulièrement en Europe.

ACHAT

:: Choisir : des cerises charnues, fermes, luisantes et bien colorées, dont les queues ne sont pas desséchées.
:: Écarter : des cerises dures, petites et pâles car elles ne sont pas à maturité, ou des cerises molles, meurtries, ratatinées ou tachetées de brun.

VALEUR NUTRITIVE

	douce	*acide*
eau	81 %	86 %
protéines	1,2 g	1 g
matières grasses	1 g	0,3 g
glucides	17 g	12 g
fibres	1,6 g	1,2 g
calories	72	50
		par 100 g

CERISE DOUCE

BONNE SOURCE : potassium.

CERISE ACIDE

EXCELLENTE SOURCE : potassium.

CERISE SAUVAGE

PROPRIÉTÉS : diurétique, reminéralisante, antirhumatismale, antiarthritique, désintoxiquante et légèrement laxative. Les queues sont utilisées en infusion et auraient des propriétés diurétiques.

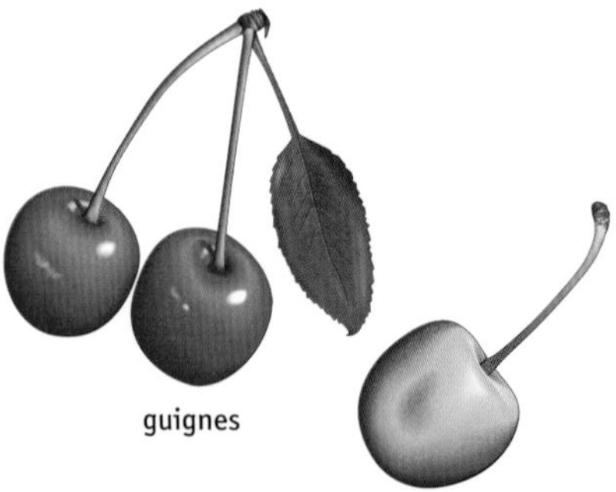
guignes

cerise Montmorency

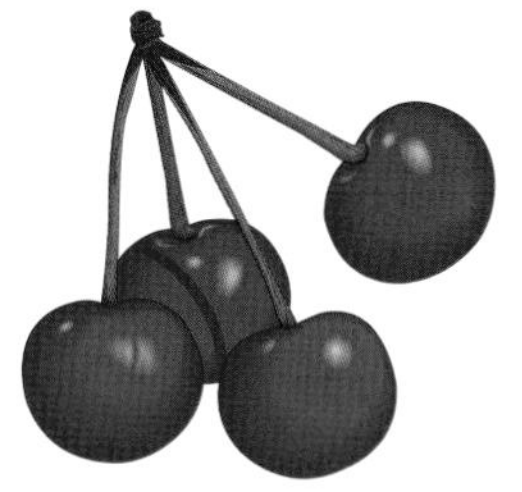

griottes

PRÉPARATION

Laver les cerises sans les laisser tremper. Pour les dénoyauter, faire une incision avec la pointe d'un couteau et retirer le noyau, ou couper les cerises en deux. On peut aussi utiliser un dénoyauteur.

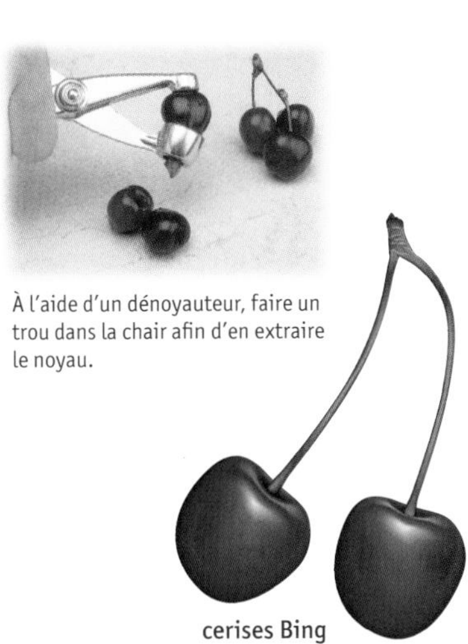

À l'aide d'un dénoyauteur, faire un trou dans la chair afin d'en extraire le noyau.

cerises Bing

CONSERVATION

Les cerises sont fragiles et périssables.
:: Au réfrigérateur : quelques jours, dans un sac de plastique perforé. Les éloigner des aliments à l'odeur prononcée.
:: Au congélateur : dénoyautées ou non, recouvertes de sucre ou de sirop ; les destiner alors à la cuisson.
Les cerises déshydratées se conservent 1 an, dans un récipient fermé, dans un endroit frais et sec.

UTILISATION

Les cerises sont consommées nature, cuites, séchées, confites, en conserve, macérées dans de l'alcool ou distillées. On les met dans les salades de fruits, les flans, les sorbets, les tartes, les clafoutis, la crème glacée et le yogourt. Elles sont indispensables dans le gâteau forêt-noire et les gâteaux aux fruits sous forme confite. On peut cuire les cerises en compote ou en confiture. On les transforme également en vin ou en eau-de-vie. Les cerises accompagnent le gibier et la volaille.

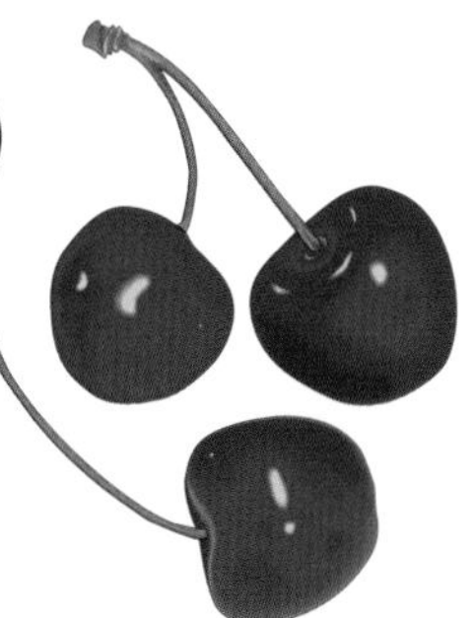

bigarreaux

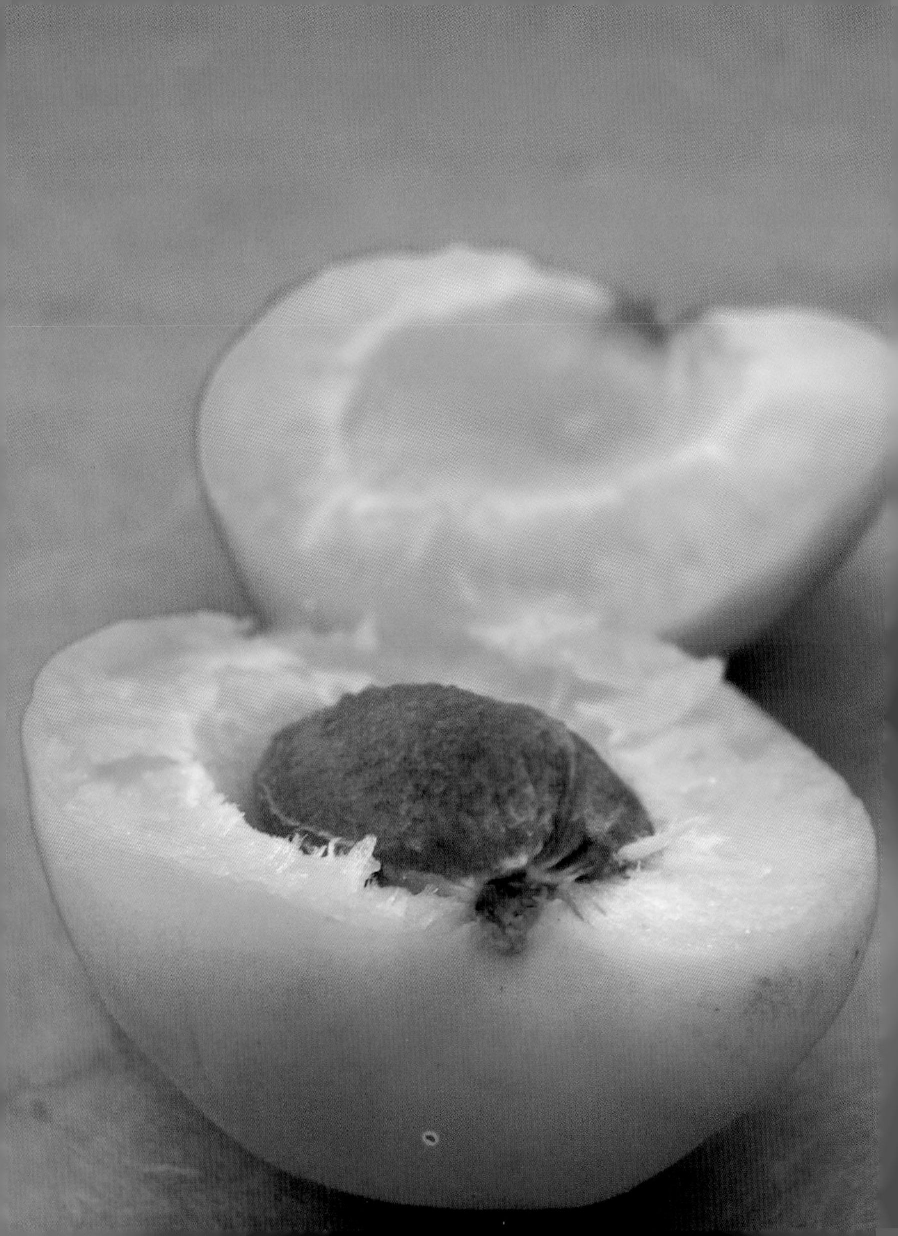

Abricot

Prunus armeniaca, Rosacées

Fruit de l'abricotier, arbre originaire de Chine. La peau comestible de l'abricot est légèrement duveteuse et devient lisse à maturité. La chair orangée est tendre, sucrée et très parfumée.

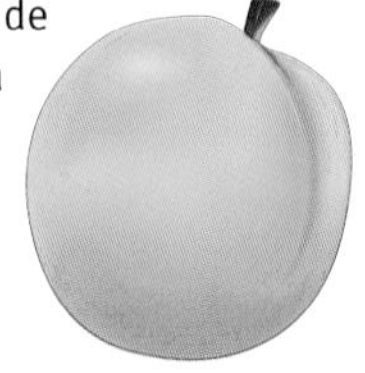

abricot

ACHAT

:: Choisir : des abricots intacts, ni trop fermes, ni trop mous, sans taches blanchâtres, gerçures ou meurtrissures.

UTILISATION

On mange les abricots tels quels ou on les incorpore aux salades de fruits. Ils sont cuits comme la pêche et la nectarine et peuvent les remplacer dans la plupart des recettes. On les met dans les tartes, gâteaux, sorbets, crèmes glacées, yogourt et crêpes. On les cuit en confiture ou en chutney. On les transforme en compote ou en jus. Ils sont mis à macérer dans de l'alcool, ils sont confits, mis en conserve ou déshydratés (utilisés tels quels ou après avoir trempé dans de l'eau, du jus ou de l'alcool). Dans les pays arabes, on prépare une pâte d'abricot nommée kamraddin. L'amande nichée dans le noyau de l'abricot contient une substance toxique. On peut la consommer, mais en petite quantité.

CONSERVATION

Manipuler les abricots avec soin car ils s'endommagent rapidement. Les laver avant de les utiliser.

:: À l'air ambiant : mûrissement.

:: Au réfrigérateur : mûrs, 1 semaine.

:: Au congélateur : blanchir (30 s), peler et dénoyauter. S'ils sont très mûrs, les congeler en compote ou en purée.

VALEUR NUTRITIVE

	frais	*déshydraté*
eau	86 %	31 %
protéines	1,4 g	3,7 g
matières grasses	0,4 g	0,5 g
glucides	11 g	62 g
fibres	0,6 g	2,9 g
calories	48	237
		par 100 g

ABRICOT FRAIS

EXCELLENTE SOURCE : vitamine A.

BONNE SOURCE : potassium.

CONTIENT : vitamine C.

PROPRIÉTÉS : antianémique, astringent et apéritif.

ABRICOT DÉSHYDRATÉ

EXCELLENTE SOURCE : vitamine A, potassium, fer et riboflavine.

BONNE SOURCE : cuivre et magnésium.

CONTIENT : des sulfites qui préservent la fraîcheur et la couleur des fruits.

PROPRIÉTÉ : légèrement laxatif lorsqu'il est consommé exagérément.

PRÉPARATION

Pour éviter l'oxydation de la chair de l'abricot, la consommer ou la cuisiner immédiatement, ou l'arroser de jus d'agrumes ou d'alcool.

Pomme

Malus spp., Rosacées

Fruit du pommier qui serait originaire du Sud-Ouest de l'Asie. Le très grand nombre de variétés de pommes a une incidence sur la forme, la couleur, la saveur, la texture, la valeur nutritive, le moment de la récolte, l'utilisation et la conservation des pommes. La chair des pommes est plus ou moins ferme, croquante, acidulée, juteuse, sucrée et parfumée.

Certaines variétés sont dites d'été ou précoces, d'autres d'hiver ou tardives. Les pommes d'été se conservent mal et doivent être consommées rapidement. Les pommes d'hiver se conservent plus longtemps. Selon l'usage que l'on en fera, on portera attention particulièrement à la fermeté, à la teneur en cellulose, en pectine et en sucre, au degré d'acidité et à la rapidité avec laquelle la chair brunit au contact de l'air. Certaines variétés supportent mal la cuisson, d'autres deviennent amères quand elles sont cuites au four.

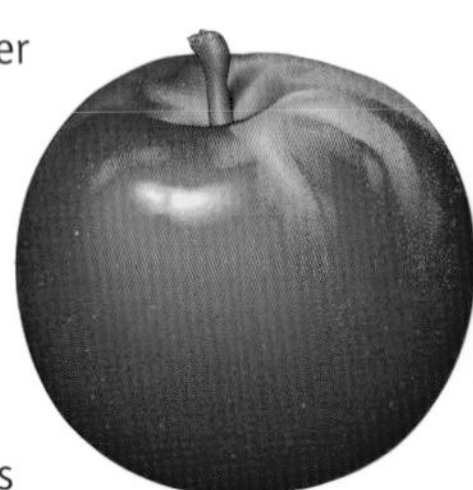

pomme McIntosh

ACHAT

:: Choisir : des pommes fermes, bien colorées, sans meurtrissures (les parties endommagées font pourrir le fruit et ceux qui l'entourent). Si la chair se dérobe sous la pression des doigts, la pomme sera farineuse. Il est préférable d'acheter les pommes dans un étalage réfrigéré, à moins de connaître le moment de leur cueillette, car elles mûrissent très vite à la température ambiante.

Les pommes fraîches sont disponibles à l'année. Vérifier le degré de maturité en donnant une chiquenaude près de la queue : un son sourd indique que la pomme est mûre, tandis qu'un son creux signifie qu'elle devient blette.

UTILISATION

On consomme les pommes nature, cuites, déshydratées ou confites. On les transforme en compote, gelée, confiture, marmelade, conserve au sirop, beurre de pommes, chutney ou vinaigre. On les met dans les gâteaux, muffins, crêpes, flans, strudels, clafoutis, charlottes, tartes et puddings. Cuites, les pommes se marient très bien avec la cannelle et la vanille. Elles accompagnent les aliments salés, particulièrement le fromage, la viande, la volaille, le gibier et le boudin. On les met dans les salades, comme la Waldorf. Les pommes sont employées en distillerie pour le calvados et servent à la fabrication du cidre et du jus de pomme.

PRÉPARATION

Avant de la consommer ou de la cuisiner, laver la pomme sous l'eau froide en la brossant. Pour éviter l'oxydation de sa chair au contact de l'air, consommer ou cuisiner la pomme immédiatement, ou l'arroser de jus d'agrumes (citron, lime, orange), de vinaigre ou de vinaigrette, selon l'usage que l'on en fera.

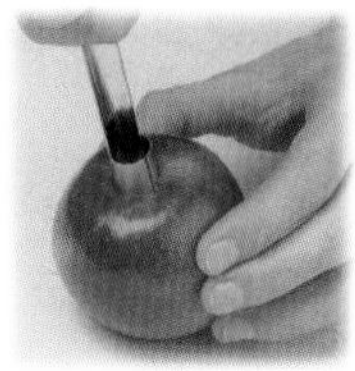

1 À l'aide d'un vide-pomme, percer le centre du fruit jusqu'à la surface de travail; tourner et retirer le vide-pomme.

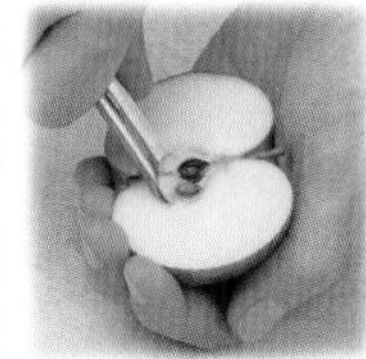

2 Ou couper la pomme en deux et retirer le cœur avec un éplucheur.

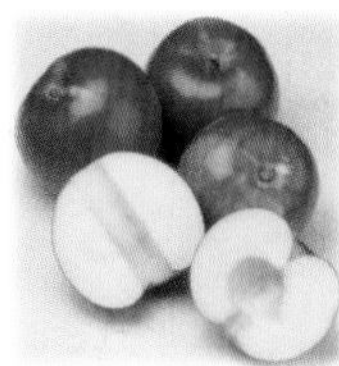

3 Selon la préparation, on peut ensuite émincer en tranches les pommes vidées.

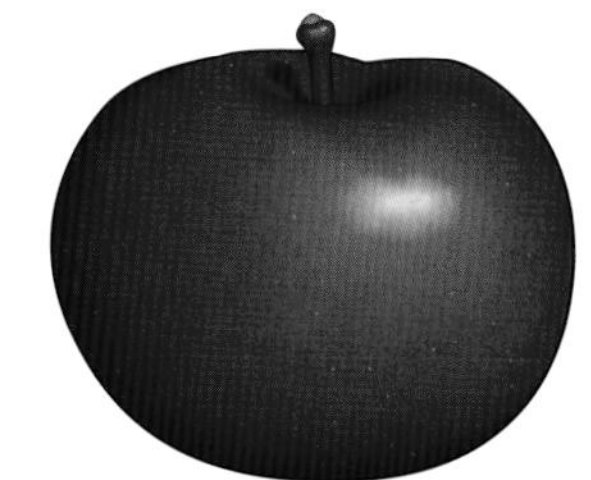

pomme Spartan

VALEUR NUTRITIVE

eau	84 %
protéines	0,2 g
matières grasses	0,4 g
glucides	15 g
fibres	2,2 g
calories	59
	par 100 g

BONNE SOURCE : potassium et vitamine C.
CONTIENT : pectine (joue un rôle dans le contrôle du cholestérol et du taux de sucre sanguin), cellulose (aide au bon fonctionnement de l'intestin).
PROPRIÉTÉS : diurétique, laxative, antidiarrhéique, tonique musculaire, antirhumatismale, stomachique, digestive et décongestionnante hépatique.

Crue, elle nettoie les dents et masse les gencives. La majeure partie des nutriments se logent sous la pelure de la pomme, c'est pourquoi on devrait, autant que possible, la consommer avec la pelure.

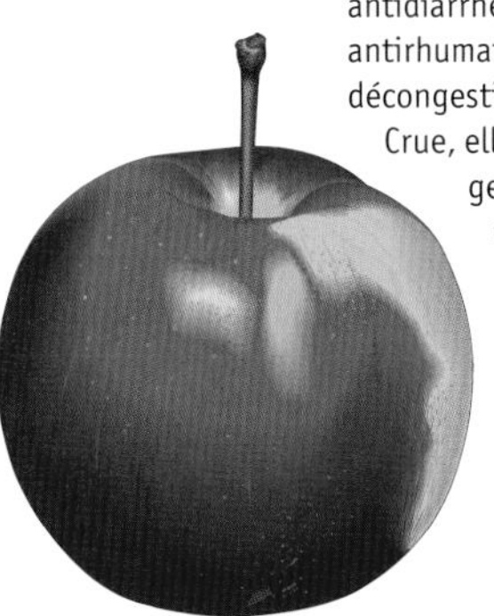

pomme Empire

Pomme

CUISSON

Pour que les pommes cuites conservent leur forme, choisir une variété moins aqueuse comme la Rome Beauty ou la Cortland. Cuire les pommes doucement et utiliser peu de liquide, uniquement pour empêcher les pommes de coller.
:: **Au four :** les évider sans les transpercer complètement, en laissant un fond qui retiendra la garniture déposée au centre (raisins secs, noix de coco, noix, miel, tahini, etc.).
:: **Au four à micro-ondes :** pour cuisiner de la compote rapidement, couper quelques pommes en dés et les cuire 2 min.
Selon la variété de pommes utilisée, une compote peut très bien se passer de sucre ; afin de s'y habituer, on peut diminuer progressivement la quantité de sucre ajoutée. Pour créer de la diversité, cuire de nouvelles variétés de pommes, combiner diverses variétés ou ajouter à la compote des fraises, des canneberges ou de la rhubarbe.

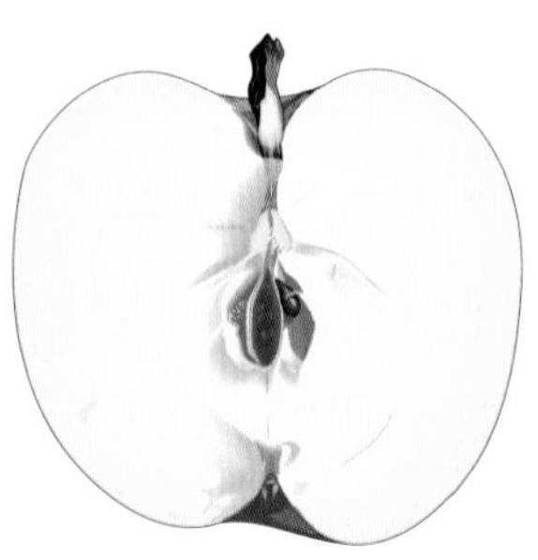

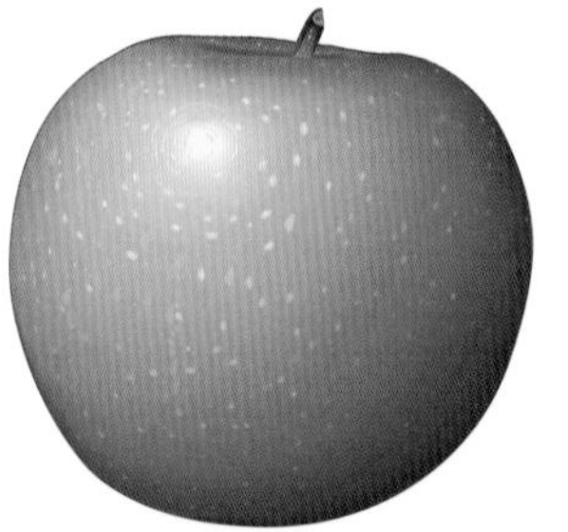

pomme Granny Smith

CONSERVATION

:: **À l'air ambiant :** mûrissement. Mûres, les conserver plusieurs semaines dans un endroit obscur, très frais (0 à 4 °C) et très humide (85 à 90 %). Pour retarder la déshydratation des pommes et maintenir le degré d'humidité, les recouvrir d'un film alimentaire perforé. Jeter des pommes trop mûres et endommagées ou les garder à l'écart des autres.
:: **Au réfrigérateur :** quelques semaines, dans le bac à fruits ou dans un sac perforé.
:: **Au congélateur :** réduites en purée, sucrées ou non. Les pommes crues doivent êtres pelées, parées, tranchées et arrosées de jus de citron ou d'acide ascorbique pour empêcher le brunissement.

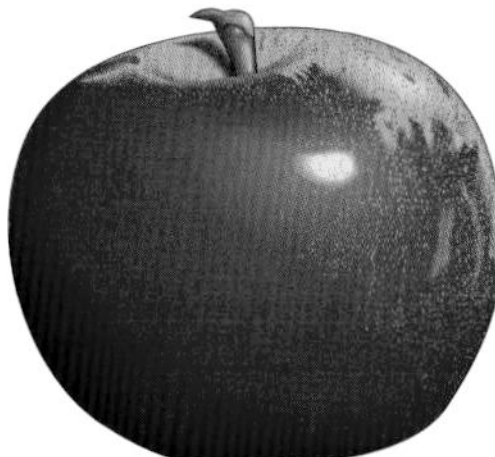

pomme Cortland

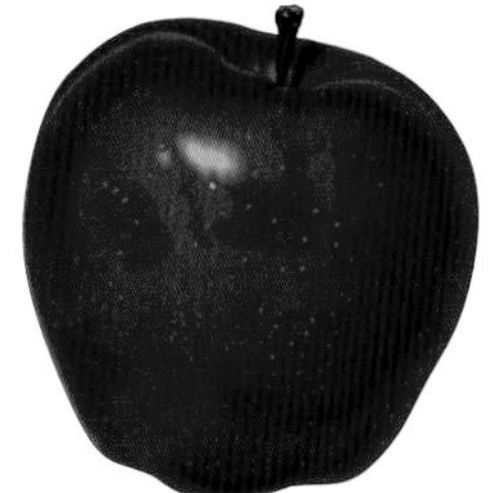

pomme Délicieuse rouge

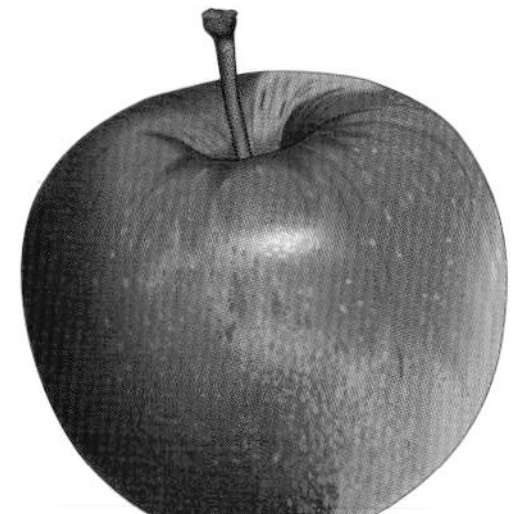

pomme Melba

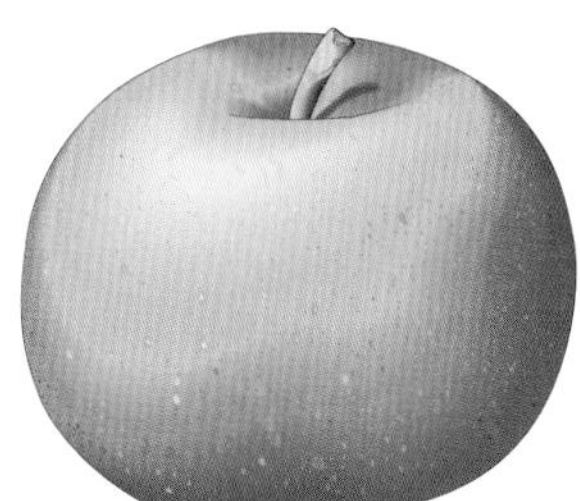

pomme Russet

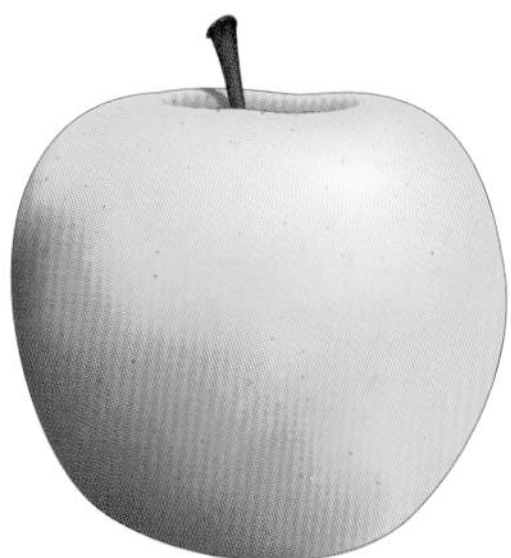

pomme Délicieuse jaune

Poire

Pyrus communis, Rosacées

Fruit du poirier, arbre qui serait originaire du Nord de l'Asie centrale. Le poirier est apparenté au pommier, à l'amandier et à l'abricotier. La peau comestible de la poire est jaune, brune, rouge ou verte; elle est habituellement douce et mince. La poire a une fine chair blanche ou crème, quelquefois légèrement granuleuse près du cœur et dans le cœur du fruit. La chair est plus ou moins juteuse, fondante et parfumée selon les variétés.

La **poire Anjou** est originaire de France. Sa chair très juteuse est onctueuse.

La **poire Bartlett** est une poire anglaise connue en Europe sous le nom de « Williams ». Sa peau passe du vert clair au jaune doré à maturité. Sa chair blanche non granuleuse est très aromatique.

poire Bartlett

La **Bartlett rouge**, ou « Williams rouge », a le même goût que la Bartlett. Toutes les deux supportent très bien la cuisson.

La **poire Bosc** est originaire de Belgique; sa peau est plus épaisse et plus rugueuse que celle des autres poires. Sa chair blanche juteuse, granuleuse et très parfumée est bien appropriée à la cuisson et au pochage.

La **poire comice** est originaire de France. Sa tendre peau jaune verdâtre prend souvent des reflets roses ou bruns lorsque le fruit est mûr. Sa chair blanc jaunâtre est l'une des plus juteuses et des plus sucrées; elle est très parfumée. On la considère comme la meilleure et la plus raffinée des poires. Elle accompagne très bien les fromages fins.

La **poire conférence** a une chair blanc crémeux, juteuse, sucrée et rafraîchissante.

La **poire Packham** est originaire d'Australie. Elle ressemble à la Bartlett par sa couleur et sa saveur, mais sa forme est moins régulière que cette dernière. Sa peau verte jaunit légèrement lorsque le fruit est mûr. Sa chair blanche est juteuse et sucrée.

La **poire passe-crassane** est originaire de France. Elle se conserve facilement. Sa pelure est épaisse et sa chair blanche, légèrement granuleuse, très juteuse et savoureuse, fond dans la bouche.

La **poire Rocha** est originaire du Portugal. Sa chair devient moelleuse et fondante à maturité.

ACHAT

:: Choisir : des poires lisses, fermes mais pas trop dures, sans meurtrissures ni moisissures.

CONSERVATION

:: À l'air ambiant : mûrissement. Plusieurs variétés restent vertes à maturité ; elles seront à point si la chair cède sous une légère pression du doigt, autour du pédoncule. Les consommer sans délai car leur chair a tendance à pourrir facilement.
:: Au réfrigérateur : mûres, quelques jours. Les poires étant fragiles, ne pas les entasser et éviter de les mettre dans un sac ou un récipient hermétique. Les conserver séparément des pommes, oignons, pommes de terre, choux et autres aliments odorants car elles en absorbent l'odeur facilement.
:: Au congélateur : cuites.

VALEUR NUTRITIVE

	fraîche	*déshydratée*
eau	84 %	27 %
protéines	0,4 g	1,9 g
matières grasses	0,4 g	0,6 g
glucides	15 g	70 g
fibres	1,4 g	6,4 g
calories	59	262
		par 100 g

POIRE FRAÎCHE

CONTIENT : potassium et cuivre.

POIRE DÉSHYDRATÉE

EXCELLENTE SOURCE : potassium.

BONNE SOURCE : cuivre et fer.

CONTIENT : magnésium, vitamine C, phosphore et sodium.

PROPRIÉTÉS : diurétique, reminéralisante, stomachique et sédative.
La poire représente une source élevée de fibres lorsqu'elle est déshydratée, ses éléments nutritifs sont plus concentrés. Si elle n'est pas assez mûre, elle peut être indigeste et laxative.

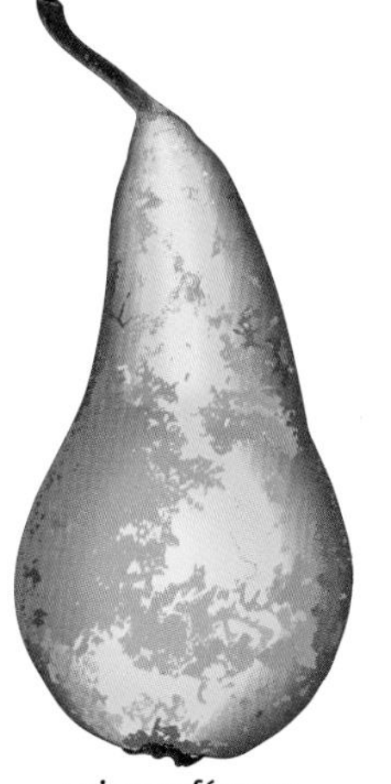
poire conférence

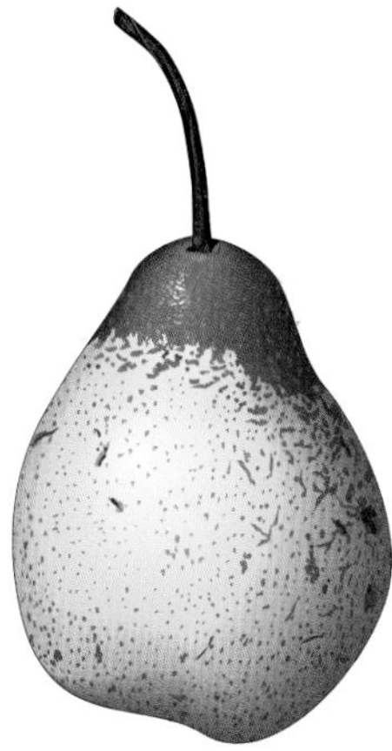
poire Rocha

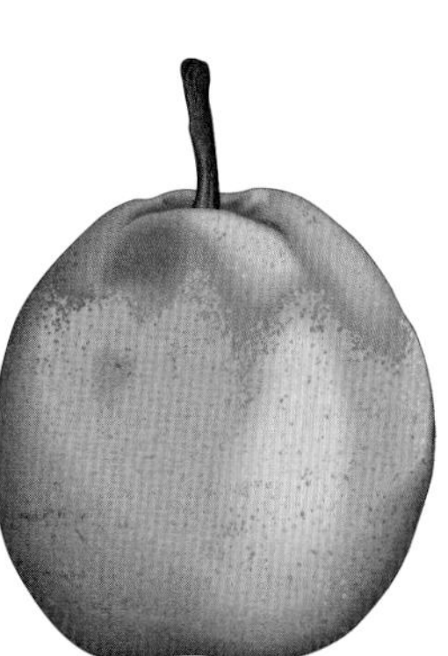
poire passe-crassane

Poire

poire Packham

poire Bosc

poire Anjou

poire comice

UTILISATION

Les poires se consomment natures, cuites, déshydratées et confites. On les transforme en compote, coulis, gelée, confiture, jus, vinaigre, eau-de-vie et liqueur (Poiré, Poire Williams—eau-de-vie fabriquée à partir de la variété Williams). Les poires se marient bien avec les pommes, les coings, le chocolat et le gingembre. Elles sont cuites en compote ou pochées au vin ou au sirop (choisir des fruits qui ne sont pas tout à fait mûrs). On les incorpore dans les salades de fruits, les sorbets, les yogourts, les soufflés, les tartes et les charlottes ; on les sert nappées et garnies de diverses façons. On met les poires dans les chutneys et les marinades. Elles confèrent une touche inhabituelle aux salades composées. Elle sont délicieuses avec des oignons doux et des légumes légèrement amers (cresson, radicchio, pissenlit et endive).
Les poires accompagnent bien le brie, le camembert, le cheddar, le fromage de chèvre et le roquefort. Elles sont délicieuses avec le prosciutto ou le jambon de Parme.

PRÉPARATION

Pour empêcher la chair des poires de s'oxyder, consommer ou cuisiner la poire immédiatement, ou l'arroser d'alcool ou de jus de citron, de lime ou d'orange.

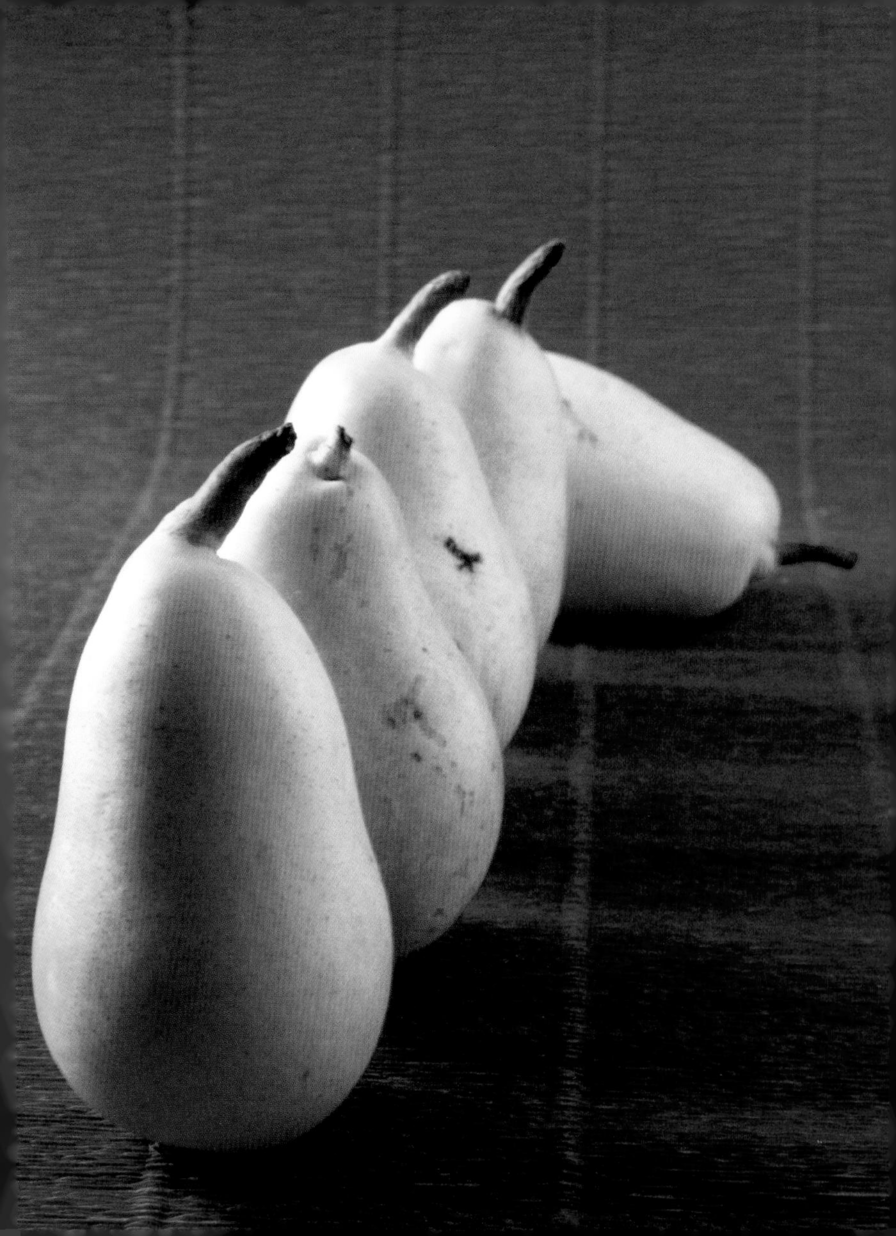

Coing

Cydonia oblonga, Rosacées

Fruit du cognassier, petit arbre qui serait originaire d'Iran. Le coing a une chair ferme, sèche, très parfumée et riche en pectine. Il est immangeable cru. Son goût âpre causé par sa teneur élevée en tanin disparaît à la cuisson.

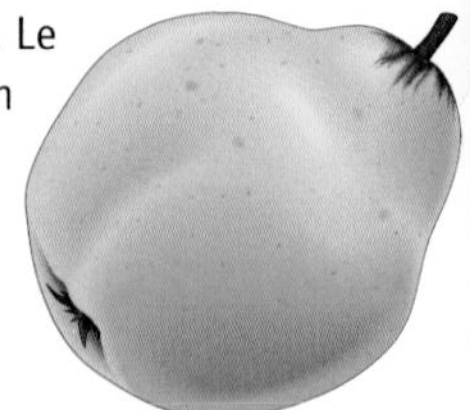
coing

ACHAT

:: Choisir : des coings charnus, fermes et intacts, à la peau partiellement jaune. Des fruits très mûrs sont souvent tachetés, ce qui n'a guère d'importance si on les cuit immédiatement.

:: Écarter : des coings durs et très verts.

UTILISATION

Pour éviter l'oxydation de sa chair, arroser le coing de jus de citron ou le cuire immédiatement lorsqu'il est coupé. La chair devient rose ou rouge à la cuisson. Le coing conserve sa forme et sa texture à la cuisson. Il est cuit comme la pomme, après avoir été paré et, si désiré, pelé. On en fait de la confiture, de la gelée, de la compote, du sirop, du vin. On le combine à des pommes, des poires, des fraises ou des framboises. Les Européens apprécient la pâte de coing, nommée « cotignac » ; cette pâte est également prisée des peuples hispanophones qui la nomment « dulce de membrillo ». En Europe de l'Est, au Proche-Orient et en Afrique du Nord, le coing est associé à la viande et à la volaille. On le met dans des plats mijotés, on le sert en compote.

VALEUR NUTRITIVE

eau	84 %
protéines	0,4 g
matières grasses	0,1 g
glucides	15 g
fibres	1,7 g
calories	57
	par 100 g

BONNE SOURCE : potassium.

CONTIENT : vitamine C et cuivre.

PROPRIÉTÉS : astringent et apéritif. Le coing serait bénéfique pour le système gastro-intestinal.

CONSERVATION

:: À l'air ambiant : mûrissement.

:: Au réfrigérateur : quelques semaines, enveloppé individuellement.

:: Au congélateur : pelé, paré, tranché et arrosé de jus de citron ou d'acide ascorbique ou réduit en purée, sucrée ou non.

nèfles du Japon

Nèfle du Japon

Eriobotrya japonica, Rosacées

Fruit du néflier du Japon, un arbre originaire de Chine et du Japon qui croît dans les pays tempérés et qui appartient à la même famille que le poirier, le pêcher et le pommier. La peau de la nèfle du Japon est comestible. Sa chair couleur crème ou orangée, peu abondante, est ferme ou fondante selon les variétés. Elle est aigrelette, juteuse, passablement sucrée et rafraîchissante. Son goût rappelle la cerise ou la prune. Elle contient des pépins non comestibles. La nèfle n'est comestible que lorsqu'elle est très mûre.

ACHAT

:: Choisir : des nèfles du Japon tendres et lisses. Couvertes de taches brunes, elles sont plus savoureuses.

UTILISATION

La nèfle du Japon est délicieuse nature ou cuite, avec ou sans la peau. On l'ajoute aux salades de fruits et aux tartes. On la cuit en confiture ou en gelée. Le pochage lui convient particulièrement bien. On transforme la nèfle du Japon en alcool. On peut aussi la confire ou la mettre en conserve.
Les graines entières ou moulues sont utilisées comme aromate.

VALEUR NUTRITIVE

eau	87 %
protéines	0,4 g
matières grasses	0,2 g
glucides	12 g
calories	47
	par 100 g

BONNE SOURCE : potassium et vitamine A.
CONTIENT : magnésium.
PROPRIÉTÉS : diurétique et tonique.

CONSERVATION

Consommer les nèfles du Japon sans délai.

Pamplemousse

Citrus maxima, Rutacées

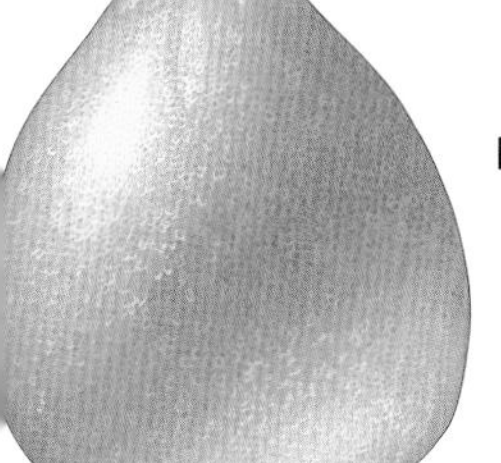
pamplemousse

Fruit du pamplemoussier, arbre qui serait originaire d'Asie. Le pamplemousse est nommé « shaddock » ou « pummelo » en anglais et « chadèque » en créole (Guadeloupe et Martinique). Il peut être sphérique ou piriforme. Son écorce épaisse se pèle facilement et est très parfumée. Selon les variétés, sa pulpe est insipide ou savoureuse, très acide ou très sucrée, et contient ou non des pépins.

ACHAT

:: Choisir : un pamplemousse lourd pour sa taille et relativement ferme. Certaines marques sur la peau n'altèrent pas sa qualité.
:: Écarter : un pamplemousse trop mou, à l'écorce terne ou cédant trop facilement sous la pression des doigts et celui qui paraît séché du côté de la tige.

UTILISATION

Le pamplemousse est plus rarement consommé à la cuillère que le pomelo. Il est cuisiné et confit. On peut le peler, enlever les membranes et incorporer les quartiers dans une salade de fruits ou de légumes avec une vinaigrette.

VALEUR NUTRITIVE

eau	89 %
protéines	0,7 g
glucides	9,6 g
calories	37
	par 100 g

EXCELLENTE SOURCE : vitamine C.
BONNE SOURCE : potassium.
PROPRIÉTÉS : apéritif, digestif et stomachique.

CONSERVATION

:: À l'air ambiant : quelques jours.
:: Au réfrigérateur : 1 semaine.
:: Au congélateur : le jus et le zeste.

Pomelo

Citrus paradisi, Rutacées

Fruit improprement nommé pamplemousse (c'est le « grapefruit » de la langue anglaise) consommé en Occident. En anglais, le mot pummelo désigne le véritable pamplemousse, plus gros et piriforme, ce qui entraîne une certaine confusion. Le pomelo serait originaire de la Jamaïque et résulterait d'un croisement naturel entre le pamplemousse et l'orange douce, ou l'orange amère. Sa pulpe jaune, rosée ou rouge est plus ou moins douce, acidulée, sucrée et parfumée (la jaune l'est moins que les autres). Elle est plus juteuse que celle du pamplemousse et contient habituellement des pépins.

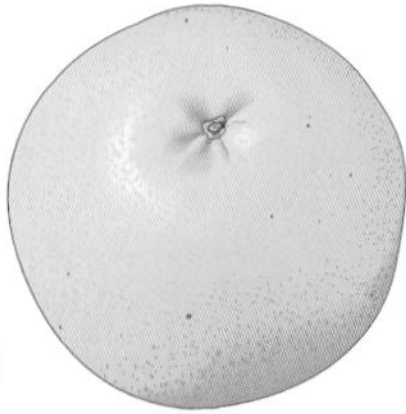

pomelo blanc

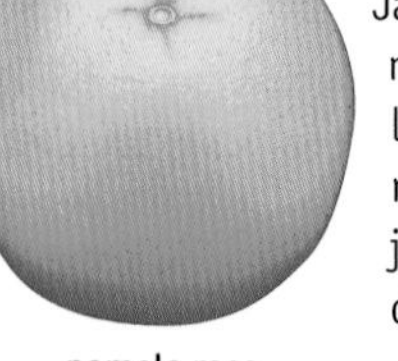

pomelo rose

ACHAT

:: Choisir : un pomelo lourd pour sa taille, relativement ferme avec une peau tendue et brillante. Des cicatrices ou des plaques dures sur la peau n'altèrent pas sa qualité.
:: Écarter : un pomelo trop mou à l'écorce terne.

UTILISATION

Le pomelo est coupé en deux et consommé nature, à la cuillère ou saupoudré de sucre. Laver le pomelo avant de le couper. Pour faciliter sa consommation, détacher les quartiers à l'aide d'un couteau dentelé à pointe recourbée ou d'une cuillère dentelée. Grillé, il accompagne canard, poulet, porc et crevettes. On l'ajoute aux salades composées. On incorpore le pomelo dans les gâteaux au fromage, flans, salades de fruits et sorbets. Il peut se substituer à l'orange et à l'ananas dans plusieurs recettes. Le jus de pomelo est rafraîchissant. L'écorce se confit.

VALEUR NUTRITIVE

eau	91 %
protéines	0,7 g
matières grasses	0,1 g
glucides	8 g
fibres	0,6 g
calories	30 à 33
	par 100 g

La valeur nutritive du pomelo varie selon la couleur de sa chair. Il est légèrement moins nutritif que l'orange.

EXCELLENTE SOURCE : vitamine C.
CONTIENT : potassium et acide folique.
PROPRIÉTÉS : apéritif, digestif, stomachique, antiseptique, tonique et diurétique.

CONSERVATION

:: À l'air ambiant : 8 à 15 jours.
:: Au réfrigérateur : conservation prolongée.
:: Au congélateur : le jus et le zeste.

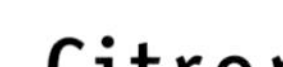

Citron

Citrus limon, Rutacées

Fruit du citronnier, arbre qui serait originaire de Chine ou de l'Inde. La taille du citron et son acidité varient selon les variétés. Son écorce jaune est plus ou moins épaisse et rugueuse. La chair juteuse peut contenir ou non des pépins.

citron

Citron

PRÉPARATION

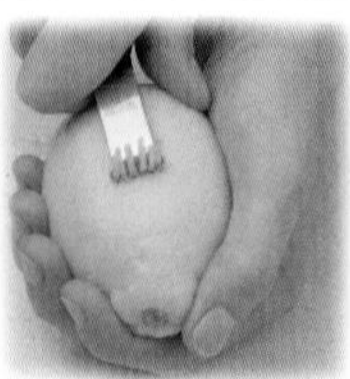

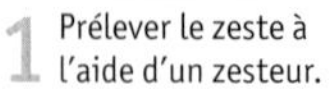

1 Prélever le zeste à l'aide d'un zesteur.

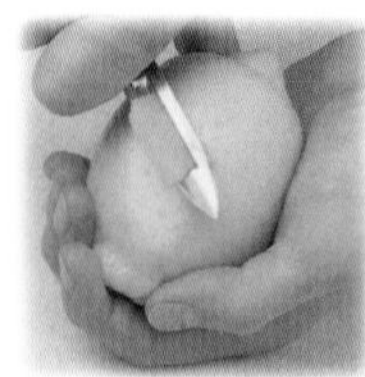

2 On peut également peler des bandes de zeste à l'aide d'un éplucheur.

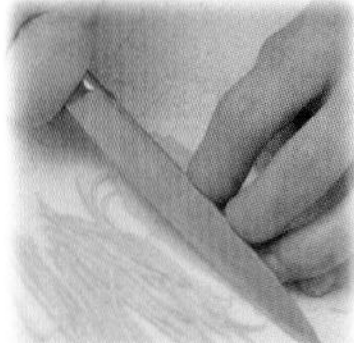

3 Hacher les bandes au couteau.

ACHAT

:: **Choisir :** un citron ferme et lourd, dont l'écorce jaune a des grains serrés et est légèrement lustrée. Un citron avec des teintes de vert a un degré d'acidité plus élevé. Un citron à la peau rugueuse abritera peu de pulpe.
:: **Écarter :** un citron plissé, qui a des sections durcies ou ramollies, ou dont la couleur est terne ou jaune trop foncé.

VALEUR NUTRITIVE

eau	89 %
protéines	1 g
matières grasses	0,3 g
glucides	9,3 g
fibres	2,1 g
calories	29
	par 100 g

EXCELLENTE SOURCE : vitamine C.
CONTIENT : potassium et acide folique.
PROPRIÉTÉS : expectorant, antiseptique, antiscorbutique, antirhumatismal, diurétique, fortifiant, vermifuge. Il calme également les piqûres d'insectes.

UTILISATION

Le citron peut aussi bien être utilisé comme ingrédient qu'à des fins décoratives. Il avive la saveur des aliments et peut remplacer le sel ; il empêche certains fruits et légumes de noircir. Il parfume les soupes, sauces, viandes, légumes, gâteaux, crèmes pâtissières, crèmes glacées et sorbets. On en fait de la marmelade et de la gelée. Le citron peut aussi remplacer le vinaigre dans la vinaigrette. On l'utilise pour mariner et attendrir viandes, volailles, poissons et gibiers. On en fait de la limonade ou on l'ajoute au thé. Le zeste de citron peut être râpé ou tranché. On le confit ou on le déshydrate.

CONSERVATION

:: **À l'air ambiant :** environ 1 semaine. Le zeste confit et déshydraté peut être conservé dans un endroit frais et sec, à l'abri de l'air et des insectes.
:: **Au réfrigérateur :** conservation prolongée.
:: **Au congélateur :** le jus et le zeste.

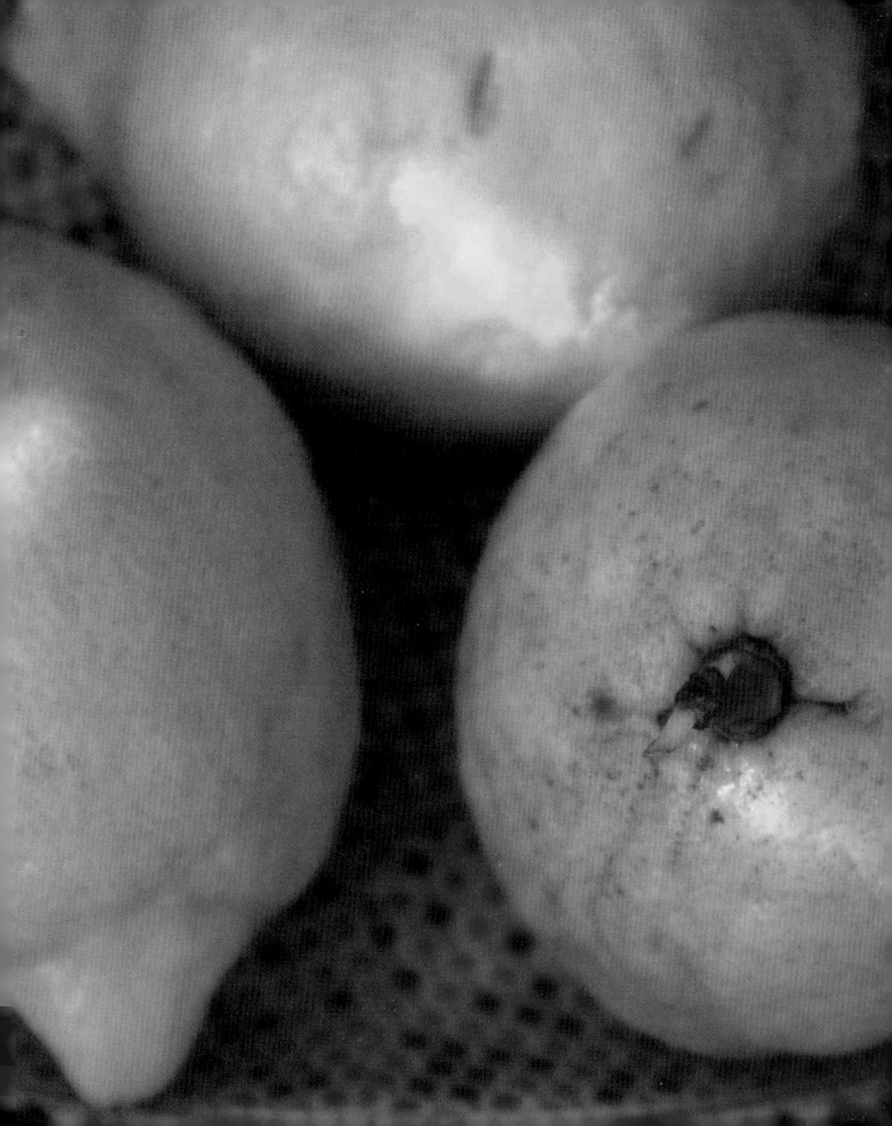

Orange

Citrus spp., Rutacées

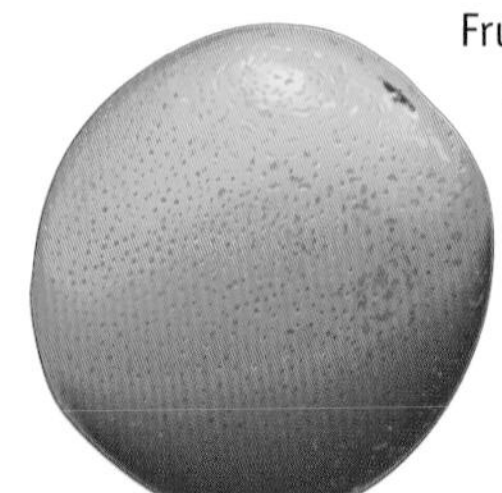

orange de Valence

Fruit de l'oranger, arbre originaire de Chine. Les oranges sont classées en deux groupes comprenant les oranges amères et les oranges douces.

L'**orange amère** serait l'ancêtre des oranges douces. On la nomme aussi « bigarade » ou « orange de Séville ». Elle possède une épaisse écorce rugueuse, teintée de vert ou de jaune. Elle est également plus petite que l'orange douce. Sa chair peu juteuse est très amère.

L'**orange douce** est l'orange juteuse tant appréciée, sucrée et acidulée. Parmi les variétés d'oranges douces, on retrouve :

l'**orange de Valence** qui est l'orange à jus par excellence. Sa chair très juteuse et acidulée contient peu ou pas de pépins ;

l'**orange navel** dont l'écorce orangée, épaisse et rugueuse est facile à enlever. Sa chair croquante et sucrée est savoureuse et presque toujours sans pépins ;

l'**orange sanguine** qui est un hybride dont la chair rouge est habituellement dépourvue de pépins. Sa pulpe est sucrée, juteuse et très parfumée.

Une pratique commerciale est à l'origine du fait que des oranges sont identifiées par un nom générique, tels « Sunkist », « Jaffa » ou « Outspan ».

ACHAT

:: **Choisir :** une orange ferme et lourde pour sa taille, avec une peau lisse.

:: **Écarter :** une orange présentant des parties molles, des taches noires et des moisissures.

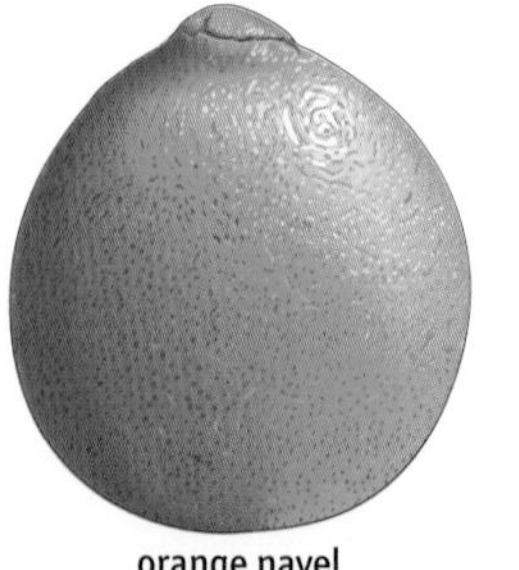

orange navel

VALEUR NUTRITIVE

eau	87 %
protéines	0,9 g
matières grasses	0,1 g
glucides	12 g
fibres	1,8 g
calories	47
	par 100 g

EXCELLENTE SOURCE : vitamine C.

BONNE SOURCE : potassium.

PROPRIÉTÉS : diurétique, antiscorbutique, tonique, digestive et légèrement laxative. Ses fleurs sont antispasmodiques et l'eau contenue dans celles-ci faciliterait le sommeil. Les feuilles, utilisées en infusion, auraient des effets digestifs et antispasmodiques.

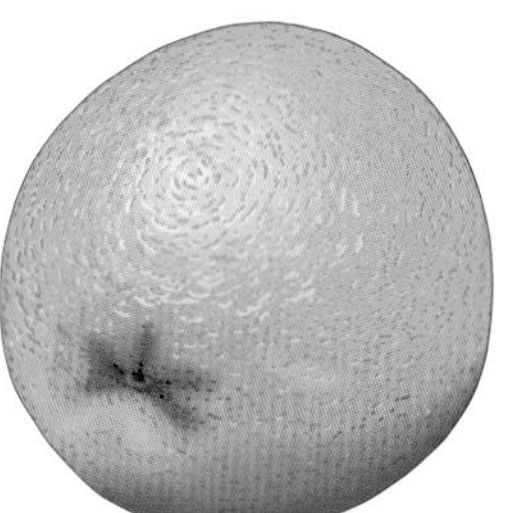
orange amère

CONSERVATION

:: **À l'air ambiant :** environ 1 semaine. Conserver le zeste confit ou déshydraté dans un endroit frais et sec.
:: **Au réfrigérateur :** conservation prolongée.
:: **Au congélateur :** le jus et le zeste.
Il faut rincer la peau de l'orange si l'on prévoit utiliser le zeste.

UTILISATION

L'orange est consommée nature, cuisinée ou transformée en boissons variées. On met l'orange dans les salades de fruits, les soufflés, les flans, les crêpes, la crème glacée, les sorbets et les punchs. Elle ajoute une touche inhabituelle aux sauces, aux vinaigrettes, aux légumes, aux salades de riz, de poulet ou de fruits de mer. Elle se marie bien avec le poisson, le canard, le bœuf et le porc. On cuit l'orange en marmelade. On confit son zeste et sa chair. On en tire une huile essentielle et une essence utilisées en pâtisserie et en confiserie.
On distille ses fleurs pour fabriquer l'essence de Néroli Bigarade et l'eau de fleur d'oranger qui aromatise notamment crêpes, flans, sirops, pâtisseries et tisanes. La bigarade est surtout mise en conserve ou cuite (marmelade, confiture, gelée, sirop, sauce). Le Cointreau, le Curaçao et le Grand Marnier doivent leur saveur d'orange au zeste de la bigarade.

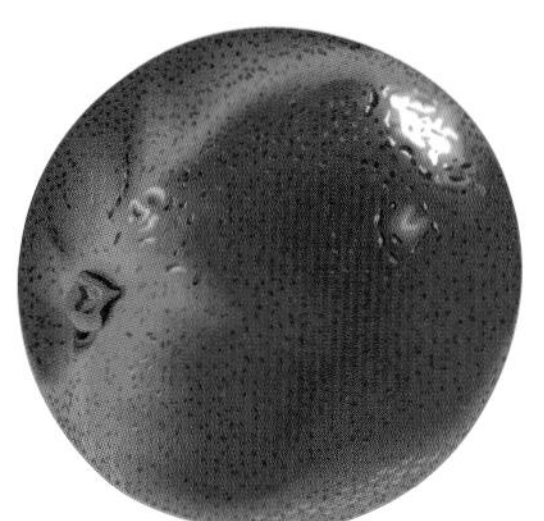
orange sanguine

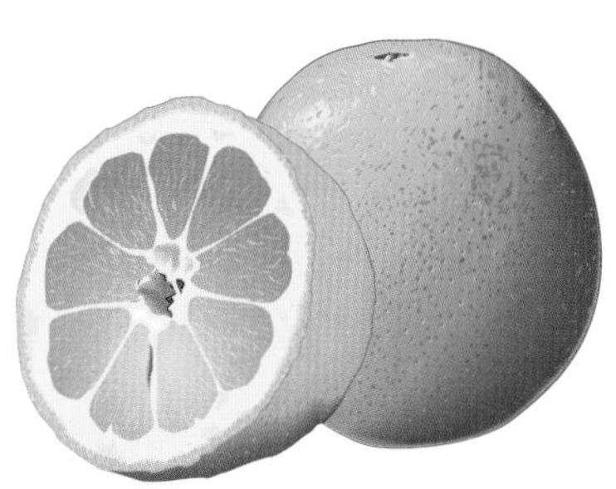

Mandarine

Citrus reticulata, Rutacées

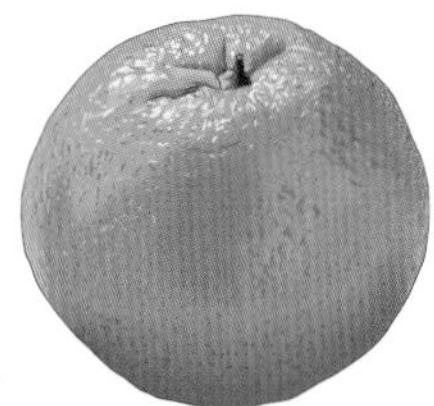
mandarine

Fruit du mandarinier, arbre originaire de Chine ou d'Indochine. La mandarine ressemble à une petite orange légèrement aplatie. Sa peau se pèle très facilement. Sa chair sucrée, parfumée et délicate est moins acide que celle de la plupart des agrumes. Elle peut contenir plusieurs pépins ou en être exempte.

Nombre d'hybrides ont été produits dont :

la **tangerine**, issue d'un croisement entre la mandarine et l'orange amère. Son écorce est généralement plus foncée, tirant souvent sur le rouge ;

la **clémentine**, également issue du croisement entre une mandarine et l'orange amère. Sa fine peau est orange rougeâtre, non adhérente et parfois gonflée et bosselée. Sa chair juteuse et acidulée est légèrement moins parfumée que celle de la mandarine ;

l'**orange-temple** ou « tangor », qui est le résultat du croisement de la tangerine et de l'orange douce. Elle se pèle facilement. Sa chair est à la fois mi-acide et mi-sucrée ;

le **tangelo**, issu du croisement de la mandarine et du pomelo. Ce fruit est souvent identifié par le nom de la variété (Minneola, Seminole, Orlando) ;

l'**ugli** dont la peau ridée et épaisse est non adhérente et se pèle facilement. Selon les variétés, elle est rouge jaunâtre, jaune orangé ou verte. Elle recouvre une pulpe juteuse rose ou jaune orangé, plus sucrée que celle d'un pomelo, légèrement acide et presque dépourvue de pépins.

ACHAT

:: **Choisir :** une mandarine intacte, lourde pour sa taille.

:: **Écarter :** une mandarine tachetée de noir, présentant des moisissures et des points mous. Ne pas se préoccuper de la présence de taches sur les uglis.

CONSERVATION

:: **Au réfrigérateur** : 1 à 2 semaines.

VALEUR NUTRITIVE

eau	88 %
protéines	0,6 g
matières grasses	0,2 g
glucides	11 g
fibres	1 g
calories	44
	par 100 g

EXCELLENTE SOURCE : vitamine C.

CONTIENT : potassium, vitamine A et acide folique.

UTILISATION

La mandarine et ses hybrides sont très souvent consommés tels quels, en collation ou en dessert. On les incorpore dans les salades de fruits, les sauces et les plats aigres-doux. Ils décorent gâteaux, puddings, bavarois, tartes et ajoutent une touche inhabituelle aux salades de riz, de poulet ou de fruits de mer. Ils sont délicieux avec de la crème glacée, arrosée ou non de Grand Marnier, ou dans la fondue au chocolat. L'écorce de la mandarine est plus mince que celle de l'orange, on doit exercer moins de pression en la râpant ou en extrayant son jus, rafraîchissant et délicieux.

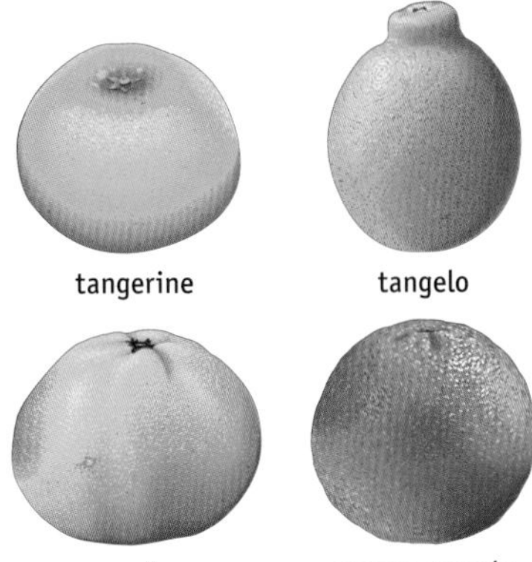

tangerine

tangelo

ugli

orange-temple

Kumquat

Fortunella spp., Rutacées

Originaire de Chine, le kumquat est le fruit d'un arbre nommé « citronnier du Japon ». Son écorce est comestible, tendre, mince, sucrée et parfumée. Sa chair acidulée contient quelques pépins.

kumquat

ACHAT

:: Choisir : des kumquats fermes, sans taches ni meurtrissures, à l'écorce brillante.
:: Écarter : des kumquats mous.

PRÉPARATION

Laver soigneusement l'écorce. On peut blanchir le kumquat à l'eau bouillante (20 s) puis le rincer à l'eau froide afin d'attendrir la pelure.

CONSERVATION

Les kumquats sont fragiles.
:: À l'air ambiant : 5 à 6 jours.
:: Au réfrigérateur : 3 semaines.

VALEUR NUTRITIVE

eau	82 %
protéines	1,1 g
matières grasses	0 g
glucides	16 g
fibres	3,7 g
calories	63
	par 100 g

EXCELLENTE SOURCE : vitamine C.
BONNE SOURCE : potassium.
CONTIENT : cuivre.

UTILISATION

Le kumquat se mange tel quel, avec l'écorce. On l'incorpore aux salades de fruits et aux salades composées, aux farces, aux gâteaux et aux muffins. On s'en sert pour décorer. Les kumquats relèvent la saveur des sauces aigres-douces. Ce fruit est confit, mariné, cuit en confiture ou en marmelade, poché dans un sirop ou mis en conserve dans l'alcool. Il se marie bien avec le poisson, la volaille, l'agneau et le canard.

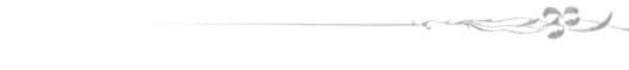

Lime

Citrus aurantifolia, Rutacées

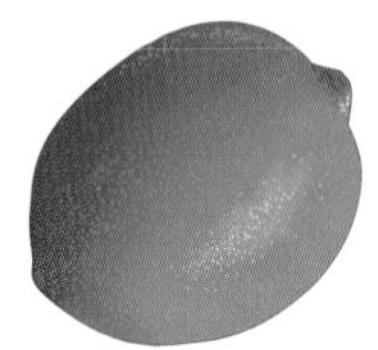

lime

Fruit du limettier, arbuste épineux probablement originaire d'une région proche de l'Inde et de la Malaisie. La lime a une chair verte juteuse, très acide et très parfumée contenant ou non des pépins, selon les variétés. Certaines sont connues sous le nom de « limettes », de « citrons-limettes » ou de « citrons verts ». D'autres variétés sont nommées « limes douces ».

VALEUR NUTRITIVE

eau	88 %
protéines	0,8 g
matières grasses	0,2 g
glucides	10,6 g
fibres	2,1 g
calories	30
	par 100 g

EXCELLENTE SOURCE : vitamine C.
CONTIENT : potassium.
TRACES : fer, acide folique et calcium.
PROPRIÉTÉ : antiscorbutique.

ACHAT

:: **Choisir :** une lime ferme et lourde pour sa taille, à l'écorce lisse et lustrée, d'un vert assez foncé.
:: **Écarter :** une lime terne, desséchée ou ramollie.
La présence de taches brunâtres sur l'écorce n'affecte pas la saveur.

CONSERVATION

Manipuler la lime avec soin.
:: **À l'air ambiant :** 1 semaine. La lumière fera jaunir la lime et altérera sa saveur. Le zeste confit ou déshydraté peut être conservé à l'abri de l'air et des insectes, dans un endroit frais et sec.
:: **Au réfrigérateur :** conservation prolongée.
:: **Au congélateur :** le jus et le zeste.

UTILISATION

La lime s'utilise comme le citron qu'elle peut remplacer dans la plupart des recettes. Elle s'intègre dans les plats principaux, les potages, les vinaigrettes, les sauces, les gâteaux, les bavarois, la crème glacée ou les sorbets. Elle aromatise les punchs et les cocktails tropicaux et rehausse la saveur des plats de poulet, de poisson, de haricots et des soupes de légumes.

Cédrat

Citrus medica, Rutacées

Fruit du cédratier, arbre de la famille des agrumes qui serait originaire de Chine. La chair verte ou jaunâtre du cédrat est acide et peu juteuse. Elle est divisée en plusieurs quartiers, contient beaucoup de pépins et est recouverte d'une épaisse membrane blanche.

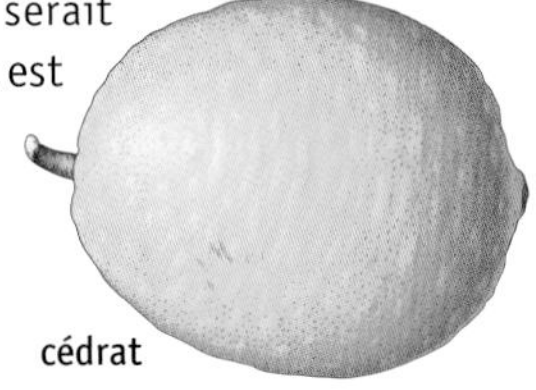

cédrat

ACHAT

 Le cédrat est rarement vendu frais. Il est surtout disponible confit.

CONSERVATION

 Le cédrat confit se conserve au frais, à l'abri de l'air et des insectes.

VALEUR NUTRITIVE

BONNE SOURCE : vitamine C.
PROPRIÉTÉS : antiscorbutique. Le jus de cédrat serait sudorifique, fébrifuge et digestif. Les graines écrasées sont vermifuges.

UTILISATION

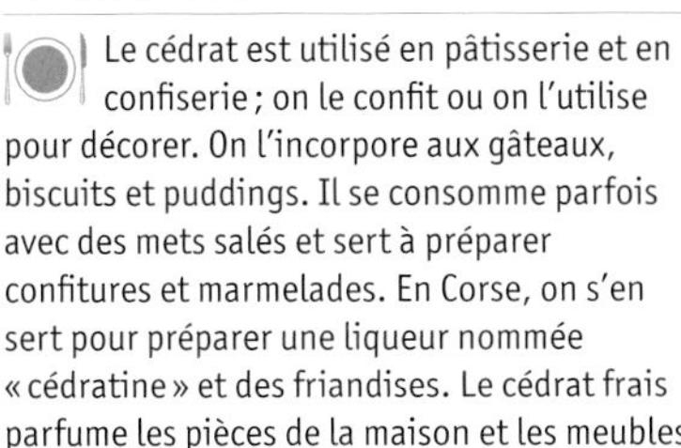

Le cédrat est utilisé en pâtisserie et en confiserie ; on le confit ou on l'utilise pour décorer. On l'incorpore aux gâteaux, biscuits et puddings. Il se consomme parfois avec des mets salés et sert à préparer confitures et marmelades. En Corse, on s'en sert pour préparer une liqueur nommée « cédratine » et des friandises. Le cédrat frais parfume les pièces de la maison et les meubles.

Bergamote

Citrus bergamia, Rutacées

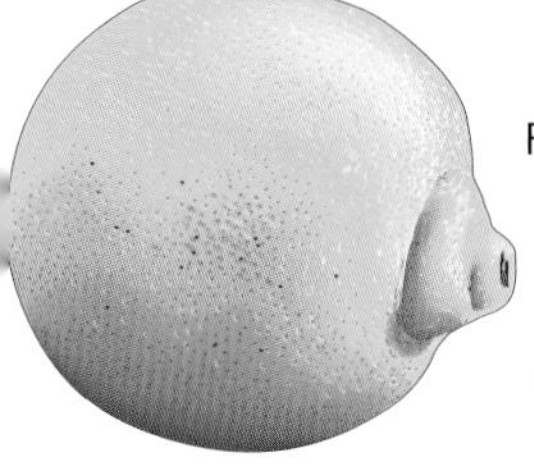

bergamote

Fruit du bergamotier. La bergamote ressemble à une petite orange ; elle serait issue d'un croisement entre la lime et l'orange amère. La bergamote est très juteuse, mais trop acide et trop amère pour être comestible. Son écorce, très riche en huile essentielle, dégage un parfum suave.

UTILISATION

La bergamote est immangeable telle quelle. On utilise son zeste (en pâtisserie et en confiserie) et son huile essentielle (en confiserie, en parfumerie et en distillerie). La bergamote aromatise le thé Earl Grey. En France, la ville de Nancy se spécialise dans la production de sucre d'orge aromatisé à la bergamote.

Banane

Musa spp., Musacées

Fruit du bananier, plante géante de la même famille que le lys et l'orchidée. La banane est probablement originaire de Malaisie. Il en existe 3 groupes : les **bananes douces**, les **bananes plantains**, aussi appelées bananes à cuire (voir *Banane plantain,* p. 200), et les **bananes non comestibles.**

Il existe de nombreuses variétés de bananes douces ; la plupart possèdent une peau de couleur jaune, cependant certaines en présentent une rouge, rose ou pourpre. Cette peau n'est pas comestible. Certaines variétés de bananes sont très petites. Ce sont les bananes naines. La saveur et la texture des bananes sont également variables, certaines variétés étant plus farineuses ou plus sucrées que d'autres.

banane

ACHAT

:: Choisir : une banane intacte, pas trop dure.

:: Écarter : une banane très verte, fendue ou une banane très molle, sauf si on la destine à la cuisson.

La banane est également disponible sur le marché sous forme de farine ou de croustilles, très riches en calories.

PRÉPARATION

Peler la banane à la dernière minute pour éviter l'oxydation ou l'arroser de jus d'agrume pour l'empêcher de brunir.

VALEUR NUTRITIVE

eau	74 %
protéines	1 g
matières grasses	0,5 g
glucides	23 g
calories	92
	par 100 g

EXCELLENTE SOURCE : vitamine B_6 et potassium.

SOURCE : vitamine C, riboflavine, acide folique et magnésium.

PROPRIÉTÉ : la banane devient légèrement laxative lorsqu'elle est blette.

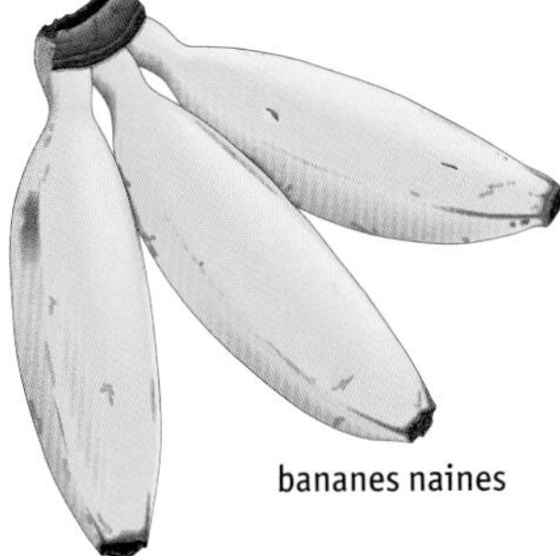
bananes naines

CONSERVATION

La banane est fragile.
:: **À l'air ambiant :** pour accélérer son mûrissement, la mettre dans un sac de papier ou dans du papier journal.
:: **Au réfrigérateur :** très mûre, quelques jours. Sa peau noircira mais pas sa chair.
:: **Au congélateur :** 2 mois, réduite en purée. incorporer un peu de jus de citron pour éviter qu'elle noircisse et acquière un mauvais goût. La banane décongelée se cuisine en gâteaux, muffins ou autres desserts. Partiellement décongelée, elle mousse si elle est fouettée, donnant ainsi un dessert qui ressemble à de la crème glacée.

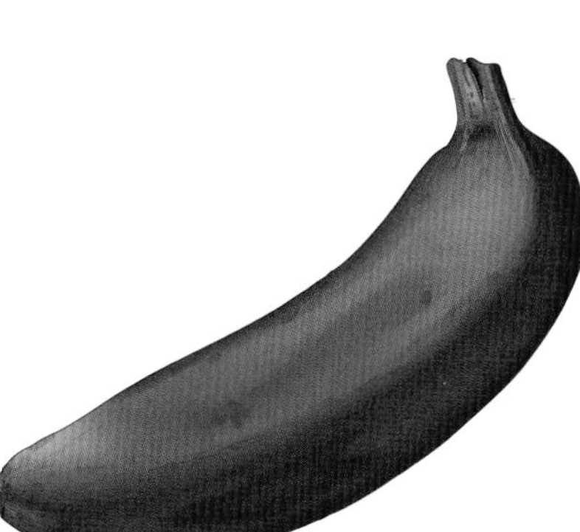
banane rouge

UTILISATION

La banane se mange telle quelle. Elle peut être cuite au four, à l'étuvée, bouillie, sautée ou frite. Elle s'utilise comme fruit ou comme légume (la banane verte se défait moins et est moins sucrée que la banane mûre). La banane est délicieuse saupoudrée de gingembre ou de cannelle, arrosée de cassonade délayée dans un peu de jus de citron ou de jus de lime, et flambée au rhum ou à la liqueur d'orange. La banane convient bien aux produits laitiers. On l'incorpore à la coupe glacée, au yogourt, à la crème glacée, aux sorbets, au lait fouetté, au tapioca et aux flans. On transforme la banane en purée que l'on consomme telle quelle ou que l'on utilise pour les tartes, gâteaux, muffins, puddings et beignets.
On tire de la banane une essence qui aromatise de nombreux plats. La banane peut être déshydratée ou distillée.

Banane plantain

Musa paradisiaca, Musacées

Fruit du bananier, plante probablement originaire de Malaisie. La banane plantain (surnommée « banane à cuire » et « banane à farine ») est apparentée à la banane douce. Sa chair est plus ferme et moins sucrée que cette dernière. La banane plantain n'est pas comestible crue.

banane plantain

ACHAT

:: Choisir : une banane plantain ferme et intacte.

UTILISATION

La banane plantain est surtout utilisée comme légume. Sa consistance et sa saveur rappellent un peu la patate douce ou, très mûre, la banane. On l'utilise en soupes et ragoûts. Elle se marie avec les pommes, les patates douces et les courges.

CUISSON

La banane plantain se cuit entière ou tranchée et conserve sa forme.

:: À l'eau : 25 min.

:: Grillée : 45 min à 10 cm de la source de chaleur.

:: Frite.

:: Au four : non pelée, 1 h à 180 °C. On peut sectionner les deux extrémités et enlever la peau, ou inciser la peau sur toute sa longueur.

VALEUR NUTRITIVE

eau	65 %
protéines	1,3 g
matières grasses	0,4 g
glucides	32 g
fibres	2,3 g
calories	122
	par 100 g

EXCELLENTE SOURCE : potassium.

BONNE SOURCE : vitamine C, vitamine B_6 et magnésium.

CONTIENT : vitamine A et acide folique.

CONSERVATION

:: À l'air ambiant.

:: Au réfrigérateur : très mûres.

:: Au congélateur : mûre, pelée et enveloppée individuellement.

Durian

Durio zibethinus, Bombacées

Fruit d'un arbre originaire de l'archipel malais apparenté au baobab, au cacaoyer, au cotonnier et à la mauve. La chair douce, crémeuse et compacte du durian possède une saveur particulière et contient des graines comestibles.

durian

ACHAT

:: Choisir : un durian à la peau intacte. Le jaunissement de la peau indique que le fruit est mûr.

UTILISATION

Le durian se consomme nature, à la cuillère. On l'intègre au yogourt et à la crème glacée. On le cuit en confiture. En Asie, on aime le manger accompagné de riz gluant et en Chine, intégré à des pâtisseries.
Les graines du durian sont rôties, grillées ou pulvérisées pour confectionner des confiseries.

CONSERVATION

:: À l'air ambiant : mûrissement.
:: Au réfrigérateur : enveloppé et isolé des autres aliments. Le consommer rapidement. En Malaisie, on le saumure afin de pouvoir le consommer toute l'année.

VALEUR NUTRITIVE

eau	81,1 %
matières grasses	0,8 g
glucides	15 g
fibres	1,6 g
calories	81
	par 100 g

EXCELLENTE SOURCE : potassium.
BONNE SOURCE : vitamine C.
PROPRIÉTÉS : aphrodisiaque. Ne pas apprêter ni consommer le durian avec de l'alcool (entraîne une fermentation désagréable).

PRÉPARATION

Ouvrir le durian en introduisant un couteau bien aiguisé dans ses rainures. Retirer la chair à l'aide d'une cuillère et enlever les graines.

Jaboticaba

Myrciaria cauliflora, Myrtacées

jaboticabas

Fruit d'un arbre originaire du Brésil. La peau noire ou pourpre du jaboticaba est épaisse. Sa chair est juteuse, sucrée et savoureuse.

ACHAT

:: Choisir : des jaboticabas fermes, intacts, luisants et bien colorés.

UTILISATION

Le jaboticaba se consomme tel quel, dans les salades de fruits, en gelée, en confiture, en jus et en vin. Il décore assiettes de fromages et hors-d'œuvre.

VALEUR NUTRITIVE

eau	87 %
glucides	13 g
calories	46
	par 100 g

CONTIENT : vitamine C.

CONSERVATION

:: Au réfrigérateur : 2 semaines, dans un sac de plastique perforé.

Carambole

Averrhoa carambola, Oxalidées

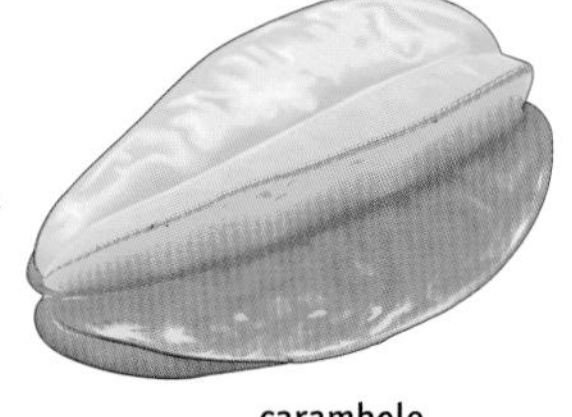
carambole

Fruit originaire du Sri Lanka et des îles Moluques. La **carambole** est formée de 5 côtes saillantes (parfois 4 ou 6) disposées en étoile. On la nomme aussi « fruit étoile ». Sa fine peau est comestible et sa couleur passe du jaune clair au jaune doré à maturité. Certaines variétés sont sucrées et légèrement acides, tandis que d'autres ont une saveur aigre. La teneur en sucre n'augmente plus après la récolte.

Une espèce voisine, le **bilimbi**, est originaire de la Malaisie. Il est plus petit que la carambole et les 5 côtes sont à peine visibles. Sa chair juteuse est plus ferme et beaucoup plus acide que celle de la carambole.

ACHAT

:: Choisir : une carambole ferme, bien colorée, sans meurtrissures, dégageant un arôme fruité.

UTILISATION

Crue ou cuite, la carambole peut être combinée avec des fruits ou des légumes. On l'arrose de vinaigrette. Elle se sert en accompagnement ou on la cuit avec des fruits de mer et des légumes, à la manière orientale. La cuire très peu afin de préserver sa saveur. Coupée en fines tranches décoratives, la carambole peut accompagner fruits de mer et poissons. Elle garnit les boissons et décore hors-d'œuvre, fromages, gâteaux et tartes. On cuit la carambole en marinade ou en gelée. On la met dans les sorbets ou les puddings et on en fait du jus.

Le bilimbi est généralement cuit. On en fait des marinades, des confitures ou de la gelée. On le met dans les soupes, les sauces ou les mets aigres-doux. On le transforme en jus. Il remplace la mangue dans les chutneys indiens.

VALEUR NUTRITIVE

eau	91 %
protéines	0,6 g
matières grasses	0,3 g
glucides	7,8 g
calories	33
	par 100 g

BONNE SOURCE : vitamine C.
SOURCE : vitamine A et potassium.
CONTIENT : plusieurs acides dont l'acide oxalique, l'acide tartrique et l'acide malique.

PRÉPARATION

Laver la carambole. Si les pointes des côtes sont noircies, les enlever avec un couteau ou un éplucheur. Retirer les graines. La carambole est souvent coupée en tranches pour mettre en évidence son aspect étoilé.

CONSERVATION

:: À l'air ambiant : mûrissement ou pour une consommation dans les jours à venir.
:: Au réfrigérateur : environ 15 jours.

Chérimole

Annona cherimola, Anonacées

Fruit originaire des Andes dont il existe plusieurs variétés. La chérimole appartient à la famille de l'anone, tout comme le corossol, la pomme-cannelle et l'anone cœur-de-bœuf. Selon les variétés, ces fruits sont ovales, coniques, sphériques ou en forme de cœur. La chair blanchâtre est juteuse, sucrée, un peu granuleuse, légèrement acidulée et très parfumée. La chérimole est souvent considérée comme un des fruits les plus fins et les plus savoureux qui soient.

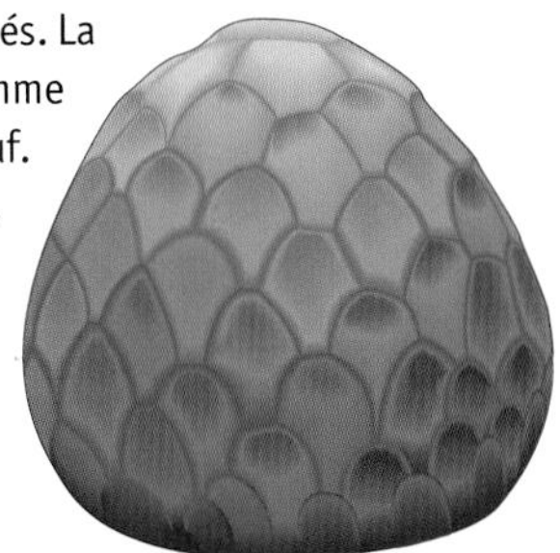

chérimole

ACHAT

:: Choisir : une chérimole parfumée, intacte et pas trop ferme.
:: Écarter : une chérimole dont la peau est noircie ou meurtrie.

UTILISATION

La chérimole se consomme surtout crue car la cuisson altère sa saveur. On la consomme refroidie, à la cuillère. On la sert avec du jus d'orange pour empêcher l'oxydation (présentation classique au Chili). On met la chérimole dans les salades de fruits, les sorbets, la crème glacée, le yogourt, la pâtisserie et les biscuits. On la cuit en compote, en confiture et en gelée. On la transforme également en jus.

PRÉPARATION

Laver brièvement la chérimole. Peler puis couper en deux ou en plusieurs sections. Jeter la fibre centrale si elle semble dure. Retirer les graines immédiatement ou en mangeant le fruit. Les enlever avant de mettre la chérimole en purée ou de la couper en morceaux.

VALEUR NUTRITIVE

eau	74 %
protéines	1,3 g
matières grasses	0,4 g
glucides	24 g
fibres	3,4 g
calories	94
	par 100 g

La chérimole est un fruit nourrissant car son contenu en glucides est élevé.
CONTIENT : vitamine C et niacine.

CONSERVATION

:: À l'air ambiant : mûrissement. Elle ne doit pas trop mûrir car elle fermente.
:: Au réfrigérateur : mûre, 1 à 2 jours.
:: Au congélateur : 4 mois maximum, réduire en purée lorsque la chair atteint un certain degré de maturation qui est difficile à établir.

Jaque

Artocarpus heterophyllus, Moracées

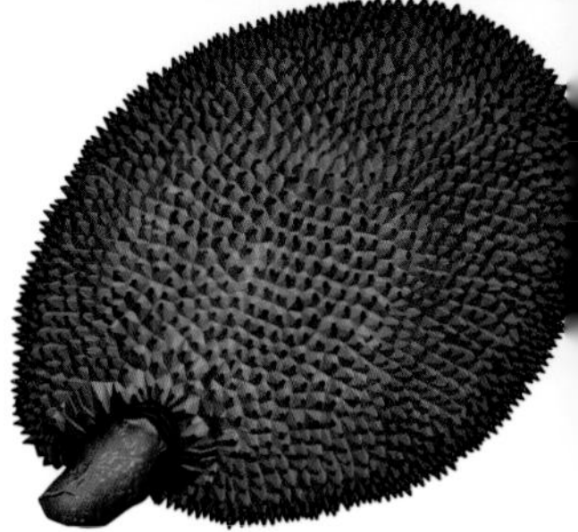
jaque

Fruit du jaquier, arbre probablement originaire de la région comprise entre l'Inde et la Malaisie. C'est un proche parent du fruit de l'arbre à pain. On divise les jaques en deux groupes : les variétés à chair tendre, juteuse et sucrée, et les variétés à chair ferme, moins juteuse et moins sucrée. La chair blanchâtre ou jaunâtre devient jaune doré à maturité. Elle renferme de nombreuses et imposantes graines blanches. Les fleurs fertilisées sont comestibles. Le jaque continue de mûrir après la cueillette.

ACHAT

:: Choisir : un jaque à la peau intacte. Mature, il dégagera une odeur prononcée. Le jaque est souvent vendu coupé à cause de sa taille imposante.

UTILISATION

Le jaque est consommé comme légume lorsqu'il n'est pas mûr et comme fruit à maturité. Il se mange cru (tel quel, râpé, coupé en morceaux, dans les salades de fruits et la crème glacée) ou cuit (en purée et en confiture). On le transforme en jus, on le congèle, on le déshydrate ou on le transforme en farine. Bouilli ou frit, le jaque est cuisiné seul, avec des légumes, en chutneys ou ajouté aux currys. Il peut être mis en conserve, salé ou sucré. La pelure est cuite en gelée ou confite. On en extrait de la pectine.
Les graines, souvent bouillies, s'utilisent comme légume ou on les consomme rôties. On les met en conserve, seules ou avec d'autres légumes, en saumure ou dans de la sauce tomate. On les déshydrate et on les moud en farine. En Inde, cette farine sert à confectionner les chapatis et les papadums.

VALEUR NUTRITIVE

	jaque	*graines*
eau	72 %	
protéines	1,5 g	19 g
matières grasses	0,3 g	1 g
glucides	24 g	74 g
fibres	1 g	4 g
calories	98	383
		par 100 g

JAQUE

EXCELLENTE SOURCE : potassium.

GRAINES SÉCHÉES

CONTIENNENT : vitamines du complexe B, calcium, potassium, magnésium, phosphore, fer et soufre.

PRÉPARATION

Huiler ses doigts et le couteau qui servira à couper le jaque afin que la sève visqueuse ne colle pas. Couper le fruit et retirer les graines et la chair qui les recouvre.

CONSERVATION

:: À l'air ambiant : 3 à 10 jours.
:: Au réfrigérateur : mûr ou coupé.
:: Au congélateur : recouvert de sirop (moitié eau, moitié sucre et acide citrique).

Tamarillo

Cyphomandra betacea, Solanacées

Fruit originaire d'Amérique du Sud. La peau du tamarillo n'est pas comestible. Sa chair, ferme et acidulée, renferme plusieurs pépins comestibles. Le goût aigre-doux acidulé rappelle celui des groseilles à maquereau, de la tomate et de l'alkékenge.

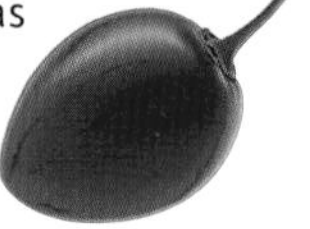

tamarillo

ACHAT

:: Choisir : des tamarillos intacts et fermes, à la peau lisse, rouge vif, sans taches et cédant sous une pression des doigts.

UTILISATION

Très mûr, le tamarillo se mange cru, coupé en deux, salé ou sucré, ou arrosé de jus de citron ou de lime. Réduit en purée, il aromatise yogourts, crèmes glacées, sorbets et boissons. Non mûr, il est cuit comme un légume. L'utiliser modérément lorsqu'on le cuit avec d'autres fruits car sa saveur dominera. Il se cuisine comme la tomate qu'il peut remplacer. Il accompagne viandes, volailles et poissons. Il est également délicieux dans les sauces et cuit en confiture, gelée ou marinade.

PRÉPARATION

Peler les tamarillos ou les blanchir, la peau s'enlève ensuite facilement. Son jus rouge laisse des marques indélébiles.

VALEUR NUTRITIVE

eau	86 %
protéines	2 g
matières grasses	0,9 g
glucides	10 g
fibres	1,6 g
calories	50
	par 100 g

EXCELLENTE SOURCE : vitamine A, vitamine C, calcium, potassium, phosphore, sodium et magnésium.

CONSERVATION

:: À l'air ambiant : mûrissement.
:: Au réfrigérateur : 2 semaines, dans un sac de plastique perforé.
:: Au congélateur : entier ou coupé, peler et saupoudrer de sucre. On peut aussi le cuire et le réduire en purée.

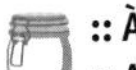

Ramboutan

Nephelium lappaceum, Sapindacées

Fruit originaire de Malaisie, le ramboutan est apparenté au litchi et au longane. Sa pulpe est juteuse, blanchâtre et translucide avec une saveur sucrée, douce et parfumée, parfois aigrelette ou acidulée, selon les variétés. La graine à l'intérieur est non comestible.

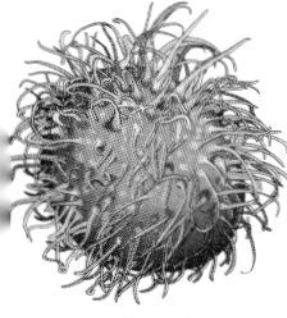

ramboutan

ACHAT

:: Choisir : des ramboutans à la peau rouge clair, aux cheveux verdâtres et à la pelure sans taches humides.
:: Écarter : des ramboutans à la peau foncée et sèche dégageant un jus à odeur surette.

UTILISATION

Le ramboutan est utilisé comme le litchi, qu'il peut remplacer. Il est délicieux tel quel, dans la salade de fruits ou avec de la crème glacée. Cuit, il accompagne légumes et viande ou il sert pour farcir de la viande.

CONSERVATION

Consommer les ramboutans sans délai.
:: Au réfrigérateur : quelques jours.
3 à 4 mois, dans un sirop léger ou tranformés en confiture.

VALEUR NUTRITIVE

eau	82 %
protéines	1,0 g
matières grasses	0,1 g
glucides	16,5 g
fibres	1,1 g
calories	64
	par 100 g

EXCELLENTE SOURCE : vitamine C.
CONTIENT : fer et potassium.

PRÉPARATION

Le ramboutan se pèle facilement. Retirer sa coque en la fendant délicatement avec les doigts ou un couteau, en évitant de couper la chair. Pour une présentation originale, laisser le ramboutan dans sa coque, n'enlever que la moitié supérieure de la coque et le servir comme un œuf dans sa coquille.

Longane

Dimocarpus longan, Sapindacées

Fruit d'un arbre qui serait originaire de l'Inde, le longane est un proche parent du litchi et du ramboutan. Il est recouvert d'une coque qui brunit et devient plutôt rigide à maturité. Elle recouvre une chair translucide blanchâtre, juteuse et sucrée, un peu moins parfumée que celle du litchi. Un gros noyau non comestible est logé au centre du fruit.

longane

PRÉPARATION

Débarrasser le longane de sa coque en la fendant à l'extrémité de la queue puis en le pelant. Selon l'utilisation projetée, dénoyauter le longane ou laisser le dégustateur s'en charger.

UTILISATION

Le longane est délicieux tel quel. On l'ajoute aux salades de fruits. On l'incorpore au riz, légumes, salades ou sauces. Il est poché ou cuisiné au wok. On le retrouve en conserve dans un sirop ou séché.

ACHAT

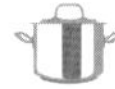

:: Choisir : des longanes non craquelés et colorés.

CUISSON

Ajouter le longane en fin de cuisson et le cuire brièvement.

CONSERVATION

Consommer les longanes rapidement.
:: Au réfrigérateur : 2 à 3 semaines, dans un sac de plastique perforé avec une feuille de papier absorbant.
:: Au congélateur : tels quels dans leur coque.

VALEUR NUTRITIVE

	frais
eau	83 %
protéines	1,3 g
matières grasses	0,1 g
glucides	15 g
fibres	0,4 g
	par 100 g

EXCELLENTE SOURCE : vitamine C et potassium.

CONTIENT : magnésium et cuivre.

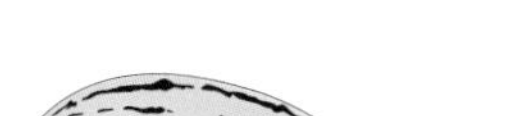

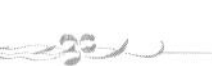

Pepino

Solanum muricatum, Solanacées

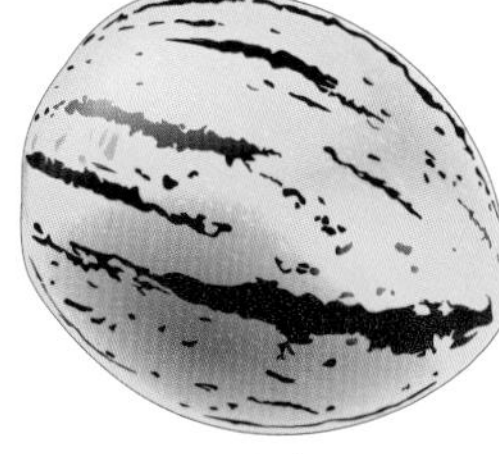

pepino

Fruit d'une plante originaire du Pérou. Le pépino possède une chair orangée ou jaunâtre qui renferme des graines comestibles. Un peu farineuse, la chair est légèrement plus sucrée que celle du melon.

VALEUR NUTRITIVE

eau	93 %
protéines	0,6 g
matières grasses	0,1 g
glucides	5 g
fibres	1 g
calories	22
	par 100 g

EXCELLENTE SOURCE : vitamine C.

PROPRIÉTÉS : antirhumatismal. Le pépino servirait à soigner la bronchite et divers problèmes cutanés.

ACHAT

:: Choisir : un pepino ferme et intact, délicatement parfumé.

CONSERVATION

:: À l'air ambiant : mûrissement.
:: Au réfrigérateur : mûr, 1 à 2 jours.

UTILISATION

Quand il n'est pas mûr, le pepino s'apprête comme la courge. Il est délicieux assaisonné de gingembre, arrosé de jus de citron ou de lime, de Grand Marnier ou de Cointreau. On le met dans les hors-d'œuvre, les salades de fruits et les salades composées.

Kaki

Diospyros spp., Ébénacées

Fruit du plaqueminier, arbre probablement originaire de Chine. Les différentes variétés de kaki se classent en deux groupes : le **kaki d'Asie** et le **kaki américain.** Parmi les variétés d'Asie, il en existe deux plus connues : le hachiya et le fuyu. Ils ont la taille d'une tomate. Le hachiya a la forme d'un cœur et possède une chair très sucrée, tendre et de couleur rouge orangé vif. Il se consomme très mûr (entièrement mou). Sa peau est comestible. À point, la chair devient sucrée, presque liquide, légèrement visqueuse, non acide, passablement fragile et très parfumée.

Le fuyu se consomme ferme ou mûr. Israël est un important pays producteur d'un type de fuyu nommé Sharon. La chair renferme des graines brunes non comestibles.

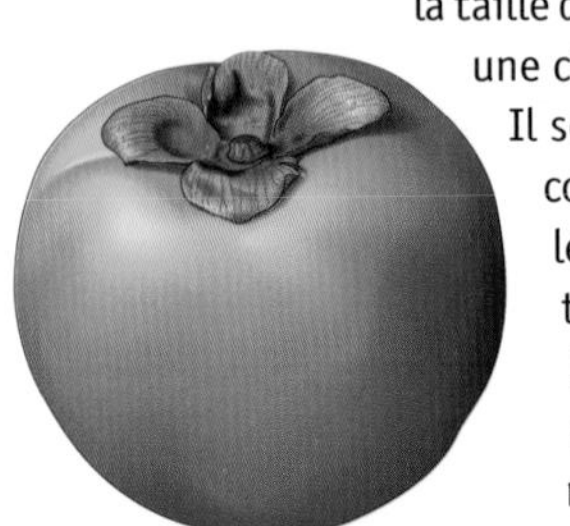

kaki

ACHAT

:: Choisir : un kaki intact.

:: Écarter : un kaki jaune ou verdâtre. S'informer de la variété et ne pas se fier à la couleur, qui ne constitue pas un signe de maturation.

UTILISATION

Le kaki se consomme à la cuillère. La variété fuyu se croque comme une pomme. Le kaki peut être réduit en purée (ajouter du jus de citron pour éviter sa décoloration). Il nappe crèmes glacées, gâteaux, bavarois et crêpes. Le kaki décore les salades de fruits, de riz, de fruits de mer ou de volaille. Il accompagne le fromage et aromatise le yogourt, les flans et autres desserts. On le cuit en confiture, on le déshydrate ou on le met en conserve.

VALEUR NUTRITIVE

eau	80 %
protéines	0,6 g
matières grasses	0,2 g
glucides	19 g
fibres	1,6 g
calories	70
	par 100 g

BONNE SOURCE : vitamine A.

CONTIENT : potassium, vitamine C et cuivre.

PROPRIÉTÉ : légèrement laxatif.

CONSERVATION

:: À l'air ambiant : mûrissement. Placer le kaki dans un sac de papier pour accélérer le mûrissement ; pour l'activer encore plus, ajouter des fruits dégageant de l'éthylène (banane ou pomme).

:: Au réfrigérateur : mûr.

:: Au congélateur : laisser entier ou réduire en purée (ajouter 30 ml de jus de citron).

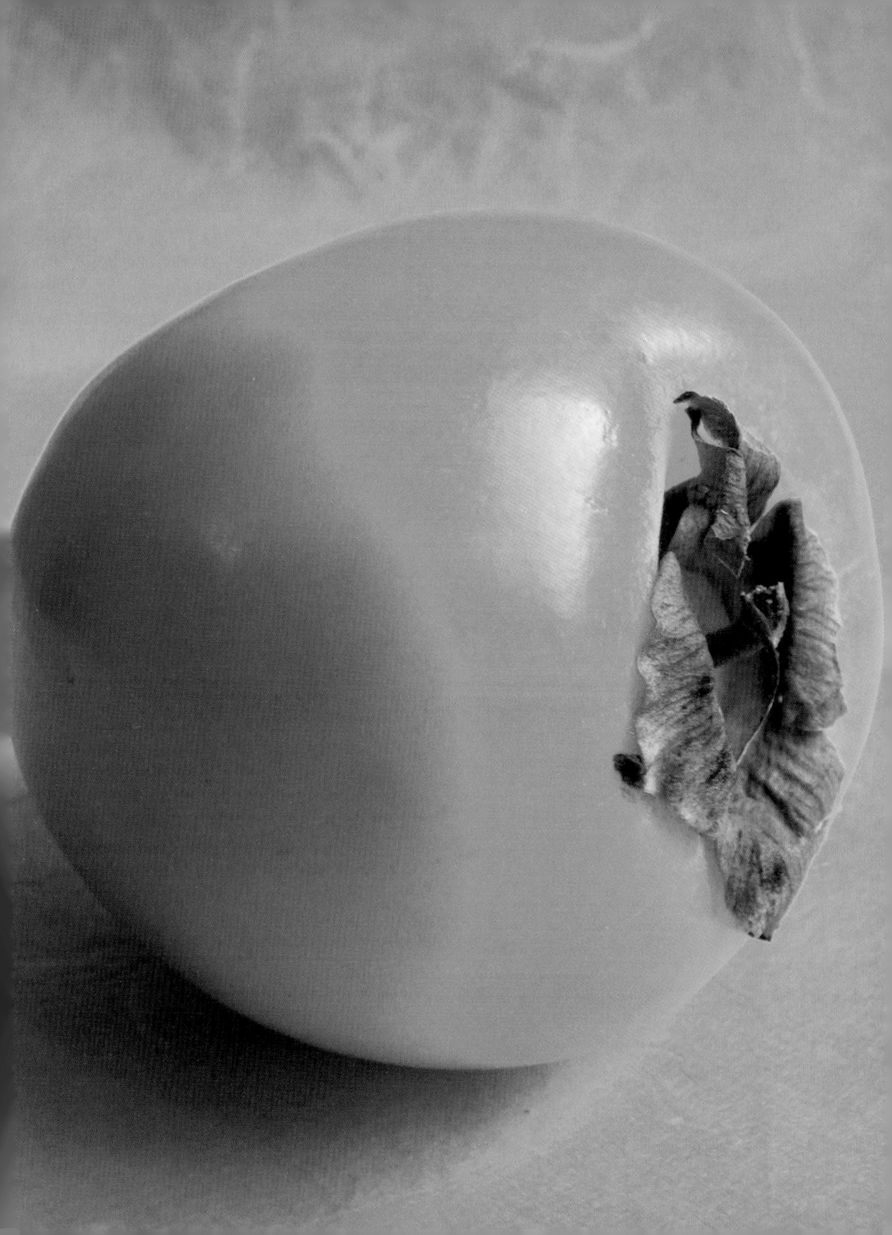

Litchi

Litchi chinensis, Sapindacées

Fruit d'un arbre originaire du Sud de la Chine. Le litchi est recouvert d'une coque rugueuse qui devient rigide après la cueillette. À maturité, cette coque est rouge ou rosée, puis elle ternit et brunit à mesure que le fruit vieillit. La chair translucide d'un blanc nacré est juteuse, croquante, rafraîchissante, très sucrée et très parfumée. Elle enrobe un gros noyau non adhérent et non comestible. La saveur du litchi évoque à la fois la fraise, la rose et le muscat. Elle varie selon le degré de maturité.

litchi

ACHAT

:: **Choisir:** des litchis intacts, colorés et sans craquelures.

Les litchis s'achètent frais, en conserve dans un sirop et parfois séchés, confits ou en grappes.

UTILISATION

Le litchi constitue un dessert délicieux à lui seul. Il ajoute une note exotique à une salade de fruits. Il accompagne ou parfume riz, légumes, farces ou sauces. Dans la cuisine chinoise, il est associé à la viande et au poisson.

PRÉPARATION

Le litchi se pèle aisément. Fendre sa coque délicatement avec les doigts ou un couteau, en évitant de couper la chair, puis le peler. Selon l'usage projeté, dénoyauter le litchi.

VALEUR NUTRITIVE

eau	82 %
protéines	0,8 g
matières grasses	0,4 g
glucides	16,5 g
fibres	0,5 g
calories	66
	par 100 g

EXCELLENTE SOURCE : vitamine C.

BONNE SOURCE : potassium.

CONTIENT : cuivre et magnésium.

CUISSON

Abréger la cuisson afin que le litchi conserve sa saveur délicate. L'ajouter en fin de cuisson.

CONSERVATION

:: **Au réfrigérateur :** quelques semaines, dans un sac de plastique perforé avec une feuille de papier absorbant.

:: **Au congélateur :** tels quels dans leur coque.

Papaye

Carica papaya, Caricacées

Fruit du papayer, arbre probablement originaire d'Amérique centrale. La papaye est de forme sphérique ou cylindrique. La variété hawaïenne nommée « solo » est une des plus courantes. La papaye a une mince peau non comestible de couleur jaune orangé, jaune rougeâtre ou vert jaunâtre. Sa chair juteuse, de couleur jaune orangé, peut également être jaune ou rougeâtre. Sa texture, semblable à celle du melon cantaloup, est plus moelleuse. De nombreuses graines comestibles sont logées dans la cavité centrale. La papaye a une saveur douce, plus ou moins sucrée et parfumée selon les espèces, qui rappelle celle du melon.

La plupart des espèces du genre *Carica* ne sont pas comestibles. La papaye de montagne et le babaco sont plus rares.

papaye

ACHAT

:: Choisir : une papaye à la peau jaune orangé sur presque toute sa surface et cédant sous une légère pression des doigts. La présence de taches noires ou de moisissures n'altère pas sa saveur.

:: Écarter : une papaye dure et très verte, très molle ou très meurtrie.

CONSERVATION

:: À l'air ambiant : mûrissement. Placer la papaye dans un sac de papier pour accélérer le processus. La consommer dès qu'elle est mûre.

:: Au réfrigérateur : mûre, quelques jours. Une papaye non mûre conservée à moins de 7 °C ou dans le réfrigérateur ne mûrira plus.

VALEUR NUTRITIVE

eau	89 %
protéines	0,6 g
matières grasses	0,1 g
glucides	10 g
fibres	0,9 g
calories	39
	par 100 g

EXCELLENTE SOURCE : vitamine C.

BONNE SOURCE : potassium et vitamine A.

PROPRIÉTÉS : stomachique et diurétique.

Les graines s'utilisent comme vermifuge. Les Brésiliens préparent un sirop sédatif avec le jus de papaye.

UTILISATION

La papaye se consomme à la cuillère, avec ou sans sucre, arrosée de jus de citron ou de lime, de porto ou de rhum. On la met dans le yogourt, les puddings, les sorbets et la crème glacée. Dans les salades de fruits, on ajoute la papaye au dernier moment, sinon elle ramollit les autres fruits. On la transforme en jus ou en purée. On la cuit en confiture, en chutney ou en ketchup. La papaye se marie bien avec le jambon, le prosciutto et le saumon fumé. Elle peut être farcie de salade de fruits, de poulet ou de fruits de mer.
La papaye verte s'utilise comme la courge d'hiver, qu'elle peut remplacer dans la plupart des recettes. On doit toutefois la « saigner » (c'est-à-dire laisser s'écouler le suc blanc et acide qu'elle renferme) avant de l'utiliser.

On peut l'arroser de vinaigrette, la farcir, la cuire en fricassée ou en ratatouille, et la mariner.
Les graines de papaye peuvent être broyées et utilisées comme du poivre. On peut en croquer quelques-unes en mangeant la papaye.
On cuit le babaco en confiture ou on le met en conserve. En Amérique du Sud on l'utilise dans les gâteaux. Ce fruit, trop acide, est rarement transformé en jus.

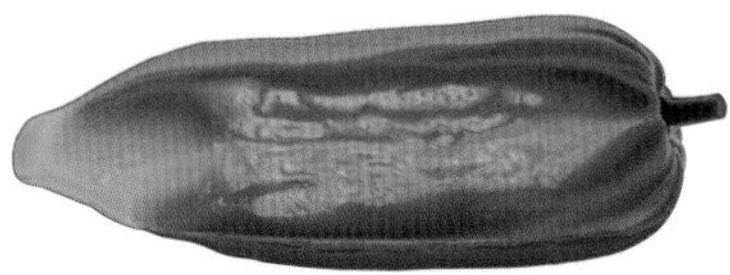

babaco

Grenade

Punica granatum, Punicacées

Fruit du grenadier, arbrisseau probablement originaire de Perse. La peau coriace de la grenade n'est pas comestible. Habituellement rouge brillant, elle est jaunâtre dans certaines variétés. À l'intérieur, des membranes blanches, épaisses, amères et non comestibles délimitent 6 sections remplies d'une multitude de petites graines comestibles, formées d'une pulpe charnue très juteuse, à la fois sucrée et acidulée.

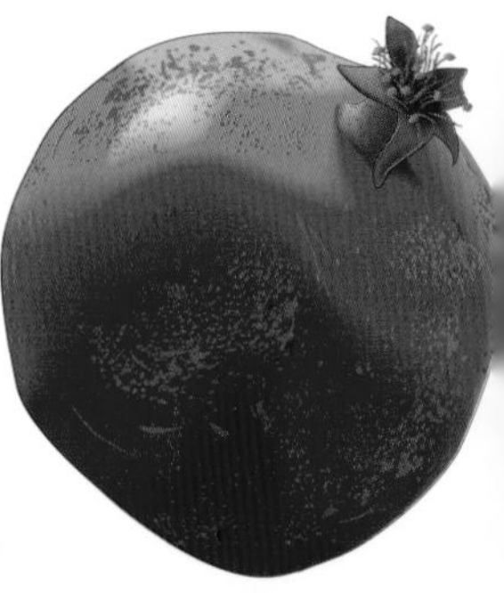

grenade

ACHAT

:: Choisir : une grenade de taille imposante, colorée, partiellement teintée de brun, lourde et sans taches.
:: Écarter : une grenade ridée à la peau terne ou décolorée.

CONSERVATION

:: À l'air ambiant : quelques jours.
:: Au réfrigérateur : 3 semaines.
:: Au congélateur : seulement les graines.

PRÉPARATION

Couper l'extrémité supérieure de la grenade en prenant soin de ne pas entailler les graines car du jus s'écoulera. Peler la grenade, l'ouvrir délicatement, puis manger les baies ou les entasser dans un bol afin de les manger à l'aide d'une cuillère. Jeter les membranes où logent les baies. Pour profiter du jus, rouler la grenade en l'écrasant légèrement. Recueillir le jus à la paille après avoir pratiqué un trou dans la peau, ou en pressant le fruit.

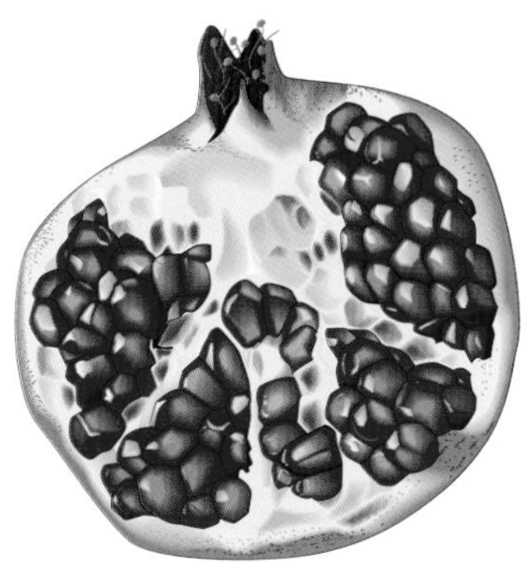

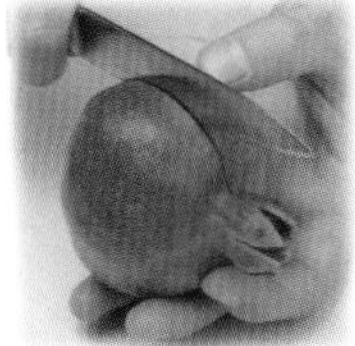

1 Pratiquer 4 incisions dans la peau de la grenade.

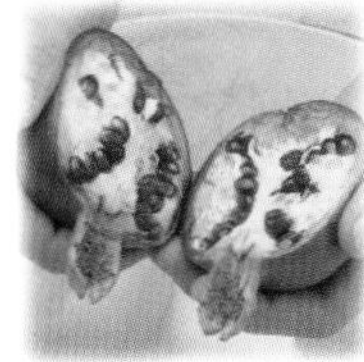

2 Séparer la grenade en deux, puis en quartiers.

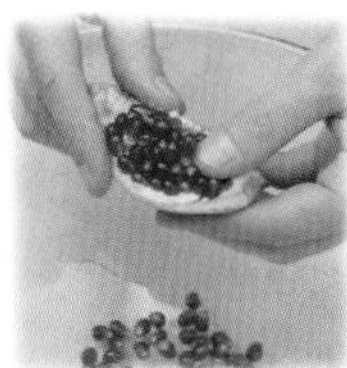

3 Détacher les baies et les entasser dans un bol afin de les consommer par la suite.

VALEUR NUTRITIVE

eau	81 %
protéines	1 g
matières grasses	0,3 g
glucides	17 g
fibres	0,2 g
calories	68
	par 100 g

BONNE SOURCE : potassium.
CONTIENT : vitamine C et acide pantothénique.
TRACES : sodium et niacine.

UTILISATION

Les baies de grenade se consomment souvent nature. Elles décorent et assaisonnent salades de fruits, salades composées, soupes, sauces, fromages, légumes, volailles, poissons ou fruits de mer. On les consomme sous forme de jus. Le sirop (grenadine) sert à préparer apéritifs, boissons, crèmes glacées, sorbets et autres desserts.

Kiwi

Actinidia chinensis, Actinidiacées

Fruit originaire de Chine. Le kiwi est une baie à la chair vert émeraude, juteuse, sucrée et légèrement acidulée. Elle renferme de petites graines noires comestibles. La peau est comestible mais la plupart des personnes préfèrent l'enlever. En Amérique du Nord, la variété Hayward est la plus courante.

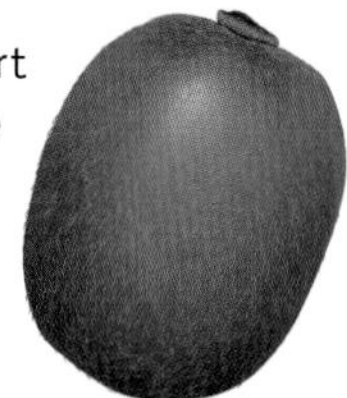
kiwi

ACHAT

:: Choisir : un kiwi intact, sans taches. Une chair molle cédant sous une légère pression des doigts indique qu'on peut le déguster.
:: Écarter : un kiwi très mou ou endommagé.

UTILISATION

Le kiwi est délicieux pelé et mangé tel quel ou coupé en deux et mangé à la cuillère. On le met dans les céréales, le yogourt, la crème glacée, les sorbets et les salades de fruits (l'ajouter au dernier moment). Il décore hors-d'œuvre, assiettes de fromages, gâteaux, tartes et bavarois. Il se marie bien avec la viande, la volaille et le poisson. On l'ajoute à certaines soupes et sauces. Il est délicieux dans les salades composées. On transforme le kiwi en jus, mais on doit éviter de broyer les petites graines.

CONSERVATION

:: À l'air ambiant : mûrissement. Placer le kiwi dans un sac de papier pour accélérer le mûrissement ; pour l'activer encore plus, ajouter des fruits dégageant de l'éthylène (banane ou pomme).
:: Au réfrigérateur : mûr, plusieurs jours ; non mûr, 2 à 3 semaines.

VALEUR NUTRITIVE

eau	83 %
protéines	1 g
matières grasses	0,4 g
glucides	15 g
fibres	3,4 g
calories	61
	par 100 g

EXCELLENTE SOURCE : vitamine C et potassium.
CONTIENT : magnésium.
TRACES : phosphore, fer et vitamine A.
À poids égal, le kiwi contient près du double de vitamine C que l'orange et le citron.
PROPRIÉTÉS : diurétique, antiscorbutique et laxatif. Des enzymes contenues dans le kiwi permettent d'attendrir la viande ou de s'attendrir lui-même quand il n'est pas assez mûr (le peler et le laisser à l'air libre). Par contre, il fait ramollir les fruits dans une salade de fruits, empêche la gélatine de prendre et fait tourner le lait (pas le yogourt ni la crème glacée).

CUISSON

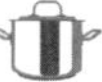
Abréger la cuisson du kiwi afin de conserver sa couleur et sa saveur.

Feijoa

Feijoa sellowiana, Myrtacées

Fruit d'un arbuste originaire d'Amérique du Sud, le feijoa appartient à la même famille que la goyave, la girofle et l'eucalyptus. Sa chair couleur blanc crème est sucrée, parfumée et a une texture légèrement granuleuse. Elle est parfois aigrelette selon sa maturité. Le centre du fruit est légèrement gélatineux et renferme de minuscules graines noires tendres et comestibles. Sa peau est trop amère pour être consommée.

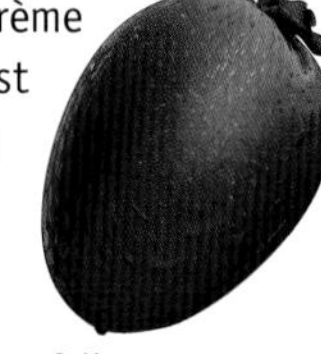

feijoa

ACHAT

:: **Choisir :** un feijoa parfumé, tendre au toucher, sans taches.

:: **Écarter :** un feijoa très ferme.

UTILISATION

Le feijoa pelé se consomme nature (tel quel ou incorporé aux salades de fruits, yogourts et autres desserts) ou cuit (en confiture ou en gelée). L'utiliser modérément car il est très parfumé. Réduit en purée, il aromatise crèmes glacées, sorbets, flans et puddings. Il se marie bien avec les pommes et les bananes qu'il peut remplacer dans la plupart des recettes.

PRÉPARATION

Pour éviter l'oxydation de la chair du feijoa, l'arroser de jus d'agrume.

VALEUR NUTRITIVE

eau	87 %
protéines	1,2 g
matières grasses	0,8 g
glucides	10,6 g
fibres	4,3 g
calories	50
	par 100 g

BONNE SOURCE : acide folique.

CONTIENT : vitamine C et potassium.

CONSERVATION

:: **À l'air ambiant :** mûrissement. Le consommer dès qu'il est à point.

:: **Au réfrigérateur :** quelques jours.

:: **Au congélateur :** nature ou cuit.

Jujube

Ziziphus jujuba, Rhamnacées

Fruit du jujubier, arbre originaire de Chine. Selon les variétés, le jujube a la taille d'une olive ou d'une datte. Il contient un long noyau dur. Sa chair blanchâtre ou verdâtre n'est pas très juteuse. Légèrement farineuse avec une texture croquante, elle est sucrée, aigrelette et mucilagineuse. Déshydraté, le jujube devient un peu spongieux et plus sucré.

jujubes

ACHAT

:: Choisir : des jujubes fermes et intacts. Déshydratés, il devraient être ridés et lourds. On les trouve en conserve dans les épiceries fines.

UTILISATION

On consomme le jujube frais ou séché, nature ou cuit (en compote, en confiture ou en pâte). On l'utilise comme la datte, qu'il peut remplacer, tel quel ou dans les desserts, soupes, farces et plats mijotés. On le marine ou on le transforme en jus. Des jujubes fermentés, on tire une boisson alcoolique.

CONSERVATION

:: À l'air ambiant : presque indéfiniment, déshydratés, dans un contenant hermétique.
:: Au réfrigérateur : frais.

VALEUR NUTRITIVE

	frais	*déshydratés*
eau	78 %	19,7 %
protéines	1,2 g	3,7 g
matières grasses	0,2 g	1,1 g
glucides	20 g	74 g
fibres	1,4 g	
calories	70	287
		par 100 g

JUJUBES FRAIS
EXCELLENTE SOURCE : vitamine C.
BONNE SOURCE : potassium.
CONTIENNENT : magnésium, niacine, cuivre et fer.
JUJUBES SÉCHÉS (plus énergétiques)
EXCELLENTE SOURCE : potassium.
BONNE SOURCE : magnésium.
SOURCE : vitamine C, cuivre, fer, phosphore et calcium.
PROPRIÉTÉS : expectorant, émollient, calmant et diurétique.

Fruit de la Passion

Passiflora spp., Passifloracées

Fruit originaire du Brésil. Le fruit de la Passion possède une peau non comestible, de couleur jaune, pourpre ou orangé. Elle renferme une substance gélatineuse dont la couleur varie du vert rosé au jaune ou à l'orangé et peut même être blanche ou incolore. Cette chair enrobe des petites graines noirâtres comestibles. Elle est juteuse, sucrée, acidulée, très aromatique et rafraîchissante.

fruit de la Passion

ACHAT

:: Choisir : un fruit de la Passion plissé, sans meurtrissures, le plus lourd possible.

CONSERVATION

:: Au réfrigérateur : mûr, 1 semaine.
:: Au congélateur : plusieurs mois.
Congeler tel quel ou enlever la peau et placer la pulpe dans un bac à glaçons.

UTILISATION

Le fruit de la Passion se consomme bien mûr, tel quel, à l'aide d'une cuillère. Il aromatise salades de fruits, flans, crêpes, yogourts, crèmes glacées, sorbets, gâteaux, puddings et boissons. Passer la pulpe au tamis si on veut enlever les graines. On cuit ce fruit en gelée ou en confiture. On le transforme en boisson alcoolisée.

VALEUR NUTRITIVE

eau	73 %
protéines	2,2 g
matières grasses	0,7 g
glucides	23 g
calories	100
	par 100 g

EXCELLENTE SOURCE : vitamine C, potassium et sodium.

BONNE SOURCE : fer, magnésium, niacine, vitamine A et phosphore.

PROPRIÉTÉS : antispasmodique et narcotique (feuilles et fleurs), vermifuge (graines).

Goyave

Psidium spp., Myrtacées

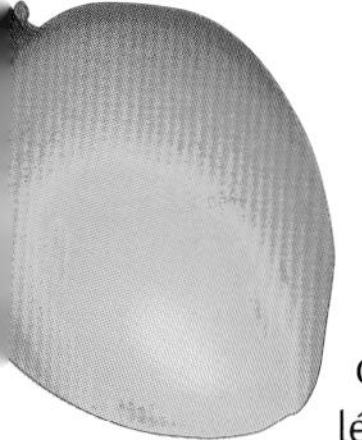
goyave

Fruit du goyavier, arbre originaire d'Amérique tropicale. La peau comestible de la goyave renferme une chair très parfumée et légèrement acidulée qui contient des graines comestibles.

ACHAT

:: **Choisir :** une goyave lisse et non meurtrie, ni trop molle, ni trop dure.

UTILISATION

La goyave se consomme nature ou cuite, dans des mets sucrés ou salés. On la cuit en confiture, gelée ou chutney. On l'ajoute aux sauces, salades de fruits, tartes et puddings, au tapioca, à la crème glacée, au yogourt et aux boissons.

PRÉPARATION

Laisser ou enlever la peau ; couper le fruit en deux puis, au goût, l'épépiner.

VALEUR NUTRITIVE

eau	86 %
protéines	0,8 g
matières grasses	0,6 g
glucides	12 g
fibres	5,6 g
calories	50
	par 100 g

EXCELLENTE SOURCE : vitamine C et potassium.

CONTIENT : vitamine A et niacine.

TRACES : phosphore et calcium.

PROPRIÉTÉS : astringente et laxative.

CONSERVATION

:: **À l'air ambiant :** mûrissement.

:: **Au réfrigérateur :** mûre, quelques jours.

Pomme-poire

Pyrus spp., Rosacées

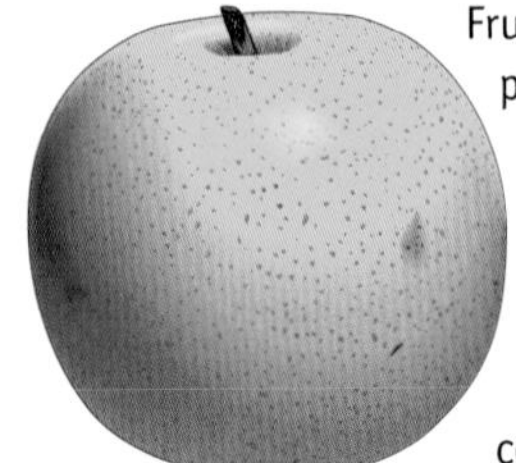

pomme-poire

Fruit d'un arbre originaire d'Asie. La pomme-poire ne provient pas d'un croisement entre une poire et une pomme ; elle est probablement l'ancêtre de la poire. Elle fait partie de la même famille. La plupart des pommes-poires sont rondes, seules quelques-unes sont piriformes. Leur peau fine, lisse et comestible peut être de couleur jaune, verte ou brun doré. Leur chair est très juteuse, légèrement sucrée et douce comme celle de la poire avec une texture très croquante comme celle de la pomme. Selon les variétés, elle est parfois granuleuse.

ACHAT

:: **Choisir :** une pomme-poire parfumée, sans taches et relativement lourde pour son poids. Mûre, elle reste ferme, mais sa pelure mince la laisse fragile. Des meurtrissures en surface n'altéreront pas la chair.

UTILISATION

La pomme-poire se consomme surtout nature car sa saveur est facilement masquée par les autres aliments. On l'ajoute aux salades de fruits et aux salades composées. La pomme-poire apporte une texture inhabituelle aux plats sautés ou cuisinés au wok. Elle se marie bien avec le fromage à la crème et le yogourt. Son excellent jus est rafraîchissant.

PRÉPARATION

La pomme-poire est souvent tranchée en rondelles pour mettre en évidence son cœur en forme d'étoile. On la mange fréquemment pelée afin de mieux goûter la chair.

VALEUR NUTRITIVE

eau	88 %
protéines	0,5 g
matières grasses	0,3 g
glucides	11 g
calories	42
	par 100 g

CONTIENT : potassium.

CUISSON

La pomme-poire nécessite une cuisson un peu plus longue que la poire ; elle conserve sa forme.

:: **Pochée** ou **au four :** cuissons recommandées.

CONSERVATION

:: **À l'air ambiant :** quelques jours.

:: **Au réfrigérateur :** 2 mois, enveloppée individuellement dans un papier absorbant, puis dans un sac de plastique perforé.

Les pommes-poires à pelure brune se conservent plus longtemps que les fruits à pelure verte. Ceux qui ont une pelure jaune sont les plus fragiles.

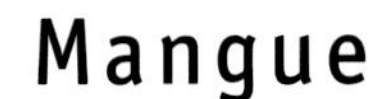

Mangue

Mangifera indica, Anacardiacées

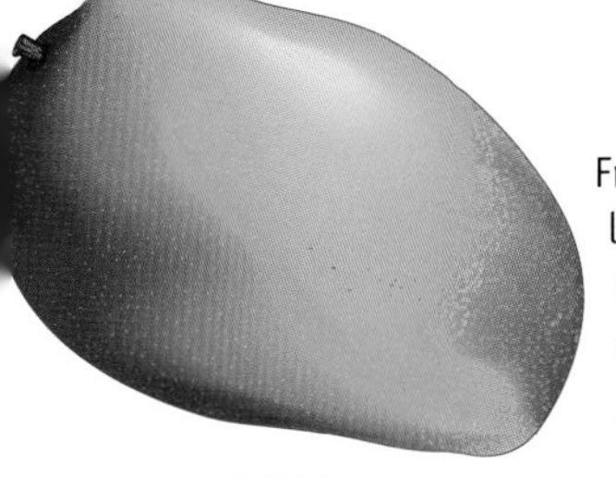

mangue

Fruit du manguier, arbre qui serait originaire de l'Inde. Il est apparenté au pistachier et à l'anacardier (acajou). La mangue est ronde, ovale ou réniforme selon les variétés. Sa peau lisse et mince est verte, jaune ou écarlate. Elle est teintée de rouge, de violet, de rose ou de jaune orangé. Sa chair jaune orangé est souvent douce comme celle de la pêche, ce qui lui a valu le surnom de « pêche des tropiques ». Elle est parfois fibreuse mais plus souvent onctueuse, fondante, juteuse, sucrée et parfumée, selon les variétés. Elle adhère à un noyau imposant de forme aplatie. Son goût légèrement acide et épicé peut étonner.

ACHAT

:: Choisir : une mangue ni trop dure ni trop ridée, à l'odeur agréable.

Une mangue mûre dégage un parfum sucré et cède sous une légère pression des doigts. La peau peut présenter des taches noires, signe de maturité avancée.

UTILISATION

La mangue se mange nature ou s'incorpore aux salades de fruits, aux céréales, aux crêpes, à la crème glacée, au yogourt et aux sorbets. On la transforme en jus, coulis, confiture, marmelade, gelée ou compote. En Asie et aux Antilles, on s'en sert lorsqu'elle n'est pas encore à maturité, crue ou cuite, comme légume, en hors-d'œuvre ou pour accompagner viandes et poissons. On la met dans les potages et les sauces. La mangue bien mûre est délicieuse avec la volaille, le jambon, le canard, le porc, le poisson et les légumineuses. En Inde, la mangue verte est un ingrédient de base pour les traditionnels chutneys.

VALEUR NUTRITIVE

eau	82 %
protéines	0,5 g
matières grasses	0,3 g
glucides	17 g
calories	65
	par 100 g

EXCELLENTE SOURCE : vitamine A et vitamine C.

BONNE SOURCE : potassium.

CONTIENT : cuivre.

PROPRIÉTÉS : la mangue pas tout à fait mûre serait laxative. Sa peau peut provoquer des réactions allergiques cutanées et irriter la peau et la bouche.

CONSERVATION

:: À l'air ambiant : mûrissement. Placer la mangue dans un sac de papier pour accélérer le mûrissement.

:: Au réfrigérateur : mûre, 1 à 2 semaines.

:: Au congélateur : cuire dans un sirop ou réduire en purée, additionner ou non de sucre, de jus de lime ou de citron.

PRÉPARATION

Enlever la peau avant de consommer la mangue. Le jus de mangue laisse des taches indélébiles sur les vêtements.

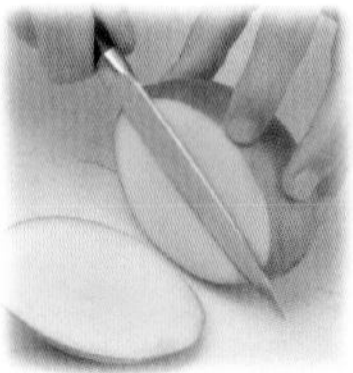

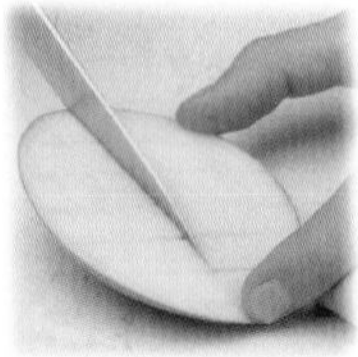

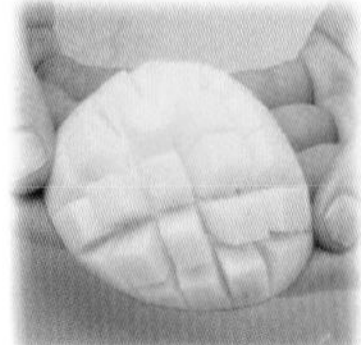

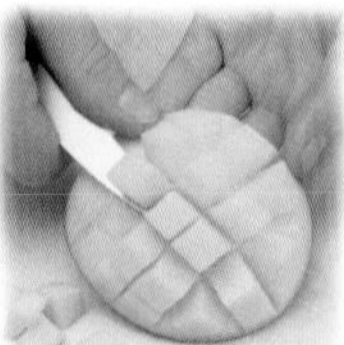

1 Couper en deux en passant la lame du couteau près du noyau. Faire de même de l'autre côté du noyau.

2 Avec la pointe d'un couteau, tracer des lignes dans la chair jusqu'à la peau.

3 Retourner la peau de façon que les cubes de chair se séparent.

4 Détacher les cubes de mangue de la peau en passant la lame d'un couteau.

Mangoustan

Garcinia mangostana, Guttifères

Fruit du mangoustanier, arbre originaire de Malaisie, des Philippines et d'Indonésie. La peau du mangoustan n'est pas comestible. Elle recouvre une membrane rougeâtre non comestible qui enveloppe la chair. Cette chair d'un blanc perlé est juteuse, sucrée et d'une saveur exquise. Elle se divise en quartiers contenant parfois un noyau comestible.

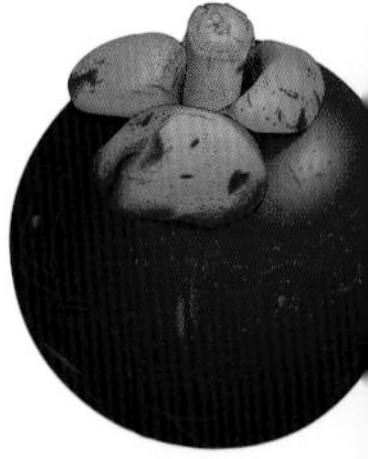

mangoustan

ACHAT

:: Choisir : un mangoustan à la peau pourpre qui cède sous une légère pression des doigts.
:: Écarter : un mangoustan à la peau très dure.

CONSERVATION

Consommer le mangoustan sans délai.
:: À l'air ambiant : 2 ou 3 jours.
:: Au réfrigérateur : 1 semaine.

PRÉPARATION

Inciser circulairement l'écorce du mangoustan avec un couteau vers le centre du fruit, en prenant soin de ne pas entailler la chair (couper environ 1 cm de profondeur). Imprimer un léger mouvement de rotation et retirer l'écorce.

VALEUR NUTRITIVE

eau	84 %
protéines	0,5 g
matières grasses	0,3 g
glucides	14,7 g
fibres	5,0 g
calories	57
	par 100 g

CONTIENT : potassium et vitamine C.
TRACES : fer et niacine.

UTILISATION

Le mangoustan est mangé tel quel, pelé et divisé en sections. Il est délicieux accompagné d'un coulis de fraises ou de framboises. On peut l'utiliser pour des confitures et des salades de fruits. Réduit en purée, il aromatise yogourts, crèmes glacées, sorbets, gâteaux ou puddings. En Asie, on en fait un vinaigre et on extrait de l'huile de ses graines. La cuisson atténue la saveur du mangoustan.

Melon à cornes

Cucumis metuliferus, Cucurbitacées

Fruit originaire du Sud-Ouest de l'Afrique. La chair vert émeraude du melon à cornes comporte des graines tendres et comestibles. Sa saveur rappelle le melon et le concombre, avec un soupçon de lime et de banane.

melon à cornes

ACHAT

:: Choisir : un melon à cornes ferme, intact et coloré de jaune ou d'orangé. Mûr, sa couleur orangée est éclatante.
:: Écarter : un melon à cornes terne ou tacheté.

UTILISATION

Le jus du melon à cornes peut remplacer le vinaigre dans une vinaigrette. Pour obtenir une boisson désaltérante, ajouter au jus du melon à cornes du jus de lime ou de citron, du sucre et de la liqueur à l'orange. Sa chair peut être incorporée aux sauces, soupes, salades, sorbets et yogourts.

CONSERVATION

:: À l'air ambiant ou **au réfrigérateur :** 10 jours.

VALEUR NUTRITIVE

eau	90,4 %
protéines	0,9 g
glucides	3,1 g
fibres	4 g
calories	24
	par 100 g

EXCELLENTE SOURCE : vitamine C.
CONTIENT : fer et potassium.

PRÉPARATION

Rincer, peler, puis couper le melon à cornes en fines tranches ou en cubes, ou le transformer en jus.

Sapotille

Manilkara zapota, Sapotacées

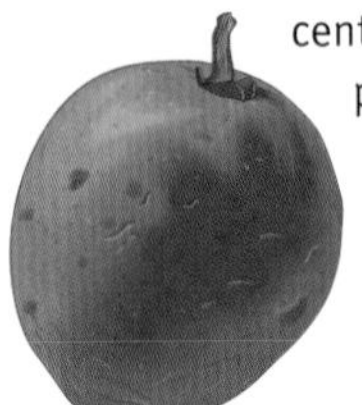
sapotille

Fruit du sapotillier, arbre originaire du Mexique et de l'Amérique centrale. L'écorce rugueuse de la sapotille, grise ou brune, se pèle facilement. Sa chair translucide jaune rougeâtre ou jaune brunâtre est parfois légèrement granuleuse. Elle est juteuse, fondante, sucrée et très parfumée. Sa saveur est souvent comparée au miel ou à l'abricot. Des graines oblongues et aplaties logent au centre du fruit. Elles contiennent une amande amère blanche, utilisée en tisane. La sapotille se mange lorsqu'elle est très mûre.

ACHAT

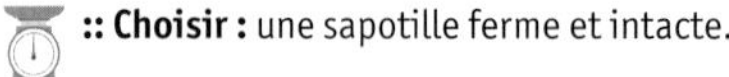

:: **Choisir :** une sapotille ferme et intacte.

UTILISATION

La sapotille se consomme crue ou cuite. On la met dans les salades de fruits, les sauces, les crèmes glacées et les sorbets. On transforme la sapotille en purée, en jus ou en vin. On la cuit en confiture ou on la fait pocher.

PRÉPARATION

Laver la sapotille, la peler, puis la manger telle quelle ou couper la chair et enlever les graines. On peut couper la sapotille en deux et la manger à la cuillère ou en retirer la chair.

VALEUR NUTRITIVE

eau	78 %
protéines	0,4 g
matières grasses	1,1 g
glucides	20 g
fibres	5,3 g
calories	82
	par 100 g

BONNE SOURCE : potassium.
CONTIENT : vitamine C, sodium et fer.
La sapotille est une source élevée de fibres.

CONSERVATION

:: **À l'air ambiant :** mûrissement.
:: **Au réfrigérateur :** mûre.

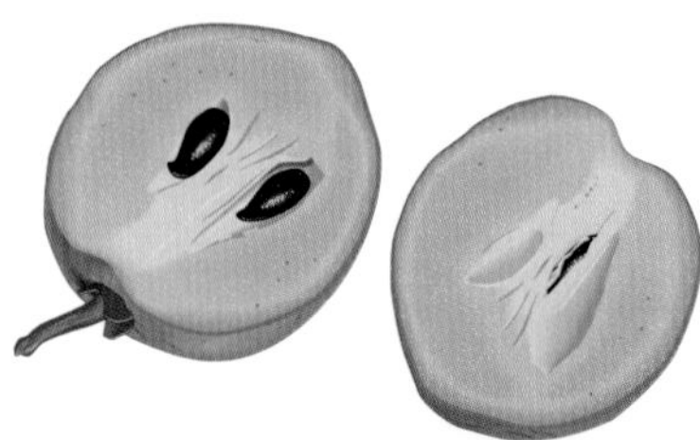

Figue de Barbarie

Opuntia ficus-indica, Cactacées

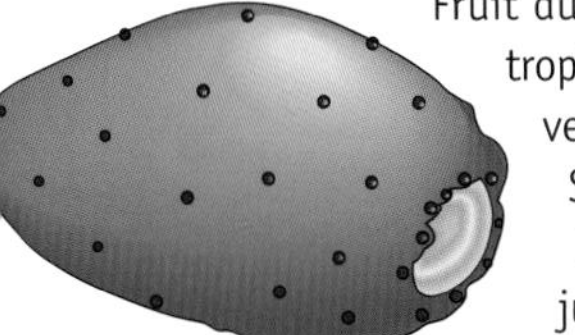

figue de Barbarie

Fruit du figuier de Barbarie, cactus originaire d'Amérique tropicale. La figue de Barbarie est une baie. Sa peau varie du vert au jaune, orange, rose ou rouge, selon les variétés. Ses parties renflées sont recouvertes de fines épines. La chair jaune orangé, verte ou rouge assez foncé est juteuse, acidulée, passablement sucrée et parfumée. Elle renferme de nombreux pépins comestibles.

ACHAT

:: Choisir : une figue de Barbarie intacte, non ratatinée et sans taches.

Les figues qui ont encore leurs épines doivent être manipulées avec précaution.

UTILISATION

La figue de Barbarie est consommée nature, en salade ou arrosée de jus de citron ou de lime. Lorsqu'elle est cuite, la tamiser pour enlever ses nombreuses graines qui durcissent à la chaleur. Elle aromatise sorbets, yogourts, salades de fruits et autres desserts. On la transforme en jus ou en purée. On la cuit en confiture.

Les tiges aplaties du figuier sont comestibles. Elles se mangent crues ou cuisinées comme un légume. Enlever les épines, peler et couper. Cuire à la vapeur quelques minutes, sauter, cuire à l'étuvée. Les Mexicains les ajoutent aux salades, omelettes et purées de haricots. Les ajouter dans la soupe une dizaine de minutes avant la fin de la cuisson.

CONSERVATION

:: À l'air ambiant : mûrissement. La consommer dès qu'elle est mûre.

:: Au réfrigérateur : mûre, quelques jours.

VALEUR NUTRITIVE

eau	81 %
protéines	0,8 g
matières grasses	0,5 g
glucides	17 g
fibres	1,1 g
calories	67
	par 100 g

EXCELLENTE SOURCE : magnésium.

BONNE SOURCE : potassium.

CONTIENT : calcium, vitamine C et sodium.

PROPRIÉTÉ : astringente.

PRÉPARATION

La figue de Barbarie est mûre lorsqu'elle cède sous une légère pression des doigts. Pour la peler, couper une rondelle à une extrémité, puis pratiquer des incisions peu profondes dans la peau sur toute sa longueur et retirer la peau. Si la figue porte des épines, les enlever avant de la couper en la frottant avec un linge ou du papier épais, ou en la brossant sous un jet d'eau. On peut se protéger les mains avec des gants.

Figue

Ficus carica, Moracées

Fruit du figuier, arbre qui serait originaire de la région méditerranéenne. Au sens botanique, la figue n'est pas un vrai fruit, mais un réceptacle charnu qui abrite un grand nombre de petites graines croquantes, nommées akènes, qui sont les véritables fruits. Les variétés de figues les plus importantes commercialement sont :
la **figue noire** qui est sucrée et plutôt sèche. C'est la moins fragile des trois ;
la **figue verte** qui est juteuse et a une peau fine ;
la **figue violette**, la plus sucrée, la plus juteuse, la plus fragile et la plus rare.

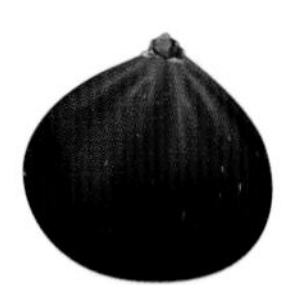

figue noire

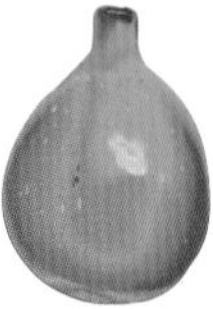

figue verte

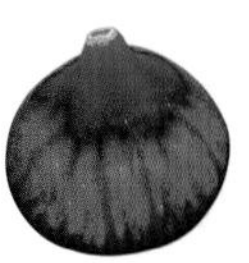

figue violette

ACHAT

:: **Choisir :** des figues molles et dodues dont la queue est encore ferme.
:: **Écarter :** des figues détrempées, meurtries, moisies ou dont l'odeur est aigre.
Les figues séchées doivent exhaler une bonne odeur sans être trop dures.

PRÉPARATION

Laver doucement et brièvement les figues fraîches avant de les consommer. On peut utiliser les figues séchées, ou réhydratées dans de l'eau, du jus ou de l'alcool.

CONSERVATION

Les figues fraîches sont très fragiles.
:: **À l'air ambiant** : séchées, à l'abri des insectes, dans un endroit frais et sec.
:: **Au réfrigérateur :** enveloppées, 1 à 2 jours.

UTILISATION

Fraîche ou déshydratée, la figue est utilisée dans les salades de fruits ou les hors-d'œuvre. Elle accompagne le fromage et le jambon. On la cuit en confiture ou on la transforme en compote. La figue sèche peut être farcie d'amandes, de noix et de morceaux d'orange. On la met dans des desserts.
La figue se marie bien avec le lapin, la volaille et le gibier. Elle peut remplacer les pruneaux dans la plupart des recettes ; elle sert également de succédané du café. La figue est délicieuse pochée ou marinée dans du whisky, du porto ou du sherry moyennement sec.

VALEUR NUTRITIVE

	fraîche	*déshydratée*
eau	79 %	28 %
protéines	0,8 g	3 g
matières grasses	0,4 g	1,2 g
glucides	19 g	65 g
fibres	3,3 g	9,3 g
calories	74	255
		par 100 g

FIGUE FRAÎCHE

BONNE SOURCE : potassium.
La figue fraîche est une source de fibres.

FIGUE SÉCHÉE

EXCELLENTE SOURCE : potassium.
BONNE SOURCE : magnésium, fer et cuivre.
CONTIENT : calcium, vitamine B_6, sodium, phosphore, acide pantothénique, riboflavine, zinc et thiamine.
PROPRIÉTÉS : diurétique et laxative. Le suc laiteux des branches et des feuilles du figuier permettrait de se débarrasser des cors et durillons.

Ananas

Ananas comosus, Broméliacées

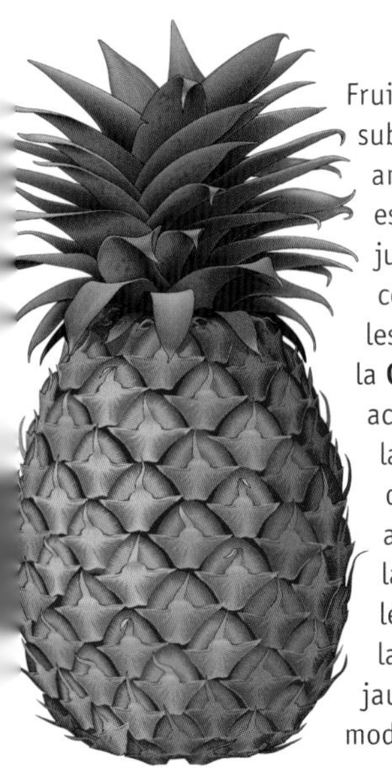

ananas Cayenne

Fruit d'une plante originaire d'Amérique tropicale et subtropicale, probablement du Brésil. L'ananas est un amalgame de fruits individuels, soudés entre eux. Il est dépourvu de graines. Sa chair jaunâtre est fibreuse, juteuse et sucrée. Elle est plus tendre, plus sucrée et plus colorée à la base du fruit. Parmi les variétés d'ananas, les quatre suivantes ont une importance commerciale :
la **Cayenne** dont la chair ferme et fibreuse est juteuse, acide et très sucrée. C'est la variété la plus répandue ;
la **Queen** dont la chair plus jaune et plus ferme que celle de la variété Cayenne est un peu moins juteuse, moins acide et moins sucrée ;
la **Red Spanish** qui présente une chair pâle acidulée, légèrement fibreuse et très parfumée ;
la **Pernambuco**, un ananas de taille moyenne à chair jaunâtre ou blanchâtre. Sa chair tendre et sucrée est modérément acide.

Ananas

La mise en conserve de l'ananas constitue une activité commerciale importante (la Cayenne s'y prête bien). Avec la peau, le cœur et les extrémités, on fait de la compote, de l'alcool, du vinaigre et de la nourriture pour le bétail.

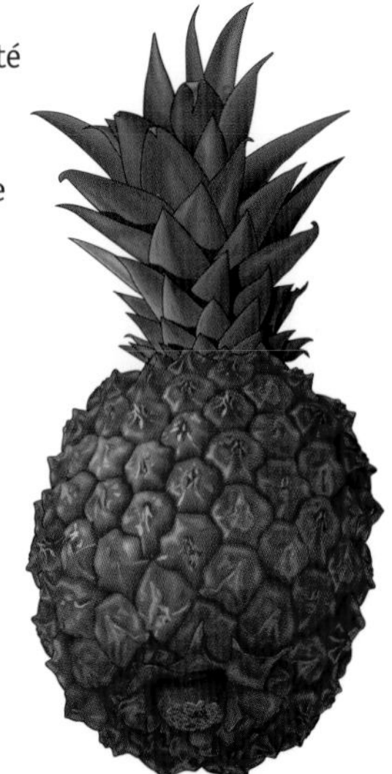

ananas Red Spanish

ACHAT

:: **Choisir :** un ananas lourd pour sa taille, dégageant une odeur agréable, sans taches, ni moisissures et parties détrempées, et dont la chair cède légèrement sous la pression des doigts. Les feuilles doivent être d'un beau vert. Frapper légèrement l'ananas avec la paume de la main ; un son sourd annonce un fruit mûr, un son creux indique qu'il manque de jus.

:: **Écarter :** un ananas à l'odeur trop prononcée, des « yeux » noircis, des taches molles et des feuilles jaunies.

CONSERVATION

L'ananas est très fragile ; le consommer sans délai.

:: **À l'air ambiant :** 1 ou 2 jours.

:: **Au réfrigérateur :** 3 à 5 jours, dans un sac de plastique perforé. Le sortir quelques minutes avant de le consommer pour plus de saveur. Recouvrir l'ananas coupé de liquide et mettre dans un contenant hermétique pour le conserver plusieurs jours.

:: **Au congélateur :** coupé, dans son jus ou un sirop sucré (saveur diminuée).

UTILISATION

L'ananas est excellent nature ou arrosé de rhum ou de kirsch. On le met dans les sauces, les tartes, les gâteaux et les salades de fruits, le yogourt, la crème glacée, les sorbets, les friandises et les punchs. Le gâteau renversé à l'ananas est une recette classique en Amérique du Nord. L'ananas accompagne des mets salés. Il fait fréquemment partie de plats aigres-doux, accompagnant fruits de mer, canard, poulet ou porc. Le jambon à l'ananas est un apprêt classique au Canada et aux États-Unis. L'ananas se marie bien avec le fromage cottage, le riz et les salades de chou, de poulet ou de crevettes.

L'ananas déshydraté s'utilise tel quel ou après l'avoir fait tremper dans de l'eau, du jus ou de l'alcool.

PRÉPARATION

Pour être comestible, l'ananas doit être débarrassé de son écorce. Plusieurs techniques sont possibles :

- trancher les deux extrémités puis couper superficiellement l'écorce, de haut en bas. Retirer les yeux qui restent en creusant autour avec la pointe d'un couteau. Tailler l'ananas en tranches puis, si désiré, en cubes ou en dés. Il n'est pas nécessaire d'enlever le cœur si l'ananas est très mûr ;
- trancher les deux extrémités puis couper l'ananas en deux dans le sens de la hauteur. Séparer la chair de l'écorce avec un couteau, enlever le cœur si désiré puis tailler la chair. On peut également garder l'ananas intact et ne couper que le haut, puis on détache la chair avec un couteau. Après l'avoir coupée, on peut remettre la chair dans le fruit ;
- on peut se servir d'un appareil cylindrique qui enlève la peau. Ne pouvant s'ajuster à la taille de l'ananas, il occasionne souvent une perte élevée de chair.

  L'ananas perd du jus lorsqu'il est pelé et coupé. On peut le récupérer en coupant le fruit dans une assiette creuse.

VALEUR NUTRITIVE

eau	87 %
protéines	0,4 g
matières grasses	0,5 g
glucides	12 g
fibres	0,5 g
calories	50
	par 100 g

CONTIENT : vitamine C, potassium, magnésium et acide folique.

PROPRIÉTÉS : diurétique, stomachique et désintoxiquant.

L'ananas contient une enzyme qui permet d'attendrir la viande, qui empêche la gélatine de prendre, qui fait « tourner » le lait (pas le yogourt, ni la crème glacée) et qui amollit les fruits des salades de fruits (sauf s'il est ajouté au dernier moment). La cuisson faisant disparaître ces propriétés, l'ananas en conserve peut être utilisé avec la gélatine ou dans les salades de fruits.

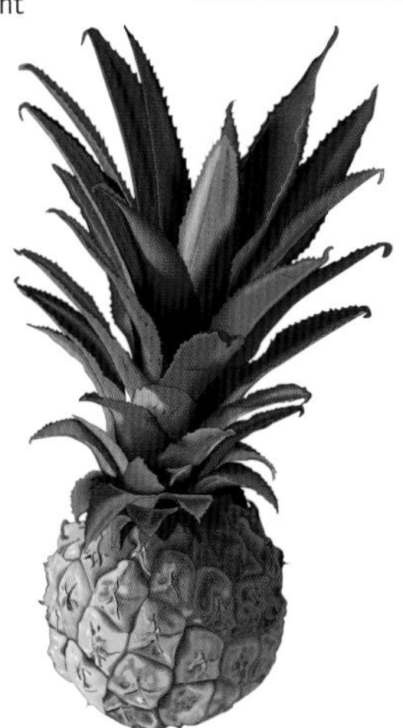

ananas Queen

Melon

Cucumis melo, Cucurbitacées

Fruit originaire de l'Inde ou de l'Afrique appartenant à la même famille que les concombres, citrouilles, courges, melons d'eau et calebasses. On distingue les melons d'hiver des melons d'été, par leur forme oblongue et leur durée de conservation supérieure.

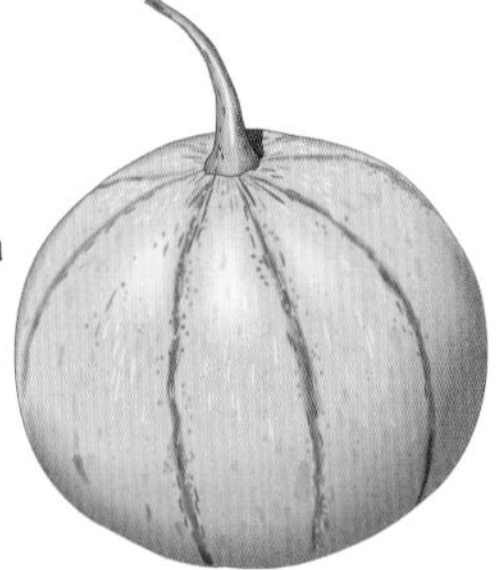

melon charentais

MELONS D'ÉTÉ

Le véritable **cantaloup** à la chair orangée se reconnaît à ses côtes marquées et rugueuses ; on le trouve rarement en Amérique. La variété la plus cultivée est le **charentais.** Ce que les Nord-Américains nomment « cantaloup » est en fait une variété de melon brodé.

Le **melon brodé** est habituellement démuni de côtes quoique plusieurs hybrides combinent les caractéristiques du cantaloup et du melon brodé. Ces melons fort savoureux ont une chair couleur rose saumon ou jaune orangé.

MELONS D'HIVER

Le **melon Honeydew** a une écorce jaune crème à maturité. Sa chair verte est très sucrée.

Le **melon Prince** ressemble au melon Honeydew mais possède une chair orangée.

Le **melon Casaba** possède une chair blanchâtre crémeuse, moins parfumée que celle des autres melons.

Le **melon de Perse** s'orne, à maturité, d'une broderie brunâtre. Sa chair orangée est ferme.

Le **melon Juan Canari** ou « melon brésilien » possède une chair blanchâtre très savoureuse et sucrée, colorée de rose près de la cavité centrale. Mûr, il est très parfumé.

Le **melon d'Ogen** est un hybride. Sa chair très juteuse est rose foncé ou vert pâle.

Le **melon Galia** est un autre hybride. Sa chair vert pâle est très parfumée.

Le **melon Santa Claus** ou « melon christmas » possède une chair vert pâle.

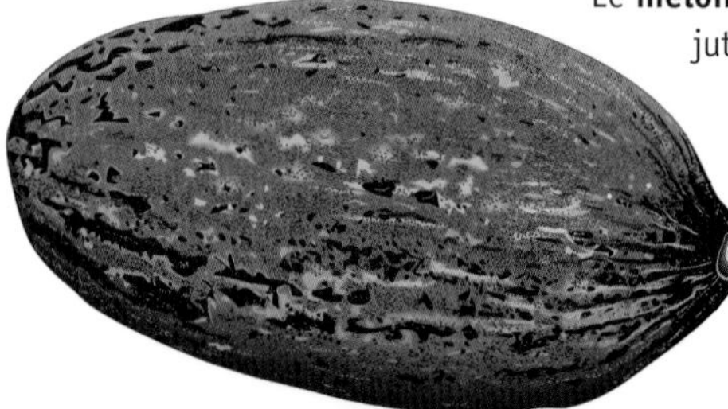

melon Santa Claus

Melon

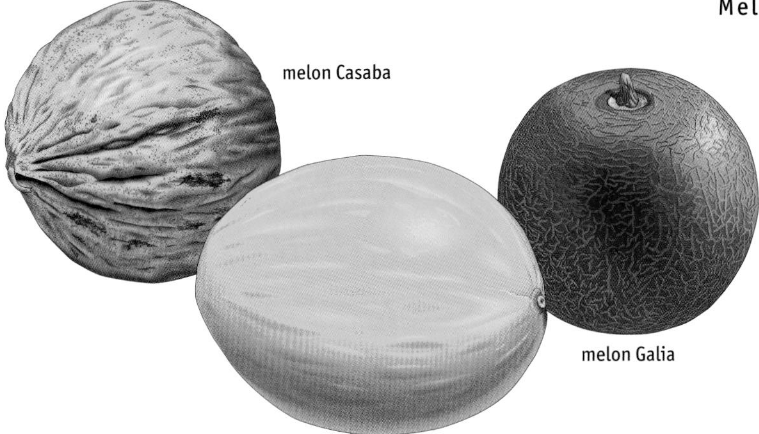

ACHAT

:: Choisir : un melon lourd, sans meurtrissures, ni taches, ni parties amollies et humides.
:: Écarter : un melon mou d'une couleur inhabituelle et dégageant une forte odeur.
Si l'endroit où le melon était relié à la plante est très dur et coloré inégalement, ou qu'une portion de queue verdâtre est présente, c'est un indice d'immaturité. À maturité, cette partie s'assouplit et la partie opposée à la tige dégage un arôme délicat. Le melon émet un son creux quand on le frappe délicatement avec la paume de la main.

PRÉPARATION

Couper le melon en deux ou en quartiers. Enlever les graines logées au centre, mais laisser celles qui sont dans la partie qui n'est pas consommée (conserve la fraîcheur). Servir le melon tel quel, tailler la chair en cubes ou retirer la chair en formant des boules à l'aide d'une cuillère parisienne.

VALEUR NUTRITIVE

eau	90 %
protéines	de 0,5 à 1 g
glucides	de 8 à 9 g
calories	35
	par 100 g

MELON À CHAIR PÂLE OU BLANCHE

EXCELLENTE SOURCE : potassium.
BONNE SOURCE : vitamine C et acide folique.
PROPRIÉTÉS : rafraîchissant, apéritif, diurétique et laxatif.
Certaines personnes éprouvent des difficultés à digérer le melon.

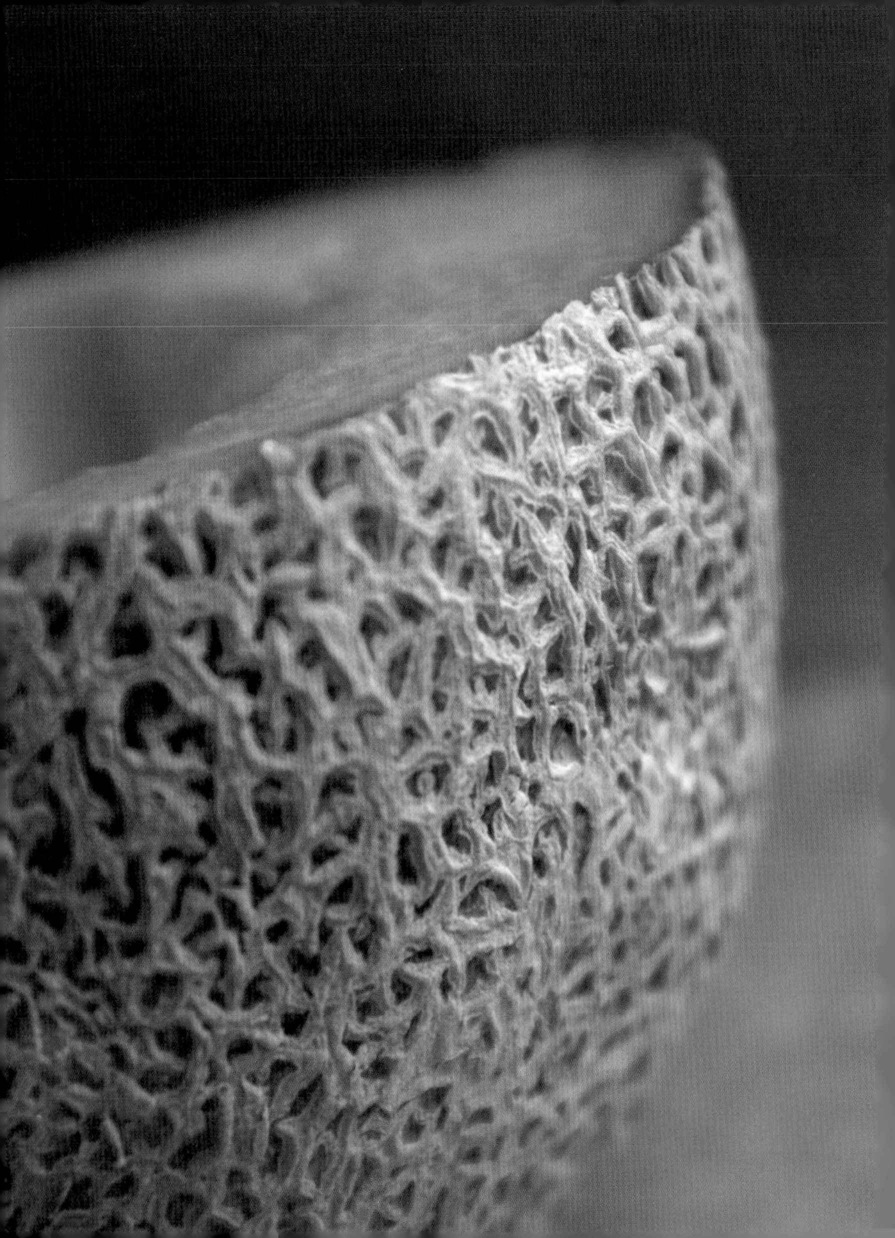

UTILISATION

Le melon se consomme souvent nature. Il est servi en entrée avec du porto remplissant sa cavité. Le melon est délicieux assaisonné de gingembre, de jus de citron, de jus de lime ou de xérès. On le met dans les céréales et les salades de fruits. Transformé en jus ou en purée, il parfume sorbets et crèmes glacées. On cuit le melon en confiture, en marmelade ou en chutney. Il se marie bien avec le jambon, la charcuterie, le prosciutto ou toute autre viande séchée, le poisson fumé et le fromage. Il accompagne viande, volaille ou fruits de mer. Il ajoute une note inhabituelle aux salades de légumes, de riz ou de poulet. On peut le déshydrater, le mariner et le distiller.

CONSERVATION

Les melons sont très fragiles et ils se gâtent rapidement.

:: À l'air ambiant : mûrissement. L'éloigner des autres fruits et des légumes.

:: Au réfrigérateur : mûr et couvert. Le sortir quelque temps avant de le consommer.

:: Au congélateur : uniquement la chair ; coupée en tranches, en boules ou en cubes, arrosée de sucre (120 ml par l de fruits) et de jus de citron, puis enveloppée hermétiquement. Sa chair s'amollit à la décongélation.

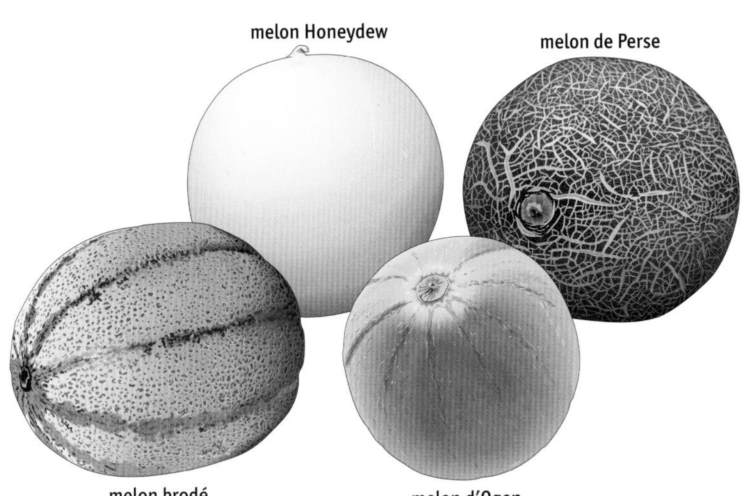

elon brodé

Pastèque

Citrullus lanatus, Cucurbitacées

Variété de melon qui serait originaire d'Afrique. La pastèque est aussi nommée « melon d'eau ». La pastèque est ronde, oblongue ou sphérique. Sa chair généralement rouge est parfois blanche, jaune ou rosée. Elle contient des graines lisses noires, brunes, blanches, vertes, jaunes ou rouges. Certaines variétés sont exemptes de graines. La chair de la pastèque est plus friable (car plus aqueuse), plus croustillante et plus désaltérante que celle des autres melons.

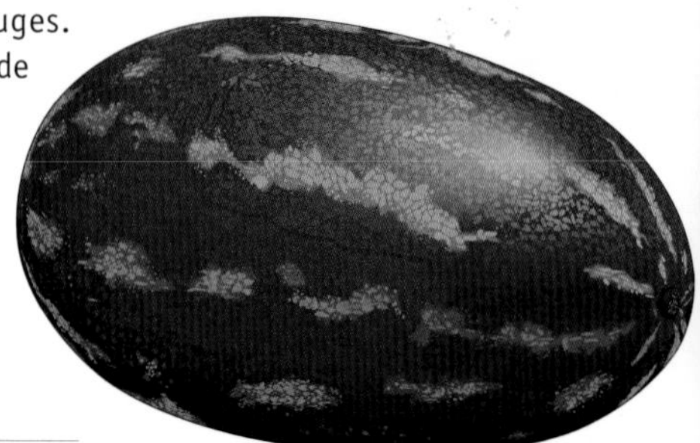

pastèque

ACHAT

:: Choisir : une pastèque ferme, lourde, d'apparence légèrement cireuse, sans être terne. Une partie plus pâle sur l'écorce ou un bruit sourd émis lorsqu'on la frappe légèrement sont des indices de maturité. La pastèque coupée, fraîche, aura une chair ferme et juteuse, d'un beau rouge, sans stries blanches.
:: Écarter : une pastèque craquelée ou présentant des parties amollies.

UTILISATION

La pastèque se consomme nature, tranchée ou en quartiers, coupée en morceaux ou en boules. On la met dans les salades de fruits ou on la cuit en confiture après avoir enlevé les pépins. Quand elle est transformée en purée, on en fait un sorbet ou un jus délicieux qui donne un vin très apprécié en Russie. Si elle n'est pas mûre, la pastèque peut être utilisée comme la courge d'été.
Les graines de pastèque sont comestibles. Dans certaines régions d'Asie et de Chine, elles sont mangées nature, grillées ou salées, parfois moulues pour entrer dans la fabrication de pain.
L'écorce de la pastèque peut être marinée ou confite.

VALEUR NUTRITIVE

eau	92 %
protéines	0,6 g
matières grasses	0,4 g
glucides	7 g
calories	31
	par 100 g

CONTIENT : vitamine C et potassium.
PROPRIÉTÉS : dépurative, diurétique et désintoxiquante.

CONSERVATION

La pastèque est sensible au froid et aux températures au-dessous de 10 °C.
:: Au réfrigérateur : recouvrir la pastèque entamée d'un film alimentaire. La consommer sans délai.

Introduction
Noix et graines

Les graines sont contenues dans le fruit de la plante et servent à la reproduction de celle-ci. « Noix » est le nom donné à divers fruits qui possèdent une enveloppe dure (coque) renfermant une amande. Les noix et les graines sont très prisées car elles sont nourrissantes et nécessitent un minimum de préparation. On les consomme entières, hachées ou moulues, nature ou rôties, salées ou non, enrobées de chocolat ou de caroube. Elles sont aussi cuisinées de multiples façons ou utilisées pour la décoration. Les noix et les graines sont souvent servies salées et sont riches en matières grasses et en calories : les consommer avec modération.

CONSEILS POUR L'ACHAT DES NOIX ET DES GRAINES

Les noix et les graines sont commercialisées sous plusieurs formes : écalées ou non, entières, en moitiés, coupées en fines tranches ou en bâtonnets, hachées, moulues, nature, rôties, avec ou sans leur pellicule brune, salées, fumées, sucrées, enrobées de sucre ou de chocolat, en beurre, en huile, en pâte sucrée ou non. Les noix non écalées sont protégées par leur coquille, elles se conservent plus longtemps sans rancir. Préférer les noix écalées vendues dans des contenants sous vide ou scellés, pour un maximum de fraîcheur. S'approvisionner dans des magasins où la marchandise est constamment renouvelée.

CONSEILS POUR L'UTILISATION DES NOIX ET DES GRAINES

Les noix et les graines se consomment en collation, en amuse-gueule ou pour compléter ou remplacer la viande. Les noix recouvertes de leur pellicule ont une saveur plus prononcée que les noix mondées. On cuisine les noix et les graines aussi bien avec des aliments salés que sucrés. On en extrait des huiles savoureuses et on les transforme en beurre et en farine.

CONSEILS POUR LA CONSERVATION DES NOIX ET DES GRAINES

Les noix en écales se conservent congelées environ un an. Laisser à la température de la pièce les noix et les graines écalées, coupées, hachées ou moulues si elles sont dans un emballage hermétique.

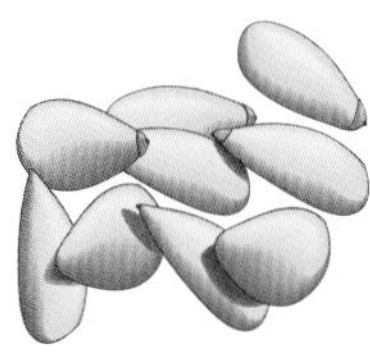

Noix

Juglans spp., Juglandacées

Fruit du noyer, arbre originaire des bords de la mer Caspienne et du Nord de l'Inde. Il existe de nombreuses espèces de noyers. La noix est composée d'une graine (amande) appellée « cerneau » lorsqu'elle est verte. Fortement bosselée, cette graine est formée de deux parties dont le tiers environ est soudé, le reste étant séparé par une membrane. De couleur blanchâtre, l'amande a une saveur prononcée et elle est recouverte d'une fine pellicule jaune plus ou moins foncée. Elle est enfermée dans une coque dure, bombée plus ou moins lignifiée, de forme arrondie ou oblongue. Cette coque est recouverte d'une enveloppe verte, lisse et collante, nommée « brou ». Au Québec, on nomme « noix de Grenoble » toutes les variétés de noix produites par les noyers, à l'exception des noix blanches, nommées « noix longues ».

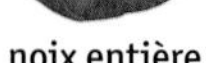

noix entière

ACHAT

NOIX NON ÉCALÉES

:: **Choisir :** des noix qui semblent relativement lourdes et pleines, avec des écales intactes.

:: **Écarter :** des noix à l'écorce fendue ou percée.

NOIX ÉCALÉES

:: **Choisir :** des noix cassantes, vendues dans des pots en verre sous vide ou en conserve.

:: **Écarter :** des noix molles, ratatinées ou rances.

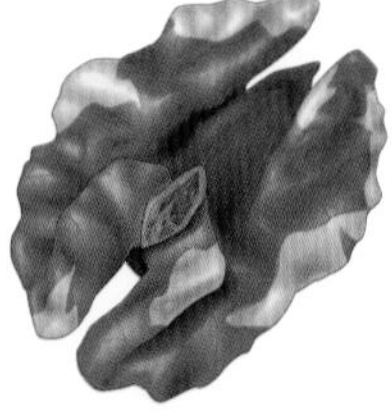

noix écalée

VALEUR NUTRITIVE

eau	3,6 %
protéines	7,2 g
matières grasses	31 g
glucides	9,2 g
fibres	2,4 g
	par 50 g

EXCELLENTE SOURCE : cuivre, magnésium.

BONNE SOURCE : potassium, vitamine B_6, acide folique et thiamine.

CONTIENT : phosphore, niacine, fer, riboflavine et acide pantothénique.

La noix est une source de fibres.

PROPRIÉTÉS : la noix séchée serait légèrement laxative et vermifuge.

Les feuilles de noyer contiennent une substance antibiotique qui leur donne une action bactéricide.

UTILISATION

Les noix se consomment entières, hachées ou moulues, nature ou grillées. Elles sont souvent consommées en amuse-gueule. On les met dans les desserts (gâteaux, brioches, muffins, tartes, biscuits, crème glacée) et dans les sauces, sandwichs et plats principaux (omelettes, légumineuses, mets au wok). Les noix peuvent être utilisées comme condiment dans les farces, les pâtés ou les sauces qui accompagnent les pâtes. Elles accompagnent bien le fromage.
Vertes, les noix peuvent être confites dans du vinaigre ou être ajoutées aux confitures et aux marinades. On tire des noix une huile coûteuse d'une saveur prononcée, utilisée surtout dans les salades.
Le brou entre dans la préparation de liqueurs (ratafia, brou de noix).

CONSERVATION

:: **À l'air ambiant :** 2 à 3 mois, non écalées, dans un contenant hermétique, à l'abri de la chaleur et de l'humidité.
:: **Au réfrigérateur :** écalées, 6 mois.
:: **Au congélateur :** écalées, 1 an.

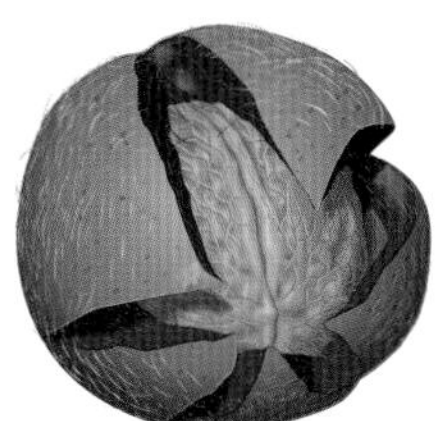

noix entière recouverte du brou

Pacane

Carya spp., Juglandacées

Fruit du pacanier, arbre imposant originaire de la vallée du Mississippi aux États-Unis. La pacane est composée d'une graine (amande) formée de deux lobes qui ressemblent à la noix. Ces graines blanchâtres sont recouvertes d'une mince pellicule brun foncé. Elles sont logées dans une coque brunâtre ovale et lisse, facile à casser, entourée d'une enveloppe charnue de couleur verte qui éclate en quatre parties lorsque le fruit est mûr. La taille de la pacane est variable et n'est pas un indice de qualité. Elle a une saveur qui est légèrement moins prononcée que celle de la noix.

pacanes entières

Pacane

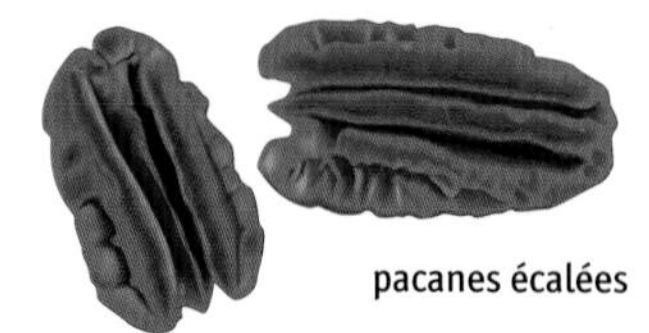

pacanes écalées

ACHAT

:: **Choisir :** des pacanes non écalées relativement lourdes, qui semblent pleines si on les secoue et dont la coquille n'est pas craquelée, ni tachée, ni trouée. Se procurer des pacanes écalées vendues dans des pots en verre sous vide ou en conserve.

UTILISATION

Les pacanes se consomment entières, moulues ou hachées, nature, salées, sucrées ou épicées. Elles entrent dans la préparation de nombreux mets (tarte aux pacanes, biscuits, crèmes glacées, gâteaux et friandises). On les recouvre de chocolat. On les utilise dans les farces pour le gibier ou la volaille. On extrait des pacanes une huile transparente de saveur douce, de qualité égale à l'huile d'olive ; cette huile coûteuse est utilisée surtout dans les salades.

CONSERVATION

:: **À l'air ambiant :** non écalées, 3 mois.
:: **Au réfrigérateur :** 6 mois, écalées, dans un récipient hermétique.
:: **Au congélateur :** 1 an.

VALEUR NUTRITIVE

	séchée	*grillée à l'huile*
eau	4,8 %	4 %
protéines	3,9 g	3,5 g
matières grasses	33,8 g	35,6 g
glucides	9,1 g	8,1 g
fibres	3,3 g	3,6 g
		par 50 g

PACANE NATURE

EXCELLENTE SOURCE : thiamine, zinc, cuivre et magnésium.

BONNE SOURCE : potassium.

CONTIENT : phosphore, acide pantothénique, niacine, acide folique, fer et vitamine B_6.

La pacane nature est une source de fibres.

PACANE GRILLÉE À L'HUILE

EXCELLENTE SOURCE : zinc, cuivre et magnésium.

BONNE SOURCE : potassium.

CONTIENT : phosphore, acide pantothénique, thiamine, acide folique, niacine, fer et vitamine B_6.

La pacane grillée à l'huile est une source élevée de fibres.

La pacane grillée à l'huile et la pacane séchée ont sensiblement la même valeur nutritive.

Les matières grasses sont composées à 87 % d'acides non saturés (62 % d'acides monoinsaturés et 25 % d'acides polyinsaturés, voir *Corps gras*, p. 581).

Noix de cajou

Anacardium occidentale, Anacardiacées

Fruit de l'anacardier, arbre originaire du Brésil, aussi connu sous le nom de « pommier d'acajou ». La pomme de cajou est molle et très juteuse. Sa chair jaune, fine et rafraîchissante est très riche en vitamine C, beaucoup plus que l'orange. Chaque pomme ne produit qu'une seule noix.

noix de cajou

La noix de cajou est recouverte de deux coquilles. Une coquille extérieure lisse et fine, qui change de couleur à mesure que le fruit se développe, passant du vert olive au rouge brunâtre. Une coquille intérieure qui se casse difficilement. Entre les deux coquilles se loge une huile résineuse très caustique, appelée « baume de cajou » ou « cardol ».

Les noix ne sont pas vendues en écales et elles sont toujours traitées avant d'être commercialisées.

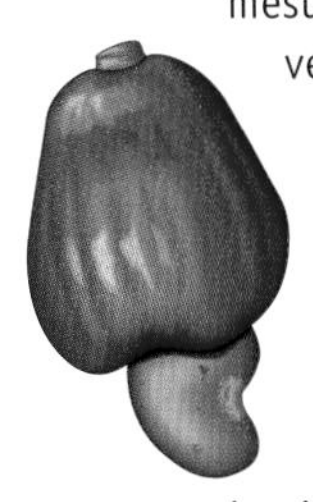

pomme de cajou

ACHAT

:: Choisir : des noix dans des pots en verre sous vide ou en conserve pour un maximum de fraîcheur.

:: Écarter : des noix très ratatinées, à l'odeur rance.

CONSERVATION

Les noix de cajou rancissent rapidement.

:: Au réfrigérateur : 6 mois, dans un contenant hermétique.

:: Au congélateur : 1 an.

La pomme de cajou se conserve difficilement car elle fermente rapidement.

VALEUR NUTRITIVE

	grillée à sec
eau	1,7 %
protéines	7,7 g
matières grasses	23,2 g
glucides	16,4 g
fibres	0,9 g
	par 50 g

EXCELLENTE SOURCE : cuivre, magnésium et zinc.

BONNE SOURCE : potassium, phosphore, fer et acide folique.

CONTIENT : niacine, acide pantothénique, thiamine, vitamine B_6 et riboflavine.

La noix de cajou grillée à sec est la moins grasse des noix. Les matières grasses sont composées à 60 % d'acides monoinsaturés et 16 % d'acides polyinsaturés (voir *Corps gras*, p. 581).

Noix de cajou

UTILISATION

Les noix de cajou s'utilisent entières, en morceaux, hachées, grillées, grillées à sec, salées ou non. Moulues, elles se transforment en beurre crémeux que l'on emploie comme le beurre d'arachide, mais qui a une saveur beaucoup plus douce. On les consomme en amuse-gueule, seules ou avec des fruits déshydratés, des graines et d'autres noix. Elles sont incorporées aux salades, riz, pâtes alimentaires, gâteaux, biscuits, puddings et plats cuits au wok. Dans la cuisine indienne, on les incorpore au curry d'agneau, à certains ragoûts et au riz. Elles sont moins souvent utilisées pour la cuisson que les autres noix car elles s'amollissent plus facilement; les ajouter au moment de servir.
La pomme de cajou se consomme crue ou cuite et sa saveur est aigre-douce. Elle est surtout transformée en jus qui sert le plus souvent à la préparation de boissons alcoolisées (vins et liqueurs). On la transforme en confiture ou on la met en conserve. Au Brésil et aux Caraïbes, où on cultive l'anacardier, on préfère souvent la pomme à la noix.

Noix de kola

Cola spp., Sterculiacées

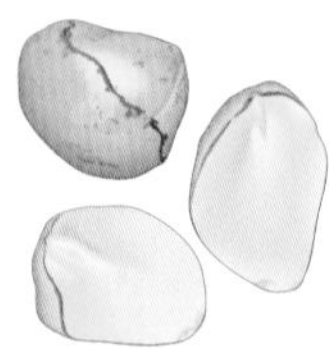
noix de kola

Fruit du kolatier, arbre probablement originaire d'Afrique tropicale occidentale. Le kola est un fruit capsulaire formé de graines charnues de forme irrégulière. Roses, rouges ou blanches lorsqu'elles sont fraîches, les graines brunissent et durcissent une fois séchées. Leur saveur est amère et astringente, c'est pourquoi on nomme ces graines « noix ».

VALEUR NUTRITIVE

CONTIENT : caféine (jusqu'à 2 %), théobromine et colanine, des stimulants.
PROPRIÉTÉS : diurétique et aphrodisiaque. L'action du kola est moins brutale et plus prolongée que celle du café.

UTILISATION

Les noix de kola sont utilisées à des fins masticatoires par plusieurs populations indigènes, en Afrique. Elles apaisent la faim et la soif, font disparaître la fatigue et donnent de l'énergie par la stimulation des muscles et des nerfs. Ailleurs, on emploie les noix pour préparer des boissons rafraîchissantes appelées « colas ». Une des plus connues est le Coca-Cola[MD].

Noix de coco

Cocos nucifera, Palmacées

Fruit du cocotier, arbre qui appartient à la famille des palmiers, probablement originaire du Sud-Est asiatique et de Mélanésie. Les parties comestibles de la noix de coco sont la chair appelée « coprah » (ou « noix de coco ») et l'eau sucrée (eau de coco), très rafraîchissante, qui se trouve dans la cavité. L'eau de coco ne doit pas être confondue avec le lait de coco obtenu après broyage de la pulpe.

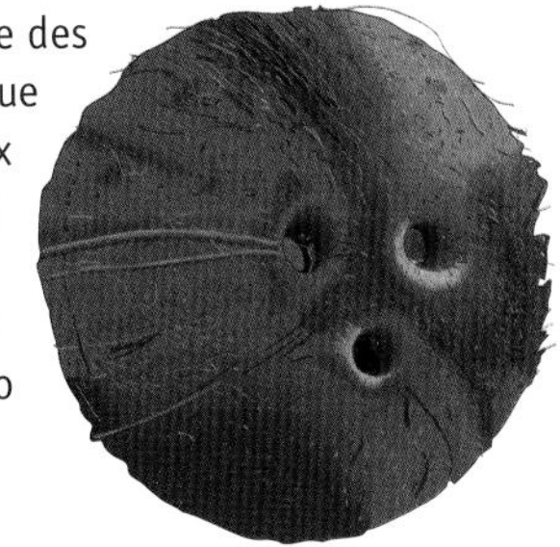

noix de coco

ACHAT

:: Choisir : une noix de coco non fêlée, contenant encore de l'eau (ce qu'on peut vérifier facilement en secouant la noix), avec des « yeux » intacts, fermes et sans moisissures. La noix de coco est commercialisée entière, en crème sucrée ou non, grillée, en lait en conserve, séchée, râpée ou en flocons. Elle est souvent sucrée, ce qui la rend plus calorifique.

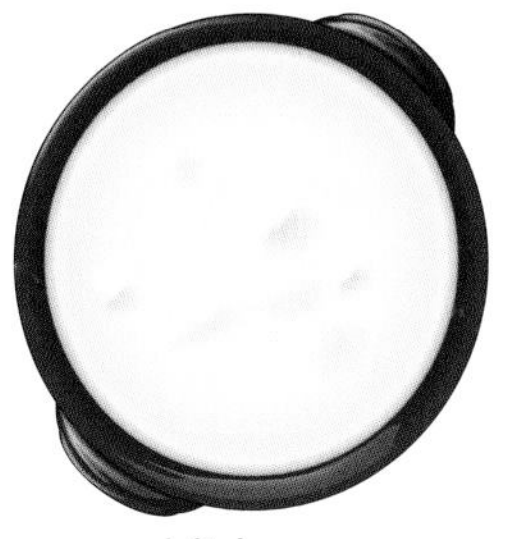

lait de coco

CONSERVATION

:: À l'air ambiant : non ouverte, 2 à 4 mois. Séchée, dans un endroit frais, à l'abri de l'air et des insectes.
:: Au réfrigérateur : ouverte, 1 semaine. Couvrir la pulpe fraîche d'eau pour éviter son dessèchement.
:: Au congélateur : ouverte et la pulpe fraîche, 9 mois.

PRÉPARATION

Pour ouvrir une noix de coco, percer d'abord les parties molles sur le dessus (les « yeux ») à l'aide d'un instrument pointu. Recueillir dans un récipient l'eau qui s'en écoule. Frapper ensuite la noix à un tiers de sa hauteur à partir des yeux, tout en tournant lentement, avec un marteau ou un couteau lourd pour fendre la coque extérieure ; taper jusqu'à ce que la noix se casse en deux. Retirer la chair blanche.
On peut aussi mettre la noix dans un four chaud à 180 °C 30 min après avoir percé les yeux et fait écouler le liquide qu'elle contient, ce qui la fera éclater et permettra d'enlever la chair plus facilement.

Noix de coco

VALEUR NUTRITIVE

	crue	*pulpe séchée, sucrée et râpée*	*pulpe séchée, non sucrée et râpée*	*lait de coco*	*eau de coco*
protéines	1,7 g	1,7 g	3,5 g	4,6 g	1,8 g
matières grasses	16,8 g	16,1 g	32,3 g	48,2 g	0,5 g
glucides	7,6 g	23,8 g	12,2 g	6,3 g	9,4 g
fibres	4,5 g	2,7 g	2,6 g		
			par 50 g		*par 250 ml*

NOIX DE COCO FRAÎCHE

BONNE SOURCE : potassium.

CONTIENT : cuivre, fer, magnésium, acide folique, zinc et phosphore.

NOIX DE COCO SÉCHÉE NON SUCRÉE

BONNE SOURCE : potassium, cuivre et magnésium.

CONTIENT : fer, zinc, phosphore, vitamine B_6 et acide pantothénique.

La noix de coco séchée non sucrée est une source de fibres.

PROPRIÉTÉS : laxative et diurétique. L'eau de coco serait vermifuge.

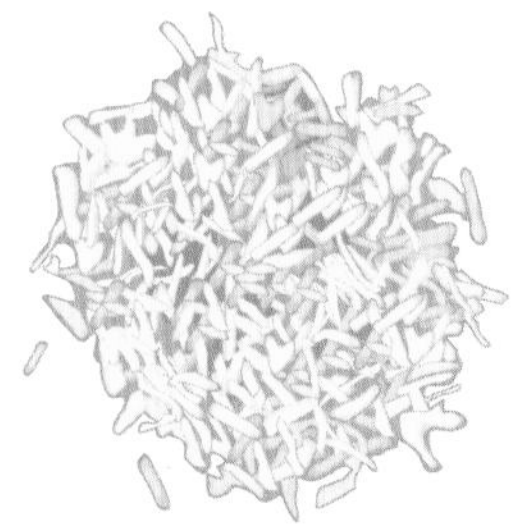

pulpe râpée

UTILISATION

La noix de coco est un ingrédient de base des cuisines asiatique, africaine, indienne, indonésienne et sud-américaine. On se sert de la pulpe fraîche ou séchée ainsi que du lait et de la crème.

La pulpe séchée entre dans la préparation d'une multitude de mets, tant sucrés que salés (entrées, soupes, mets principaux, desserts).

Le lait de coco a un usage tout aussi varié qui se compare à celui du lait de vache. Il est très utilisé dans la cuisine indienne pour la préparation de currys et de sauces et pour la cuisson du riz. On s'en sert pour préparer soupes et marinades, pour cuire viandes, volailles, fruits de mer, ragoûts, flans et puddings, ainsi que pour fabriquer des boissons.

La crème de coco est utilisée pour faire mijoter viandes et volailles.

L'huile de coprah (voir *Huile,* p. 587) s'utilise telle quelle ou transformée en beurre.

Noix de macadamia

Macadamia integrifolia, Protéacées

Fruit du macadamia, arbre originaire d'Australie. La noix de macadamia est formée d'une amande enfermée dans une coque épaisse et très dure. Cette coque est recouverte d'une mince enveloppe verte et charnue, que l'on doit enlever pour casser la coque. À maturité, les noix sont croquantes, savoureuses et supportent mieux la cuisson. Selon les variétés, les noix sont plus ou moins grasses, moelleuses, sucrées et savoureuses. La saveur rappelant celle de la noix de coco dépend en bonne partie de la teneur en huile. Lorsque la teneur en huile diminue, les noix deviennent plus lourdes, plus foncées et moins savoureuses. Les noix plus grasses sont généralement dodues, lisses et de couleur claire.

noix de macadamia

ACHAT

:: Choisir : des noix dodues et croquantes, de couleur claire. Les noix vendues dans des pots en verre sous vide ou en conserve gardent leur fraîcheur plus longtemps.
Les noix de macadamia sont souvent vendues écalées, crues ou grillées, nature ou salées, enrobées de chocolat, de miel ou de caroube. Elles sont aussi disponibles entières, en moitiés, hachées, en poudre ou moulues.

UTILISATION

Les noix de macadamia ajoutent une note croquante inhabituelle aux mets. On les met dans les currys, les salades, les ragoûts, les légumes, le riz, les biscuits, les gâteaux, la confiserie, les chocolats, la crème glacée et autres desserts. Elles peuvent remplacer les noix du Brésil. Moulues en beurre crémeux, elles s'utilisent comme le beurre d'arachide.

VALEUR NUTRITIVE

eau	2,9 %
protéines	4,3 g
matières grasses	37,3 g
glucides	6,9 g
fibres	2,5 g
calories	355
	par 50 g

BONNE SOURCE : magnésium et potassium.
CONTIENT : thiamine, zinc, fer, cuivre, phosphore et niacine.
Les noix de macadamia sont composées à 81 % d'acides gras non saturés (voir *Corps gras*, p. 581).

PRÉPARATION

Casser la noix de macadamia à l'aide d'un casse-noix ou d'un marteau.

CONSERVATION

:: Au réfrigérateur : 2 mois, écalées, dans un contenant hermétique.
:: À l'air ambiant : en écales, 1 an.

Noix du Brésil

Bertholletia excelsa, Lécythidacées

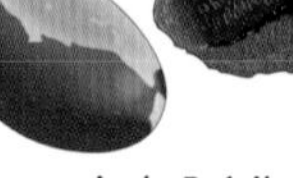
noix du Brésil

Fruit d'un arbre originaire du Brésil et du Paraguay. La noix du Brésil est composée d'une graine (amande) croquante dont la saveur rappelle celle de la noix de coco. Cette amande est recouverte d'une mince pellicule qui adhère à une coque rude, fibreuse et dure. Elle possède 3 faces irrégulières qui la font ressembler à un quartier d'orange. De 12 à 20 noix sont entassées dans une sorte de capsule ressemblant quelque peu à une noix de coco. Les noix du Brésil sont écalées par des machines opérées manuellement.

ACHAT

Lors de l'achat de noix écalées, préférer des noix dans des pots en verre sous vide ou en conserve.

PRÉPARATION

Pour écaler les noix du Brésil plus facilement, les soumettre à un bain de vapeur quelques minutes, ou les congeler et les casser après une légère décongélation. L'idéal consiste à leur faire subir le moins de traitements possible.

UTILISATION

Les noix du Brésil se consomment entières, tranchées, hachées ou moulues. On les sert en amuse-gueule. On les met dans les gâteaux aux fruits, les biscuits, les salades, les farces et la crème glacée. On les utilise en confiserie enrobées de chocolat. Elles peuvent remplacer la noix de coco et les noix de macadamia dont elles se rapprochent par la texture et la saveur. On extrait des noix du Brésil une huile couleur jaune pâle utilisée pour la fabrication de savon et d'autres usages industriels.

VALEUR NUTRITIVE

	séchées, non blanchies
eau	3,3 %
protéines	7,2 g
matières grasses	33,1 g
glucides	6,4 g
fibres	5,7 g
	par 50 g

EXCELLENTE SOURCE : magnésium, cuivre, thiamine, phosphore, potassium et zinc.
CONTIENT : niacine, fer, calcium et vitamine B_6.
La noix du Brésil est une source très élevée de fibres.
Après la noix de macadamia, c'est une des noix les plus riches en matières grasses. Elle est composée à 71 % d'acides non saturés (voir *Corps gras*, p. 581).

CONSERVATION

:: À l'air ambiant : 2 mois, non écalées, dans un endroit frais et sec, à l'abri des insectes.
:: Au réfrigérateur : écalées, dans un contenant hermétique.

Pignon

Pinus spp., Conifères

Graine produite par plusieurs espèces de pins, dont le pin parasol ou « pin pignon ». Le pignon loge entre les écales de la pomme de pin, également nommée « pigne » ou « cône ». Sa texture est molle et sa saveur délicate et sucrée est plus ou moins résineuse selon les variétés. Il est protégé par une coque dure. L'araucaria est une espèce qui produit de grosses graines recouvertes d'une fine enveloppe légèrement ligneuse, teintée de rouge.

pignons

ACHAT

:: Choisir : des pignons qui ne dégagent pas d'odeur rance.

Les pignons sont presque toujours vendus écalés. Les acheter dans des magasins où le renouvellement de la marchandise est constant car ils rancissent rapidement.

UTILISATION

Les pignons se consomment entiers, moulus ou hachés, crus ou rôtis. On peut les rôtir au four (10 min à 180 °C) ou à la poêle. On les met dans les salades, les farces, les sauces, les puddings et les biscuits. Ils sont un ingrédient de base du pesto italien. Ils décorent et assaisonnent flans, gâteaux, pâtisseries, viandes et poissons. On les transforme en farine utilisée en confiserie. Les cuisines du Moyen-Orient, de l'Inde, du Sud de la France et du Sud des États-Unis leur accordent une place de choix.

Les graines d'araucaria se mangent surtout cuites, le plus souvent par ébullition (30 min).

VALEUR NUTRITIVE

	séchés
eau	6,7 %
protéines	18 g
matières grasses	38 g
glucides	10,7 g
fibres	10,7 g
	par 75 g

EXCELLENTE SOURCE : magnésium, fer, cuivre, potassium, phosphore, zinc et niacine.

BONNE SOURCE : acide folique.

CONTIENT : riboflavine et vitamine B_6.

Les pignons sont une source très élevée de fibres.

Les matières grasses sont composées à 80 % d'acides non saturés (38 % d'acides monoinsaturés et 42 % d'acides polyinsaturés, voir *Corps gras*, p. 581).

CONSERVATION

:: Au réfrigérateur : 1 mois, écalés, dans un récipient hermétique.

:: Au congélateur : écalés ou non, 2 à 3 mois.

Noix de ginkgo

Ginkgo biloba, Ginkgoacées

Fruit du ginkgo, arbre originaire d'Asie. Rarement commercialisée, la noix de ginkgo est pratiquement inconnue en Occident. Elle est recouverte d'une enveloppe pulpeuse de couleur jaune orangé qui est retirée avant la mise en marché car elle dégage rapidement une odeur rance après la cueillette et le jus qu'elle contient peut causer des démangeaisons. Cette enveloppe recouvre une coquille lisse très dure de forme ovale et de couleur crème qui abrite une graine (amande) vert jaune de la taille d'une petite prune ou d'une olive. Cette amande est recouverte d'une pellicule brune; elle a une douce saveur résineuse.

noix de ginkgo

ACHAT

:: Choisir : des noix lourdes pour leur taille. Les noix de ginkgo sont surtout disponibles en conserve, dans l'eau.

PRÉPARATION

Pour peler facilement les noix de ginkgo, les plonger quelques secondes dans de l'eau frémissante.

UTILISATION

Les noix de ginkgo sont habituellement grillées et consommées telles quelles ou cuisinées. On les cuit au wok, avec des légumes, du poisson, des fruits de mer, du porc ou de la volaille. On les met dans les soupes. Dans la cuisine japonaise, qui en fait un grand usage, elles sont aussi consommées comme fruit de dessert.

VALEUR NUTRITIVE

	séchée
eau	12,5 %
protéines	5,2 g
matières grasses	1,1 g
glucides	37 g
fibres	0,3 g
	par 50 g

EXCELLENTE SOURCE : potassium et niacine.
BONNE SOURCE : thiamine.
CONTIENT : vitamine C, cuivre, phosphore, magnésium, acide pantothénique, fer, riboflavine et vitamine A.

CONSERVATION

:: À l'air ambiant : placer les noix de ginkgo dans un contenant hermétique, à l'abri de la chaleur et de l'humidité.

Châtaigne

Castanea spp., Fagacées

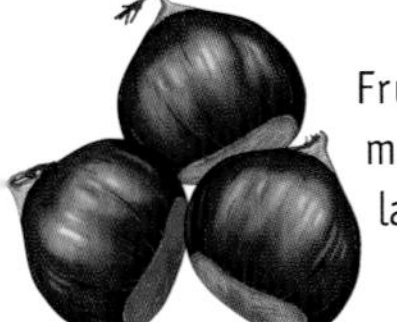

châtaignes entières

Fruit du châtaignier, arbre qui serait originaire du bassin méditerranéen et de l'Asie mineure. En cuisine, on nomme souvent la châtaigne « marron ».

ACHAT

:: Choisir : des châtaignes lourdes et fermes, avec une écorce luisante bien tendue.
:: Écarter : des châtaignes amollies et légères dont l'écorce est terne et ridée, qui ne sont plus fraîches.

UTILISATION

Les châtaignes se consomment bouillies, étuvées, braisées ou grillées. On les met dans les soupes, les farces et les salades. Elles sont mises en conserve entières, pelées, au naturel ou au sirop, confites au sucre ou cristallisées (marron glacé), mises dans de l'alcool, cuites en confiture ou en purée sucrée ou non. On moud les châtaignes en farine que l'on utilise dans les gâteaux, les galettes, les crêpes, les gaufres, la bouillie ou le pain.
La purée aromatise entre autres crèmes glacées, puddings, crèmes pâtissières, bavarois et tartes. En Europe, les châtaignes sont traditionnellement associées au gibier et à la volaille ; en France et en Italie, elles servent de légume d'accompagnement.

VALEUR NUTRITIVE

	fraîche	*bouillie*
eau	52 %	68,2 %
protéines	3 g	2 g
matières grasses	1,2 g	1,4 g
glucides	44,2 g	28 g
fibres	20 g	0,7 g
		par 100 g

CHÂTAIGNE FRAÎCHE

BONNE SOURCE : vitamine C et potassium.
CONTIENT : acide folique, cuivre, vitamine B_6, magnésium et thiamine.

CHÂTAIGNE CUITE

EXCELLENTE SOURCE : potassium.
CONTIENT : vitamine C, cuivre, magnésium, acide folique, vitamine B_6, fer, thiamine et phosphore.
PROPRIÉTÉS : antianémique, antiseptique et stomachique.

CONSERVATION

:: À l'air ambiant : fraîches avec leur peau, 1 semaine ; séchées, 2 mois. Les placer dans un endroit frais et sec, à l'abri des rongeurs et des insectes.
:: Au réfrigérateur : pelées et cuites, quelques jours ; fraîches avec leur peau, 1 semaine, dans un sac de plastique perforé.
:: Au congélateur : 6 mois, crues ou cuites ou séchées, avec ou sans leur enveloppe.

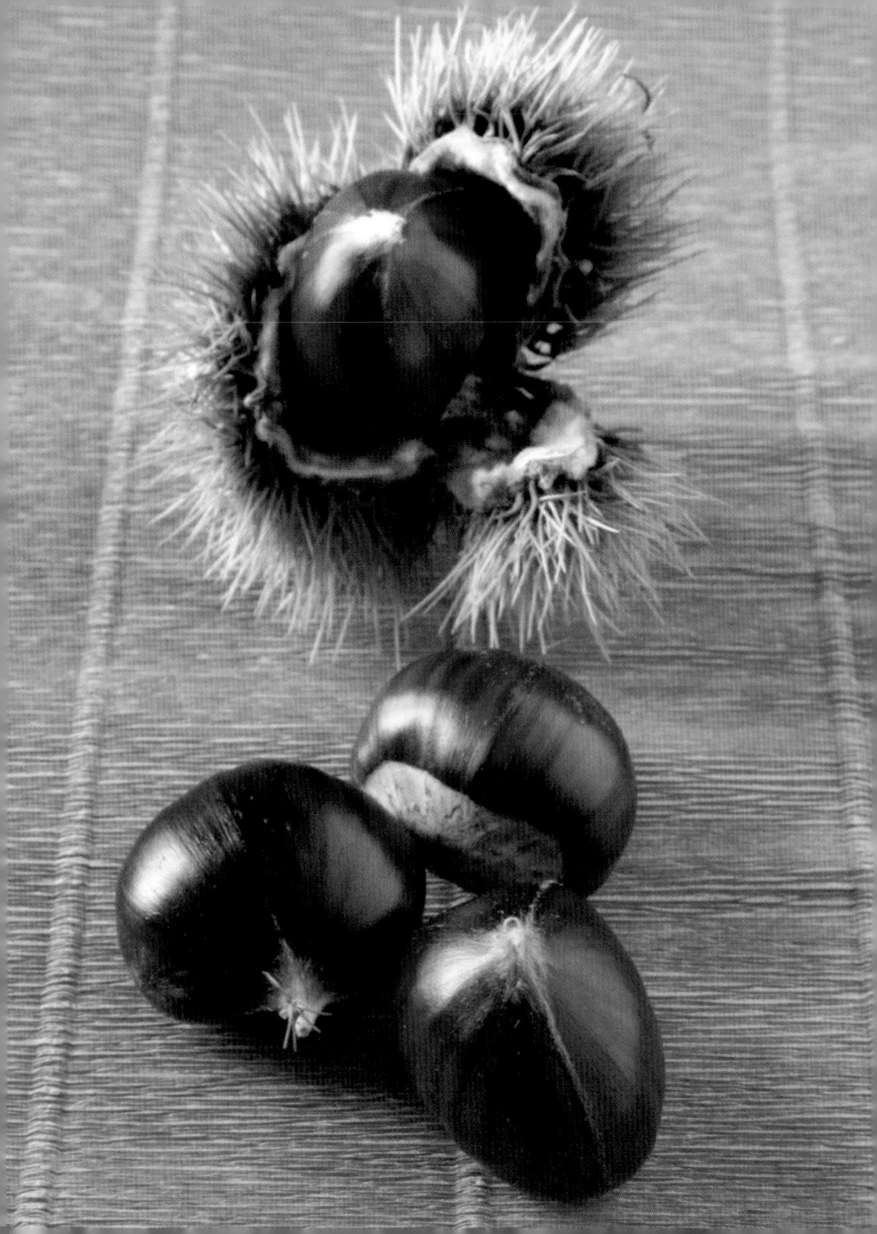

PRÉPARATION

Enlever l'écorce et la mince pellicule brune qui recouvre les châtaignes car elle est amère. Il est plus facile d'éplucher les châtaignes lorsqu'elles sont cuites et encore chaudes. Faire une incision en forme de croix sur l'écorce du côté arrondi avec la pointe d'un couteau avant de les cuire pour éviter qu'elles éclatent.

On peut cuire les châtaignes complètement ou non. S'assurer de compléter la cuisson par la suite pour qu'elles soient plus digestibles.

Il existe trois méthodes pour éplucher les châtaignes :

- utiliser un petit couteau bien aiguisé pour enlever l'écorce et la peau, ce qui permet d'obtenir des châtaignes crues ;
- percer un trou dans chaque châtaigne, puis les faire griller jusqu'à ce qu'elles éclatent. On laisse refroidir puis on épluche ;
- faire bouillir les châtaignes dans l'eau après avoir incisé la peau. On les épluche lorsqu'elles sont encore chaudes.

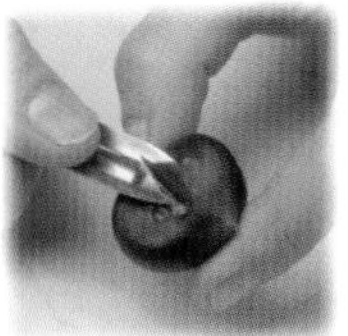

1 Inciser l'écorce de la châtaigne avec la pointe d'un couteau ou d'un éplucheur.

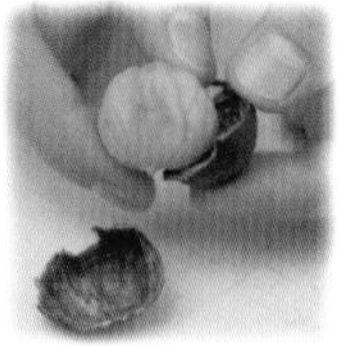

2 Retirer l'écorce et prendre soin de retirer également la mince pellicule qui recouvre la châtaigne.

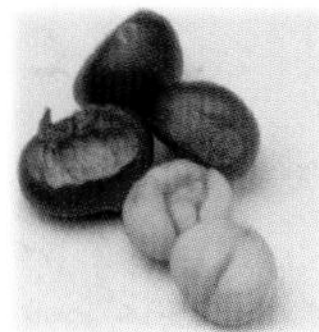

3 On obtient ainsi des châtaignes crues que l'on utilisera selon la recette choisie.

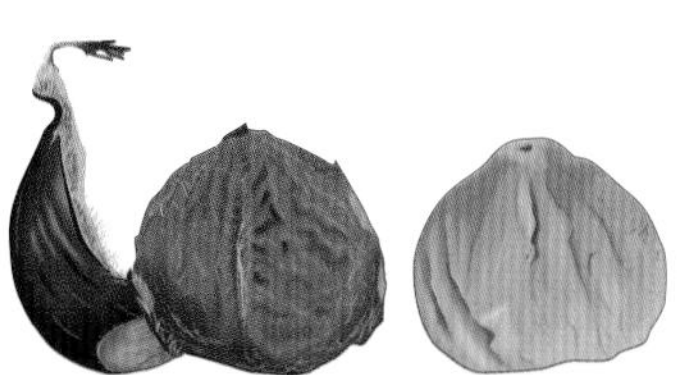

châtaigne épluchée

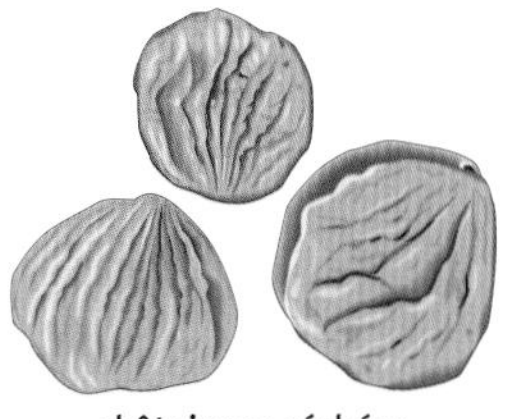

châtaignes séchées

Faîne

Fagus spp., Fagacées

Fruit du hêtre commun, un arbre qui croît dans les forêts des régions tempérées de l'hémisphère Nord. La faîne a une saveur rappelant la noisette. Deux ou trois graines sont enfermées dans la capsule qui, à maturité, s'ouvre et découvre la faîne.

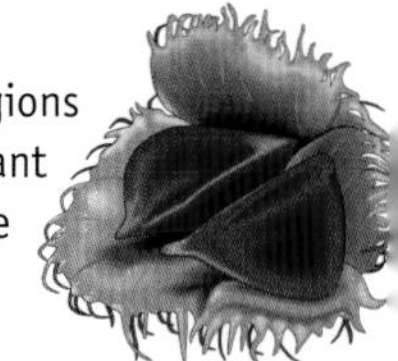

faîne

UTILISATION

Les faînes peuvent être consommées crues, mais elles sont meilleures grillées. On en extrait une huile comestible qui se conserve longtemps et dont la saveur et les qualités de cuisson ressemblent à celles de l'huile d'olive.

CONSERVATION

Placer les faînes dans un contenant hermétique, à l'abri de la chaleur et de l'humidité.

VALEUR NUTRITIVE

eau	7 %
protéines	6 g
matières grasses	50 g
glucides	34 g
fibres	4 g
	par 100 g

Les matières grasses sont composées à 75 % d'acides non saturés (voir *Corps gras*, p. 581).

Noisette

Corylus spp., Bétulacées

Fruit du noisetier, petit arbre probablement originaire d'Asie mineure. Certaines variétés de noisetiers sont appelées « aveliniers ». L'aveline est légèrement plus grosse que la noisette. Les noisettes sont des akènes ronds ou oblongs recouverts d'une enveloppe foliacée verte à enlever avant de casser la noix. La graine, recouverte d'une pellicule brune, loge dans une coquille de couleur jaunâtre.

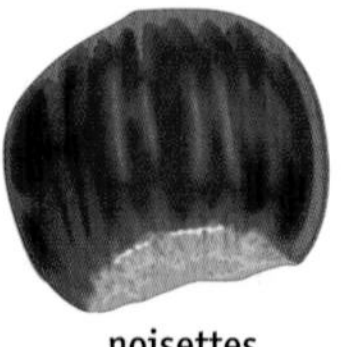

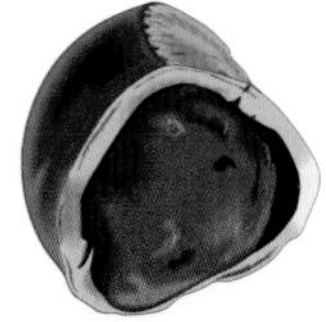

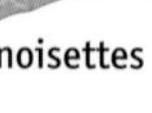

noisettes

ACHAT

:: Choisir : des noisettes aux écales non fissurées et non percées de trous. Se procurer les noisettes écalées dans des pots en verre sous vide ou en conserve.
Les noisettes sont vendues en écales ou écalées, avec ou sans pellicule brune, entières ou moulues, nature, grillées ou salées.

VALEUR NUTRITIVE

eau	5 %
protéines	6,6 g
matières grasses	32 g
glucides	8 g
fibres	3 g
	par 50 g

EXCELLENTE SOURCE : magnésium et cuivre.
BONNE SOURCE : thiamine, potassium, vitamine B_6 et acide folique.
CONTIENNENT : phosphore, zinc, fer, calcium et acide pantothénique.
Les noisettes sont une source de fibres. Les matières grasses sont composées à 88 % d'acides non saturés (voir *Corps gras*, p. 581).

CONSERVATION

Les noisettes ne rancissent pas aussi rapidement que les pacanes, les noix du Brésil et les noix de macadamia. Très périssables, les noisettes écalées deviennent facilement amères et se ratatinent.
:: **À l'air ambiant :** 1 mois, non écalées, dans un lieu frais et sec, à l'abri du soleil et des insectes.
:: **Au réfrigérateur :** décortiquées, 3 à 4 mois.
:: **Au congélateur :** 1 an.

UTILISATION

Les noisettes s'utilisent entières, moulues ou hachées. Elles sont délicieuses fraîches ou séchées, en amuse-gueule ou en collation. On les ajoute aux céréales, salades, sauces, muffins, puddings et à la crème glacée. Transformées en poudre, les noisettes s'incorporent aux gâteaux et aux biscuits. Une fois qu'elles sont hachées finement, on peut en faire un beurre composé pour garnir poissons et crustacés. Elles accompagnent volaille et gibier.
On transforme et on utilise les noisettes en pâte ou en beurre semblable à la pâte et au beurre d'amandes. Elles sont incorporées au nougat et associées au chocolat. L'huile extraite des noisettes ne doit pas chauffer. Elle est excellente dans les salades.

PRÉPARATION

Pour griller les noisettes, les étaler sur une plaque à biscuits et les mettre au four (100 à 140 °C) jusqu'à ce qu'elles soient dorées, en les remuant à l'occasion. On les frotte, encore chaudes, dans un linge pour enlever la pellicule brune qui les recouvre.
Griller, moudre ou couper les noisettes accentuent leur saveur.

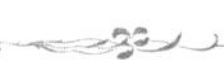

Sésame

Sesamum indicum, Pédaliacées

graines de sésame

Plante oléagineuse originaire d'Indonésie et d'Afrique orientale. Le sésame est une plante touffue aux belles fleurs blanches ou roses qui donnent naissance à des gousses. Celles-ci renferment plusieurs graines plates minuscules de couleur blanc crème, jaune, rougeâtre ou noirâtre selon les variétés. Ces dernières ont un goût de noisette et sont recouvertes d'une mince écorce comestible.

Sésame

ACHAT

Les graines de sésame sont commercialisées entières ou décortiquées, crues ou rôties.

UTILISATION

Les graines de sésame s'utilisent telles quelles, crues ou rôties. Elles garnissent souvent pains et gâteaux. Elles constituent la base du halva, une friandise orientale agrémentée de miel et d'amandes. On moud les graines de sésame en farine ; celle-ci est dépourvue de gluten, elle ne lève donc pas. On la combine avec d'autres farines ou on l'utilise seule. Crues ou rôties, les graines de sésame sont broyées et transformées en pâte épaisse (le beurre de sésame) ou liquide (le tahini ou tahin en Europe). Le tahini, particulièrement estimé au Moyen-Orient et en Asie, assaisonne notamment sauces, mets principaux et desserts. Il est souvent additionné de jus de citron, de poivre, de sel et d'épices et sert de vinaigrette qui rehausse légumes, salades et hors-d'œuvre.

On extrait des graines de sésame une huile excellente pour la friture, utilisée comme gras de cuisson, assaisonnement ou condiment. Au Liban, on utilise l'huile de sésame pour préparer le hoummos à base de pois chiches.

CONSERVATION

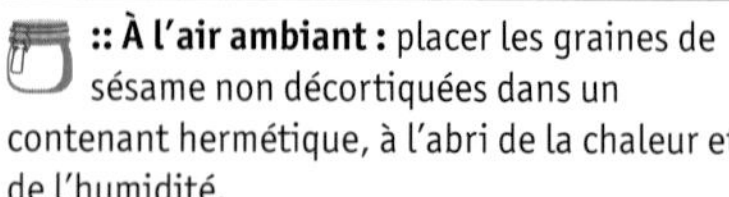

:: **À l'air ambiant :** placer les graines de sésame non décortiquées dans un contenant hermétique, à l'abri de la chaleur et de l'humidité.

:: **Au réfrigérateur :** décortiquées.

:: **Au congélateur.**

VALEUR NUTRITIVE

	graine séchée et entière
eau	4,7 %
protéines	13,3 g
matières grasses	37,3 g
glucides	17,6 g
fibres	7,6 g
	par 75 g

GRAINES DE SÉSAME SÉCHÉES

EXCELLENTE SOURCE : cuivre, magnésium, fer, calcium, zinc, phosphore, thiamine, niacine, vitamine B_6, acide folique et potassium.

CONTIENT : riboflavine.

Les graines de sésame séchées sont une source très élevée de fibres.

Les matières grasses sont composées à 82 % d'acides non saturés (38 % d'acides monoinsaturés et 44 % d'acides polyinsaturés, voir *Corps gras,* p. 581).

PROPRIÉTÉS : laxatif, émollient, antiarthritique et bénéfique pour le système nerveux. On utilise le sésame pour faciliter la circulation sanguine et la digestion. L'huile est excellente pour les massages.

Il est préférable de moudre les graines de sésame car il est difficile de bien les mastiquer vu leur petitesse et elles passent directement dans le système digestif sans être assimilées. Leurs éléments nutritifs sont mieux absorbés lorsqu'elles sont transformées en huile, en pâte et en beurre.

Amande

Prunus amygdalus ou *Prunus dulcis*, Rosacées

Fruit de l'amandier, arbre probablement originaire d'Asie et d'Afrique du Nord et appartenant à la même famille que le pêcher. L'amande est composée d'une graine ovale (amande) nichée dans une coque. Cette coque est couverte d'une enveloppe fibreuse et coriace (le brou), de couleur verte, qui éclate à maturité.

Les amandes se divisent en 2 groupes :

l'**amande amère** qui renferme diverses substances plus ou moins toxiques. On en extrait une huile essentielle que l'on traite pour éliminer les éléments toxiques et qui sert d'agent aromatisant (essence d'amande) ainsi qu'à la fabrication de liqueurs ;

l'**amande douce,** amande comestible que l'on connaît bien et que l'on consomme habituellement séchée. Elle est comestible fraîche, lorsqu'elle est de couleur verte et que sa coque est ferme mais encore tendre.

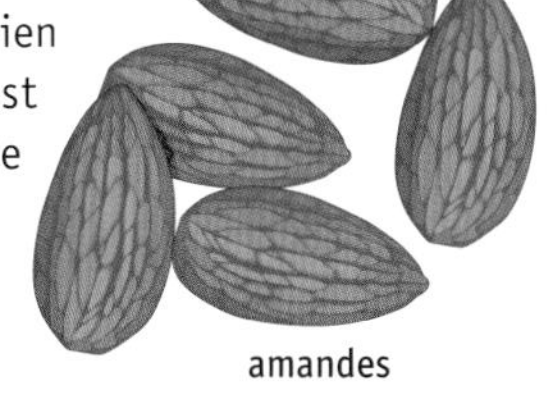
amandes

ACHAT

:: Choisir : des amandes non écalées aux coques intactes et des amandes écalées vendues dans des pots en verre sous vide, des conserves ou des sacs scellés.

Les amandes sont commercialisées sous plusieurs formes : écalées ou non, entières, en moitiés, coupées en fines tranches ou en bâtonnets, hachées, moulues, nature, rôties, avec ou sans leur pellicule brune, salées, fumées, sucrées, enrobées de sucre ou de chocolat, en beurre, en huile, en pâte sucrée ou non.

CUISSON

On peut rôtir les amandes entières, en morceaux ou tranchées, mondées ou non.

:: Rôtissage au four à sec : chauffer le four à 175 °C. Disposer les amandes sur une plaque à biscuits en une seule couche. Les faire cuire en les remuant de temps à autre jusqu'à ce qu'elles soient uniformément rôties ou dorées. Sortir les amandes du four et les mettre dans un autre récipient pour les refroidir.

:: Rôtissage au four à l'huile : procéder comme pour le rôtissage à sec en chauffant le four entre 100 et 140 °C et en enduisant les amandes d'un peu d'huile.

:: Rôtissage dans la poêle ou **la sauteuse :** rôtir les amandes à sec dans une poêle au revêtement antiadhésif ou avec une petite quantité d'huile. Chauffer à intensité moyenne et remuer les amandes continuellement.

Amande

VALEUR NUTRITIVE

	séchée et non blanchie
eau	4,4 %
protéines	9,9 g
matières grasses	26 g
glucides	10,2 g
fibres	3,4 g
	par 50 g

AMANDE DOUCE

EXCELLENTE SOURCE : magnésium et potassium.

BONNE SOURCE : phosphore, riboflavine, cuivre, niacine et zinc.

CONTIENT : acide folique, fer, calcium et thiamine.

Les matières grasses sont composées à 86 % d'acides non saturés (65 % d'acides monoinsaturés et 21 % d'acides polyinsaturés, voir *Corps gras*, p. 581).

PROPRIÉTÉS : reminéralisante. Le lait d'amande serait efficace contre les inflammations de l'intestin et de l'estomac. L'huile d'amande favoriserait l'élimination des calculs biliaires et, en usage externe la guérison des brûlures et crevasses, et soulagerait la peau sèche.

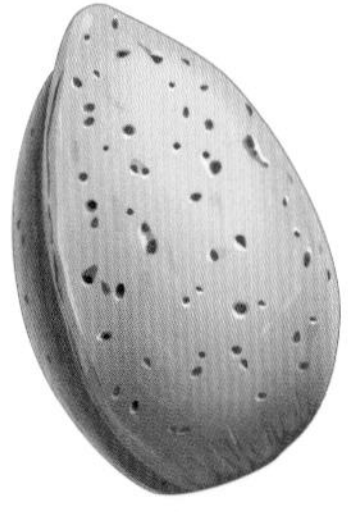

amande entière

UTILISATION

On utilise les amandes dans les céréales, les salades, les gâteaux, les biscuits, la pâtisserie, la crème glacée et les friandises. Entières, effilées ou réduites en poudre, les amandes se marient bien avec le poisson et le poulet.

Elles peuvent aussi être transformées en une pâte qui garnit les gâteaux, sert à la confection de bonbons et de chocolats fourrés. Les amandes sont souvent consommées en collation ou en amuse-gueule, seules ou avec des fruits déshydratés, des graines et d'autres noix.

Moulues, les amandes se transforment en beurre crémeux qu'on utilise pour tartiner ou aromatiser sauces, soupes et ragoûts. Ce beurre a une saveur beaucoup plus douce que le beurre d'arachide.

Le lait d'amande sert à parfumer divers mets et est à la base de l'orgeat, un sirop aromatisé à la fleur d'oranger qu'on allonge d'eau et que l'on sert comme rafraîchissement.

Moulues à sec, les amandes sont incorporées aux farces ou entrent dans la composition de desserts.

On fabrique des friandises avec les amandes (dragées, pralines, nougat et chocolats fourrés).

On tire des amandes douces une huile comestible ; cette huile, qui ne doit pas chauffer, est surtout utilisée dans les salades, mais aussi en pharmacologie, en cosmétologie et en massothérapie.

L'essence d'amande aromatise de nombreux aliments (gâteaux, biscuits, flans, tartes, puddings et boissons). Elle parfume l'amaretto, une délicieuse liqueur italienne.

PRÉPARATION

Pour émonder les amandes, les plonger dans l'eau bouillante et les laisser tremper de 2 à 3 min, jusqu'à ce que leur pellicule gonfle. Égoutter les amandes, les passer sous l'eau froide pour les refroidir, retirer les pellicules en les pinçant entre le pouce et l'index, puis les sécher ou les rôtir.

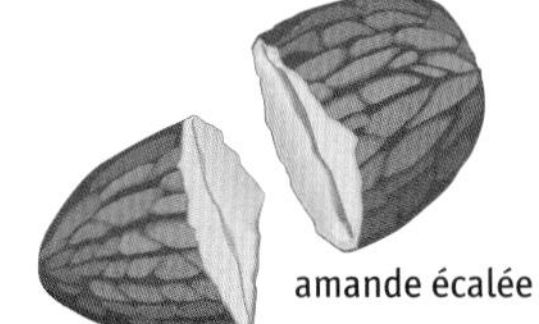

amande écalée

CONSERVATION

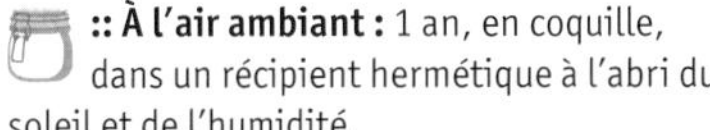

:: À l'air ambiant : 1 an, en coquille, dans un récipient hermétique à l'abri du soleil et de l'humidité.
:: Au réfrigérateur : décortiquées, 6 mois.
:: Au congélateur : écalées ou non, 1 an.

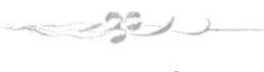

Graine de tournesol

Helianthus annuus, Composées

Fruit du tournesol, une plante originaire du Mexique et du Pérou. Cette plante magnifique est ornée d'une imposante fleur jaune qui coiffe une longue tige épaisse et velue. Les fleurs jaunes (capitules) contiennent des milliers de fleurs formant un disque plat entouré de pétales jaunes. Ces fleurs donnent naissance aux graines de tournesol. Ces dernières ont une saveur douce qui ressemble légèrement à celle du topinambour.

graines de tournesol

ACHAT

:: Écarter : des graines jaunies et des graines crues écalées.
Les graines de tournesol sont commercialisées avec ou sans écales, crues, rôties, salées ou non. Acheter les graines de tournesol dans des magasins où le renouvellement des stocks est rapide.

CONSERVATION

:: À l'air ambiant : placer les graines de tournesol dans un endroit frais et sec à l'abri des insectes et des rongeurs.
:: Au réfrigérateur : décortiquées, moulues, hachées ou en beurre.
:: Au congélateur.

Graine de tournesol

PRÉPARATION

On peut écaler les graines de tournesol avec un moulin à grains ou un mélangeur électrique.

:: Au moulin à grains : passer les graines par la plus grande ouverture, la plupart des écales devraient s'ouvrir. Pour se débarrasser des écales, plonger le tout dans de l'eau fraîche, les écales vont flotter et s'enlever facilement. Égoutter rapidement les graines puis les assécher.

:: Au mélangeur : mettre peu de graines à la fois et actionner l'appareil quelques secondes ; séparer ensuite les graines des écales par flottaison.

UTILISATION

Les graines de tournesol s'utilisent nature ou rôties, entières, hachées, moulues ou germées. Elles augmentent la valeur nutritive et la teneur en matières grasses des mets, et les rendent plus énergétiques. Entières, les graines de tournesol s'ajoutent aux salades, farces, sauces, légumes, gâteaux et yogourts. Moulues, elles peuvent être mélangées à de la farine pour confectionner crêpes, biscuits et gâteaux. Les boutons floraux peuvent être consommés comme les artichauts.

CUISSON

On peut rôtir les graines à la maison.

:: Sautées : à feu moyen en remuant constamment (l'ajout d'huile n'est pas nécessaire).

:: Au four : à 100 °C, en les remuant de temps à autre.

On peut enrober les graines avec une petite quantité d'huile lorsque la cuisson est terminée si on veut que le sel y adhère.

VALEUR NUTRITIVE

	séchée	*rôtie à l'huile*
eau	5,4 %	2,6 %
protéines	17,1 g	16,1 g
matières grasses	37,2 g	43,1 g
glucides	14,1 g	11 g
fibres	9,9 g	5,1 g
		par 75 g

GRAINES DE TOURNESOL SÉCHÉES

EXCELLENTE SOURCE : thiamine, magnésium, acide folique, acide pantothénique, cuivre, phosphore, potassium, zinc, fer, niacine et vitamine B_6.

CONTIENT : riboflavine et calcium.

Les graines de tournesol séchées sont une source très élevée de fibres.

GRAINES DE TOURNESOL RÔTIES À L'HUILE

EXCELLENTE SOURCE : acide folique, phosphore, acide pantothénique, cuivre, zinc, magnésium, fer, vitamine B_6, niacine et potassium.

BONNE SOURCE : thiamine.

CONTIENT : riboflavine.

Les graines de tournesol rôties à l'huile sont une source élevée de fibres.

Les matières grasses sont composées à 85 % d'acides non saturés (19 % d'acides monoinsaturés et 66 % d'acides polyinsaturés, voir *Corps gras*, p. 581).

PROPRIÉTÉS : les graines de tournesol auraient un effet bénéfique sur la tension artérielle des personnes hypertendues. On les utilise comme expectorant et pour soulager rhume, toux et asthme. On s'en sert aussi pour traiter l'anémie, les ulcères gastro-duodénaux et pour améliorer la vision.

Pistache

Pistacia vera, Anacardiacées

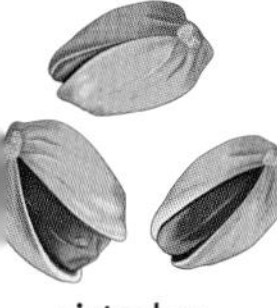

pistaches

Fruit du pistachier, arbre originaire d'Asie mineure. La pistache est formée d'une petite graine (amande) de saveur douce, recouverte d'une pellicule brunâtre. Elle loge dans une coque dont la suture latérale s'ouvre sur toute la longueur lorsque le fruit est mûr. De couleur crème, cette coque devient rosée en séchant, phénomène repris par l'industrie alimentaire qui teint souvent la coque en rose.

ACHAT

Les pistaches sont vendues grillées, salées ou en écales. Choisir des pistaches écalées dans des pots en verre sous vide ou en conserve.

PRÉPARATION

Pour émonder les pistaches, les blanchir de 2 à 3 min, les égoutter, puis les frotter lorsqu'elles sont encore tièdes pour retirer la pellicule brune.

UTILISATION

Les pistaches se consomment entières, moulues ou hachées, salées ou non. Ne pas utiliser les pistaches rouges pour la cuisson. On les incorpore aux salades, sauces, farces, terrines, pâtés, céréales, gâteaux, puddings, à la crème glacée et à la pâtisserie. Elles entrent aussi dans la fabrication de confiserie et de charcuterie. Les cuisines méditerranéenne et orientale utilisent les pistaches avec la viande, la volaille et dans plusieurs pâtisseries. En purée, elles s'ajoutent au riz et aux légumes dans la cuisine indienne.

CONSERVATION

:: Au réfrigérateur : 3 mois, dans un récipient hermétique.

:: Au congélateur : en coquille, 1 an.

VALEUR NUTRITIVE

	séchée	*grillée à sec*
eau	4 %	2,1 %
protéines	10,3 g	7,5 g
matières grasses	24,2 g	26,4 g
glucides	12,4 g	13,8 g
fibres	5,4 g	2,9 g
		par 50 g

PISTACHE SÉCHÉE

EXCELLENTE SOURCE : potassium, magnésium, thiamine et cuivre.

BONNE SOURCE : fer et phosphore.

CONTIENT : acide folique, niacine, acide pantothénique, zinc, vitamine B_6, calcium, vitamine C et riboflavine.

La pistache séchée est une source élevée de fibres.

PISTACHE GRILLÉE À SEC

EXCELLENTE SOURCE : potassium, cuivre et magnésium.

BONNE SOURCE : phosphore et thiamine.

CONTIENT : acide folique, fer, niacine, acide pantothénique, riboflavine, zinc, vitamine B_6 et vitamine C.

La pistache grillée à sec est une source de fibres.

Les matières grasses sont composées à 68 % d'acides monoinsaturés et 15 % d'acides polyinsaturés (voir *Corps gras,* p. 581).

Introduction

Algues

Plantes généralement aquatiques grandissant dans les eaux salées ou les eaux douces. Les algues sont parfois appelées « légumes de mer ». C'est au Japon qu'il se consomme le plus d'algues par habitant ; c'est aussi le plus grand pays producteur et exportateur d'algues, ce qui explique pourquoi on connaît souvent les algues sous leur dénomination japonaise (kombu, wakamé, hijiki, aramé, etc.).

Les algues sont dépourvues de feuilles, de tiges et de racines. Selon qu'elles poussent dans les eaux chaudes, tempérées ou froides, leur taille et leur forme varient. Les algues des mers chaudes sont des herbes ou des buissons qui mesurent rarement plus de 30 cm, alors que les algues des mers froides mesurent souvent entre 1 et 10 m, parfois plus, et constituent une végétation luxuriante.

La texture et la saveur des algues sont fort variables ; elles sont notamment caoutchouteuses, tendres ou croquantes. Parmi les 25 000 espèces d'algues existantes, seule une infime partie est agréable à consommer (entre 40 et 50 espèces). Ces dernières se divisent en quatre groupes, soit les algues brunes (Phéophycées), les algues vertes (Chlorophycées), les algues rouges (Rhodophycées) et les algues bleu-vert.

- Les **algues brunes** sont les plus nombreuses et les plus utilisées. Au Japon, on récolte notamment l'aramé, l'hijiki, le kombu et le wakamé. En Amérique du Nord, c'est surtout le varech. Les algues brunes croissent à des profondeurs moyennes.
- Les **algues vertes** comprennent notamment les ulvas et les caulerpas.
- Les **algues rouges** constituent un groupe important d'algues dont on extrait le galactose (un glucide) pour produire l'agar-agar et la mousse d'Irlande, substances utilisées notamment dans l'industrie alimentaire comme agents gélifiants, émulsifiants et stabilisants.
- Les **algues bleu-vert** sont des végétaux primitifs microscopiques classés parfois avec les bactéries. La spiruline, souvent consommée comme supplément alimentaire, en fait partie.

CONSEILS POUR LA PRÉPARATION DES ALGUES

Laver les algues avant de les utiliser car elles contiennent souvent du sable et de petits coquillages. Les algues déshydratées sont presque toujours mises à tremper avant consommation ou cuisson (5 à 60 min ou plus). L'eau de trempage peut être récupérée pour la préparation de bouillons ou de sauces ou pour la cuisson de pâtes ou de céréales.

CONSEILS POUR LA CONSERVATION DES ALGUES

La plupart des algues fraîches se conservent quelques jours au réfrigérateur. Les algues déshydratées se placent dans un contenant hermétique (tel un contenant de verre) et se conservent dans un endroit frais, sec et à l'abri de la lumière. Les algues cuites, pour leur part, se conservent au réfrigérateur.

La plupart des algues se congèlent, sauf le varech qui supporte mal la congélation.

Les algues sont pauvres en matières grasses et en calories. Elles constituent une source importante de minéraux (environ 5 à 20 % de leur poids, sèches), notamment de calcium et d'iode. Elles contiennent également une bonne quantité de plusieurs vitamines, dont la vitamine A (sous forme de bêtacarotène), de certaines vitamines du complexe B (thiamine, riboflavine et niacine, notamment) et de vitamine C.

Aramé

Eisenia bicyclis, Phéophycées

Algue épaisse qui se cuit plusieurs heures avant d'être séchée. D'un brun jaunâtre lorsqu'il est frais, l'aramé devient noirâtre à la cuisson. Sa texture est légèrement moins croustillante que celle de l'hijiki et sa saveur, plus douce et plus sucrée. L'aramé jeune est plus tendre.

aramé

UTILISATION

L'aramé se met dans les soupes (notamment au miso) et dans les salades, avec du vinaigre, de la sauce soya et du sucre. On le sert avec le tofu et les légumes, ou comme légume d'accompagnement.

VALEUR NUTRITIVE

	cru
protéines	8,8 g
matières grasses	0,1 g
glucides	56 g
	par 100 g

PRÉPARATION

Laver l'aramé deux fois dans de l'eau froide en le brassant. Le faire tremper 5 min pour le consommer cru. On peut aussi le faire bouillir (5 à 10 min) ou le faire sauter quelques minutes.

Wakamé

Undaria pinnatifida, Phéophycées

Algue qui pousse entre 6 et 12 m de profondeur. Une épaisse nervure mucilagineuse est située au centre de la partie supérieure de l'algue. Sa texture et sa saveur sont délicates.

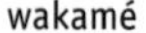
wakamé

UTILISATION

Le wakamé est comestible cru après avoir trempé entre 3 et 5 min. Il est souvent cuit (quelques minutes). Il se marie bien avec le riz, les pâtes alimentaires, les légumes, le tofu, la viande, la volaille, le poisson et les fruits de mer. On le met dans les soupes, salades et marinades. Il accompagne les légumineuses dont il abrège le temps de cuisson.

VALEUR NUTRITIVE

	séché
protéines	13 g
matières grasses	2,7 g
glucides	46 g
	par 100 g

EXCELLENTE SOURCE : calcium.

Kombu

Laminaria spp., Phéophycées

Grande algue populaire mesurant entre 1 et 3 m. Les kombu sont riches en acide glutamique, un acide aminé qui au contact de l'eau accentue la saveur, augmente la digestibilité des aliments et attendrit leurs fibres.

PRÉPARATION

Bien laver le kombu. Utiliser entre 20 et 50 g de kombu séché pour préparer 1 l de bouillon. Le laisser tremper une demi-heure dans un récipient contenant 10 à 20 % plus d'eau que la quantité nécessaire afin de préparer le bouillon. Chauffer l'eau doucement et retirer le kombu avant que l'eau bouille.

UTILISATION

Le kombu sert principalement à préparer des bouillons. Ne pas trop le bouillir (10 à 15 min), sinon le bouillon aura mauvais goût et deviendra gluant. Conserver le kombu après l'ébullition pour préparer d'autres mets ou du thé. On le trouve dans de nombreux plats, mariné, bouilli, rôti ou frit. Le kombu accompagne bien les légumineuses dont il abrège le temps de cuisson.

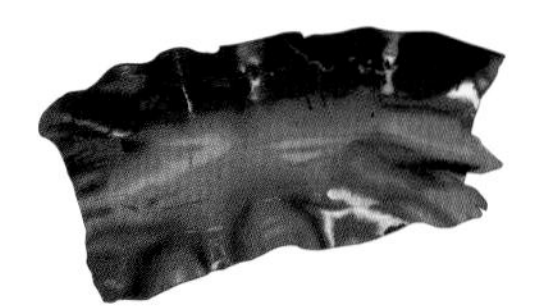

kombu

VALEUR NUTRITIVE

	séché
protéines	6 g
matières grasses	1 g
glucides	56 g
	par 100 g

EXCELLENTE SOURCE : calcium, fer et potassium.

CONTIENT : iode.

PROPRIÉTÉ : les Chinois utilisent le kombu pour soigner le goitre.

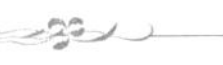

Agar-agar

Substance mucilagineuse transparente obtenue à partir de certaines espèces d'algues rouges. L'agar-agar peut remplacer la gélatine. L'agar-agar rend les aliments plus fermes et plus difficiles à fondre que la gélatine.

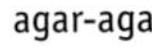

agar-agar

ACHAT

L'agar-agar s'achète sous forme de poudre, de flocons, de barres ou de filaments.

PRÉPARATION

L'agar-agar est utilisé en barre ou en petits morceaux. Il absorbe l'eau, s'amollit et gonfle. Porter le liquide qui le contient à ébullition et le faire fondre à feu doux. La quantité utilisée varie selon la fermeté désirée et selon le produit qu'on lui intègre (plus le liquide est épais ou acide, plus importante est la quantité). Environ 10 g d'agar-agar par litre sont nécessaires. Une gelée se forme en refroidissant.

UTILISATION

L'agar-agar sert à la confection de gelées à base de jus ou de purées. L'industrie alimentaire l'utilise comme stabilisateur.

VALEUR NUTRITIVE

	sec
protéines	6 g
matières grasses	0,3 g
glucides	81 g
calories	306
	par 100 g

EXCELLENTE SOURCE : fer.

PROPRIÉTÉS : légèrement laxatif. L'agar-agar a un pouvoir gélifiant de 8 à 10 fois supérieur à celui de la gélatine. Il est beaucoup moins calorifique que cette dernière, mais il provoque parfois des allergies.

Hijiki

Hizikia fusiforme, Phéophycées

hijiki

Algue qui pousse sur les rochers juste sous la surface de la mer. L'hijiki est séché puis bouilli ou cuit à la vapeur, de nouveau séché puis trempé dans le jus d'aramé et séché au soleil. Il est légèrement croustillant et sa saveur, plus prononcée que celle de l'aramé.

UTILISATION

L'hijiki se marie bien avec les légumes racines, les céréales, les poissons et les crustacés. On le consomme en soupes, sandwichs, salades et crêpes. On le sert comme légume ou on l'infuse.

PRÉPARATION

Tremper l'hijiki dans de l'eau tiède (20 à 30 min) avant de le consommer cru ou de le cuire à la vapeur, à l'eau ou à l'huile.

VALEUR NUTRITIVE

	séché
protéines	8 g
matières grasses	0,1 g
glucides	56 g
	par 100 g

CUISSON

:: **À la vapeur :** 20 min, puis le faire sauter ou mijoter.

Varech

Macrocystis pyrifera, Phéophycées

Algue qui pousse sur les côtes du Pacifique et de l'Atlantique de l'Amérique du Nord. Le varech géant, la plus grande de toutes les algues, peut mesurer près de 60 m de long.

UTILISATION

Le varech séché, moulu puis pressé en capsules est utilisé comme supplément alimentaire. Moulu, il sert de condiment. Les frondes du varech sont riches en acide alginique. Le sel de cet acide, l'alginate, est utilisé comme agent épaississant, stabilisant et émulsifiant par l'industrie alimentaire.

VALEUR NUTRITIVE

	cru
protéines	1,7 g
glucides	10 g
matières grasses	0,6 g
	par 100 g

EXCELLENTE SOURCE : iode.

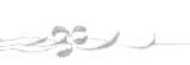

Laitue de mer

Ulva lactuca, Chlorophycées

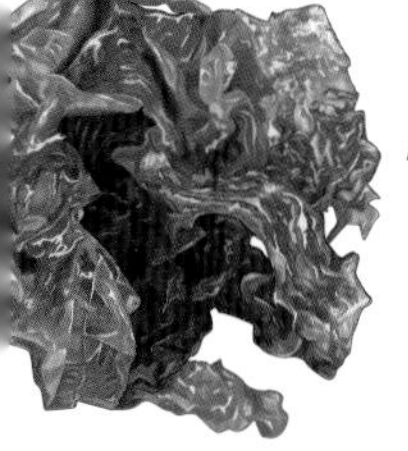

laitue de mer

Algue tendre ayant une saveur identique à celle de la laitue.

PRÉPARATION

Réhydrater la laitue de mer dans l'eau de 3 à 4 min. La consommer cuite (5 min), ajoutée aux soupes, ou crue, en salade.

VALEUR NUTRITIVE

	crue
protéines	17 g
matières grasses	0,9 g
glucides	37 g
calories	223
	par 100 g

Rhodyménie palmé

Palmaria palmata, Rhodophycées

Algue qui pousse dans les eaux froides des côtes rocheuses. Le rhodyménie palmé (ou « dulse ») a une texture douce et une saveur prononcée.

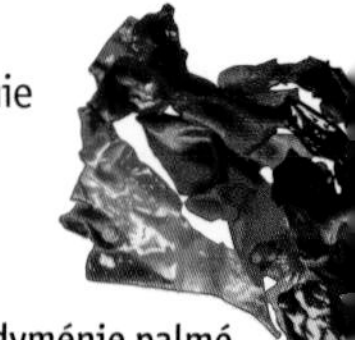

rhodyménie palmé

UTILISATION

Cru ou cuit, le rhodyménie s'utilise après trempage comme les autres algues qu'il peut remplacer dans la plupart des recettes. Il est délicieux dans les soupes et les salades.

VALEUR NUTRITIVE

	séché
protéines	20 g
matières grasses	3 g
glucides	44 g
	par 100 g

EXCELLENTE SOURCE : fer.

Mousse d'Irlande

Chondrus crispus, Rhodophycées

Algue qui pousse en abondance dans l'Atlantique Nord. La mousse d'Irlande est une algue vert jaunâtre, marron ou pourpre. Elle n'est comestible qu'après cuisson. On en tire un polysaccharide visqueux nommé carragheen (pouvoir gélifiant). L'industrie alimentaire l'utilise comme agent stabilisant, épaississant et gélifiant dans la fabrication de crèmes glacées, sorbets, fromages, laits évaporés, soupes instantanées, gâteaux, biscuits et confiseries.

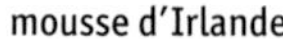

mousse d'Irlande

UTILISATION

La mousse d'Irlande s'ajoute aux soupes et plats mijotés ou s'utilise comme légume.

VALEUR NUTRITIVE

	crue
protéines	1,5 g
matières grasses	0,2 g
glucides	12 g
	par 100 g

Spiruline

Spirulina spp., Cyanophycées

Algue bleu-vert parmi les plus connues qui croît dans les eaux douces et alcalines de certains lacs, notamment du Mexique, du Pérou et d'Afrique. La spiruline est considérée comme un concentré alimentaire de grand intérêt.

spiruline

ACHAT

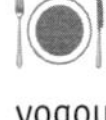

La spiruline est disponible sous forme de poudre, de flocons, de comprimés, de capsules ou de gélules. Il est préférable de se la procurer dans un contenant de verre ou un sachet de polyester laminé.

UTILISATION

La spiruline est souvent dissoute dans du jus ou de l'eau ou incorporée dans le yogourt ou les céréales. On la met dans les bouillons, les soupes, les sauces, le riz et les pâtes, juste avant de les consommer. Sa saveur et sa couleur ne plaisent pas toujours (elle colore les aliments de vert). Plusieurs personnes préfèrent l'ingérer en comprimés. Il est recommandé de commencer la consommation de spiruline par 1 g (sèche) pendant une semaine et d'augmenter progressivement l'apport quotidien de 1 g par semaine jusqu'à un apport de 5 à 10 g par jour.

VALEUR NUTRITIVE

	séchée
protéines	60 g
matières grasses	6 g
glucides	18 g
	par 100 g

La valeur nutritive de la spiruline varie selon la saison, le milieu de culture, la récolte et le séchage.

EXCELLENTE SOURCE : chlorophylle, bêta-carotène et autres caroténoïdes (des précurseurs de la vitamine A), fer (10 g en fournissent 10 mg), thiamine, riboflavine, magnésium et protéines (renferment peu de méthionine, un acide aminé essentiel).

La qualité de ces nutriments est inférieure à celle des produits d'origine animale mais supérieure à celle des céréales et des légumineuses, incluant le soya. La spiruline renferme l'acide gamma-linoléique, un acide gras retrouvé principalement dans le lait maternel. Elle est pauvre en sodium (1 à 9 mg/g) et ne contient pas d'iode. Des études suggèrent que 95 % de la quantité de vitamine B_{12} présente dans la spiruline seraient inactifs chez l'humain.

PROPRIÉTÉS : revitalisante. La spiruline aurait un effet coupe-faim et diminuerait l'appétit.

Nori

Porphyra spp., Rhodophycées

Algue surtout connue sous son nom japonais (nori). Les nori rouges ou pourpres deviennent pourpre foncé ou noirâtres en séchant, et vertes lorsqu'on les cuit.

nori

VALEUR NUTRITIVE

	séché
protéines	17 g
matières grasses	0,8 g
glucides	36 g
	par 100 g

EXCELLENTE SOURCE : vitamine A.

ACHAT

:: Choisir : des nori séchés brillants et cassants, de couleur verte, translucides lorsqu'on les expose à la lumière.
Les nori sont commercialisés en paquets de feuilles sèches pliées en deux, en feuilles grillées et en morceaux.

UTILISATION

Les nori se mangent frais, séchés ou réhydratés. Grillés, ils ont un goût de sardine. On se sert des nori dans la confection des sushis. On les met dans les soupes, les salades, les entrées et les pains. On les cuit avec le poisson, le tofu, les légumes, les pâtes alimentaires et le riz. On les utilise également comme condiment et en infusion.

Salicorne

Salicornia sp., Chénopodiacées

Plante sauvage qui n'est pas à proprement parler une algue. La salicorne est formée de tiges vertes dépourvues de feuilles.

salicorne

ACHAT

:: Choisir : une salicorne ferme et colorée, sans parties molles ou abîmées, dont le centre et la base ne sont ni fibreux ni durs.

PRÉPARATION

Couper les racines ainsi que les parties dures de la base si elles sont présentes.

UTILISATION

La salicorne se consomme crue, en salade ou cuite avec du beurre. Elle accompagne poisson, fruits de mer et volaille. Confite dans le vinaigre, elle se mange en hors-d'œuvre. Ajoutée à un ragoût, elle permet d'omettre le sel, la salicorne étant salée.

CUISSON

:: À la vapeur ou **bouillie :** quelques minutes. Ne pas saler.

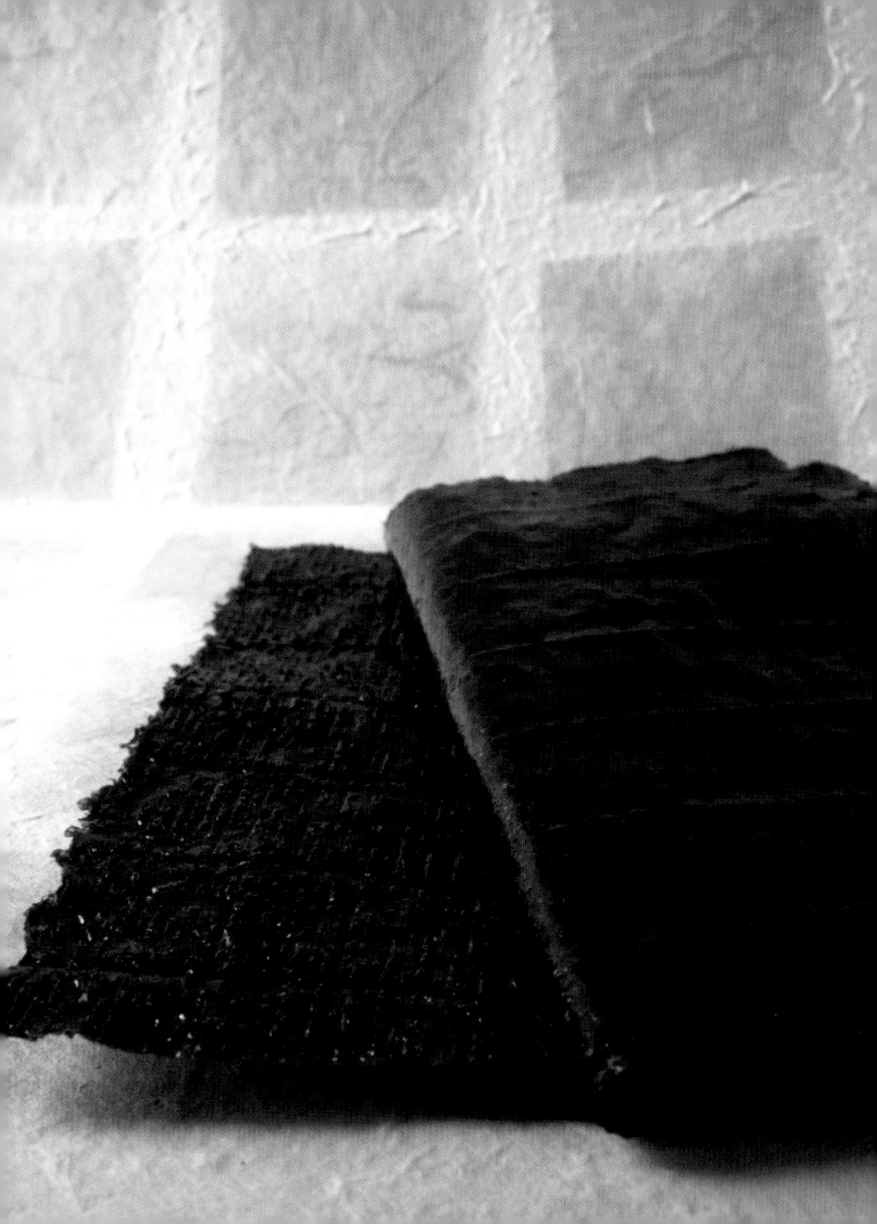

Introduction
Champignons

Végétal dépourvu de racine, de tige, de feuilles, de fleurs et de chlorophylle. L'absence de chlorophylle force le champignon à tirer sa subsistance de matières organiques déjà fabriquées, aussi le trouve-t-on fixé à des supports extrêmement variés tels que le bois, le verre sale, le métal rouillé, le fumier, l'humus ou des chiffons pourris.
La grande famille des champignons comprend plusieurs genres (notamment les moisissures et les levures) et plus de 50 000 espèces ; certaines sont hallucinogènes, 1 ou 2 % sont vénéneuses et plusieurs sont utilisées pour leurs propriétés médicinales. Sans être vénéneuses, de nombreuses variétés occasionnent des malaises, des maux de ventre et des vomissements. Il est donc important de ne consommer que les espèces dont on connaît exactement l'identité et la comestibilité.

CONSEILS POUR LA PRÉPARATION DES CHAMPIGNONS

Ne nettoyer et préparer les champignons qu'au moment de les utiliser. Certaines recettes conseillent de les peler, mais cette pratique entraîne une perte de saveur et de valeur nutritive. Elle est surtout indiquée pour des champignons vieillis. Le pied du champignon est généralement comestible. Certaines espèces ont un pied coriace et fibreux qui doit être enlevé. Autrement, couper simplement la base du pied s'il est terreux ou sec.

CONSEILS POUR LA CONSERVATION DES CHAMPIGNONS

Les champignons sont fragiles. Les manipuler avec soin et les réfrigérer dès que possible. Placer les champignons frais dans un contenant non hermétique car le manque d'aération favorise le pourrissement et l'apparition d'une bactérie (*C. botulinum*) naturellement présente dans le sol, qui peut causer une intoxication grave (le botulisme). Les champignons se congèlent facilement : les trancher et les envelopper avec soin. Le blanchiment, qui les durcit, est inutile si on conserve les champignons moins de 3 mois. Si on les conserve plus longuement, les arroser avec du jus de citron dilué dans de l'eau puis les blanchir 2 min 30. Les utiliser sans les décongeler. On peut déshydrater les champignons ; ils se conservent alors jusqu'à 1 an.

CONSEILS POUR LA CUISSON DES CHAMPIGNONS

Cuire les champignons dans des casseroles en acier inoxydable, en verre, en fonte ou en terre cuite pour éviter le brunissement. Ne les saler qu'en fin de cuisson afin d'éviter qu'ils perdent leur eau. Pour tirer le maximum de saveur des champignons, il est préférable de les incorporer en fin de cuisson dans les plats qui mijotent longtemps. Si possible, omettre les champignons dans les plats qui seront congelés et ne les intégrer qu'au moment de l'utilisation. La congélation altère leur texture et leur fait perdre une partie de leur parfum.

Champignon de couche

Agaricus bisporus, Agaricacées

Surnommé « champignon de Paris », le champignon de couche est le champignon comestible le plus cultivé et le plus consommé. Il se retrouve en Amérique du Nord et du Sud, en Europe, en Australie et en Nouvelle-Zélande. Une variété moins souvent commercialisée est de couleur café ; on le nomme parfois « champignon café ». Il a un peu plus de saveur que les champignons blancs. Parmi les variétés de champignons cultivés communs, on retrouve le « portobello » ; il a une taille imposante, une saveur exceptionnelle et un parfum plus prononcé que les petits champignons de couche, rappelant les champignons sauvages. Il est délicieux grillé et incorporé aux plats en sauce.

champignons de couche

ACHAT

:: Choisir : des champignons frais intacts, fermes et charnus.

:: Écarter : des champignons ratatinés, visqueux, tachés ou dont les chapeaux sont fendus.

Les champignons de couche sont commercialisés frais, en conserve ou séchés. Des champignons frais tranchés sont souvent commercialisés dans la section réfrigérée des marchés d'alimentation. Ils se conservent 90 jours. La saveur et la valeur nutritive de ces champignons se situent entre les champignons frais et les champignons en conserve.

UTILISATION

Les champignons de couche se consomment crus (en hors-d'œuvre, salades et trempettes) ou cuits. Ils sont traditionnellement associés à la viande et se marient bien avec les oignons et le riz. On met les champignons dans les soupes, sauces, farces, ragoûts, omelettes et quiches. On les apprête à la bourguignonne comme les escargots.

VALEUR NUTRITIVE

	cru
eau	91 %
protéines	3 g
matières grasses	0,2 g
glucides	0,3 g
calories	14
	par 100 g

EXCELLENTE SOURCE : potassium.

BONNE SOURCE : riboflavine.

CUISSON

:: Sautés : faire revenir à feu vif en brassant continuellement (quelques minutes). Retirer du feu dès qu'ils commencent à rendre de l'eau.

CONSERVATION

:: Au réfrigérateur : 1 semaine, dans un sac de papier ou un linge propre.

:: Au congélateur.

Les champignons de couche se mettent aussi en conserve ou se déshydratent.

PRÉPARATION

Au moment de les utiliser, laver les champignons brièvement à l'eau courante ou dans une eau légèrement vinaigrée en se servant si désiré d'une brosse soyeuse. Ne pas les laisser tremper. On peut brosser les champignons délicatement ou les essuyer avec un linge ou un papier absorbant humide. La base de la tige doit souvent être enlevée.

On peut laisser les champignons entiers, les couper en morceaux, en tranches ou en dés, les hacher, ou les transformer en purée. Arroser les champignons coupés d'un ingrédient acide (jus de citron, vinaigre, vinaigrette) pour les empêcher de noircir s'ils doivent être mangés frais.

Collybie à pied velouté

Flammulina velutipes, Collybiacées

Champignon comestible de saveur délicate. La collybie à pied velouté cultivée est de couleur plus pâle que le champignon sauvage. Sa chair blanche est molle et résistante. Son odeur est légèrement fruitée.

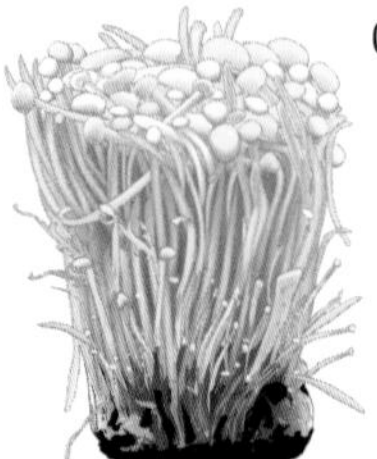

collybies à pied velouté

ACHAT

:: Choisir : des collybies au chapeau blanc, ferme et luisant.
:: Écarter : des collybies dont la base est visqueuse ou brunie.
Les collybies à pied velouté fraîches sont vendues en bottes placées dans des sachets de plastique, surtout dans les épiceries asiatiques. Elles sont aussi vendues en bocaux ou en conserve.

PRÉPARATION

Couper de 3 à 5 cm de la base des pieds des champignons, qui est coriace.

VALEUR NUTRITIVE

	cru
eau	90 %
protéines	2,4 g
glucides	7 g
calories	34
	par 100 g

UTILISATION

Les collybies à pied velouté sont délicieuses crues. Elles décorent et assaisonnent salades et sandwichs. On les met en fin de cuisson dans les soupes, pâtes alimentaires, légumes et plats cuits au wok.

CONSERVATION

:: Au réfrigérateur : 1 semaine, dans leur emballage.

Morille

Morchella spp., Discomycètes

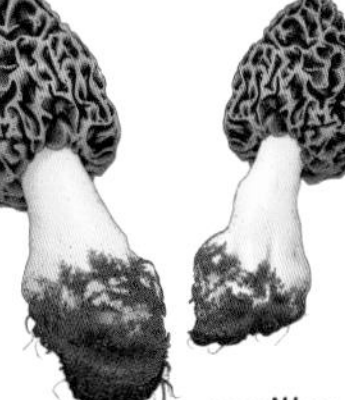

morilles

Champignon de printemps comestible et relativement rare. La morille est très recherchée pour son goût savoureux. La chair des morilles, mince et fragile, est très parfumée. Plus le chapeau est foncé, plus elles sont estimées.

ACHAT

La morille est généralement commercialisée déshydratée ou en conserve.

UTILISATION

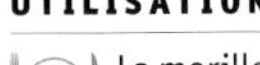

La morille devrait toujours être consommée cuite, car crue elle est irritante pour l'estomac. Délicieuse en sauce, farcie ou associée à la crème, elle accompagne viandes, volaille, gibiers et poissons. On ajoute la morille aux soupes et ragoûts. On la cuisine avec le riz, les pâtes alimentaires et les œufs.

CUISSON

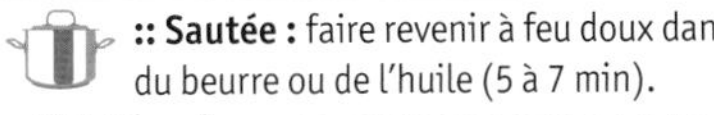

:: **Sautée :** faire revenir à feu doux dans du beurre ou de l'huile (5 à 7 min).

:: **Mijotée :** dans une sauce, une soupe ou un ragoût (15 à 20 min).

CONSERVATION

:: **Au réfrigérateur :** fraîche, 2 ou 3 jours.

VALEUR NUTRITIVE

eau	90 %
protéines	2 g
glucides	0,3 g
calories	9
	par 100 g

EXCELLENTE SOURCE : potassium.

PRÉPARATION

Rincer délicatement et rapidement la morille sous l'eau plusieurs fois. Si nécessaire, nettoyer les cavités avec un petit pinceau. Ne pas la laisser tremper. L'assécher immédiatement.

Recouvrir d'eau tiède les morilles déshydratées, les laisser tremper 10 min, les égoutter, renouveler l'eau et les remettre à tremper 10 à 15 min.

Pleurote

Pleurotus spp., Agaricacées

Champignon dont la plupart des espèces sont comestibles. Le pleurote en coquille, ou en forme d'huître, est particulièrement estimé. Sa chair blanche et tendre a une saveur douce et une odeur parfois prononcée.

pleurotes

Pleurote

ACHAT

:: Choisir : des pleurotes non visqueux de couleur uniforme, au chapeau lisse, sans taches noires.

CONSERVATION

Les pleurotes sont très périssables et absorbent la saveur des aliments environnants. Les consommer sans délai.
:: Au réfrigérateur : quelques jours, dans un sac de papier ou dans une assiette recouverte d'un linge. Retirer le linge si les pleurotes deviennent humides ou l'humidifier légèrement s'ils se dessèchent.

PRÉPARATION

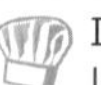

Il n'est généralement pas nécessaire de laver les pleurotes.

UTILISATION

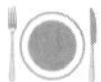

Les pleurotes remplacent agréablement les champignons de couche. Ils s'ajoutent aux soupes et aux sauces, et se marient bien avec le riz, les pâtes alimentaires, les œufs, le tofu, la volaille et les fruits de mer. Ne pas masquer leur saveur en les associant à des aliments au goût prononcé ou en les cuisant dans une grande quantité de matière grasse. La chair ferme et croquante est plus savoureuse quand le champignon est jeune.

CUISSON

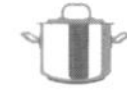

:: Sautés ou **grillés :** 3 à 5 min.
:: À l'étuvée ou **au four :** 10 à 15 min.
Les pieds nécessitent une cuisson plus longue et gagnent à être hachés.

Oreille-de-Judas

Auricularia auricula-judae, Auriculariales

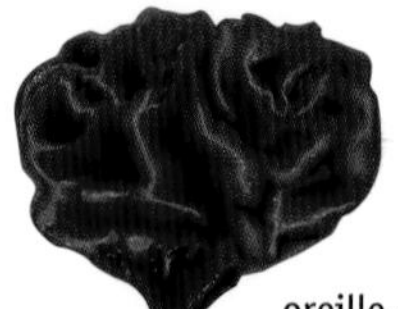

oreille-de-Judas

Champignon comestible qui pousse sur les troncs d'arbres (hêtre, sureau, noyer). L'oreille-de-Judas possède une chair translucide, de texture gélatineuse et ferme. Elle a peu de goût.

ACHAT

L' oreille-de-Judas est vendue fraîche dans les épiceries asiatiques ou déshydratée.

PRÉPARATION

Laver à l'eau froide. Retirer les parties collantes. Recouvrir d'eau tiède les oreilles-de-Judas déshydratées et les faire tremper 10 min, les égoutter, changer l'eau, puis les refaire tremper de 10 à 15 min.

VALEUR NUTRITIVE

eau	93 %
protéines	0,5 g
glucides	7 g
calories	25
	par 100 g

EXCELLENTE SOURCE : fer, potassium et magnésium.
BONNE SOURCE : riboflavine.

UTILISATION

Les oreilles-de-Judas se mangent crues, blanchies (1 min) ou cuites (frites ou bouillies). Elles confèrent une texture inhabituelle aux soupes, salades, légumes, ragoûts et pâtes alimentaires. Elles absorbent le liquide de cuisson et la saveur des aliments avec lesquels on les combine.

CONSERVATION

:: **Au réfrigérateur :** 1 mois, non lavée. L'utiliser de préférence en moins de 1 semaine.
:: **Au congélateur :** telle quelle.

CUISSON

:: **Sautées** ou **grillées :** 3 à 5 min.
:: **À l'étuvée** ou **à la vapeur :** 10 à 15 min.

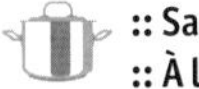

Chanterelle

Cantharellus spp., Agaricacées

girolles

Champignon comestible qui croît dans les forêts de conifères ou de feuillus des régions tempérées. Selon les variétés, le chapeau de la chanterelle est jaunâtre, orangé, blanchâtre, gris brunâtre ou noirâtre et sa face inférieure est formée de plis irréguliers. Toutes les espèces sont comestibles. Certaines ont une chair molle. Les meilleures, comme la girolle (« chanterelle ciboire »), ont une chair ferme et fruitée, d'un blanc jaunâtre. La cuisson atténue le goût poivré de sa chair.

ACHAT

:: **Choisir :** des chanterelles fraîches au chapeau spongieux, ferme et charnu.
:: **Éviter :** des chanterelles translucides ; elles sont toxiques.
On trouve aussi des chanterelles déshydratées ou en conserve.

UTILISATION

Les chanterelles accompagnent la viande et les omelettes. Elles sont délicieuses dans les soupes et les sauces, avec les pâtes alimentaires, le riz, le sarrasin et le millet.

VALEUR NUTRITIVE

eau	92 %
protéines	2 g
matières grasses	0,5 g
calories	10
	par 100 g

EXCELLENTE SOURCE : potassium et fer.

CUISSON

:: **Sautées** ou **grillées :** 3 à 5 min.
:: **À l'étuvée :** 15 à 20 min.
:: **Au four :** 10 à 15 min.

Chanterelle

PRÉPARATION

Laver rapidement les chanterelles à l'eau courante. Les égoutter immédiatement, puis les sécher. Recouvrir d'eau tiède les chanterelles déshydratées et les laisser tremper environ 1 h.

CONSERVATION

:: Au réfrigérateur : fraîches, 1 semaine.
:: Au congélateur : 1 an.
Les chanterelles déshydratées se conservent dans un contenant hermétique dans un endroit frais et sec.

Bolet

Boletus spp., Polyporées

Champignon comestible également nommé « cèpe ». Le bolet croît généralement dans les forêts de conifères ou de feuillus des régions tempérées. L'intérieur de son chapeau est recouvert de tubes verticaux nommés « foin ». Il existe plusieurs espèces de bolets dont le cèpe de Bordeaux.

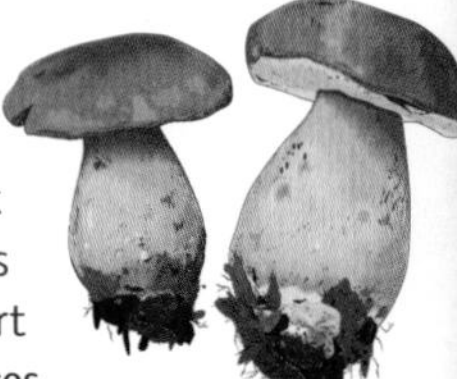

cèpes de Bordeaux

ACHAT

:: Choisir : des bolets frais et jeunes. Les bolets sont habituellement commercialisés déshydratés.

UTILISATION

Les bolets peuvent être mangés crus, surtout les cèpes de Bordeaux. Ils sont meilleurs cuits. Ils remplacent et s'utilisent comme les autres champignons. Ne pas masquer leur saveur avec des aliments au goût prononcé. Les bolets sont délicieux braisés ou cuits à l'huile, agrémentés d'échalotes, d'ail, de persil et de vin blanc.

PRÉPARATION

Les bolets sont généralement propres, sauf la base du pied qui doit souvent être enlevée (trop mûr ou véreux) ou brossée. Retirer les tubes sous le chapeau s'ils sont visqueux.

VALEUR NUTRITIVE

eau	89 %
protéines	3 g
matières grasses	0,4 g
calories	14
	par 100 g

EXCELLENTE SOURCE : potassium.
BONNE SOURCE : riboflavine.

CUISSON

:: Sautés ou **grillés :** 5 à 7 min.
:: À l'étuvée : 20 à 30 min.
:: Au four : 15 à 20 min.

CONSERVATION

Consommer les bolets sans délai.
:: Au réfrigérateur : quelques jours, dans un sac de papier ou dans une assiette recouverte d'un linge propre. Certaines espèces, laissées coupées ou brisées, bleuissent rapidement.

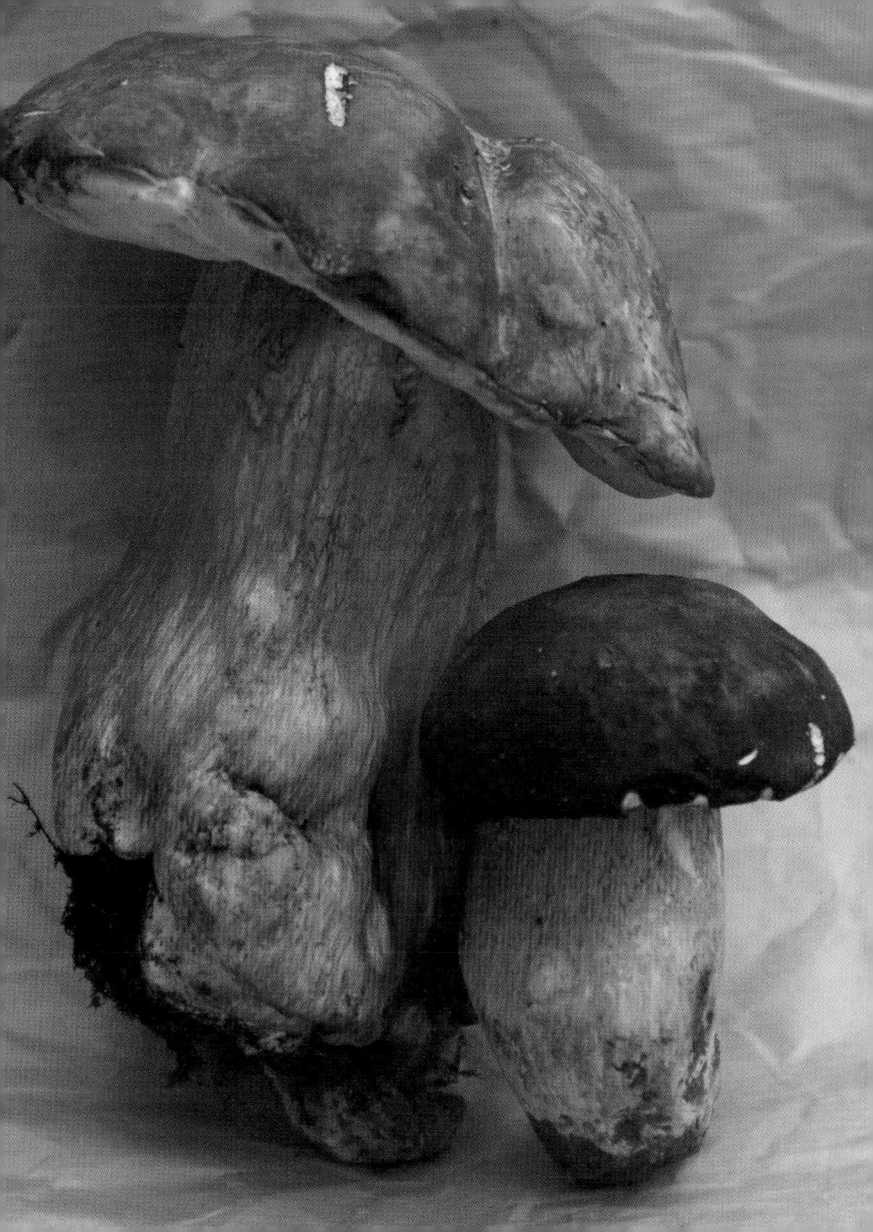

Shiitake

Lentinus edodes, Polyporacées

Champignon comestible parfois nommé « champignon noir ». Convexe ou presque plat, le shiitake est surmonté d'un chapeau mesurant de 5 à 20 cm de diamètre. Les pieds sont plus ligneux que ceux de la plupart des autres champignons. Sa chair blanche est légèrement acide mais agréable et son odeur est plus prononcée lorsqu'il est déshydraté. En Occident, il est surtout vendu déshydraté.

shiitake

UTILISATION

Le shiitake s'utilise comme les autres champignons qu'il remplace avantageusement. Il absorbe la saveur des mets auxquels on l'ajoute. Il est délicieux dans les soupes, sauces, pâtes alimentaires, riz, ragoûts et mets cuits au wok.

PRÉPARATION

Nettoyer les shiitake frais avec un linge ou un papier absorbant humide ou une brosse soyeuse. On peut les laver brièvement à l'eau courante. Ne pas les laisser tremper. Les assécher immédiatement.

Recouvrir d'eau tiède les shiitake déshydratés et les laisser tremper (1 h). Cette eau peut parfumer bouillons, soupes et sauces. Les shiitake déshydratés ont une saveur plus prononcée que les shiitake frais. Hacher ou couper les pieds finement et les cuire séparément.

VALEUR NUTRITIVE

	séché
protéines	9 g
matières grasses	1 g
glucides	75 g
calories	293
	par 100 g

BONNE SOURCE : potassium.

PROPRIÉTÉS : traite l'hypertension, la grippe, les tumeurs, les ulcères d'estomac, le diabète, l'anémie, l'obésité et les calculs biliaires.

CUISSON

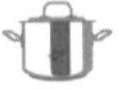

La cuisson rehausse la saveur des shiitake.

:: **Sautés** ou **grillés :** badigeonner d'huile (5 à 7 min).

:: **À l'étuvée** ou **au four :** 15 à 20 min.

CONSERVATION

Les shiitake sont un peu moins fragiles que les autres champignons.

:: **Au réfrigérateur :** 1 semaine, non lavés, dans un sac de papier.

Truffe

Tuber spp., Tubéracées

Champignon souterrain comestible. La truffe jouit d'une grande réputation. Il en existe plusieurs espèces dont :

la **truffe du Périgord**, la plus recherchée. Sa chair noirâtre marbrée de veines blanchâtres est très parfumée ;

la **truffe blanche**, connue sous divers noms « truffe blanche du Piémont », « truffe blanche précieuse ». Elle jouit également d'une grande réputation, spécialement celle qui pousse à Alba, en Italie. Sa chair blanche ou ocre veinée de blanc a une saveur aillée et fromagée. C'est la plus grosse des truffes comestibles ;

la **truffe d'été** ou « truffe de la Saint-Jean » qui est moins savoureuse. Sa chair claire ou beige est sans grand parfum.

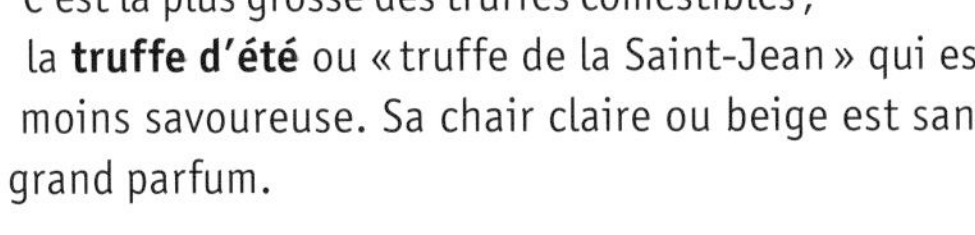

truffes du Périgord

ACHAT

:: Choisir : des truffes fermes, charnues, sans meurtrissures.

Les truffes fraîches sont généralement commercialisées dans les régions où on les récolte.

On trouve sur le marché des truffes en conserve, à l'eau.

UTILISATION

On utilise les truffes crues, cuites, sous forme de concentré, de jus, de fumet ou d'essence. Elles entrent dans plusieurs apprêts tels que les pâtés, les terrines et les foies gras. Elles parfument salades, farces, sauces, pâtes alimentaires, riz et œufs. Les truffes sont délicieuses crues ou cuites au naturel. Elles sont associées au gibier et à la volaille, tout spécialement à la dinde à Noël. Quelques lamelles suffisent pour parfumer tout un plat.

CUISSON

:: Sautées : 2 à 3 min.
:: À l'étuvée : 10 à 15 min.
:: Braisées : 45 à 60 min.

VALEUR NUTRITIVE

	crue
eau	76 %
protéines	6 g
matières grasses	0,5 g
calories	25
	par 100 g

EXCELLENTE SOURCE : potassium.
BONNE SOURCE : fer.

PRÉPARATION

Ne pas laver les truffes, les frotter doucement avec une brosse douce. Les couper en tranches, en lamelles, en dés ou en pelures.

CONSERVATION

Consommer les truffes sans délai.

:: Au réfrigérateur : fraîches, 1 semaine. Placer les truffes coupées dans un contenant hermétique et les recouvrir de Madère ou de vin blanc. Les truffes en conserve entamées recouvertes de Madère ou d'un peu d'huile se conservent 1 mois.

Introduction
Céréales

Les céréales appartiennent à la famille des graminées. Le sarrasin, souvent considéré comme une céréale, fait partie d'une autre famille, les polygonacées. Le grain des céréales est constitué d'une enveloppe extérieure, de son, d'un endosperme et d'un germe.
L'**enveloppe extérieure** (écorce) est la partie, non digestible, qui recouvre le grain. Ce dernier doit en être débarrassé, on dit alors qu'il est décortiqué.
Le **son** (péricarpe) recouvre l'amande. Il est riche en vitamines et en minéraux. Il joue un rôle dans la régulation de la fonction gastro-intestinale en aidant à prévenir la constipation.
L'**endosperme** (amande) est l'élément le plus volumineux composé principalement d'amidon. Ce glucide complexe est absorbé lentement par l'organisme et produit une impression de satiété.
Le **germe** (embryon) est situé dans la partie inférieure du grain. Il donnera éventuellement naissance à une nouvelle plante. Il est peu volumineux, mais c'est la partie la plus riche en éléments nutritifs. Il est très riche en matières grasses, ce qui le rend périssable.
Plusieurs substances composent, en proportions variables, les diverses céréales. C'est le cas notamment du gluten. Cette substance devient visqueuse et élastique au contact d'un liquide. C'est le gluten qui fait lever la pâte car il s'étire sous la poussée des gaz produits par la fermentation de la farine mouillée et activée par le pétrissage.

CONSEILS POUR LA CUISSON DES CÉRÉALES

Les céréales se cuisent généralement dans 2 à 3 fois leur volume d'eau, de lait ou de bouillon. La cuisson s'effectue sur feu direct, au bain-marie ou plus rarement au four. Une plus grande quantité de liquide donne un grain mou et pâteux, alors que moins de liquide laisse le grain plus sec et dur. La texture finale des céréales sera différente selon qu'on les aura plongées dans un liquide en ébullition ou un liquide froid ; le liquide bouillant donne un grain plus léger et moins pâteux. Un grain de petite dimension cuit rapidement et forme une masse collante. Afin de diminuer cette propension à coller, délayer d'abord les grains dans un peu de liquide froid avant de les plonger dans un liquide bouillant. Griller les grains à sec de 4 à 5 min les empêche aussi de coller, augmente leur digestibilité et leur confère une légère saveur de noisette. Éviter de trop les griller, sinon la saveur sera âcre. Tremper les céréales entières de 12 à 24 h permet d'abréger le temps de cuisson. Se servir de l'eau de trempage pour la cuisson. La plupart des céréales entières restent légèrement croquantes une fois cuites.
Cuire les céréales dans un récipient à fond épais ; verser lentement les grains dans le liquide légèrement salé en brassant constamment. Laisser bouillir de 1 à 2 min, diminuer l'intensité, couvrir et laisser mijoter jusqu'à ce que le liquide soit absorbé, tout en remuant à l'occasion. On peut aussi

terminer la cuisson au bain-marie dès que la préparation commence à épaissir ; ainsi, on n'a pas à se soucier de brasser la préparation. S'il reste du liquide, on peut s'en servir pour cuisiner car ce liquide est riche en éléments nutritifs. Les céréales augmentent de 3 à 4 fois de volume à la cuisson.

THÉORIE DE LA COMPLÉMENTARITÉ

Théorie selon laquelle les végétariens doivent inclure des aliments qui se complètent sur le plan de leurs acides aminés dans leur alimentation. Les acides aminés sont les principaux constituants des protéines qui jouent un rôle primordial dans le maintien d'une bonne santé.

Les protéines contiennent 20 acides aminés, dont 8 sont dits essentiels parce que le corps humain ne peut pas les synthétiser (les produire). Il doit donc les trouver dans les aliments. Les protéines de la viande diffèrent de celles des végétaux car elles contiennent simultanément les 8 acides aminés essentiels en quantités suffisantes et en proportions adéquates. Dans les végétaux, les acides aminés ne sont pas aussi équilibrés, ce qui fait que les protéines végétales ne peuvent agir seules et ne seront utilisées que partiellement par le corps humain. Ainsi dans une protéine végétale pauvre en acide aminé X, ce dernier sera considéré comme le facteur limitant car malgré sa présence, sa faible quantité réduit l'efficacité globale de la protéine.

On qualifie les protéines animales de complètes et les protéines végétales d'incomplètes.

La connaissance de la composition des aliments permet aujourd'hui de compenser les déficiences d'un aliment en acides aminés par la richesse d'un autre. Par exemple, la plupart des légumineuses manquent de méthionine, de cystine et de tryptophane mais sont bien pourvues en lysine ; elles complètent et enrichissent les céréales, les graines et les noix, pauvres en lysine. Quant aux céréales, graines et noix, elles sont riches en méthionine et en tryptophane et complètent les légumineuses. D'une façon plus concrète, pour effectuer le mariage parfait entre les protéines végétales, on combine les céréales et les légumineuses (le pain et le beurre d'arachide) ou les légumineuses avec les noix et les graines ; on obtient alors des protéines complètes. Il en va de même avec la combinaison des céréales et des produits laitiers. Ces mariages sont efficaces avec tous les aliments d'une même famille.

La complémentarité des protéines peut s'effectuer au cours d'un même repas mais aussi à l'intérieur d'une même journée. Toutefois, les femmes enceintes et allaitantes, les jeunes en croissance et les enfants devraient voir à compléter leurs protéines à l'intérieur d'un même repas, de même que les végétaliens (qui éliminent tous les produits d'origine animale de leur alimentation, à la différence du végétarien qui consomme habituellement des produits laitiers et des œufs). Le végétalien diminue sa marge de sécurité quant à son équilibre nutritif puisqu'il exclut ces produits de sa diète.

Blé

Triticum spp., Graminées

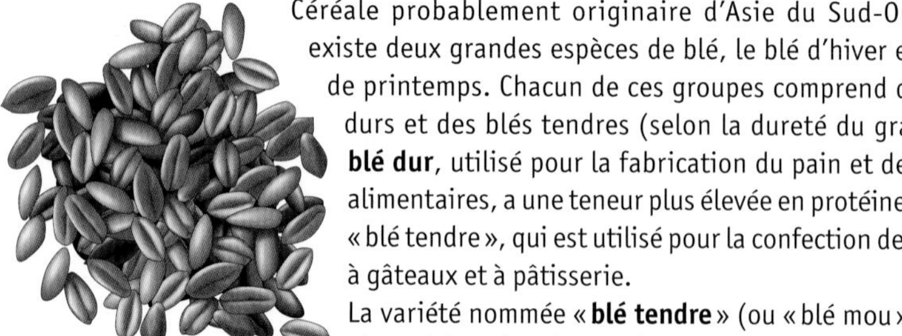

grains de blé

Céréale probablement originaire d'Asie du Sud-Ouest. Il existe deux grandes espèces de blé, le blé d'hiver et le blé de printemps. Chacun de ces groupes comprend des blés durs et des blés tendres (selon la dureté du grain). Le **blé dur**, utilisé pour la fabrication du pain et des pâtes alimentaires, a une teneur plus élevée en protéines que le « blé tendre », qui est utilisé pour la confection de farines à gâteaux et à pâtisserie.

La variété nommée « **blé tendre** » (ou « blé mou ») est la plus cultivée dans le monde.

L'**épeautre** est une variété de blé qui peut être utilisée comme le riz une fois décortiquée (il cuit en 1 h). Mélangé avec du blé dur, l'épeautre est panifiable. Sa valeur nutritive est semblable à celle du blé tendre.

Le grain de blé doit être décortiqué car son écorce extérieure (la balle) est indigeste pour l'être humain. Le grain décortiqué comporte trois parties principales : l'endosperme, le son et le germe.

L'**endosperme** (ou « amande » ou « albumen farineux ») est constitué principalement de grains d'amidon. En présence d'eau, la plupart des protéines du blé forment une masse gluante, collante : le gluten. Ce dernier est responsable du volume, de l'apparence et de la texture de la pâte. Sans gluten, la pâte ne peut lever. L'élasticité du gluten varie selon les variétés de farine. Plus on pétrit la pâte, plus le gluten se développe, rendant la structure de la pâte plus forte.

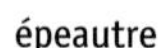

épeautre

On utilise le gluten de blé pour fabriquer le glutamate monosodique, un exhausteur de saveur.

Le **son** recouvre l'endosperme ; c'est l'enveloppe externe composée de plusieurs couches fibreuses. Le son de blé est composé principalement de fibres non solubles. Il est riche en fibres, en protéines, en vitamines (surtout la niacine et les vitamines du complexe B) et en minéraux. Le son a la propriété d'absorber jusqu'à trois fois son poids d'eau.

farine de blé entier

Le **germe** est l'embryon de la plante. C'est la partie qui contient le plus d'éléments nutritifs. Il est très riche en matières grasses, donc très périssable. Ses matières grasses sont composées en grande partie d'acide linoléique (voir *Corps gras,* p. 581).

UTILISATION

Le grain de blé peut être consommé entier, concassé, soufflé, en flocons, en semoule (couscous) et en boulghour. Le germe peut servir à la production d'une huile.

Le germe ou le son de blé sont ajoutés dans les céréales. On les met dans les farces, pâtés, pâtisseries, crêpes, muffins et pains. Remplacer 60 ml de farine par 60 ml de germe de blé pour chaque 250 ml de farine blanche permet de hausser la valeur nutritive. On saupoudre du germe de blé sur les légumes, les omelettes, les légumineuses et le yogourt; il peut remplacer les noix dans les gâteaux et biscuits.

Les **grains de blé entiers** peuvent être cuits tels quels ou être incorporés aux soupes, plats mijotés et légumineuses. Les mettre à tremper 12 h dans de l'eau tiède avant de les cuire à eau frémissante de 60 à 90 min. Le blé dur nécessite de 750 à 1 000 ml de liquide par 250 ml (200 g) de grain, et le blé tendre, 750 ml.

Les grains de blé entiers peuvent être consommés crus, grossièrement moulus, après avoir trempé 12 h. Ils sont ajoutés aux müeslis, utilisés dans les produits de boulangerie, incorporés aux salades et aux pilafs; ils servent à la fabrication d'alcool (le whisky) et de fécule. On peut les mettre à germer.

Le **blé concassé** se fait à partir de grains entiers brisés en plusieurs morceaux; il s'utilise comme les grains entiers et doit aussi être mis à tremper. Il cuit en 30 à 40 min et nécessite 500 ml de liquide par 250 ml de grains. On ajoute parfois un peu de blé concassé dans la pâte à pain. Il peut être servi comme le riz, être cuisiné en crème-dessert ou consommé comme céréales.

Le **blé soufflé** est fait à partir du grain débarrassé de son enveloppe extérieure, chauffé et soumis à une très forte pression. Il est utilisé comme céréales et en confiserie.

On retrouve sur le marché des **flocons de blé** cuits ou crus. Les mettre à tremper plusieurs heures avant de les cuire 1 h dans 450 à 500 ml de liquide par 250 ml de flocons.

Le terme **semoule** désigne le produit obtenu par la mouture des grains de blé, de riz, de maïs ou d'autres céréales. Elle est fabriquée à partir de l'endosperme. La semoule très fine est utilisée comme crème de blé, dans les potages ou comme dessert.

semoule

La semoule est aussi transformée en **couscous**, terme qui désigne la graine ou le plat national de l'Algérie, du Maroc et de la Tunisie. Le couscous peut être cuit seul et utilisé comme le riz ou toute autre céréale. Il peut se servir en accompagnement, être mis dans les soupes et les salades, être cuisiné en dessert. Ayant subi une précuisson, il cuit rapidement. Traditionnellement, le couscous est cuit à la vapeur dans un couscoussier.

Le **boulghour** est un grain de blé entier dont on a enlevé le son. Cette céréale a un goût de noisette. Il existe deux façons de cuisiner le boulghour : par réhydratation ou par cuisson. Si le boulghour est destiné à des plats froids ou à des salades, le mettre à tremper dans du liquide bouillant (500 ml de liquide par 250 ml de céréale) pendant 1 h puis égoutter. S'il n'est pas assez mou, ajouter un peu de liquide et attendre qu'il soit absorbé. S'il reste trop de liquide, l'égoutter. S'il est servi chaud ou intégré à des ragoûts et des pilafs, faire mijoter le boulghour pendant 30 min à faible intensité à raison de 250 ml de boulghour dans 500 ml de liquide. Tout surplus de liquide non absorbé peut être utilisé pour cuisiner (soupe, fricassée, sauce). Le boulghour se consomme comme céréales ou entre dans la composition, par exemple, du taboulé, une salade d'origine libanaise agrémentée de persil, tomates, menthe, huile et jus de citron. Il entre dans la préparation des feuilles de vigne farcies en Turquie. Le boulghour peut être utilisé comme le riz, qu'il remplace. On le met dans les soupes, salades et farces. Il peut constituer un mets principal, accompagné de légumineuses ou de viandes.

L'**huile de germe de blé** est obtenue par pressage des germes à froid ou à l'aide de solvants. Ajoutée aux aliments, elle sert de supplément vitaminique ; elle constitue une excellente source de vitamine E.

CONSERVATION

:: À l'air ambiant : placer les grains de blé entiers dans un endroit frais et sec, à l'abri des insectes et des rongeurs.

:: Au réfrigérateur : le boulghour, le son, la semoule et le germe de blé lorsque ce dernier n'est pas dans un contenant sous vide.

:: Au congélateur : meilleur mode de conservation pour le germe de blé. L'utiliser non décongelé.

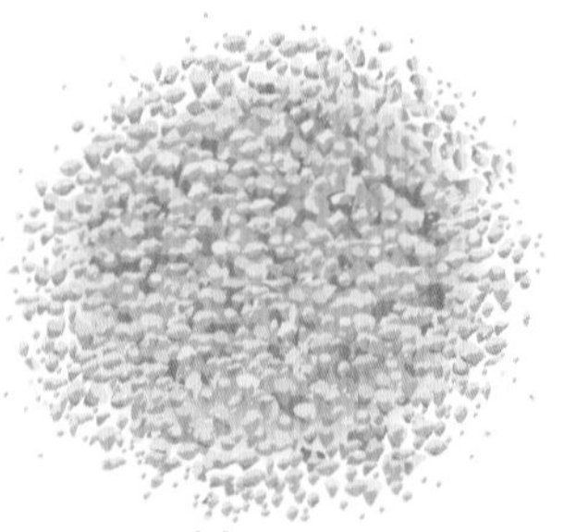

couscous

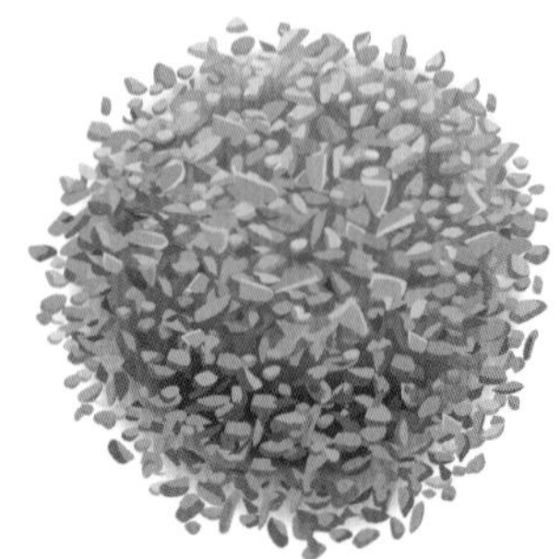

boulghour

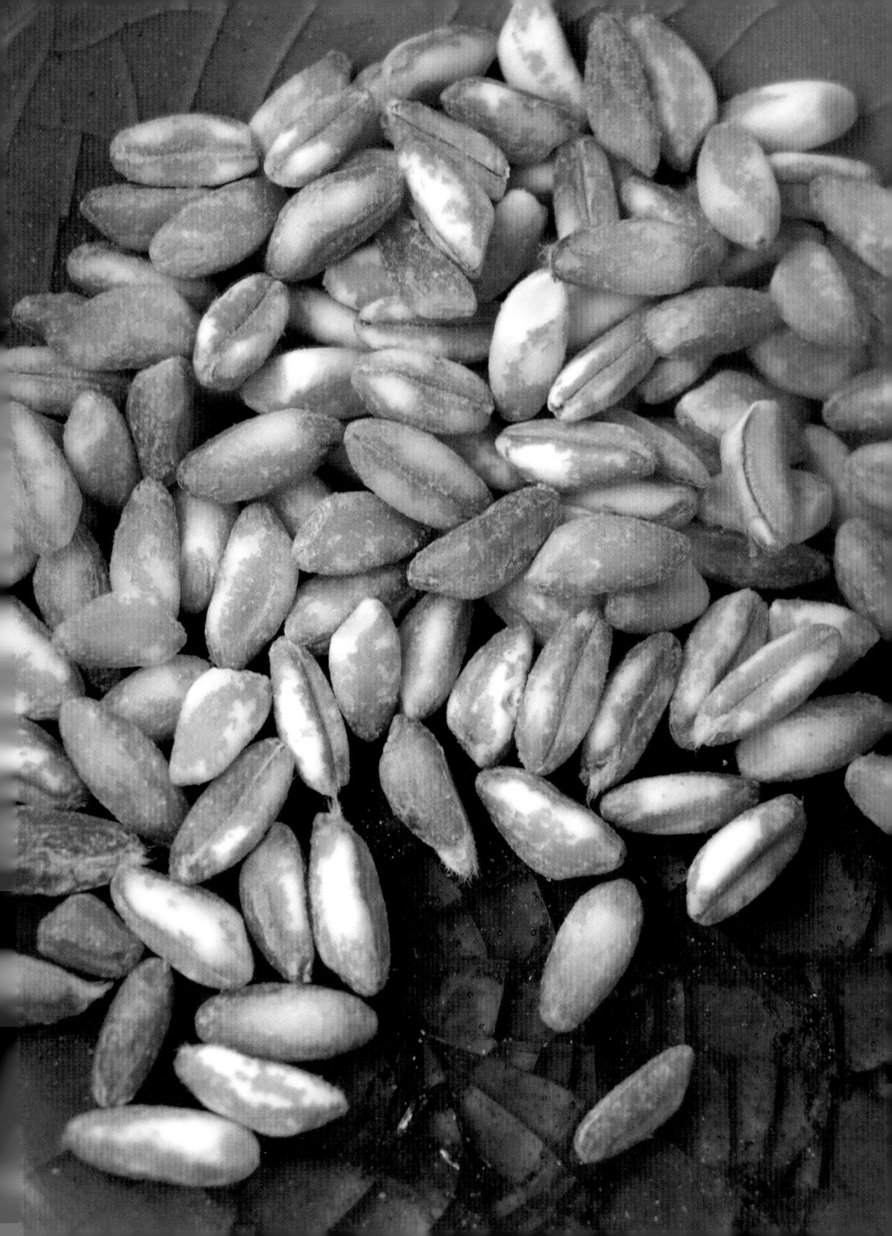

Blé

VALEUR NUTRITIVE

	son de blé brut	*germe de blé brut*	*blé dur durum*	*couscous cuit*	*boulghour cuit*
eau	9,9 %	11,1 %	10,9 %	72,6 %	10 %
protéines	4,7 g	6,9 g	10,2 g	3,8 g	11,2 g
matières grasses	1,3 g	2,9 g	1,9 g	0,2 g	1,5 g
glucides	19,4 g	15,5 g	53,3 g	23,2 g	75,7 g
fibres	12,7 g	4,5 g	1,8 g	1,4 g	1,7 g
	par 30 g (125 ml)	*par 30 g (60 ml)*	*par 75 g (100 ml)*	*par 100 g*	*par 100 g*

SON DE BLÉ BRUT

EXCELLENTE SOURCE : magnésium, potassium et phosphore.

BONNE SOURCE : niacine, zinc, fer, vitamine B_6 et cuivre.

CONTIENT : thiamine, riboflavine, acide folique et acide pantothénique.

Le son de blé brut est une source très élevée de fibres.

BOULGHOUR CUIT

CONTIENT : magnésium, acide folique, niacine, fer, zinc, potassium, acide pantothénique, vitamine B_6 et thiamine.

GERME DE BLÉ BRUT

EXCELLENTE SOURCE : thiamine, zinc, acide folique, magnésium et niacine.

BONNE SOURCE : phosphore, potassium et vitamine B_6.

CONTIENT : fer, cuivre, acide pantothénique et riboflavine.

Le germe de blé brut est une source élevée de fibres.

Acide aminé essentiel limitant dans le reste du grain, la lysine est abondante dans le germe.

COUSCOUS

CONTIENT : niacine, acide folique, acide pantothénique, potassium et thiamine.

BLÉ DURUM

EXCELLENTE SOURCE : magnésium, phosphore, zinc, niacine et potassium.

BONNE SOURCE : thiamine, cuivre, fer, vitamine B_6 et acide folique.

CONTIENT : acide pantothénique et riboflavine.

Les principales déficiences en acides aminés essentiels sont la lysine, le tryptophane et la méthionine. Une alimentation variée permet de compléter cette carence (voir *Théorie de la complémentarité,* p. 277). Le croisement de certaines variétés a permis de créer un hybride contenant plus de lysine et plus de protéines.

Le blé peut être une cause d'allergie alimentaire chez certaines personnes. Les principaux symptômes peuvent toucher les systèmes suivants : gastro-intestinal, cutané, respiratoire, circulatoire, nerveux central. On parle alors d'allergie au gluten.

Seitan

Aliment spongieux fait à partir des protéines du blé (gluten). Le gluten ne devient seitan qu'une fois cuit dans de la sauce soya. Il devient très digestible et d'une grande valeur nutritive. Plus le gluten cuira longtemps, plus il sera ferme.

seitan

VALEUR NUTRITIVE

protéines	18 g
calories	118
	par 100 g

D'origine végétale, le seitan frais ne contient pas de cholestérol, peu de matières grasses et de glucides. Pour offrir un repas de protéines complètes comme celles de la viande, le seitan doit être accompagné de légumineuses ou de produits laitiers.

ACHAT

On trouve du seitan préparé dans les magasins d'alimentation naturelle et les épiceries fines.

UTILISATION

Le seitan a le même usage que la viande. On l'apprête en escalope, rôti, pain de viande, hamburger et brochettes. Il est incorporé aux soupes, farces, tourtières, ragoûts, croque-monsieur, lasagnes et tacos. On le cuit au wok.

CONSERVATION

:: **Au réfrigateur :** 1 à 2 semaines.
:: **Au congélateur :** 2 à 6 mois.

PRÉPARATION

FABRICATION DU SEITAN

Se servir de préférence de farine de blé dur.

:: **Pétrissage :**

1. Verser 1 l d'eau dans un grand bol et ajouter de la farine pour obtenir la consistance d'une soupe épaisse.
2. Brasser énergiquement à l'aide d'une spatule de bois et ajouter le reste de la farine, pour un total de 1 kg (2 l) de farine de blé dur entière.
3. Former une boule de pâte (cette quantité donnera environ 625 ml de seitan cru, qui prendra de l'expansion lorsqu'il cuira).
4. Pétrir la pâte (10 à 20 min) en ajoutant de la farine ou de l'eau afin qu'elle se travaille bien.
5. Laisser reposer la pâte (30 min à 8 h) en la recouvrant d'eau froide ; cette étape n'est pas indispensable, mais elle abrège le temps de rinçage.

:: Rinçage :

1. Remplir un grand bol d'eau froide ; placer une passoire et y déposer la pâte.
2. Pétrir doucement cette pâte dans l'eau jusqu'à ce qu'elle épaississe et devienne blanchâtre.
3. Renouveler l'eau jusqu'à ce qu'elle demeure claire.
4. On peut se servir de l'eau de rinçage pour épaissir soupes, sauces, mets cuits à l'étuvée et desserts. On peut jeter l'eau lentement et ne garder que l'amidon qui s'est accumulé dans le fond du récipient, qu'on utilise comme la fécule de maïs lorsqu'il est séché.

:: Cuisson :

1. Préparer un bouillon avec 2 l d'eau, 125 ml de tamari ou plus au goût, 1 morceau de 7 cm d'algue kombu et une pincée de sel.
2. Au goût, aromatiser le bouillon avec des légumes, des épices et des fines herbes (ail, oignon, gingembre, thym, laurier, etc.).
3. Découper le gluten en morceaux de la taille d'une pomme de terre.
4. Amener l'eau à ébullition, ajouter les assaisonnements et le gluten, couvrir la casserole, baisser l'intensité du feu et laisser mijoter.
5. Remuer occasionnellement et ajouter de l'eau si nécessaire.

Le temps de cuisson varie selon la taille des morceaux et l'usage prévu ; environ 30 min pour un seitan qui sera cuit à nouveau dans une préparation, et 1 h pour un seitan que l'on consommera en tranches.

Sarrasin

Fagopyrum esculentum et *Fagopyrum tataricum*, Polygonacées

Considéré comme une céréale, le sarrasin est en fait le fruit d'une plante apparentée à l'oseille et à la rhubarbe. Le sarrasin est originaire du Nord de l'Europe et de l'Asie. Il est aussi surnommé « blé noir ». La graine de sarrasin doit être décortiquée pour être comestible.

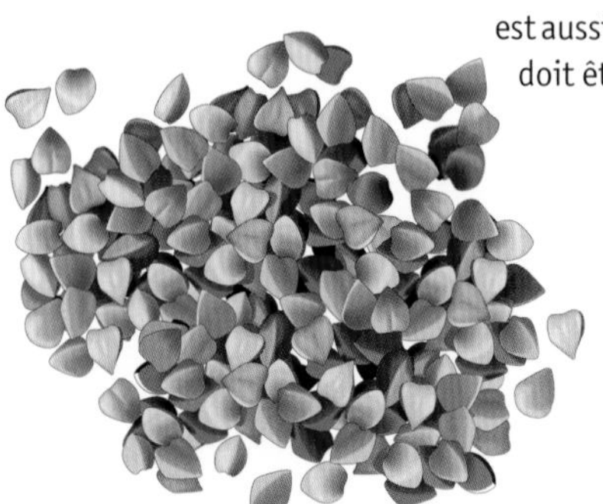

sarrasin rôti (kasha)

CONSERVATION

:: À l'air ambiant : placer la kasha dans un contenant hermétique, dans un endroit frais et sec. Les grains entiers se conservent 1 an, la farine, plusieurs mois.

:: Au réfrigérateur : placer la farine de sarrasin non raffinée dans un contenant hermétique.

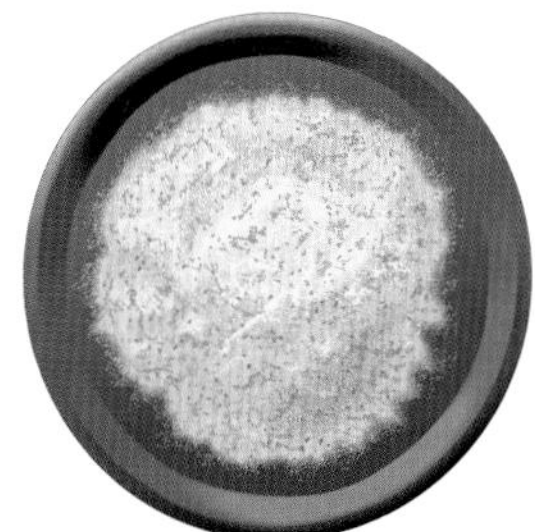

farine de sarrasin

UTILISATION

Le sarrasin concassé ou entier rôti, la « kasha », peut s'utiliser comme le riz ou les pommes de terre. On le sert notamment comme mets d'accompagnement ou on le met dans les soupes, les ragoûts et les muffins. Non grillé, il a une saveur délicate et convient alors aux poissons et aux desserts. On peut le consommer comme céréale. On le cuit aussi comme le gruau ou on le combine à des céréales pour varier la saveur.
La farine de sarrasin est dépourvue de gluten et ne lève pas à la cuisson ; on doit l'incorporer à de la farine de blé si on désire la panifier, ou en faire des gâteaux ou autres aliments levés.
La farine de sarrasin sert à confectionner nouilles, galettes, polentas, gâteaux, biscuits et fars bretons (gâteaux). Elle est aussi utilisée pour préparer les blinis (petites crêpes russes qui accompagnent le caviar) et les nouilles japonaises que l'on nomme « soba ».

VALEUR NUTRITIVE

	farine de grains entiers	*grains cuits et rôtis*
eau	11,2 %	75,7 %
protéines	15,1 g	3,4 g
matières grasses	3,7 g	0,6 g
glucides	84,7 g	19,9 g
	par 120 g (250 ml)	*par 100 g*

FARINE DE SARRASIN À GRAINS ENTIERS

EXCELLENTE SOURCE : magnésium, potassium, zinc, vitamine B_6, thiamine, phosphore, fer, niacine, cuivre et acide folique.

CONTIENT : riboflavine, acide pantothénique et calcium.

GRAINS DE SARRASIN CUITS ET RÔTIS

BONNE SOURCE : magnésium.

CONTIENNENT : potassium, cuivre, zinc, phosphore, acide folique, fer et acide pantothénique.

PROPRIÉTÉS : le sarrasin contient de la rutine (1 à 6 %) utilisée dans le traitement de certaines formes d'hémorragies et d'engelures. On le considère comme digestible, nourrissant et reconstituant.

CUISSON

Ajouter le sarrasin à un liquide bouillant (2 parties de liquide pour 1 de sarrasin) et faire bouillir 30 min (entier) ou 15 à 20 min (grains concassés). Il nécessite moins de liquide s'il a été préalablement sauté dans un corps gras. Le sarrasin devient facilement une bouillie insipide s'il est mal cuit. Pour y remédier, le mélanger à un œuf battu et le faire dorer dans une poêle avant de le cuire à l'eau. On peut aussi cuire ensemble sarrasin et riz blanc.

Avoine

Avena sativa, Graminées

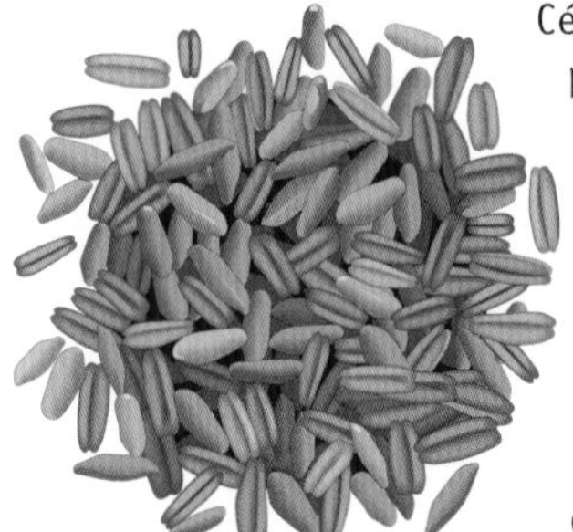

avoine

Céréale probablement originaire d'Asie. Il existe plusieurs variétés d'avoine regroupées en avoine d'hiver et en avoine d'été. Selon les variétés, les grains peuvent être blancs, jaune gris, rouges ou noirs, et recouverts de nombreux poils.

L'**avoine irlandaise** est faite de grains décortiqués et grillés, passés entre des lames d'acier puis coupés en tranches plus ou moins minces. Plus elle est coupée finement, plus elle cuit rapidement. Mettre de 2 à 3 parties d'eau pour une partie d'avoine.

Les **flocons d'avoine roulée à l'ancienne** sont faits à partir de grains décortiqués, cuits à la vapeur et roulés en flocons plats. Pour la cuisson, on utilise de 2 à 3 parties d'eau pour 1 partie d'avoine et on cuit de 10 à 25 min.

Les **flocons d'avoine roulée à cuisson rapide** sont simplement des flocons d'avoine roulée à l'ancienne coupés en plus petits morceaux afin d'abréger le temps de cuisson. La valeur nutritive des flocons d'avoine à cuisson rapide est égale à celle des flocons d'avoine roulée à l'ancienne mais sa saveur est moindre. La cuisson plus rapide s'effectue en 3 à 5 min dans 2½ parties de liquide pour 1 partie d'avoine.

Le **gruau prêt à servir** est fait à partir de grains partiellement cuits à l'eau, séchés, puis roulés très minces. Le gruau est prêt à consommer avec l'ajout d'eau bouillante. La valeur nutritive de ce produit est semblable à celle du gruau à cuisson rapide. Plusieurs gruaux sont aromatisés et commercialisés en céréales à déjeuner. Le gruau est presque toujours sucré et salé, et contient souvent des additifs alimentaires.

Le **son d'avoine** se situe dans les couches extérieures du grain sous la coque non comestible. On le retrouve comme produit distinct, mais il peut être présent dans l'avoine roulée et l'avoine irlandaise. Il peut être cuit comme le gruau ou être ajouté aux aliments comme le germe de blé.

La **farine d'avoine** est dépourvue de gluten et ne lève pas à la cuisson. On doit la combiner à de la farine de blé pour préparer pains et autres aliments levés.

VALEUR NUTRITIVE

	son d'avoine non cuit	gruau sec
eau		8,9 %
protéines	5,4 g	4,3 g
matières grasses	2,2 g	1,7 g
glucides	20,5 g	18,1 g
fibres	4,9 g	2,8 g
calories	76	104
		par 30 g

L'avoine conserve pratiquement tous ses éléments nutritifs après le décorticage car le son et le germe adhèrent à l'amande. Elle est très nourrissante. La qualité nutritionnelle des protéines est bonne.

GRUAU

BONNE SOURCE : magnésium et thiamine.

CONTIENT : phosphore, potassium, fer, acide pantothénique et cuivre.

Le gruau est une source de fibres.

SON D'AVOINE NON CUIT

EXCELLENTE SOURCE : magnésium, thiamine et phosphore.

BONNE SOURCE : potassium.

CONTIENT : fer, zinc, acide folique, acide pantothénique et cuivre.

PROPRIÉTÉS : diurétique. Le contenu en fibres solubles de l'avoine contribue à réduire le taux de cholestérol. Son contenu en auxine (une hormone de croissance) la rendrait bénéfique aux enfants.

UTILISATION

Le gruau est probablement l'usage le plus connu de l'avoine. On utilise aussi l'avoine dans les granolas, les müeslis, les muffins, les biscuits, les galettes, les crêpes et le pain (elle doit alors être mélangée avec de la farine de blé à raison d'environ 1 l ou 500 g pour 250 ml ou 180 g d'avoine). On se sert de l'avoine pour épaissir soupes, pains de viande, pâtés et puddings, et pour confectionner carrés aux dattes, croustades aux fruits, gâteaux, gelées, bières et boissons.

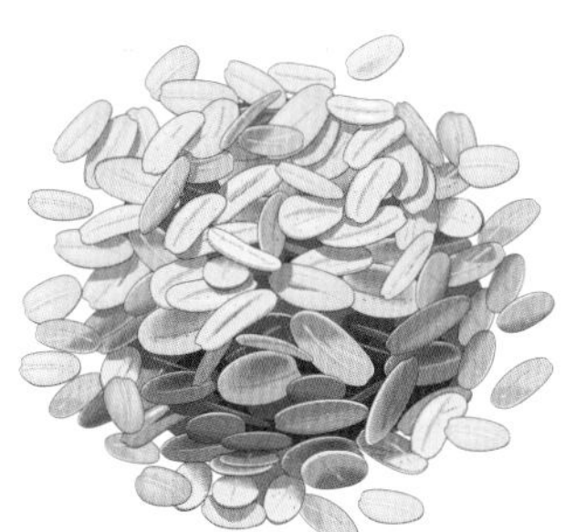

flocons d'avoine

Orge

Hordeum vulgare, Graminées

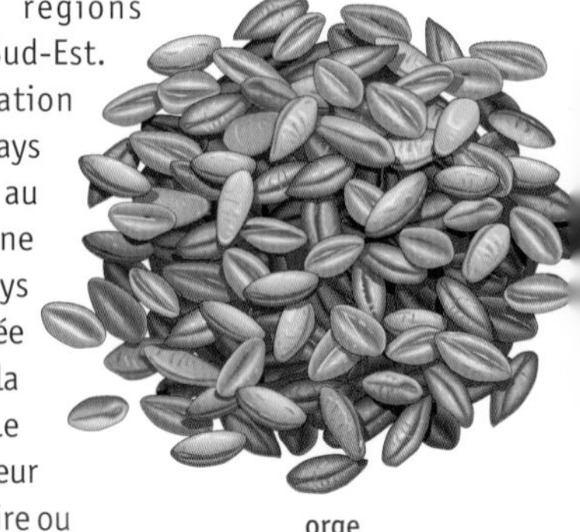
orge

Plante probablement originaire des régions montagneuses d'Éthiopie et de l'Asie du Sud-Est. L'utilisation de l'orge pour la consommation humaine n'est pas très importante dans les pays occidentaux. En Asie, en Afrique du Nord et au Moyen-Orient, on l'utilise sous forme de farine ou de grains pour les porridges. Dans les pays industrialisés, l'orge est principalement utilisée pour nourrir le bétail et pour la boulangerie, la brasserie (bière) et la distillerie (whisky). Le grain d'orge est de forme elliptique et de couleur blanc laiteux ; il peut aussi être de couleur noire ou pourpre. Pour être comestible, il doit être séparé de son enveloppe extérieure.

L'**orge mondé** est de l'orge simplement débarrassée de son enveloppe extérieure et qui a pratiquement conservé tout le son. Ce grain est le plus nourrissant car il a perdu très peu d'éléments nutritifs.

L'**orge écossaise** a subi trois opérations de polissage par abrasion. Le grain a perdu divers nutriments, surtout des vitamines et des minéraux et a pratiquement perdu tout le son.

L'**orge perlé** a supporté 5 ou 6 abrasions suivies d'une uniformisation. Le grain a perdu son germe ainsi qu'une certaine quantité de vitamines, de minéraux, de fibres, de matières grasses et de protéines.

Les **flocons d'orge** sont obtenus et utilisés comme les flocons d'avoine.

La **farine d'orge** est plus ou moins raffinée. La farine d'orge à grains entiers possède une saveur de noix. Elle est plus foncée que la farine de blé à grains entiers.

Certaines variétés d'orge constituent la matière première pour la fabrication du **malt** qui sert principalement à la fabrication de la bière et du whisky. Pour obtenir le malt, les grains d'orge sont germés, séchés, grillés puis moulus. Plus le malt est grillé longtemps, plus la bière obtenue est foncée.

UTILISATION

L'orge est souvent incorporée aux soupes et aux ragoûts. Elle s'utilise comme les autres céréales. Elle se cuit telle quelle ou en même temps que le riz (s'il s'agit d'orge perlé) ou s'incorpore aux pâtés, croquettes, puddings et desserts. La texture légèrement caoutchouteuse de l'orge apporte une touche inhabituelle aux salades composées. L'orge peut entrer dans la fabrication du miso (voir p. 459). La farine d'orge épaissit soupes et sauces ; elle ajoute un léger goût sucré aux aliments. On l'incorpore notamment dans les biscuits, le pain, les crêpes et les gâteaux. Elle manque de gluten, aussi doit-on la combiner avec de la farine de blé si on veut qu'elle lève. Torréfiée et broyée, l'orge donne le malt qui sert de succédané de café et est aussi utilisé pour enrichir certains aliments. Il est également transformé en sirop de malt qui parfume les laits battus et certains gâteaux de fabrication industrielle. On trouve aussi des céréales d'orge maltée.

CUISSON

L'orge mondé cuit en une heure environ à feu doux ; mettre 750 ml à 1 l de liquide par 250 ml de grains. Il est préférable de mettre l'orge à tremper plusieurs heures avant la cuisson (utiliser le liquide pour la cuire) dans le cas de l'orge mondé et de l'orge écossaise seulement. Si désiré, égoutter l'orge puis la griller avant de la cuire. L'orge perlé nécessite environ 30 min de cuisson et n'a pas besoin de tremper.

VALEUR NUTRITIVE

	perlé, cuit
eau	68,8 %
protéines	2,3 g
matières grasses	0,4 g
glucides	28,2 g
fibres	6,5 g
	par 100 g

ORGE PERLÉ CUIT

CONTIENT : niacine, fer, zinc, magnésium, potassium, acide folique, vitamine B_6, thiamine, cuivre et phosphore.

L'orge est une excellente source de fibres solubles et de façon plus générale, une source élevée de fibres.

PROPRIÉTÉS : fortifiante, émolliente, régénératrice, bénéfique pour le système respiratoire et antidiarrhéique. En tisane, on utilise l'orge depuis fort longtemps pour soulager la toux.

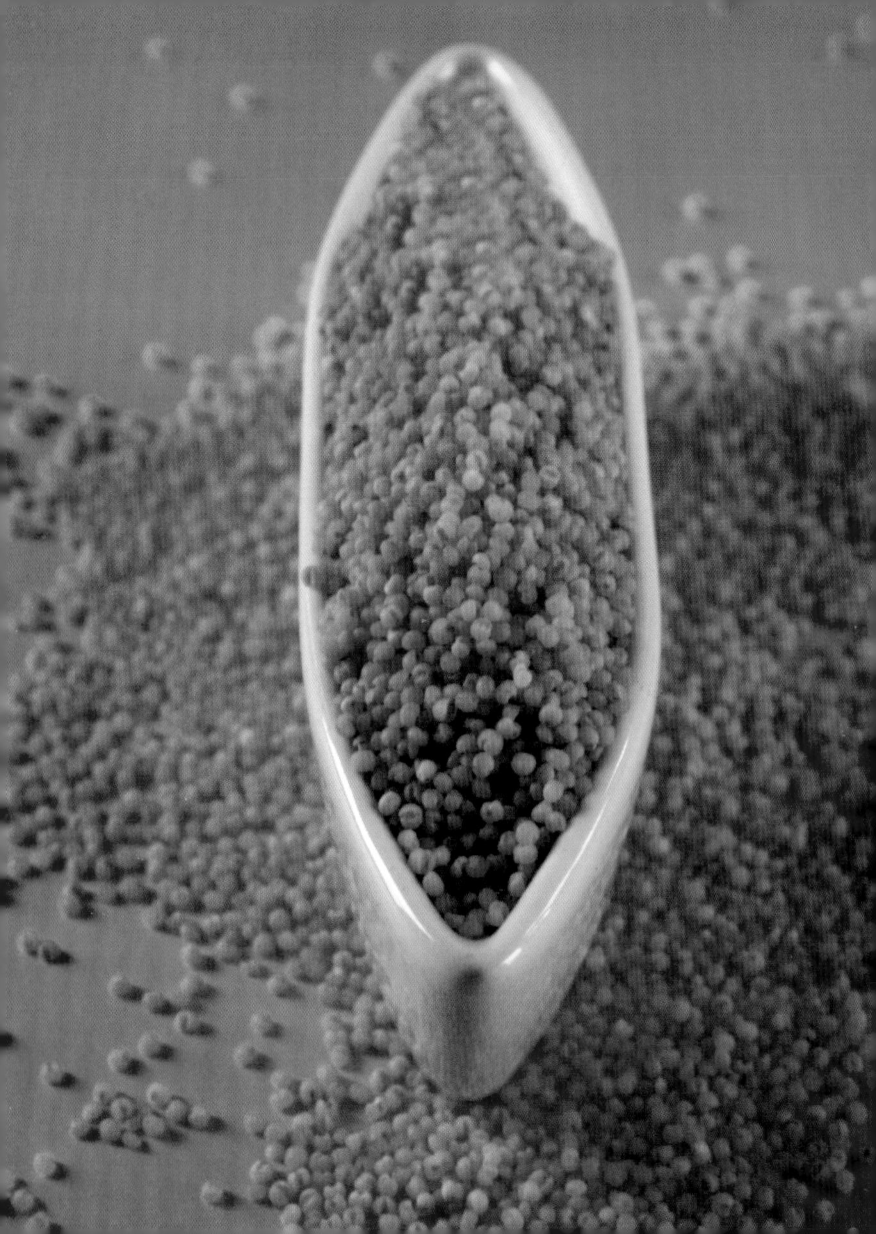

Millet

Panicum miliaceum et *Setaria italica*, Graminées

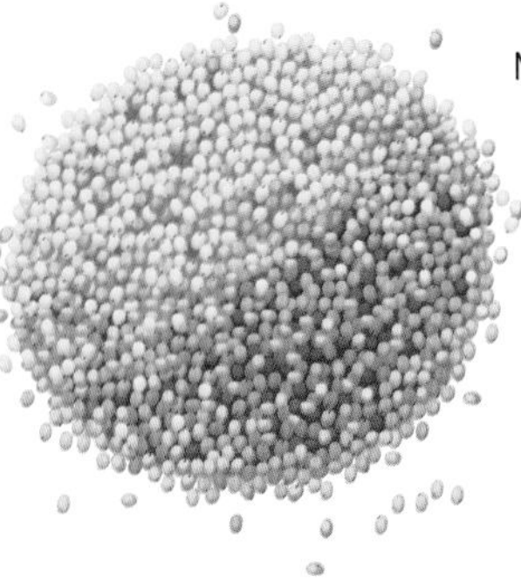

millet

Nom donné à plusieurs espèces de céréales. On suppose que le millet est originaire d'Asie de l'Est ou d'Asie centrale. La plupart des espèces sont à panicules et non à épis comme la majorité des autres céréales. Les grains de millet sont petits et ronds. Ils peuvent être de couleur grise, jaune paille, rouge, blanche ou brun rougeâtre. Les grains sont décortiqués puis laissés tels quels, mis en flocons ou moulus. Les principales variétés de millet cultivé dans le monde diffèrent grandement au point de vue botanique. On trouve entre autres :

le **millet commun** (*Panicum miliaceum*) qui est cultivé principalement pour la consommation humaine et pour les animaux ;
le **millet des oiseaux** (*Setaria italica*), la variété la plus connue. On le cultive surtout pour le pâturage des animaux. En Russie, il est utilisé pour fabriquer de la bière, tandis qu'en Angleterre, il sert à nourrir les oiseaux ;
le **petit millet** qui est cultivé principalement en Inde.

Le **sorgho** ou « gros mil » est la céréale la plus consommée mondialement après le blé, le riz, le maïs et l'orge.
Le **teff** est utilisé autant pour son foin annuel destiné aux animaux que pour ses grains qui servent à la consommation humaine.

CUISSON

Laisser mijoter le millet de 30 à 40 min dans 2 parties de liquide par partie de grains. Le mettre à tremper préalablement ou le griller à sec ou avec un peu d'huile change légèrement sa saveur.
:: **Grillé :** pour lui donner un délicieux goût de noisette.
:: **Rôti :** à feu doux à moyen en remuant continuellement pour éviter que les grains brûlent, jusqu'à ce qu'ils deviennent dorés, puis ajouter le liquide de cuisson.
Pour cuire les grains de teff en gruau, ajouter 3 parties d'eau ou de lait et cuire une quinzaine de minutes.

ains de millet

Millet

UTILISATION

Le millet peut remplacer la plupart des céréales ; sa saveur prononcée n'est pas toujours appréciée cependant. On l'incorpore entre autres aux potages, aux omelettes, aux croquettes, aux tourtières, aux puddings et au müesli.

Le millet est dépourvu de gluten, les pains au millet ne lèvent donc pas. On cuit le millet comme le gruau ou on le transforme en boisson alcoolique, comme la bière. On peut également le mettre à germer comme la luzerne. Moulu, le millet germé est utilisé pour enrichir des aliments ; on l'intègre notamment aux pains, tartes, muffins et biscuits.

La farine de sorgho n'est pas panifiable car elle est dépourvue de gluten. On s'en sert néanmoins pour fabriquer du pain en la mélangeant avec de la farine de blé ou seule pour confectionner des galettes. On consomme le sorgho entier ou en semoule et on l'utilise comme le riz ou le millet. On le cuit en bouillie ou en galettes. On le met également dans les gâteaux.

Le teff est utilisé en grains ou moulu. La farine légèrement granuleuse ne lève pas, mais elle donne de délicieux pains plats ou des pains desserts. En Afrique, on fabrique un pain plat nommé injara. On prépare également un aliment fortifié à base de teff, le faffa, mélange finement moulu de teff, de pois chiches, de lait écrémé, de sucre et de sel.

CONSERVATION

:: À l'air ambiant : plusieurs mois. Placer les grains de millet et de sorgho dans un contenant hermétique, dans un endroit frais et sec, préférablement à l'abri de la lumière.

VALEUR NUTRITIVE

	cuit
eau	71,4 %
protéines	3,5 g
matières grasses	1,0 g
glucides	23,7 g
calories	119
	par 100 g

MILLET

BONNE SOURCE : magnésium.

CONTIENT : zinc, phosphore, niacine, acide folique, thiamine, cuivre, vitamine B_6, potassium, riboflavine et fer.

La qualité des protéines du millet est généralement supérieure à celle du blé, du riz et du maïs. C'est une des rares céréales alcalinisantes ; elle est très facile à digérer et peu allergène.

PROPRIÉTÉS : légèrement laxatif. Sa teneur élevée en silice aurait un effet positif sur le niveau de cholestérol sanguin et sur les os. Le millet préviendrait la formation de calculs biliaires, les ulcères d'estomac et les colites. Il serait bénéfique pour la vessie, les reins et tout le système gastro-intestinal.

SORGHO

CONTIENT : fer, potassium, phosphore, niacine et thiamine.

La valeur nutritive du sorgho est semblable à celle du maïs, toutefois il contient plus de protéines, moins de matières grasses et plus d'amidon que celui-ci.

Riz

Oryza sativa, Graminées

Plante originaire de l'Asie du Sud-Est, possédant des tiges ramifiées qui se terminent en une panicule formée de fleurs ou « épillets », à partir desquelles les grains se formeront.

La plupart des variétés poussent dans des champs inondés. Les différentes variétés sont regroupées d'après la longueur des grains (le « riz sauvage » provient d'une espèce différente, voir p. 298).

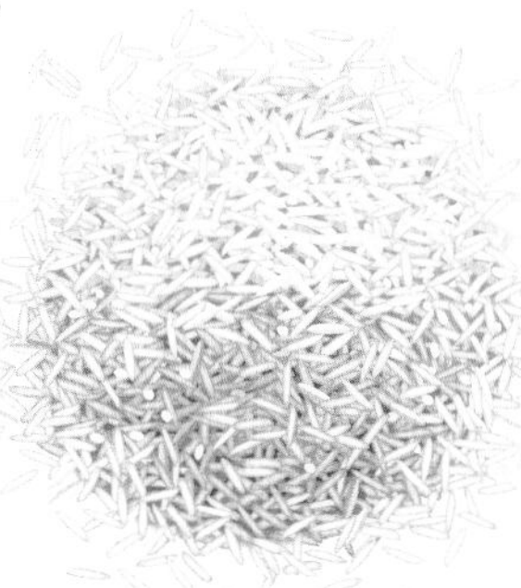

riz basmati

Le **riz à grain court** ou « riz à grain rond » est presque aussi large que long. Son contenu étant plus élevé en amidon, les grains s'agglutinent à la cuisson.

Le **riz à grain moyen** est plus court et plus dodu que le riz à grain long ; il demeure ferme et léger. Refroidis, les grains colleront.

Le **riz à grain long** est léger et non collant ; trop cuit ou remué fréquemment, il peut devenir collant.

Pour être comestible, l'enveloppe dure, la balle, qui recouvre le grain de riz doit être enlevée. Le procédé employé détermine la saveur, la valeur nutritive et la durée de conservation. Le riz est commercialisé sous plusieurs formes.

Le **riz brun** ou « riz complet » est un riz entier débarrassé de son écorce extérieure. Il contient souvent des grains verts (non matures). Il est le plus complet des riz. Sa saveur, qui rappelle la noisette, est plus prononcée que celle du riz blanc.

Le **riz brun à cuisson rapide** est un riz brun ayant subi les mêmes traitements que le riz blanc instantané. Le temps de cuisson est réduit à 5 min et 5 min de repos, plutôt que 45 min pour le riz brun.

Le **riz brun étuvé** (prêt en 25 min) est traité afin que sa cuisson soit écourtée, selon le même procédé que le riz blanc étuvé. L'étuvage améliore sa conservation. Contrairement au riz blanc étuvé, le riz brun étuvé conserve le son et le germe.

riz blanc

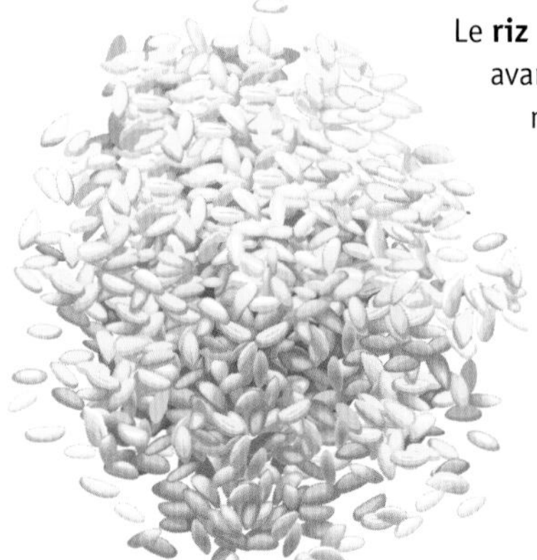
riz arborio

Le **riz blanc étuvé** a subi un traitement à la vapeur avant d'être décortiqué afin de garder les éléments nutritifs. Le riz étuvé blanchit à la cuisson, conserve son apparence et ne colle pas. Il est plus léger et de saveur plus délicate que le riz brun. Même s'il ne contient pas autant de fibres, c'est le riz le plus nourrissant après le riz brun. À quantité égale, il donne le même rendement après la cuisson que le riz brun.

Le **riz blanc** est décortiqué et poli. Il a perdu une grande partie de ses éléments nutritifs.

Le **riz à cuisson rapide** ou « riz blanc précuit » est un riz blanc ayant été cuit puis déshydraté afin d'abréger le temps de cuisson. Cuit, il a une apparence sèche et légère. Il a peu de goût, moins de valeur nutritive et il est plus coûteux que le riz blanc.

Le **riz arborio**, considéré comme un des riz les plus fins, est indispensable pour préparer le risotto italien.

Les **riz parfumés** sont beaucoup plus savoureux que les autres variétés. Le **riz basmati** est l'un des plus connus et des plus appréciés ; indispensable à la cuisine indienne, il a une texture et une saveur légères, il est sec et parfumé. Le **riz jasmin** est aussi très estimé.

Les **riz assaisonnés** sont presque toujours des riz précuits ou étuvés, fortement assaisonnés et salés, contenant des additifs.

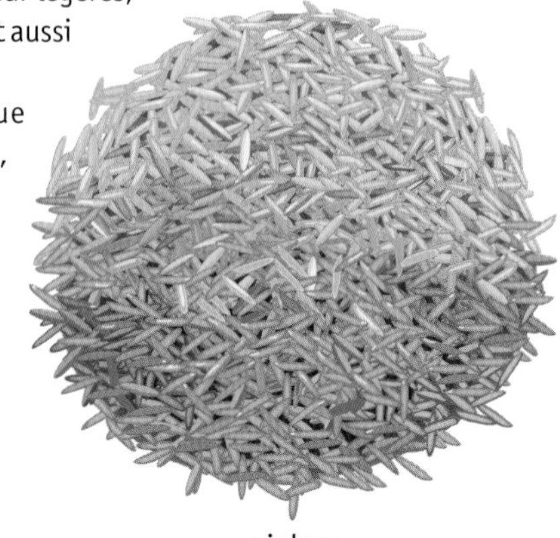
riz brun

VALEUR NUTRITIVE

	brun à grains longs cuit	blanc à grains longs cuit étuvé	blanc à grains longs cuit	blanc à grains longs précuit
eau	73 %	72,5 %	68,7 %	76,4 %
protéines	2,6 g	2,3 g	2,7 g	2,1 g
matières grasses	0,9 g	0,3 g	0,3 g	0,2 g
glucides	23,0 g	24,7 g	27 g	21,3 g
fibres	1,7 g	0,5 g	0,4 g	0,8 g
				par 100 g

RIZ

BONNE SOURCE : magnésium.

CONTIENT : niacine, vitamine B_6, thiamine, phosphore, zinc et cuivre.

TRACES : acide pantothénique, potassium et thiamine (à l'exception du riz brun).

RIZ BLANC À GRAINS LONGS CUIT ÉTUVÉ

CONTIENT : niacine, magnésium, cuivre et acide pantothénique.

TRACES : phosphore, zinc et potassium.

RIZ BLANC À GRAINS LONGS CUIT

CONTIENT : acide pantothénique, vitamine B_6, magnésium et zinc.

TRACES : phosphore, niacine et potassium.

Le riz est une des céréales les plus pauvres en protéines. Comme toutes les céréales, les protéines sont incomplètes, la lysine est le facteur limitant (voir *Théorie de la complémentarité,* p. 277). L'amidon a la propriété de gonfler à la cuisson et d'être très digestible.

PROPRIÉTÉS : astringent. Le riz serait efficace contre la diarrhée (particulièrement son eau de cuisson) et l'hypertension.

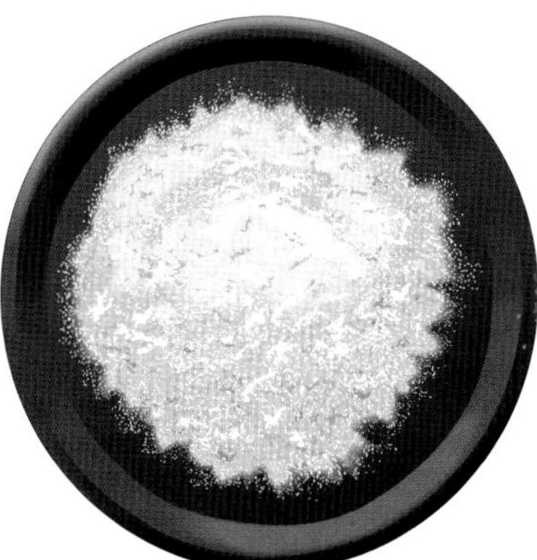

farine de riz

CONSERVATION

:: À l'air ambiant : 1 an, à l'abri de la chaleur, de l'humidité et des insectes. 1 an, dans une boîte non entamée.

:: Au réfrigérateur : quelques jours, cuit, dans un contenant fermé. Placer le riz brun dans un récipient hermétique (pour éviter le rancissement).

:: Au congélateur : cuit, 6 à 8 mois.

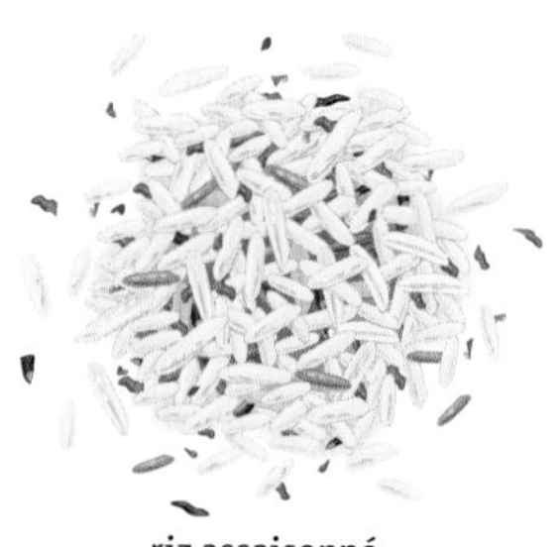
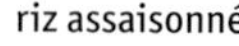

riz assaisonné

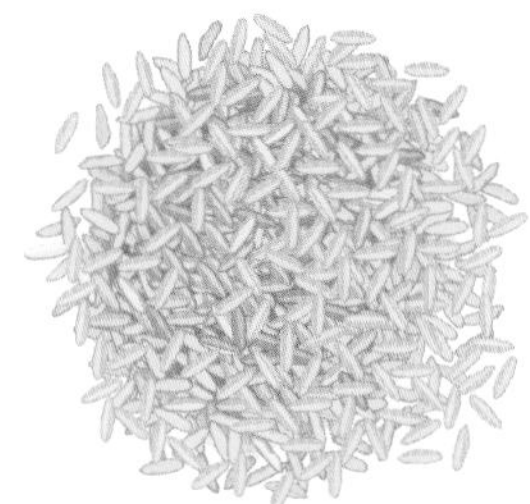

riz étuvé

CUISSON

:: À l'eau : le riz est cuit à l'eau, au bouillon, au jus ou au lait (notamment pour confectionner des desserts). On peut procéder de diverses façons :

1. Mesurer 1 volume de riz pour 2 volumes de liquide. On peut cuire de deux façons : mettre le tout dans une casserole et amener à ébullition, diminuer l'intensité, couvrir et cuire doucement, ou amener le liquide à ébullition avant d'y plonger le riz. Cuire jusqu'à l'absorption complète du liquide.
2. Mettre le riz dans une casserole, recouvrir d'une grande quantité d'eau et amener à ébullition ; baisser l'intensité, cuire à découvert et égoutter lorsque le riz est à point. On peut aussi assécher le riz au four à 150 °C de 7 à 15 min.
3. Mettre à tremper du riz brun 1 h (si on désire un riz non collant). Le cuire dans son eau de trempage 35 min, éteindre le feu et laisser la casserole 10 min de plus à couvert ou cuire 45 min.
4. La méthode par absorption, dite aussi cuisson à l'indienne, permet d'obtenir un riz léger et non collant. Le déposer dans une casserole en le recouvrant d'eau froide, jusqu'à 1 cm au-dessus du riz. À couvert et à feu vif, porter à ébullition puis faire cuire à feu moyen sans remuer, jusqu'à l'apparition de petits cratères. Réduire l'intensité et laisser mijoter 15 min à couvert. Veiller à ne pas trop cuire car le riz collera au fond du récipient. Ne pas remuer le riz (ou une seule fois) après l'apparition de petits cratères, si l'on désire obtenir un riz vapeur non collant.
5. Le riz basmati cuit dans 300 ml de liquide (eau ou lait) pour 250 ml de grains s'il a trempé, un peu plus s'il n'a pas trempé. Mettre le riz à tremper 30 min dans 500 ml d'eau, égoutter et laisser reposer 10 min. Déposer le riz dans la casserole, ajouter le liquide et cuire à couvert 20 min à feu très doux. Éteindre le feu et laisser reposer 10 min.

Les durées de cuisson indiquées ci-dessous sont approximatives : riz brun, de 40 à 45 min ; riz étuvé, 25 min ; riz blanc, 15 min ; riz minute, 5 min.

Lorsqu'on cuit le riz dans une casserole :

- diminuer la quantité d'eau et veiller à ne pas trop cuire si on préfère un riz ferme, ou augmenter légèrement la quantité de liquide pour obtenir du riz plus tendre ;
- si le riz n'est pas servi immédiatement, abréger légèrement le temps de cuisson. Plus la quantité de riz est élevée, plus la chaleur reste emprisonnée longtemps et plus il faut écourter la cuisson. Enlever le couvercle une fois la cuisson terminée ;

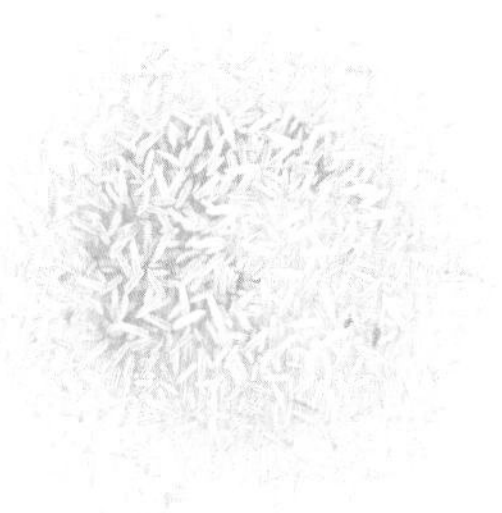

riz jasmin

- s'il reste un peu de liquide après la cuisson, enlever le couvercle et augmenter l'intensité afin que le liquide s'évapore rapidement (attention, le riz risque de coller) ;
- si la quantité de liquide de cuisson résiduel est plus grande, égoutter le riz (se servir du liquide de cuisson pour cuisiner soupe, sauce, ragoût). On peut chauffer le riz quelques instants afin qu'il s'assèche ;
- éviter de remuer le riz lorsqu'il cuit si l'on ne désire pas qu'il devienne collant.

:: **À la vapeur :** mettre le riz dans un panier, le déposer au-dessus de l'eau bouillante, couvrir et maintenir l'ébullition à feu moyen fort. On peut blanchir préalablement le riz quelques minutes, mais cela l'appauvrit en vitamines et minéraux.

:: **Au gras :** le riz est cuit quelques minutes dans un corps gras et constamment remué. On lui ajoute ensuite 2 fois son volume de liquide, on couvre le récipient et on laisse la cuisson se poursuivre jusqu'à absorption du liquide. Ce riz reste ferme et plus formé (c'est l'apprêt traditionnel du risotto, de la paella, du riz à la grecque, du riz pilaf, du riz créole).

UTILISATION

On met le riz dans les soupes, croquettes, farces, salades, puddings, tartes et gâteaux. Il est utilisé pour farcir les légumes. Il est à la base du risotto, du pilaf, de la paella et des currys. On en fait des pâtes alimentaires (nouilles de riz), des céréales sèches, du sirop, du vin, du vinaigre, du miso et des boissons alcoolisées. Le riz remplace la pomme de terre, accompagnant viande, volaille, poisson et fruits de mer. Il est traditionnellement servi avec les poissons grillés et les brochettes. On le sert nature, cuit ou sauté au wok.

Moulu en farine, le riz confère une texture légèrement croquante aux gâteaux et pâtisseries et peut être utilisé pour lier des sauces. Cette farine n'est pas panifiable, étant dépourvue de gluten.

PRÉPARATION

Il n'est pas nécessaire de faire tremper le riz étuvé, le riz blanc ou le riz à cuisson rapide avant de le faire cuire. Le riz à grains demi-longs et le riz à grains ronds doivent être lavés afin d'éviter qu'ils soient collants à la cuisson. Mettre le riz sous l'eau courante jusqu'à ce que l'eau qui s'en écoule devienne limpide.

Le riz basmati (et au goût, le riz thaïlandais ou les riz parfumés) doit être mis à tremper dans de l'eau froide avant d'être cuit. Brasser le riz et lorsque l'eau devient laiteuse, l'égoutter et renouveler l'eau 4 ou 5 fois jusqu'à ce qu'elle soit claire. Le fait de rincer le riz lui donne une consistance plus légère que crémeuse.

Riz sauvage

Zizania aquatica, Graminées

Graine d'une plante aquatique originaire d'Amérique du Nord, plus précisément de la région des Grands Lacs. Très recherché, le riz sauvage est coûteux. Les grains du riz sauvage acquièrent leur couleur noirâtre après avoir été décortiqués, nettoyés et séchés. Ils possèdent une saveur de noisette assez prononcée et une texture croquante.

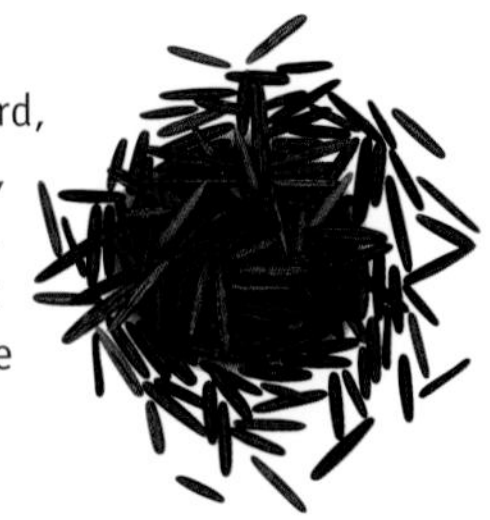

riz sauvage

CÉRÉALES

UTILISATION

Le riz sauvage accompagne volaille, fruits de mer et gibier. On le sert nature ou mélangé avec d'autres types de riz. Cuit, il peut être ajouté aux farces et aux crêpes. Il se marie bien avec les champignons, les légumes, les fruits et les noix. On peut le souffler comme le maïs ou le moudre en farine.

CUISSON

:: **À l'eau** ou **au bouillon :** laisser tremper plusieurs heures ou effectuer un trempage rapide d'une heure. Dans une casserole, mettre 4 volumes d'eau pour 1 volume de riz et amener à ébullition ; ajouter le riz puis laisser bouillir 5 min ; retirer du feu. Laisser tremper à couvert pendant 1 h. Égoutter. Remettre le récipient sur le feu, ajouter 3 volumes d'eau (ou moins si on désire du riz plus sec), mettre ½ c. à thé de sel et amener à ébullition. Ajouter le riz, diminuer l'intensité et laisser mijoter jusqu'à tendreté (environ 20 min).

Éviter de trop cuire le riz sauvage.

Le temps de cuisson des grains non trempés est d'environ 40 min (cuire le riz dans 3 fois son volume d'eau).

VALEUR NUTRITIVE

	cuit
eau	73,9 %
protéines	4 g
matières grasses	0,3 g
glucides	21,3 g
	par 100 g

BONNE SOURCE : zinc.

CONTIENT : magnésium, acide folique, niacine, potassium, vitamine B_6, phosphore, cuivre et riboflavine.

Le riz sauvage possède une grande valeur nutritive. Il renferme plus de protéines ; celles-ci sont de meilleure qualité que le riz car elles contiennent plus de lysine (voir *Théorie de la complémentarité*, p. 277).

PRÉPARATION

Laver le riz sauvage pour enlever tout corps étranger. Si les grains n'ont pas été préalablement décortiqués, on peut les disposer sur une plaque à biscuits et les faire sécher de 2 à 3 heures dans un four à 95 °C, en les remuant, ou les laisser 2 ou 3 jours dans un endroit chaud. On peut aussi les poêler en brassant continuellement. Les décortiquer en les battant ou en les frottant ; l'écorce légère se séparera des grains. Sécher ceux-ci à nouveau 1 h au four à 120 °C.

Quinoa

Chenopodium quinoa, Chénopodiacées

Plante originaire d'Amérique du Sud qui produit de minuscules grains de 2 mm de diamètre environ. Selon les variétés, la couche extérieure du grain de quinoa peut être translucide, rose, orange, rouge, pourpre ou noire. Le quinoa que l'on trouve dans les magasins d'alimentation naturelle est généralement jaunâtre. Les grains de quinoa contiennent un germe volumineux qui renferme la plupart des nutriments. Ils sont recouverts de saponine, une résine savonneuse et amère qui doit être enlevée afin de les rendre comestibles.

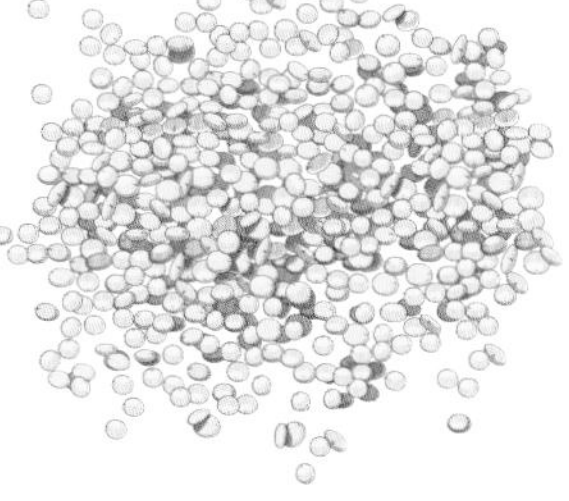

quinoa

CONSERVATION

:: À l'air ambiant : placer le quinoa dans un contenant hermétique, dans un endroit frais et sec.

:: Au réfrigérateur : moulu, 3 à 6 mois.

CUISSON

Cuire 1 partie de grains de quinoa pour 2 parties de liquide (15 min environ). Les grains demeurent légèrement croquants après la cuisson et ne collent pas. La texture ressemble à celle du caviar et la saveur rappelle la noisette.

VALEUR NUTRITIVE

	cru
eau	9 %
protéines	5,2 g
matières grasses	2,3 g
glucides	27,6 g
	par 100 g

EXCELLENTE SOURCE : magnésium, fer et potassium.

BONNE SOURCE : cuivre, zinc et phosphore.

CONTIENT : riboflavine, thiamine et niacine.

Le quinoa contient plus de protéines que la plupart des céréales, et celles-ci sont de meilleure qualité car ses acides aminés sont plus équilibrés. La lysine, la méthionine et la cystine sont plus abondantes ; c'est un aliment qui complète bien les autres céréales, les légumineuses, les noix et les graines (voir *Théorie de la complémentarité*, p. 277).

UTILISATION

Le quinoa peut être substitué à la plupart des céréales et remplace le riz. On le cuit comme le gruau ou on l'incorpore aux potages, tourtières et croquettes. Moulu, il est incorporé aux pains, biscuits, puddings, crêpes, muffins et pâtes alimentaires. Les grains de quinoa sont très pauvres en gluten. Ils peuvent être germés et utilisés comme les germes de luzerne.

Les feuilles de quinoa se cuisinent comme les épinards.

En Amérique du Sud, on utilise le quinoa pour préparer de la chicha, une boisson alcoolisée.

PRÉPARATION

Rincer le quinoa à l'eau courante et le laisser s'égoutter ; s'il laisse un goût amer dans la bouche quand il est cru, c'est qu'il contient encore de la saponine. Le laver soigneusement en le frottant sous l'eau courante pour faire disparaître cette substance, c'est-à-dire jusqu'à ce que l'eau ne mousse plus.

Seigle

Secale cereale, Graminées

Céréale originaire d'Asie qui sert surtout à nourrir le bétail. Le grain de seigle ressemble au grain de blé, tout en étant moins dodu et plus long. Il est légèrement comprimé latéralement et une touffe de poils coiffe son sommet. Il prend des teintes allant du brun jaunâtre au gris verdâtre. Une fois qu'il a été libéré de son enveloppe, on le laisse entier, on le concasse, on le transforme en flocons ou en farine. Parmi les espèces de seigle, plusieurs variétés se divisent en seigle d'hiver et en seigle d'été.

La **farine de seigle** est panifiable, mais son gluten est moins élastique que celui du blé et retient moins l'humidité ; le **pain de seigle** lève peu et est plus dense et plus compact que le pain de blé. Il se conserve plus longtemps car il se dessèche moins rapidement.

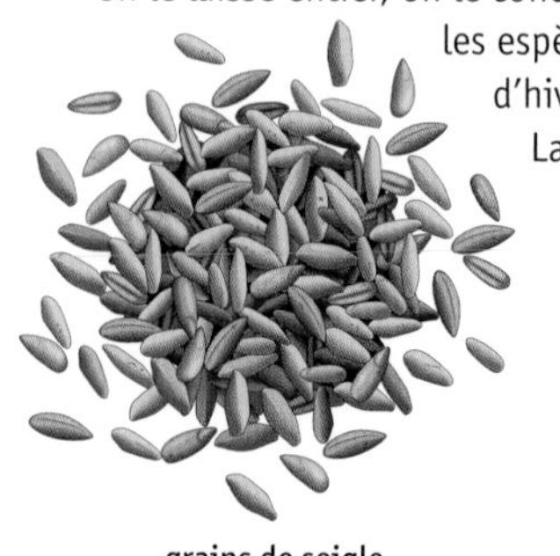

grains de seigle

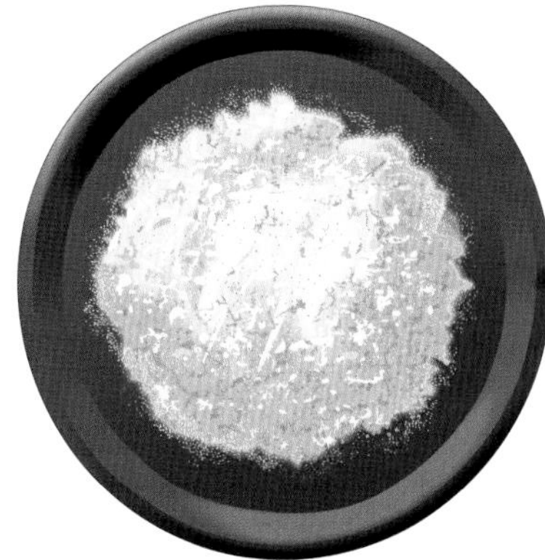

farine de seigle

ACHAT

À l'achat du pain de seigle, bien vérifier la liste des ingrédients. Au Canada, la farine de seigle doit représenter au moins 20 % de la quantité de farine de blé.

UTILISATION

Les grains de seigle entiers peuvent être cuits et consommés tels quels. Ils doivent être trempés toute une nuit dans 2 à 3 parties d'eau pour 1 partie de seigle, puis être mis à bouillir jusqu'à tendreté. Ils sont très nourrissants. Les flocons sont cuits en gruau ou mis dans les müeslis et les granolas. Grossièrement broyée et contenant tous ses éléments nutritifs, la farine de seigle donne notamment le fameux pain pumpernickel d'origine allemande au goût acide et à la texture lourde. Elle entre également dans la préparation de biscottes, pains d'épice, crêpes, pâtés et muffins.
Les grains de seigle entrent dans la fabrication de boissons alcoolisées. Ils sont mis à germer et s'utilisent comme les germes de blé.

VALEUR NUTRITIVE

	farine de seigle foncée	*farine de seigle pâle*
eau	11 %	8,8 %
protéines	14 g	8,4 g
matières grasses	2,6 g	1,4 g
glucides	68,8 g	80,2 g
fibres	2,4 g	0,4 g
		par 100 g

FARINE DE SEIGLE FONCÉE

EXCELLENTE SOURCE : magnésium, potassium, zinc, phosphore, fer, cuivre, acide folique et vitamine B_6.
BONNE SOURCE : thiamine, acide pantothénique, niacine et riboflavine.
CONTIENT : calcium.

FARINE DE SEIGLE PÂLE

EXCELLENTE SOURCE : magnésium et thiamine.
BONNE SOURCE : potassium, zinc et phosphore.
CONTIENT : fer, vitamine B_6, cuivre, acide folique, acide pantothénique, riboflavine et niacine.

PROPRIÉTÉS : le seigle aiderait à prévenir l'hypertension, l'artériosclérose et les affections vasculaires. L'ergot, un parasite du seigle, serait utilisé pour soulager migraines et maux de tête, pour contrôler les saignements et pour faciliter l'accouchement.

CONSERVATION

:: À l'air ambiant : placer les grains de seigle et la farine dans un contenant hermétique et l'entreposer dans un endroit frais et sec.

Amarante

Amaranthus spp., Amarantacées

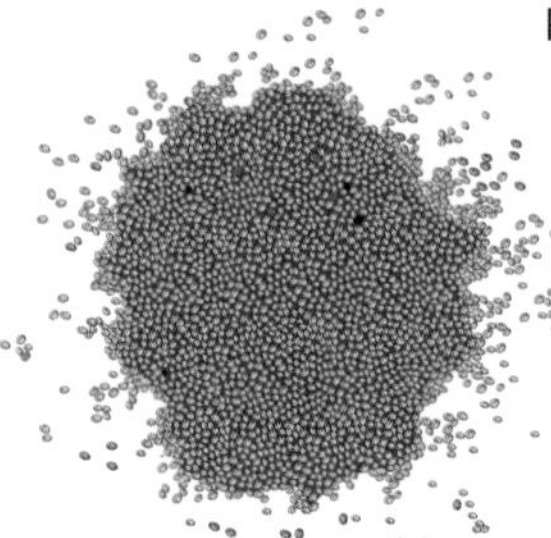

amarante

Plante originaire du Mexique dont les larges feuilles rouges et les graines minuscules sont comestibles. Seules les variétés d'amarante à graines blanches sont cultivées comme aliment.

UTILISATION

Les feuilles d'amarante sont utilisées comme l'épinard, qu'elles peuvent remplacer. Les grains se cuisent tels quels (environ 30 min dans 2 à 3 parties d'eau par partie d'amarante) et sont consommés comme céréale. Leur saveur est légèrement épicée. On peut les souffler, les faire germer ou les moudre en farine.

La farine d'amarante rend les pâtisseries plus humides et plus sucrées ; elle ne contient pas de gluten, aussi ne lève-t-elle pas à la cuisson. On s'en sert telle quelle pour préparer biscuits, crêpes ou gaufres notamment, mais on doit la combiner à de la farine de blé pour confectionner pains et gâteaux levés.

CONSERVATION

:: **À l'air ambiant :** placer la farine et les graines d'amarante dans un contenant opaque et l'entreposer dans un endroit frais et sec (la farine d'amarante se conserve plus longtemps que la farine de blé).

:: **Au réfrigérateur :** les feuilles, quelques jours.

:: **Au congélateur :** les feuilles (comme l'épinard).

VALEUR NUTRITIVE

	graines
eau	9,8 %
protéines	10,8 g
matières grasses	4,9 g
glucides	49,6 g
fibres	11,4 g
calories	280
	par 75 g

EXCELLENTE SOURCE : magnésium, fer, phosphore, cuivre et zinc.

BONNE SOURCE : potassium et acide folique.

CONTIENT : acide pantothénique, calcium, riboflavine, vitamine B_6, vitamine C, thiamine et niacine. L'amarante contient deux fois plus de fer et quatre fois plus de calcium que le blé dur.

Elle contient plus de protéines que la plupart des céréales et elles sont de meilleure qualité. C'est un aliment qui complète bien les céréales, les légumineuses, les noix et les graines (voir *Théorie de la complémentarité*, p. 277).

Triticale

Triticale Triticum X Secale, Graminées

Céréale issue d'un croisement du blé et du seigle. Le triticale renferme une haute teneur en protéines comme le blé et est riche en lysine comme le seigle. Cela lui confère une grande valeur nutritive.

triticale

UTILISATION

On utilise le triticale comme le blé ou le seigle. Le grain est consommé entier, concassé, germé, en flocons ou moulu. La farine a une saveur rappelant la noisette ; elle augmente la teneur en fibres et en nutriments des préparations dans lesquelles on l'emploie. Son gluten est difficilement panifiable et il ne peut supporter qu'un seul pétrissage. Le pain est donc moins volumineux. La farine de blé (plus fine) absorbe plus d'eau que la farine de triticale (plus grossière). Elles peuvent donc se substituer l'une à l'autre dans la plupart des recettes à condition d'ajuster la quantité de liquide.
On se sert du triticale pour fabriquer pâtes alimentaires, tortillas, crêpes, muffins, gâteaux, tartes, eau-de-vie et bière.

CUISSON

:: **À l'eau :** cuire les grains de triticale dans 2 à 3 fois leur volume d'eau (45 à 60 min).

VALEUR NUTRITIVE

	farine de triticale à grains entiers
eau	13 %
protéines	17 g
matières grasses	2,4 g
glucides	95,1 g
fibres	19 g
	par 130 g (250 ml)

FARINE DE TRITICALE À GRAINS ENTIERS

EXCELLENTE SOURCE : magnésium, potassium, acide folique, acide pantothénique, zinc, phosphore, thiamine, cuivre, fer et vitamine B_6.
BONNE SOURCE : niacine.
CONTIENT : riboflavine et calcium.
Cette farine est plus riche que celle de blé entier en acide folique, cuivre, acide pantothénique et vitamine B_6, et légèrement plus pauvre en niacine.
Le triticale contient un peu plus de protéines que le blé ; ses acides aminés essentiels sont plus équilibrés, notamment en lysine (voir *Théorie de la complémentarité*, p. 277). Sa concentration en gluten se situe entre celle du seigle (pauvre) et celle du blé (riche).

Maïs

Zea mays, Graminées

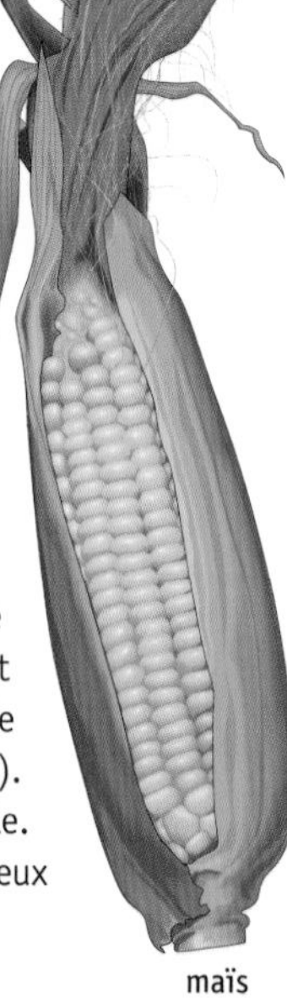
maïs

Probablement originaire d'Amérique centrale. Les Québécois nomment souvent le maïs « blé d'Inde ». Les grains de maïs se développent sur des épis de 15 à 30 cm de long. Ils sont jaunes, blancs, orange, rouges, pourpres, bleus, noirs ou bruns selon les variétés.

Le grain comporte trois parties principales : le péricarpe (l'enveloppe), l'endosperme (contient environ 90 % d'amidon) et l'embryon (le germe, riche en éléments nutritifs). Les espèces de maïs sont regroupées en 6 catégories. L'espèce la plus importante commercialement sert à alimenter les animaux, on parle de « **maïs denté** ». La deuxième espèce en importance est le **maïs sucré** destiné à la consommation humaine ; les grains sont tendres, laiteux et sucrés. Parmi les autres variétés se trouve le **maïs à éclater** ; il s'agit d'une variété à petits grains (voir p. 308). On trouve également le **maïs décoratif** qui n'est pas comestible. Selon l'espèce, les grains sont plus ou moins sucrés, fermes, huileux et savoureux.

CÉRÉALES

ACHAT

:: Choisir : des grains de maïs bien frais avec un coulis de jus blanc qui s'en écoule sous une simple pression du doigt.

:: Écarter : des grains de maïs décolorés ou ratatinés, des soies devenues foncées et sèches, des feuilles qui manquent d'éclat ou jaunies. Délaisser le maïs vendu dans des étalages exposés aux rayons du soleil ou à des températures élevées car la chaleur accélère le processus qui le rend farineux.

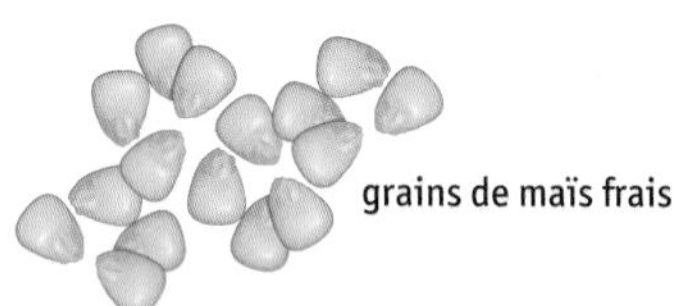
grains de maïs frais

CUISSON

L'épi est cuit avec ou sans les feuilles.

:: Au four ou **au barbecue :** envelopper le maïs épluché d'une feuille d'aluminium (35 min à 220 °C).

:: À la vapeur : 20 min. Éviter de saler et de trop cuire le maïs car il durcit et perd de sa saveur.

:: À l'eau : plonger les épis dans l'eau bouillante à peine sucrée en laissant quelques feuilles et en ajoutant un peu de lait ou de bière (de 3 à 4 min pour des petits épis et de 5 à 7 min pour les plus volumineux).

:: À l'autocuiseur (103 kPa) : dans 250 ml de liquide (3 à 5 min).

:: Au four à micro-ondes : 3 min à haute intensité pour 1 épi. Laisser reposer 5 min.

VALEUR NUTRITIVE

	frais, cuit	en crème	semoule (maïs à grains entiers)	semoule (maïs dégermé)	farine (maïs à grains entiers)	son
eau	69,6 %	78,7 %	10,3 %	11,6 %	10,9 %	4,8 %
protéines	3,3 g	1,7 g	8,1 g	8,5 g	6,9 g	2,5 g
matières grasses	1,3 g	0,4 g	3,6 g	1,6 g	3,9 g	0,2 g
glucides	25,1 g	18,1 g	76,9 g	77,7 g	76,8 g	25,7 g
fibres	3,7 g	1,3 g	11,0 g	5,2 g	13,4 g	25,4 g
calories	108	72	362	366	361	67,2
	par 100 g	*par 100 g*	*par 100 g*	*par 100 g*	*par 100 g*	*par 30 g*

Le maïs est principalement composé d'acides gras polyinsaturés (46 %), d'acides gras monoinsaturés (28 %) et d'acides gras saturés (15 %) (voir *Corps gras,* p. 581). L'amidon est plus abondant dans les variétés farineuses, ce qui donne des grains peu sucrés. Dans les variétés sucrées, le sucre se transforme en amidon dès leur cueillette, entraînant une perte de saveur rapide.

MAÏS FRAIS CUIT

BONNE SOURCE : acide folique, potassium et thiamine.

CONTIENT : magnésium, acide pantothénique, vitamine C, phosphore, niacine, zinc et riboflavine.

Source élevée de fibres.

MAÏS EN CRÈME

BONNE SOURCE : acide folique.

CONTIENT : potassium, vitamine C, magnésium, zinc, niacine et phosphore.

SEMOULE DE MAÏS JAUNE À GRAINS ENTIERS

EXCELLENTE SOURCE : magnésium, thiamine, fer et potassium.

BONNE SOURCE : phosphore, zinc, niacine et vitamine B_6.

CONTIENT : riboflavine, acide folique, cuivre, acide pantothénique et vitamine A.

Source très élevée de fibres.

SEMOULE DE MAÏS JAUNE DÉGERMÉE

BONNE SOURCE : folacine et magnésium.

CONTIENT : vitamine B_6, potassium, niacine, thiamine, zinc, fer et phosphore.

FARINE DE MAÏS JAUNE À GRAINS ENTIERS

EXCELLENTE SOURCE : magnésium, potassium et phosphore.

BONNE SOURCE : vitamine B_6, thiamine, zinc et fer.

CONTIENT : niacine, cuivre, acide folique, acide pantothénique, riboflavine et vitamine A.

Source très élevée de fibres.

SON DE MAÏS

CONTIENT : magnésium et fer.

Source très élevée de fibres.

GERME DE MAÏS

EXCELLENTE SOURCE : magnésium, phosphore, thiamine, potassium et zinc.

BONNE SOURCE : vitamine B_6 et fer.

CONTIENT : riboflavine, acide folique et cuivre.

Le maïs frais, bouilli ou séché est déficient en lysine et en tryptophane, des acides aminés qui composent les protéines (voir *Théorie de la complémentarité,* p. 277). C'est la seule céréale (la variété jaune) contenant de la vitamine A. Les personnes qui se nourrissent presque exclusivement de maïs souffrent souvent d'une déficience en niacine.

farine de maïs

CONSERVATION

Consommer le maïs sans délai, préférablement le jour de l'achat.

:: À l'air ambiant : placer la farine et la semoule de maïs dans un endroit frais et sec, dans des contenants hermétiques.

:: Au réfrigérateur : pour une consommation ultérieure. Ne pas enlever les pelures. S'il est pelé, le conserver dans un sac de plastique. La semoule et la farine de grains entiers se conservent dans des contenants hermétiques.

:: Au congélateur : 1 an, blanchir 7 à 11 min selon la grosseur ; 3 mois, blanchir 4 min et égrainer. La semoule et la farine de grains entiers se conservent entre 1 et 2 ans.

Le maïs frais se met en conserve.

UTILISATION

Le maïs se consomme cuit ou tel quel sur l'épi, on l'égrène ou on le transforme en maïs lessivé.

L'**épi de maïs** est souvent assaisonné de beurre et de sel.

Les **grains de maïs** peuvent être retirés de l'épi avant ou après la cuisson. On utilise les grains de maïs crus dans les soupes, macédoines, ragoûts et relishs. Les grains cuits sont utilisés en accompagnement ou on les ajoute aux salades. Les **gros gruaux de maïs** (« hominy ») proviennent d'une variété dure de maïs (maïs « dent » ou maïs « flint »). Il ressemble à du maïs à éclater avec une texture plus molle. Souvent disponible en conserve, ce maïs est aussi séché ou cuit. On l'incorpore aux soupes et ragoûts qui mijotent longuement.

La farine masa harina moulue à partir de ces grains sert à confectionner les tortillas.

Ces grains séchés sont transformés en **maïs concassé et bouilli** (« hominy grits ») ; ils s'incorporent à certains plats cuisinés, mais se consomment le plus souvent chauds comme céréales. Aux États-Unis, on les cuit en bouillie et ils accompagnent les œufs et le bacon.

La **fécule de maïs** est obtenue par l'extraction de l'amidon de l'endosperme. Elle a des propriétés gélifiantes et est utilisée comme la farine de blé ou pour épaissir les aliments. Avant d'ajouter la fécule de maïs à un mélange chaud, la délayer dans un liquide froid afin d'éviter qu'elle forme des grumeaux.

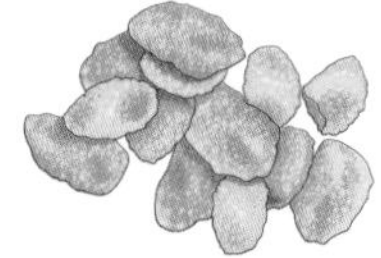

flocons de maïs

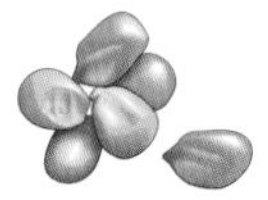

grains séchés

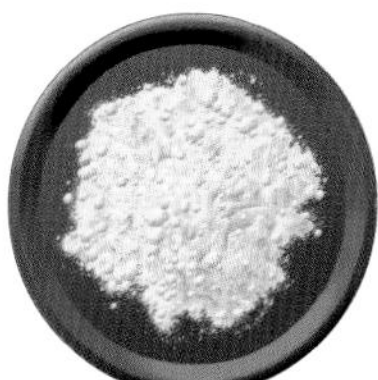

semoule de maïs

La cuire au moins 1 min. L'industrie alimentaire se sert de cette fécule pour épaissir sauces, desserts, pâtisseries, vinaigrettes, crème aigre, beurre d'arachide, confiserie, aliments pour nourrissons, charcuteries, etc. La fécule peut être traitée afin d'en contrôler l'action. Elle est appelée « amidon modifié ».

La **semoule de maïs** (« cornmeal ») est obtenue par la mouture en granules plus ou moins fins des grains de maïs dégermés et séchés. Elle donne une consistance légèrement croquante aux biscuits, muffins, gâteaux, pains. On la cuit en bouillie pour faire la polenta ; on l'ajoute aux soupes et sauces qu'elle épaissit, on en fait des tamales, sorte de chausson farci de viande, des tortillas et des croustilles. Elle se travaille plutôt mal et donne souvent un produit friable.

La **farine de maïs** résulte de la mouture la plus fine du grain de maïs séché dont le germe est souvent enlevé. On l'incorpore aux crêpes, gâteaux, muffins et pains. Comme elle est déficiente en gluten, on doit la combiner à de la farine de blé pour obtenir des aliments qui lèvent (gâteaux, muffins, pains).

Le **germe de maïs** est l'embryon ; il renferme plusieurs éléments nutritifs et 46 % des calories proviennent des matières grasses qu'il contient. Le germe est presque toujours retiré des grains afin que les produits extraits du maïs se conservent plus longtemps. Le germe de maïs a une texture croustillante et une saveur qui rappelle la noisette. On l'utilise tel quel avec du lait comme une céréale froide ou on le met dans les aliments qu'il enrichit (salades, légumineuses, plats mijotés). Très périssable, il est souvent vendu dans un emballage scellé hermétiquement que l'on range au réfrigérateur ou au congélateur une fois qu'il a été entamé.

L'**huile de maïs** est de couleur or foncé lorsqu'elle n'est pas raffinée et ambre pâle lorsqu'elle est raffinée. Elle contient des acides gras polyinsaturés (58,7 %), des acides gras monoinsaturés (24,2 %) et des acides gras saturés (12,7 %) (voir *Corps gras*, p. 581).

Les **flocons de maïs** sont prêts à consommer.

Le maïs entre dans la fabrication de bière, de bourbon (whisky), de gin et de chicha (boisson fermentée au maïs germé des Amérindiens d'Amérique du Sud).

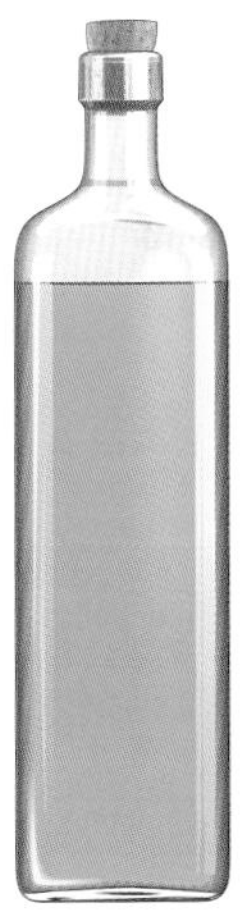

huile de maïs

Maïs à éclater

Zea mays var. *everta*, Graminées

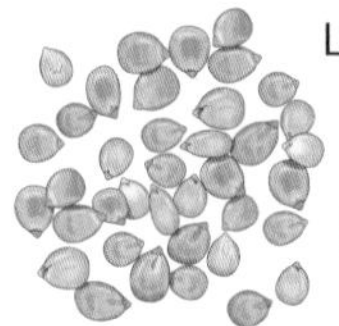
maïs à éclater

Le maïs à éclater est produit par une variété de maïs dont l'épi et les grains sont petits et durs. Quand il est chauffé à haute température, l'humidité contenue dans l'endosperme du grain se transforme en vapeur créant une grande pression. Celle-ci fait éclater l'enveloppe extérieure, exposant l'intérieur du grain qui est alors gonflé et croustillant (maïs soufflé ou « popcorn »). Les variétés sont classées selon leur forme. Les grains, généralement blancs ou jaunes, peuvent être rouges ou bruns, mais ils deviennent tous blancs ou jaunes lorsqu'ils éclatent.

maïs soufflé

ACHAT

Acheter le maïs à éclater dans des magasins où l'écoulement de la marchandise est rapide.

PRÉPARATION

Le maïs soufflé se prépare dans un récipient hermétique. On peut ajouter une petite quantité d'huile et de sel une fois la cuisson terminée.

UTILISATION

Le maïs soufflé se consomme nature ou enrobé de beurre, assaisonné ou non de sel ou d'épices. On l'enrobe aussi de sucre caramélisé.

CONSERVATION

:: À l'air ambiant : placer le maïs à éclater dans un contenant hermétique (les grains doivent garder leur humidité, sinon ils n'éclateront pas).

CUISSON

Cuire le maïs à intensité moyenne, en secouant souvent le récipient. Lorsque tous les grains ont éclaté, retirer rapidement le maïs soufflé afin qu'il ne brûle pas.
Les sachets de maïs à éclater déjà préparé pour le micro-ondes sont beaucoup plus coûteux. On peut faire éclater les grains à l'aide d'un appareil conçu à cette fin.

VALEUR NUTRITIVE

	soufflé, huile et sel	*soufflé, sucré*	*soufflé, nature*
eau	3,1 %	4,0 %	4,0 %
protéines	1,8 g	4,6 g	2,8 g
matières grasses	4,2 g	2,6 g	1,0 g
glucides	11,2 g	63,2 g	16,8 g
fibres	1,6 g	4,4 g	1,8 g
	par 20 g (500 ml)	*par 74 g (500 ml)*	*par 22 g (500 ml)*

CONTIENT : magnésium, zinc, cuivre, thiamine, phosphore et potassium.
Le maïs est une source de fibres.

Le maïs soufflé enrobé de sucre ou de beurre est beaucoup plus calorifique que le maïs nature.

Pain

Aliment fait essentiellement de farine, d'eau et de sel, pétri, fermenté, façonné ou moulé, et cuit au four. Le pain peut contenir un ferment qui le fait gonfler (levain ou levure) ou il peut en être dépourvu : c'est alors un **pain non levé** (le « pita » au Moyen-Orient ou le « chapati » en Inde, etc.).
Le **levain** est une portion de pâte fermentée non cuite prélevée d'une préparation précédente. Il est constitué de levures et de bactéries. Pour le préparer, on dissout 7 g de levure sèche dans 600 ml d'eau tiède avec 1 c. à soupe de sucre. On ajoute 500 ml d'eau chaude et environ 250 g de farine blanche. On couvre d'un linge la pâte obtenue et on laisse fermenter de 3 à 5 jours à l'abri des courants d'air. Le levain est acide, ce qui empêche le développement de bactéries pathogènes. Il doit être utilisé en moins d'une semaine et il est nécessaire de lui ajouter farine et eau tiède si on veut allonger la conservation. Dans une recette, 125 ml de levain remplacent 7 g de levure sèche. De nos jours, le levain a été remplacé par la **levure de boulanger** (nommée « levure de bière »), plus facile à utiliser et agissant plus rapidement et plus uniformément.
La **levure** est constituée de champignons microscopiques ; comme le levain, c'est une culture vivante. La levure se nourrit de sucre (sucre ajouté à la pâte ou l'amidon de la farine). Elle convertit ce sucre en gaz carbonique et en alcool, qui demeurent emprisonnés dans le gluten. Le gluten possède la propriété de retenir le gaz produit par la fermentation de la pâte, ce qui la fait lever. À la cuisson, l'alcool s'évapore, et les bulles de gaz emprisonnées dans la pâte forment des alvéoles ; ce gaz sera délogé par l'air ambiant lorsque le pain refroidira. Le levain transforme aussi l'amidon, mais parce qu'il contient des bactéries lactiques en plus grand nombre, la formation d'alcool est réduite.

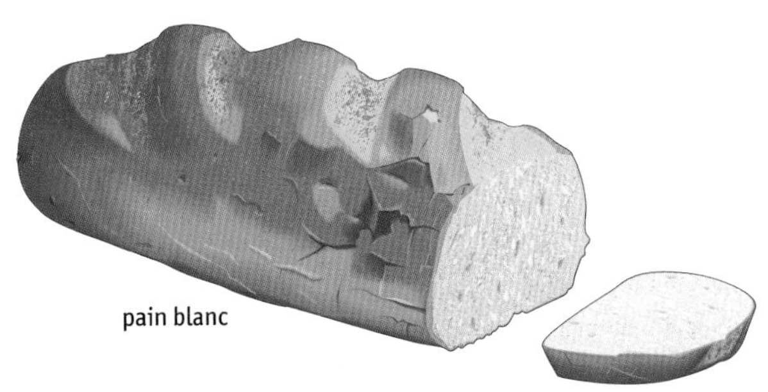

pain blanc

Pain

Le pain au levain lève moins que le pain à la levure, sa mie est faite d'alvéoles irrégulières et plus petites, son goût est légèrement aigrelet et plus savoureux, il est plus digestible et se conserve mieux.

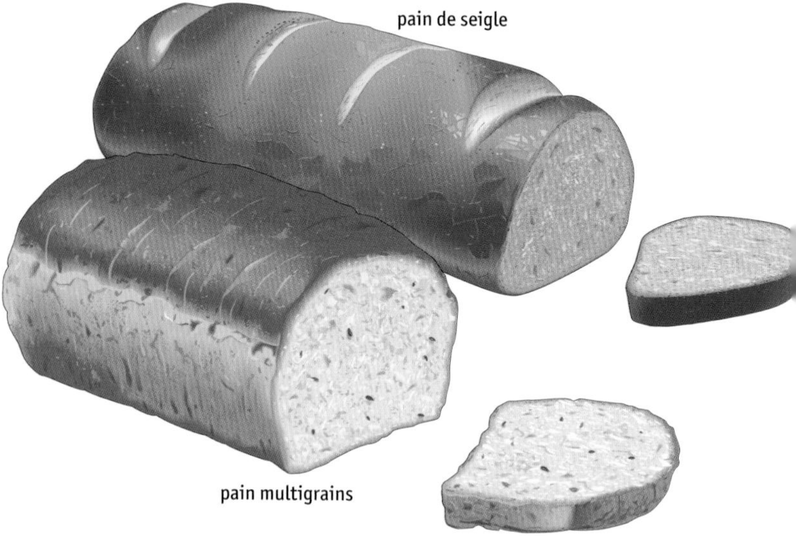

pain de seigle

pain multigrains

ACHAT

:: Choisir : un pain à la croûte ferme, dorée, et plutôt épaisse, et une mie moelleuse.

CONSERVATION

:: À l'air ambiant : 5 à 7 jours maximum, en tranches, dans un sac de plastique.
:: Au réfrigérateur : non tranché, quelques jours. S'il est entamé, poser la face coupée à plat contre du bois ou du marbre.
:: Au congélateur : environ 2 mois.

VALEUR NUTRITIVE

	pain blanc enrichi (28 g/ tranche)	*pain de blé concassé (25 g/ tranche)*	*pain complet (28 g/ tranche)*	*pain de seigle foncé (32 g/tranche)*	*pain de seigle pâle (25 g/tranche)*
eau	35,8 %	34,9 %	36,4 %	34 %	35,5 %
protéines	2,4 g	2,2 g	2,5 g	2,9 g	2,3 g
glucides	14,1 g	13,0 g	13,8 g	17,0 g	13,0 g
matières grasses	0,9 g	0,6 g	0,7 g	0,4 g	0,3 g
fibres	0,5 g	1,0 g	1,6 g	1,7 g	0,7 g
calories	75	66	67	79	61

La teneur en protéines, en glucides, en matières grasses et en calories est relativement semblable entre les différentes variétés de pain, comme le montre le tableau. Cependant, la teneur en vitamines, en minéraux et en fibres est très différente d'un pain à l'autre.

PAIN BLANC (ENRICHI)

BONNE SOURCE : thiamine, niacine, fer et acide folique.

CONTIENT : riboflavine, phosphore, potassium, calcium et acide pantothénique.

PAIN DE BLÉ ENTIER

CONTIENT : acide folique, phosphore, thiamine, fer, potassium et niacine.

PAIN DE SEIGLE FONCÉ

CONTIENT : potassium, phosphore, magnésium, fer, thiamine, cuivre et zinc.

Les pains complets, de blé concassé et de seigle foncé constituent des pains très nutritifs. On trouve aussi des pains de riz, de maïs ou d'avoine. On peut les consommer agrémentés de cumin ou de pavot, ou salés comme les bretzels qu'affectionnent les Allemands. En France, on consomme le pain bis, fabriqué avec de la farine entière de couleur bise, le pain blanc fait de farine raffinée et le pain noir, un mélange de seigle et de froment. La consommation quotidienne de pain permet d'obtenir des glucides complexes, des fibres, des vitamines du complexe B et des minéraux comme le fer et le zinc, difficiles à trouver dans d'autres aliments.

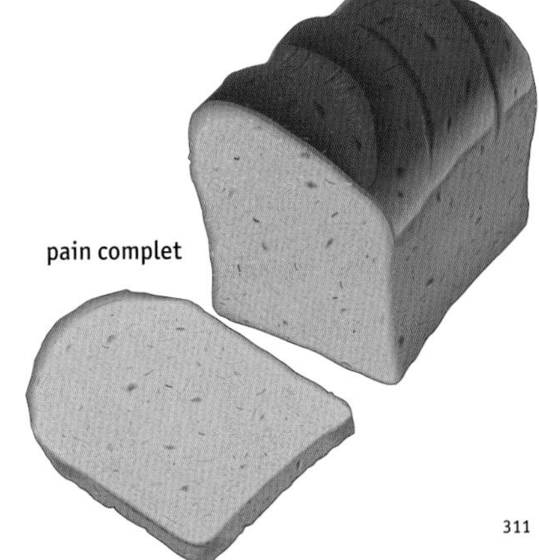

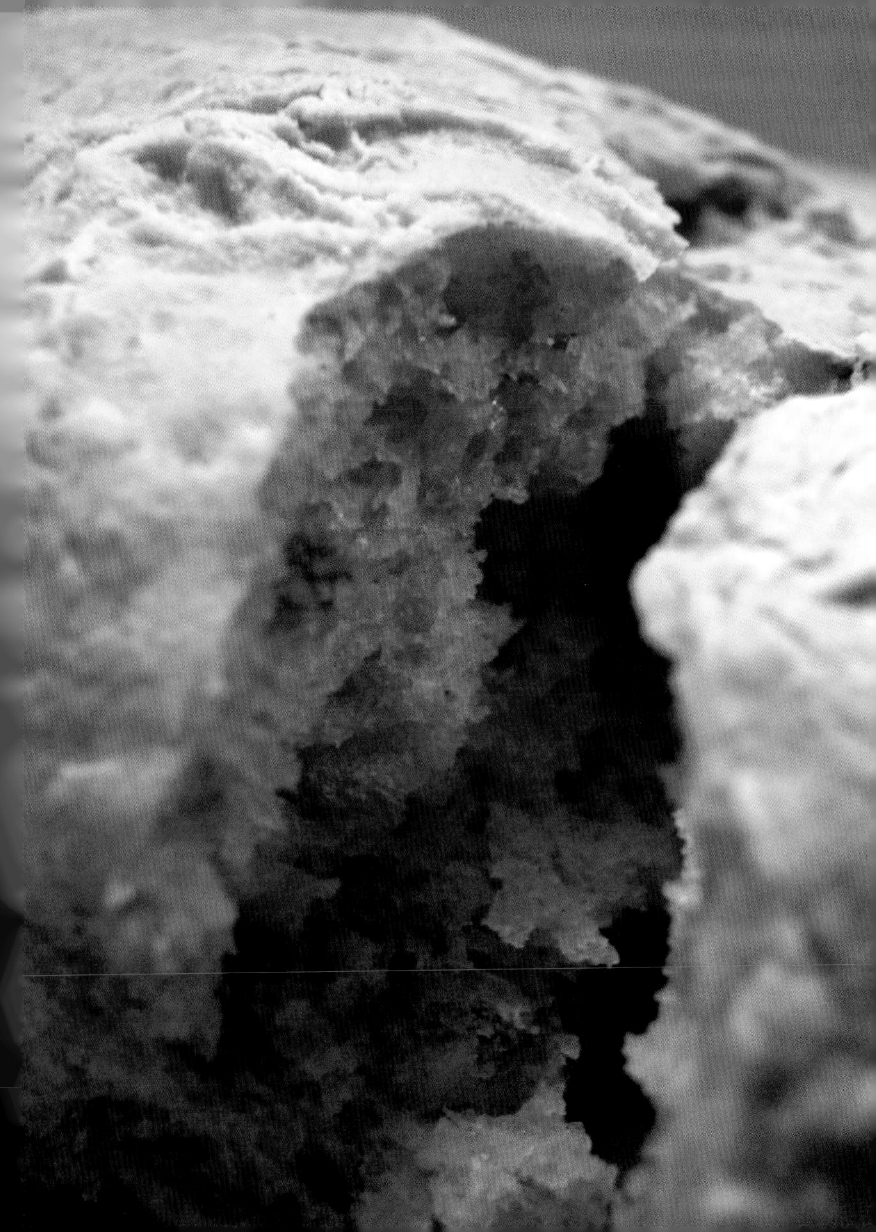

PRÉPARATION

Il est préférable de ne tailler le pain qu'au moment de l'utiliser pour en retarder le dessèchement et lui conserver toute sa saveur.

Lorsque le pain est rassis, le mettre au four (60 °C) une dizaine de minutes afin de lui redonner une certaine fraîcheur.

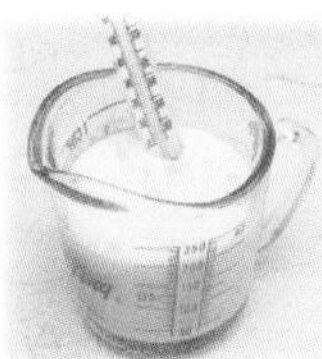

1 Délayer 8 g de levure dans 500 ml d'eau tiède et 1 c. à thé de sucre.

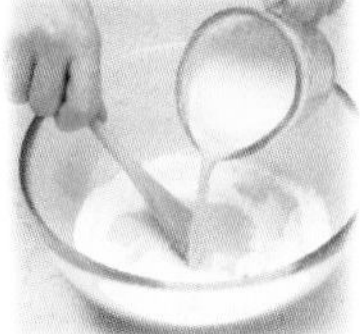

2 Verser la levure et l'eau dans un mélange de farine (875 ml), sucre (2 c. à thé) et sel (1 c. à thé). Ajouter 30 ml d'huile.

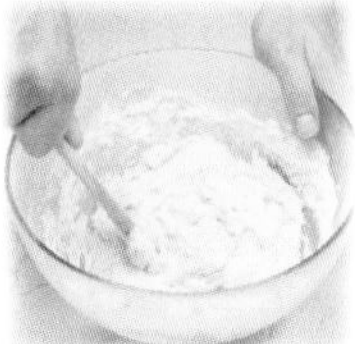

3 Mélanger jusqu'à ce que la pâte forme une masse grossière. Si la pâte est trop sèche, ajouter un peu d'eau.

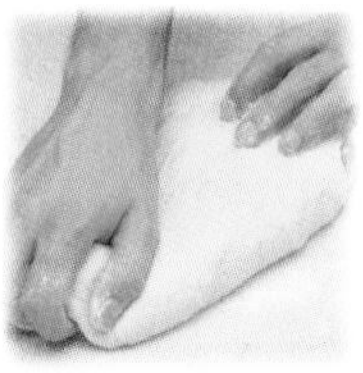

4 Sur le plan de travail, pétrir la pâte d'un geste régulier, jusqu'à ce qu'elle ne colle plus.

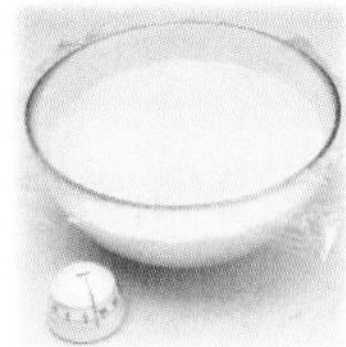

5 Laisser lever la pâte couverte d'un film alimentaire dans un endroit chaud, jusqu'à ce qu'elle ait doublé de volume (1 h 30-2 h 30).

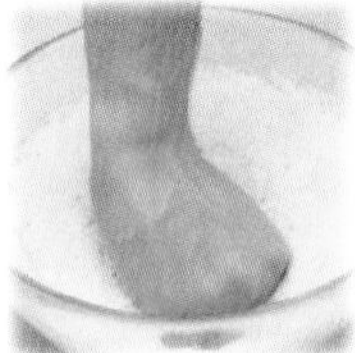

6 Écraser la pâte afin de chasser le gaz qu'elle contient, et la remettre sur le plan de travail.

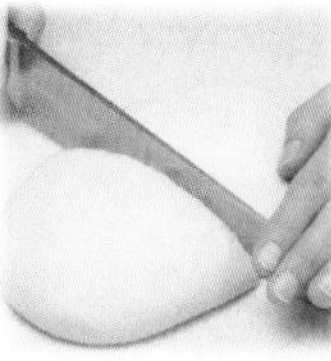

7 Diviser la pâte en prenant soin de recouvrir le reste d'un linge humide pour ne pas qu'elle sèche.

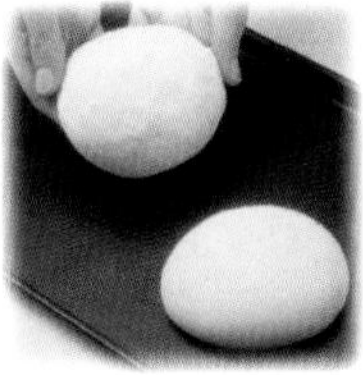

8 Former des boules arrondies et les déposer sur une plaque de cuisson. Couvrir d'un linge, laisser monter à nouveau de 30 à 50 min, puis enfourner.

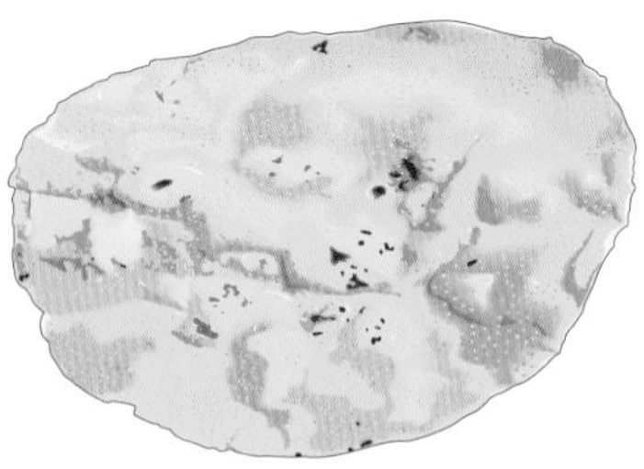

chapati

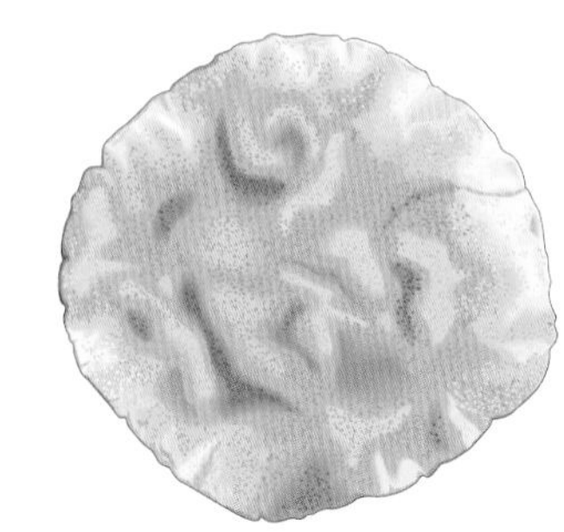

pita

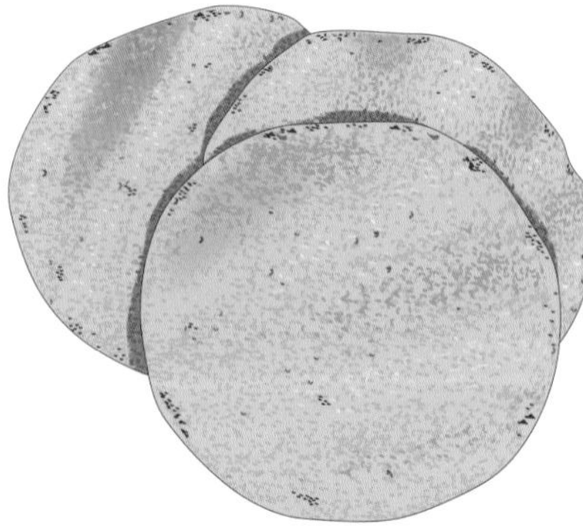

tortillas

UTILISATION

L'utilisation du pain est très variée. Il est présent sur la table de l'entrée au dessert, il constitue l'accompagnement de tous les repas. Indispensable aux sandwichs, canapés, toasts et croûtons, le pain est intégré à certaines soupes (soupe gratinée, gaspacho, soupe à l'ail) et est inséparable de la fondue savoyarde. Il est très populaire le matin, grillé ou non. On cuisine le pain en charlotte ou en pudding (nommé « pain perdu » en Europe). Quand il est rassis, on le déshydrate pour en faire des biscottes et de la chapelure. On l'utilise dans les farces et les panades. Il est préférable de ne pas consommer le pain immédiatement lorsqu'il sort du four car il se digère plus difficilement. Attendre au lendemain, s'il s'agit d'un gros pain de campagne au levain, ou qu'il soit légèrement rassis, dans le cas du pain de seigle. Le grillage du pain fait diminuer sa valeur nutritive. Plus il est grillé, plus la perte est élevée.

Farine

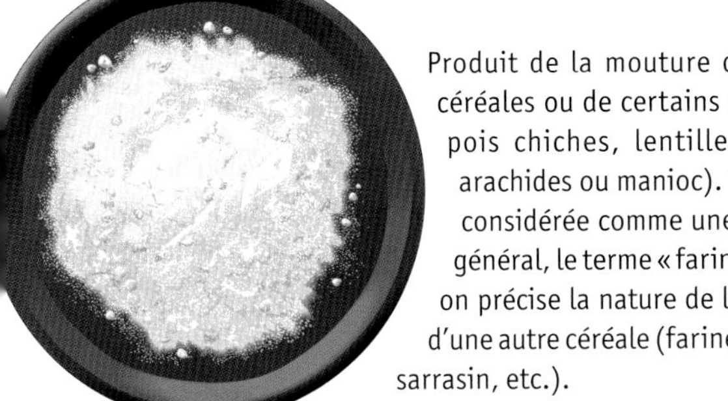

farine tout usage

Produit de la mouture d'une ou de plusieurs céréales ou de certains végétaux (châtaignes, pois chiches, lentilles, pommes de terre, arachides ou manioc). Toute céréale peut être considérée comme une farine potentielle. En général, le terme « farine » est associé au blé et on précise la nature de la farine lorsqu'il s'agit d'une autre céréale (farine d'avoine, de seigle, de sarrasin, etc.).

Les grains de blé sont nettoyés, finement broyés, pulvérisés et tamisés pour être débarrassés du son (couches extérieures) afin d'obtenir une farine plus fine. Le germe est retiré pour une meilleure conservation. C'est l'endosperme, ou « albumen farineux », qui sera transformé en farine.

Un blé tendre contient peu de gluten ; la farine de blé tendre sera tout indiquée pour la confection de gâteaux. Le blé dur contient une proportion plus grande de gluten ; c'est pourquoi la farine de blé dur sert à la confection de pains.

Afin de compenser la perte d'éléments nutritifs survenue lors de la mouture (si l'on a débarrassé les grains du son et du germe), on procède à l'enrichissement de la farine en lui ajoutant diverses vitamines (thiamine, riboflavine, niacine) et minéraux (fer) (obligatoire au Canada et aux États-Unis pour la farine blanche).

La **farine de blé entier** est le produit de la mouture du grain entier (l'endosperme, le germe et le son du grain), ce qui lui confère un léger goût de noisette. Il est important de lire attentivement l'étiquette et de rechercher les mots « blé entier » si l'on désire un produit de blé entier. Cette farine peut remplacer la farine blanche dans la plupart des recettes, mais il faut quelquefois en augmenter légèrement la quantité. La préparation obtenue sera plus nourrissante, la couleur sera plus foncée, la saveur plus prononcée et le volume moindre. Pour obtenir des produits légers, tamiser la farine à quelques reprises avant de l'utiliser, en prenant soin de remettre dans la farine le son recueilli par le tamis.

La **farine graham** contient habituellement des flocons de son moulus plus ou moins finement, et le germe est généralement enlevé. Cette farine est utilisée seule ou combinée avec d'autres.

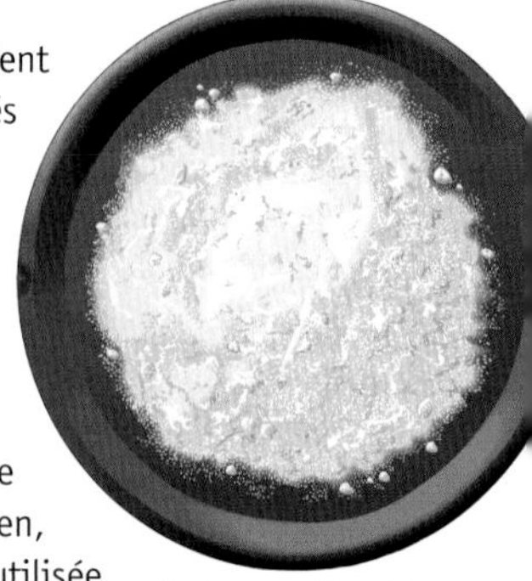
farine non blanchie

La **farine tout usage** ou « farine ménagère » provient de la mouture et du mélange de diverses variétés de blé dur et de blé tendre. Elle a une utilisation variée tant pour faire le pain que la pâtisserie.
La **farine à gâteau** est une farine blanche faite exclusivement de blé tendre moulu très finement. Elle est très douce au toucher. Elle provient pratiquement toujours des dernières moutures, elle est donc très raffinée. Possédant un pourcentage plus élevé en amidon et étant moins riche en gluten, elle donne des gâteaux très légers et ne peut être utilisée pour fabriquer des pains à la levure. Elle peut remplacer la farine tout usage ; 250 ml de farine tout usage peuvent être remplacés par environ 300 ml de farine à gâteau.
La **farine à pâtisserie** provient essentiellement de blés tendres, parfois de blés durs. De faible teneur en gluten, elle est finement moulue mais sans atteindre la finesse de la farine à gâteau. Elle sert à confectionner pâtisseries, biscuits, gâteaux, etc.
La **farine levante** est de la farine tout usage à laquelle on a ajouté du sel et des agents levants. Ces additifs alimentaires augmentent le contenu en sodium. La farine levante vise à faire gagner du temps car selon la recette choisie, elle élimine ou réduit l'ajout de levure chimique ou de bicarbonate de sodium et de sel ; 250 ml de farine levante (125 g) contiennent 7 ml de levure chimique et 2 ml de sel. La farine levante n'est pas recommandée pour les pains à levure.
La **farine non blanchie** est une farine qui n'est pas blanchie artificiellement. L'oxydation de la farine rend le gluten plus fort ou plus élastique et entraîne de meilleurs résultats à la cuisson. De plus, certains agents de blanchiment contiennent du calcium ou du phosphore et peuvent donc augmenter quelque peu la valeur nutritive de la farine. La farine non blanchie possède un goût plus naturel car elle ne contient pas d'additifs alimentaires. La présence d'agents de blanchiment donne un produit plus léger, au volume plus gros, au grain plus fin et de couleur moins foncée car il est possible d'utiliser plus de gras et de sucre.

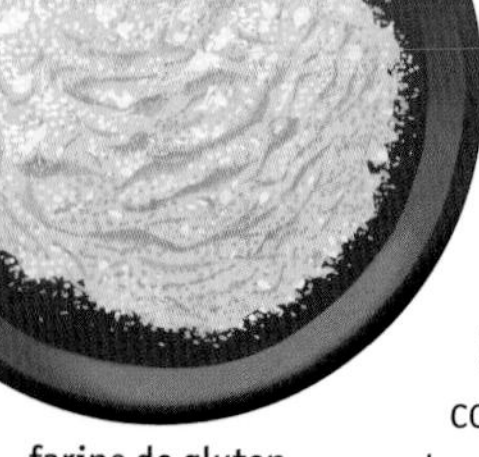
farine de gluten

La **farine de gluten** est une farine de blé à grains entiers, débarrassée de son amidon et contenant un taux élevé de gluten. Pour obtenir cette farine, on lave la farine de blé dur à haute teneur protéinique pour lui enlever son amidon, on l'assèche, puis on la moud à nouveau. La farine de gluten est habituellement composée de 45 % de gluten et de 55 % de farine blanche. Elle peut être utilisée avec de la farine de blé à grains entiers ou avec de la farine à faible teneur en gluten (seigle, orge, avoine).

La **farine de boulangerie** ou « farine à pain » provient d'un mélange de blés durs. Elle est légèrement granuleuse et sa teneur très élevée en protéines (gluten) ne convient pas pour l'usage domestique ; on ne l'utilise qu'en boulangerie.

farine de blé entier

ACHAT

:: Choisir : une farine dans des magasins ou l'écoulement des stocks est rapide afin de s'assurer un maximum de fraîcheur. La véritable farine de blé à grains entiers se trouve généralement dans les magasins d'alimentation naturelle. Bien lire les étiquettes car toutes les farines n'ont pas la même valeur nutritive.

CONSERVATION

:: À l'air ambiant : placer la farine raffinée dans un endroit frais et sec, à l'abri de la lumière, des insectes et des rongeurs.
:: Au réfrigérateur : la farine de blé entier, moulue sur pierre ou non.
:: Au congélateur : la farine de blé entier. À la décongélation, la mettre dans un sac de papier.

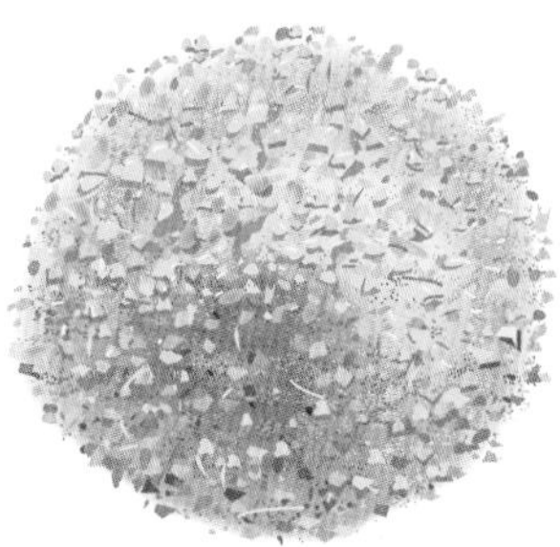

farine de son

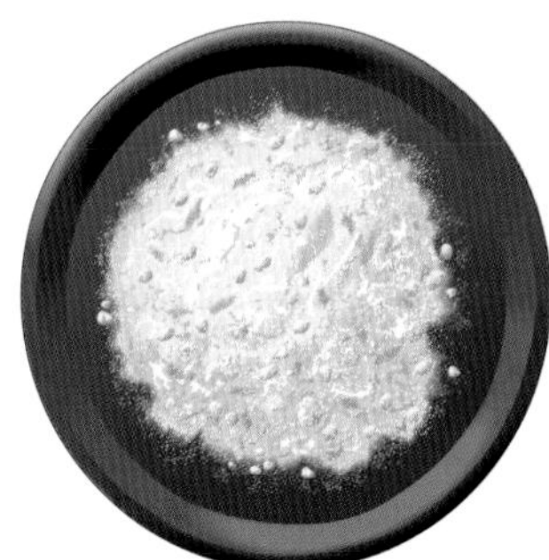

farine à gâteau

UTILISATION

On se sert de la farine en boulangerie, en pâtisserie et en cuisine pour préparer crêpes, gaufres, brioches, beignets, tartes, puddings, muffins, biscuits et tempura. Par son action épaississante, la farine donne de la consistance aux fondues au fromage, sauces, soupes, sirops et crèmes pâtissières. Elle sert aussi à la fabrication de pâte à modeler ou de colle artisanale.

VALEUR NUTRITIVE

	farine de blé entier	*farine blanche enrichie*
eau	10,3 %	11,9 %
protéines	13,7 g	10,3 g
matières grasses	1,9 g	1 g
glucides	72,6 g	76,3 g
fibres	12,6 g	3,1 g
calories	339	364
		par 100 g

La valeur nutritive de la farine varie en fonction de la céréale utilisée, du degré de maturation de la farine et surtout du taux d'extraction. Ce dernier indique la portion du germe et du son présente après la mouture du grain ; un taux de 100 % désigne une farine complète. Plus le chiffre est bas, plus le grain a perdu de ses éléments nutritifs.

FARINE DE BLÉ ENTIER

EXCELLENTE SOURCE : magnésium, niacine, thiamine, potassium, zinc, phosphore et fer.

BONNE SOURCE : acide folique, vitamine B_6 et cuivre.

CONTIENT : acide pantothénique et riboflavine.

FARINE BLANCHE TOUT USAGE

EXCELLENTE SOURCE : thiamine, niacine et fer.

BONNE SOURCE : riboflavine.

CONTIENT : acide folique, phosphore, potassium, magnésium, zinc, cuivre et acide pantothénique.

FARINE DE GLUTEN

EXCELLENTE SOURCE : niacine.

CONTIENT : phosphore, acide folique et potassium.

Pâtes alimentaires

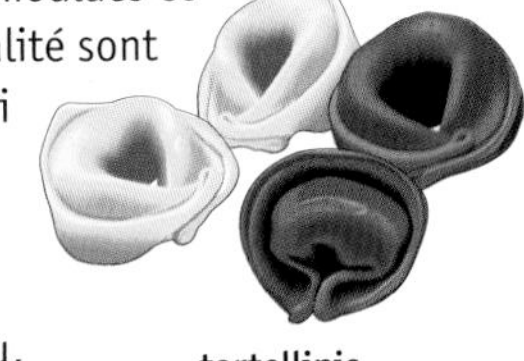

tortellinis

Produits fabriqués essentiellement à partir de céréales moulues et d'eau. En Occident, les pâtes alimentaires de bonne qualité sont préparées avec une variété de blé dur, le blé durum, qui a une haute teneur en protéines (donc en gluten) et qui est pauvre en amidon. Elles peuvent aussi être fabriquées à partir de farine de blé mou, d'un mélange de blé dur et de blé mou, de farine de sarrasin, de farine de riz ou, plus rarement, de farine de maïs. On peut leur ajouter une petite quantité de farine de soya ou de haricots mungo, des légumes (épinards, tomates, betteraves, carottes), du gluten, du lactosérum, des œufs, des arômes, des fines herbes, des épices et des colorants. Certaines pâtes peuvent être colorées par addition d'un colorant et non d'une purée de légumes. Les pâtes dites « aux œufs » sont fabriquées à partir de farine de blé mou. Dans certains pays, dont le Canada, on enrichit les pâtes de vitamines du complexe B (thiamine, riboflavine et niacine) et parfois de fer. On retrouve également des pâtes enrichies de protéines ou de fibres.

pennes (plumes)

raviolis

Pour fabriquer les pâtes, on mélange la semoule à de l'eau puis on pétrit pour former une pâte. Cette pâte est roulée en minces feuilles ou extrudée sous pression pour créer différentes formes. Les feuilles de pâtes seront coupées selon la forme désirée. Les pâtes formées sont prêtes pour la mise en vente (pâtes fraîches) ou pour le séchage.

farfalles

Le choix d'une forme de pâtes est une question de goût et dépend de l'usage projeté. Les pâtes fines sont surtout utilisées pour les soupes et les potages. Les pâtes courbées, tordues ou en forme de tubes sont parfaites pour les sauces. Les pâtes rayées sont idéales pour les sauces à base de viande tandis que les pâtes lisses le sont pour les sauces à la crème ou au fromage.

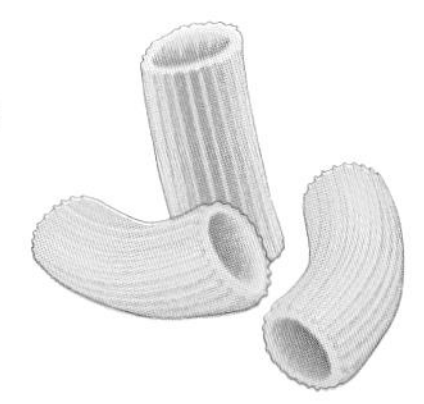

rigatonis

ACHAT

:: **Choisir :** des pâtes intactes, à l'aspect lisse et régulier, de couleur uniforme, soit ivoire tirant sur le jaune. Les pâtes fraîches devraient dégager une bonne odeur.

UTILISATION

Les pâtes alimentaires accompagnent viandes, volailles et fruits de mer. En Asie, on aime les rôtir. Généralement les apprêts incorporés aux pâtes sont à base de tomate additionnée de viande hachée, de fruits de mer, de fromage, de volaille, de légumes ou de jambon. Les pâtes peuvent être farcies de viande hachée, d'épinards, de fromages, de fines herbes ou de champignons. Si l'on désire diminuer l'ingestion de calories :

- on peut remplacer les sauces à base de crème par des sauces à base de légumes ou de fines herbes ;
- remplacer la crème par du lait écrémé ;
- se servir de fromages maigres (cottage, ricotta) et diminuer l'utilisation des fromages gras (pour gratiner) ;
- diminuer la quantité de viande incorporée dans les sauces et choisir de la volaille ;
- remplacer le beurre par de l'huile d'olive (voir *Huile,* p. 587).

CONSERVATION

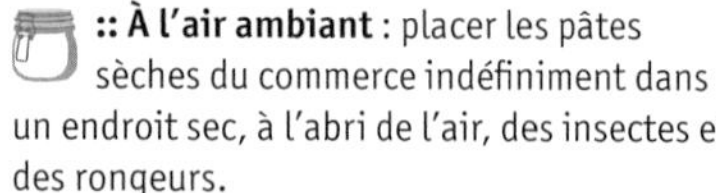

:: **À l'air ambiant :** placer les pâtes sèches du commerce indéfiniment dans un endroit sec, à l'abri de l'air, des insectes et des rongeurs.

:: **Au réfrigérateur :** les pâtes fraîches couvertes,1 ou 2 jours ; les pâtes cuites, 3 à 5 jours ; les pâtes fraîches aux œufs et les pâtes farcies, 1 jour.

:: **Au congélateur :** 2 mois. Les pâtes fraîches et les pâtes cuites, les pâtes fraîches aux œufs et les pâtes farcies.

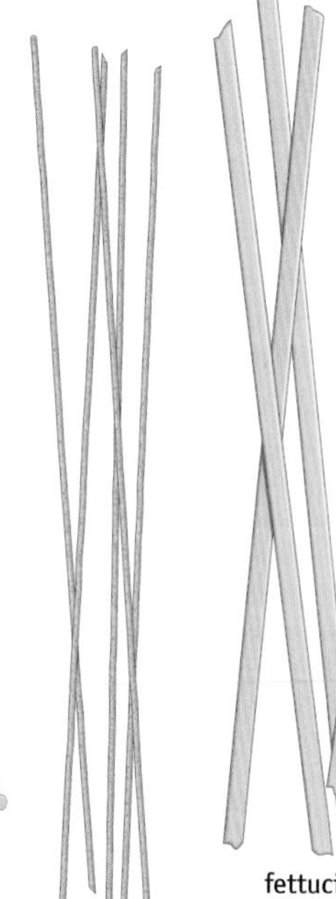

fusillis

fettucines

rotinis

spaghettis de blé entier

VALEUR NUTRITIVE

	pâtes de blé dur cuites	*spaghettis de blé entier cuits*	*nouilles aux œufs cuites*
eau	63,6 %	67,2 %	68,7 %
protéines	4,8 g	5,3 g	4,8 g
matières grasses	0,7 g	0,5 g	1,5 g
glucides	28,3 g	26,5 g	24,8 g
fibres	0,1 g	0,1 g	2,2 g
calories	141	124	133
			par 100 g

Malgré leur réputation d'être calorifiques, ce ne sont pas les pâtes elles-mêmes qui le sont, mais plutôt ce qu'on leur ajoute (beurre, crème et fromage). La valeur nutritive varie en fonction des ingrédients qui les composent (céréales entières, œufs, poudre de lait, légumes) et du degré de cuisson. Des pâtes très cuites contiennent légèrement moins de vitamines du complexe B que des pâtes fermes. Les pâtes sont de bonnes sources d'énergie et de protéines, et elles sont peu grasses. Les glucides, présents en quantité importante, sont surtout sous forme de glucides complexes (faciles à digérer et absorbés plus lentement par l'organisme). C'est pourquoi les pâtes sont recommandées aux personnes qui ont besoin d'énergie à long terme.

SPAGHETTIS DE BLÉ ENTIER CUITS

CONTIENNENT : magnésium, zinc, thiamine, niacine, phosphore, cuivre, fer et acide pantothénique.

NOUILLES AUX ŒUFS CUITES

CONTIENNENT : magnésium, zinc, phosphore, niacine et vitamine B_{12}.

spaghettis

spaghettinis

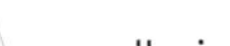
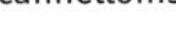

cannellonis

Pâtes alimentaires

PRÉPARATION

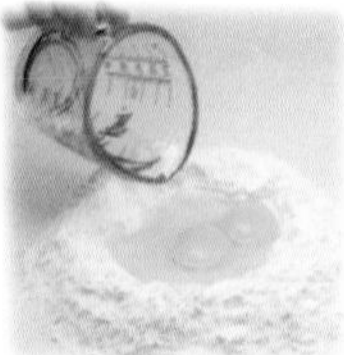

1 Façonner un cratère dans 180 ml de farine, et y mettre 2 œufs, 1 c. à table d'huile et 1 c. à thé de sel.

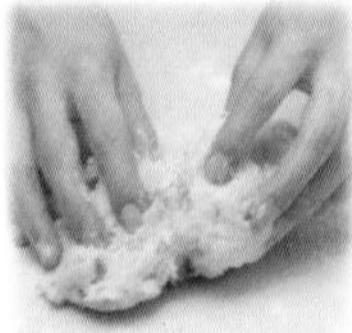

2 Incorporer la farine et façonner le tout ; au besoin, ajouter un peu d'eau afin de bien mélanger.

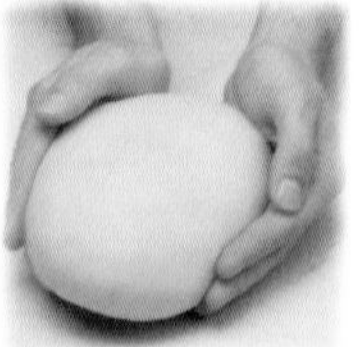

3 Former une boule de pâte élastique. Laisser reposer entre 30 min et 1 h.

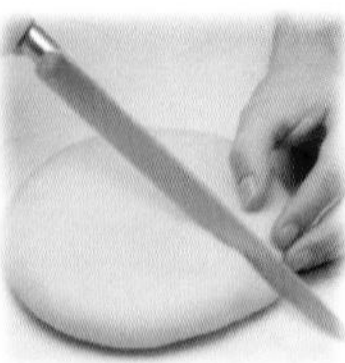

4 Fariner la surface de travail, puis abaisser légèrement la pâte au rouleau et la partager en 2 morceaux.

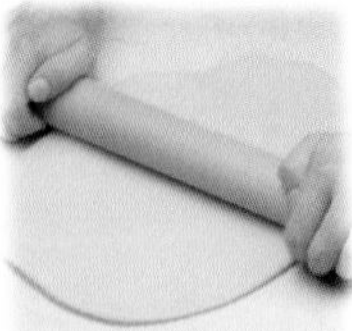

5 Abaisser la pâte en lui donnant la forme d'un cercle.

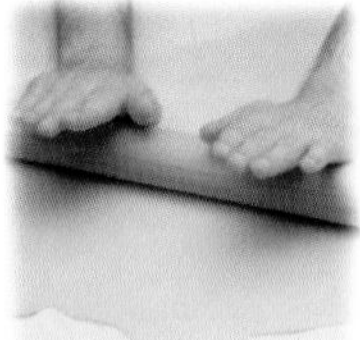

6 Réduire encore l'épaisseur pour obtenir une mince feuille de pâte.

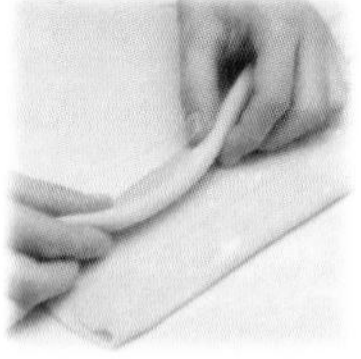

7 Saupoudrer la pâte de farine et rouler l'abaisse sur elle-même.

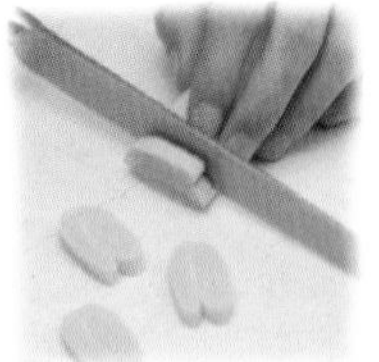

8 Découper des bandes d'environ 5 mm de large.

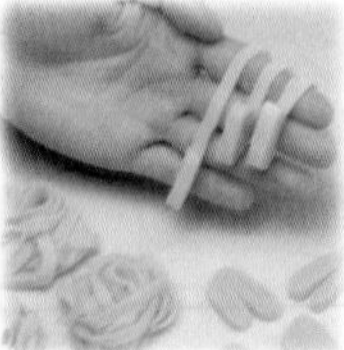

9 Dérouler les pâtes fraîches et les laisser sécher sur un linge avant de les cuire.

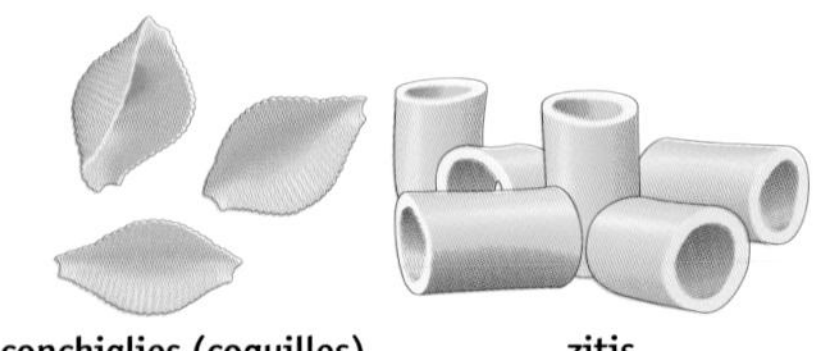

conchiglies (coquilles)

zitis

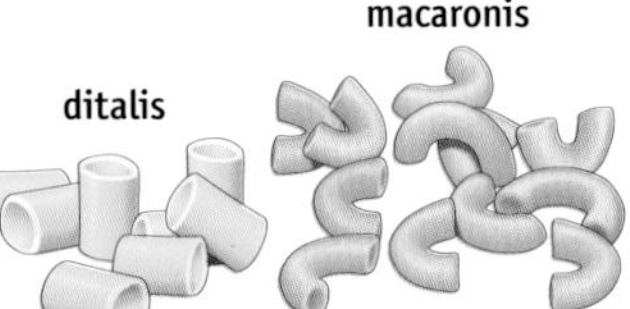

macaronis

gnocchis

ditalis

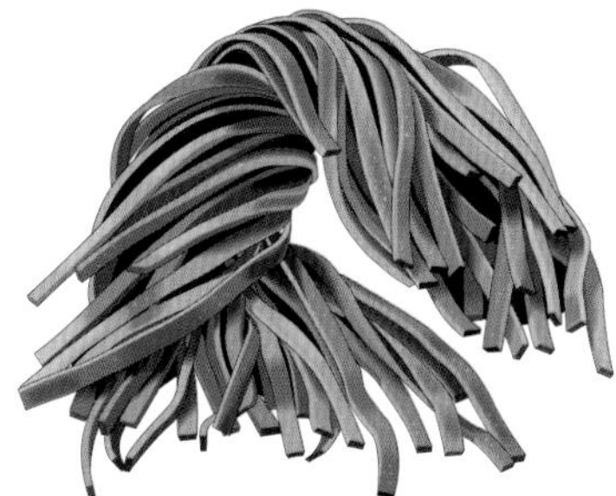

tagliatelles aux épinards

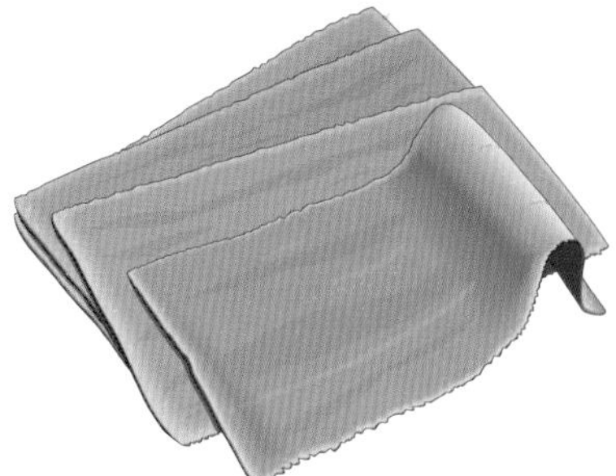

lasagnes aux épinards

CUISSON

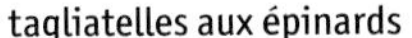

:: À l'eau : verser en pluie les petites pâtes, ou pousser les longues pâtes graduellement à mesure qu'elles ramollissent. Saisir les pâtes dans une eau à pleins bouillons permet d'obtenir une cuisson al dente à l'italienne (pâtes encore fermes sous la dent sans laisser d'impression de cru). L'eau de cuisson doit être salée (15 ml de sel pour 500 g de pâtes fraîches ou sèches). On peut y ajouter un peu d'huile pour éviter que les pâtes s'agglutinent et selon certains professionnels, cela préviendrait le débordement de l'eau. Les remuer délicatement à mesure qu'elles s'amollissent. On doit utiliser un récipient de grande dimension afin de pouvoir cuire les pâtes à gros bouillons (car les pâtes gonflent) et avoir une cuisson uniforme. Mettre 3 l d'eau pour 500 g de pâtes, et 1 l de plus par ajout de 250 g de pâtes fraîches ou sèches.
Le temps de cuisson est une question de goût mais aussi de quantité de pâtes, de leur dimension et de la dureté de l'eau. Pour atteindre la cuisson al dente, il est préférable de goûter les pâtes durant la cuisson afin de l'arrêter au bon moment.

Le temps de cuisson varie aussi selon la teneur en humidité des pâtes :

- les pâtes à base de farine de blé dur prennent plus de temps à cuire que les pâtes à base de farine de blé mou ;
- les pâtes fraîches cuisent plus rapidement que les pâtes déshydratées ;
- les pâtes qui subiront une deuxième cuisson ou qui seront congelées doivent cuire moins longtemps ;
- égoutter les pâtes dès que la cuisson est terminée ;
- une fois cuites, les pâtes ne doivent être rincées à l'eau froide que si elles sont riches en amidon (blé mou, par exemple) pour les empêcher de coller ou si on veut les refroidir immédiatement (pour en faire une salade) ou en arrêter la cuisson (pour la confection de plats cuisinés nécessitant une nouvelle cuisson).

Certaines pâtes peuvent être utilisées sans précuisson pour des plats cuisant au four (lasagnes, manicottis, cannellonis, etc.).
Il s'agit d'augmenter la quantité de liquide ou de sauce.

Nouilles asiatiques

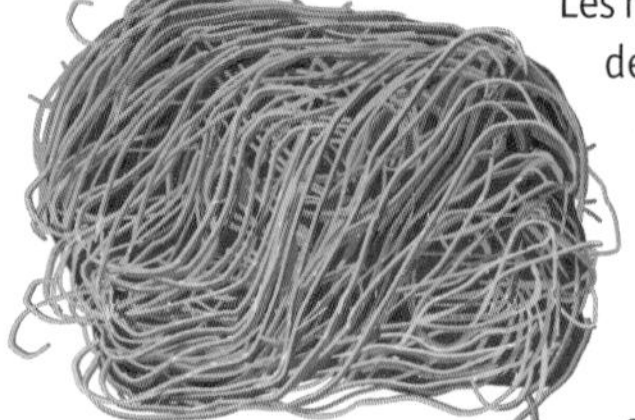
nouilles aux œufs fraîches

Les nouilles constituent une des composantes essentielles de la cuisine asiatique. On les regroupe habituellement selon les ingrédients qui les composent.

Les **nouilles de blé** chinoises sont jaunes ou blanches et sont habituellement faites de farine de blé, d'eau et de sel. On leur ajoute parfois des œufs ; ce sont les nouilles de blé aux œufs, disponibles fraîches ou séchées. On cuit les fraîches à pleine ébullition de 2 à 4 min en prenant soin de les démêler à la fourchette auparavant. On doit les décongeler avant la cuisson. Séchées, elles entrent dans la préparation du chow mein. Au Japon, on les nomme « somen » (nouilles minces) ou « udon » (nouilles épaisses).

Les **nouilles de riz** sont faites de farine de riz et d'eau et se présentent notamment en fines nouilles cassantes (vermicelles de riz) ou en larges rubans. On les utilise surtout frites ou dans les soupes. On doit les mettre à tremper une vingtaine de minutes dans de l'eau froide ou tiède avant de les cuire à l'eau bouillante ou au wok.

nouilles de riz (rubans)

Les **nouilles à base de farine de haricot mungo** sont transparentes et habituellement disponibles en paquet de 100 g. Elles doivent être mises à tremper dans de l'eau tiède ou chaude environ 10 min avant d'être ajoutées à une préparation, sauf à une soupe.

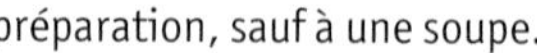

Les **nouilles de sarrasin et de blé**, que l'on nomme « soba » au Japon, sont disponibles fraîches ou séchées. On les cuit à pleine ébullition. Elles sont souvent servies froides avec une sauce soya ou incorporées aux soupes.

Les **pâtes won-ton** sont de très fines feuilles de pâte à base de blé, d'eau, d'œuf et de sel, qui seront farcies de viande, poisson, fruits de mer ou légumes. Elles sont disponibles fraîches ou congelées.

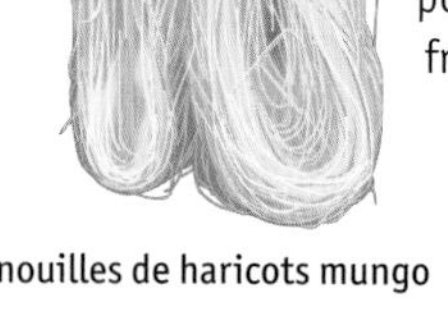
nouilles de haricots mungo

Nouilles asiatiques

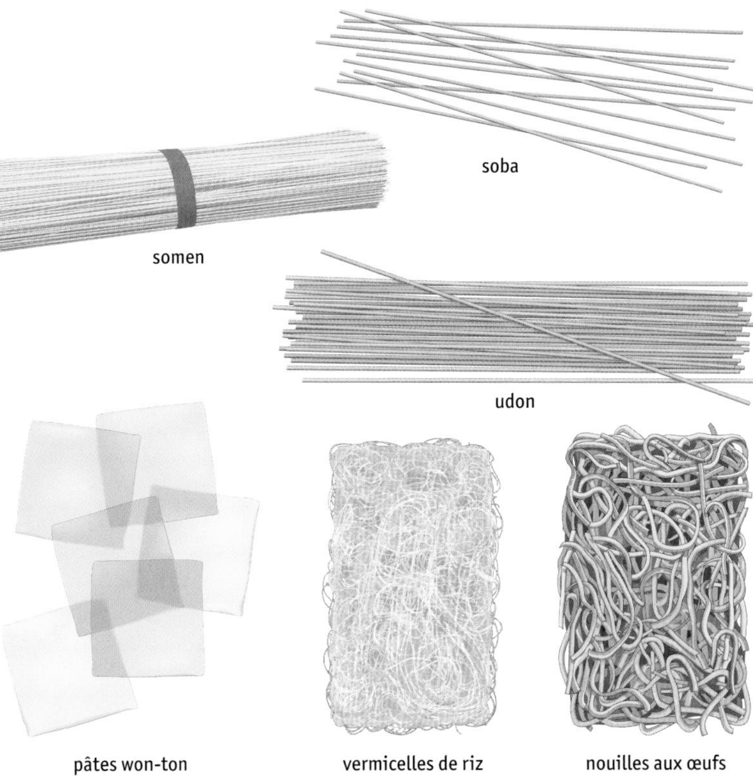

soba

somen

udon

pâtes won-ton

vermicelles de riz

nouilles aux œufs séchées

ACHAT

:: Choisir : des nouilles fraîches souples et non collantes, ni trop humides, ni cassantes.

CONSERVATION

:: À l'air ambiant : les nouilles séchées, indéfiniment, dans un endroit sombre, frais et sec.

:: Au réfrigérateur : les nouilles aux œufs fraîches, 3 à 4 jours.

:: Au congélateur : les nouilles aux œufs fraîches, 1 mois.

Introduction
Poissons

La très grande majorité des poissons sont des espèces de mer, les autres sont des espèces d'eau douce. On peut aussi regrouper les poissons en trois autres groupes :

- les poissons maigres qui contiennent moins de 5 % de matières grasses ;
- les poissons mi-gras qui renferment entre 5 et 10 % de matières grasses ;
- les poissons gras qui contiennent plus de 10 % de matières grasses.

Le plus possible, éviter de consommer les poissons vivant en eaux polluées car la chair de certains absorbe facilement divers produits très toxiques tels que le DDT (dichloro-diphényl-trichloréthane), les BPC (biphényles polychlorés) et le mercure.

CONSEILS POUR L'ACHAT DES POISSONS

POISSON FRAIS ET ENTIER

- Les ouïes doivent être humides et rouge vif.
- Les yeux doivent être pleins, brillants et à fleur de tête.
- La peau doit être luisante, nacrée, tendue et adhérer à la chair.
- La chair doit être ferme et élastique ; elle ne doit pas être tachée, retenir l'empreinte des doigts et se séparer facilement des arêtes.
- Les écailles doivent être adhérentes, brillantes et intactes.
- Le ventre ne doit être ni gonflé, ni terne, et l'odeur doit être douce et agréable (une forte odeur de poisson indique un manque de fraîcheur).
- Une odeur de vase peut imprégner divers poissons selon le lieu où ils vivent, mais cela ne signifie pas que le poisson n'est pas frais.

POISSON FRAIS ET COUPÉ

- En filets (morceaux de chair coupée le long de la colonne vertébrale).
- En darnes (tranches transversales épaisses) ou en morceaux.
- La chair ferme, élastique et brillante doit bien adhérer aux arêtes et dégager une bonne odeur. Elle ne doit être ni brunâtre, ni jaunâtre, ni desséchée.
- Un poisson décongelé montrera une saveur et une texture légèrement différentes d'un poisson frais. Il doit être consommé sans délai et ne doit surtout pas être recongelé sans être cuit au préalable.

POISSON CONGELÉ

La chair d'apparence fraîche, ferme et luisante ne doit pas comporter de traces de dessèchement ni de brûlures de congélation ; elle doit aussi être solidement congelée et placée dans un emballage étanche et intact, dont l'intérieur est exempt de givre et de cristaux de glace.

POISSON SALÉ

La chair d'une belle couleur doit avoir une bonne odeur et ne pas être desséchée.

POISSON FUMÉ

La chair doit avoir une bonne odeur et ne doit pas perdre son jus.

CONSEILS POUR LA CONSERVATION DU POISSON

Bien essuyer le poisson frais avec un linge humide, l'envelopper de papier ciré et le placer dans un contenant hermétique au réfrigérateur (2-3 jours).

Le poisson peut également être fumé, à chaud ou à froid. Le poisson fumé à froid n'est pas cuit; il est moins fin et moins savoureux que le poisson fumé à chaud. Le poisson fumé à chaud et le poisson salé à sec puis fumé à froid se consomment tels quels, alors que le poisson saumuré puis fumé à froid doit être cuit au préalable. Les poissons fumés et salés se conservent quelques jours au réfrigérateur ou de 3 à 4 semaines au congélateur.

CONGÉLATION

Le poisson se congèle toujours vidé et le plus frais possible. Quatre méthodes sont possibles :

:: Congélation en bloc de glace

Laver le poisson à l'eau salée (15 ml de sel par l) puis le mettre dans un récipient et le recouvrir d'eau fraîche, jusqu'à 2 cm du bord. Couvrir et congeler.

Pour les darnes ou les filets, enlever la peau, rincer le poisson à l'eau froide, puis mettre les tranches ou les filets dans un récipient en les séparant à l'aide d'une feuille de papier d'aluminium ou d'un film alimentaire. Les recouvrir d'eau et les congeler tel qu'indiqué précédemment.

:: Congélation avec couches de glace

Laver le poisson puis le congeler sans l'envelopper. Lorsqu'il est congelé, le plonger dans de l'eau glacée puis le remettre au congélateur. Répéter cette opération plusieurs fois jusqu'à ce que le poisson soit recouvert d'une couche de glace de 4 à 5 mm. Emballer ensuite le poisson hermétiquement.

:: Poisson imbibé de citron

Déposer le poisson dans un bol contenant du jus de citron, l'humecter, le retourner; répéter l'opération puis l'emballer et le congeler.

:: Poisson emballé hermétiquement

Laver le poisson puis l'envelopper soigneusement dans un film alimentaire puis dans un sac à congélation, en prenant soin de bien expulser l'air. Congeler le poisson rapidement à basse température (-18 °C ou moins).

CONSEILS POUR LA PRÉPARATION DES POISSONS

POISSON CONGELÉ

La plupart du temps, ne pas décongeler le poisson avant la cuisson ; s'il est épais, le décongeler partiellement ou complètement afin qu'il cuise uniformément à l'intérieur comme à l'extérieur. Décongeler le poisson complètement s'il doit être grillé ou frit.

Pour décongeler un poisson, le mettre au réfrigérateur, dans son emballage original, de 18 à 24 h (pour 500 g). Ne jamais le décongeler à la température ambiante ; si le temps presse, placer le poisson dans de l'eau froide (1 ou 2 h pour 500 g), jamais chaude (il cuirait).

POISSON FRAIS

Vous pouvez demander au poissonnier de vous préparer le poisson frais. Il n'est pas nécessaire d'enlever la tête car les yeux et les joues sont comestibles et sa présence limite l'écoulement du jus à la cuisson.

:: Écailler

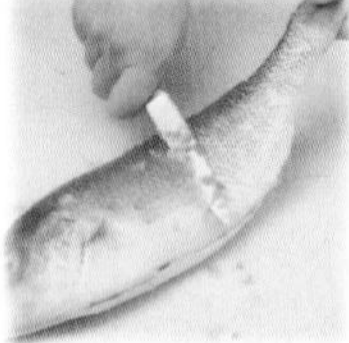

Écailler le poisson sans l'éviscérer avec un écailleur, le dos d'un couteau, une fourchette ou un couteau émoussé (sinon on risque de se couper). Bien tenir le poisson par la queue puis détacher les écailles en plaçant l'instrument choisi à 45 degrés et en remontant vers la tête. Effectuer l'écaillage sous un filet d'eau pour empêcher les écailles de se disperser. Lorsqu'on veut cuire le poisson avec la peau, éviter de la briser. Ne pas écailler le poisson si on prévoit enlever sa peau.

:: Ébarber

Pour ébarber le poisson, on coupe les nageoires à contresens. Il n'est cependant pas essentiel d'enlever les nageoires, particulièrement les nageoires dorsales qui retiennent la chair à la cuisson.

:: Éviscérer

La façon la plus simple d'éviscérer un poisson consiste à procéder par le ventre. On peut également vider le poisson en effectuant une petite incision de 1 ou 2 cm près des ouïes et retirer les viscères avec l'index ou à l'aide d'une cuillère. La tête peut être coupée à la base des ouïes, puis poussée délicatement vers l'arrière. Les gros poissons vivants (flétan, turbot, barbue) doivent être saignés avant d'être vidés. Pour ce faire, les sectionner près de la queue.

VIDER UN POISSON PAR LE VENTRE

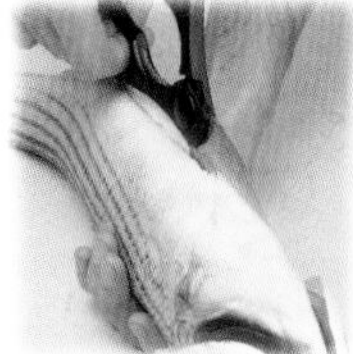

1 Faire une incision de l'anus aux ouïes avec des ciseaux.

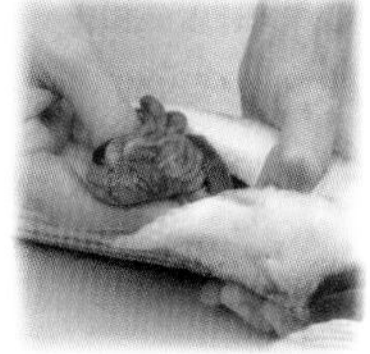

2 Détacher les viscères puis les retirer.

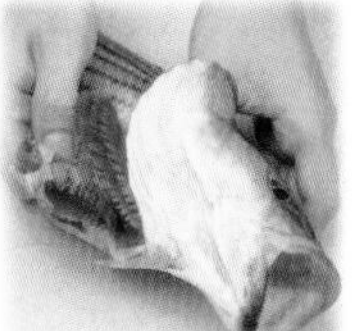

3 Retirer les branchies.

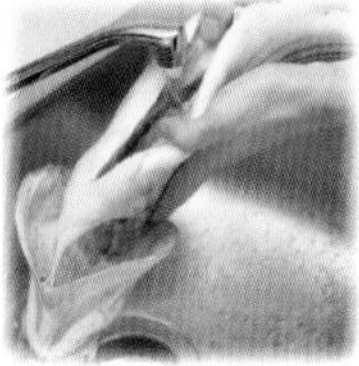

4 Rincer la cavité et gratter l'intérieur avec une cuillère.

:: Lever les filets

Afin d'éviter de souiller la chair, bien laver le poisson à l'eau courante en procédant rapidement après l'éviscération. Si la cavité ventrale n'est pas ouverte, y faire pénétrer de l'eau avec force.

LEVER LES FILETS D'UN POISSON ROND

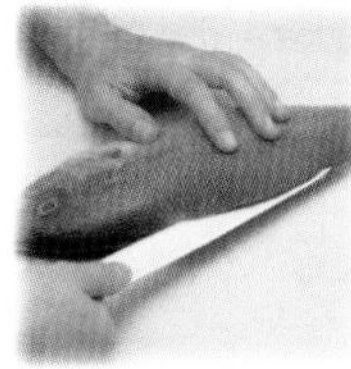

1 Coucher le poisson sur le côté et pratiquer une incision au milieu du dos (jusqu'à la colonne vertébrale), depuis la queue jusqu'à la base de la tête.

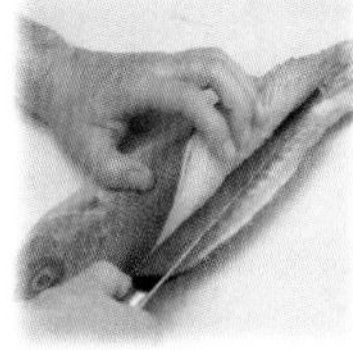

2 Séparer la chair de l'arête dorsale de la queue à la tête.

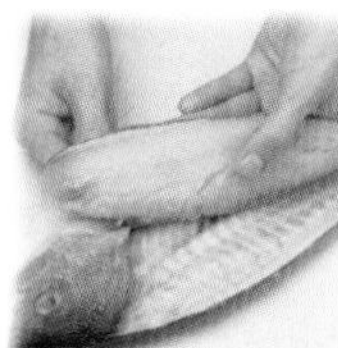

3 Détacher le filet de la tête en le coupant derrière les ouïes.

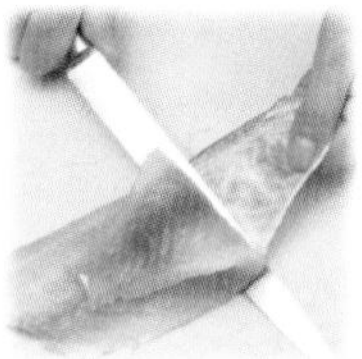

4 Maintenir fermement le bout de la queue ; faire une incision à environ 2 cm de celle-ci et détacher délicatement le filet de la peau avec le couteau. Retourner le poisson et recommencer l'opération pour le second filet.

LEVER LES FILETS D'UN POISSON PLAT

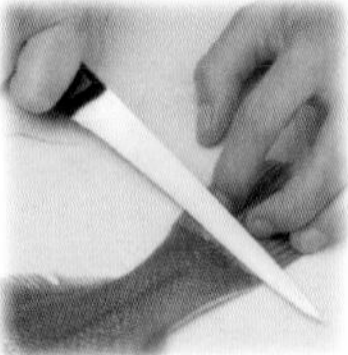

1 Commencer par inciser la peau près de la queue.

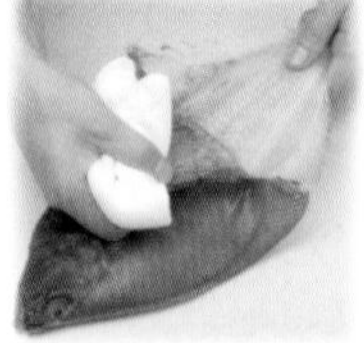

2 À l'aide d'un linge, tirer la peau jusqu'à la tête.

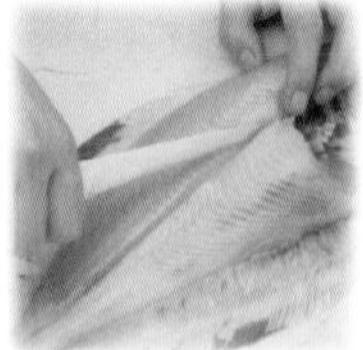

3 Pratiquer une incision au centre du poisson afin de diviser les 2 filets.

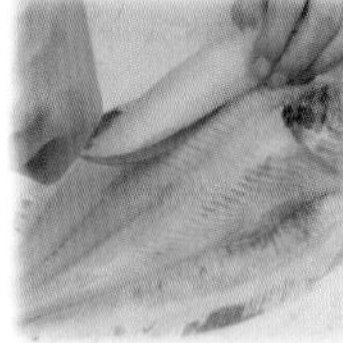

4 Insérer la lame le long de l'arête dorsale et détacher le filet par petits coups.

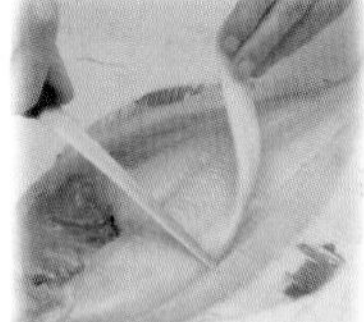

5 Détacher le filet des arêtes latérales en l'incisant sur toute la longueur.

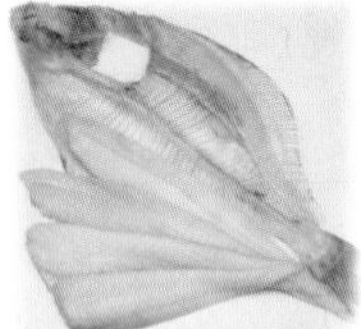

6 Tourner le poisson et répéter l'opération pour prélever l'autre filet. On obtient ainsi 4 filets.

CONSEILS POUR LA CUISSON DES POISSONS

Le poisson s'apprête d'une multitude de façons : mariné, fumé, farci, cuit en sauce, en mousses, en quenelles, en pâtés, en terrines, en rillettes et en paupiettes. Prévoir environ 500 g de poisson par personne s'il est entier, 250 g par personne s'il est paré (vidé et débarrassé de ses nageoires, de sa tête, de ses ouïes, de sa queue et de ses écailles) et près de 200 g s'il s'agit de filets ou de darnes.

Le poisson peut être cuit entier (éviscéré), en morceaux, en darnes ou en filets. La cuisson doit être brève, sinon le poisson devient sec et insipide. Pour avoir une certaine idée du temps de cuisson, mesurer le poisson dans sa partie la plus épaisse et cuire de 5 à 7 min par centimètre d'épaisseur pour le poisson frais cuit au four à 220 °C ou partiellement décongelé cuit au four à 230 °C et de 10 à 12 min par centimètre d'épaisseur pour le poisson solidement congelé.

La chair est cuite lorsqu'elle devient opaque mais encore humide, d'une couleur uniforme et se défait facilement. Servir immédiatement car le poisson peut continuer à cuire dans un plat chaud.

CUISSON À CHALEUR SÈCHE

:: Au four

1. Entailler le poisson entier à quelques endroits afin que la chaleur puisse bien le pénétrer et, si désiré, déposer des assaisonnements dans sa cavité.
2. Déposer le poisson dans un plat, le recouvrir légèrement de matière grasse ; le recouvrir (au goût) de légumes coupés finement et de rondelles de citron (ou le déposer sur un lit de légumes), l'arroser de sauce, de vin blanc ou de crème.
3. Régler le four à 230 °C. Si le poisson est recouvert de sauce contenant du lait, des œufs ou du fromage, cuire à 180 °C.

:: Au gril

Consiste en une cuisson au gril ou sur une broche.

1. Enfariner les poissons maigres qui ont tendance à se dessécher.
2. Taillader les poissons plus volumineux afin d'accélérer la cuisson.
3. Badigeonner le poisson de matière grasse ou de sauce. L'assaisonner avant et durant la cuisson.
4. Déposer les poissons dépouillés, tranchés ou en filets sur un gril très chaud légèrement huilé. Cuire le côté sans peau des filets en premier. Placer le poisson à 15 ou 20 cm de l'élément chauffant (7 ou 10 cm pour les gros poissons). Retourner le poisson épais à mi-cuisson mais pas le poisson mince. Lorsqu'on le fait griller au four, laisser la porte entrouverte.

CUISSON À CHALEUR HUMIDE

:: Pochage

Consiste en une cuisson lente dans un liquide frémissant (court-bouillon, lait, eau salée, etc.). Convient particulièrement bien aux filets fermes et aux petits poissons entiers.

- Le liquide doit contenir un élément acide (vinaigre, vin sec, bière ou jus de citron) afin de réduire la forte odeur de poisson qui se dégage à la cuisson, rehausser la saveur et donner une chair ferme.
- Si le poisson est salé, omettre le sel dans le liquide de cuisson. Réduire le sel si le temps de pochage est long (sinon le poisson deviendra trop salé).
- Pocher le poisson dans tout juste assez de liquide pour le recouvrir.
- Déposer le poisson dans le liquide froid et chauffer celui-ci jusqu'à ce qu'il frémisse ; la chair cuit ainsi uniformément. Ne pas cuire le poisson à pleine ébullition car le bouillonnement émiette la chair et accélère la perte de saveur.
- Le poisson dont la chair est à nu (filets, darnes) peut cuire dans un court-bouillon (préserve la saveur et empêche la chair de s'émietter).
- Diminuer de quelques minutes le temps de cuisson du poisson qui sera servi froid et le laisser refroidir dans son liquide de cuisson.

:: À la vapeur

Consiste à cuire le poisson par la vapeur qui se dégage de l'ébullition d'un liquide qui recouvre le fond d'une casserole. Pour lui donner du goût, déposer des assaisonnements sur ou à l'intérieur du poisson (fines herbes, épices, gingembre, etc.). Le liquide de cuisson doit idéalement contenir un ingrédient acide.

1. Amener l'eau (5 cm) à ébullition puis déposer le poisson sur une grille, dans un panier ou le suspendre dans une étamine afin qu'il ne soit pas en contact avec le liquide.
2. Couvrir et cuire selon le temps de cuisson requis.

:: Au bleu

Consiste à pocher des petits poissons encore vivants ou morts depuis moins de deux heures dans un liquide vinaigré, salé et aromatisé. Les poissons doivent absolument être encore recouverts de leur enduit visqueux, donc non écaillés (mais vidés). Ils deviennent bleus en cuisant sous l'effet d'une réaction chimique entre le vinaigre et le liquide visqueux qui les recouvre.

1. Arroser le poisson des deux côtés avec environ 100 ml de vinaigre, puis le cuire dans un court-bouillon très vinaigré. On peut, si désiré, arroser le poisson dans la casserole qui servira à le cuire. Le vinaigre s'incorporera alors au court-bouillon vinaigré, ce qui donnera une saveur plus acide.
2. Cuire de 8 à 10 min.

:: En papillote

Consiste à envelopper hermétiquement le poisson afin qu'il cuise sous l'action de la vapeur formée par son humidité naturelle et celle des légumes et des liquides ajoutés.

1. Déposer dans une feuille d'aluminium le poisson sur des légumes émincés et des assaisonnements ou parsemer les légumes et les assaisonnements sur le poisson.
2. Ajouter un peu de liquide (vin, sauce soya, court-bouillon, sauce, crème ou eau).
3. Déposer, au goût, des tranches de citron et un peu de matières grasses.
4. Plier le papier d'aluminium afin que la papillote soit étanche et la déposer dans un plat à four.
5. Cuire à 230 °C le temps requis.

:: Braisage

Consiste à cuire l'aliment longuement à feu doux dans un récipient fermé contenant très peu de liquide. Il convient bien aux poissons à chair ferme.

1. Déposer le poisson dans une casserole ou une poissonnière dont le fond aura été tapissé de divers légumes et fines herbes (s'il est volumineux, le taillader afin que la chaleur le pénètre bien). Ajouter un liquide (fumet, vin blanc ou court-bouillon) pour mouiller le poisson à mi-hauteur seulement. Couvrir et cuire à petit feu sur la cuisinière ou au four.
2. Servir le poisson tel quel ou épaissir la sauce. Pour ce faire, retirer le poisson, filtrer le jus et le réduire légèrement sur le feu, ou y ajouter un mélange de beurre et de farine (1 c. à table de chacun), 1 ou 2 jaunes d'œufs, ou encore un peu de crème.

FRITURE

C'est la méthode de cuisson la plus populaire, mais également la moins avantageuse du point de vue nutritionnel car elle augmente la teneur en matières grasses du poisson.

Deux façons de procéder sont possibles : la grande friture ou la friture légère. Dans les deux cas, le poisson est tout d'abord enfariné, pané ou enrobé de pâte à frire.

:: Grande friture

Consiste à cuire le poisson par immersion dans un corps gras bouillant.

1. Si on ne cuit qu'une petite quantité de poisson ou si le poisson est de petit format, utiliser seulement une très petite quantité d'huile.
2. Préchauffer le corps gras à 190 °C.
3. Tremper le poisson 5 min dans du lait salé ou le passer dans un œuf battu avec 15 ml d'eau (1 c. à table), ou encore le tremper dans du jus d'agrumes (l'y laisser 30 min, la saveur sera étonnante). Égoutter le poisson légèrement puis bien l'enrober de farine, de panure ou de pâte à frire agrémentée ou non d'assaisonnements ou de fromage.

Utiliser de l'huile dont le point de fumée est élevé (voir *Huile,* p. 587). La température doit se situer entre 160 et 190 °C. Frire peu de poisson à la fois. Lorsque la cuisson est terminée, égoutter le poisson puis le déposer sur du papier absorbant avant de le servir.

:: Petite friture (à la poêle, à la meunière)

1. Utiliser très peu de matière grasse. On peut se servir de beurre ou de margarine, surtout si ces derniers sont clarifiés (voir *Beurre,* p. 536).
2. Paner ou enfariner le poisson.
3. La matière grasse doit être très chaude mais non fumante. Si le poisson colle, c'est que la poêle n'était pas assez chaude.
4. Cuire le temps requis. Ne retourner le poisson qu'une seule fois, à mi-cuisson.
5. En fin de cuisson, déposer le poisson sur un papier absorbant.

Au lieu d'être cuit à la poêle, le poisson peut être cuit au four. Cela permet d'utiliser encore moins de matières grasses, de ne pas avoir à le retourner à mi-cuisson et de le cuire plus rapidement et plus uniformément. Régler le four à 260 °C.

CUISSON AU FOUR À MICRO-ONDES

Ce mode de cuisson rehausse la saveur délicate du poisson, lui confère une texture humide et légère, et conserve bien ses qualités nutritives.

1. Ne cuire qu'une seule couche de poisson à la fois, en plaçant les morceaux plus gros ou plus épais vers l'extérieur. Si le poisson entier est trop grand pour le récipient, le courber ou couper la tête et la queue. À moins d'indications contraires dans la recette, recouvrir le récipient d'un film alimentaire, un coin relevé pour laisser l'excès de vapeur s'échapper.
2. Couvrir légèrement le poisson de matières grasses et l'assaisonner.
3. Entailler à quelques endroits la peau des poissons volumineux afin qu'elle ne se fende pas à la cuisson. Taillader la peau des gros filets si elle est épaisse, afin de les empêcher de se déformer.
4. Cuire à la puissance maximale en prévoyant de 8 à 10 min pour du poisson entier (750 g) ou de 4 à 5 min pour 500 g de filets ou de darnes (pour un four de 700 watts), en tournant le plat à mi-cuisson.
5. Laisser reposer le poisson de 2 à 3 min dans le four avant de servir.

Kamaboko

Mot japonais désignant des succédanés de fruits de mer faits à partir de surimi, une pâte de chair de poisson.

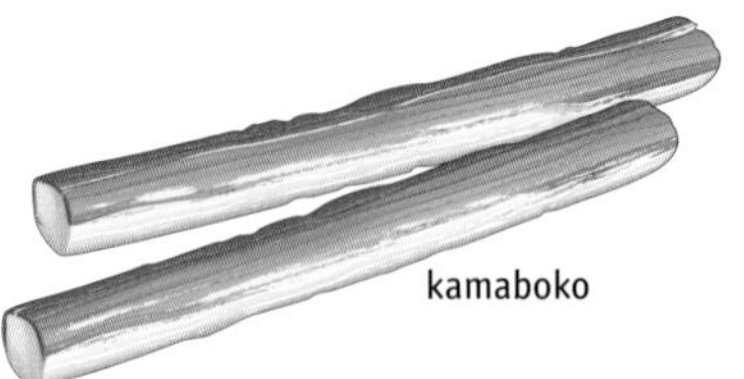
kamaboko

ACHAT

Voici quelques indices qui peuvent aider à distinguer les succédanés des véritables fruits de mer :

- leur forme est trop parfaite ;
- leur chair est formée de longs filaments réguliers ;
- la surface de la chair très blanche est rosée ou rouge.

PRÉPARATION

Pour obtenir le fruit de mer imité, le surimi est haché, puis on lui ajoute de l'eau, de l'amidon, du blanc d'œuf, du glutamate monosodique et de la saveur naturelle ou artificielle. Le tout est mélangé. Cette pâte est partiellement cuite et passée dans divers appareils qui lui donnent sa forme définitive (bâtonnets, chair de crabe émiettée, crevettes, etc.). Elle subit une dernière cuisson, puis elle est pasteurisée et stérilisée. Il arrive qu'on ajoute au surimi une petite quantité de véritables fruits de mer. La saveur du produit final est parfois assez proche de la saveur du produit imité. Le kamaboko est moins coûteux que le produit naturel et il le remplace souvent.

VALEUR NUTRITIVE

	cuit à la vapeur
protéines	12 g
matières grasses	1 g
calories	52
	par 100 g

Le kamaboko est riche en protéines et pauvre en matières grasses et en calories. Il renferme peu de cholestérol si aucun crustacé n'a été incorporé à la pâte de surimi. Il contient plusieurs additifs et jusqu'à 3 à 4 fois plus de sodium que les fruits de mer qu'il veut imiter. La présence fréquente de glutamate monosodique peut provoquer des réactions allergiques chez certaines personnes.

CONSERVATION

:: **Au réfrigérateur :** quelques jours.
:: **Au congélateur :** s'il ne l'a pas déjà été.

UTILISATION

Le kamaboko est consommé chaud ou froid. Parce qu'il est précuit, on peut l'utiliser tel quel dans les salades, sandwichs et canapés. Il peut remplacer les véritables fruits de mer dans la plupart des recettes.

Anguille

Anguilla spp., Anguillidés

Poisson mesurant jusqu'à 1,5 m de long et pesant plus de 4 kg (le mâle est plus petit que la femelle). La chair de l'anguille est fine, ferme et grasse ; ses arêtes se retirent aisément. En Amérique du Nord, on ne retrouve que l'**anguille d'Amérique** alors que l'**anguille d'Europe** se rencontre près des côtes européennes, australiennes et néo-zélandaises. Elle est particulièrement appréciée en Europe et au Japon.
Vers l'âge de 3 ans, l'anguille mesure de 6 à 9 cm et est transparente ; on la nomme « civelle » ou « pibale ». Sa chair savoureuse est très appréciée.

anguille d'Europe

ACHAT

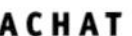

L'anguille est commercialisée en filets, en tranches ou en morceaux, fraîche, fumée, marinée ou en conserve. Dans certains pays, elle est conservée vivante dans des cuves d'eau.

UTILISATION

Éviter d'apprêter l'anguille avec des produits qui augmentent la teneur en matières grasses.

PRÉPARATION

Dépouiller l'anguille de sa peau avant la cuisson pour la débarrasser de son excédent de gras. Pour ce faire, couper en tronçons et faire pocher 1 ou 2 min dans de l'eau bouillante afin de ramollir la peau. On peut aussi les faire griller sans les laisser cuire (la peau se boursoufle et se détache facilement).

CONSERVATION

:: Au réfrigérateur : 1 ou 2 jours.

VALEUR NUTRITIVE

	crue
protéines	18 g
matières grasses	12 g
calories	184
	par 100 g

BONNE SOURCE : vitamine A et vitamine D.

CUISSON

:: Grillée, cuite au four, fumée, pochée ou **sautée.**
:: Frite : la pocher d'abord de 8 à 12 min dans de l'eau salée additionnée de 5 à 10 ml de jus de citron.
On peut également cuisiner l'anguille en ragoûts ou en soupes (matelote, bouillabaisse). La chaleur prend un certain temps à pénétrer la chair de l'anguille.

Achigan

Micropterus spp., Centrarchidés

Poisson vivant dans les rivières et les lacs d'Amérique du Nord. L'achigan atteint une longueur maximale de 65 cm. Sa chair blanche est maigre, floconneuse et très savoureuse. L'**achigan à petite bouche** fréquente les endroits rocailleux des lacs et rivières. Il mesure généralement de 20 à 38 cm et son poids ne dépasse pas 1,5 kg. L'**achigan à grande bouche**, au corps un peu plus robuste que celui de l'achigan à petite bouche, préfère les eaux plus chaudes, les cours d'eau paresseux et les lacs vaseux. On le nomme « black-bass » ou « perche truitée » en France.

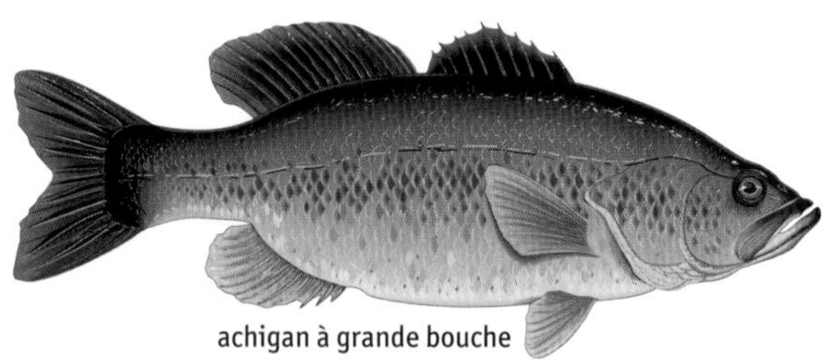
achigan à grande bouche

ACHAT

L'achigan est un poisson de pêche sportive ; il est rarement commercialisé.

UTILISATION

L'achigan de taille moyenne s'apprête comme la truite tandis que le gros achigan se prépare comme la carpe ou l'alose. Plus le poisson est âgé (de grande taille), plus sa contamination est élevée. Limiter sa consommation, à moins de connaître la salubrité de son habitat.

VALEUR NUTRITIVE

	crue
protéines	19 g
matières grasses	4 g
calories	114
	par 100 g

CUISSON

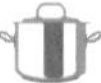
L'achigan supporte tous les modes de cuisson.

PRÉPARATION

Plonger l'achigan quelques instants dans de l'eau bouillante citronnée avant de l'écailler (facilite l'opération). On peut aussi enlever la peau.

Brochet

Esox spp., Ésocidés

Poisson habitant les rivières, les lacs et les étangs d'Amérique du Nord, d'Europe et d'Asie. La chair blanche des brochets est maigre, ferme et floconneuse. Parmi les espèces les plus communes, on retrouve :

le **grand brochet** qui est le plus commun. Il pèse en moyenne entre 1 et 2 kg ; sa taille varie entre 35 et 70 cm ;

le **brochet vermiculé**, souvent trop petit (15 à 20 cm) pour être agréable à consommer ;

le **brochet maille**, plutôt petit (40 à 50 cm) dont la chair est très tendre ;

le **maskinongé** qui est le plus grand de toute la famille. Il mesure entre 70 cm et 120 cm et pèse entre 2 et 16 kg.

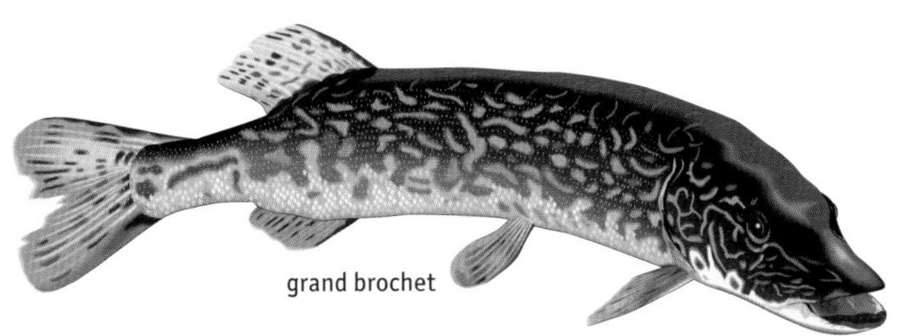

ACHAT

Le brochet est vendu frais ou congelé, en filets ou entier. Plus tendres, les petits brochets sont meilleurs que les gros.

PRÉPARATION

La chair des brochets a parfois un goût de vase. Pour le faire disparaître, mettre le poisson à tremper de 1 à 2 h dans de l'eau fraîche ou vinaigrée (20 à 30 ml de vinaigre pour 250 ml d'eau). Le brochet peut être cuit sans être écaillé, entier, en filets ou en darnes (retirer la peau avant de le servir). Ne pas trop le laver avant la cuisson car son enduit visqueux le rend plus tendre.

VALEUR NUTRITIVE

protéines	19 g
matières grasses	0,7 g
calories	88
	par 100 g

UTILISATION

Parce qu'ils contiennent plusieurs petites arêtes, les brochets sont souvent cuisinés en pâtes, en quenelles ou en pains de poisson.

CUISSON

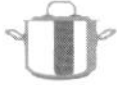

Le brochet supporte tous les modes de cuisson.

Carpe

Cyprinus carpio, Cyprinidés

Poisson fréquentant les eaux chaudes et peu profondes des rivières, lacs, étangs et canaux d'Europe, d'Amérique du Nord, d'Afrique et d'Asie. La carpe peut mesurer de 35 à 45 cm de long et pèse souvent plus de 7 kg. Sa chair blanche est ferme et mi-grasse.

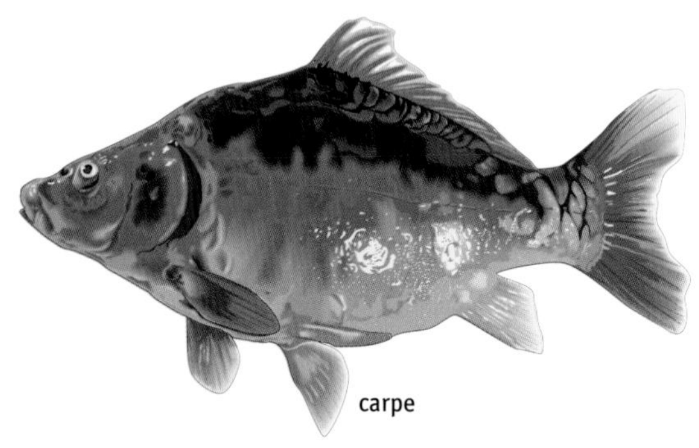

carpe

ACHAT

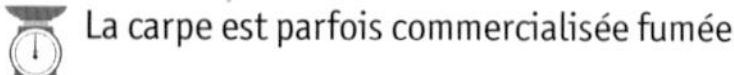

La carpe est parfois commercialisée fumée.

UTILISATION

La carpe se cuisine entière, en filets ou en tronçons. Les œufs, les joues, la langue et les lèvres sont très recherchés.

CUISSON

La carpe supporte tous les modes de cuisson. Elle est souvent cuite à l'étuvée, rôtie, pochée, grillée ou frite.

VALEUR NUTRITIVE

protéines	18 g
matières grasses	4,6 g
calories	127
	par 100 g

EXCELLENTE SOURCE : niacine, phosphore et vitamine B_{12}.

PRÉPARATION

La saveur de la carpe est variable. Les espèces sauvages ont souvent un goût de vase. Pour le faire disparaître, mettre la carpe écaillée et vidée à tremper (retirer la vésicule biliaire sous la tête) de 1 à 2 h dans de l'eau légèrement vinaigrée, en renouvelant l'eau à l'occasion. Pour faciliter l'écaillage, mettre la carpe quelques secondes dans de l'eau bouillante.

Doré

Stizostedion spp., Percidés

Poisson habitant les eaux fraîches des lacs et des grandes rivières dont la chair blanche et maigre est ferme, délicate et savoureuse. Le doré est nommé sandre en Europe. Le **sandre** retrouvé en Scandinavie, en Europe (nommé aussi « perche-brochet ») et en Angleterre mesure entre 60 et 100 cm et peut peser 10 kg.
Le **doré jaune** ou « sandre d'Amérique » a des joues lisses. Il mesure de 33 à 50 cm de long et pèse de 1 à 2 kg.
Le **doré noir** ou « sandre du Canada » a des joues couvertes d'écailles rugueuses. Il mesure de 25 à 40 cm de long et pèse en moyenne 500 g. Certains jugent sa chair meilleure que celle du doré jaune.

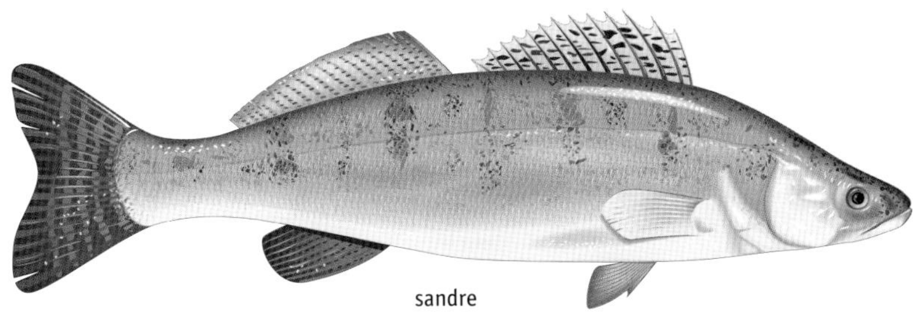

sandre

ACHAT

Le doré est vendu entier, paré ou en filets, frais ou congelé.

UTILISATION

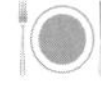

Le doré s'apprête comme tout poisson à chair ferme (perche ou brochet, par exemple), entier ou en filets.

VALEUR NUTRITIVE

	doré noir
protéines	17 g
matières grasses	1 g
calories	83
	par 100 g

CUISSON

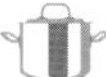

Le doré supporte tous les modes de cuisson.

Perche

Perca spp., Percidés

Poisson vivant dans les eaux douces ou saumâtres. On trouve la perche presque partout dans le monde. Elle mesure de 25 à 50 cm de long et peut peser jusqu'à 3,5 kg ; son poids moyen est d'environ 500 g. La perche renferme beaucoup d'arêtes. Sa chair blanche, maigre et ferme possède un goût délicat.

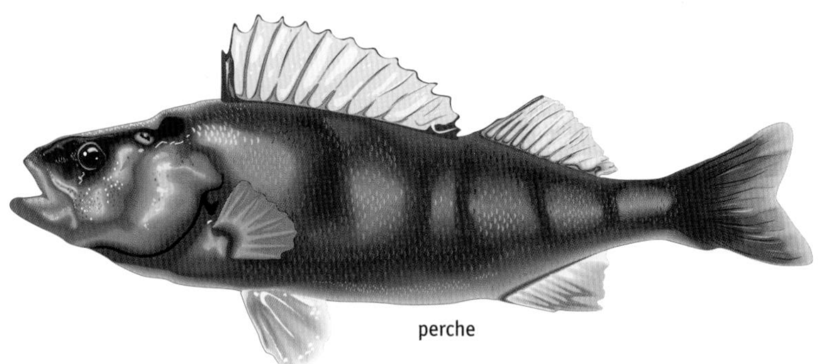

perche

ACHAT

La perche est rarement commercialisée.

CUISSON

La perche se cuit entière on en filets. :: **Pochée, cuite à l'étuvée** ou **à la meunière**.

UTILISATION

Les recettes de carpe ou de truite conviennent bien à la perche. Éviter de masquer la finesse de sa chair.

VALEUR NUTRITIVE

	crue
protéines	19 g
matières grasses	0,9 g
calories	91
	par 100 g

EXCELLENTE SOURCE : niacine, vitamine B_{12}, phosphore et potassium.

PRÉPARATION

Écailler la perche dès sa sortie de l'eau, sinon la tâche se complique et il faut souvent enlever la peau. On peut la pocher ou la plonger quelques instants dans de l'eau bouillante avant de l'écailler. Prendre garde aux épines des nageoires.

Truite

Salmo spp., Salmonidés

Poisson vivant dans les lacs et les rivières aux eaux froides et dans la mer ; dans ce cas, elle retourne frayer en eau douce. La truite est une proche parente des ombles et des ombres, des poissons à la chair très fine et recherchée. La chair des diverses espèces de truites est mi-grasse, très fine et très parfumée. Sa saveur particulièrement délicate varie légèrement selon les espèces. Sa coloration diffère également, étant blanche, ivoire, rose ou rougeâtre. Parmi les espèces de truites, d'ombles et d'ombres les plus courantes, on retrouve :

la **truite brune** ou « truite d'Europe » dont la chair rosée est délicieuse ;

la **truite arc-en-ciel** qui doit son nom à la bande horizontale de couleur variant du rose foncé au rouge vif ou même au pourpre ornant son dos bleu métallique et ses flancs ;

le **touladi** ou « omble d'Amérique » qui se distingue des autres par son corps plus allongé, habituellement moucheté de taches pâles parfois jaunâtres et par sa queue fourchue. Sa couleur est variable ;

l'**omble de fontaine**, appelé aussi « saumon de fontaine » ou « truite mouchetée », qui est plus petit ;

l'**omble chevalier** qui se distingue par la beauté de ses coloris, souvent bleu foncé ou bleu vert sur le dos, bleu argenté sur les flancs et blanc sur le ventre. Ses flancs sont parsemés de grandes taches rouges, roses ou crème. Sa taille varie selon l'habitat ;

l'**ombre** qui a une odeur de thym lorsqu'il est frais pêché. Tout son corps est parsemé d'une quantité variable de taches en forme de V ou de losange. C'est un très beau poisson pouvant mesurer de 40 à 50 cm de long.

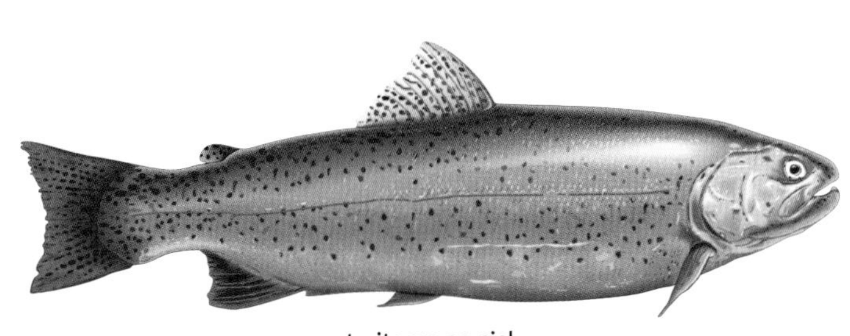

truite arc-en-ciel

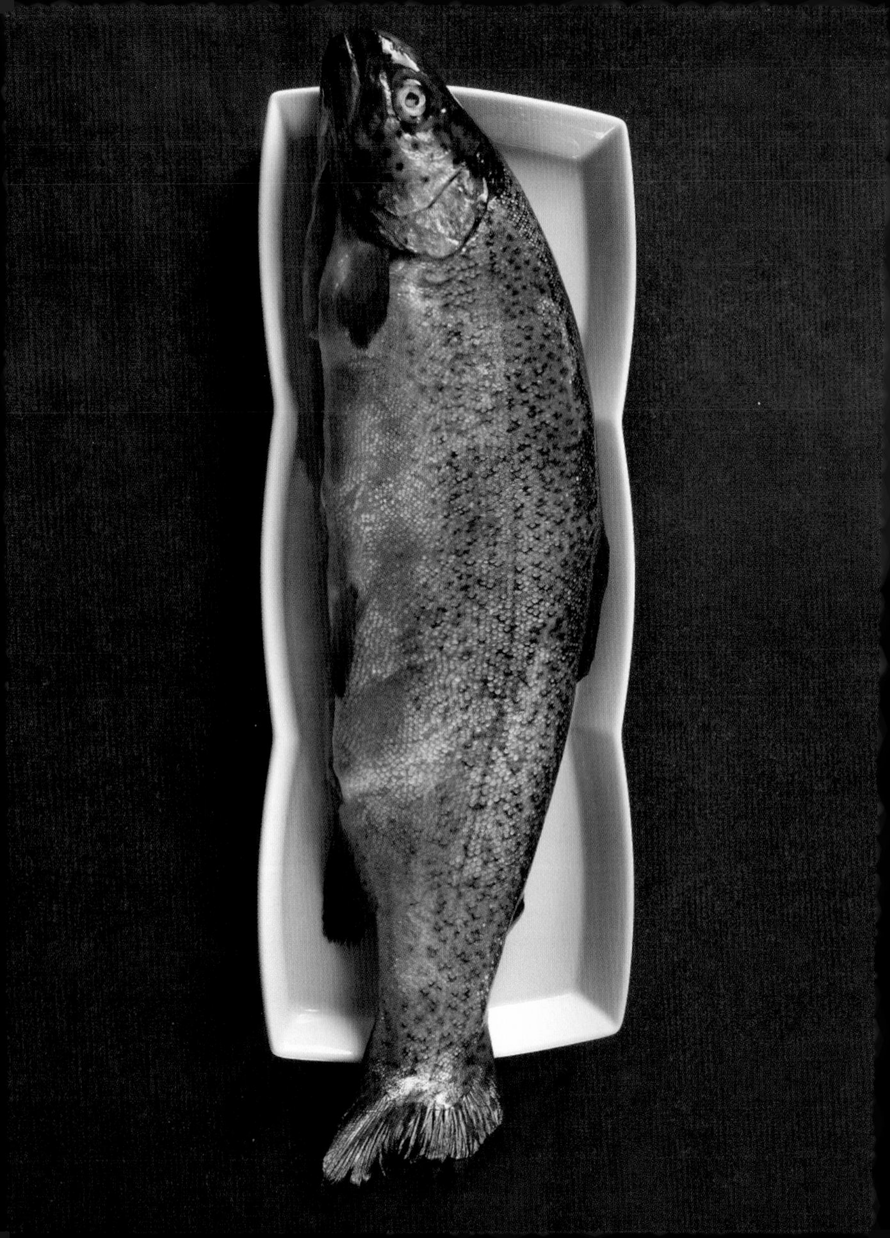

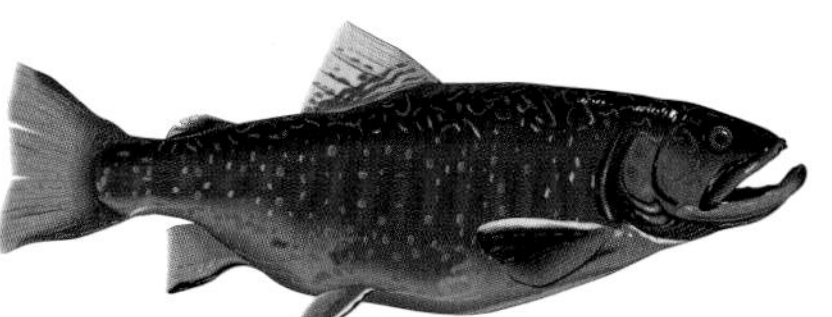

omble de fontaine

ACHAT

La truite est commercialisée fraîche ou congelée, entière, parée, en filets et quelquefois en darnes. On la retrouve également fumée ou en conserve.

VALEUR NUTRITIVE

protéines	21 g
matières grasses	7 g
calories	148
	par 100 g

UTILISATION

Apprêter la truite le plus simplement possible afin de ne pas masquer sa saveur délicate. La truite est délicieuse fumée. Toutes les recettes de saumon lui conviennent.

PRÉPARATION

On peut laisser les écailles qui recouvrent la peau de la truite. Il est très facile de lever les filets.

Mulet

Mugil spp., Mugilidés

Poisson fréquentant les eaux de l'Atlantique, de la Méditerranée et du Pacifique ainsi que les cours d'eau côtiers. Il mesure généralement de 30 à 40 cm. L'espèce de mulet la plus répandue est le mulet cabot.

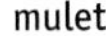

mulet

VALEUR NUTRITIVE

	cru
protéines	19 g
matières grasses	4 g
calories	116
	par 100 g

UTILISATION

Le mulet se mange fumé, chaud ou froid. Les œufs entrent dans la fabrication de la boutargue (spécialité provençale) et du tarama, une pâte rosée de Grèce.

CUISSON

Le mulet supporte tous les modes de cuisson (cuire non vidé s'il est petit).

ite arc-en-ciel

Tassergal

Pomatomus saltatrix, Pomatomidés

Poisson qui habite les océans Atlantique et Pacifique. Le tassergal mesure généralement de 40 à 60 cm de long et pèse de 4,5 à 6,8 kg. Sa chair maigre est savoureuse.

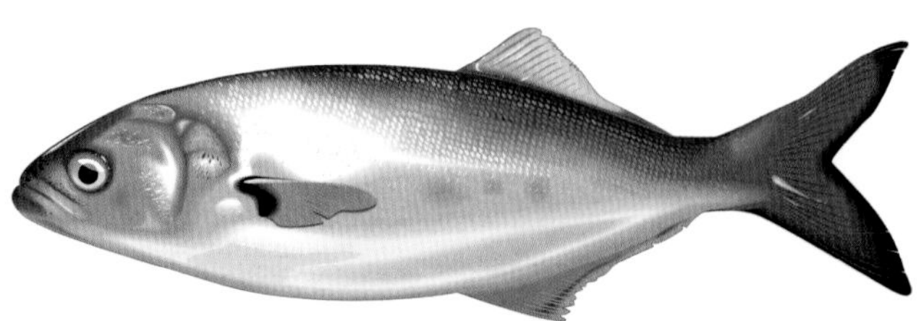

tassergal

UTILISATION

Le tassergal s'apprête comme le maquereau, qu'il peut remplacer. Le frire seulement s'il est petit.

PRÉPARATION

Saigner le tassergal dès sa capture afin que sa chair conserve sa saveur et demeure ferme. Les poissons mesurant de 10 à 15 cm de long n'ont pas besoin d'être écaillés.

VALEUR NUTRITIVE

	cru
protéines	20 g
matières grasses	4 g
calories	124
	par 100 g

CONSERVATION

:: **Au réfrigérateur :** le consommer sans délai.
:: **Au congélateur :** 3 mois.

Alose

Alosa spp., Clupéidés

Poisson recherché pour sa chair et ses œufs. Un des poissons les plus importants en Amérique du Nord, l'alose est aussi pêchée en Europe de l'Ouest et en Méditerranée. Sa chair blanche est grasse, tendre et floconneuse. L'alose femelle contient des œufs délicieux. Ses arêtes sont plus grosses, donc plus faciles à éviter, que celles de l'alose mâle. Parmi les espèces les plus courantes, on retrouve :

l'**alose savoureuse** qui habite l'Atlantique et le Pacifique. Elle mesure de 40 à 75 cm de long et pèse entre 1 et 3 kg ;

l'**alose feinte** qui mesure entre 20 et 40 cm et atteint une longueur maximale de 50 cm. Elle habite l'Atlantique, la mer Baltique, la mer du Nord et la Méditerranée. l'**alose vraie** dont la longueur maximale est de 70 cm. On la retrouve sur les côtes européennes de l'Atlantique et en Méditerranée ;
le **gaspareau** qui mesure de 25 à 30 cm et peut atteindre une longueur maximale de 40 cm.

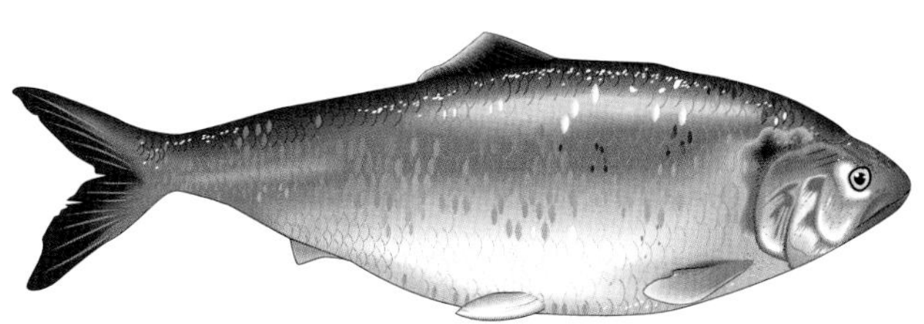

alose

ACHAT

L'alose est commercialisée fraîche ou congelée, entière ou en filets.

UTILISATION

L'alose est apprêtée avec des ingrédients acides (oseille, rhubarbe et groseilles à maquereau). Elle peut remplacer le hareng et le maquereau dans la plupart des recettes.

CONSERVATION

Cuisiner l'alose sans délai car elle se détériore rapidement.

VALEUR NUTRITIVE

	crue
protéines	17 g
matières grasses	14 g
calories	197
	par 100 g

CUISSON

Cuire l'alose entière si on est peu habitué à lever les filets. Une cuisson courte permet de retirer les arêtes plus facilement.

Baudroie

Lophius spp., Lophiidés

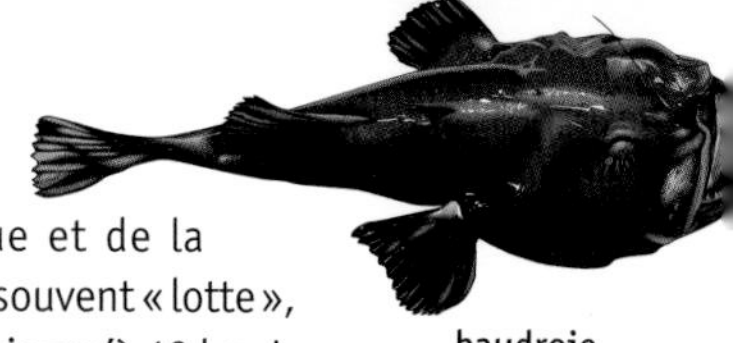
baudroie

Poisson des fonds vaseux de l'Atlantique et de la Méditerranée. La baudroie, que l'on nomme souvent « lotte », peut mesurer de 50 cm à 2 m de long et peser jusqu'à 40 kg. La seule partie comestible est la queue, dont la chair sans arêtes est souvent comparée à celle du homard.

ACHAT

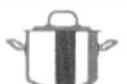
La baudroie est vendue fraîche, congelée ou fumée. Elle est habituellement dépouillée et étêtée.

CUISSON

:: **Braisée :** 30 min.
:: **Pochée ou grillée :** 20 min.
La chair de la baudroie a tendance à sécher. L'arroser souvent lorsqu'elle grille et servir avec une sauce.

VALEUR NUTRITIVE

protéines	14 g
matières grasses	1,5 g
calories	75
	par 100 g

UTILISATION

La baudroie peut remplacer le homard. Elle est excellente froide, arrosée de vinaigrette. Sa tête aromatise la soupe.

POISSONS DE MER

Bar commun

Disentrarchus labrax, Serranidés

Poisson de l'Atlantique Nord et de la Méditerranée dont la chair blanche recherchée est maigre, délicate, savoureuse et contient peu d'arêtes. Le bar peut atteindre 1 m de long.

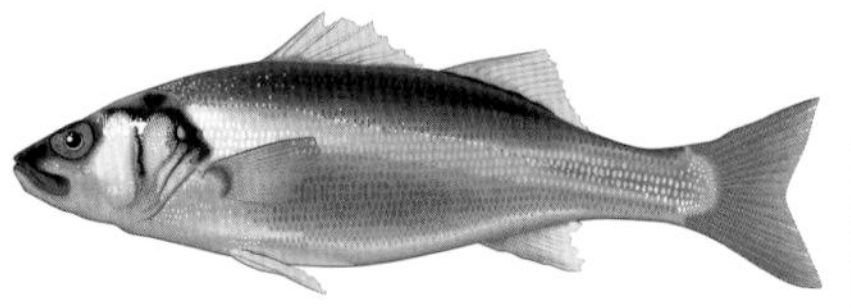
bar commun

PRÉPARATION

Ne pas écailler le bar s'il doit être poché ou grillé entier. Une fois qu'il est cuit, enlever la peau ; les écailles suivent et la chair est moins sèche.

VALEUR NUTRITIVE

	crue
protéines	18 g
matières grasses	2 g
calories	96
	par 100 g

CUISSON

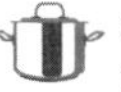
:: **Poché, flambé, grillé, braisé, frit** ou **farci.**
L'apprêter simplement ; il est excellent froid.

Esturgeon

Acipenser spp., Acipenséridés

Poisson fréquentant les eaux douces et les mers de l'hémisphère Nord. L'esturgeon peut peser plus d'une tonne et atteindre 4 m de long. Parmi les différentes espèces d'esturgeon, on retrouve l'**esturgeon blanc**, l'**esturgeon à museau court**, l'**esturgeon étoile**, l'**esturgeon beluga** et le **sterlet**. L'esturgeon est recherché pour sa chair et surtout pour ses œufs qui constituent le véritable caviar.

La chair blanche veinée de bleu contient très peu d'arêtes et est maigre. Elle est plus ou moins humide, ferme et savoureuse, selon les espèces.

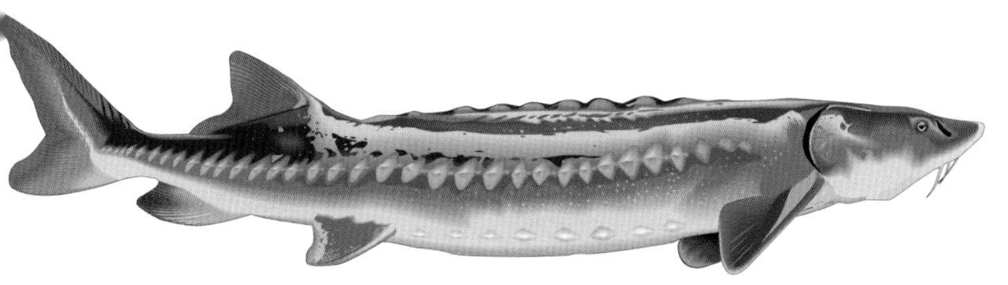

esturgeon blanc

ACHAT

Rarement commercialisé frais, l'esturgeon est congelé ou mis en conserve. Il peut être fumé, salé ou mariné.

La chair devient rose veinée de brun ou de jaune en perdant de la fraîcheur.

PRÉPARATION

Comme la chair est plutôt ferme, il est préférable de la laisser vieillir 48 heures quand l'esturgeon est fraîchement pêché.

C'est également pour l'attendrir qu'on la fait mariner avant de la cuire. Pour dépouiller l'esturgeon ou pour le rendre plus digestible, le pocher quelques minutes.

VALEUR NUTRITIVE

	crue
protéines	16 g
matières grasses	4 g
calories	106
	par 100 g

EXCELLENTE SOURCE : niacine, phosphore, vitamine B_{12} et potassium.

UTILISATION

La chair de l'esturgeon est apprêtée comme celle des animaux terrestres. Les recettes d'espadon et de thon lui conviennent bien. Il est délicieux froid et fumé.

La moelle épinière séchée (vesiga) est utilisée en Russie pour confectionner des farces de pâtés (koulibiac).

Caviar

Œufs d'esturgeon salés, provenant de la mer Noire et de la mer Caspienne. Le caviar jouit d'un immense prestige. La grosseur, la saveur et la couleur des œufs d'esturgeon varient selon les variétés « beluga », « ossetra » et « sevruga ». Les œufs peuvent être dorés, noirs, bruns, vert foncé ou gris. Ils sont classés selon leur grosseur, leur couleur, leur fermeté et leur saveur. Le salage est une opération qui détermine la qualité du caviar, aussi la quantité de sel ajouté est-elle soigneusement contrôlée. Les œufs des saumons, carpes, morues, corégones, harengs, brochets et thons sont également comestibles. Toutefois, ils doivent être commercialisés sous une autre appellation. Le caviar est maigre.

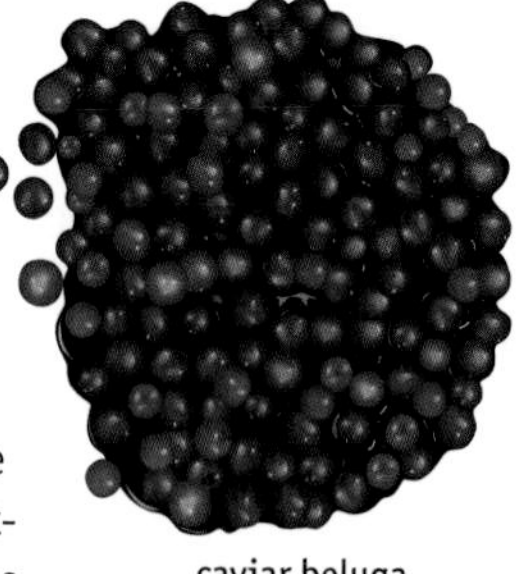

caviar beluga

ACHAT

Le caviar est disponible en grains ou pressé (œufs plus mûrs, comprimés), dans des contenants en verre ou en métal. Le caviar de première qualité est appelé malassol et contient moins de 5 % de sel. Le caviar pressé est appelé payusnaya et contient 10 % de sel.

UTILISATION

Le caviar se consomme cru seulement et frais (non froid). Le sortir du réfrigérateur 15 min avant de le servir (placer le récipient sur de la glace). Le caviar se consomme tel quel, accompagné ou non de pain grillé, de beurre et de jus de citron. Les Russes aiment l'étendre sur des blinis (petites crêpes de sarrasin) et l'accompagner de crème aigre et de vodka.

VALEUR NUTRITIVE

protéines	2,5 g
matières grasses	1,8 g
calories	25
	par 10 g

EXCELLENTE SOURCE : vitamine A, vitamine B_{12}, magnésium, fer et sodium.

CONSERVATION

:: Au réfrigérateur : quelques semaines, non entamé, à une température de 0 à 7 °C. Le caviar entamé doit être consommé rapidement.

Sardine

Sardina pilchardus, Clupéidés

Poisson vivant en bancs dans les eaux tempérées de l'Atlantique, de la Méditerranée et du Pacifique. En Amérique du Nord, ce que l'on vend sous le nom de sardines est en réalité un petit hareng. Dans plusieurs pays, la sardine adulte est nommée « pilchard ». En France, ce terme désigne des conserves de harengs ou de sardines apprêtées avec une sauce à l'huile ou à la tomate. La sardine mesure de 15 à 20 cm de long. Sa chair mi-grasse est délicieuse.

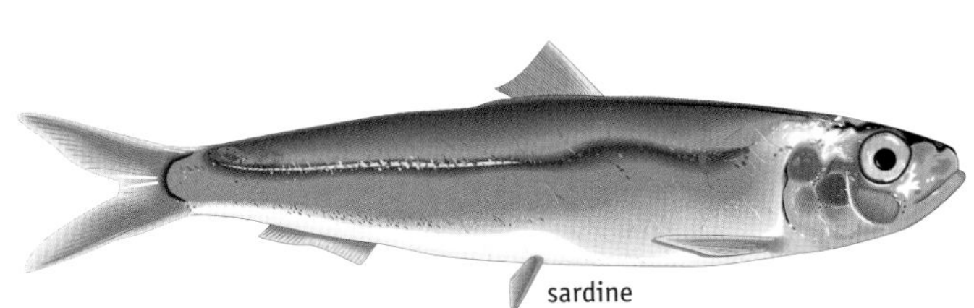
sardine

ACHAT

La sardine est rarement commercialisée fraîche. Elle peut être vendue fumée ou salée. Étêtée, éviscérée et cuite à l'étuvée, la sardine est mise en conserve (à l'huile, à la tomate ou au vin blanc). La sardine à l'huile s'améliore en vieillissant.

UTILISATION

La sardine en conserve est consommée telle quelle, arrosée ou non de jus de citron et accompagnée de pain beurré. Elle est aussi marinée ou transformée en pâté avec du jus de citron, du beurre ou du fromage à la crème et des épices.

PRÉPARATION

Écailler, vider, essuyer et étêter les sardines fraîches avant la cuisson. Les petites sardines très fraîches peuvent être simplement essuyées.

VALEUR NUTRITIVE

protéines	19 g
matières grasses	5 g
calories	85
	par 100 g

EXCELLENTE SOURCE : phosphore, vitamine B_6, niacine et calcium lorsqu'on consomme les arêtes.

CUISSON

:: Grillée.
Éviter les modes de cuisson qui augmentent sa teneur en matières grasses.

CONSERVATION

Retourner occasionnellement la conserve non entamée pour que les sardines baignent toujours dans le liquide.
:: Au réfrigérateur : une conserve entamée.

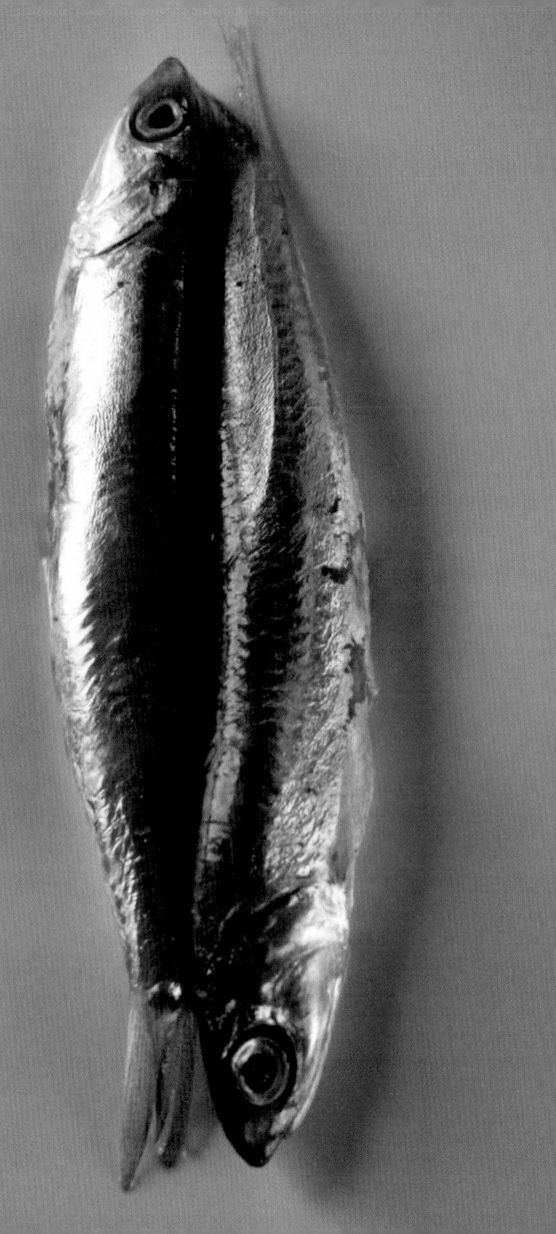

Anchois

Engraulis encrasicolus, Engraulidés

Poisson préférant les eaux chaudes ; il est courant dans la Méditerranée, mais il habite aussi d'autres mers, dont l'Atlantique et la mer Noire. L'anchois mesure de 12 à 20 cm de long ; il en faut habituellement 20 pour obtenir 1 kg. L'anchois est gras et calorifique.

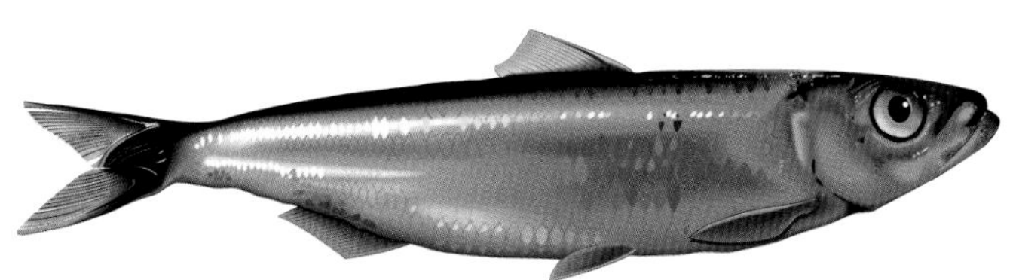

anchois

ACHAT

Très périssable, l'anchois est rarement vendu frais. Il est vendu en bocaux ou en conserve, dans la saumure, l'huile ou le sel. Il est aussi commercialisé en pâte, en crème, en beurre ou sous forme d'essence.

UTILISATION

En Méditerranée, on intègre l'anchois dans plusieurs mets (pissaladières, tapenade, anchoïade et salades). Son essence parfume potages et sauces. Le beurre et la pâte d'anchois s'utilisent pour badigeonner la viande et le poisson avant la cuisson, et pour tartiner du pain bis.

VALEUR NUTRITIVE

	en conserve, dans l'huile
protéines	29 g
matières grasses	10 g
calories	210
	par 100 g

PRÉPARATION

Pour dessaler l'anchois, le passer délicatement sous l'eau froide. Il sera plus savoureux s'il a macéré de 30 à 90 min dans du lait, du vin sec ou du vinaigre de vin.

Hareng

Clupea harengus, Clupéidés

Poisson des océans Atlantique et Pacifique. Le hareng est un des poissons de mer les plus abondants et les plus pêchés dans le monde. Le hareng mesure de 15 à 30 cm de long et peut atteindre une longueur maximale de 43 cm. Il pèse de 250 à 750 g. La forme du hareng varie légèrement selon les espèces et leur habitat. Sa chair blanche, grasse et savoureuse, contient beaucoup d'arêtes qui s'enlèvent facilement.

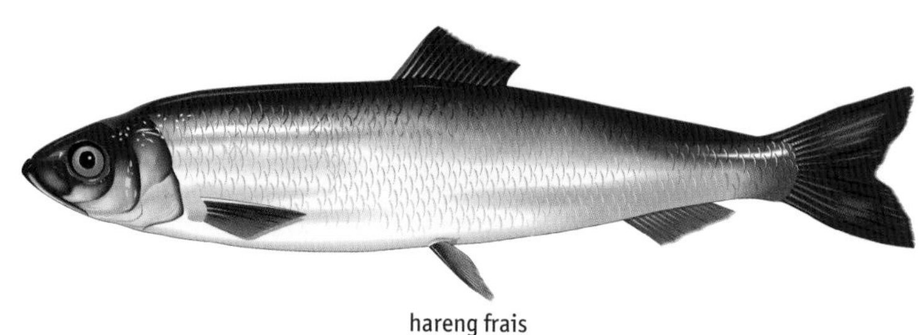

hareng frais

ACHAT

Le hareng est vendu frais ou congelé, entier ou en filets, mais aussi en conserve, mariné, salé et fumé.

Hareng mariné : hareng entier débarrassé de ses arêtes, frit et baignant dans une marinade. Au Canada, les sardines en conserve sont en réalité du hareng.

Hareng fumé : hareng fumé à chaud ou à froid.

Hareng saur : hareng fumé à froid pendant une longue période et salé. Il peut être vidé ou non. Entier, il est vendu à la pièce. En filets, il se vend en conserve, en sachets ou mariné. Il se conserve de 12 à 15 jours. Ses œufs fumés sont vendus en conserve.

Hareng bouffi ou « craquelot » : hareng habituellement entier, non vidé, à peine salé, à demi fumé (à chaud ou à froid). Il se conserve environ 5 jours.

Bückling : hareng légèrement saumuré, fumé à chaud, donc partiellement cuit, et qui peut être consommé sans plus de cuisson. Ce procédé est surtout utilisé en Allemagne et en Hollande. Le bückling se conserve environ 4 jours.

Kipper : grand hareng décapité, fendu en deux le long du dos, débarrassé de ses arêtes, aplati, à peine fumé (à froid). Les kippers peuvent se manger tels quels ou être cuits quelques instants. Ils sont vendus frais en conserve, surgelés ou en sachets prêts à cuire. Ils se conservent 4 jours.

UTILISATION

Le hareng peut remplacer le maquereau dans la plupart des recettes. Il est très souvent mariné, fumé et mis en conserve.

PRÉPARATION

Pour écailler le hareng, un simple essuyage est généralement suffisant. On peut vider le hareng par les ouïes ou en sectionnant la colonne vertébrale derrière la tête.

VALEUR NUTRITIVE

	crue
protéines	18 g
matières grasses	9 g
calories	158
	par 100 g

EXCELLENTE SOURCE : vitamines du complexe B, phosphore, potassium et matières grasses.

CUISSON

:: Grillé, au four ou **à la poêle.** Le hareng supporte mal d'être cuit à la vapeur ou poché, car il est trop fragile. Éviter de le surcuire.

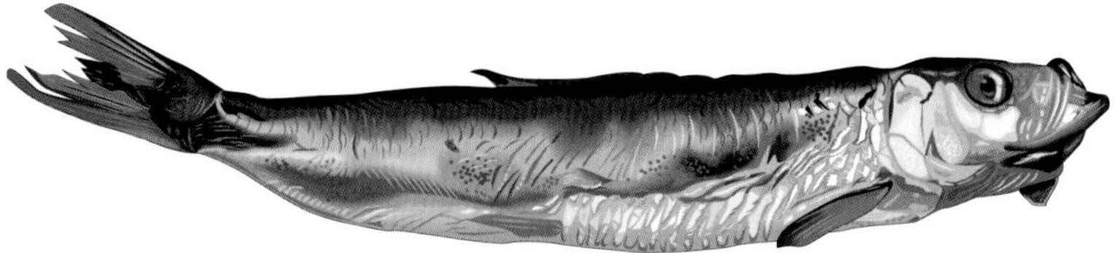

hareng fumé

Maqereau

Scomber spp., Scombridés

Poisson qui habite la plupart des mers, dont le Pacifique, l'Atlantique et la Méditerranée. Il est parfois appelé « scombre ». Parmi les espèces de maquereaux les plus courantes, on retrouve :

le **maquereau commun** qui mesure de 30 à 55 cm et pèse 0,5 à 1 kg (2 kg maximum). Le maquereau commun est l'espèce la plus courante en Amérique du Nord. Une espèce similaire vit dans les eaux chaudes du Pacifique, du Japon jusqu'en Australie ;

le **maquereau espagnol** dont la longueur maximale est de 50 cm. Il habite l'Atlantique Est, la Méditerranée, la mer Noire et le Pacifique.

Les maquereaux ont une chair blanchâtre savoureuse, passablement grasse. Elle comporte une bande grasse plus foncée à l'extérieur, qui donne de l'amertume et le rend plus difficile à digérer.

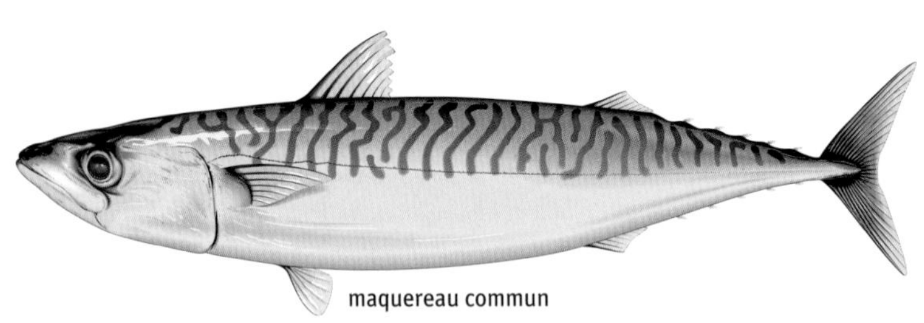

maquereau commun

ACHAT

:: Choisir : un maquereau ferme et rigide, aux reflets métalliques, à l'œil brillant et au ventre bombé et bien blanc.

:: Écarter : un maquereau dont le ventre est éclaté (il ne serait plus comestible).

Le maquereau est vendu entier ou en filets, frais ou congelé, en conserve nature, en sauce, au vin blanc ou à l'huile. On le retrouve aussi salé ou fumé sous le nom de bückling.

CUISSON

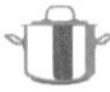

:: Au four, au court-bouillon, grillé ou **en papillote.**

PRÉPARATION

Enlever la bande grasse foncée, mariner la chair ou la cuire en la badigeonnant d'une marinade, pour la rendre plus digestible. Pour lever les filets, passer le couteau entre la chair et les arêtes qui jaillissent au milieu des côtes afin de bien les séparer.

CONSERVATION

:: Au réfrigérateur : consommer le maquereau sans délai car sa chair se décompose rapidement.

:: Au congélateur : il perd beaucoup de saveur à la congélation.

UTILISATION

Le maquereau s'apprête de toutes les façons, éviter cependant d'en augmenter la teneur en gras. Il peut être mangé froid ou chaud, fumé ou mariné. On l'accompagne d'une sauce aux groseilles à maquereau. Il est très apprécié en ceviche (marinade de jus de lime et d'oignons) ; s'assurer toutefois qu'il est exempt de parasites. Il peut remplacer le thon en conserve, le hareng ou l'alose dans la plupart des recettes.

VALEUR NUTRITIVE

	cru
protéines	19 g
matières grasses	14 g
calories	205
	par 100 g

EXCELLENTE SOURCE : vitamine B_{12}.
CONTIENT : des acides gras oméga-3 qui offrent une protection contre les maladies cardiovasculaires en rendant le sang plus fluide et en prévenant la formation de caillots.

Grondin

Trigla spp., Triglidés

Poisson vivant dans l'Atlantique, la Méditerranée et le Pacifique. Sa chair rosée légèrement floconneuse est délicieuse. Il existe diverses espèces, notamment :
le **grondin gris** qui peut mesurer environ 50 cm. On le retrouve près des côtes de l'Islande et de la Norvège, et jusque dans la Méditerranée. Il a une chair ferme savoureuse ;
le **grondin rouge** qui mesure habituellement 30 cm de long. Il habite la Méditerranée, l'Atlantique et le Pacifique. Étant peu charnu, il est souvent cuisiné en soupe ;
le **grondin d'Amérique** ou « prionote du Nord » qui peut atteindre 37 cm de long et peser environ 800 g. Il vit près des côtes américaines de l'Atlantique. Sa chair maigre et ferme est savoureuse.

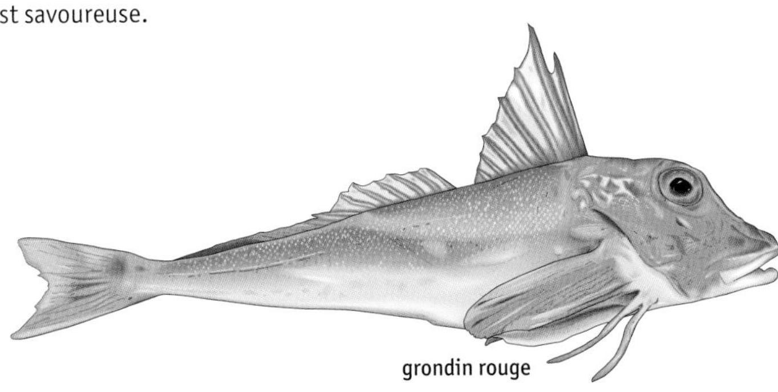

grondin rouge

Grondin

VALEUR NUTRITIVE

	cru
protéines	17 g
matières grasses	3 g
calories	100
	par 100 g

EXCELLENTE SOURCE : potassium et calcium.

UTILISATION

Le grondin est souvent mis dans la bouillabaisse et la matelote.

PRÉPARATION

Retirer les nageoires épineuses pour éviter de se blesser. Laisser le grondin entier ou le couper en filets ou en tronçons. La peau s'enlève aisément.

CUISSON

:: **Grillé** ou **au four :** badigeonner la peau d'huile ou de marinade.

:: **Poché, frit** ou **fumé.**

Une chaleur trop vive assèche le grondin.

Dorade

Chrysophrys aurata, Sparidés

Poisson côtier fréquentant les eaux tropicales de la Méditerranée et de l'Atlantique. La dorade mesure de 20 à 35 cm de long et pèse de 0,3 à 3 kg. Sa chair blanche est maigre, très fine et savoureuse.

dorade

VALEUR NUTRITIVE

protéines	16 g
matières grasses	0,5 g
calories	73
	par 100 g

ACHAT

La dorade est vendue fraîche et évidée, ou congelée, en filets.

UTILISATION

La dorade s'apprête de toutes les manières, notamment en sashimi, en ceviche, ou fumée. Ses œufs sont excellents.

PRÉPARATION

Les écailles de la dorade sont grandes, nombreuses et collantes. Il est important d'écailler la dorade le plus tôt possible. Pour éviter d'écailler le poisson, lever les filets puis tirer sur la peau qui vient facilement car elle est épaisse. La dorade a beaucoup d'arêtes. Il est possible d'en enlever quand elle est dépouillée et mise en filets. Il suffit alors de repérer les arêtes avec les doigts et de les retirer en prenant soin de ne pas endommager la chair.

Congre

Conger spp., Congridés

Poisson pouvant mesurer 3 m de long et peser jusqu'à 50 kg. Le congre habite l'Atlantique, la Méditerranée et le Pacifique. Sa chair blanche, maigre et ferme est exempte d'arêtes, sauf près de la queue. Les petits spécimens de congres sont fades. Le congre noir est considéré comme le meilleur.

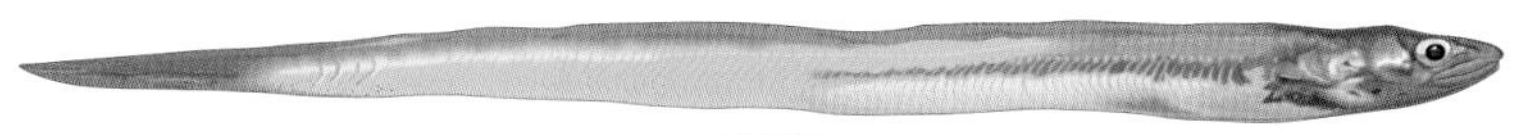

congre

ACHAT

Le congre est vendu entier (vidé et étêté), en tronçons ou en tranches.

UTILISATION

Souvent présent dans la bouillabaisse et la matelote, le congre peut être cuisiné de toutes les façons, surtout la chair du milieu du corps jusqu'à la tête.

VALEUR NUTRITIVE

protéines	20 g
matières grasses	3 g
calories	100
	par 100 g

EXCELLENTE SOURCE : potassium et magnésium.

POISSONS DE MER

Espadon

Xiphias gladius, Xiphiidés

Poisson fréquentant les deux côtés de l'Atlantique, la mer du Nord, la mer Baltique et la Méditerranée. L'espadon mesure de 2 à 3 m et pèse de 90 à 160 kg. Sa chair blanche, très ferme, est savoureuse et très recherchée.

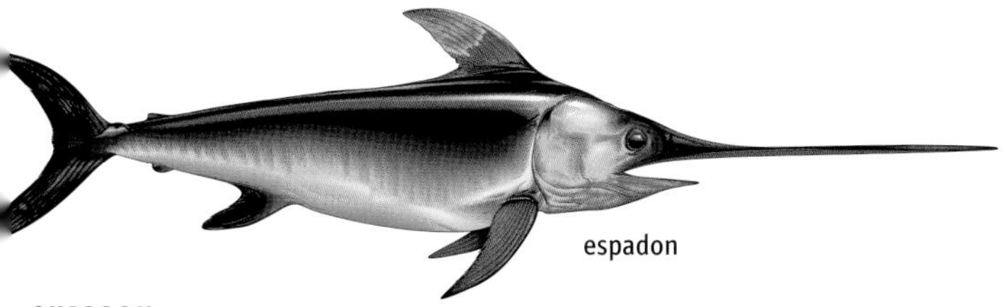

espadon

CUISSON

Les darnes ou les filets se cuisent après avoir été marinés ou non.

:: **Grillés :** 5 à 7 min de chaque côté.

:: **Braisés :** 20 à 30 min.

:: **Sautés :** 4 à 6 min de chaque côté.

Éviter la surcuisson qui assèche l'espadon.

Espadon

ACHAT

L'espadon est vendu frais en darnes, congelé, fumé ou en conserve.

UTILISATION

L'espadon frais devient plus digestible s'il est poché de 10 à 15 min avant d'être apprêté. On le cuisine comme les poissons à chair ferme (flétan, esturgeon et thon). La queue et les ailerons sont comestibles.

VALEUR NUTRITIVE

	cru
protéines	20 g
matières grasses	4 g
calories	121
	par 100 g

EXCELLENTE SOURCE : vitamine B_{12}, niacine, potassium et phosphore.

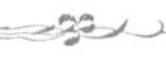

Rouget-barbet

Mullus spp., Mullidés

Poisson fréquentant les eaux chaudes peu profondes du Pacifique, de la Méditerranée, de l'Atlantique et de l'océan Indien. La couleur du rouget-barbet est souvent dans les teintes de rouge ou de rose. Sa chair est maigre et ferme et contient plusieurs petites arêtes. Cependant, elle perd vite de son éclat (indice d'un manque de fraîcheur). Parmi les espèces les plus courantes dans la Méditerranée, on trouve :

le **rouget-barbet de roche** qui mesure généralement de 20 à 25 cm ;

le **rouget-barbet doré** qui ressemble au rouget-barbet de roche ;

le **rouget-barbet de vase** qui mesure entre 10 et 20 cm de long.

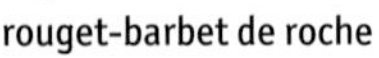

rouget-barbet de roche

UTILISATION

Le rouget-barbet est très recherché, notamment dans le Sud de la France. L'apprêter simplement pour ne pas masquer sa saveur. Il peut être cuit entier (lorsqu'il est petit) ou vidé ; laisser alors le foie, il est très savoureux.

VALEUR NUTRITIVE

	cru
protéines	20 g
matières grasses	2 g
calories	88
	par 100 g

PRÉPARATION

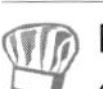

Écailler le rouget-barbet délicatement car sa peau est fragile.

Sébaste

Sebastes spp., Scorpaenidés

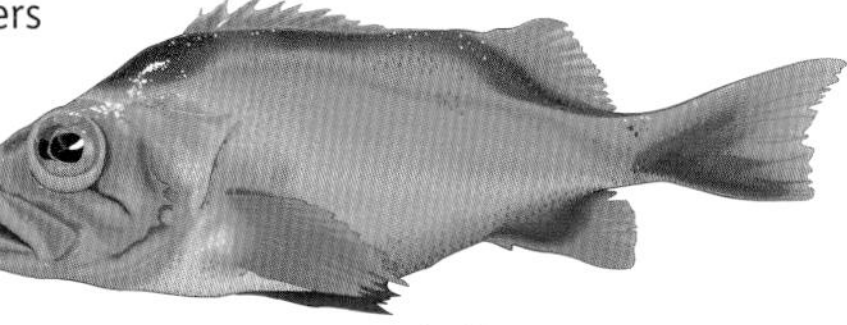
grand sébaste

Poisson habitant les eaux profondes des mers du Nord et les eaux peu profondes des mers du Sud. Le sébaste mesure de 20 à 55 cm de long et pèse entre 0,5 et 2 kg. Sa chair parfois rosée est maigre, ferme, floconneuse et très savoureuse.

Le **grand sébaste** mesure de 35 à 55 cm et peut atteindre 1 m. Il habite les deux côtés de l'Atlantique Nord.

La **rascasse rouge** atteint une longueur maximale de 50 cm. Elle habite les eaux profondes de la Méditerranée et de l'Atlantique Est. Elle porte les surnoms de « diable de mer » et de « scorpion de mer ».

La **rascasse brune** mesure 15 cm en moyenne et atteint une longueur maximale de 25 cm. Elle habite les eaux peu profondes de la Méditerranée.

ACHAT

Le sébaste est vendu frais ou congelé, entier ou en filets.

CUISSON

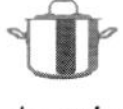
Entiers ou en filets, le sébaste et la rascasse supportent tous les modes de cuisson.

:: **Au court-bouillon** ou **grillé :** laisser la peau.

PRÉPARATION

Enlever les nageoires épineuses le plus tôt possible.

VALEUR NUTRITIVE

	cru
protéines	19 g
matières grasses	2 g
calories	94
	par 100 g

UTILISATION

Le sébaste est consommé cru, cuit, fumé ou froid. Dans le Sud de la France, une véritable bouillabaisse doit contenir de la rascasse (rouge ou brune). La rascasse rouge est également mise dans la matelote. Si elle est charnue, elle peut être cuisinée de façon plus élaborée.

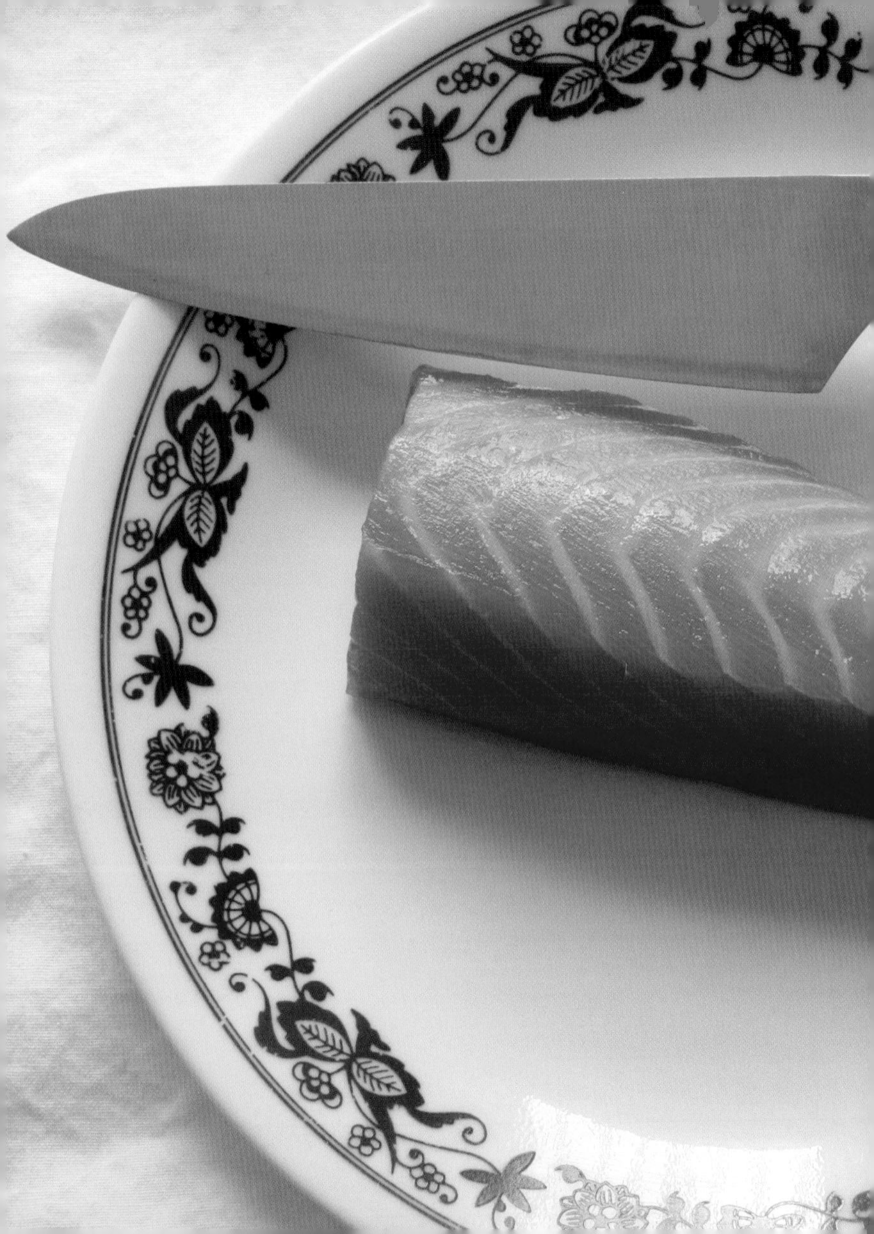

Saumon

Oncorhynchus spp. et *Salmo salar*, Salmonidés

Cinq espèces de saumons vivent dans le Pacifique (*Oncorhynchus spp.*) ; une vit dans l'Atlantique (*Salmo salar*) et une habite les eaux douces en permanence (la ouananiche, *Salmo salar ouananiche*). Parmi les saumons du Pacifique, on trouve :

le **saumon royal** ou « saumon chinook » qui mesure de 84 à 91 cm et pèse entre 13,5 et 18 kg. La couleur de sa chair varie de rose clair à orange foncé. Très recherchée, elle est surtout commercialisée fraîche, congelée ou fumée. Le saumon royal est le plus gras des saumons ;

le **saumon rouge** ou « sockeye », l'espèce la plus recherchée après le saumon royal. Il mesure en moyenne entre 60 et 70 cm de long et pèse entre 2 et 3 kg. Sa chair rouge mat est ferme, mi-grasse et très savoureuse. Elle garde sa coloration lors de la mise en conserve. On le retrouve surtout sous cette forme, mais aussi fumé ou salé ;

le **saumon argenté** ou « saumon coho » qui mesure entre 45 et 60 cm et pèse de 2 à 4,5 kg. Il est la troisième espèce en importance commercialement. Sa chair rouge orangé égale presque celle du saumon rouge ou du saumon royal. Elle est plus pâle que la chair du saumon rouge. La chair du saumon argenté est mi-grasse. Très utilisé pour les conserves, le saumon argenté est également vendu frais, congelé, fumé ou légèrement saumuré ;

le **saumon rose** qui est le plus petit du genre. Il mesure entre 43 et 48 cm et pèse entre 1,3 et 2,3 kg. Il a longtemps été considéré comme une espèce de qualité inférieure (tout comme le keta) car sa chair rosée est plutôt molle et se défait en petits morceaux. Le saumon rose est maigre. Surtout mis en conserve, il est également commercialisé frais, fumé ou congelé ;

le **saumon keta** qui mesure en moyenne 64 cm et pèse de 5 à 6 kg. Il a la moins belle et la moins bonne chair. À peine rosée, elle est spongieuse, molle et se défait en petits morceaux ; cependant, elle est maigre. Meilleure fraîche, elle est aussi mise en conserve, congelée, salée à sec ou fumée. C'est la moins coûteuse ;

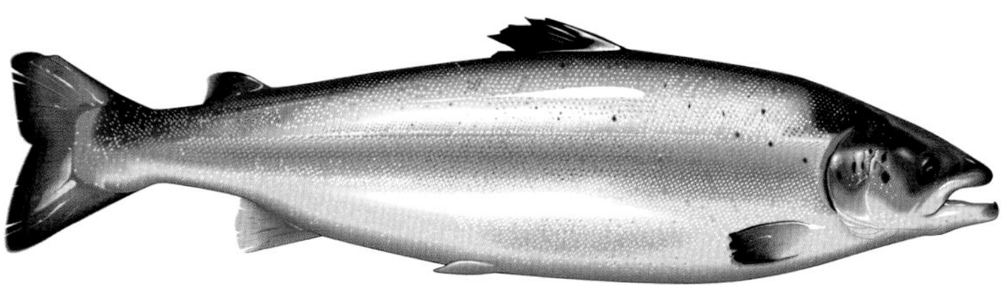

saumon de l'Atlantique

Saumon

Le **saumon de l'Atlantique** est le seul saumon qui vit dans l'Atlantique. Il est reconnu pour sa chair rose délicieusement parfumée.Cette dernière est mi-grasse. Il mesure de 80 à 85 cm et pèse en moyenne 4,5 kg. Ce saumon est commercialisé frais, congelé ou fumé. L'apprêter le plus simplement possible afin de ne pas en masquer la saveur. La **ouananiche** ou « saumon de l'intérieur » est un délicieux petit saumon d'eau douce. On la retrouve sur la côte Est de l'Amérique du Nord ainsi qu'en Scandinavie. Ce poisson forme une espèce à part entière, tant par son habitat que par certaines modifications corporelles qui le distinguent du saumon. Il est plus petit (entre 20 et 60 cm) et pèse rarement plus de 6 kg. Il s'apprête comme le saumon ou la truite.

ACHAT

:: Écarter : du saumon fumé au pourtour desséché ou bruni, à l'aspect brillant, ou qui présente un léger écoulement. Un saumon foncé risque d'être très salé.
Le saumon est vendu frais, congelé, fumé, salé, séché et en conserve. Ses œufs sont souvent vendus dans des pots de verre.
Le saumon frais ou congelé est entier, en darnes, en morceaux, en tronçons ou en filets. Le saumon fumé est souvent vendu scellé sous plastique ou congelé. L'acheter préférablement dans une poissonnerie où les stocks s'écoulent rapidement.

PRÉPARATION

Écailler et vider le saumon avant de l'apprêter. On peut s'abstenir de le laver et se contenter de l'essuyer.

CUISSON

Tous les modes de cuisson conviennent au saumon. Il est souvent cuit en darnes. Il est aussi bon chaud que froid.

CONSERVATION

Le saumon rancit rapidement car sa chair est grasse.
:: Au réfrigérateur : 2 à 3 jours.

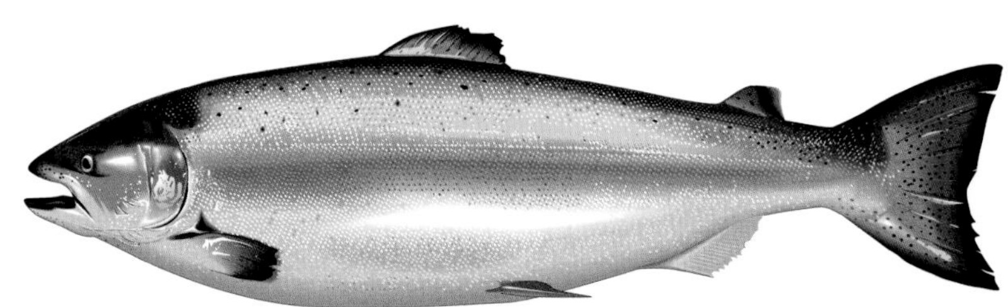

saumon du Pacifique

VALEUR NUTRITIVE

	saumon royal	*saumon rouge*	*saumon argenté*	*saumon rose*	*saumon keta*	*saumon de l'Atlantique*
protéines	20 g	21 g	22 g	20 g	20 g	20 g
matières grasses	10 g	9 g	6 g	3 g	4 g	6 g
calories	180	168	146	116	120	142
						par 100 g

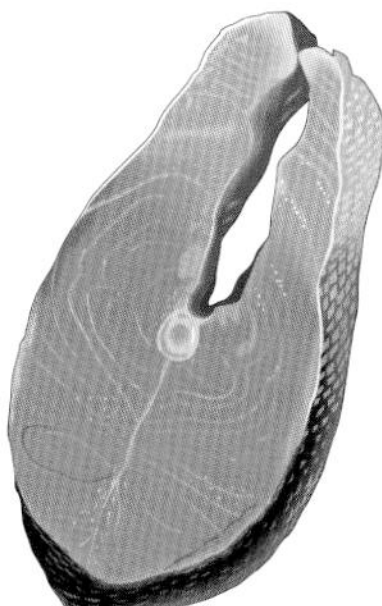
darne de saumon

UTILISATION

La chair du côté de la tête du saumon est plus délicate que celle qui est près de la queue. Fumé, le saumon est souvent accompagné de câpres et d'oignons doux émincés. On l'utilise pour donner une touche spéciale aux sandwichs, salades, omelettes, pâtes alimentaires, mousses et quiches. Éviter de masquer sa saveur.

Le saumon en conserve est cuit et mis en boîte dans son jus. On peut manger les arêtes et les vertèbres si elles sont présentes (source de calcium). On le met dans les sandwichs, salades, sauces, omelettes et quiches. On le cuisine en mousses, soufflés, pâtés et crêpes. Sous forme de pâté, on l'utilise pour tartiner sandwichs et canapés.

On appelle souvent à tort les œufs de saumon « caviar rouge ». Le véritable caviar provient uniquement d'œufs d'esturgeon.

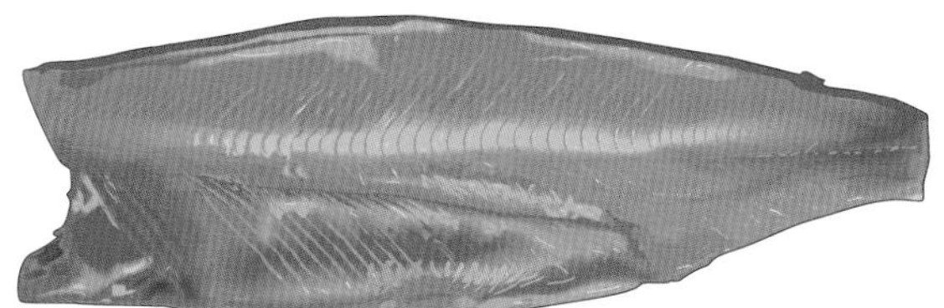
saumon fumé

Morue

Gadus spp., Gadidés

Poisson fréquentant les eaux froides et profondes de l'Atlantique Nord et du Pacifique Nord. La morue pèse de 2 à 4 kg et mesure de 40 à 80 cm. En Europe, on nomme ce poisson salé et séché « morue » ; à l'état frais ou congelé, on le nomme « cabillaud ». Sa chair floconneuse d'un blanc laiteux est maigre et délicate. Sa fermeté dépend de la fraîcheur et de la taille de la morue (plus elle est petite, plus la chair est tendre). La grande famille des Gadidés comprend plusieurs espèces qui ont une chair similaire.

L'**églefin** ressemble à la morue, mais il est plus petit. Il mesure de 38 à 63 cm et pèse de 1 à 2 kg. Il habite les deux côtés de l'Atlantique Nord. Sa chair blanche maigre et savoureuse est plus douce que celle de la morue. En France, l'églefin fumé porte le nom de « haddock ».

Le **merlu** vit à diverses profondeurs. Plusieurs espèces portent le nom de merlu. Le merlu commun habite les côtes européennes de l'Atlantique, de la Norvège au Portugal. Il mesure de 30 à 70 cm de long et atteint une longueur maximale de 1,2 m. Sa chair est savoureuse. Le merlu argenté habite les côtes nord-américaines de l'Atlantique. Il mesure de 23 à 35 cm et pèse en moyenne 0,7 kg. Sa chair tendre et floconneuse est très savoureuse.

Le **merlan** mesure de 30 à 40 cm. Il habite l'Atlantique, la Méditerranée, la mer Noire et la Baltique. Sa chair très savoureuse s'émiette facilement.

Le **lieu noir**, que l'on nomme « goberge » au Canada, mesure de 50 à 90 cm et pèse de 1 à 7 kg. Il habite les deux côtés de l'Atlantique. Il est très commun en Europe, particulièrement en Angleterre. La chair blanche de qualité inférieure est ferme.

Le **poulamon** est très petit, mesurant de 20 à 30 cm de long (35 cm maximum). Il fréquente les eaux salées ou saumâtres de la côte Ouest de l'Atlantique. Au Québec, on le nomme « poisson des chenaux ». Sa chair blanche et maigre est très recherchée.

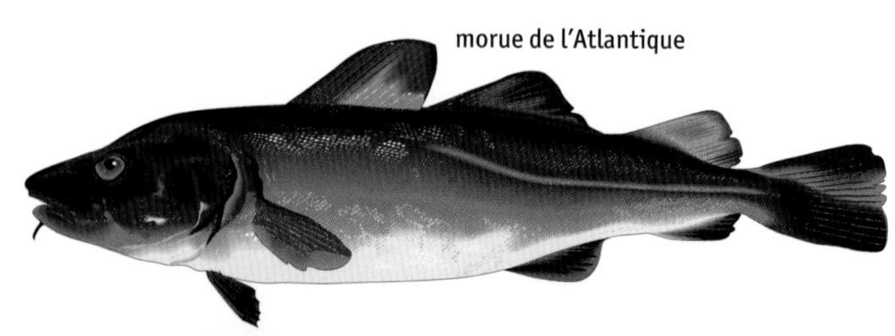
morue de l'Atlantique

CUISSON

Tous les modes de cuisson conviennent à la morue.

:: Pochée : laisser frémir 8 min dans un court-bouillon (elle ne doit pas bouillir) ou l'ajouter après que le liquide est parvenu à ébullition. Enlever immédiatement la casserole du feu, mettre le couvercle et laisser reposer 15 min. Les langues de morue sont souvent pochées avant de recevoir l'apprêt choisi (sauce, farine, etc.). Les mettre dans un liquide froid et les retirer au début de l'ébullition. Le poulamon est souvent frit.

UTILISATION

La morue est mise en conserve, séchée à l'air (stockfish) ou salée (kipper). Ses œufs sont consommés frais, fumés ou salés. Sa langue, ses joues et son foie sont comestibles. Plus fragile que la morue, l'églefin est plus souvent fumé que salé. La morue est délicieuse en sauce.

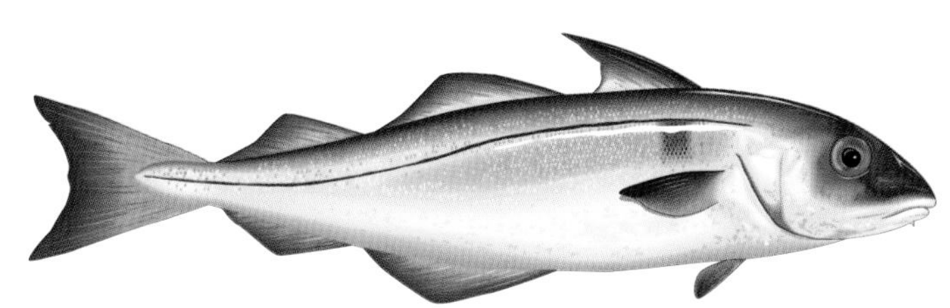

églefin

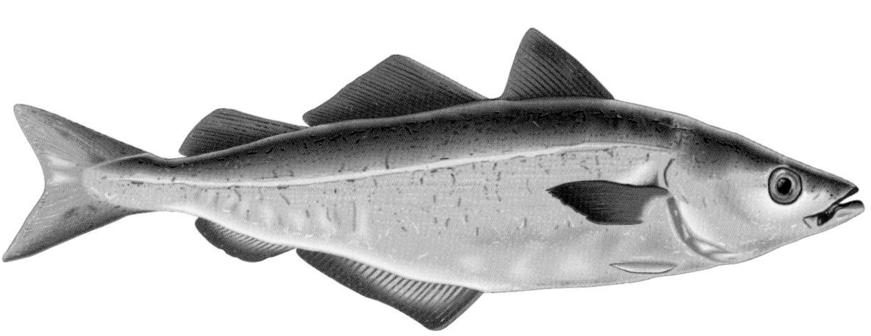

lieu noir (goberge)

VALEUR NUTRITIVE

	morue	*églefin*	*merlu*	*merlan*	*lieu noir*	*poulamon*
protéines	18 g	19 g	17 g	18 g	19 g	17 g
matières grasses	0,7 g	0,7 g	0,9 g	1,3 g	1 g	0,4 g
calories	82	87	76	91	92	77
						par 100 g

On tire du foie de morue une huile qui est une source importante de vitamine D.

PRÉPARATION

Pour dessaler la morue salée, la mettre dans une passoire, la peau sur le dessus (si elle est présente) afin que le sel ne puisse s'accumuler entre la chair et la peau. Mettre la passoire dans un grand récipient rempli d'eau ; le sel s'accumulera au fond du récipient. On peut aussi mettre le récipient dans le lavabo et faire couler un mince filet d'eau, cela permet au sel d'être éliminé lorsque l'eau déborde. La morue salée et desséchée doit tremper entre 8 et 12 h avant d'être préparée.

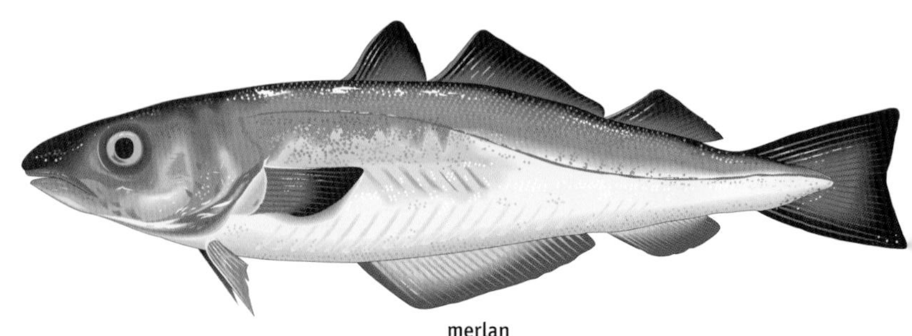

merlan

Éperlan

Osmerus spp., Osmérides

Poisson des eaux tempérées ou froides des mers et des lacs. L'éperlan mesure de 15 à 35 cm de long. Sa chair blanche est fine, savoureuse et plutôt grasse ; elle possède une odeur de concombre. L'éperlan fait partie d'une famille qui comprend :
l'**éperlan d'Amérique** qui habite les côtes américaines et canadiennes de l'Atlantique et aussi plusieurs lacs. Il mesure en moyenne de 18 à 20 cm et peut atteindre une longueur maximale de 32 cm ;
l'**éperlan d'Europe** qui se trouve dans l'Atlantique, la mer du Nord et la mer Baltique. Il est particulièrement apprécié dans le Nord de la France. Il mesure généralement 20 cm ;
le **capelan** qui atteint une longueur maximale de 23 cm. Il est différent du capelan de Méditerranée qui appartient à la famille des Gadidés.

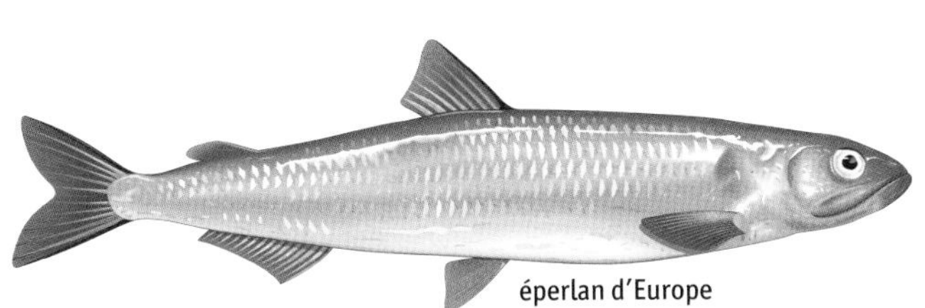
éperlan d'Europe

ACHAT

L'éperlan est vendu frais, congelé, légèrement fumé, salé ou séché. Plus rare, le capelan est surtout utilisé comme nourriture pour la morue et autres poissons de commerce.

UTILISATION

Tout se mange dans l'éperlan.

CUISSON

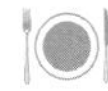
:: **Frit** ou **grillé**.
Les gros éperlans sont plus faciles à cuisiner de façon élaborée.

VALEUR NUTRITIVE

	cru
protéines	18 g
matières grasses	2 g
calories	98
	par 100 g

PRÉPARATION

L'éperlan est le plus souvent vidé et cuit à la poêle. Il est souvent mariné une dizaine de minutes dans du jus de citron salé et poivré, ou trempé dans du lait et de la farine avant la cuisson.

Lamproie

Petromyzon spp, Pétromyzontidés

Poisson de 15 cm à 1 m de long, vivant dans les mers. Plus délicate que la chair de l'anguille, la chair de la lamproie est grasse et sans arêtes. Parmi les différentes espèces, on retrouve :

la **lamproie marine**, courante des deux côtés de l'Atlantique. Elle mesure de 50 à 90 cm de long ;

la **lamproie de rivière** qui fréquente les côtes européennes et s'étend jusque dans les eaux froides de Sibérie. Elle mesure de 30 à 45 cm de long ;

la **lamproie du Pacifique**, courante près des côtes américaines.

La lamproie marine est plus fine que celle de rivière et les mâles ont meilleur goût.

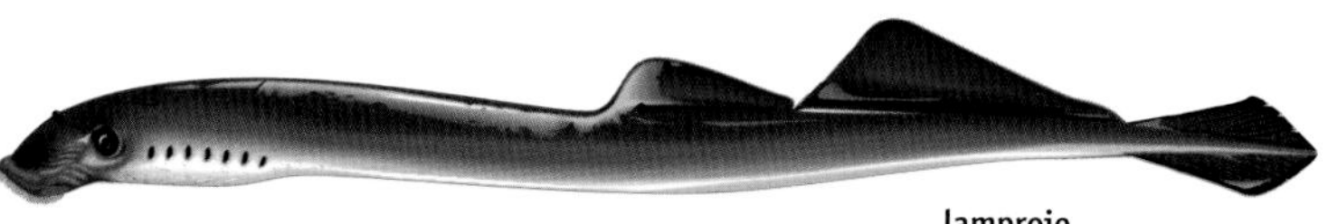

lamproie

UTILISATION

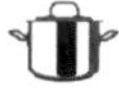

La lamproie s'apprête de la même façon que l'anguille. La lamproie à la bordelaise est une célèbre recette gastronomique française.

CUISSON

:: **Grillée** ou **cuite en matelote** ou **en pâté**.

VALEUR NUTRITIVE

	crue
protéines	21 g
matières grasses	18 g
calories	252
	par 100 g

Saint-pierre

Zeus faber, Zeidés

Poisson habitant les mers tempérées des deux hémisphères. On trouve le saint-pierre dans l'Atlantique, la Méditerranée, l'océan Indien et le Pacifique, en particulier près des côtes du Japon, de l'Australie et de la Nouvelle-Zélande. Il mesure généralement de 20 à 50 cm et pèse de 800 à 900 g. Sa chair blanche et ferme est savoureuse.

saint-pierre

UTILISATION

Apprêter simplement le saint-pierre vidé et ébarbé afin de ne pas masquer la finesse de sa chair. Les recettes de sole et de turbot lui conviennent très bien. Ses arêtes gélatineuses donnent un excellent fumet.

CONSERVATION

:: Au congélateur : 3 mois maximum.

VALEUR NUTRITIVE

	cru
protéines	18 g
matières grasses	1 g
calories	80
	par 100 g

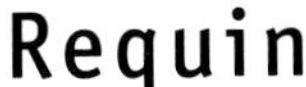

Requin

Sélaciens

Poisson dépourvu d'arêtes, habitant la plupart des mers. La chair des requins cuit sans perte et sans se défaire. Selon les espèces, elle est ferme, plus ou moins humide, parfois même légèrement gélatineuse et plus ou moins savoureuse. Plus le requin est gros, plus sa saveur est corsée. Parmi les espèces les plus courantes, on trouve :

le **requin marteau commun** qui habite les eaux chaudes des mers tempérées, notamment des deux côtés de l'Atlantique, dans le Pacifique et dans la Méditerranée. Il atteint une longueur de 4 m. Sa chair blanche est excellente ;

l'**aiguillat commun**, présent dans la plupart des mers froides. Il mesure de 60 à 100 cm et peut atteindre une longueur maximale de 125 cm. La saveur de sa chair est peu prononcée et souvent considérée comme étant la meilleure ;

l'**émissole** qui habite notamment la Méditerranée, l'Atlantique et le Pacifique. Elle mesure de 50 à 100 cm (150 cm maximum) et pèse de 3 à 4 kg. L'émissole est souvent commercialisée sous le nom de « poisson citron ». Sa chair blanche a une odeur d'ammoniac ;

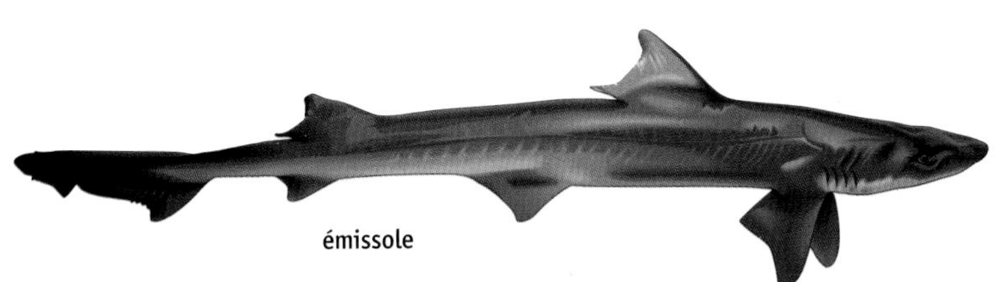

émissole

la **grande roussette,** courante dans la Méditerranée et l'Atlantique. Elle atteint une longueur de 160 cm, mais mesure généralement 130 cm. Sa chair gagne à être cuite très fraîche, accompagnée d'une sauce relevée ;
le **requin-Hâ** qui habite les mers tempérées et subtropicales et vit notamment des deux côtés de l'Atlantique, dans le Pacifique et dans la Méditerranée. Il mesure de 140 à 180 cm de long et pèse de 5 à 15 kg. Sa chair blanche est ferme.

grande roussette

ACHAT

Le requin est généralement commercialisé dépouillé. Il est coupé en filets, en darnes ou en morceaux, et vendu frais ou congelé.

PRÉPARATION

Pour dépouiller le requin, le congeler rapidement puis le plonger dans de l'eau bouillante.
L'urée que contiennent les requins se transforme en ammoniac après leur mort. Ils sont donc meilleurs 1 ou 2 jours après avoir été tués. Toute trace d'ammoniac disparaît cependant à la cuisson.
Pour améliorer la saveur, passer le requin sous l'eau froide, tremper la chair 4 h dans du lait, de l'eau citronnée ou de l'eau vinaigrée avant la cuisson.

VALEUR NUTRITIVE

	cru
protéines	21 g
matières grasses	4 g
calories	131
	par 100 g

CUISSON

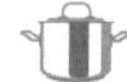

:: **Grillé, braisé, frit, au court-bouillon** ou **au four.**

UTILISATION

Le requin est délicieux arrosé d'une sauce relevée.

Thon

Thunnus spp., Scombridés

Grand poisson familier des mers chaudes, le thon est fréquent dans la Méditerranée, le Pacifique, l'Atlantique et l'océan Indien. La chair du thon est ferme et dense. Les thons sont classifiés en plusieurs espèces aux noms distinctifs selon leurs particularités. Parmi les espèces les plus communes, on trouve :

le **thon rouge,** le géant de la famille. Généralement, il mesure de 1 à 2 m et pèse de 100 à 180 kg. Il peut atteindre une longueur maximale de plus de 4 m et un poids de plus de 900 kg. Sa chair rouge brunâtre a une saveur prononcée ;

le **germon** qui mesure de 55 à 100 cm et pèse de 30 à 40 kg. Sa chair blanche à peine rosée et ses œufs sont très appréciés. Le germon est nommé albacore en anglais, alors qu'en français, « albacore » est le nom donné au thon à nageoires jaunes ;

la **bonite à dos rayé** qui atteint une longueur de 50 cm et un poids de 2 kg. C'est l'espèce la plus pêchée à travers le monde. Au Japon, on en fait une grande consommation sous forme de flocons séchés qui se conservent indéfiniment. Comme le germon et l'albacore, la bonite à dos rayé est principalement destinée à la conserverie. Sa chair est rouge foncé ;

l'**albacore** qui mesure de 60 à 150 cm de long. Très bonne, sa chair pâle est surtout mise en conserve.

La couleur de ces poissons varie selon les espèces, tout comme leur saveur, qui peut être très prononcée. La partie entre les flancs est très recherchée car c'est la plus fine. C'est aussi la plus coûteuse.

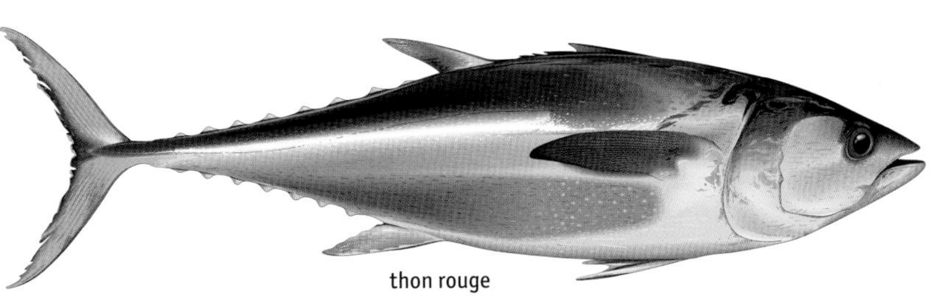

thon rouge

Thon

ACHAT

Le thon frais est commercialisé en darnes, en filets ou en tronçons. Plusieurs variétés de thon sont mises en conserve et rarement vendues à l'état frais.

Le thon en conserve peut être entier, en morceaux, en flocons ou émietté. Il peut baigner dans de l'huile végétale, du bouillon ou de l'eau.

Le thon émietté est souvent moins coûteux, mais c'est aussi la préparation dans laquelle on trouve le plus de débris de peau et d'arêtes.

Le thon à l'huile est moins sec, mais sa teneur en matières grasses est plus élevée. L'étiquette précise très rarement l'espèce, se contentant généralement d'indiquer « thon blanc » ou « thon pâle ». Le thon rouge et l'albacore doivent porter la mention « chair pâle », alors que le germon doit mentionner « chair blanche ». Quant à la bonite, l'étiquette doit mentionner son nom.

Le thon entier est toujours plus cher. Si l'apparence du thon est importante, on choisira du thon entier, ce qui devient inutile si on le sert en sauce ou accompagné d'une mayonnaise.

CUISSON

Les espèces de thon à saveur prononcée gagnent à tremper plusieurs heures dans de l'eau légèrement salée et à être marinées dans du jus de citron aromatisé de fines herbes avant la cuisson.

Le thon sera plus facile à digérer s'il est poché 10 min avant d'être cuisiné.

:: **À l'étuvée, au court-bouillon** et **à la vapeur :** ces cuissons sont recommandées.

:: **Poché, braisé, grillé, au four** ou **cuit en papillote**.

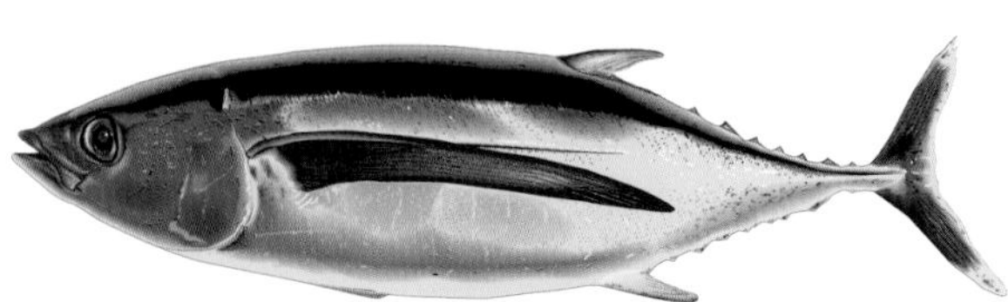

germon

VALEUR NUTRITIVE

	frais	*à chair pâle, à l'huile*	*à chair pâle, à l'eau*
protéines	23 g	29 g	30 g
matières grasses	1 à 5 g	8 g	0,5 g
calories	105 à 145	198	131
			par 100 g

Selon les espèces, le thon frais est maigre ou mi-gras.
Le thon à chair pâle en conserve (à l'huile, égoutté) est mi-gras. Le thon à chair pâle en conserve (à l'eau, égoutté) est maigre.

PRÉPARATION

Saigner le thon frais pêché le plus rapidement possible. Pour ce faire, pratiquer une incision de quelques centimètres au-dessus de la queue. Le thon a une rangée d'arêtes qui jaillissent au milieu de ses côtes et que l'on sépare de la chair en glissant entre les deux la lame d'un couteau. Une bande plus foncée, plus grasse et de saveur très prononcée, est située près des flancs. L'enlever atténue la saveur du poisson.

UTILISATION

Le thon est l'un des ingrédients de base du vitello tonnato, un mets italien qui comprend aussi du veau froid, des anchois, des câpres et de la mayonnaise. Les Japonais apprêtent le thon cru en sashimi et en sushi. On met le thon en conserve dans les salades, sandwichs, sauces, omelettes, plats au gratin et quiches. Éviter d'augmenter la teneur en matières grasses du thon lors de la préparation.

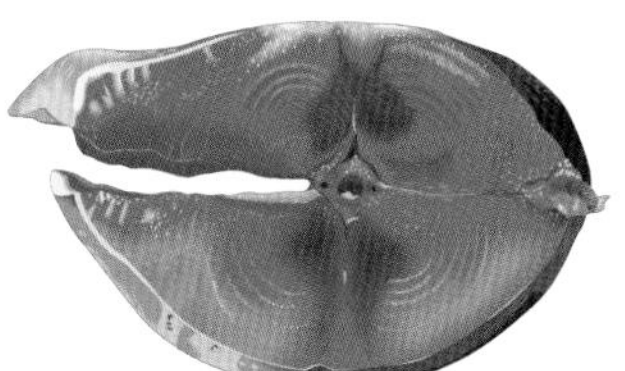

darne de thon

Raie

Raja spp., Rajidés

Poisson qui habite les eaux peu profondes de la plupart des mers. La raie mesure de 30 cm à plus de 6 m selon les espèces (la raie manta est la plus volumineuse et peut peser plus d'une tonne). Les ailes, les joues et le foie de la raie sont comestibles. Sa chair rosée ou blanchâtre est dépourvue d'arêtes.

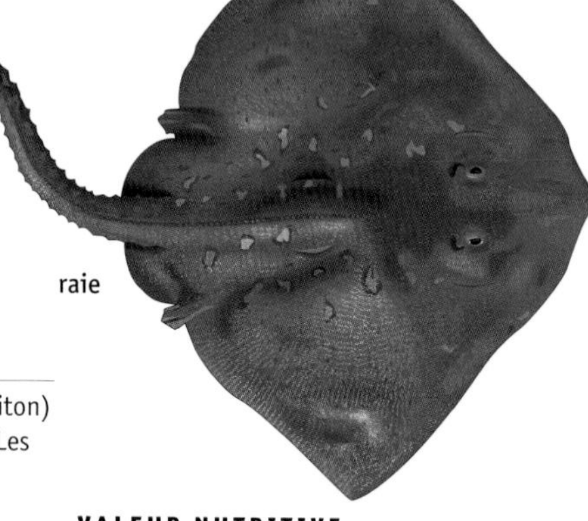
raie

ACHAT

La petite raie (nommée raiteau ou raiton) est commercialisée entière et vidée. Les gros spécimens sont vendus en morceaux.

PRÉPARATION

La raie contient de l'urée qui se transforme en ammoniac après la mort de l'animal. Cette substance disparaît à la cuisson, mais la raie est meilleure 1 ou 2 jours après avoir été tuée, l'odeur étant moins prononcée. Pour améliorer la saveur, rincer la raie avant la cuisson en la laissant tremper 2 h dans de l'eau additionnée de citron, de vinaigre ou de lait.

Pour dépouiller la raie, la recouvrir d'eau bouillante et la pocher de 1 à 2 min. Déposer ensuite la raie à plat puis gratter la peau avec un couteau ; la retourner et répéter l'opération. Procéder délicatement car les ailes peuvent présenter des épines.

VALEUR NUTRITIVE

protéines	22 g
matières grasses	1 g
calories	98
	par 100 g

CUISSON

Enlever la peau de la raie.
:: Pochée : 15 min.
:: Au four : 15 à 25 min.
:: Sautée : au beurre noir (4 à 6 min de chaque côté).

UTILISATION

La raie se cuisine comme les pétoncles. La cuire suffisamment, sinon elle est visqueuse ; la servir également très chaude pour éviter qu'elle soit gélatineuse.

Flétan

Hippoglossus spp., Pleuronectidés

Poisson des eaux froides des mers nordiques de l'Atlantique et du Pacifique. Le flétan mesure de 50 à 140 cm et son poids varie de 5 à 70 kg. Le flétan est maigre. Sa chair fine, ferme et floconneuse contient très peu d'arêtes.

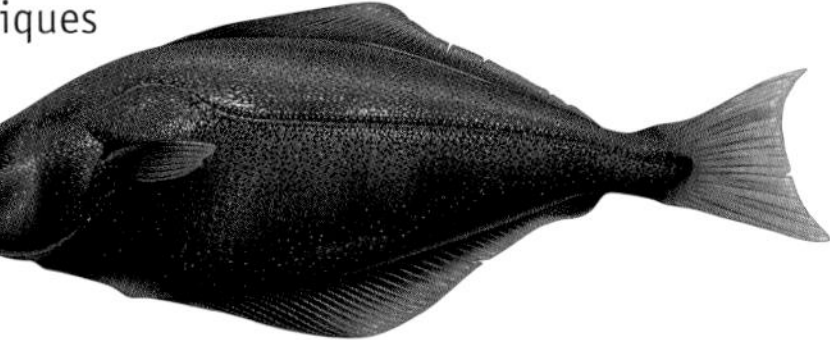

flétan

VALEUR NUTRITIVE

	cru
protéines	21 g
matières grasses	2,4 g
calories	109
	par 100 g

UTILISATION

Le flétan s'apprête au vin rouge ou au vin blanc. Qu'il soit grillé ou poché, il faut éviter de masquer sa fine saveur. Le flétan au beurre d'anchois est délicieux.

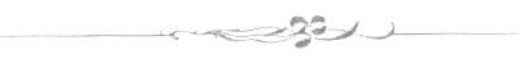

Sole

Solea spp., Soléidés

Poisson des fonds sablonneux de la Manche, de l'Atlantique Est, de la Méditerranée, de la mer du Nord et du Pacifique. La sole mesure généralement de 20 à 45 cm de long. La plus recherchée est la sole commune, dite aussi « sole de Douvres ». Elle vit près des côtes anglaises, dans la Méditerranée et jusqu'aux côtes de la Norvège. La sole est maigre et très savoureuse.

sole commune

VALEUR NUTRITIVE

	crue
protéines	18 g
matières grasses	1,4 g
calories	77
	par 100 g

UTILISATION

La sole connaît une multitude d'apprêts ; tous les modes de cuisson lui conviennent.

Turbot

Psetta maxima, Scophthalmidés

Poisson mesurant de 40 à 50 cm et pouvant peser jusqu'à 25 kg. Le turbot habite la Méditerranée, l'Atlantique, la mer du Nord et le Pacifique. Sa chair blanche et ferme est maigre et très savoureuse. En Amérique du Nord, on désigne souvent incorrectement le flétan noir sous le nom de turbot du Groenland.

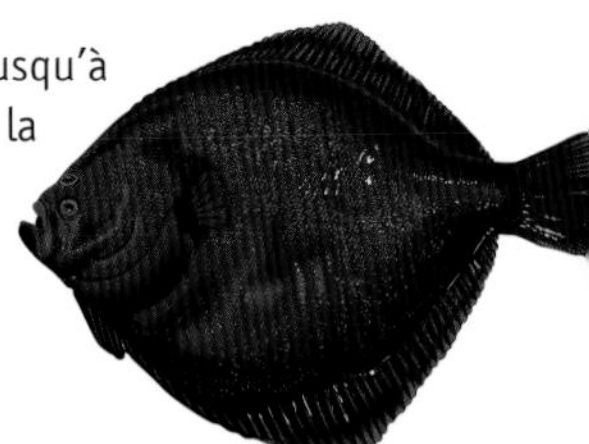

turbot

ACHAT

Le turbot est vendu entier, vidé ou non, en filets dépouillés, ou coupé en tronçons, selon sa taille. Plus coûteux, c'est un des poissons de mer les plus fins.

CUISSON

:: **Poché** ou **grillé**.

VALEUR NUTRITIVE

	cru
protéines	16 g
matières grasses	3 g
calories	95
	par 100 g

Plie

Pleuronectidés

Poisson plat abondant dans l'Atlantique et le Pacifique. La plie est souvent confondue avec la sole, qui vit uniquement près des côtes européennes. Une grande variété de poissons plats sont commercialisés sous le nom de plie. Ces poissons mesurent rarement plus de 60 cm de long et pèsent habituellement entre 0,5 et 2 kg. La plie est maigre.

La **plie canadienne** ou « balai de l'Atlantique » est abondante au Canada, en Nouvelle-Angleterre, et des deux côtés de l'Atlantique. Elle atteint une longueur maximale d'environ 60 cm.

La **plie commune** ou « carrelet » mesure rarement plus de 40 cm. C'est le poisson plat le plus abondant des côtes européennes.

La **plie rouge** mesure généralement 45 cm de long. Elle est particulièrement abondante

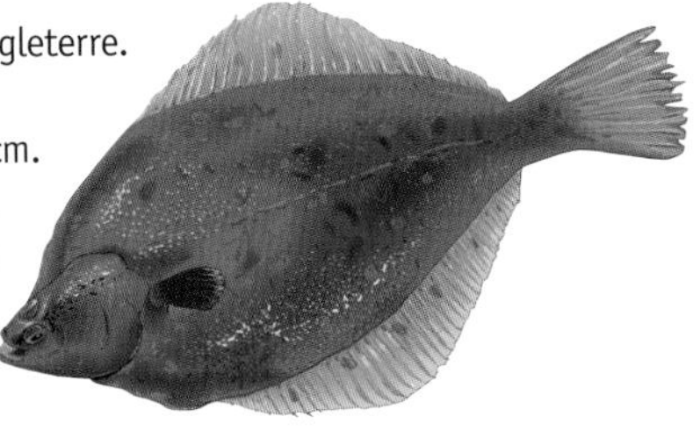

dans le golfe du Saint-Laurent et en Nouvelle-Angleterre. C'est la plus charnue des plies.
La **plie grise** a une longueur moyenne de 30 à 45 cm. Elle est présente des deux côtés de l'Atlantique.
La **limande commune** mesure de 20 à 25 cm de long. Elle habite le long des côtes européennes (notamment les côtes françaises). Sa chair est moins savoureuse que celle des plies.

plie commune

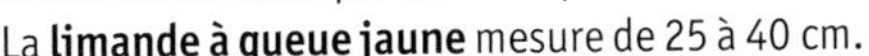

La **limande à queue jaune** mesure de 25 à 40 cm. Elle est fréquente du Labrador jusqu'au sud de la Nouvelle-Angleterre aux États-Unis.
La **limande-sole commune** atteint une longueur maximale de 65 cm. Elle habite les côtes européennes, de la France jusqu'à l'Islande. Elle est particulièrement abondante près des côtes françaises. Sa chair est fade et filandreuse.
Le **flet commun** mesure rarement plus de 30 cm. Très abondant dans la Baltique, il se pêche également dans la Méditerranée. Sa chair est légèrement moins savoureuse que celle de la plie.
Le **cardeau d'été** qui fait partie de la famille des Bothidés peut atteindre une longueur de 94 cm. C'est la plus grande des plies. Il est abondant aux États-Unis, des côtes du Maine jusqu'à celles de la Caroline du Sud.

ACHAT

La plie, le flet et la limande sont généralement vendus en filets, frais ou congelés. Leur chair renferme beaucoup d'arêtes.

CUISSON

La plie se cuit avec ou sans la peau, mais préalablement écaillée. Veiller à ne pas masquer la finesse de sa chair.
:: **Grillée** ou **frite**.

VALEUR NUTRITIVE

	crue
protéines	19 g
matières grasses	1,2 g
calories	92
	par 100 g

Introduction
Crustacés

Les crustacés sont des animaux invertébrés à carapace dure pour la plupart marins (crabe, crevette, homard, langouste, langoustine). Quelques espèces vivent en eau douce, dont l'écrevisse et quelques espèces de crevettes et de crabes. Les crustacés se déplacent en marchant, la plupart au fond de la mer. Leurs œufs (« corail ») de couleur rouge sont comestibles.
Les crustacés peuvent causer des réactions allergiques, comme des migraines, à des personnes plus sensibles.

CONSEILS POUR L'ACHAT DES CRUSTACÉS

Les crustacés vivants doivent être lourds et vigoureux (le homard et le crabe remuent les pattes), d'odeur agréable et avoir une carapace intacte. Après la cuisson, les crustacés doivent présenter une carapace rose ou rouge vif, exempte de taches verdâtres ou noirâtres, une chair ferme d'odeur agréable, et une queue repliée, signe qu'ils étaient encore vivants lorsqu'ils ont été cuits. La fraîcheur des crustacés surgelés (crus, cuits ou cuisinés) se vérifie par l'absence de givre à l'intérieur de l'emballage ou de dessèchement de la chair (« brûlure » de congélation). Crus ou cuits, les crustacés peuvent avoir été décongelés. Il vaut mieux s'en assurer car si tel est le cas, ils ne doivent pas être recongelés et se conservent moins longtemps.

CONSEILS POUR LA CUISSON DES CRUSTACÉS

Les crustacés doivent être vivants jusqu'au moment de leur cuisson. Presque tous les crustacés changent de couleur et rosissent lorsqu'ils sont plongés dans de l'eau bouillante. Avant la cuisson, remplir les éventuels trous dans la carapace des homards et des crabes avec de la mie de pain comprimée.

Il existe plusieurs façons de cuire les crustacés vivants par ébullition. Généralement, on les plonge la tête la première dans de l'eau bouillante pour les tuer instantanément (attention aux éclaboussures causées par la queue qui se replie) ; on prétend que les crustacés sont alors plus savoureux. Toutefois, certains trouvent cette méthode cruelle et affirment qu'elle durcit la chair. Ils préfèrent placer les crustacés une heure au congélateur (pour les engourdir et les faire mourir doucement) ou les mettre dans de l'eau fraîche, de l'eau de mer, de l'eau douce salée (ajouter de 15 à 30 ml de sel par litre d'eau) ou un court-bouillon qu'ils portent ensuite lentement à ébullition. Le temps de cuisson varie selon les espèces et leur taille, mais trop cuite, la chair du crustacé durcit et perd de sa saveur.

Crevette

Pandalus spp., Crustacés

Petit crustacé habitant la plupart des mers et des eaux douces ou saumâtres de la planète. Les crevettes mesurent généralement de 4 à 30 cm de long. Elles sont plus petites et plus savoureuses en eau froide. Leur chair translucide et ferme peut être rose, jaune, grise, brunâtre, rougeâtre ou rouge sombre, selon les espèces. Elles deviennent opaques et rosées à la cuisson. Sur le marché, on retrouve entre autres :

la **crevette nordique**, de couleur rose-rouge, qui mesure de 7,5 à 10 cm de long ;

la **crevette géante tigrée** qui mesure entre 15 et 30 cm de long. C'est la plus répandue et la plus consommée en Extrême-Orient.

Aux États-Unis, on produit des crevettes restructurées qui sont panées et congelées. Elles sont moins coûteuses.

crevette nordique

ACHAT

:: Choisir : des crevettes fraîches au corps ferme ayant une douce odeur de mer ou des crevettes congelées sans givre ni signe de dessèchement. Les crevettes sont meilleures si elles n'ont pas été totalement décongelées ou si elles ont décongelé lentement au réfrigérateur.

:: Écarter : des crevettes visqueuses et molles, au corps détaché de la carapace et celles qui dégagent une odeur d'ammoniac ou qui sont parsemées de taches noires.

Très fragiles, les crevettes sont congelées, recouvertes de glace sur les bateaux de pêche, ou cuites immédiatement sur les lieux. Elles sont commercialisées entières ou étêtées, fraîches ou congelées, cuites ou fumées, décortiquées ou non. Elles peuvent être séchées ou mises en conserve. Les crevettes les plus grosses sont les plus coûteuses.

VALEUR NUTRITIVE

eau	76 %
protéines	20 g
matières grasses	2 g
glucides	0,9 g
cholestérol	153 mg
calories	106
	par 100 g

EXCELLENTE SOURCE : vitamine B_{12} et niacine. Pour allonger la conservation, les crevettes sont parfois traitées au bisulfite de sodium.

Crevette

PRÉPARATION

Quand la crevette est entière, la décortiquer (ôter sa carapace). Prendre la tête d'une main et le corps de l'autre, puis tirer pour que la tête s'arrache en entraînant la carapace. On enlève ensuite les parties qui n'auraient pas suivi. Avec une crevette sans tête, on peut entailler la carapace avec des ciseaux avant de la décortiquer ou la décortiquer telle quelle. Il est plus facile de décortiquer une crevette encore légèrement congelée que décongelée. 1 kg de crevettes ne donne que 500 g de chair cuite car une crevette entière, crue et non décortiquée subit 50 % de perte.

La carapace donne un excellent bouillon qui peut servir pour cuire les crevettes. Pour le préparer, recouvrir les carapaces d'eau bouillante et les faire mijoter (10 min), puis filtrer le liquide avant d'y plonger les crevettes. Les carapaces non cuites peuvent être moulues puis incorporées à du beurre, qu'elles aromatisent.

Les crevettes peuvent être consommées lorsqu'elles contiennent encore leur intestin, une veine foncée située sur son dos. Plusieurs personnes préfèrent les crevettes déveinées (certaines sont vendues ainsi). Faire une petite incision parallèle à la veine sur la chair avec la pointe d'un couteau puis retirer l'intestin.

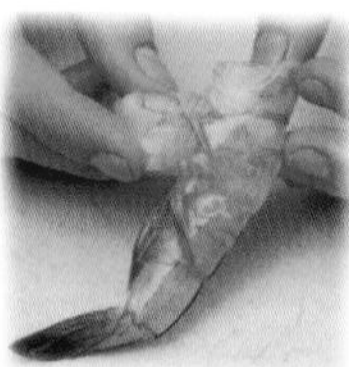

1 Retirer la carapace de la crevette.

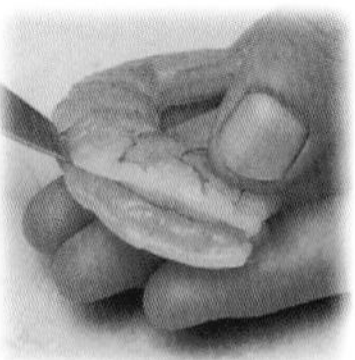

2 Faire une petite incision sur la chair avec la pointe d'un couteau.

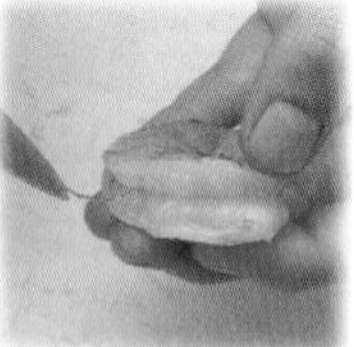

3 Retirer délicatement l'intestin.

UTILISATION

La crevette est délicieuse chaude ou froide, en hors-d'œuvre, en entrée et comme mets principal (seule ou accompagnée de viandes, volailles, légumes ou pâtes alimentaires). On la met dans les soupes, mousses, sauces, farces et salades. La crevette peut remplacer les autres crustacés dans la plupart des recettes. Elle est un ingrédient important de la cuisine des pays du Sud-Est asiatique. Saumurée, mise en pâte ou en poudre, elle est utilisée comme condiment.

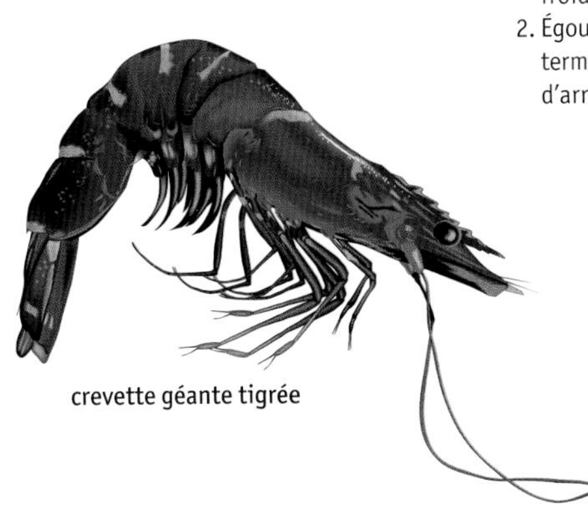

crevette géante tigrée

CONSERVATION

:: **Au réfrigérateur :** 2 jours.
:: **Au congélateur :** 1 mois.

CUISSON

Le corps des crevettes se recourbe à la cuisson. Une cuisson trop longue les durcit et les dessèche.

:: **À l'eau** ou **au court-bouillon :** cuire les crevettes décortiquées ou non à l'eau de mer ou à l'eau douce salée (30 ml de sel par l). Le court-bouillon peut consister en de l'eau salée agrémentée d'une rondelle de citron et d'un peu de thym, tout comme il peut varier selon le goût et l'inspiration du moment.

1. Amener le liquide choisi à ébullition, ajouter les crevettes, ramener à ébullition, réduire l'intensité, et laisser mijoter de 3 à 5 min s'il s'agit de petites crevettes fraîches (le temps de cuisson des crevettes plus grosses ou non décongelées est plus long). Pour vérifier la cuisson, passer une crevette sous l'eau froide, puis y goûter.
2. Égoutter les crevettes aussitôt la cuisson terminée, puis les passer sous l'eau froide afin d'arrêter la cuisson et de conserver la saveur.

Crabe

Cancer spp., Cancridés

Crustacé habitant les eaux salées, douces ou saumâtres. Le crabe contient peu de chair. Celle du corps, des pattes et des pinces, le foie et la substance crémeuse sous la carapace sont comestibles. La chair blanche est maigre, filamenteuse et savoureuse. Parmi les espèces, on trouve :

le **crabe vert** qui est l'espèce la plus courante. Sa carapace verte assez petite atteint habituellement 8,5 cm de large. Il pèse environ 200 g et contient peu de chair. Il est surtout commercialisé comme appât pour la pêche sportive ;

le **tourteau** qui affectionne les fonds côtiers rocheux ou sablonneux. Il mesure de 10 à 20 cm de diamètre. Sa chair est excellente ;

l'**étrille** qui mesure de 8 à 15 cm de large et a une carapace brun-rouge tachetée de bleu et des pattes velues. Ses pinces sont puissantes. Sa chair est très recherchée ;

l'**araignée de mer** qui vit dans les fonds marins sablonneux. Elle mesure de 10 à 20 cm de diamètre. Sa chair fine est plus savoureuse chez la femelle que chez le mâle ;

le **crabe des neiges** qui appartient à la famille des crabes-araignées et qui vit dans les eaux froides et profondes. Son corps presque circulaire est un peu plus large à l'arrière. Sa carapace est souvent de couleur brun-orangé. Ses longues pattes sont légèrement aplaties. Le mâle est beaucoup plus gros que la femelle. La taille de sa carapace atteint en moyenne 13 cm de large, et son poids près de 1,25 kg. Sa chair unique est très recherchée ;

le **crabe dormeur** ou « dormeur du Pacifique » qui vit dans les eaux froides et qui appartient à la famille des crabes de roches, comme le tourteau. Il atteint une largeur maximale de 23 cm et pèse entre 0,8 et 1,8 kg. Il est commercialisé entier, vivant, cuit, en conserve ou surgelé. Sa chair délicieuse se trouve congelée ou fraîche ;

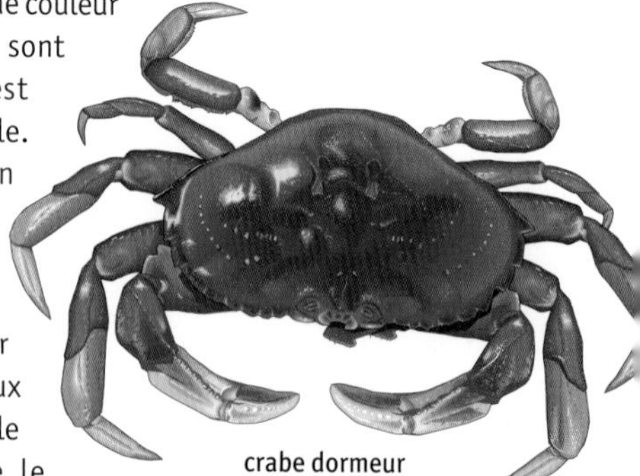

crabe dormeur

le **crabe bleu**, très estimé aux États-Unis. Il mesure de 15 à 20 cm et habite la côte atlantique. La chair excellente est sucrée ;

le **crabe mou**, qui est un crabe bleu qui a mué. Il est habituellement commercialisé vivant, parfois congelé. Presque transparent, il est nettoyé (on retire les branchies et la queue et on rince à l'eau froide) et sauté au beurre ou frit et servi avec une sauce tartare. D'autres espèces de crabes sont consommées comme crabes mous.

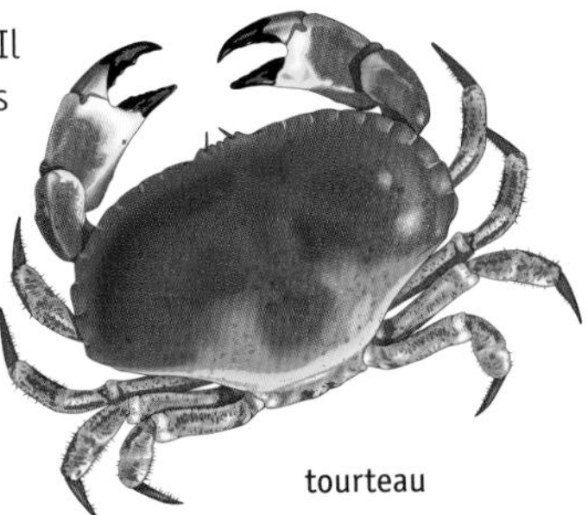

tourteau

ACHAT

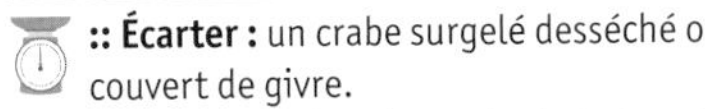

:: Écarter : un crabe surgelé desséché ou couvert de givre.

Parfois commercialisé vivant; la chair de crabe est surtout vendue cuite, congelée ou en conserve. Le marché offre des produits imitant le crabe (voir *Kamaboko*, p. 334).

N'acheter (et ne cuire) un crabe vivant que s'il remue les pattes. Saisir le crabe par derrière pour éviter les pinces.

UTILISATION

Le crabe est délicieux chaud ou froid. Il s'apprête et peut se substituer aux autres crustacés dans la plupart des recettes. On l'incorpore dans les hors-d'œuvre, salades, sandwichs, soupes et omelettes. Le crabe est savoureux en sauce ou avec des pâtes alimentaires. Il est souvent frit dans sa carapace.

CUISSON

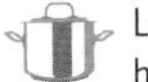

Le crabe vivant se cuit comme le homard (p. 388).

:: À l'eau : plonger le crabe vivant dans de l'eau bouillante salée de 10 à 20 min pour un crabe de 15 cm, et jusqu'à 30 min s'il est très gros.

VALEUR NUTRITIVE

	crabe des neiges
protéines	18 g
matières grasses	1 g
cholestérol	60 mg
calories	89
	par 100 g

EXCELLENTE SOURCE : vitamine B_{12}, niacine, cuivre et zinc.

CONSERVATION

Le crabe meurt rapidement hors de son habitat naturel.

:: Au réfrigérateur : 12 h, vivant, dans un linge humide. Cuit, 1 à 2 jours.

:: Au congélateur : entier, cuit, sans carapace, 1 mois.

Crabe

PRÉPARATION

Pour préparer le crabe, faire une incision entre le ventre et la carapace, et arracher la carapace du dessus. Prendre soin de ne pas l'abîmer si on désire l'utiliser comme récipient pour servir le crabe. Détacher les pattes et les pinces, puis les casser avec un casse-noix ou un ustensile lourd. Il ne reste plus qu'à retirer la chair. Il existe d'autres méthodes, dont celle qui suit.

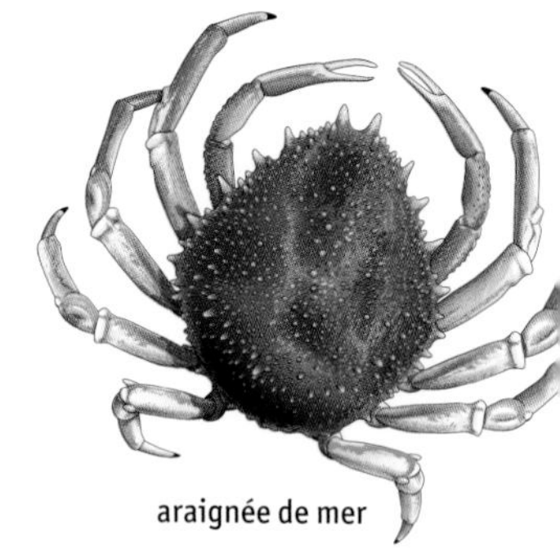

araignée de mer

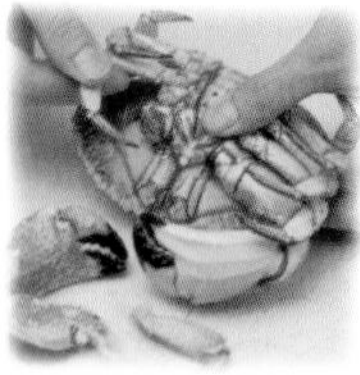

1 Détacher les pattes et les pinces du crabe.

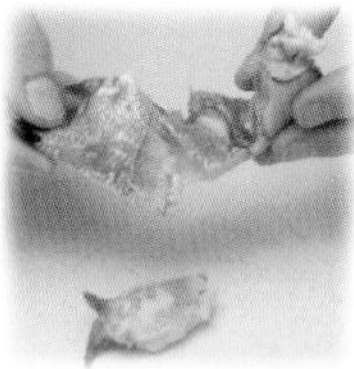

2 Casser les pinces et les pattes à l'aide d'une pince à homard ou d'un casse-noix, puis en extraire la chair.

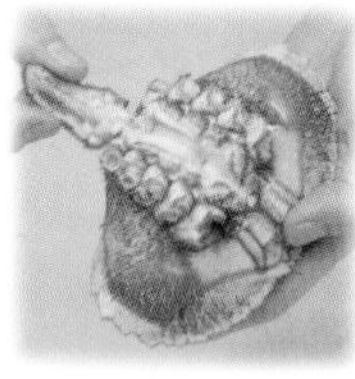

3 Détacher la queue qui se trouve sous le crabe en la dépliant et en la tordant, puis la jeter.

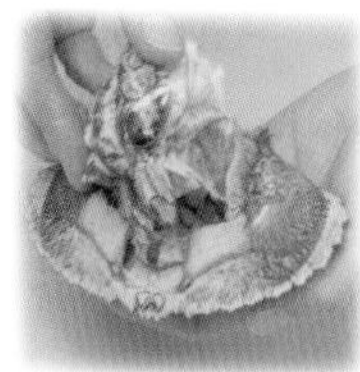

4 Détacher le plastron et réserver.

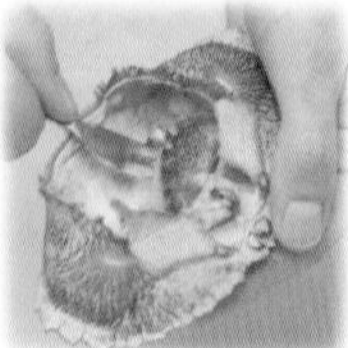

5 Retirer la chair qui se trouve à l'intérieur de la carapace. Jeter les viscères et les appendices situés derrière la bouche du crabe.

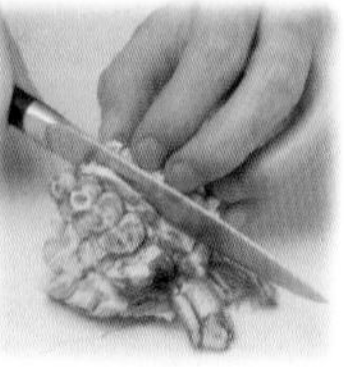

6 Couper le plastron en deux avec un couteau de cuisine.

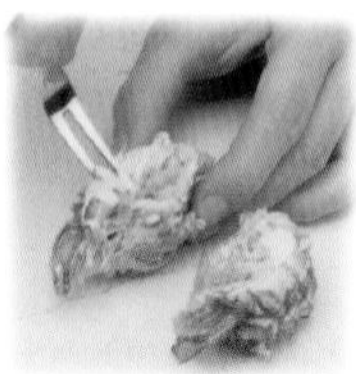

7 Retirer la chair du plastron qui se trouve dans les alvéoles.

Langoustine

Nephrops norvegicus, Néphropsidés

Crustacé habitant les profondeurs des côtes de l'Atlantique. Des espèces voisines de la langoustine vivent dans le Pacifique. « Langoustine » est l'appellation commerciale du homard de Norvège (aussi nommé scampi, en italien). La langoustine mesure de 8 à 25 cm. Contrairement aux autres crustacés, la langoustine change très peu de coloration à la cuisson. Sa chair, plus délicate que celle du homard, est excellente.

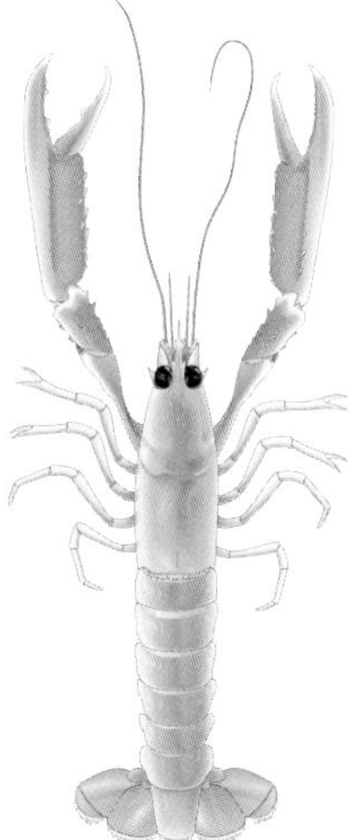

langoustine

ACHAT

:: Choisir : une langoustine ferme, sans odeur d'ammoniac.

La langoustine est vendue crue (étêtée et congelée ou conservée dans de la glace concassée) ou cuite.

UTILISATION

La langoustine est souvent servie accompagnée de beurre à l'ail. La plupart des recettes de crustacés lui conviennent. Elle remplace souvent la crevette géante (crue, la décortiquer comme la crevette). C'est un des ingrédients de la paella. Éviter de masquer sa saveur délicate.

CUISSON

La langoustine se cuit comme la crevette, le homard ou la langouste. Éviter la surcuisson.

:: À l'eau bouillante : 3 à 5 min.

:: À la vapeur : 6 à 7 min.

:: Grillée : 3 min de chaque côté.

VALEUR NUTRITIVE

protéines	17 g
matières grasses	2 g
glucides	0,5 g
calories	91
	par 100 g

EXCELLENTE SOURCE : calcium, phosphore et fer.

CONSERVATION

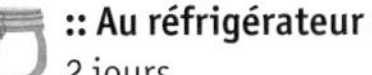

:: Au réfrigérateur : crue ou cuite, 1 à 2 jours.

:: Au congélateur : crue ou cuite, 1 mois.

Langouste

Palinurus spp., Palinuridés

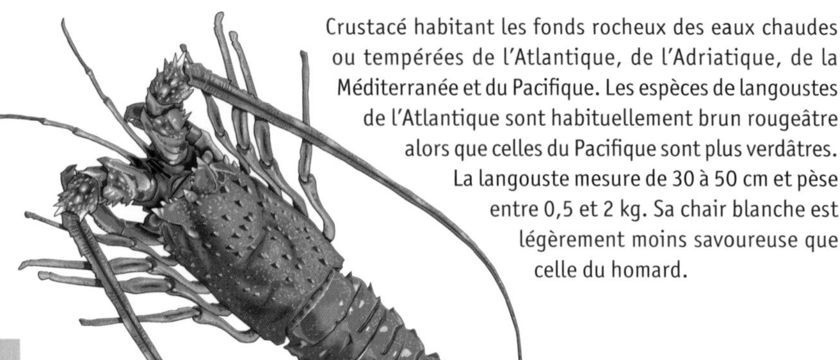

Crustacé habitant les fonds rocheux des eaux chaudes ou tempérées de l'Atlantique, de l'Adriatique, de la Méditerranée et du Pacifique. Les espèces de langoustes de l'Atlantique sont habituellement brun rougeâtre alors que celles du Pacifique sont plus verdâtres. La langouste mesure de 30 à 50 cm et pèse entre 0,5 et 2 kg. Sa chair blanche est légèrement moins savoureuse que celle du homard.

langouste

ACHAT

Habituellement, seule la queue de la langouste est commercialisée, crue ou cuite, généralement congelée.

UTILISATION

La langouste peut remplacer le homard dans la plupart des recettes. Elle est souvent arrosée de beurre à l'ail. Elle est délicieuse dans les salades. Éviter de masquer sa fine saveur.

CONSERVATION

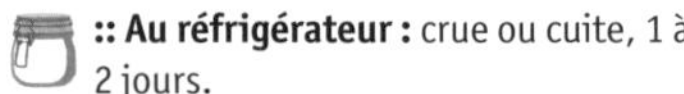

:: **Au réfrigérateur :** crue ou cuite, 1 à 2 jours.

:: **Au congélateur :** 1 mois.

VALEUR NUTRITIVE

protéines	21 g
matières grasses	2 g
glucides	2,4 g
cholestérol	70 mg
calories	112
	par 100 g

EXCELLENTE SOURCE : niacine, vitamine B_{12} et zinc.

CUISSON

Une surcuisson rend la chair de la langouste caoutchouteuse et coriace.

:: **À l'eau bouillante :** 15 min.

:: **Grillée :** 5 min.

Écrevisse

Astacus et *Cambarus spp.*, Crustacés

Petit crustacé d'eau douce habitant rivières, lacs, ruisseaux et étangs. Certaines espèces d'écrevisses sont identifiées par la coloration de leurs pattes (« écrevisse à pieds blancs », « écrevisse à pieds rouges »). L'écrevisse mesure généralement de 6 à 14 cm. Sa chair d'un blanc rosé est maigre, délicate et plus ou moins compacte selon les espèces.

écrevisse

ACHAT

:: **Choisir :** une écrevisse cuite à l'odeur agréable, à la carapace ferme et aux pinces intactes.
L'écrevisse est commercialisée vivante ou cuite, congelée ou en conserve.

PRÉPARATION

Retirer l'intestin au moment de la cuisson des écrevisses (il est généralement enlevé sur les écrevisses congelées). Tirer doucement sur la petite nageoire sous la queue, l'intestin devrait suivre, sinon l'enlever en faisant une incision longitudinale avec la pointe d'un couteau.

UTILISATION

L'écrevisse s'apprête comme le homard, le crabe et la crevette, qu'elle peut remplacer dans la plupart des recettes. Elle est cuisinée en bisque, gratin, soufflé ou mousse, mise dans les salades ou gratinée.
On ne mange que la queue de l'écrevisse. Broyée, la carapace peut servir à aromatiser un court-bouillon, une bisque ou du beurre.

VALEUR NUTRITIVE

	crue
protéines	19 g
matières grasses	1 g
cholestérol	139 mg
calories	89
	par 100 g

EXCELLENTE SOURCE : niacine, vitamine B_{12}, potassium, phosphore et cuivre.

CUISSON

:: **Au court-bouillon :** 5 à 8 min pour des écrevisses entières.
:: **À la vapeur :** 10 à 12 min.
:: **Grillée :** 3 à 5 min pour cuire les queues.

CONSERVATION

:: **Au réfrigérateur :** 12 h, vivante, recouverte d'un linge humide. Cuite, 1 à 2 jours.
:: **Au congélateur :** cuite, 1 à 2 mois.

Homard

Homarus americanus (Amérique) et *Homarus vulgaris* (Europe), Crustacés

Crustacé au corps allongé habitant dans les eaux profondes de l'Atlantique. Certains affirment que la chair de la femelle est meilleure, surtout lors de la ponte, aussi est-elle plus recherchée. Les parties comestibles du homard sont la chair de l'abdomen (ou queue), les pattes (même les minuscules dont on extrait la chair en les mordillant), le corail et le foie verdâtre qui proviennent du thorax. La chair blanche et rosée du homard est maigre, ferme, délicate et très savoureuse.

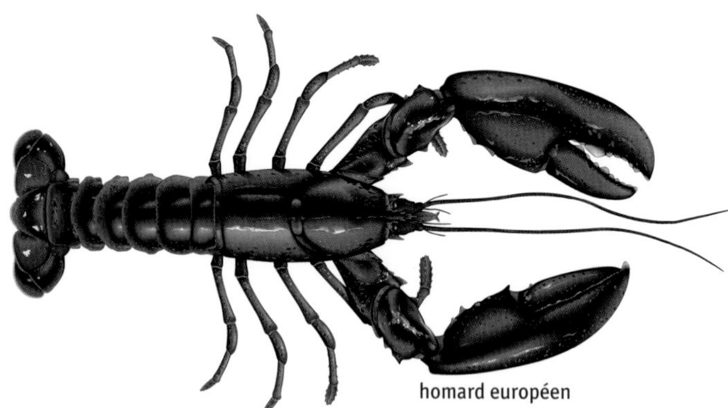

homard européen

ACHAT

:: Choisir : un homard bien vivant (le saisir par les côtés, il devrait replier brutalement sa queue sous son corps). Un homard cuit doit avoir l'œil noir et brillant, une chair ferme et une bonne odeur.
Le homard s'achète vivant, surgelé ou en conserve (en pâté ou en morceaux).

VALEUR NUTRITIVE

eau	77 %
protéines	19 g
matières grasses	1 g
cholestérol	95 mg
calories	91
	par 100 g

EXCELLENTE SOURCE : potassium, zinc et niacine.
La composition de la chair varie selon les saisons et la partie du corps d'où elle provient ; la queue contient plus d'éléments nutritifs que les pinces.

CUISSON

Pour une fraîcheur maximale, on suggère de cuire le homard vivant.

:: À l'eau (eau de mer, eau douce salée, court-bouillon) : le plonger tête première dans un liquide bouillant. Certains trouvent que cette méthode est cruelle et que la chair durcit. Ils préfèrent placer le homard une heure au congélateur, ce qui l'engourdit et le ferait mourir doucement. On peut aussi mettre le homard dans de l'eau fraîche portée lentement à ébullition. Dans les deux méthodes de cuisson, prévoir 12 min de cuisson par 500 g, en ajoutant 1 min par 125 g additionnels. Lorsque le homard est cuit dans l'eau bouillante, minuter à partir du moment où le homard est plongé dans l'eau. Lorsqu'il est cuit dans l'eau fraîche, minuter à partir du moment où l'ébullition commence. Toujours recouvrir complètement les homards de liquide pour les cuire. Avant de servir le homard, faire un trou à la tête afin que le liquide contenu sous la carapace s'écoule.

:: À la vapeur.

:: Grillé : le couper en deux dans le sens de la longueur. Badigeonner la chair d'huile, de jus de citron et, si désiré, de poivre moulu (10 min).

Ne pas décongeler un homard cuit; il sera plus savoureux s'il est seulement réchauffé 2 min dans de l'eau bouillante.

CONSERVATION

Le homard peut vivre de 3 à 5 jours hors de son habitat naturel s'il est placé dans un vivier d'eau salée. Après l'achat, éviter de le laisser séjourner à la température ambiante. Le cuire immédiatement, sinon le couvrir d'un linge humide et le placer au réfrigérateur.

:: Au réfrigérateur : cuit, 1 à 2 jours.

:: Au congélateur : 1 mois, cuit, égoutté, puis laissé tel quel ou, préférablement, la chair retirée de la carapace. La chair refroidit au réfrigérateur puis elle est mise dans des contenants à congélation, recouverte de saumure (10 ml de sel pour 250 ml d'eau) et le couvercle placé. On peut aussi déposer le homard entier cuit et refroidi dans un sac à congélation, retirer l'air et sceller.

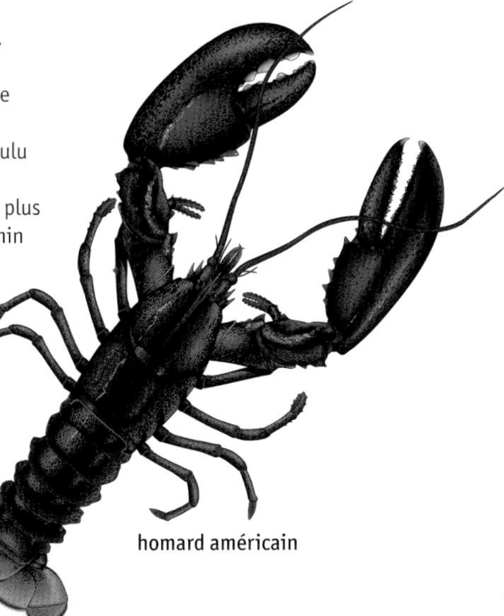

homard américain

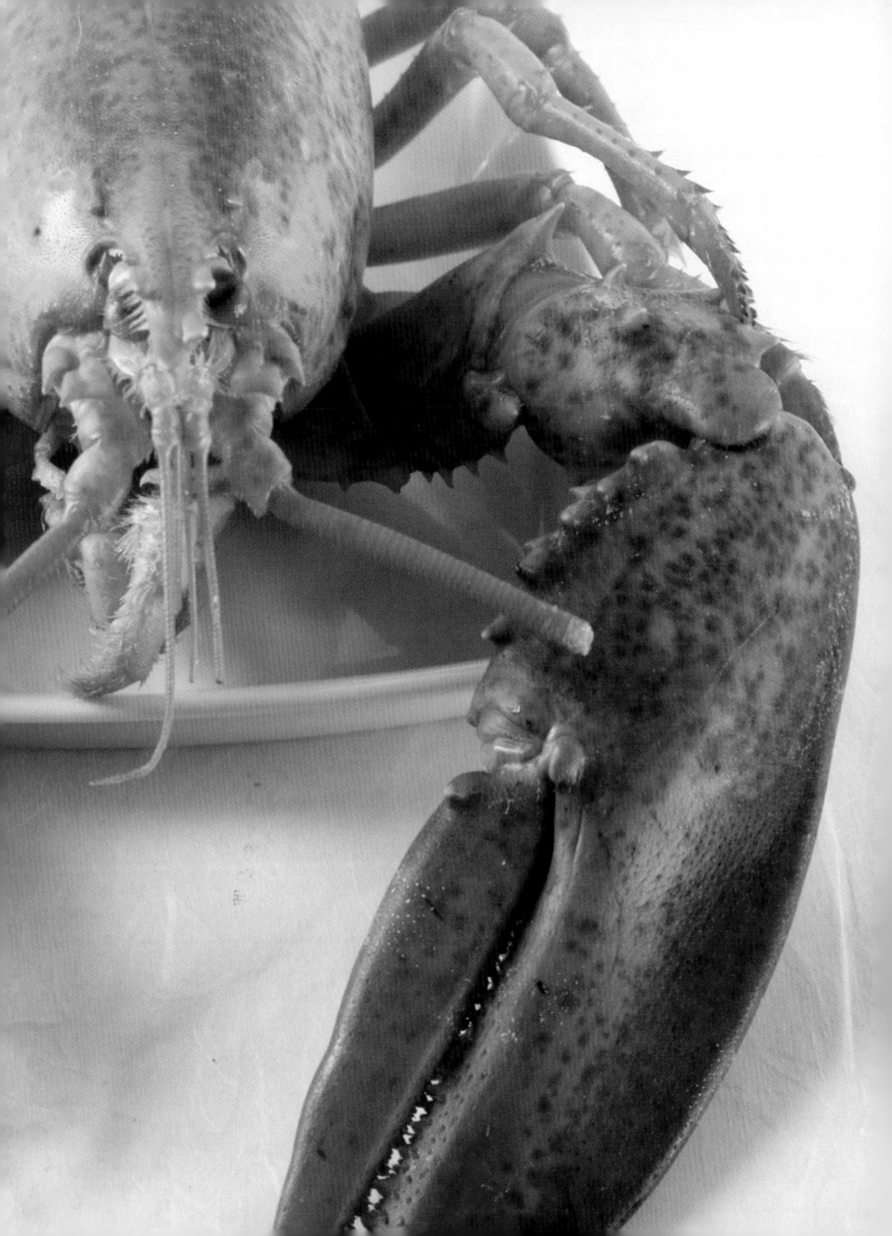

PRÉPARATION

Si le homard doit être cuit par ébullition, boucher les trous de la carapace avec de la mie de pain frais, préalablement comprimée entre les doigts ; il sera plus savoureux.
Pour couper le homard en deux, le sectionner en l'appuyant sur le ventre et en introduisant le couteau sur le dessus de la carapace, à l'intersection du thorax et de la queue. Le fendre ensuite sur la longueur. Enlever les intestins situés sous la queue et les poches à la naissance de la tête.

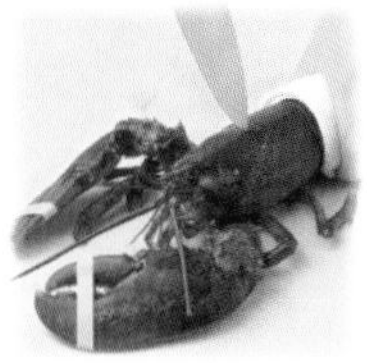

1 Placer le homard sur une planche à découper. Insérer la pointe d'un couteau au centre de la tête, jusqu'à la planche.

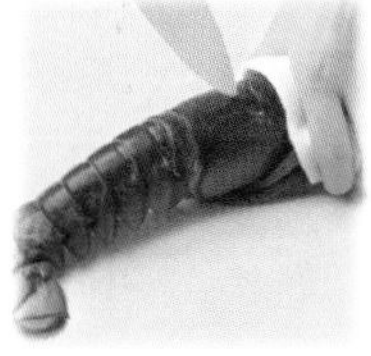

2 Faire pivoter le homard et le couper sur le sens de la longueur, jusqu'à la queue.

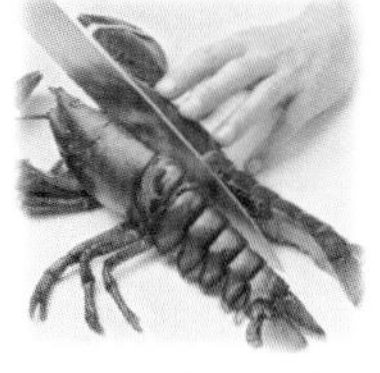

3 Séparer le homard en deux en coupant la tête sur le sens de la longueur.

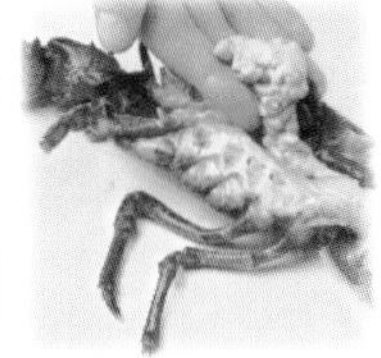

4 Conserver le corail (noir lorsque non cuit) et le foie (vert) pour utilisation dans une sauce, au goût.

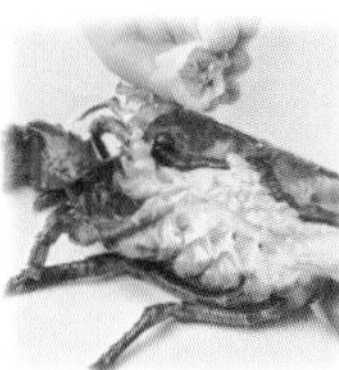

5 Retirer la poche à graviers située près de la tête.

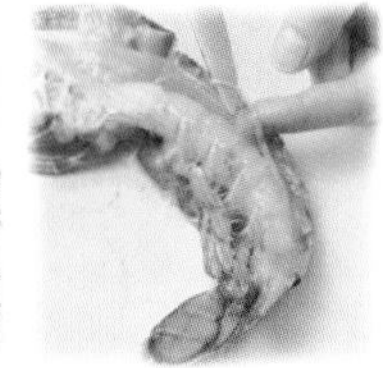

6 Retirer l'intestin avec précaution.

UTILISATION

Le homard se mange cuit, chaud ou froid (en salades, sandwichs et aspics (gelées) ou pâtés). Il est très apprécié avec du beurre à l'ail ou au citron, de la mayonnaise ou nature. Pour libérer la chair des pinces, on peut utiliser une pince à homard, un casse-noix, le manche d'un couteau lourd ou même un marteau.
Le homard est apprêté en bisque (potage), en soufflé ou en sauce et peut être gratiné.

Le homard thermidor, à l'américaine (ou à l'armoricaine) et à la Newburg sont des apprêts classiques.
La carapace peut servir à aromatiser bisques, ragoûts et sauces. Pulvérisée ou hachée finement, elle peut être ajoutée à du beurre fondu ; dans ce dernier cas, il faut filtrer le beurre. Ce beurre sert à cuisiner sauces et bisques, à tartiner des sandwichs ou à cuire du poisson.

Introduction

Mollusques

Animaux dépourvus de squelette (invertébrés) au corps mou souvent recouvert d'une coquille. Les mollusques sont divisés en trois branches principales : les gastéropodes, les bivalves (ou lamellibranches) et les céphalopodes. Les gastéropodes et les bivalves sont souvent désignés sous le nom de coquillages.

Les **gastéropodes** (bigorneau, buccin, ormeau) sont recouverts d'une coquille unique (univalve) en forme de colimaçon chez le bigorneau et le buccin. Ils se déplacent à l'aide d'un « pied » ventral aplati.

Les **bivalves** ou « lamellibranches » (huître, palourde, coquille Saint-Jacques, pétoncle, moule, praire, vanneau, clovisse, mye) possèdent une coquille formée de deux valves réunies par une charnière ligamenteuse. Leurs branchies ressemblent à des lamelles, d'où leur nom. La plupart sont sédentaires, posés sur le fond de la mer ou sur des rochers, ou s'enfouissent dans le sable.

Les **céphalopodes** (calmar, poulpe, seiche, sépiole) n'ont pas de carapace extérieure. Elle peut être remplacée par un cartilage interne ou même un os dans le cas de la seiche. Les céphalopodes sont munis de tentacules (8 à 10) qui se terminent par des ventouses dont ils se servent pour saisir leurs proies ou pour se déplacer.

Les mollusques peuvent devenir non comestibles lorsque l'eau dans laquelle ils vivent est polluée ou lorsqu'ils ingèrent une algue microscopique productrice de toxines comme la *Gonyaulax tamarensis* (ou *Alexandrium spp.*). Cette algue a déjà causé plusieurs cas d'intoxication mortelle. Ne jamais consommer ces animaux s'ils ont été cueillis dans des zones interdites.

CONSEILS POUR L'UTILISATION DES MOLLUSQUES

Les mollusques doivent rester bien frais jusqu'au moment d'être consommés ou cuits. Plusieurs peuvent être consommés aussi bien crus que cuits (huître, pétoncle, palourde, clovisse, praire) alors que d'autres ne se consomment qu'après cuisson (bigorneau, buccin). Ne pas trop cuire les mollusques car ils deviennent recroquevillés et coriaces ou, s'ils sont cuits dans un liquide, mous et pâteux.

Ormeau

Haliotis spp., Haliotidés

Mollusque gastéropode aussi nommé « oreille de mer ». La partie comestible de l'ormeau est un muscle gris-brun, appelé « pied », qui se fixe sur les rochers. À maturité, les ormeaux mesurent de 10 à 25 cm de diamètre. On les trouve principalement dans le Pacifique et l'océan Indien. Ferme et compacte, la chair est habituellement blanche et très savoureuse. Sa forme ressemble à celle du pétoncle, bien qu'elle soit plus imposante.

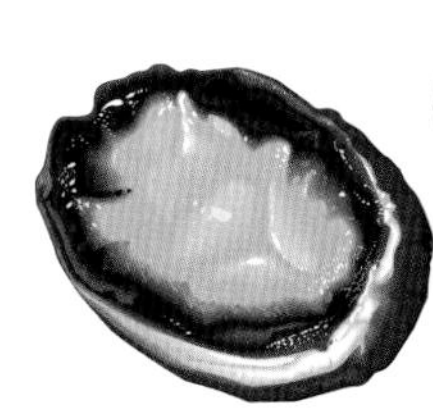
ormeaux

ACHAT

Rare et coûteux, l'ormeau est surtout vendu battu en conserve, déshydraté ou congelé. S'il est acheté frais en coquille, toucher le pied : il devrait encore bouger.

PRÉPARATION

Pour décoquiller l'ormeau frais, insérer la lame d'un couteau dans l'extrémité la plus mince de sa coquille, sous la chair. Remuer la lame afin de détacher le muscle. Prélever le pied. Bien laver l'ormeau cru afin de retirer l'intestin et de déloger le sable ; utiliser une petite brosse si nécessaire. Le laisser entier ou le couper en tranches.

L'ormeau se raidit lorsqu'il est pêché et son muscle demeure contracté, même après avoir été retiré de sa coquille. Pour obtenir une chair moins ferme, il est important de la battre avant de la cuire. Pour ce faire, placer l'ormeau entre deux linges propres ou deux films alimentaires, et l'aplatir à l'aide d'un rouleau à pâtisserie, d'un maillet, d'une pierre ou de tout autre objet lourd. On peut le mettre dans un sac résistant et le frapper sur une surface dure quelques minutes.

On peut l'attendrir en le cuisant à l'autocuiseur. Mettre 500 ml d'eau, cuire 20 min, puis le laisser refroidir dans le liquide ou le laisser mijoter jusqu'à 4 h. L'apprêter selon la recette choisie.

VALEUR NUTRITIVE

	cru
glucides	6 g
protéines	17 g
matières grasses	1 g
calories	105
	par 100 g

EXCELLENTE SOURCE : vitamine B_{12}, niacine et acide pantothénique.

CUISSON

:: Bouilli, grillé, braisé ou **frit.**
:: Sauté : de minces tranches (30 s de chaque côté).

N'ajouter l'ormeau qu'au dernier moment dans les mets cuisinés et ne saler qu'en fin de cuisson.

UTILISATION

Cru ou cuit, l'ormeau est excellent dans les entrées, salades, soupes et mets cuits à l'étuvée.

CONSERVATION

:: Au réfrigérateur : 3 jours, l'ormeau frais en coquille, dans un contenant recouvert d'un linge humide ; décoquillé et cuit, 1 ou 2 jours ; frais pêché, 2 jours dans de l'eau salée (renouveler l'eau souvent).
:: Au congélateur : décoquillé, 3 mois.

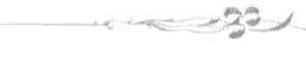

Coque

Cardium spp, Cardiidés

Mollusque habitant les fonds sableux et vaseux près des côtes. La coque peut atteindre de 1 à 8 cm de long. Sa chair de couleur pâle est maigre, plus ferme et de saveur plus prononcée que celle des huîtres ou des moules.

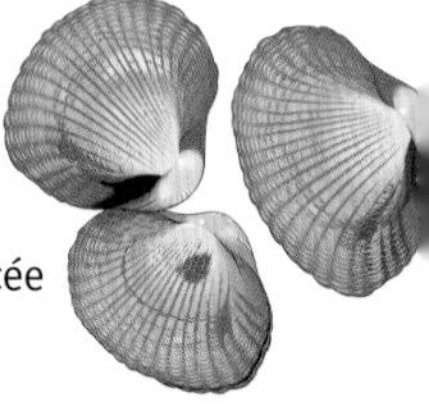
coques

ACHAT

:: Choisir : des coques vivantes fermées hermétiquement ou, si elles sont entrouvertes, qui se referment lorsqu'on les frappe.

UTILISATION

Les coques se consomment crues ou cuites, chaudes ou froides. Elles peuvent remplacer les moules et les palourdes dans la plupart des recettes. Elles sont délicieuses en chaudrée (soupe).

CONSERVATION

:: Au réfrigérateur : fraîches, 3 jours (couvrir d'un linge humide) ; ouvertes (écaillées), 1 à 2 jours, dans un récipient hermétique (recouvrir de leur liquide).
:: Au congélateur : écaillées, 3 mois, dans un contenant (recouvrir de leur jus).

VALEUR NUTRITIVE

	crue
protéines	17 g
matières grasses	1 g
calories	81
	par 100 g

PRÉPARATION

Bien laver et brosser les coquilles et jeter les coques mortes. Si les coques sont pleines de sable, les mettre à dégorger 1 h ou plus dans de l'eau douce salée (15 à 20 ml de sel par litre d'eau) ou dans l'eau de mer pendant 12 h. Ouvrir les coques à l'aide d'un couteau à huîtres ou en les faisant chauffer quelques minutes dans une casserole sans eau, à la vapeur, ou quelques secondes au four à micro-ondes (30 s pour 6 coques) à la puissance maximale.

Pétoncle

Pecten spp., Pectinidés

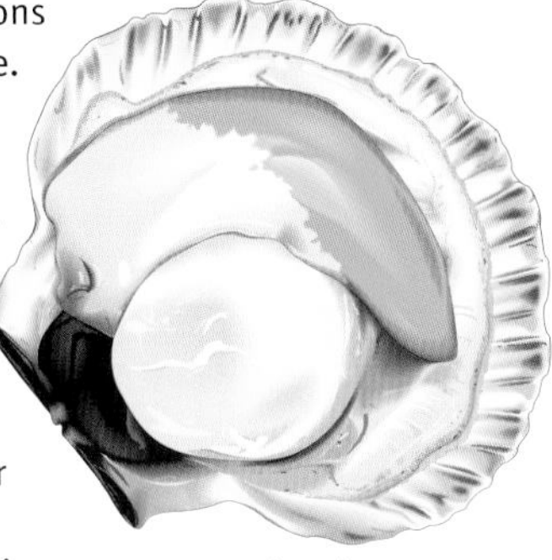

pétoncle

Mollusque dont les valves arrondies de dimensions presque égales sont réunies par une petite charnière. Le pétoncle repose sur les fonds marins. Toutes les espèces de pétoncles sont comestibles. Les plus connues en Europe sont la coquille Saint-Jacques (aussi connue en Amérique du Nord sous forme de mets) et le vanneau. En Amérique du Nord, le pétoncle est le plus courant. Ces espèces sont assez semblables par leur chair ; elles se différencient principalement par leur grosseur et leur aspect extérieur.

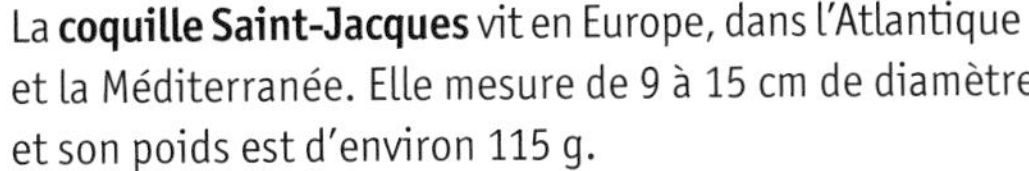

La **coquille Saint-Jacques** vit en Europe, dans l'Atlantique et la Méditerranée. Elle mesure de 9 à 15 cm de diamètre et son poids est d'environ 115 g.

Le **pétoncle** possède deux valves ornées de plusieurs côtes rayonnantes. Certaines espèces se caractérisent par des oreillettes de tailles différentes. La chair ressemble à celle de la coquille Saint-Jacques. Trois espèces sont communes le long des côtes nord-américaines de l'Atlantique. Le **pétoncle géant** est le plus gros de la famille. Il peut atteindre de 15 à 30 cm de diamètre. Ses oreillettes sont d'égale grandeur. Au Canada, il est le mollusque le plus important commercialement. Le **pétoncle de baie** est assez petit (5 à 8 cm). Ses oreillettes sont identiques. Le **pétoncle d'Islande** a une oreillette deux fois plus longue que l'autre.

Le **vanneau** ressemble beaucoup au pétoncle. Assez petit (4 et 7 cm), il a des valves blanchâtres tachetées de brun qui ont plusieurs côtes rayonnantes assez larges et deux oreillettes de grosseur inégale.

Les parties comestibles de ces mollusques sont la « noix », chair délicate et savoureuse qui est en fait le grand muscle blanc qui ouvre et ferme les valves, et le corail, une partie plus friable de couleur orangée qui correspond aux glandes sexuelles. Ce dernier n'est presque jamais consommé en Amérique du Nord.

Pétoncle

ACHAT

:: Choisir : des pétoncles frais et vivants dont la coquille se referme dès qu'on y touche ; des pétoncles frais et décoquillés, à la chair blanche, ferme et sans odeur. S'informer s'il s'agit de pétoncles décongelés car on ne doit pas les congeler à nouveau sans les avoir fait cuire au préalable. Les pétoncles congelés doivent être fermes, luisants et humides. L'intérieur de l'emballage doit être exempt de givre.

Les pétoncles sont très périssables. Ils sont souvent décoquillés dès leur capture, lavés, puis recouverts de glace ou immédiatement congelés.

UTILISATION

Crus ou cuits, les pétoncles sont délicieux arrosés d'un peu de jus de citron, en sashimi ou en ceviche. Ils s'apprêtent d'une multitude de façons : grillés, pochés, panés, sautés, gratinés, étuvés, frits ou marinés.

Les valves de ces mollusques servent notamment d'assiettes (elles supportent la chaleur du four).

PRÉPARATION

Pour ouvrir les pétoncles, procéder comme pour les huîtres, après avoir rincé les valves fermées sous l'eau froide. Détacher la noix en glissant la lame d'un couteau sous les barbes (le bord externe gris). Enlever la petite poche noire et les barbes (qui peuvent être utilisées dans un fumet de poisson). Couper le petit muscle coriace sur le côté de la noix, et détacher la noix et le corail. Les laver avec soin.

VALEUR NUTRITIVE

	cru
protéines	17 g
matières grasses	1 g
glucides	2,4 g
calories	88
	par 100 g

EXCELLENTE SOURCE : vitamine B_{12} et potassium.

CUISSON

Les petits pétoncles se cuisent entiers. Couper les gros pétoncles en morceaux ou en tranches. Abréger la cuisson des pétoncles (3 à 4 min), sinon ils durcissent, s'assèchent et perdent rapidement de la saveur.

CONSERVATION

:: Au réfrigérateur : 1 à 2 jours, frais ou cuits, placés dans un contenant fermé.

:: Au congélateur : 3 mois. Pour les décongeler, les plonger dans du lait bouillant, hors du feu, ou les mettre au réfrigérateur. Il est cependant préférable de les cuire sans les décongeler, ils sont alors plus savoureux.

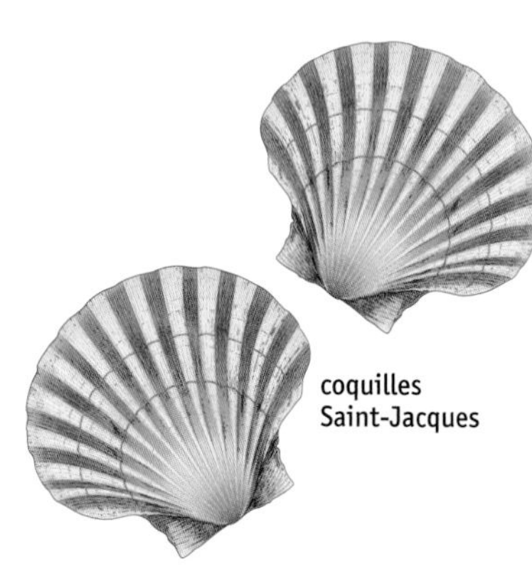

coquilles Saint-Jacques

Palourde

Venus spp., Vénéridés

Mollusque vivant dans les mers du monde entier, notamment dans les eaux peu profondes de l'Atlantique. Le mot « palourde » est un terme générique qui regroupe plusieurs espèces dont certaines sont cultivées. La plupart, comme le **quahog** et la **mactre d'Amérique**, ont des coquilles très dures. Certaines ont des coquilles lisses. C'est le cas de la mactre d'Amérique et du couteau. D'autres, telles les **praires** ou « vénus », ont des valves striées. Les coquilles sont de couleur, de forme et de grosseur variables. Elles ont souvent des teintes de brun, de brun-noir, de gris pâle ou de blanc crayeux. Les **couteaux** ou « rasoirs » sont minces et allongés. La plupart des autres espèces sont de forme elliptique.

L'une des plus volumineuses, la mactre d'Amérique, peut mesurer jusqu'à 18 cm. Le quahog nordique atteint jusqu'à 13 cm, la **palourde américaine**, 15 cm et la **mye**, 13 cm.

La chair, maigre, varie de couleur selon les espèces, allant du blanc crème au gris et à l'orange foncé.

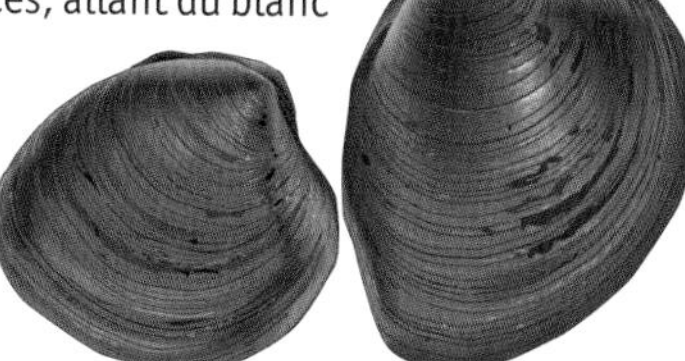

paloudes américaines

ACHAT

:: Choisir : des palourdes en coquille vivantes. Leur coquille est alors fermée hermétiquement ou, si elle est entrouverte, elle se referme lentement lorsqu'on la frappe. Choisir des palourdes à l'odeur fraîche et douce.

:: Écarter : des palourdes dégageant une odeur d'ammoniac.

Les palourdes sont vendues fraîches (en coquille ou décoquillées), cuites, congelées ou en conserve.

CONSERVATION

:: Au réfrigérateur : 3 jours, fraîches en coquilles (recouvrir d'un linge humide). 1 à 2 jours, caillées, fraîches ou cuites.

:: Au congélateur : 3 mois, décoquillées, dans un contenant à congélation (recouvrir de leur liquide). Les cuisiner sans les décongeler, elles seront plus savoureuses.

VALEUR NUTRITIVE

protéines	13 g
matières grasses	1 g
glucides	3 g
cholestérol	34 mg
calories	74
	par 100 g

EXCELLENTE SOURCE: vitamine B_{12}, potassium et fer.

CUISSON

Éviter de surcuire les palourdes.

:: Pochées, à la vapeur ou **au four à micro-ondes :** jusqu'à l'ouverture des coquilles.

UTILISATION

Les petites palourdes peuvent être mangées crues ou cuites ; elles sont excellentes nature, arrosées de jus de citron. Plus coriaces, les grosses palourdes sont plus souvent consommées cuites. Elles sont hachées et mises dans les sauces et les chaudrées. Aux États-Unis, la chaudrée de palourdes est une soupe très appréciée. En Italie, on aime préparer le spaghetti alle vongole.
Les palourdes se marient bien avec l'échalote, la tomate, le vin blanc et le thym. On les met dans les trempettes, sauces, salades, croquettes, vinaigrettes, paellas, soufflés, quiches et ragoûts. On les farcit et les marine. Les palourdes peuvent remplacer les autres mollusques dans la plupart des recettes.

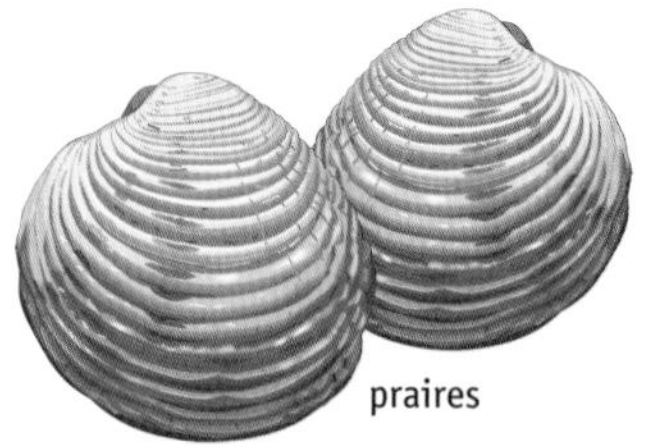
praires

PRÉPARATION

Consommer les palourdes sans délai. En coquille, elles contiennent presque toujours du sable, aussi est-il préférable de les faire tremper dans de l'eau de mer ou de l'eau salée (60 à 75 ml de sel par litre d'eau) avant la cuisson. Laisser tremper entre 1 et 6 h, en renouvelant l'eau occasionnellement, car si les palourdes trempent longtemps, le manque d'oxygène dans l'eau les fera mourir.
Avant d'ouvrir ou de cuire les palourdes, frotter et laver les coquilles afin d'éliminer toute trace de sable ou d'algue. Elles sont difficiles à ouvrir. Il est utile de les laisser reposer un certain temps au réfrigérateur. Le muscle adducteur se détend alors et la lame d'un couteau peut entrer plus facilement entre les valves. Veiller à ne pas abîmer les coquilles et à conserver le liquide qu'elles contiennent pour leur conservation et leur cuisson. On peut aussi les ouvrir en les exposant quelques minutes à la chaleur sèche (four, barbecue), en les mettant quelques secondes au four à micro-ondes à la puissance maximale ou en les chauffant à la vapeur.

Moule

Muscullus spp. et *Mytilus spp.*, Mytilidés

Mollusque vivant près des côtes des mers du monde entier (il préfère les eaux froides). La plupart des moules que l'on trouve sur le marché sont cultivées. La moule est formée de deux minces valves oblongues d'égale grosseur. Celles de la **moule bleue** ou « moule commune », très répandue, sont habituellement lisses mais parfois striées concentriquement. Elles sont noir bleuâtre et présentent souvent des parties érodées pourprées. La chair de la moule est plus ou moins charnue et ferme selon les espèces, fort nombreuses.

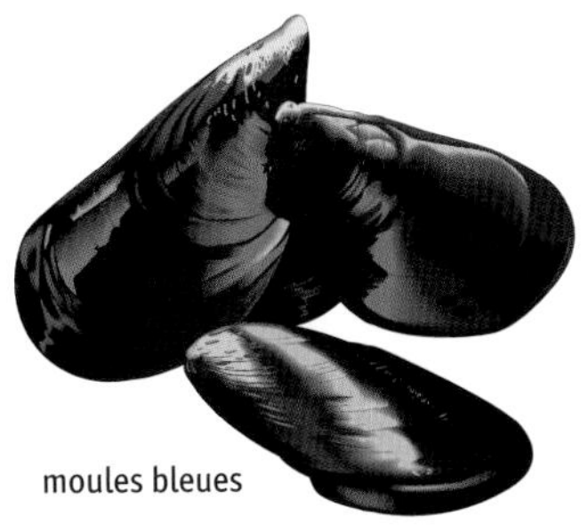
moules bleues

ACHAT

Les moules sont commercialisées fraîches (en coquille ou décortiquées) ou en conserve. N'acheter des moules en coquille que si elles sont vivantes. Les valves sont alors fermées ; si elles sont entrouvertes, elles se referment lentement lorsqu'on les frappe.
Les moules en conserve sont disponibles au naturel, à l'huile, à la tomate, au vin blanc ou fumées.

PRÉPARATION

Laver et brosser les moules. Il n'est pas nécessaire d'enlever tous les filaments car ils ajoutent de la saveur au bouillon de cuisson. Éliminer les moules ouvertes qui ne se referment pas si on les frappe et celles dont les valves sont endommagées car elles ne sont plus comestibles. Des moules particulièrement lourdes peuvent être remplies de boue ou de sable. Les jeter ou les mettre à tremper 1 h ou plus dans de l'eau douce salée (60 à 75 ml de sel par l d'eau). Il arrive qu'après avoir trempé ou avoir été grattée, la moule laisse échapper à l'extérieur son muscle adducteur et semble morte. Essayer de faire glisser les deux valves l'une sur l'autre ; si elles ne bougent pas, c'est que la moule est en vie, sinon la jeter.

VALEUR NUTRITIVE

	crue
protéines	12 g
matières grasses	2 g
calories	86
	par 100 g

BONNE SOURCE : riboflavine, niacine, acide folique, vitamine B_{12}, phosphore, fer et zinc.

UTILISATION

Les moules sont rarement mangées crues, sauf parfois lorsqu'elles sont pêchées en pleine mer, très fraîches et non polluées. Les moules s'apprêtent en moules marinière, grillées, gratinées, sautées, frites, cuites en brochette, marinées ou farcies. On les met dans les soupes et potages, les sauces, les hors-d'œuvre, les salades, la paella, les ragoûts et les omelettes.
Les moules en conserve se mangent telles quelles, froides ou chaudes.

CUISSON

:: **Pochées** ou **à la vapeur :** le temps qu'elles s'ouvrent (2 à 5 min), puis les cuire tel qu'indiqué dans la recette. Jeter les moules qui demeurent fermées après la cuisson.

CONSERVATION

:: **Au réfrigérateur :** 3 jours, fraîches en coquilles, dans un contenant (recouvrir d'un linge humide). Entre 24 et 48 h, décoquillées et baignant dans leur liquide, dans un contenant hermétique.
Il est préférable de les consommer le plus tôt possible.
:: **Au congélateur :** 3 mois, décoquillées, dans un contenant à congélation (recouvrir de leur jus).

Huître

Ostrea spp. et *Crassostrea spp.*, Ostréidés

Mollusque des mers tropicales ou tempérées, réputé pour sa saveur. L'huître est charnue. Sa chair luisante prend des teintes de blanc grisâtre en passant par le gris perle et le beige ; elle peut avoir une touche verdâtre lorsque l'huître se nourrit d'algues. L'huître est plus savoureuse durant les mois de septembre à avril. En Amérique du Nord, on nomme souvent les huîtres d'après leur aire d'habitation. Dans l'Est du Canada, la Caraquet (d'une baie du même nom située au Nouveau-Brunswick) et la Malpèque (cultivée à l'Île-du-Prince-Édouard) sont réputées. Aux États-Unis, la Blue Point et la Cape Cod sont très appréciées, et en Australie, la Sydney Rock Oyster est recherchée.

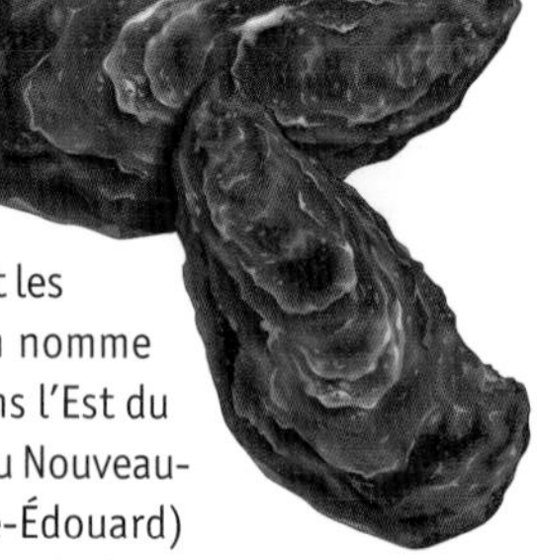

huîtres creuses du Pacifique

ACHAT

:: Choisir : des huîtres fraîches en écailles encore vivantes et pleines d'eau. Une huître vivante est fermée ou, si elle est entrouverte, se ferme si on la frappe. Quand elles sont fraîches, leur chair doit être ferme, dodue et luisante, et baigner dans un liquide limpide et non laiteux. Écaillées, elles coûtent plus cher, mais la perte est inexistante. Les huîtres se vendent à la douzaine ou à la caisse. Elles peuvent aussi être vendues, écaillées fraîches ou congelées, au poids. Les huîtres sont classées selon leur taille et leur forme.

VALEUR NUTRITIVE

	crue
eau	80 %
protéines	7 g
matières grasses	3 g
glucides	4 g
cholestérol	55 mg
calories	65
	par 100 g

EXCELLENTE SOURCE : vitamine B_{12}, fer, zinc et cuivre.

PROPRIÉTÉS : régénératrice, revivifiante et nourrissante. L'huître serait aphrodisiaque.

UTILISATION

Les huîtres se consomment le plus souvent crues, assaisonnées ou non de jus de citron ou de poivre. Cuites, elles sont délicieuses chaudes ou froides. On peut les cuisiner en soupe, en pâté, en sauce ou au gratin.
Les huîtres achetées écaillées peuvent être mangées crues. Moins savoureuses que les huîtres en écailles, elles sont parfaites pour la cuisson.
Les huîtres fumées en conserve sont prêtes à manger, mais on peut les rincer et les faire mariner.
L'huître produit de magnifiques perles nacrées qui sont utilisées en joaillerie. Les plus belles perles sont produites par l'espèce Pinctadine vivant dans les mers chaudes.

CUISSON

:: **À l'eau bouillante :** ajouter les huîtres, retirer la casserole du feu, puis laisser reposer quelques minutes. Si on désire qu'elles soient un peu plus cuites, les faire mijoter, sans les faire bouillir (5 min maximum). Cesser la cuisson dès que les bords des huîtres commencent à frisotter.
Une cuisson prolongée rend les huîtres caoutchouteuses et pâteuses.

CONSERVATION

:: **Au réfrigérateur :** 10 jours, écaillées (recouvrir de leur jus). 6 semaines, en écailles, dans un contenant recouvert d'un linge humide. Ne jamais les mettre dans un sac ou dans un contenant fermé hermétiquement.
:: **Au congélateur :** 3 mois, écaillées (recouvrir de leur jus).

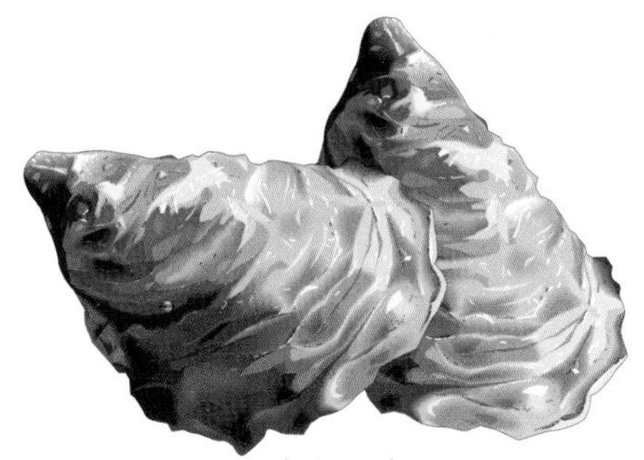

huîtres plates

Huître

PRÉPARATION

Il est préférable d'utiliser un couteau à huîtres qui est un instrument spécialement conçu pour ouvrir les huîtres ; il est muni d'un manche solide et d'une lame épaisse. Utiliser un instrument en acier inoxydable afin de ne pas transmettre à l'huître un goût de métal. Avant d'ouvrir l'huître, la brosser sous un filet d'eau froide. Ne jamais laisser l'huître tremper dans l'eau car elle pourrait s'ouvrir, perdre son jus et mourir. Tenir l'huître fermement d'une main, côté bombé en dessous, de façon à perdre moins de liquide. Insérer la lame du couteau entre les écailles, près de la charnière. Faire pivoter la lame, séparer les écailles, puis couper le muscle qui les lie. Passer la lame au fond de l'huître afin de la détacher de l'écaille. Retirer les éclats d'écailles (si nécessaire). On peut se protéger la main avec un gant, un linge ou un papier épais au cas où le couteau glisserait.

L'huître s'ouvre aussi après avoir été mise au four à température moyenne de 30 à 60 s, après avoir été passée à la vapeur quelques secondes, ou au four à micro-ondes pendant 1 min à la puissance maximale, ce qui aide à ramollir le muscle adducteur.

La fraîcheur des huîtres ne peut s'évaluer que lorsqu'elles sont ouvertes. Ne consommer que les huîtres fermes et dodues, qui baignent dans un liquide limpide et dont l'odeur est agréable.

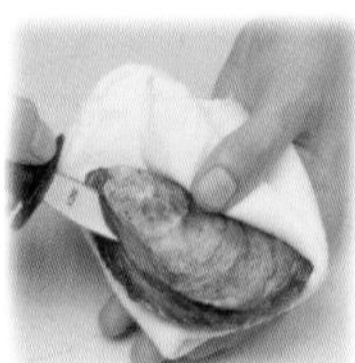

1 Tenir la coquille avec un linge. Insérer le couteau à huître entre les deux valves.

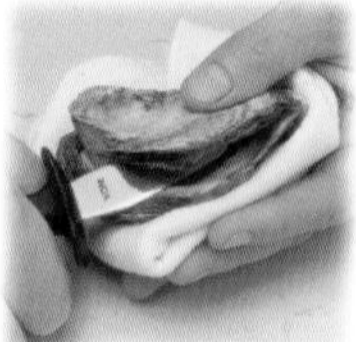

2 Faire pivoter la lame et écarter les valves.

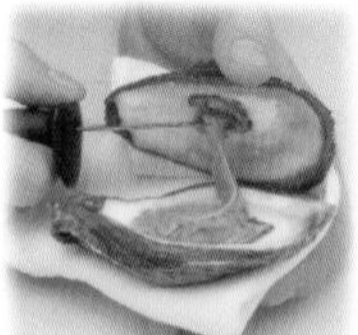

3 Couper le muscle. Il ne reste plus qu'à retirer les éclats d'écailles.

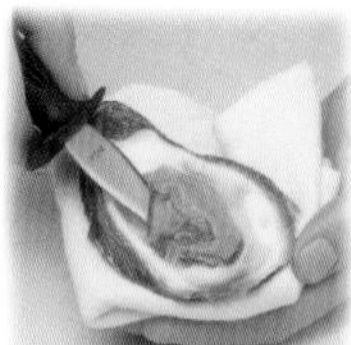

4 Passer la lame au fond de l'écaille afin de détacher la chair.

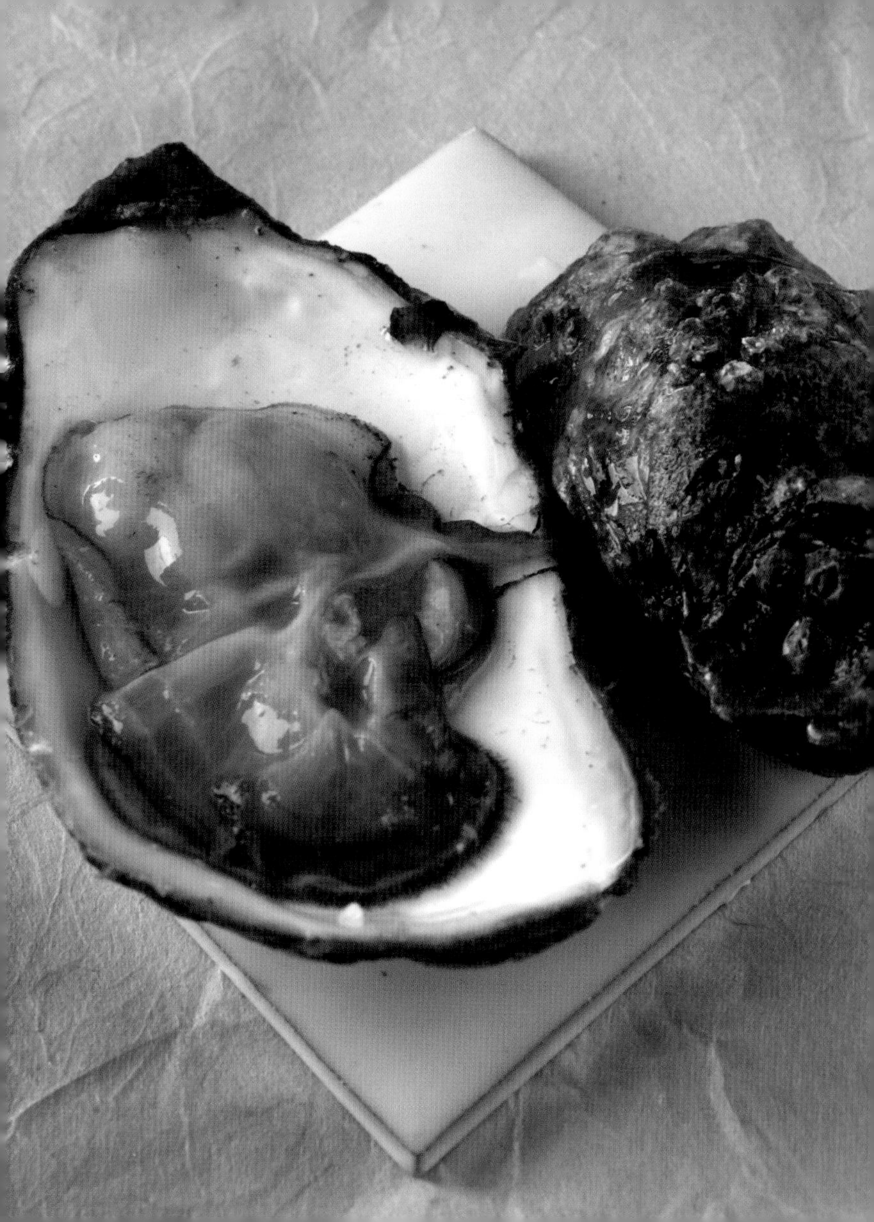

Calmar

Loligo spp., Loliginidés

calmar

Mollusque vivant surtout dans les eaux côtières peu profondes ou à proximité de la surface en haute mer (d'autres espèces habitent les grandes profondeurs). Le calmar commercialisé mesure de 30 à 40 cm. Il possède une glande qui produit un liquide noirâtre, la sépia, aussi nommée « encre ». Les parties comestibles sont les tentacules, la poche formant le corps et l'encre. La chair blanche est maigre, ferme et légèrement caoutchouteuse.

ACHAT

:: Choisir : un calmar à la chair ferme et humide dégageant une douce odeur marine.

Le calmar est commercialisé frais, congelé, en conserve ou séché.

UTILISATION

Le calmar se mange chaud ou froid. Très petit, on peut le manger cru. Il est mariné, fumé, farci, mis dans les soupes, sauces, salades et pâtes alimentaires. L'encre est utilisée dans certaines recettes.

PRÉPARATION

Pour préparer le calmar entier, retirer le cartilage transparent (la plume) de l'intérieur du corps et le jeter. Séparer la tête du corps en tirant fermement, mais délicatement. Étendre les tentacules à plat, les sectionner sous les yeux et enlever la partie dure (le bec) située au centre. Laver les tentacules et le corps et retirer la membrane qui les recouvre en grattant avec les ongles sous l'eau courante. Garder le corps entier (pour le farcir) ou le sectionner.

VALEUR NUTRITIVE

	cru
protéines	16 g
matières grasses	1 g
glucides	3 g
calories	92
	par 100 g

EXCELLENTE SOURCE : riboflavine et vitamine B_{12}.

CUISSON

:: Grillé, braisé, poché ou **à l'étuvée.**

:: Sauté ou **frit :** 1 ou 2 min à feu moyen. Une cuisson courte l'empêche de durcir et n'altère pas sa saveur. Cuire en sauce (10 min), ou au four à 190 °C (15 à 20 min).

CONSERVATION

:: Au réfrigérateur : frais ou cuit, 1 à 2 jours. S'il est fraîchement pêché, laisser le calmar 1 à 2 jours au réfrigérateur afin que sa chair s'attendrisse.

:: Au congélateur : 3 mois.

Poulpe

Octopus spp., Octopodes

Mollusque apparenté au calmar et à la seiche. Le poulpe habite la plupart des mers. Il peut atteindre près de 9 m. Sa chair est ferme et savoureuse (surtout les petits poulpes). Certaines espèces sont toxiques. Ce mollusque occupe une place importante dans la cuisine grecque et italienne. Dans plusieurs pays, dont les États-Unis et l'Australie, le poulpe est moins estimé et sert surtout d'appât pour la pêche.

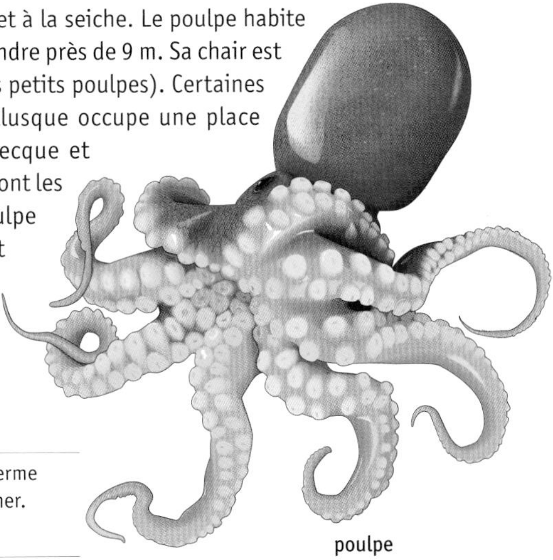

poulpe

ACHAT

:: Choisir : un poulpe à la chair ferme dégageant une douce odeur de mer.

UTILISATION

Le poulpe est délicieux mariné, cuit au wok ou à l'étuvée. Il se marie bien avec ail, tomate, oignon, citron, gingembre, huile d'olive, crème, vin ou sauce soya.

PRÉPARATION

Le poulpe est habituellement vendu nettoyé et battu, sinon couper le corps pour le séparer des tentacules, retourner le sac ventral et retirer les intestins. Enlever les yeux, localiser le bec au centre de l'animal et l'enlever, puis dépouiller le poulpe. Le poulpe battu est plus facile à dépouiller que le poulpe non attendri. Le blanchir 2 min facilite l'opération.

CONSERVATION

:: Au réfrigérateur : 1 à 2 jours, lavé, frais ou cuit.

:: Au congélateur : lavé, 3 mois.

VALEUR NUTRITIVE

	cru
protéines	15 g
matières grasses	1 g
calories	73
	par 100 g

CUISSON

:: Grillé, poché, sauté, frit ou **à l'étuvée.**

Cuire le poulpe préalablement blanchi à feu doux 45 min (s'il pèse 1 kg ou plus). Non blanchi, le laisser mijoter entre 60 et 90 min. Les petits poulpes peuvent être grillés ou frits avec leur peau. Pour évaporer l'eau au moment de la cuisson, sauter le poulpe à feu doux dans un poêlon à sec jusqu'à ce qu'elle s'évapore, puis l'apprêter selon la recette choisie.

Seiche

Sepia officinalis, Sépiidés

Mollusque habitant les eaux, profondes ou non, de la plupart des mers. La seiche mesure de 15 à 25 cm de long. Sa chair blanche est très ferme.

seiche

ACHAT

:: Choisir : une seiche fraîche à la chair ferme et humide dégageant une douce odeur de mer.

On trouve de la seiche fraîche, congelée ou en conserve.

UTILISATION

La seiche s'utilise comme le poulpe et le calmar, qu'elle peut remplacer. Elle est délicieuse farcie. La sépia (l'encre) est parfois récupérée et utilisée dans certaines recettes.

PRÉPARATION

La seiche se prépare comme le poulpe. Comme la chair du poulpe, il est nécessaire de la battre avant de la cuire pour l'attendrir.

VALEUR NUTRITIVE

protéines	16 g
matières grasses	1 g
calories	81
	par 100 g

CUISSON

:: Pochée ou **frite :** 2 à 3 min de chaque côté.

:: Poêlée : 1 à 2 min de chaque côté.

:: À l'étuvée : 30 à 60 min.

Cuire la seiche rapidement car elle durcit.

CONSERVATION

:: Au réfrigérateur : 1 à 2 jours, lavée, fraîche ou cuite.

:: Au congélateur : lavée, 3 mois.

Buccin

Buccinum spp., Buccinidés

Gros mollusque que l'on trouve le long des côtes de l'Atlantique, du Pacifique et de l'Arctique. Le buccin est plus connu en Europe qu'en Amérique du Nord.

buccin

PRÉPARATION

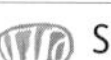

Secouer les buccins avant de les laver afin qu'ils rentrent dans leur coquille.

CUISSON

Ne cuire que des buccins encore en vie à la coquille intacte. Trop cuite, la chair devient coriace.

:: **Pochés :** 8 à 10 min dans de l'eau douce salée (1 c. à table de sel par l d'eau), de l'eau de mer ou un court-bouillon. Mettre les buccins dans une casserole, les recouvrir du liquide, couvrir et porter à ébullition. Égoutter puis retirer les buccins de leur coquille en se servant d'une épingle, en ôtant tout d'abord l'opercule.

Les espèces plus grosses (15 cm) demandent plus de cuisson ; les pocher le temps de les faire sortir de leur coquille, les extraire, puis enlever le viscère mou qui relie le corps à la coquille, ne gardant que la chair ferme qu'il faut encore cuire.

VALEUR NUTRITIVE

	cru
protéines	24 g
matières grasses	0,4 g
calories	138
	par 100 g

UTILISATION

Les buccins s'apprêtent comme les bigorneaux. Ils sont mangés arrosés de jus de citron ou marinés. Ils sont délicieux en salade ou cuits dans une sauce au vin blanc.

CONSERVATION

:: **Au réfrigérateur :** frais, 3 jours maximum.

:: **Au congélateur :** 3 mois, décoquillés, dans un contenant recouvert d'un linge humide.

Bigorneau

Littorina spp., Littorinidés

Petit mollusque abondant dans l'Atlantique et le Pacifique. La couleur du bigorneau varie selon les espèces. On peut le consommer lorsqu'il mesure entre 2 et 3 cm de longueur et de largeur.

bigorneau

CUISSON

Ne cuire que des bigorneaux encore en vie à la coquille intacte.

:: **Pochés :** 5 min dans de l'eau douce salée (1 c. à table de sel par l d'eau), de l'eau de mer ou un court-bouillon. Mettre les bigorneaux dans une casserole, les recouvrir du liquide, couvrir et porter à ébullition. Égoutter puis les retirer de leur coquille à l'aide d'une épingle.

VALEUR NUTRITIVE

protéines	20 g
matières grasses	2 g
calories	100
	par 100 g

PRÉPARATION

Secouer les bigorneaux afin qu'ils rentrent dans leur coquille avant de les laver.

Bigorneau

UTILISATION

Les bigorneaux se consomment chauds ou froids, tels quels, arrosés de jus de citron ou de vinaigre. Ils peuvent remplacer les escargots dans la plupart des recettes. On les apprête en sauce au vin blanc, en salade ou en amuse-gueule. Ils sont marinés ou grillés sur un feu de bois (éviter de les surcuire).

CONSERVATION

:: Au réfrigérateur : 3 jours maximum, dans un contenant recouvert d'un linge humide.
:: Au congélateur : décoquillés, 3 mois.

Escargot

Helix spp., Hélicidés

Animal terrestre herbivore logé dans une coquille spiralée. On consomme principalement l'**escargot de Bourgogne** ou « escargot des vignes », long de 40 à 45 mm, et l'**escargot petit gris**, mesurant de 25 à 30 mm. La chair de l'escargot est plus ou moins ferme et délicate selon les espèces.

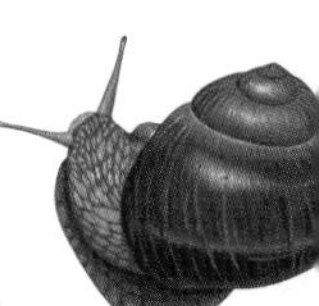
escargot de Bourgogne

ACHAT

L'escargot est vendu surgelé, en conserve ou cuisiné. Dans certains pays, dont la France, il est aussi commercialisé vivant.

PRÉPARATION

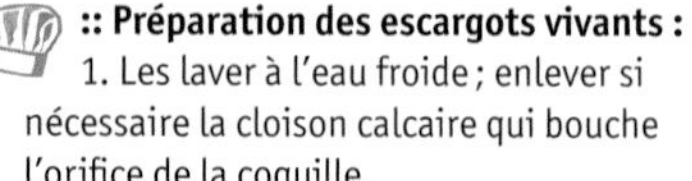

:: Préparation des escargots vivants :

1. Les laver à l'eau froide ; enlever si nécessaire la cloison calcaire qui bouche l'orifice de la coquille.
2. Les faire dégorger pendant 3 h dans un mélange de gros sel (une poignée), de vinaigre (120 ml) et de farine (15 ml), proportions pour 3 ou 4 douzaines d'escargots (certains omettent cette opération en affirmant qu'elle altère la qualité de la chair) ; couvrir le récipient, mettre un poids dessus afin d'éviter que les escargots s'échappent et remuer de temps à autre.
3. Les retirer du récipient et bien les laver à l'eau froide pour que les mucosités disparaissent.
4. Les placer dans une casserole et les recouvrir d'eau froide ; amener l'eau à ébullition et faire bouillir lentement 5 min ; égoutter et passer à l'eau froide.
5. Les décoquiller et enlever l'extrémité noire (le cloaque) ; laisser les glandes et le foie, parties savoureuses et nourrissantes.
6. Cuire selon la recette choisie.

UTILISATION

L'escargot est souvent servi dans une escargotière. Il s'apprête grillé, sauté, cuit en sauce, au court-bouillon, en brochette ou en feuilleté. L'escargot baignant dans un beurre à l'ail est une entrée classique.

VALEUR NUTRITIVE

	crue
protéines	16 g
matières grasses	1,5 g
glucides	2 g
calories	90
	par 100 g

CONSERVATION

:: Au réfrigérateur : frais ou cuisinés, 3 jours maximum.

:: Au congélateur : décoquillés, 3 mois.

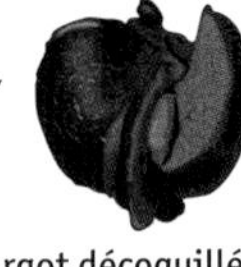

escargot décoquillé

Grenouille

Rana spp., Amphibiens

Amphibien vivant dans les eaux douces et les lieux humides. On ne mange que les cuisses de la grenouille, dont la chair blanche, tendre et de saveur délicate est comparée à la chair du poulet. Elles proviennent généralement de grenouilles d'élevage. En Europe, la **grenouille verte** (la plus savoureuse) et la **grenouille rousse** occupent la plus grande part du marché. En Amérique du Nord, on consomme principalement des espèces plus volumineuses.

cuisses de grenouille

ACHAT

:: Choisir : des cuisses de grenouilles fraîches, dodues et humides, légèrement rosées.

Les cuisses de grenouilles sont commercialisées dépouillées, fraîches, congelées ou en conserve.

CUISSON

:: Grillées ou **frites :** 2 à 3 min.

:: Sautées : 1 à 2 min.

:: Pochées : 3 à 5 min.

:: Au four : 5 à 8 min.

CONSERVATION

:: Au réfrigérateur : 2 à 3 jours, fraîches ou cuites et bien enveloppées.

:: Au congélateur : idem, 2 ou 3 mois.

VALEUR NUTRITIVE

	crues
protéines	16 g
matières grasses	0,3 g
cholestérol	50 mg
calories	73
	par 100 g

UTILISATION

Les cuisses de grenouilles sont souvent frites ou sautées et apprêtées à la provençale, à la lyonnaise, à l'ail ou à la persillade. On les cuisine également en potage, en omelette et en tourte.

Oursin

Échinodermes

Petit animal marin invertébré qui habite près des côtes de la plupart des mers. La carapace de l'oursin atteint généralement de 7 à 8 cm de diamètre. On le surnomme « hérisson de mer » et « châtaigne de mer ». Sous la bouche (située sous la carapace) loge la partie comestible, soit les glandes sexuelles appelées « corail » et le liquide dans lequel elles baignent. Le corail, de couleur orangé, a une consistance ferme et une saveur fortement iodée.

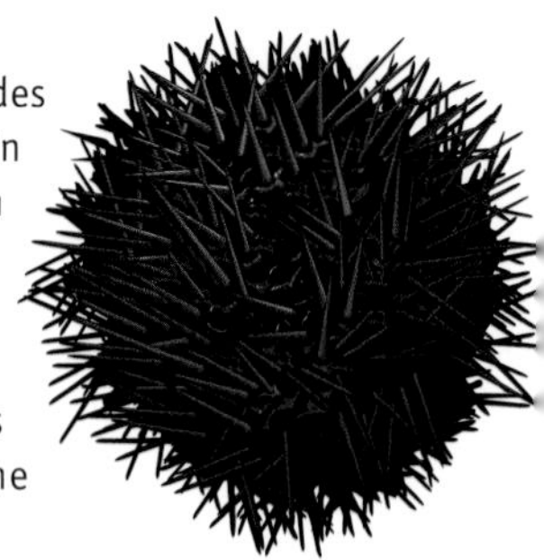

oursin

ACHAT

:: **Choisir :** des oursins entiers aux piquants fermes et à l'orifice buccal serré. On trouve les oursins entiers (emballés dans de petites boîtes en bois) ou prêts à servir (le corail seulement). Ils sont très périssables.

UTILISATION

On consomme l'oursin souvent cru, avec ou sans le liquide dans lequel il baigne, agrémenté de jus de citron ou de lime, d'échalote et de sel, accompagné de pain beurré ou déposé sur des canapés. En coulis ou réduit en purée, il aromatise sauces, mayonnaises et trempettes. On l'incorpore aux omelettes, œufs brouillés et crêpes. Il sert à cuisiner l'oursinade, une soupe de poissons aux oursins. On peut le cuire quelques minutes dans de l'eau bouillante salée, comme un œuf à la coque.

VALEUR NUTRITIVE

protéines	12 g
matières grasses	4 g
calories	126
	par 100 g

PRÉPARATION

Pour ouvrir l'oursin, se munir d'un linge épais ou d'un bon gant. Prendre l'oursin de façon à pouvoir pratiquer une ouverture près de la bouche et tout autour de la partie molle dépourvue de piquants qui l'entoure, en se servant de petits ciseaux. Jeter les viscères noirâtres. Retirer le corail à l'aide d'une cuillère et verser le liquide dans un bol, puis enlever les débris de carapace s'il y a lieu.

CONSERVATION

:: **Au réfrigérateur :** 1 à 2 jours, dans un contenant hermétique sans les parties croquantes de la bouche.

Introduction
Herbes, épices et condiments

Les mots « assaisonnement » et « condiment » sont souvent employés indistinctement pour désigner les épices et les fines herbes. Ils désignent tout produit qui relève le goût des aliments. Les épices sont des substances aromatiques provenant de plantes qui poussent dans les régions tropicales, dont la saveur est plus ou moins parfumée, chaude et piquante. Les fines herbes sont des plantes herbacées à feuilles vertes des régions tempérées, cultivées couramment dans les potagers.

CONSEILS POUR L'ACHAT DES HERBES ET DES ÉPICES

HERBES

Les herbes fraîches ne doivent pas comporter de traces de moisissures, les tiges ne doivent pas être sèches et les feuilles, décolorées. Il est préférable d'acheter les fines herbes séchées entières ou émiettées car en poudre elles s'éventent plus rapidement et peuvent contenir des matières étrangères.

Écarter les mélanges de sel aux fines herbes : ils sont coûteux et, sauf exception, ils contiennent plus de sel que d'assaisonnement.

ÉPICES

Il vaut mieux acheter les épices entières ou dans leur état d'origine (graines, tiges, racines) pour qu'elles conservent leur pouvoir aromatique beaucoup plus longtemps. Ne les moudre qu'au moment de les utiliser.

CONSEILS POUR LA PRÉPARATION DES HERBES ET DES ÉPICES

Couper les herbes fraîches finement, elles transmettent ainsi plus de saveur aux aliments. Utiliser les fines herbes et les épices séchées telles quelles ou bien les faire tremper environ 30 min dans de l'eau, du lait, de l'huile ou du bouillon. Les épices et les fines herbes broyées ont une saveur plus prononcée car le broyage libère leur huile essentielle.

CONSEILS D'UTILISATION DES HERBES ET DES ÉPICES

Il est utile de retenir que 15 ml d'herbes fraîches peuvent être remplacés par 5 ml d'herbes séchées ou par 1 à 2 ml d'herbes en poudre.

La plupart des fines herbes perdent leur arôme et leur saveur lors d'une cuisson prolongée, surtout à forte ébullition et à découvert. Toutefois le mijotage convient très bien au romarin, au thym, à la sauge, au laurier et à la sarriette. Ajouter les fines herbes plus fragiles en fin de cuisson.

Dans les plats froids, incorporer les assaisonnements longtemps à l'avance afin qu'ils aient le temps de transmettre leur parfum ; en mettre plus que dans les plats chauds.

La plupart des épices peuvent être incorporées en début de cuisson afin de communiquer leur arôme au mets.

Épices et fines herbes aident à diminuer l'utilisation du sel. On peut remplacer ce dernier par une herbe ou un mélange de fines herbes.

CONSEILS POUR LA CONSERVATION DES HERBES ET DES ÉPICES

Déshydrater les fines herbes loin du soleil ou de la lumière directe en les étalant sur une moustiquaire ou un filet de nylon. Ne conserver que les feuilles très sèches, sinon elles moisiront. Si nécessaire, terminer le séchage au four (à 60 °C) une quinzaine de minutes.

Déshydrater les herbes difficiles à sécher (basilic, persil, fenouil, coriandre, laurier et genièvre) au four à micro-ondes. Étendre uniformément les fines herbes entre deux feuilles de papier absorbant, environ 125 ml à la fois. Chauffer environ 1 min 30 à 2 min 30 à intensité élevée et remuer jusqu'à ce que les fines herbes s'émiettent. Remettre au four les feuilles qui ne sont pas suffisamment déshydratées et vérifier toutes les 30 s si elles sont tout à fait sèches. Les fines herbes séchées et les épices se conservent dans des contenants hermétiques et opaques, placés dans un endroit sec, à l'abri de la lumière et de la chaleur.

Conserver quelques jours au réfrigérateur les fines herbes fraîches enveloppées dans un papier humide et placées dans un sac de plastique. Ne les laver qu'au moment de les utiliser, sauf si elles sont souillées de terre ou de sable. Si elles ont encore leurs racines, elles se conservent mieux. Mettre ces dernières à tremper dans de l'eau fraîche à la température de la pièce. On peut aussi envelopper les racines dans un linge humide et déposer le tout dans un sac de plastique dans la partie la moins froide du réfrigérateur.

Les fines herbes se congèlent facilement entières ou hachées, lavées ou non (si elles ont été lavées, il faut bien les essorer). La congélation convient particulièrement bien aux fines herbes qui supportent mal la déshydratation. On peut les congeler dans un bac à glaçons en les recouvrant d'eau ou de bouillon ; on ajoute par la suite ces cubes aux soupes, sauces et ragoûts. Utiliser de préférence les fines herbes non décongelées, elles ont plus de saveur. Une ancienne méthode de conservation consiste à recouvrir les herbes fraîches (entières ou hachées) de sel dans des contenants de verre ou de grès fermant hermétiquement. Placer les contenants dans un endroit frais. Éviter de saler les plats auxquels on ajoute cet assaisonnement.

Une pratique simple combine une méthode de conservation et une façon d'aromatiser : il s'agit de conserver des herbes fraîches dans du vinaigre, de l'huile ou de l'alcool. Le liquide absorbe la saveur de l'herbe qu'il transmet aux aliments, ce qui permet d'avoir facilement sous la main un assaisonnement quand l'herbe n'est plus disponible ou qu'elle est trop coûteuse.

Aneth

Anethum graveolens, Apiacées

Plante aromatique originaire du bassin méditerranéen et de l'Asie occidentale. L'aneth est apparenté au fenouil. Il est particulièrement apprécié en Scandinavie, en Russie, en Europe centrale et en Afrique du Nord.

L'odeur douce et piquante des graines évoque celle du fenouil, du carvi et de la menthe.

aneth frais

ACHAT

À l'achat de l'aneth frais, ne pas s'inquiéter si les feuilles sont molles.

UTILISATION

Les graines d'aneth aromatisent vinaigres, soupes, cornichons, marinades, sauces froides et salades variées. L'aneth est excellent dans les marinades de poissons, plus particulièrement le saumon et le hareng. Il parfume tomate, céleri-rave, betterave, concombre, chou, crème fraîche, crème aigre, fromage à la crème, sauces blanches, beurre fondu, vinaigrettes, œufs, ragoûts et fruits de mer. Ajouter les feuilles (goût plus léger) en fin de cuisson seulement.

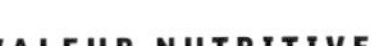

VALEUR NUTRITIVE

	graines séchées
potassium	25 mg
calcium	32 mg
magnésium	5 mg
fibres	0,4 g
zinc	0,1 mg
	par 5 ml (2 g)

PROPRIÉTÉS : diurétique, carminatif, antispasmodique et légèrement stimulant.

CONSERVATION

:: À l'air ambiant : placer les graines séchées dans un contenant hermétique dans un endroit sombre, frais et sec.

:: Au réfrigérateur : 2 jours, mettre les tiges dans un bol d'eau ou envelopper les feuilles dans du papier légèrement humide.

Pour plus de saveur, la congélation de l'aneth frais est préférable à sa déshydratation. L'aneth supporte très bien la déshydratation au four à micro-ondes.

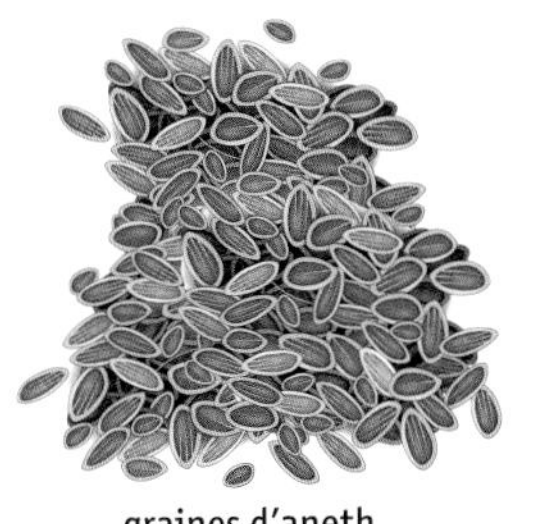

graines d'aneth

Anis

Pimpinella anisum, Apiacées

Plante aromatique originaire des pays de la Méditerranée orientale et d'Égypte. Plusieurs plantes possèdent sa saveur à divers degrés : le fenouil, l'aneth, le carvi et le cumin. L'anis véritable provient d'une espèce nommée **anis vert.** L'**anis étoilé** ou « badiane » a une saveur plus forte et plus poivrée que celle de l'anis vert. Un plat peut être parfumé par quelques graines seulement. Il conserve sa saveur plus longtemps que l'anis vert.

anis étoilé

graines d'anis étoilé

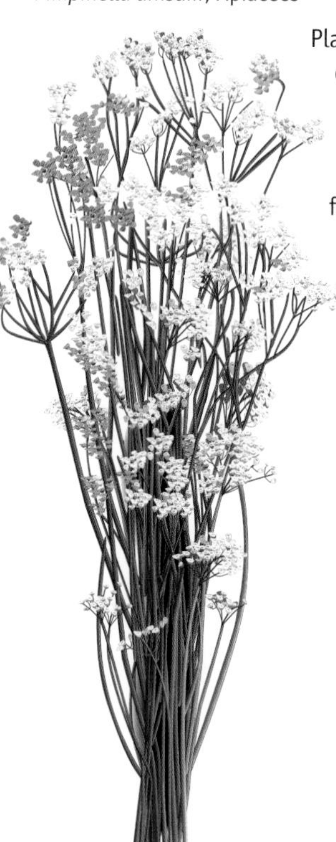

anis

VALEUR NUTRITIVE

	graines
potassium	30 mg
calcium	14 mg
phosphore	9 mg
fer	0,7 mg
	par 5 ml (2 g)

PROPRIÉTÉS : diurétique, carminatif, digestif, antispasmodique, expectorant, stomachique et stimulant. On utilise l'anis pour tonifier le cœur, stimuler la digestion, combattre la flatulence et soulager la toux et l'asthme. Son huile essentielle contient de l'anéthol. L'anis s'utilise en tisane pour un effet tonique du système nerveux et de l'appareil digestif.

ACHAT

À moins d'utiliser l'anis à profusion, n'acheter qu'une petite quantité à la fois afin que les graines soient plus savoureuses.

UTILISATION

Les feuilles de l'anis, plus délicates que les graines, sont excellentes cuites ou crues. Elles assaisonnent salades, soupes, fromage à la crème, poissons, légumes et thé. Les fruits (graines, étoiles) aromatisent ou décorent compotes, gâteaux, biscuits, pains (fougasse, bretzel, pain d'épice), salades, soupes, légumes, poissons et volaille. Les racines servent à la fabrication de vin. L'anis peut se substituer ou se mélanger à des épices telles que la cannelle et la muscade dans les compotes, les gâteaux, les tartes et les pains notamment. L'anis est très employé en confiserie et en liquoristerie. En Inde, l'anis peut être présent dans les currys et le garam masala. On le mâche pour se parfumer l'haleine. En Orient, l'anis étoilé assaisonne le porc, le poulet, le canard, le riz, le café et le thé. Il entre aussi dans la composition du cinq-épices.

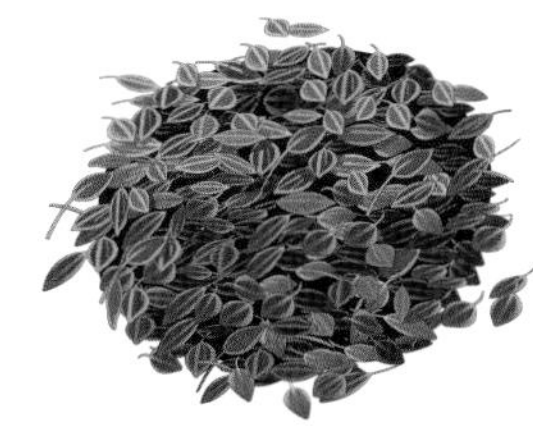

graines d'anis

Laurier

Laurus nobilis, Lauracées

Arbre originaire du bassin méditerranéen, dont les feuilles persistantes et lancéolées, d'un vert foncé, sont utilisées pour leur arôme. En cuisine, on le nomme souvent « laurier-sauce ». Le laurier produit de petites fleurs qui donnent des baies.

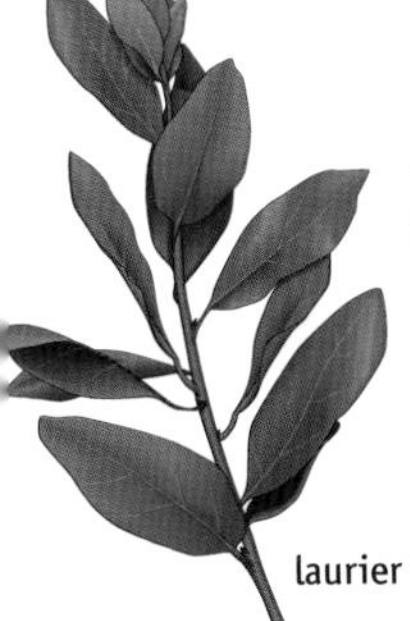

laurier

ACHAT

:: Choisir : des feuilles de laurier séchées, bien colorées, de couleur vert clair.

CONSERVATION

Sécher les feuilles fraîchement cueillies afin de conserver leur saveur. Les placer à l'abri de l'air et de la lumière pendant 1 an.

VALEUR NUTRITIVE

vitamine A	4 ER
calcium	5 mg
potassium	3 mg
fer	0,3 mg
	par 5 ml (1 g)

PROPRIÉTÉS : les baies et les feuilles de laurier seraient antiseptiques, digestives, expectorantes et antirhumatismales. L'huile essentielle serait efficace en pommade pour soulager entorses et ecchymoses.

UTILISATION

Les feuilles de laurier s'utilisent entières ou émiettées, fraîches (amères) ou séchées. En cuisine, on les utilise habituellement séchées. Comme elles sont très parfumées, bien souvent une seule feuille suffit par plat. Plus elles cuisent longtemps dans un liquide, plus elles confèrent de la saveur aux mets. Elles aromatisent sauces, soupes, ragoûts, viandes, volailles, poissons, légumes, légumineuses, terrines, pâtés, marinades et particulièrement les plats mijotés. Moulu, le laurier aromatise les farces et les marinades. Avec le persil et le thym, les feuilles de laurier sont un élément essentiel du bouquet garni.

Estragon

Artemisia dracunculus, Composacées

Plante aromatique originaire d'Asie centrale ou de Sibérie. L'estragon est parfois nommé « petit dragon » ou « herbe dragonne ». Il occupe une place de choix dans la cuisine française. Il existe une variété dite de Russie, qui est plus piquante et n'a pas la même finesse que l'estragon commun ou « français ».

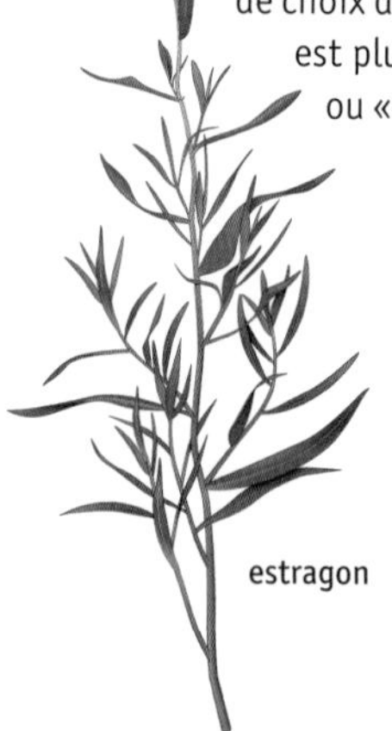

estragon

UTILISATION

L'estragon aromatise œufs, poissons, fruits de mer, dinde, salades, sauces, farces, moutarde, vinaigre et cornichons. Sa saveur légèrement anisée, quelque peu amère et poivrée, assaisonne les aliments fades. L'estragon supporte bien la cuisson. Il est fréquemment associé au poulet et c'est un élément indispensable de la sauce béarnaise. Il assaisonne les sauces (gribiche, ravigote, tartare). Employé trop abondamment, l'estragon séché risque de masquer le goût des autres aliments ou des autres fines herbes.

ACHAT

L'estragon frais a une saveur plus fine et un arôme supérieur à celui de l'estragon séché.

VALEUR NUTRITIVE

potassium	48 mg
calcium	18 mg
magnésium	6 mg
phosphore	5 mg
fer	0,5 mg
	par 5 ml (2 g)

PROPRIÉTÉS : stimulant, diurétique, antiseptique, carminatif, emménagogue, vermifuge, apéritif, digestif et antispasmodique. Son huile essentielle a une saveur de térébenthine et un parfum anisé.

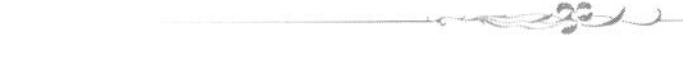

Cerfeuil

Anthriscus cerefolium, Apiacées

Plante aromatique probablement originaire de Russie. Le cerfeuil ressemble un peu au persil frisé, un proche parent. Il est plus fragile et d'un vert moins soutenu. Le cerfeuil a une saveur subtile légèrement anisée ; il constitue un aromate particulièrement raffiné.

cerfeuil

ACHAT

:: Choisir : du cerfeuil ferme sans taches foncées.
:: Écarter : du cerfeuil aux feuilles jaunies, brunies ou amollies.

UTILISATION

Le cerfeuil s'utilise comme le persil, qu'il remplace. Avec le persil, l'estragon et la ciboulette, le cerfeuil compose le mélange nommé « fines herbes » traditionnel en cuisine française. Il aromatise potages, vinaigrettes, sauces (béarnaise, gribiche), salades, légumes, crudités, omelettes, ragoûts, plats froids et poissons.
Séché ou bouilli, il perd rapidement son goût. L'utiliser le plus frais possible et l'ajouter en fin de cuisson.

VALEUR NUTRITIVE

	séché
potassium	28 mg
calcium	8 mg
fer	0,1 mg
	par 5 ml (1 g)

PROPRIÉTÉS : apéritif, stomachique, dépuratif et diurétique.

CONSERVATION

Le cerfeuil est fragile.
:: Au réfrigérateur : placer les tiges dans un bol d'eau ou envelopper le cerfeuil dans une feuille de papier légèrement humide.
:: Au congélateur : il conserve plus de saveur ainsi que déshydraté.

Romarin

Rosmarinus officinalis, Labiacées

Arbrisseau originaire de la région méditerranéenne dont les feuilles très parfumées sont utilisées comme condiment. Le romarin est un excellent agent de conservation naturel. Il a une odeur légèrement camphrée et une saveur piquante et parfumée assez prononcée.

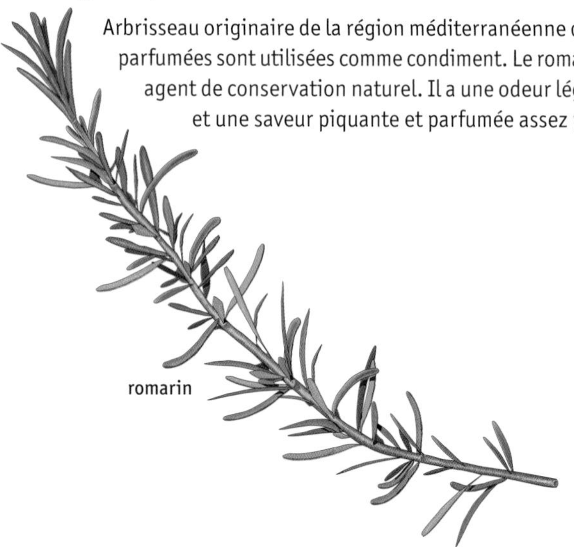

UTILISATION

Utiliser le romarin modérément afin de ne pas masquer la saveur des aliments. Très estimé dans le Sud de la France et en Italie, on l'incorpore aux soupes, farces, sauces et marinades. Il aromatise pâtes alimentaires, ragoûts, poissons, ainsi que l'agneau, la volaille et les gibiers rôtis ou en brochette. Les fleurs aromatisent vins et salades. Quelques feuilles infusées dans du lait le parfument légèrement ; ce lait peut servir à confectionner divers desserts, dont des crèmes. Le romarin entre dans le mélange d'herbes nommé « herbes de Provence ». On l'utilise en parfumerie. Il sert d'élément de base dans la composition d'onguents, de savons et de shampoings.

VALEUR NUTRITIVE

	séché
calcium	15 mg
potassium	11 mg
magnésium	3 mg
vitamine C	1 mg
fer	0,3 mg
vitamine A	4 ER
	par 5 ml (2 g)

PROPRIÉTÉS : antispasmodique, antirhumatismal, antiseptique, diurétique, stimulant, sudorifique, stomachique, carminatif, cholagogue et emménagogue. Le romarin atténuerait les rides. La phytothérapie en fait un grand usage. À fortes doses, il peut causer des irritations de l'estomac et des intestins.

Marjolaine/Origan

Origanum spp., Labiacées

Arbrisseaux aromatiques. L'une de ces variétés, originaire d'Europe du Nord, est sauvage et est communément nommée origan. La marjolaine est une proche parente de la variété *vulgare*. Elle serait originaire d'Afrique du Nord et du Sud-Ouest de l'Asie. La marjolaine est aussi appelée « marjolaine bâtarde », « thym de berger », « marjolaine d'Orient » ou « grand origan ». L'odeur et la saveur de la marjolaine rappellent la menthe et le basilic.

ACHAT

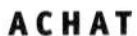

:: Choisir : de la marjolaine et de l'origan frais aux tiges fermes.

UTILISATION

La marjolaine et l'origan s'utilisent frais, séchés ou moulus. La marjolaine a une saveur légèrement plus douce que l'origan. Ces fines herbes sont indispensables dans la cuisine méditerranéenne. Elles aromatisent mets à la tomate, vinaigrettes, sauces, farces, légumes (oignons, épinards, courgettes et aubergines), poissons, fruits de mer, légumineuses, œufs, viandes, volailles, charcuteries. On les incorpore (séparément ou ensemble) dans le mélange d'herbes appelé « herbes de Provence ».

Une branche de marjolaine ou d'origan dans une bouteille d'huile ou de vinaigre les parfumera.

origan

marjolaine

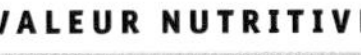

VALEUR NUTRITIVE

	marjolaine séchée	*origan moulu*
calcium	12 mg	24 mg
potassium	9 mg	25 mg
magnésium	2 mg	4 mg
phosphore	1,8 mg	3 mg
fer	0,5 mg	0,6 mg
vitamine A	5 ER	10 ER
		par 5 ml

PROPRIÉTÉS : antispasmodiques, antiseptiques, bactéricides, carminatifs, stomachiques, expectorants, calmants et apéritifs. Ces fines herbes favoriseraient la digestion, seraient bénéfiques pour le système respiratoire et soulageraient les migraines, le mal des transports, l'insomnie et les bronchites.

Basilic

Ocimum basilicum, Labiacées

Plante aromatique originaire de l'Inde. Il existe plusieurs variétés de basilic, qui ont chacune un goût différent. Elle peut rappeler le citron, le camphre, le jasmin, le clou de girofle, l'anis et le thym.

basilic pourpre

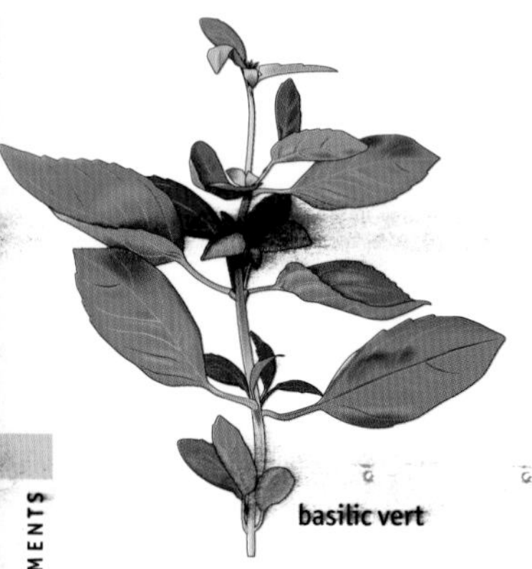

basilic vert

VALEUR NUTRITIVE

	séché	*frais*
potassium	48 mg	24 mg
calcium	30 mg	8 mg
vitamine C	1 mg	traces
fer	0,5 mg	0,1 mg
phosphore	7 mg	4 mg
magnésium	6 mg	4 mg
vitamine A	13 ER	10 ER
		par 5 ml (2 g)

PROPRIÉTÉS : antispasmodique, antiseptique, tonique et stomachique. Le basilic aiderait à combattre les migraines, la digestion difficile et les insomnies.

UTILISATION

Le basilic se marie très bien à la tomate, aux pâtes alimentaires, à l'ail, l'oignon et l'olive. Il aromatise également salades, œufs, fromages, légumes, poissons, fruits de mer, volailles et porc. Certaines variétés parfument desserts et boissons. Le basilic est l'assaisonnement de base de la soupe au pistou. On en fait également du pesto qui accompagne les pâtes alimentaires et les potages.
Les tiges et les feuilles du basilic aromatisent délicatement l'huile. Le basilic se combine à l'huile d'olive et au citron. Il ne doit jamais être mijoté. On devrait l'ajouter en fin de cuisson seulement. Il s'utilise en tisane.

CONSERVATION

:: À l'air ambiant : séché, dans un contenant hermétique, dans un endroit sec, à l'abri de la lumière et de la chaleur. Les feuilles fraîches peuvent être mises dans l'huile d'olive ou mélangées avec de l'huile sous forme de pâte homogène.
:: Au réfrigérateur : envelopper de papier absorbant légèrement humide. Ne le laver qu'au moment de l'utiliser.
:: Au congélateur : entier ou haché. On peut aussi le mettre dans le bac à glaçons et le recouvrir d'eau ou de bouillon ; on ajoute par la suite ces cubes aux mets liquides. Pour plus de saveur, l'utiliser non décongelé.

feuille de bas

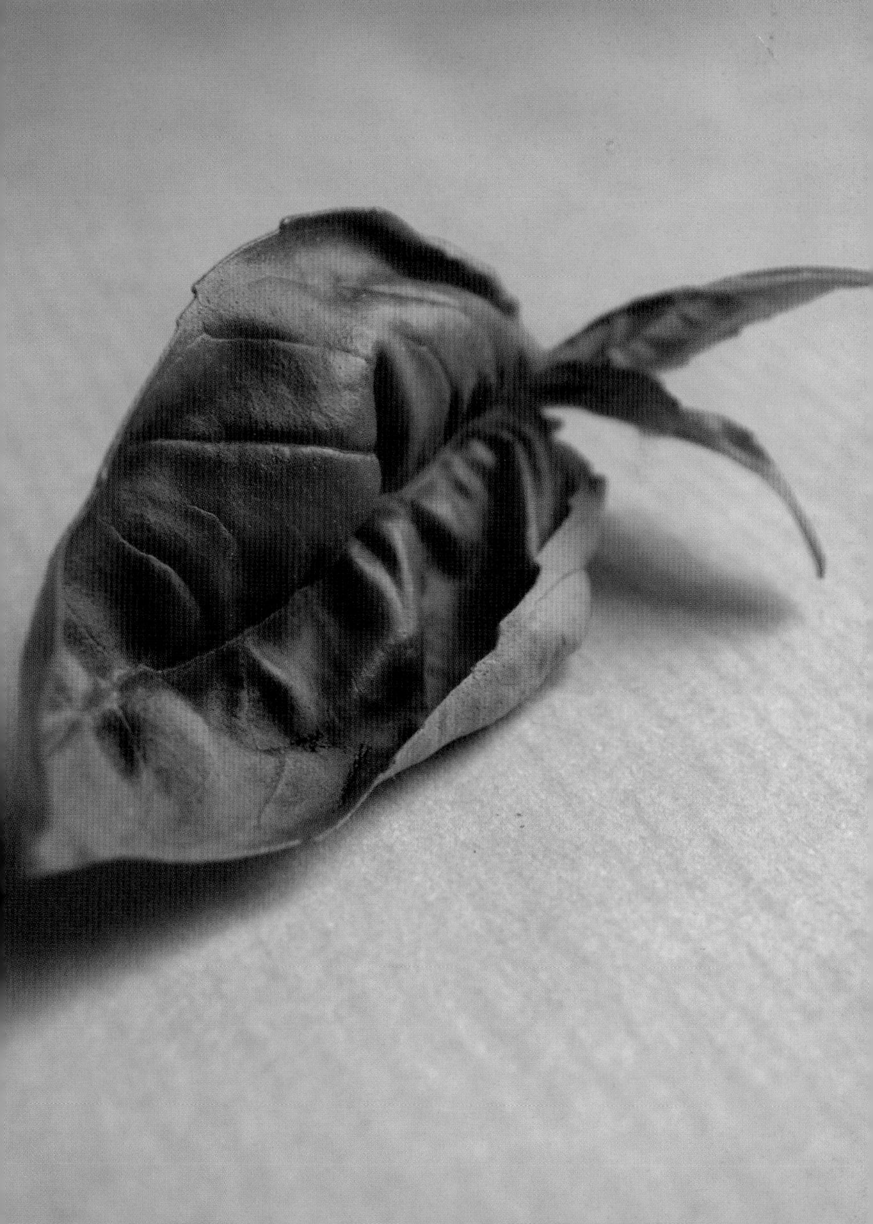

Sauge

Salvia officinalis, Labiacées

Plante aromatique originaire de la région méditerranéenne dont il existe plusieurs variétés. La plus commune est la sauge officinale ou « grande sauge ». Sa saveur est piquante, corsée et légèrement camphrée.

grande sauge

ACHAT

Les feuilles de sauge déshydratées sont commercialisées entières, émiettées ou moulues.

UTILISATION

La sauge aromatise viandes, volailles, charcuteries, marinades, jambons, farces, légumes, omelettes, soupes, ragoûts et fromages. Elle convient aussi bien aux produits laitiers qu'aux poissons gras. Elle parfume vins, bières, thés et vinaigres. Elle aromatise les viandes blanches et les soupes de légumes (France), le rôti de porc (Provence), le jambon, les saucisses et la bière (Allemagne), le mouton rôti et le thé (Chine). En Angleterre, elle parfume et colore un fromage et accompagne l'oignon dans les farces et les sauces. En Italie, elle est indispensable dans le saltimbocca, l'osso buco et les paupiettes. Utiliser la sauge avec discrétion car son arôme est robuste. Ne l'ajouter qu'en fin de cuisson.
La sauge facilite la digestion des aliments gras. Elle s'utilise en tisane.

VALEUR NUTRITIVE

	moulue
calcium	12 mg
potassium	7 mg
magnésium	3 mg
fer	0,2 mg
vitamine A	4 ER
	par 5 ml (1 g)

PROPRIÉTÉS : tonique, antispasmodique, antiseptique, diurétique, emménagogue, apéritive, carminative et dépurative. La sauge serait efficace contre les maux de gorge et pour soulager les ulcères de la bouche.

CONSERVATION

La sauge séchée se conserve facilement 1 an sans grande perte de saveur.

sauge moulue

Thym

Thymus spp., Labiacées

Plante aromatique ligneuse originaire de la région méditerranéenne. Le **thym commun** a des feuilles qui dégagent une odeur pénétrante et produisent une huile essentielle au goût chaud et piquant. Le **serpolet** est une variété sauvage à tige rampante. Il dégage une odeur fortement aromatique. Sa saveur épicée est légèrement amère. Le **thym citronné** ajoute une touche citronnée aux mets qu'il assaisonne. La cuisson ne lui convient pas.

thym commun

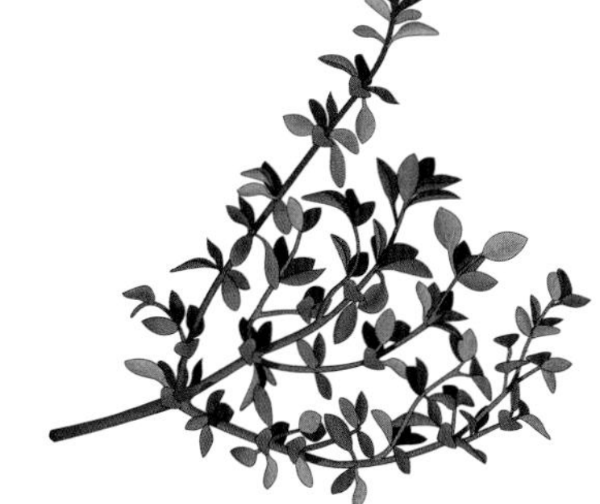

thym citronné

ACHAT

Les feuilles de thym entières ont plus de saveur que les feuilles moulues.

UTILISATION

Le thym frais se marie avec les haricots secs, les sauces, les œufs, les coulis de tomates, les légumes, les farces, les viandes et les poissons grillés. Il résiste bien aux longues cuissons, c'est donc un compagnon idéal des ragoûts, civets, soupes, cassoulets, daubes, sauces tomate et courts-bouillons. Lorsqu'on l'utilise entier, retirer les tiges avant de servir. Le thym est l'un des composants du bouquet garni (avec le persil et le laurier) et il aromatise très bien le vinaigre. Il entre dans la confection de charcuteries et de marinades.
L'huile essentielle est utilisée en cosmétologie. Le thym s'utilise en tisane.

VALEUR NUTRITIVE

	moulu
calcium	26 mg
potassium	11 mg
magnésium	3 mg
phosphore	3 mg
fer	1,7 mg
vitamine A	5 ER
	par 5 ml (1 g)

PROPRIÉTÉS : diurétique, stimulant, antispasmodique, carminatif, emménagogue, aphrodisiaque, sudorifique, vermifuge et expectorant. L'huile essentielle contient du thymol et du carvacrol, d'excellents antiseptiques et vermifuges.

Menthe

Mentha spp., Labiacées

Plante aromatique originaire de la région méditerranéenne. Parmi les espèces de menthe les plus courantes, on retrouve :
la **menthe poivrée** qui a des feuilles ovales et lancéolées. Elle a une odeur forte et pénétrante. Une petite quantité suffit amplement à parfumer les aliments ;
la **menthe verte**, appelée aussi « menthe douce », aux feuilles très odorantes, d'un vert-gris brillant.

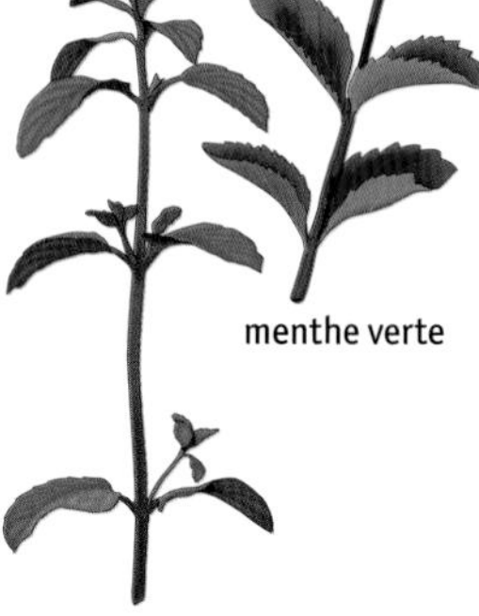
menthe verte
menthe poivrée

ACHAT

:: Choisir : des feuilles de menthe séchées d'un vert noirâtre (à moins qu'elles n'aient été déshydratées au four à micro-ondes). Les acheter dans un magasin où l'écoulement des stocks est rapide.

UTILISATION

La menthe s'utilise fraîche ou séchée. Elle assaisonne soupes froides ou chaudes, sauces, certains légumes (aubergine, chou, concombre, pois, tomate), salades de pommes de terre, viandes, gibiers, poissons, crèmes glacées, vinaigrettes et mayonnaises. Elle peut être délicieuse mélangée au citron. Elle accompagne l'agneau sous forme de sauce en gelée. La menthe verte fraîche enveloppe les rouleaux printaniers vietnamiens et accompagne le taboulé libanais. Elle fait partie de la cuisine nord-africaine, moyen-orientale, indienne, chinoise, thaïlandaise et indochinoise. La menthe aromatise currys, chutneys, shish kebabs, yogourts, salades, sauces et thé.
Son huile essentielle aromatise la gomme à mâcher, le chocolat, les liqueurs, les dentifrices, les médicaments, les cigarettes et les cosmétiques.
La menthe s'utilise également en tisane.

VALEUR NUTRITIVE

La menthe poivrée contient du menthol.
PROPRIÉTÉS : carminative, antispasmodique, antiseptique, cholagogue, tonique, expectorante, stomachique et digestive. Appliqué en pommade, le menthol serait bénéfique contre les maux de tête et les douleurs musculaires. À forte dose, la menthe peut provoquer l'insomnie, alors qu'à faible dose, elle favorise le sommeil.

CONSERVATION

:: À l'air ambiant : 2 ans, séchée, dans un contenant hermétique à l'abri de la lumière et de l'humidité.
:: Au réfrigérateur : fraîche, quelques jours.

Persil

Petroselinum spp., Apiacées

Plante aromatique originaire d'Europe méridionale. Il en existe 3 espèces principales :

le **persil frisé** qui a des feuilles très vertes et de longues tiges ;

le **persil plat** qui a des feuilles lisses et dont la saveur rappelle le céleri ;

le **persil bulbeux** (dit de Hambourg) qui est surtout cultivé pour ses racines blanches qui ressemblent au salsifis.

persil frisé

ACHAT

:: Choisir : du persil ferme d'un beau vert.
:: Écarter : du persil aux feuilles jaunies, brunies ou amollies.

UTILISATION

Le persil s'utilise frais, séché, congelé ou mariné. Frais, il a plus de valeur nutritive et de saveur. L'ajouter à la dernière minute aux aliments cuits pour préserver ses propriétés. Les tiges comme les feuilles sont comestibles. Le persil fait partie du bouquet garni, avec le thym et le laurier. Il s'incorpore aux sandwichs, aux omelettes et aux salades. Il est l'ingrédient principal du taboulé libanais.
Les racines de persil se préparent comme le navet ou la carotte et s'utilisent surtout dans les soupes et les ragoûts.
Le persil dit de Hambourg entre dans la composition des soupes et sauces et peut aussi être cuisiné et consommé comme l'asperge ou le céleri-rave.

PRÉPARATION

Laver le persil en le plongeant dans de l'eau fraîche et en le secouant doucement. Éviter de le laisser tremper. Renouveler l'eau si nécessaire.

VALEUR NUTRITIVE

	frais	*séché*
potassium	55 mg	49 mg
calcium	14 mg	19 mg
vitamine C	13 mg	2 mg
phosphore	6 mg	5 mg
fer	0,6 mg	1,2 mg
vitamine A	52 ER	30 ER
		par 10 g (10 brins)

PROPRIÉTÉS : antiscorbutique, stimulant, diurétique, dépuratif, stomachique, apéritif et vermifuge. Le persil rafraîchit l'haleine.

CONSERVATION

:: À l'air ambiant : déshydraté, dans un récipient hermétique, dans un endroit sombre, frais et sec.
:: Au réfrigérateur : dans un sac de plastique perforé (le laver si nécessaire sans l'égoutter complètement). S'il est défraîchi, l'asperger légèrement d'eau.
:: Au congélateur : il perd sa fermeté. L'utiliser préférablement sans le décongeler.

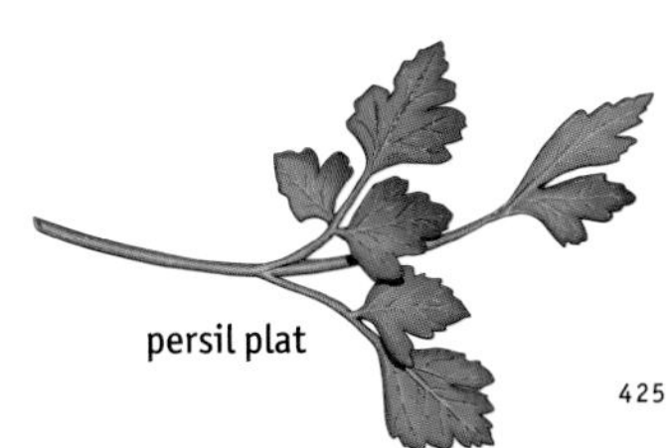

persil plat

Clou de girofle

Syzygium aromaticum, Myrtacées

Bouton floral séché du giroflier, arbre à feuilles persistantes, originaire des îles Moluques, dans l'archipel indonésien. Le clou de girofle a une saveur tenace, âcre et piquante.

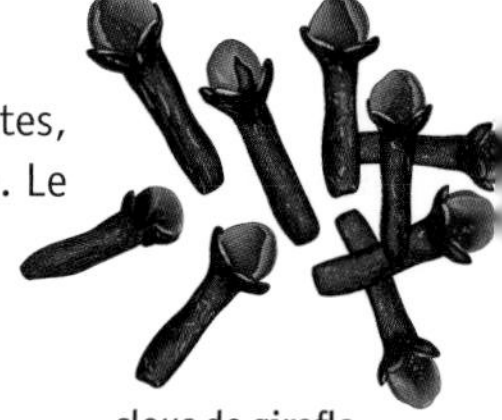

clous de girofle

VALEUR NUTRITIVE

potassium	23 mg
calcium	14 mg
magnésium	6 mg
vitamine C	2 mg
fer	0,18 mg
	par 5 ml (2 g)

PROPRIÉTÉS : tonique, antinévralgique, antispasmodique, stomachique, antiseptique et carminatif. L'huile essentielle du clou de girofle contient de 70 à 85 % d'eugénol. Elle aurait des effets bénéfiques contre les maux de dents et d'oreilles. Elle contient des agents stimulants qui, à forte dose, peuvent irriter le système digestif.

ACHAT

:: Choisir : des clous de girofle entiers (moulus, ils perdent rapidement leur saveur et se conservent moins longtemps). Un clou de girofle de qualité devrait flotter à la verticale dans l'eau.

clous moulus

UTILISATION

Le clou de girofle entier est associé traditionnellement à la cuisson du jambon. Il orne les oranges et les oignons dans les bouillis et les braisés. Il assaisonne compotes de fruits, marinades, cornichons au vinaigre et parfume le café.

Moulu, le clou de girofle aromatise farces, boudin, charcuteries, bœuf, agneau, pots-au-feu, pains de viande, fromage de tête, cornichons, marinades, soupes, légumes, gâteaux, biscuits, tartes, puddings, pâtisseries au miel et aux fruits secs, fruits à l'eau-de-vie, compotes, jus et vins chauds. C'est un des ingrédients du pain d'épice.

Le clou de girofle est souvent associé à la cannelle et à la muscade. Il fait partie des mélanges d'épices (le garam masala et le curry indiens, le ras-el-hanout nord-africain et le cinq-épices chinois). Il se marie bien avec le bouquet garni, l'ail, l'oignon et le poivre, mais on devrait éviter de l'associer aux herbes.

L'huile essentielle est extraite des boutons floraux, des feuilles et des tiges. Elle entre dans la fabrication de la vanilline, une vanille synthétique. Elle est utilisée dans des parfums, des savons, des médicaments (analgésiques dentaires), des rince-bouche et la gomme à mâcher.

Piment de la Jamaïque

Pimenta dioica, Myrtacées

Fruit très aromatique utilisé comme épice, produit par le myrte-piment, arbre originaire des Antilles et du Mexique. On nomme souvent le piment de la Jamaïque « poivre giroflée », « poivre de la Jamaïque » ou « toute-épice », car sa saveur rappelle à la fois la cannelle, le girofle, le poivre et la muscade.

grains de piment de la Jamaïque

ACHAT

:: Choisir : un piment de la Jamaïque de préférence en grains et le moudre au besoin pour plus de saveur.

Le piment de la Jamaïque se vend en grains ou moulu.

UTILISATION

Utiliser le piment de la Jamaïque avec parcimonie. Cette épice a le même usage que le clou de girofle qu'elle peut remplacer. Elle assaisonne viandes rôties, gibiers, marinades, sauces, compotes de pommes, gâteaux aux fruits, flans, riz, oignons, choux et volailles. Elle entre dans la fabrication des charcuteries et de certaines liqueurs.

On peut utiliser ses feuilles comme celles du laurier.

VALEUR NUTRITIVE

	moulu
potassium	20 mg
calcium	13 mg
magnésium	3 mg
fer	0,1 mg
	par 5 ml (2 g)

PROPRIÉTÉS : apéritif, digestif, carminatif et antirhumatismal. Son huile essentielle contient de l'eugénol. Ses feuilles fournissent la vanilline.

piment de la Jamaïque moulu

Cardamome

Elettaria cardamomum et *Amomun kravanh*, Zingibéracées

Graine très parfumée croissant sur une plante originaire de l'Inde. La cardamome appartient à la même famille que le gingembre ; elle a une fine saveur chaude légèrement poivrée. La cardamome est une des épices les plus coûteuses. Il en existe plusieurs variétés : la **cardamome de Malabar** (*Elettaria cardamomum*, var. *minuscula*) qui est la plus recherchée de toutes et la plus coûteuse ;

cardamome brune

la **cardamome de Ceylan** (*Elettaria cardamomum* var. *major*) qui ressemble beaucoup à la précédente mais produit des graines de moindre qualité ;
la **cardamome d'Indochine** ou « amome d'Indochine » (*Amomun kravanh*) qui produit des graines semblables de forme et de saveur à celles de la cardamome de Malabar.
La couleur des gousses varie. La cardamome verte a été séchée au soleil (Inde), la cardamome brune a été séchée au four (Asie et Europe) et la cardamome blanche a été blanchie (États-Unis).

ACHAT

La cardamome se vend en gousses, écossée ou moulue. Il est préférable de l'acheter en gousses et de la moudre au besoin, pour conserver sa saveur et permettre un usage plus étendu.

UTILISATION

En Occident, on emploie surtout la cardamome pour parfumer gâteaux, biscuits, compotes de fruits, marinades, charcuteries, vins et liqueurs. En Orient, elle aromatise viandes, poissons, riz, omelettes et desserts. La cardamome est l'un des principaux ingrédients du curry et du garam masala indiens. On l'utilise aussi pour parfumer le café en Arabie. En Scandinavie, elle est utilisée pour aromatiser le vin chaud, les compotes et les tartes, ainsi que certaines charcuteries (saucisse, viande hachée). La cardamome peut remplacer le gingembre ou la cannelle dans la plupart des recettes.
Elle s'utilise en tisane.

VALEUR NUTRITIVE

potassium	22 mg
calcium	8 mg
fer	0,3 mg
zinc	0,2 mg
	par 5 ml (2 g)

PROPRIÉTÉS : digestive, apéritive, carminative et stimulante. Mâcher les graines permet de rafraîchir l'haleine.

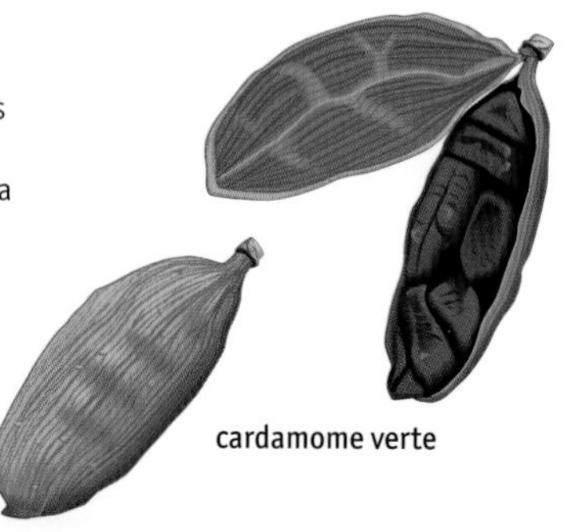
cardamome verte

Muscade

Myristica fragrans, Myristicacées

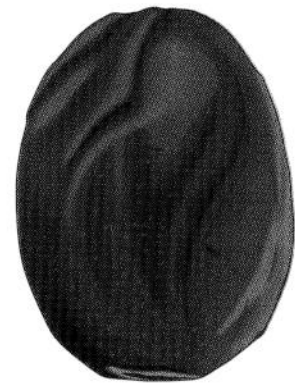
muscade

Fruit du muscadier, arbre qui serait originaire des îles Moluques en Indonésie. Son noyau recouvert d'une enveloppe écarlate, le macis, renferme une amande brune, la noix de muscade. Le macis a une saveur moins piquante et moins prononcée que la noix de muscade, qui est chaude et épicée. Le macis possède un parfum de cannelle et de poivre.

ACHAT

:: Choisir : une noix de muscade dure et lourde sans trous d'insectes. Pour vérifier sa fraîcheur, la couper légèrement ou enfoncer une aiguille de quelques millimètres, une mince pellicule huileuse ou une goutte huileuse devrait apparaître.
Le macis est commercialisé en lames ou réduit en poudre. Acheter le macis et la muscade en poudre dans un magasin où le renouvellement des stocks est rapide.

UTILISATION

La muscade aromatise les mets à base de pommes de terre, d'œufs et de fromage ainsi que les gâteaux, puddings, tartes, compotes, choux, épinards, sauces, soupes à l'oignon, escargots, viandes et marinades. Elle parfume plusieurs boissons. Elle se marie avec les produits laitiers, mais supporte mal le voisinage d'autres épices parfumées.
Le macis est utilisé en pâtisserie, en charcuterie et dans les mélanges d'épices. Il remplace la muscade dans les omelettes, la béchamel ou la purée de pommes de terre.

VALEUR NUTRITIVE

	muscade moulue	*macis moulu*
calories	12	8
matières grasses	0,8 g	0,6 g
potassium	8 mg	8 mg
phosphore	5 mg	2 mg
calcium	4 mg	4 mg
magnésium	4 mg	3 mg
fer	0,1 mg	0,2 mg
		par 5 ml (2 g)

PROPRIÉTÉS : digestive, stimulante et carminative. La muscade contient de la myristine, substance narcotique ayant un effet euphorisant qui occasionne des céphalées et des maux d'estomac si elle n'est pas consommée avec modération.

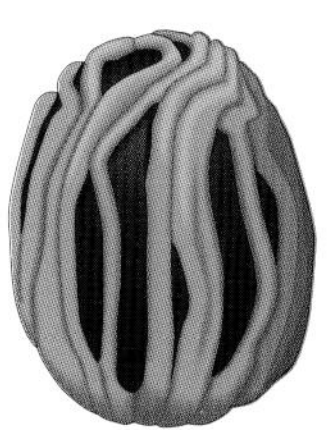
macis

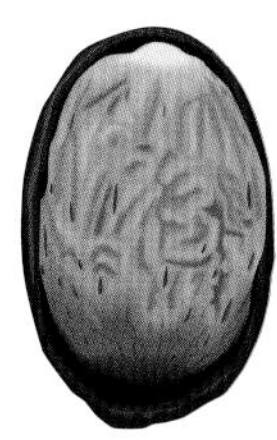
noix de muscade

Sarriette

Satureja spp., Labiacées

Plante aromatique originaire de la région méditerranéenne. Il existe deux espèces de sarriette : la **sarriette vivace** ou « sariette de montagne », et la **sarriette annuelle** dite « sarriette d'été », qui est la plus courante. Ses feuilles vertes sont très odorantes. Des fleurs mauve pâle ou blanches apparaissent aux aisselles des feuilles. Celles-ci dégagent un arôme rappelant la menthe et le thym avant la floraison.

sarriette d'été

UTILISATION

On utilise les feuilles fraîches ou séchées de la sarriette. Séchée, elle est réduite soit en parcelles, soit en poudre. L'ajouter en fin de cuisson. Une pincée de sarriette séchée suffit pour parfumer. Elle aromatise vinaigres et fromages de chèvre. Elle rehausse légumineuses, sauces, salades, potages, ragoûts, marinades, viandes, gibiers, farces, pâtés, légumes et vinaigrettes. C'est la compagne idéale du cerfeuil et de l'estragon.

VALEUR NUTRITIVE

	moulue
calcium	30 mg
potassium	15 mg
vitamine A	7 ER
magnésium	5 mg
phosphore	2 mg
fer	0,5 mg
	par 5 ml (1 g)

PROPRIÉTÉS : carminative, antispasmodique, antiseptique, vermifuge, expectorante et stimulante. La sarriette est souvent associée aux légumineuses car elle combat la flatulence.

Mélisse

Melissa officinalis, Labiacées

Plante aromatique originaire du Sud de l'Europe, la mélisse est apparentée à la menthe. Elle est également connue sous le nom de « baume-mélisse » ou « citronnelle », à cause de l'odeur de citron que ses feuilles dégagent. Ces dernières sont recouvertes de minuscules poils sur la partie supérieure. De petites fleurs blanchâtres ou rosées donnent naissance à de longues graines ovales.

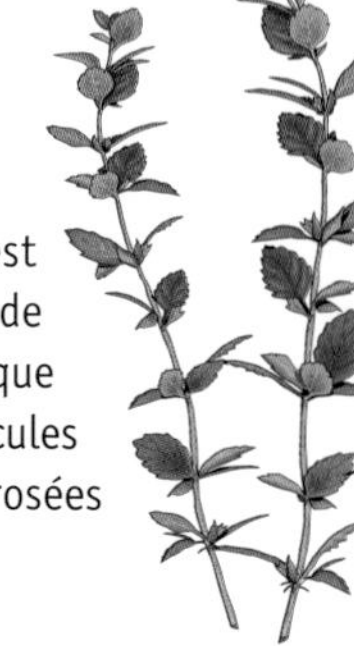

mélisse

ACHAT

:: Choisir : de la mélisse fraîche aux tiges et aux feuilles fermes, sans taches foncées.

UTILISATION

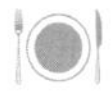

La mélisse s'utilise fraîche ou séchée. Elle accompagne bien les aliments âcres. Très prisée dans les pays asiatiques, elle aromatise les currys indiens, les soupes et les sauces. Ajouter la mélisse au moment de servir. Elle assaisonne salades composées, omelettes, riz, poissons, farces, pâtisseries à base d'orange ou de citron, salades de fruits, compotes et jus de fruits. Elle entre dans la fabrication de liqueurs, dont la Bénédictine et la Chartreuse. Aux Pays-Bas, elle aromatise et adoucit le goût des marinades de harengs et d'anguilles. Les Espagnols s'en servent pour parfumer le lait, les sauces et les potages.

VALEUR NUTRITIVE

PROPRIÉTÉS (HUILE ESSENTIELLE) : carminative, tonique, stomachique, sudorifique, vermifuge, bactéricide, antispasmodique et digestive. Une croyance populaire attribue à la mélisse des pouvoirs de longévité.

En infusion, la mélisse fraîche serait efficace contre les maux de tête, les troubles gastriques mineurs, la nervosité et les étourdissements. Une infusion prise après un repas aiderait à diminuer la flatulence et les coliques.

Une des composantes de l'huile essentielle, le citral, sert à parfumer des crèmes désodorisantes, des pommades et des insecticides.

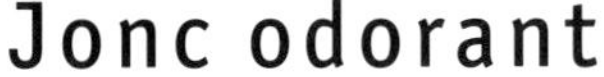

Jonc odorant

Cymbopogon citratus, Graminées

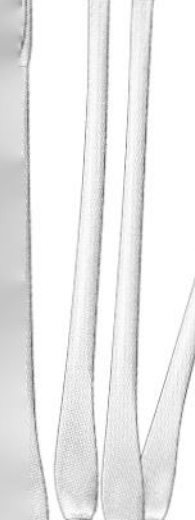

Plante probablement originaire de Malaisie. Le jonc odorant (ou « citronnelle ») a une douce saveur citronnée. Il est aussi connu sous l'appellation anglaise de « lemon-grass ». La base des tiges constitue la partie la plus tendre.

jonc odorant

ACHAT

:: Choisir : un jonc odorant frais au bulbe ferme.

Le jonc odorant est vendu frais, séché ou en conserve.

PRÉPARATION

Peler les tiges du jonc odorant puis les couper de 6 à 7 cm à partir de la base (partie comestible). L'extérieur des tiges ainsi que la partie supérieure sont trop fibreuses pour être comestibles, mais elles aromatisent bouillons, sauces, soupes, ragoûts, poissons, volailles et tisanes. Les jeter après la cuisson.

Jonc odorant

UTILISATION

Le jonc odorant frais est plus savoureux que le jonc déshydraté. L'utiliser modérément, surtout lorsqu'on n'est pas familier avec sa saveur. Il se marie bien avec le gingembre, le chili, la noix de coco, l'ail, l'échalote et le piment. Il est prisé dans les cuisines du Sud-Est asiatique, assaisonnant soupes, légumes, currys, volaille, fruits de mer, poissons et marinades. Il est souvent infusé.

VALEUR NUTRITIVE

L'huile essentielle du jonc odorant contient du géraniol et du citral qui lui donnent son odeur citronnée.

CONSERVATION

:: Au réfrigérateur : frais, emballé individuellement.
:: Au congélateur : tel quel, la base et le haut des tiges conservés séparément.

Câpre

Capparis spinosa, Capparidacées

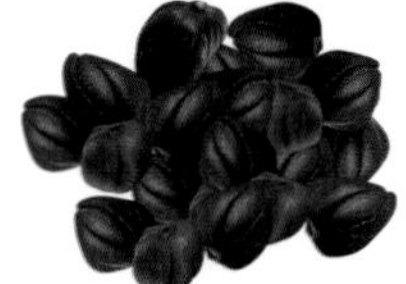
câpres

Bouton floral du câprier, arbrisseau originaire de la région méditerranéenne.

ACHAT

Les câpres sont commercialisées confites au vinaigre, saumurées ou conservées au vin. Plus elles sont petites, plus elles sont coûteuses, et plus leur saveur est délicate et leur arôme prononcé.

CONSERVATION

Les câpres confites se conservent indéfiniment.
:: Au réfrigérateur : le contenant entamé.

VALEUR NUTRITIVE

PROPRIÉTÉS : apéritives et digestives. Les câpres contiennent de la capparirutine, glucoside amer et irritant qui est tonique et diurétique.

UTILISATION

Les câpres relèvent le parfum des mayonnaises, salades et sauces froides, comme la rémoulade. Elles font partie des ingrédients essentiels du steak tartare. Elles aromatisent notamment sauces, hors-d'œuvre, moutarde, sandwichs, pizzas, riz, pâtes alimentaires, viandes, volailles, poissons et fruits de mer. Pour un maximum de saveur, ajouter les câpres en fin de cuisson.
La combinaison de câpres, d'olives et d'oignons est caractéristique de la cuisine méridionale.

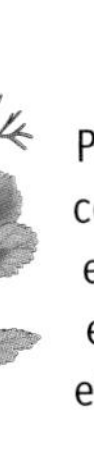
coriandre

Coriandre

Coriandrum sativum, Apiacées

Plante aromatique originaire de la région méditerranéenne. La coriandre est aussi appelée « persil chinois ». Cette herbe est très estimée en Amérique latine et en Asie, surtout en Inde, en Chine et en Thaïlande. Ses fruits séchés dégagent une douce odeur musquée et citronnée.

ACHAT

:: Choisir : de la coriandre fraîche ferme, croustillante et d'un beau vert. Les graines séchées doivent être entières.
:: Écarter : de la coriandre aux feuilles jaunies, brunies ou amollies.

UTILISATION

La coriandre fraîche s'utilise comme le persil et le cerfeuil, qu'elle peut remplacer. En Orient, on la met notamment dans les salades, les soupes, les sauces et les sandwichs. Moulue, elle s'utilise au même titre que le sel au Moyen-Orient.
Les graines de coriandre moulues ou entières assaisonnent fruits de mer, poissons, riz, charcuteries, omelettes, pommes de terre, fromages, currys, marinades, chutneys, biscuits, gâteaux et pains d'épice. Elles se combinent avantageusement avec d'autres condiments comme le persil, le citron et le gingembre. Les graines de coriandre sont un ingrédient du curry et du garam masala indiens.
La coriandre entre dans la confection de l'eau de mélisse et de liqueurs, ainsi que dans la fabrication de cacao de qualité inférieure.
La racine écrasée peut servir de condiment en accompagnement ou en remplacement de l'ail.

VALEUR NUTRITIVE

	fraîche	*graines*
vitamine A	11 ER	
potassium	22 mg	23 mg
calcium	4 mg	7 mg
phosphore	1,4 mg	7 mg
magnésium	1 mg	6 mg
	par 50 ml (4 g)	*par 5 ml (2 g)*

PROPRIÉTÉS : carminative et stomachique. On se sert de la coriandre pour soulager rhumatismes, douleurs articulaires, grippe et diarrhée. Mâcher des graines de coriandre neutralise bien l'odeur de l'ail. Elle s'utilise en tisane après les repas.

CONSERVATION

:: À l'air ambiant : les feuilles déshydratées, à l'abri de la lumière du soleil et des insectes ; les graines séchées, 1 an, dans un récipient hermétique, dans un endroit sombre, frais et sec.
:: Au réfrigérateur : la coriandre fraîche se conserve 1 semaine (mettre les racines dans de l'eau comme un bouquet de fleurs et recouvrir les feuilles d'un sac de plastique). Lorsque les racines sont absentes, elle se conserve 2 à 3 jours (recouvrir d'un linge humide, la mettre dans un sac de plastique perforé).
:: Au congélateur : l'utiliser sans la décongeler car elle perd rapidement sa fermeté.

PRÉPARATION

Laver la coriandre fraîche au dernier moment dans de l'eau fraîche en la secouant doucement. Faire macérer les graines séchées une dizaine de minutes dans de l'eau froide, puis les égoutter.

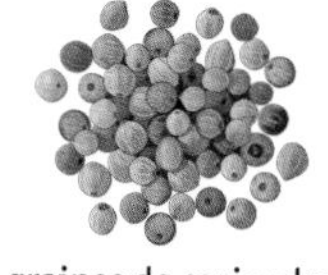

graines de coriandre

Cumin

Cuminum cyminum, Apiacées

Plante aromatique originaire de la région méditerranéenne. Les feuilles du cumin découpées en de fines lanières ressemblent à celles du fenouil, une espèce de la même famille. Les fleurs donnent chacune deux petites graines qui sont fréquemment confondues avec celles du carvi, une autre espèce de la même famille. Elles ont une forte odeur et une saveur chaude, légèrement amère et pénétrante. Il faut souvent s'y habituer en les utilisant avec parcimonie.

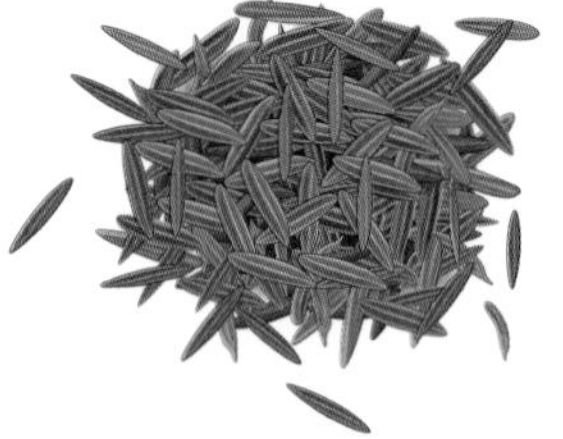

graines de cumin

ACHAT

:: Choisir : des graines de cumin entières car elles ont plus de saveur que les graines moulues et se conservent plus longtemps.

PRÉPARATION

Écraser et rôtir les graines de cumin pour qu'elles dégagent leur saveur. Pour un parfum plus délicat, les sauter brièvement dans un corps gras avant de les écraser.

VALEUR NUTRITIVE

potassium	38 mg
calcium	20 mg
phosphore	10 mg
magnésium	8 mg
fer	1,3 mg
	par 5 ml (2 g)

PROPRIÉTÉS : carminatif, diurétique, digestif, vermifuge et sédatif.

UTILISATION

Les cuisines arabe, indienne et mexicaine utilisent abondamment le cumin. Il aromatise soupes, légumes, fromages, œufs, riz, légumineuses, saucisses, ragoûts, pâtés, bœuf, marinades, pâtisseries et pain. Il est un des ingrédients de base de l'assaisonnement au chili, du curry et du ras-el-hanout, un mélange d'épices nord-africain. Il est une des épices majeures de la cuisine nord-africaine, où on le nomme « kamoun », et que l'on retrouve dans les tajines et les couscous. En Europe de l'Est, on l'utilise comme condiment classique du pain, de certaines charcuteries et de quelques fromages. Les Arabes attribuent une valeur aphrodisiaque à une pâte liquide formée de ses graines broyées, accompagnées de poivre et de miel.

Safran

Crocus sativus, Iridacées

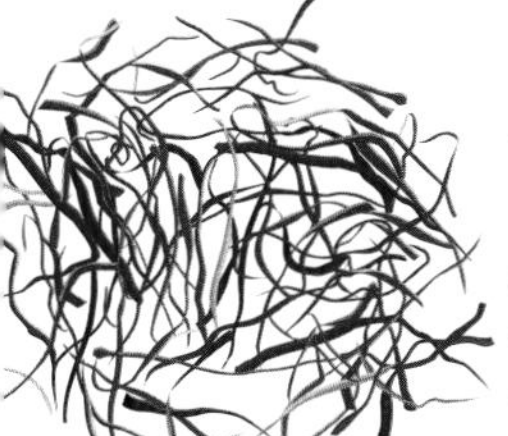
safran

Variété de crocus qui serait originaire d'Asie mineure. Les stigmates des fleurs sont utilisés comme assaisonnement et comme colorant. Le safran a une odeur piquante et une saveur chaude et amère. Il s'agit de l'épice la plus coûteuse.

ACHAT

:: Choisir : des filaments de safran orangés et à l'odeur doucement épicée.

PRÉPARATION

Faire tremper le safran une quinzaine de minutes dans un liquide chaud avant de l'incorporer aux aliments pour obtenir une meilleure répartition du colorant. Se servir d'une petite partie du liquide utilisé dans la recette. L'incorporer en début de cuisson. Éviter de le faire revenir dans du beurre ou de l'huile à haute température afin de préserver son arôme.

VALEUR NUTRITIVE

eau	11,9 %
calories	3,1
glucides	0,7 g
potassium	17,2 mg
phosphore	2,5 mg
	par 5 ml (2 g)

PROPRIÉTÉS : carminatif, antispasmodique, digestif, emménagogue, stomachique et stimulant. Le safran contient une substance amère nommée picrocrocine et une huile essentielle parfumée. Son colorant jaune (crocine), très puissant, ne peut être utilisé en teinturerie car il est soluble dans l'eau.

UTILISATION

Utiliser le safran avec parcimonie. Il assaisonne les plats arabes et indiens et colore potages, ragoûts, volailles, fruits de mer, poissons, riz, currys, couscous, pâtisseries, liqueurs et fromages. Il est indispensable dans la bouillabaisse, la paella et le risotto alla milanese.

CONSERVATION

:: **À l'air ambiant :** placer le safran dans un contenant hermétique, à l'abri de la lumière, de la chaleur et de l'humidité.

Carvi

Carum carvi, Apiacées

Plante aromatique originaire d'Europe et d'Asie occidentale. Les graines de carvi ont une saveur âcre et piquante, moins forte que celle du cumin, mais plus prononcée que celle de l'aneth.

carvi

ACHAT

:: **Choisir :** des graines de carvi entières, pour plus de saveur et une meilleure conservation.

UTILISATION

En Inde, le carvi accompagne les currys, les lentilles et le riz. En Europe de l'Est et en Allemagne, il assaisonne charcuteries, choucroute, ragoûts, poissons, salades de pommes de terre, pâtisseries et compotes de pommes. Le carvi est confit, décore le pain et aromatise fromages et boissons. Les Arabes l'utilisent dans leurs salades, méchouis et brochettes. Les racines peuvent être bouillies. Les feuilles et les jeunes pousses assaisonnent potages et salades.

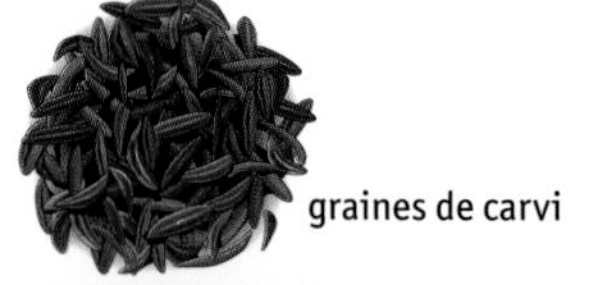
graines de carvi

VALEUR NUTRITIVE

potassium	28 mg
calcium	14 mg
phosphore	12 mg
fer	0,3 mg
zinc	0,1 mg
	par 5 ml (2 g)

PROPRIÉTÉS : carminatif, stimulant, vermifuge, antispasmodique et stomachique. Les graines faciliteraient la digestion. Elles s'utilisent en tisane.

PRÉPARATION

Écraser et rôtir les graines de carvi pour qu'elles dégagent toute leur saveur. Pour un parfum plus délicat, les sauter brièvement dans un corps gras avant de les écraser.

graines de ca

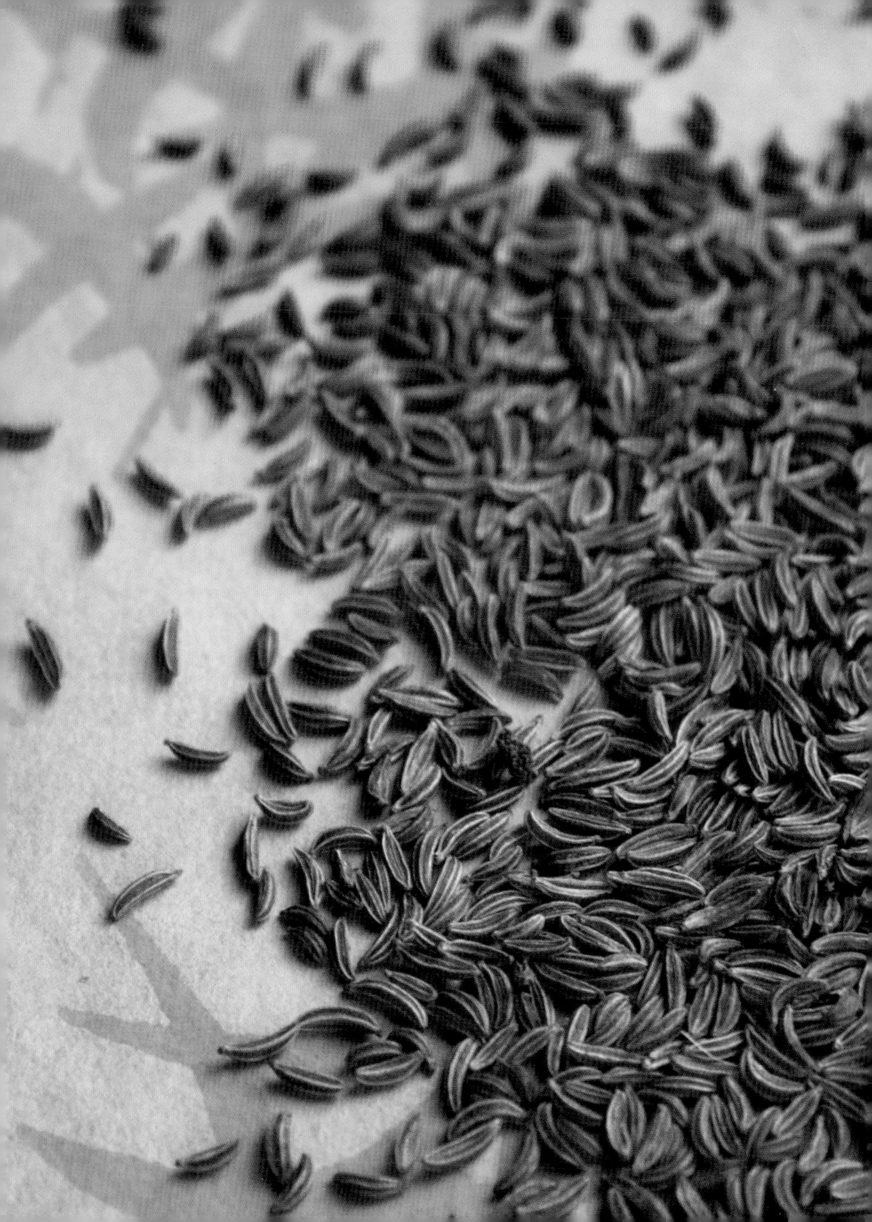

Baie de genièvre

Juniperus communis, Cupressacées

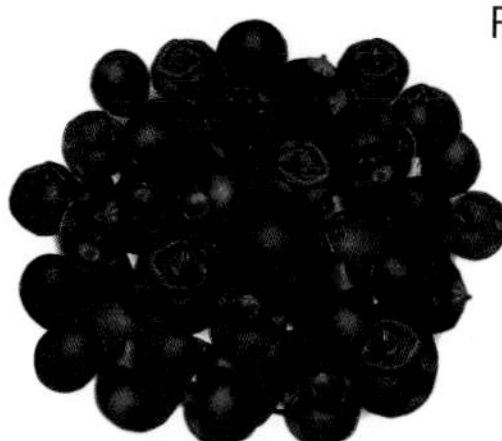

baies de genièvre

Fruit du genévrier, arbre originaire des régions boréales de l'hémisphère Nord. Les fleurs produisent de petites baies charnues d'abord vertes puis se colorant de bleu-noir ou violet et pruinées au cours de la deuxième année.

Les baies dégagent un parfum résineux, un goût relevé et une saveur légèrement amère.

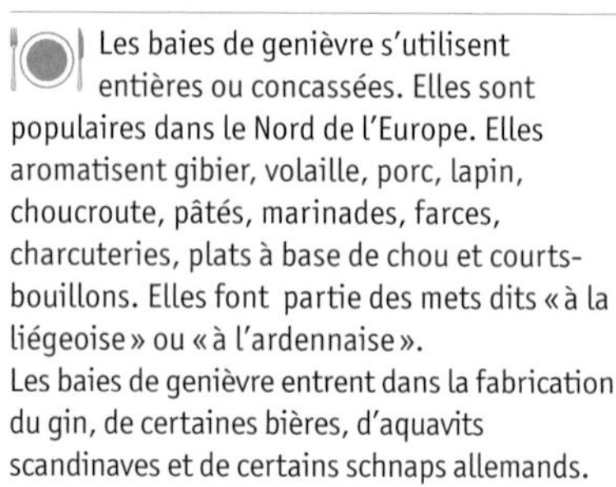

ACHAT

:: **Choisir :** des baies entières (plus de saveur), noirâtres sans moisissures. Elles peuvent être légèrement ratatinées.

:: **Écarter :** des baies brunes ou verdâtres.

UTILISATION

Les baies de genièvre s'utilisent entières ou concassées. Elles sont populaires dans le Nord de l'Europe. Elles aromatisent gibier, volaille, porc, lapin, choucroute, pâtés, marinades, farces, charcuteries, plats à base de chou et courts-bouillons. Elles font partie des mets dits « à la liégeoise » ou « à l'ardennaise ».

Les baies de genièvre entrent dans la fabrication du gin, de certaines bières, d'aquavits scandinaves et de certains schnaps allemands.

VALEUR NUTRITIVE

PROPRIÉTÉS : antiseptiques, diurétiques, toniques, dépuratives, stomachiques et antirhumatismales. Les baies de genièvre aideraient à combattre l'arthrite, les affections biliaires et les calculs urinaires. Ne pas utiliser l'huile essentielle de genièvre sans l'avis d'un professionnel lors d'une grossesse ou si l'on présente des problèmes rénaux.

Les baies, l'écorce et les aiguilles peuvent être infusées.

Bourrache

Borago officinalis, Borraginacées

Plante aromatique et médicinale probablement originaire de Syrie. Les feuilles de la bourrache possèdent une saveur qui rappelle le concombre.

bourrache

UTILISATION

La bourrache se mange crue ou cuite. Crues, les jeunes feuilles et les feuilles moins tendres qui ont mariné dans une vinaigrette (environ 30 min) s'incorporent aux salades. La bourrache peut aromatiser yogourts, fromages à la crème ou vinaigrettes. Utiliser préférablement les feuilles et les fleurs fraîches (plus parfumées).
Les fleurs confites peuvent décorer les pâtisseries. Quand elles sont fraîches, on peut les infuser comme la menthe (qu'elles peuvent remplacer) ou les faire macérer dans du vin ou du thé glacé.

CUISSON

La bourrache se cuit et s'apprête comme l'épinard, qu'elle peut remplacer dans la plupart des recettes. Éviter la cuisson à l'eau qui lui fait perdre beaucoup de saveur.

VALEUR NUTRITIVE

	cuite
eau	92 %
protéines	2,1 g
matières grasses	0,8 g
glucides	3,6 g
calories	25
	par 100 g

EXCELLENTE SOURCE : vitamine C, vitamine A, potassium et fer.
BONNE SOURCE : magnésium.
CONTIENT : riboflavine, calcium et phosphore.
PROPRIÉTÉS : diurétique, laxative, dépurative et sudorifique.
Les fleurs sont efficaces en infusion contre le rhume et les bronchites.

CONSERVATION

:: Au réfrigérateur : les feuilles, non lavées, dans un sac de plastique perforé.

Angélique

Angelica spp., Apiacées

Plante aromatique géante abondante dans le Nord de l'Europe d'où elle serait originaire. L'angélique ressemble un peu au céleri. Plus elle est développée, plus elle est savoureuse. L'angélique dégage une odeur caractéristique, fortement aromatique, chaude et musquée qui ressemble à celle des baies de genièvre.

angélique

Angélique

UTILISATION

L'angélique est très utilisée en pâtisserie où ses tiges confites aromatisent ou décorent gâteaux, pains d'épice, puddings et soufflés. Elle peut assaisonner le poisson ou aromatiser le vinaigre. Ses feuilles crues et hachées s'ajoutent à une salade. Mise à cuire avec des fruits acides, elle les rend plus sucrés.
Les liquoristes se servent de son huile essentielle ou de ses tiges et racines macérées dans de l'alcool pour confectionner diverses boissons alcoolisées (la Chartreuse, la Bénédictine, la liqueur d'angélique, le gin et l'eau de mélisse).
L'angélique se prépare aussi en tisane.

VALEUR NUTRITIVE

PROPRIÉTÉS : tonique, digestive, apéritive, antispasmodique, expectorante et carminative. On emploie l'angélique contre l'asthme, la bronchite chronique, la toux des fumeurs, les coliques et les migraines nerveuses. On peut en faire un rince-bouche.

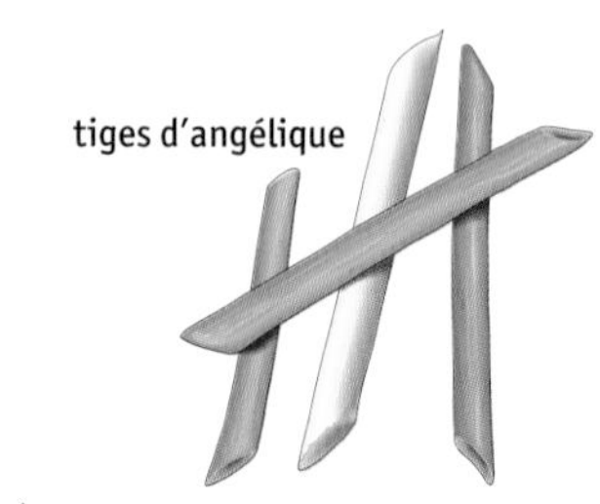
tiges d'angélique

Gingembre

Zingiber officinale, Zingibéracées

Rhizome tubéreux d'une plante originaire de l'Asie du Sud-Est. Les rhizomes charnus du gingembre sont de taille et de couleur variables (sable doré, jaune, blanc ou rouge) selon les variétés, fort nombreuses. Leur pulpe fortement aromatique est piquante, poivrée et parfois brûlante. Elle est recouverte d'une mince peau comestible lorsque le rhizome est jeune et frais.

gingembre frais

ACHAT

:: Choisir : un gingembre frais ferme et non ratatiné, sans moisissures.
Le gingembre est commercialisé frais, séché ou en conserve ; il est moulu, confit, cristallisé ou tranché finement et mis dans le vinaigre.

CUISSON

Pour une saveur maximale, ajouter le gingembre en fin de cuisson. La saveur sera plus discrète s'il est intégré en début de cuisson.

VALEUR NUTRITIVE

potassium	24 mg
magnésium	3 mg
phosphore	3 mg
	par 5 ml (2 g)

PROPRIÉTÉS : tonique, antiseptique, diurétique, fébrifuge, apéritif, stomachique et aphrodisiaque. Le gingembre stimulerait la digestion, combattrait la flatulence et serait efficace contre les rhumes, la toux, le mal des transports et les douleurs rhumatismales. Il peut irriter le système digestif, aussi est-il préférable de l'utiliser avec modération.

CONSERVATION

:: À l'air ambiant : moulu, dans un contenant hermétique, dans un endroit sombre, frais et sec.
Le gingembre confit se conserve indéfiniment.
:: Au réfrigérateur : frais, 2 ou 3 semaines (ne le peler qu'au moment de l'utiliser). En conserve, lorsque le contenant est ouvert.
:: Au congélateur : tel quel. Il peut être pelé et coupé non décongelé.

PRÉPARATION

Le gingembre frais est pelé, tranché, râpé, haché ou coupé en fins bâtonnets.

UTILISATION

Le gingembre frais aromatise sauces, viandes, volailles, poissons, fruits de mer, légumes, riz, tofu, marinades, courts-bouillons, potages, fruits, gâteaux et boissons. On en fait de la confiture et des friandises confites.
Le gingembre mariné accompagne les sushis et les sashimis. Le gingembre aromatise les plats asiatiques. En Occident, il est plutôt utilisé moulu pour parfumer gâteaux, biscuits, pains d'épice, compotes et currys. Il se marie particulièrement bien avec les pommes et les bananes.
On utilise son huile essentielle dans la fabrication de bières et de boissons gazeuses (ginger ale). Le gingembre frais peut difficilement être remplacé par du gingembre séché ou moulu car la saveur sera beaucoup moins relevée.
Le gingembre s'utilise également en tisane.

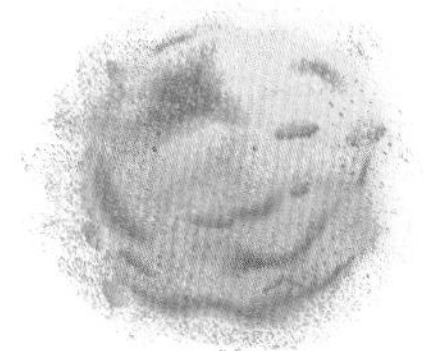

gingembre moulu

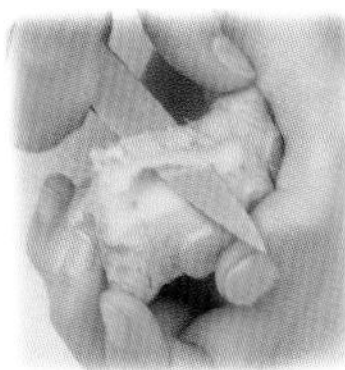

1 Peler le gingembre frais.

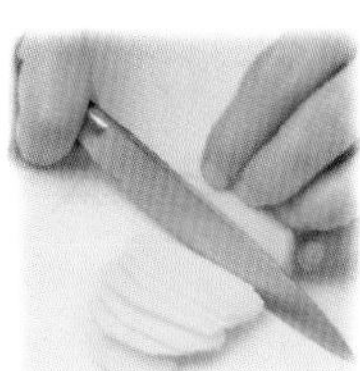

2 L'émincer en fines tranches.

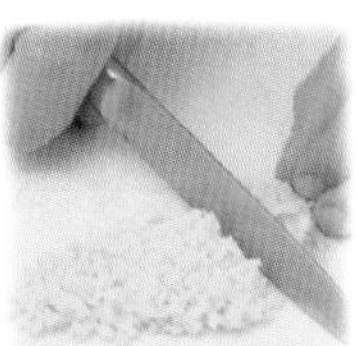

3 Hacher finement.

Curry

Le mot « curry » désigne un mélange d'épices, ainsi que les mets à base de poisson, de viande, de lentilles ou de légumes que cet assaisonnement agrémente. Il est originaire de l'Inde. Habituellement, le curry contient le mélange d'épices suivant : cannelle, coriandre, cumin, curcuma, poivre, cardamome, gingembre, muscade et clou de girofle. Parfois, on lui ajoute du macis, des graines d'anis, de carvi, de fenouil, du fenugrec, du laurier, des graines de pavot, du safran, du piment de Cayenne et des graines de moutarde. Au Sri Lanka, on lui ajoute du lait de coco ; en Thaïlande, de la pâte de crevettes.

La couleur des currys indiens varie du blanc au brun doré, et du rouge au vert ; ces currys peuvent être liquides, secs ou en poudre. Selon la quantité de piment ou de poivre utilisée, on trouve des currys doux, semi-piquants, forts et brûlants.

curry

ACHAT

 Le curry est vendu en poudre ou en pâte.

UTILISATION

Le curry assaisonne les plats principaux de viande (poulet, porc, agneau) ou végétariens (pois chiches, lentilles, poissons), les entrées, les soupes, les légumes, les pâtes alimentaires, le riz, les sauces, la mayonnaise et le beurre.

Afin de bien faire ressortir son arôme, faire chauffer la poudre de curry dans un corps gras avant de l'incorporer à la sauce ou au mets.

VALEUR NUTRITIVE

Elle varie en fonction de la variété et de la quantité des ingrédients utilisés.

CONSERVATION

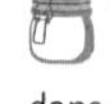 :: **À l'air ambiant :** placer le curry en poudre dans un contenant hermétique, dans un endroit frais et sec.

:: **Au réfrigérateur :** le curry en pâte entamé.

Curcuma

Curcuma longa, Zingibéracées

Rhizome d'une plante probablement originaire d'Indonésie et de Malaisie. Le curcuma est apparenté au gingembre. Les rhizomes sont de couleur jaune or ou jaune citron, selon les variétés. Ils sont commercialisés surtout réduits en poudre. Le curcuma est une épice fortement aromatique au goût piquant, qui rappelle le gingembre. Sa saveur est plus amère que celle du safran ; cette différence est accentuée par la cuisson qui fait noircir le curcuma.

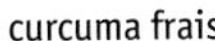

curcuma frais

ACHAT

Variant selon les variétés, la couleur du curcuma n'est pas un critère de qualité.

UTILISATION

Utiliser le curcuma modérément pour éviter qu'il masque le goût des autres aliments. Le curcuma est prisé dans le Sud-Est asiatique où il colore et assaisonne soupes, sauces, salades, lentilles, riz, œufs, poissons et crustacés. En Inde, il est l'un des principaux éléments des currys et du garam masala (mélange d'épices), ainsi que des chutneys. C'est l'un des ingrédients de la sauce Worcestershire. Le curcuma colore sauces, sirops, certaines liqueurs, moutarde américaine, marinades, confiseries, beurre, margarine, fromages et graisses alimentaires.

VALEUR NUTRITIVE

potassium	56 mg
phosphore	6 mg
calcium	4 mg
magnésium	4 mg
fer	0,9 mg
	par 5 ml (2 g)

PROPRIÉTÉS : le curcuma serait utile contre la toux, les indigestions et la conjonctivite.

CONSERVATION

:: À l'air ambiant : à l'abri de la lumière.

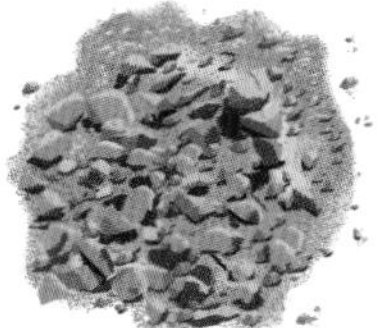

curcuma moulu

Cannelle

Cinnamomum spp., Lauracées

Écorce séchée du cannelier, arbre de la même famille que le laurier et l'avocatier. D'un point de vue commercial, les deux plus importantes espèces sont :
le **cannelier de Ceylan** dont la mince écorce lisse et fine d'un brun clair mat est la plus aromatique de toutes. Plus elle est pâle, meilleure est sa qualité ;
le **cannelier de Chine** dont l'écorce appelée « casse » ou « fausse cannelle » a une saveur moins fine, un goût plus piquant et est plus épaisse que celle du cannelier de Ceylan. Moins coûteuse, elle occupe presque tout le marché nord-américain.

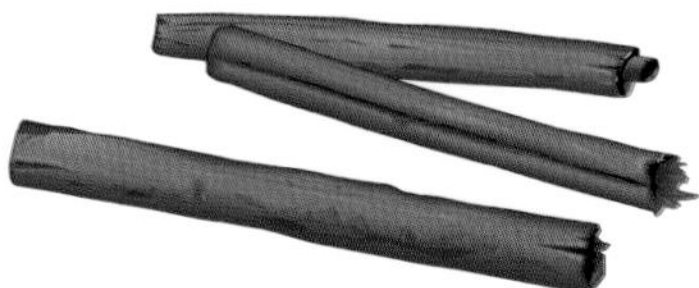

bâtonnets de cannelle

ACHAT

La cannelle est vendue en bâtonnets, en poudre ou en huile essentielle. Moulue, la cannelle a une saveur plus prononcée qu'en bâtonnets, mais elle s'altère plus rapidement.

UTILISATION

La cannelle aromatise gâteaux, biscuits, tartes aux pommes, beignets, brioches, puddings, crêpes, compotes, yogourts et friandises. En Europe centrale, en Italie, en Espagne et au Canada, elle assaisonne soupes, viandes, sauces tomate, légumes, pots-au-feu, couscous, pâtes alimentaires et marinades. Dans les pays anglo-saxons, elle assaisonne traditionnellement les courges cuites au four. En France et dans les pays nordiques, on l'ajoute à du vin chaud. En Orient, on utilise les boutons floraux, les feuilles et les baies déshydratés. La cannelle est utilisée en pharmacie pour aromatiser diverses préparations dont le dentifrice.

VALEUR NUTRITIVE

calcium	28 mg
potassium	11 mg
fer	0,8 mg
	par 5 ml (2 g)

PROPRIÉTÉS : antispasmodique, antiseptique, stimulante et vermifuge. De la cannelle moulue ajoutée à du thé, ou à tout autre liquide, aiderait à soulager les troubles gastriques et à combattre la diarrhée.

CONSERVATION

:: À l'air ambiant : dans un récipient hermétique, à l'abri de la lumière et de l'humidité.

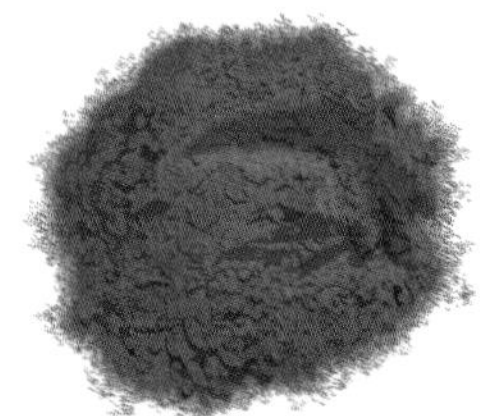

cannelle en poudre

Moutarde

Brassica et *Sinapis spp.*, Crucifères

Plante originaire du bassin méditerranéen. Il existe plusieurs espèces dont les plus communes sont :
la **moutarde noire** (*Brassica nigra*) qui produit de petites graines devenant noires à maturité. Elles ont une saveur extrêmement riche et piquante, plus forte que celle de la moutarde jaune ;
la **moutarde blanche** (*Sinapis alba*) qui produit de grandes graines de couleur jaune, au goût amer moins piquant que celui des autres variétés ;
la **moutarde de Chine** ou « moutarde brune » (*Brassica juncea*), un légume vert dont les feuilles très savoureuses s'utilisent comme l'épinard.

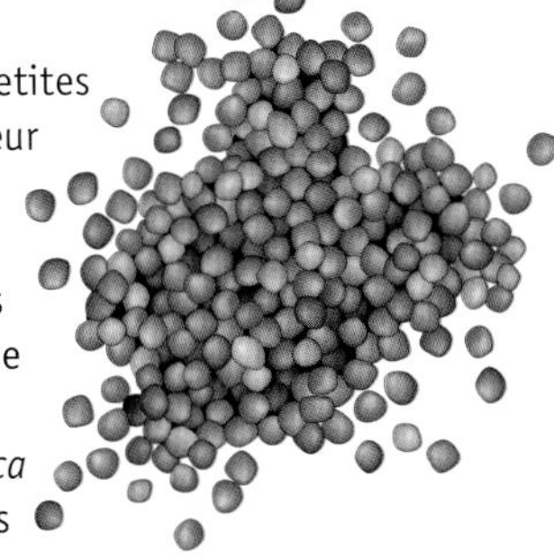

graines de moutarde blanche

ACHAT

:: Choisir : de la moutarde aux feuilles fraîches, souples et bien colorées.
:: Écarter : des feuilles sèches, jaunies ou flétries ainsi que les feuilles aux tiges épaisses et dures car elles sont fibreuses.

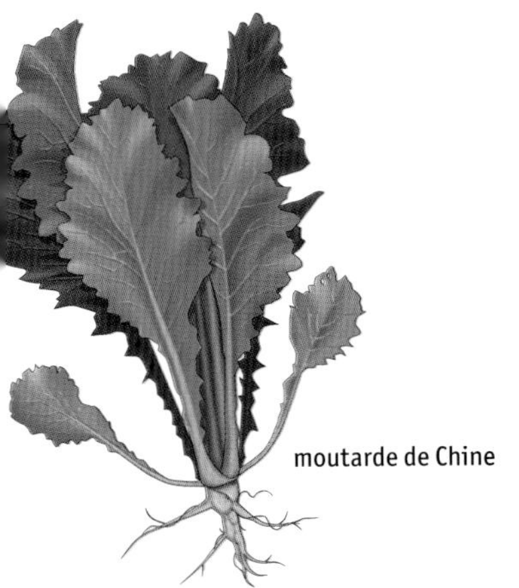

moutarde de Chine

CONSERVATION

:: À l'air ambiant : placer la poudre de moutarde et les graines entières au sec et à l'abri de la chaleur.
:: Au réfrigérateur : mettre la moutarde condiment et l'huile de moutarde dans un récipient bien fermé. Les feuilles de moutarde non lavées se conservent quelques jours dans un sac de plastique perforé.
:: Au congélateur : comme l'épinard.

PRÉPARATION

La moutarde de Dijon est préparée avec du verjus (suc de raisin) et du vin blanc ; la moutarde de Bordeaux avec du moût (jus) de raisins et la moutarde de Meaux avec du vinaigre. La moutarde américaine est douce et se prépare à partir de graines noires et blanches, auxquelles on ajoute du curcuma.

Moutarde

VALEUR NUTRITIVE

eau	91 %
protéines	2,7 g
matières grasses	0,2 g
glucides	5 g
fibres	1,1 g
calories	26
	par 100 g

FEUILLES DE MOUTARDE

EXCELLENTE SOURCE : vitamine C, vitamine A, fer et potassium.

PROPRIÉTÉS : apéritives, stimulantes, digestives, désinfectantes, antiseptiques, laxatives et vomitives. Les feuilles contiennent des substances qui peuvent provoquer l'augmentation du volume de la glande thyroïde ; les consommer avec modération et veiller à consommer des aliments qui offrent un bon apport en iode, comme les fruits de mer, les poissons et les algues.

HUILE DE MOUTARDE

PROPRIÉTÉS : antibactérienne et antifongique. On se sert de la moutarde en bain de pieds ou en cataplasme pour décongestionner les sinus et les poumons ; elle soigne entre autres la pneumonie et la bronchite.

UTILISATION

Les feuilles de moutarde s'apprêtent comme l'épinard, qu'elles peuvent remplacer dans la plupart des recettes. Elles sont délicieuses dans les soupes ou réduites en purée, combinées à de la purée de pommes de terre ou de légumineuses pour atténuer leur saveur piquante. Éviter de les cuire dans une casserole en aluminium ou en fer car elles noirciraient.

Les graines entières peuvent être employées telles quelles, rôties ou sautées dans de l'huile très chaude ; elles éclatent alors à la manière du maïs soufflé. Les graines entières aromatisent marinades, légumineuses, sauces et currys.

La moutarde en poudre peut être ajoutée à de la vinaigrette ou à une mayonnaise ; on s'en sert aussi pour assaisonner le jambon à cuire. On peut la délayer pour en faire une pâte. La moutarde condiment accompagne le lapin, le porc, le poulet et certains poissons gras avant leur cuisson. Elle est à la base de plusieurs sauces, chaudes ou froides.

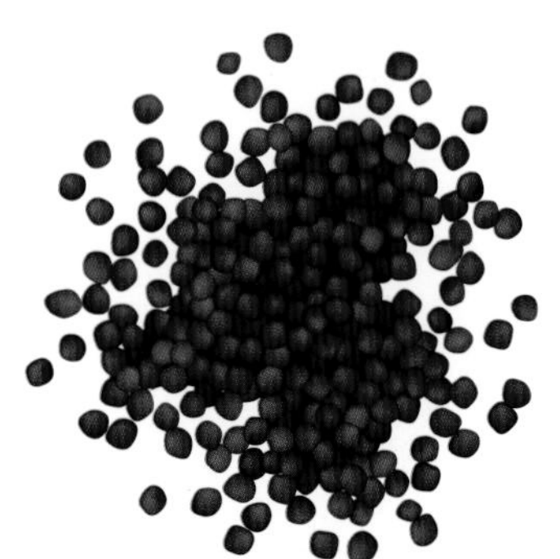

graines de moutarde noire

Poivre

Piper nigrum, Pipéracées

Fruit du poivrier, arbrisseau grimpant originaire de l'Inde. Il en existe plusieurs centaines d'espèces dont :
le **poivre vert** qui est peu piquant et légèrement fruité. On le conserve dans une saumure, dans le vinaigre ou séché ;
le **poivre noir** qui est le plus piquant et le plus aromatique des poivres ;
le **poivre blanc** qui est plus doux que le poivre noir ;
le **poivre gris** qui est assez rare sur le marché et toujours moulu. Il peut aussi consister en un mélange de poivre noir et de poivre blanc. Le poivre gris est plutôt doux ;
le **poivre rose** (ou « poivre rouge ») qui est une baie déshydratée de saveur délicate, parfumée et légèrement piquante, qui s'altère rapidement.

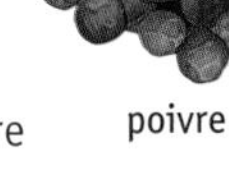

poivre noir

ACHAT

:: Choisir : des grains de poivre lourds, compacts, peu friables et d'une coloration uniforme. Acheter le poivre moulu de préférence dans un endroit où le renouvellement des stocks est rapide.
Le poivre est commercialisé entier, concassé ou moulu, nature ou assaisonné. Le poivre vert est vendu saumuré, vinaigré ou séché. Il est préférable d'acheter le poivre en grains et de le moudre au besoin.

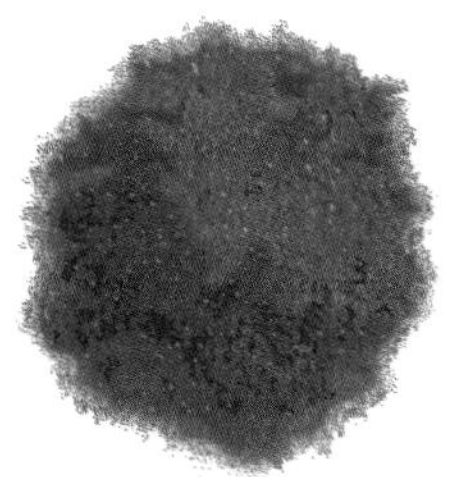

poivre noir moulu

VALEUR NUTRITIVE

	noir, moulu	*blanc, moulu*
potassium	26 mg	2 mg
calcium	9 mg	6 mg
phosphore	4 mg	4 mg
magnésium	4 mg	2 mg
fer	0,6 mg	0,3 mg
		par 5 ml (2 g)

PROPRIÉTÉS : tonique, stimulant, carminatif et antibactérien. Le poivre peut irriter la muqueuse de l'estomac. Il active la salivation et la production de sécrétions gastriques et aide la digestion. À forte dose, le poivre devient irritant et échauffant.

Poivre

UTILISATION

On ajoute le poivre à presque tous les aliments salés, chauds ou froids : sauces, légumes, viandes, charcuteries, vinaigrettes et même certains desserts.
Le poivre blanc assaisonne les sauces blanches, la volaille et le poisson.
Les grains entiers aromatisent les marinades, les pâtés, la charcuterie, les fromages et les soupes, les courts-bouillons et les ragoûts.
La saveur du poivre s'accentue lorsque les aliments sont congelés.

CUISSON

Le poivre moulu perd de sa saveur et de son arôme s'il cuit pendant plus de 2 h. Ajouter le poivre moulu en toute fin de cuisson afin d'éviter qu'il devienne amer.

CONSERVATION

:: À l'air ambiant : entier, indéfiniment ; moulu, 3 mois ; vert, 1 semaine une fois le contenant entamé, sinon 1 an.

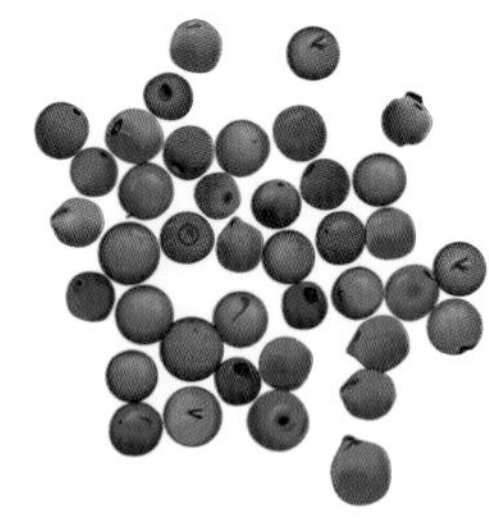

poivre vert

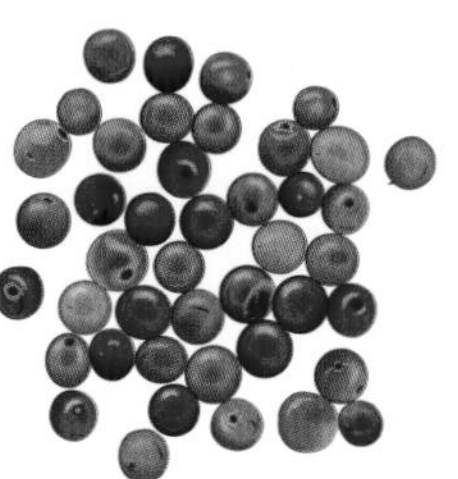

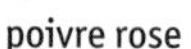

poivre rose

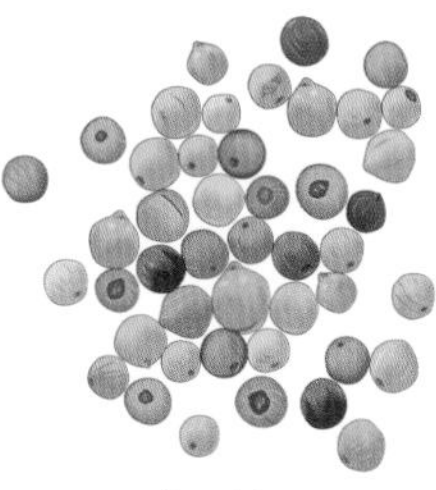

poivre blanc

Fenugrec

Trigonella foenum-graecum, Papilionacées

Fruit d'une plante originaire d'Europe du Sud-Est et de l'Inde. Le fenugrec fait partie de la famille des pois et du trèfle. Les fruits, de longues et minces gousses, abritent de minuscules graines. Plante et graines dégagent une forte odeur épicée. Les graines ont une saveur aigre-douce avec un arrière-goût de caramel et de sirop d'érable qui se développe lorsque les graines sont grillées. L'industrie alimentaire se sert du fenugrec pour préparer un arôme artificiel qui imite le sirop d'érable.

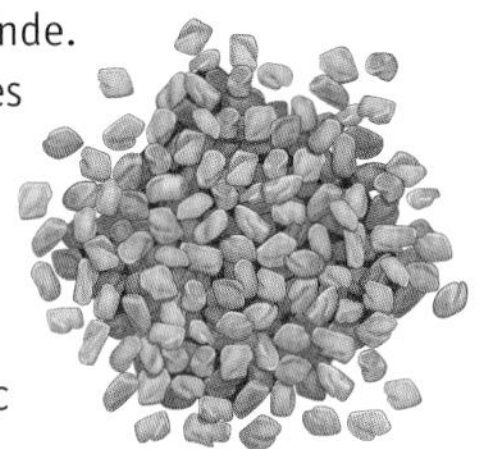

graines de fenugrec

ACHAT

Le fenugrec est vendu dans les épiceries spécialisées.

UTILISATION

Les graines de fenugrec s'utilisent séchées, entières, moulues, concassées ou germées, grillées ou non. Elles sont plus savoureuses lorsqu'elles sont grillées et moulues. On les cuit à la manière du gruau ou on les utilise comme condiment. Elles aromatisent soupes, légumes, fromages, chutneys, cornichons et plats mijotés.
Les graines germées se consomment en salade. Les graines, les feuilles et les jeunes pousses sont employées en tisane ; les feuilles et les jeunes pousses sont consommées comme légumes dans certains pays d'Afrique et en Inde.

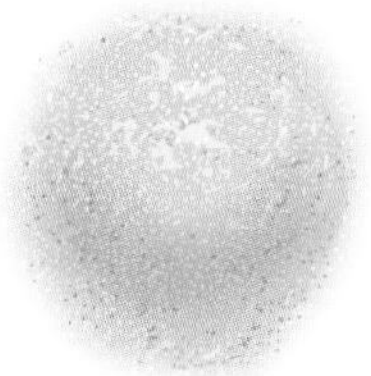

fenugrec moulu

VALEUR NUTRITIVE

eau	7,5 %
protéines	0,9 g
matières grasses	0,2 g
glucides	2,2 g
calories	12
	par 5 ml (4 g)

Les graines de fenugrec sont riches en mucilage. **PROPRIÉTÉS :** galactogènes, aphrodisiaques, émollientes, stomachiques, apéritives et toniques. On utilise les graines pour soigner les maux d'estomac, les abcès ou comme cataplasme émollient. Les feuilles servent d'expectorant, d'émollient, d'astringent et de diurétique.

CONSERVATION

:: À l'air ambiant : dans un contenant hermétique, dans un endroit frais et sec, à l'abri de la lumière.

Piment

Capsicum spp, Solanacées

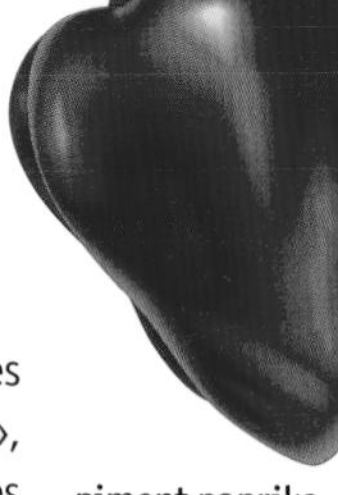

piment paprika

Fruit de plantes originaires d'Amérique du Sud et d'Amérique centrale. Le piment appartient à la même famille que l'aubergine, l'alkékenge, la pomme de terre, le tamarillo et la tomate. Le piment est une gousse renfermant de multiples graines dans sa cavité intérieure. Les différentes espèces de piments ont des tailles, des formes, des couleurs et des saveurs différentes. Certains piments sont verts (Jalapeño, Serrano, Poblano) ; d'autres sont cuivrés, pourpres ou rouges (Ancho, Cascabel ou « piment cerise », piment de Cayenne, Japone, Hontaka, Pasilla) ; d'autres sont jaunes (Carribe, Guero). Certains piments sont tellement forts qu'ils font pleurer lorsqu'on les coupe (Guero, Habanero, Japone).

Le **piment de Cayenne**, originaire des environs de la rivière de Cayenne en Guyane française, est une poudre de piments rouges déshydratés à saveur brûlante. Ses fruits plutôt petits sont de forme allongée et mince. Très utilisé en Amérique latine et en Inde, il sert à la fabrication de la sauce Tabasco®, de l'assaisonnement au chili et du curry.

paprika

Le **paprika** est une poudre de poivrons rouges déshydratés, qui poussent sur un arbuste originaire d'Amérique. Cette épice occupe une place très importante dans la cuisine hongroise. Sa couleur et sa saveur peuvent varier (vérifier l'étiquette).

La **harissa** est un condiment à base de piment, particulièrement apprécié au Moyen-Orient et en Afrique du Nord ; c'est le condiment national des Tunisiens. Elle contient une purée de petits piments rouges, du piment de Cayenne, de l'huile, de l'ail, de la coriandre, des feuilles de menthe, du carvi et parfois plusieurs autres épices.

L'**assaisonnement au chili** est un mélange d'épices à base de piments déshydratés moulus originaires du Mexique. Il peut contenir du poivre, du cumin, de l'origan, du paprika, du clou de girofle et de l'ail. Le piquant des piments employés détermine la force de l'aromate.

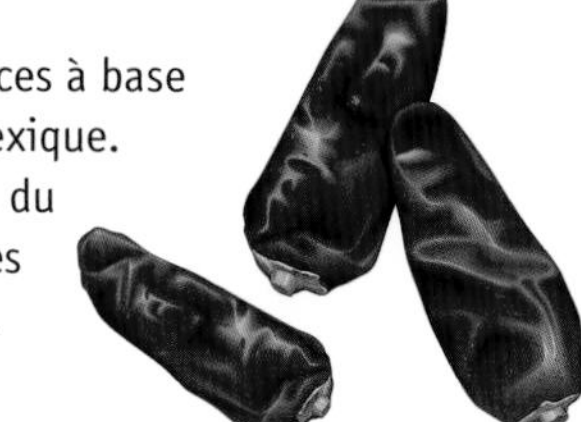

piments séchés

Le **piment tabasco** est une variété de piment qui a donné son nom à une sauce très piquante d'origine américaine.

assaisonnement au chili

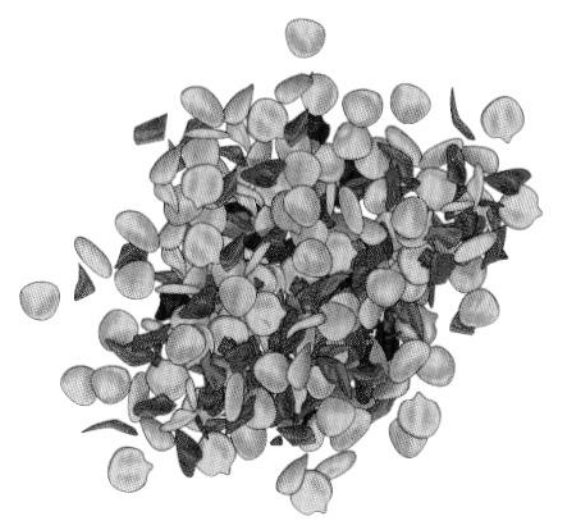

piments broyés

ACHAT

:: Choisir : des piments frais ou secs bien colorés, avec une pelure lustrée, sans taches, ni parties amollies. Les piments moulus devront avoir une couleur uniforme et dégager un bon arôme. Les piments secs et entiers sont souvent ridés, ce qui est normal.

PRÉPARATION

Éviter de se toucher le visage, les lèvres et les yeux lorsque l'on coupe les piments car cela peut provoquer des irritations. Simplement les manipuler peut faire pleurer à cause de la capsicine qui est très volatile ; se savonner les mains et nettoyer le couteau et la planche à découper à l'eau chaude. Si la peau des mains est très sensible, on peut porter des gants.
Si l'on désire diminuer le goût brûlant des piments, ne pas consommer les graines ni les membranes intérieures blanchâtres. On peut mettre les piments à tremper dans de l'eau froide avec un peu de vinaigre pendant 1 h.

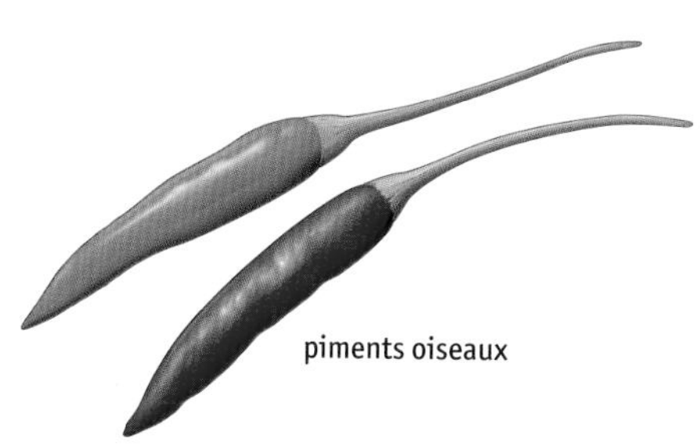

piments oiseaux

Piment

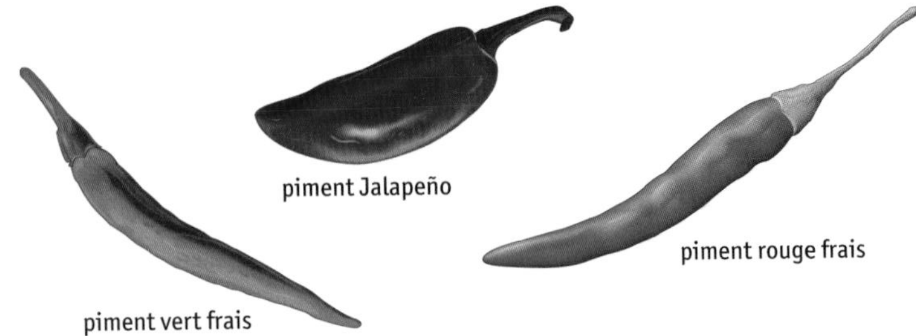

VALEUR NUTRITIVE

	frais, entier
eau	88 %
protéines	2 g
matières grasses	0,2 g
glucides	9,6 g
fibres	1,8 g
calories	40
	par 100 g

Les piments contiennent plus de vitamine C que les oranges. Toutefois, les quantités utilisées sont souvent minimes et la plupart du temps le piment est cuit, ce qui diminue l'apport en vitamine C. Si on enlève les graines, ils contiennent moitié moins de fibres.

La proportion des divers nutriments dépend fortement des variétés. Les piments rouges contiennent généralement plus de vitamine A et de vitamine C que les piments verts.

Leur saveur piquante provient de la capsicine. Cette substance fait saliver et active la digestion. Pour atténuer son effet piquant dans la bouche, ingérer du yogourt, du lait, du pain, du riz cuit, du sucre ou des sucreries plutôt que de l'eau.

CONSERVATION

:: À l'air ambiant : placer la poudre de piments dans un contenant hermétique, dans un endroit sombre, sec et frais ; la sauce Tabasco® se conserve indéfiniment.

:: Au réfrigérateur : 1 semaine, les piments non lavés, dans un sac de papier ; la poudre de paprika dans un récipient hermétique ; la harissa dont le contenant est entamé.

:: Au congélateur : griller ou blanchir les piments 3 min et peler.

Les piments peuvent être marinés ou séchés. Déshydratés, ils se conservent 1 an.

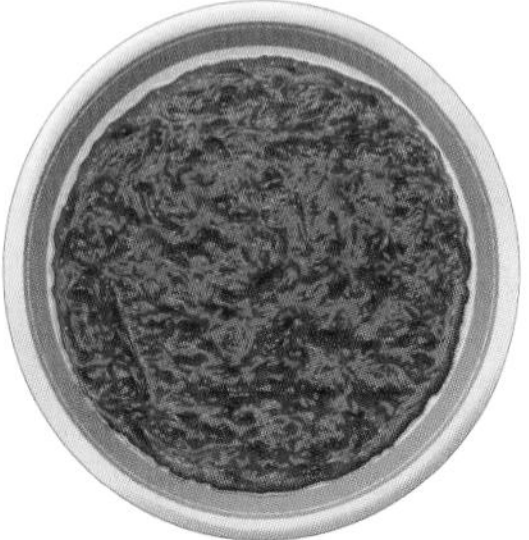

harissa

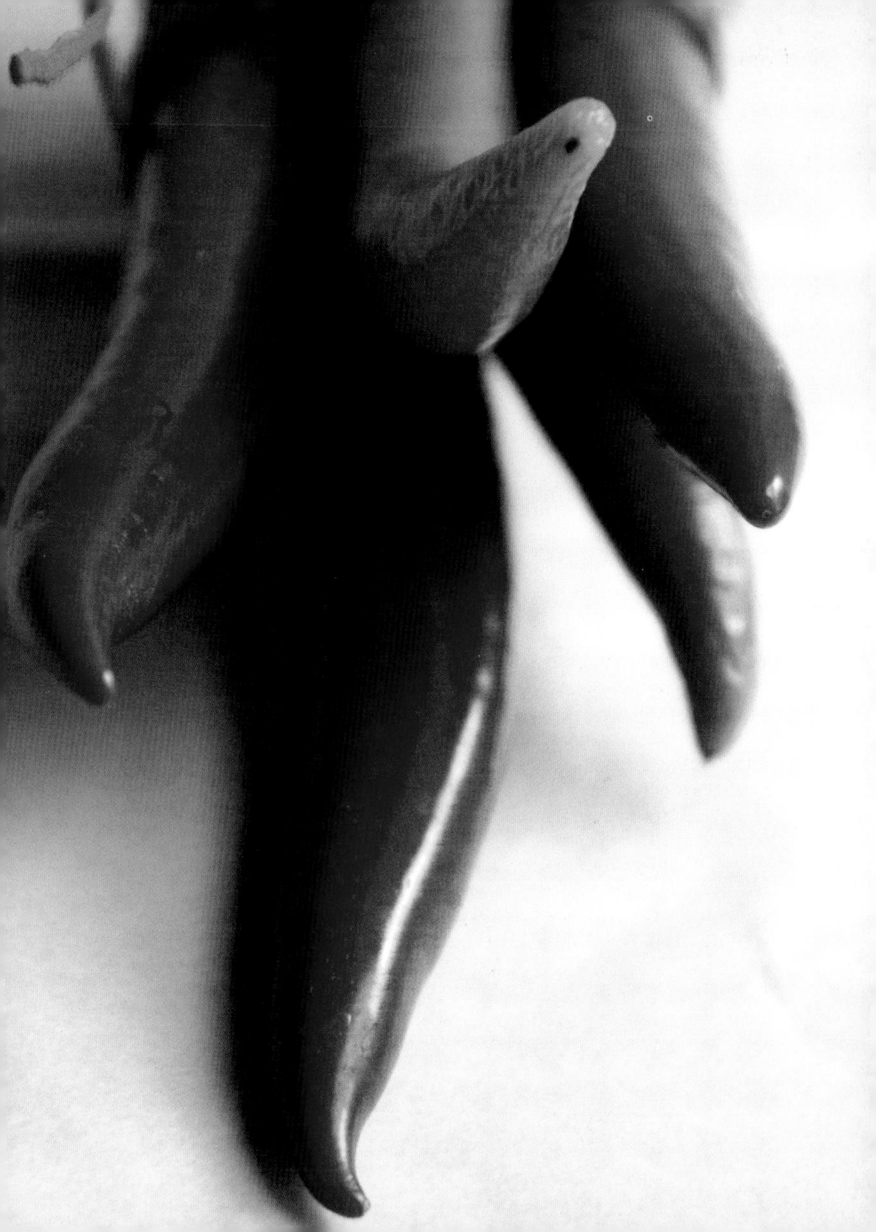

Piment

UTILISATION

Le piment s'utilise séché, mariné ou cuit. Mis en purée, il s'incorpore plus uniformément aux aliments. En Chine, on prépare une purée de piments rouges avec du sel et de l'huile que l'on nomme öt et qui accompagne de nombreux plats. Le piment moulu entre dans la composition des poudres de curry et des ketchups.

Une pincée de piment de Cayenne est habituellement suffisante pour assaisonner tout un plat. Il aromatise entrées, soupes, sauces au beurre ou à la crème et plats principaux de crustacés ou à base d'œufs.

Le paprika et l'assaisonnement au chili parfument et colorent le riz, les pâtes alimentaires, les béchamels, les salades de pommes de terre. Le paprika s'utilise avec les œufs, les volailles, les fruits de mer, la mayonnaise et les trempettes au fromage ou les fromages frais. Il est indispensable à la goulasch, un ragoût de bœuf hongrois.

La harissa est indispensable au couscous. Elle relève le goût des potages, salades, viandes, poissons, ragoûts, riz, sauces, mayonnaises et œufs. On l'utilise telle quelle ou délayée dans du bouillon ou de l'huile d'olive et du jus de citron. L'utiliser modérément si l'on n'est pas habitué à sa forte saveur.

La sauce Tabasco® aromatise soupes, vinaigrettes, sauces, trempettes, salades composées, haricots, lentilles, ragoûts, viandes, volailles et fruits de mer. Une à trois gouttes suffisent pour assaisonner tout un plat.

CUISSON

Utiliser les piments à petites doses car leur saveur se développe pendant la cuisson. Une façon « sécuritaire » de pimenter un plat consiste à faire revenir un piment dans l'huile et à utiliser ensuite celle-ci pour cuisiner.

Ne pas chauffer le paprika trop longtemps pour éviter qu'il perde son arôme et sa couleur.

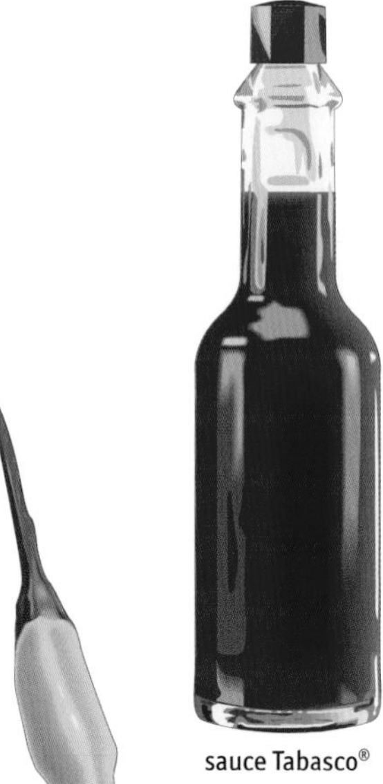

sauce Tabasco®

piment Serrano

piment tabasco

Raifort

Armoracia rusticana, Crucifères

Plante originaire de l'Europe orientale, le raifort est une racine d'où émergent des feuilles ondulées et dentelées. Sa chair très ferme est de couleur blanc crème. Le raifort contient une huile essentielle semblable à celle de la moutarde qui lui donne son goût piquant et âcre. Le raifort, qui appartient à la même famille que le chou, la moutarde, le navet et le radis, contient plus de vitamine C que l'orange.

racine de raifort

ACHAT

:: Choisir : un raifort ferme, sans moisissures, ni parties molles.

UTILISATION

Le raifort se consomme cru, mariné ou cuit. On utilise les feuilles en salade. Il peut remplacer la moutarde. Habituellement râpé, il peut aussi être coupé en dés, en julienne ou en tranches. Haché finement, il peut être incorporé aux sauces, vinaigrettes, soupes et préparations à sandwichs. Incorporé aux sauces, il relève le goût des ragoûts, viandes bouillies, poissons fumés et fruits de mer. Il se marie bien avec les pommes de terre, les betteraves, le céleri, le panais, le thon, les légumineuses, la sauce aux pommes accompagnant les viandes rôties, les charcuteries et les œufs. L'ajouter à de la crème, au yogourt ou à la mayonnaise adoucit sa saveur et donne de délicieuses sauces. Ses feuilles peuvent être mangées crues ou cuites, comme les feuilles des autres crucifères.

CUISSON

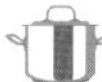

Éviter de cuire le raifort.

VALEUR NUTRITIVE

	préparé
protéines	0,2 g
glucides	1,4 g
calcium	9 mg
phosphore	5 mg
fer	0,1 mg
calories	6
	par 15 ml (15 g)

PROPRIÉTÉS : antiseptique, antigoutteux, antiscorbutique, antispasmodique, antirhumatismal, stomachique, expectorant, cholagogue, diurétique, stimulant et purgatif.

CONSERVATION

:: Au réfrigérateur : quelques semaines, enveloppé d'un papier absorbant légèrement humide et d'un sac de plastique. Si la racine s'amollit ou que des taches molles apparaissent, les enlever et apprêter le raifort immédiatement. La sauce de raifort préparée se conserve longtemps mais perd graduellement sa saveur.

:: Au congélateur : râpé (perd graduellement sa saveur).

Le raifort peut se déshydrater. Il se conserve 6 mois dans le vinaigre.

PRÉPARATION

Laver le raifort puis le peler. Si de la chair verte apparaît en le pelant, l'enlever car elle est amère. Jeter le cœur d'un gros raifort lorsqu'il semble très dur et ligneux. Pour empêcher la chair du raifort de s'oxyder, l'arroser de jus de citron, de vinaigre ou de vinaigrette dès qu'on la coupe ou qu'on la râpe. Utiliser une râpe en acier inoxydable. Lorsqu'on râpe le raifort à l'aide d'un robot de cuisine ou d'un mélangeur, le râper très finement et seulement au moment de le consommer ou de le cuisiner pour obtenir le maximum de saveur.

Pavot

Papaver somniferum, Papavéracées

Plante qui serait originaire d'Asie mineure. Le pavot fait partie d'une famille qui comprend le coquelicot. Ses fleurs donnent naissance à des graines qui possèdent des propriétés narcotiques ; il en est de même des capsules dont on extrait l'opium (sert à produire la morphine et la codéine).

pavot

ACHAT

Les graines de pavot sont vendues dans la plupart des épiceries. Les acheter dans un magasin où le renouvellement des stocks est rapide.

UTILISATION

Les graines de pavot de couleur gris-bleu foncé ont une douce saveur de noisette qui s'accroît à la cuisson. On s'en sert pour aromatiser pains, gâteaux, pâtisseries (surtout en Turquie, en Égypte et en Europe centrale) ainsi que pour les légumes, pâtes alimentaires, salades de pommes de terre, fromages et marinades.
On en extrait une huile dite d'« œillette » que l'on peut utiliser dans les salades. Les feuilles s'apprêtent comme les épinards. Moulues, les graines ont un pouvoir épaississant.

VALEUR NUTRITIVE

calcium	41 mg
phosphore	24 mg
potassium	20 mg
magnésium	9 mg
zinc	0,3 mg
fer	0,3 mg
	par 5 ml (3 g)

PROPRIÉTÉS : les graines et le latex extraits des capsules vertes auraient un effet sédatif, calmant, antispasmodique et hypnotique.

graines de pavot

Tamarin

Tamarindus indica, Légumineuses

Fruit du tamarinier, arbre originaire de l'Inde. Les cuisines de plusieurs pays asiatiques et du Moyen-Orient utilisent beaucoup le tamarin.
Le tamarin est enfermé dans des gousses qui abritent des graines dures. La pulpe des graines est compacte et contient quelques filaments fibreux. De saveur amère, elle est sucrée et très acidulée.

gousses de tamarin

ACHAT

Le tamarin est surtout commercialisé dans les épiceries spécialisées en pâte instantanée (qu'on doit délayer dans un peu d'eau) ou pressé en bloc compact.

UTILISATION

Le tamarin s'utilise frais, déshydraté, confit, saumuré, en jus, en pâte ou en sirop. Il sert comme aliment ou comme condiment. On le met dans les soupes, sauces, marinades, ragoûts, gâteaux et friandises.
Il accompagne viandes, gibiers et poissons. Sa saveur accentue celle des fruits. On s'en sert pour préparer confitures, sorbets, chutneys, boissons et condiments. On en fait des boissons désaltérantes.
Les fleurs et les feuilles se consomment comme légume en salades.
Le tamarin peut être remplacé par du jus de citron dans la plupart des recettes, mais le résultat est différent. Le jus d'un citron équivaut à 15 ml de pulpe dissoute dans 50 ml d'eau.

PRÉPARATION

Mettre à tremper le tamarin pressé dans de l'eau chaude (environ 15 min) jusqu'à ce qu'il s'amollisse et se sépare avec les doigts.
Le tamiser pour enlever les fibres.
Les graines de tamarin doivent tremper toute une nuit et cuire complètement.

VALEUR NUTRITIVE

	cru
eau	31,4 %
protéines	2,8 g
matières grasses	0,6 g
glucides	62,5 g
fibres	3 g
calories	239
	par 100 g

EXCELLENTE SOURCE : potassium, magnésium et thiamine.
BONNE SOURCE : fer.
CONTIENT : phosphore, riboflavine, niacine, calcium et vitamine C.
Le tamarin est une source de fibres.
PROPRIÉTÉS : cholérétique et laxatif.

CONSERVATION

:: À l'air ambiant.

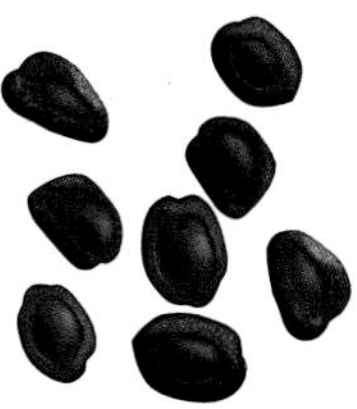

graines de tamarin

Vanille

Vanilla planifolia, Orchidacées

Fruit d'une orchidée grimpante originaire du Mexique ou d'Amérique centrale. La vanille la plus estimée provient du Mexique. L'espèce de vanillier *Vanilla planifolia* fournit la véritable vanille. Les fruits, des capsules allongées, contiennent une pulpe aromatique et de nombreuses petites graines. On fait sécher les gousses jusqu'à ce qu'elles deviennent brun foncé, molles et recouvertes d'une pellicule de cristaux de vanilline, substance responsable de la saveur de la vanille. La vanilline est également produite synthétiquement à partir de l'eugénol, l'essence du giroflier. Elle remplace souvent la vanilline du vanillier bien qu'elle n'ait pas sa finesse.

gousses de vanille

VALEUR NUTRITIVE

PROPRIÉTÉS : tonique, stimulante, digestive et antiseptique.

ACHAT

La vanille est vendue en gousses, en poudre, en liquide ou en sucre vanillé. En gousse, on la retrouve en tube de verre, bocal ou sachet. Séchée ou liquide, elle n'est pas toujours pure (lire attentivement l'étiquette). Beaucoup plus coûteuse, la vanille pure a meilleur goût que la vanille artificielle.

CONSERVATION

:: À l'air ambiant : placer la gousse de vanille dans un contenant hermétique, dans un endroit sec.

Pour obtenir du sucre vanillé, enfouir une gousse ou un fragment de gousse dans le sucre.

UTILISATION

La vanille parfume tapioca, compotes, crèmes glacées, yogourts et puddings. Presque indispensable en pâtisserie, elle est également utilisée en confiserie et en chocolaterie. Utilisée en très petite quantité, elle peut relever certains mets salés, notamment soupes de poisson, moules et volailles. On la met dans les punchs, vins, sangria et chocolat chaud et on s'en sert en distillerie. L'extrait de vanille liquide perd beaucoup d'arôme à la cuisson. L'ajouter une fois la cuisson terminée.

La vanille en gousse s'utilise telle quelle, réduite en poudre (au mélangeur) ou hachée finement. L'utiliser telle quelle pour aromatiser le lait, un sirop ou des fruits. La fendre en deux dans le sens de la longueur, la laisser infuser dans le liquide froid et l'amener à la température désirée. On peut réutiliser les gousses entières jusqu'à 4 fois. Les retirer en fin de cuisson, les rincer, les éponger puis les ranger jusqu'à la prochaine utilisation.

Miso

Pâte fermentée originaire d'Asie. Le miso est habituellement très salé (plus rarement sucré). Il est fait à partir des haricots de soya et principalement utilisé comme condiment. Au Japon seulement, on retrouve près de 50 variétés de miso. Le miso de riz y est le plus populaire.

Chaque miso possède une couleur, une texture, une saveur, un arôme et une valeur nutritive caractéristiques. En règle générale, un miso foncé sera plus fermenté, donc plus salé. À l'inverse, un miso pâle a moins fermenté et est plus sucré. L'orge donne généralement un miso plus foncé que le riz et plus pâle que le soya. La texture du miso est plus ou moins humide et plus ou moins lisse.

Il existe aussi une grande variété de misos auxquels on ajoute divers ingrédients (miel, sucre, eau, saké, noix, graines, légumes, fruits de mer, épices, algues, etc.).

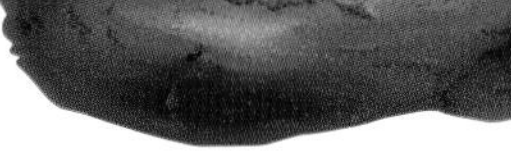

miso de riz

ACHAT

Le miso est habituellement vendu dans un sac hermétique ou commercialisé en vrac, dans des tubes de plastique ou dans des contenants en verre. À l'achat, lire attentivement l'étiquette pour vérifier la composition, si le miso a été pasteurisé et s'il contient des additifs.

CUISSON

Éviter de cuire le miso puisque la cuisson détruit les micro-organismes qu'il contient. L'ajouter en fin de cuisson lorsque l'ébullition est terminée. De préférence, délayer le miso à part dans une petite quantité de bouillon ou d'eau chaude.

UTILISATION

Le miso rehausse la saveur et la valeur nutritive des aliments. Il peut remplacer le sel et le tamari dans la plupart des recettes. On incorpore le miso dans presque tout (potages, sauces, bouillons, vinaigrettes, pizzas, céréales, pâtes alimentaires, salades composées, légumes, tofu, fruits de mer, viandes, volailles, œufs, crêpes, marinades). Les misos sucrés sont utilisés plus volontiers avec les légumes, les sauces, les pâtes à tartiner, les crêpes et les desserts.
Le miso peut remplacer le café du matin.

CONSERVATION

:: **À l'air ambiant :** sauf s'il fait très chaud, placer le miso salé à l'abri de l'air.
:: **Au réfrigérateur :** le miso sucré.

VALEUR NUTRITIVE

	miso de riz
eau	41 %
protéines	11,8 g
matières grasses	6,1 g
glucides	28 g
fibres	2,5 g
calories	206
	par 100 g

La valeur nutritive des misos est très variable ; elle dépend des ingrédients et des procédés de fabrication.

MISO DE SOYA

EXCELLENTE SOURCE : zinc.

BONNE SOURCE : fer, riboflavine et acide folique.

CONTIENT : vitamine B_6, thiamine et calcium.

Le miso de soya est une source de fibres.

MISO

Le miso non pasteurisé a une grande valeur nutritive. Il renferme des bactéries d'acide lactique (0,5 à 1 %), des enzymes, des levures et divers autres micro-organismes. Les matières grasses sont pour la plupart non saturées.

PROPRIÉTÉS : le miso serait bénéfique pour le système digestif ; il a la propriété d'aider l'organisme à se débarrasser d'éléments toxiques, dont les métaux lourds, et il protège contre la pollution et les maladies.

Sauce soya

sauce soya

Condiment originaire de Chine. La sauce soya occupe une place de choix dans les cuisines des pays asiatiques. Le shoyu est son appellation en japonais. Traditionnellement, sauce soya, shoyu et tamari désignent le liquide qui se forme lors de la fabrication du miso.

La **sauce soya** traditionnelle chinoise (ou chiang-yu) est fabriquée avec des haricots de soya entiers et une mouture de blé. Elle peut être plus ou moins foncée selon son vieillissement et si on lui a ajouté du caramel ou de la mélasse.

Le **tamari** est fait exclusivement avec des haricots de soya ou du tourteau de soya (le résidu du pressage des haricots lors de la fabrication de l'huile) ; donc, sans céréale. On lui ajoute parfois du glutamate monosodique ou du caramel. Le tamari est consistant et foncé.

Le shoyu est de couleur plus claire que la sauce soya chinoise et légèrement sucré. La sauce soya (chinoise ou japonaise) contient de l'alcool produit lors de la fermentation des céréales tandis que le tamari en est dépourvu. La sauce soya que l'on retrouve dans nos supermarchés désigne habituellement un produit synthétique qui est une pâle imitation du produit original.

VALEUR NUTRITIVE

	sauce soya	*tamari*
eau	71 %	66 %
protéines	0,8 g	1,5 g
glucides	1,2 g	0,9 g
calories	7,5	8,8
		par 15 ml

La plupart de ces condiments sont très salés. Cependant, depuis quelques années, on produit des sauces à teneur réduite en sel. Le tamari et le shoyu fabriqués selon les méthodes ancestrales possèdent des propriétés identiques à celles du miso.

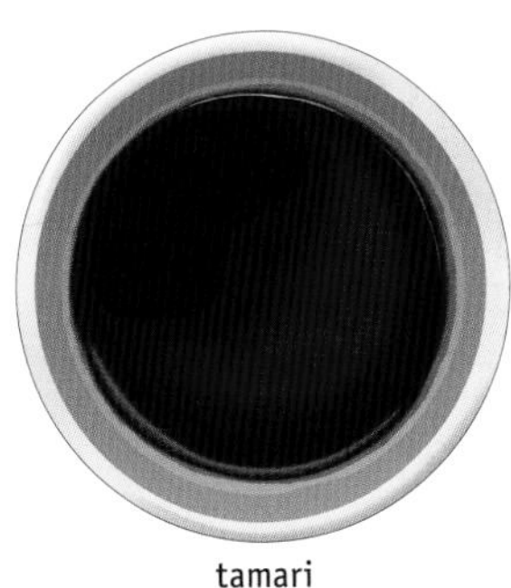

tamari

CONSERVATION

:: À l'air ambiant : la sauce soya synthétique, indéfiniment.

:: Au réfrigérateur : une bouteille entamée de shoyu et de tamari.

UTILISATION

Le shoyu, le tamari et la sauce soya peuvent remplacer le sel, conférant aux plats une saveur nouvelle. N'ajouter le shoyu qu'en fin de cuisson. Ces sauces peuvent servir de marinades ou de trempettes et elles assaisonnent et colorent les aliments. Elles donnent du goût au tofu, elles en constituent l'accompagnement minimal traditionnel. On peut leur ajouter ail, oignon, gingembre frais, vinaigre et huile. Le shoyu, le tamari ou la sauce soya sont l'ingrédient de base de nombreuses sauces, dont la sauce teriyaki et la sauce Worcestershire.

Vinaigre

Liquide obtenu par l'action de bactéries qui transforment une solution alcoolisée en une solution contenant de 4 à 12 % d'acide acétique. Tous les aliments susceptibles de produire une fermentation alcoolique peuvent servir à la fabrication du vinaigre (vin, alcool éthylique, cidre, canne à sucre, malt, dattes, oranges, bananes, riz, lait de coco, etc.). Le vin et le cidre sont les meilleurs éléments de base pour le fabriquer.

Procédé traditionnel ou « procédé d'Orléans »

Le vinaigre est produit dans des fûts de chêne. Le vin peut fermenter plusieurs semaines, après quoi on obtient le vinaigre. Non pasteurisé, il conserve tout son arôme et sa couleur.

vinaigre balsamique

Procédé industriel

Le liquide est brassé avec des copeaux de hêtre trempés de vinaigre dans de vastes cuves métalliques. On obtient un vinaigre sans bouquet. Un autre procédé consiste à brasser continuellement le vin ou l'alcool en même temps que de l'air est insufflé. Il en résulte un vinaigre clarifié qui a perdu une bonne partie de son bouquet.

Le **vinaigre balsamique** est un vinaigre très renommé ; celui de Modène est le plus réputé. Pour sa fabrication, on utilise du raisin blanc sucré (Trebbiano). Habituellement commercialisé lorsqu'il a vieilli 4 ou 5 ans, on en retrouve de 10 à 40 ans d'âge qui sont d'une finesse et d'une saveur indescriptibles. Le vinaigre balsamique est de couleur brun foncé, de densité fluide, quelque peu sirupeuse, et d'une acidité peu prononcée, de saveur caractéristique.

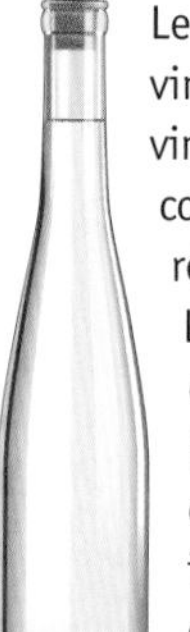

vinaigre de vin blanc

VALEUR NUTRITIVE

Le vinaigre est composé à 95 % d'eau. Il ne contient ni protéines, ni matières grasses, ni vitamines, très peu de glucides et très peu de calories (2 par 15 ml).

Le vinaigre non pasteurisé contient des minéraux en quantité infime. Pasteurisé, il est presque dépourvu de minéraux.

Plus le degré d'acide acétique est élevé, plus le vinaigre est acide.

PROPRIÉTÉS (particulièrement s'il n'est pas pasteurisé) : le vinaigre soulage blessures, piqûres d'insectes, brûlures, maux de tête et fatigue chronique. Il favorise l'appétit et la digestion et permet d'éviter les gastro-entérites ou de les soigner. Consommé en trop grande quantité, il peut irriter les muqueuses. Le remplacer par du jus de citron dans les cas de problèmes digestifs.

CONSERVATION

:: **À l'air ambiant :** indéfiniment.
:: **Au réfrigérateur :** vinaigre maison. Il est toujours comestible même s'il devient brouillé et qu'il s'y forme une mère de vinaigre ; on peut le filtrer ou non.

PRÉPARATION

:: **Fabrication maison :** pour faire son propre vinaigre, verser le liquide choisi dans un récipient de bois, de verre ou de grès et le laisser à la température ambiante. On peut commencer avec un mélange de vinaigre non pasteurisé et d'alcool (vin blanc ou rouge, cidre, etc.) (soit 750 ml de vin et 200 ml de vinaigre), mais ce procédé est long (3 à 4 mois). Il est abrégé à 1 ou 2 mois si l'on utilise un mélange de mère de vinaigre. Recouvrir ensuite le récipient d'une double épaisseur d'étamine pour laisser passer l'air et laisser reposer dans un milieu chaud ; il est important d'éviter de déplacer le bocal. Lorsque le vin est devenu du vinaigre, filtrer et mettre en bouteille.

Si l'on désire conserver la mère de vinaigre pour une utilisation ultérieure, la conserver dans un peu de vinaigre. Lorsque la mère de vinaigre devient trop volumineuse, en enlever une partie dont on se servira pour fabriquer d'autre vinaigre.

On peut déposer des fines herbes au goût dans un bocal stérilisé dans lequel on versera du vinaigre que l'on aura préalablement chauffé. Laisser reposer 2 semaines, en remuant à l'occasion ; filtrer en versant dans une nouvelle bouteille stérilisée et conserver au frais, à l'abri de la lumière.

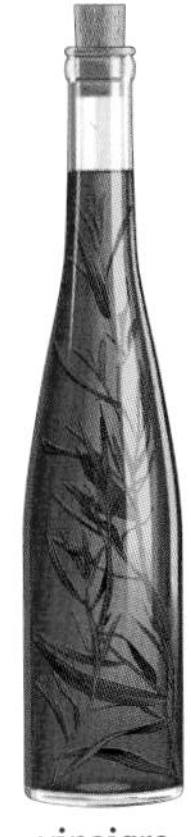
vinaigre aromatisé

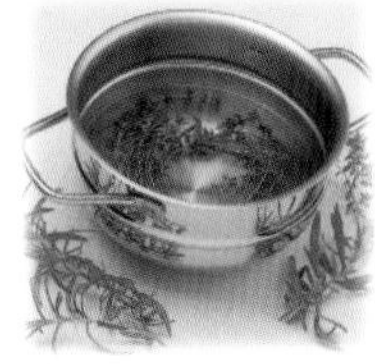

1 Déposer des branches d'herbes dans une casserole contenant du vinaigre de vin blanc, chauffer doucement puis laisser infuser hors du feu, 30 min.

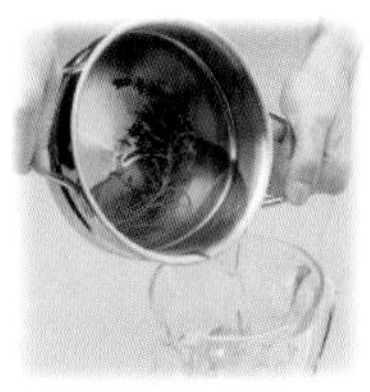

2 Verser le vinaigre aromatisé dans un pichet en prenant soin de ne pas verser les herbes.

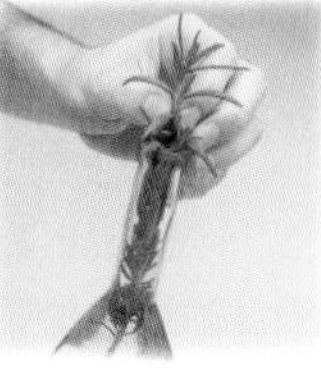

3 Remplir une bouteille stérilisée du vinaigre aromatisé, puis ajouter une branche d'herbe fraîche.

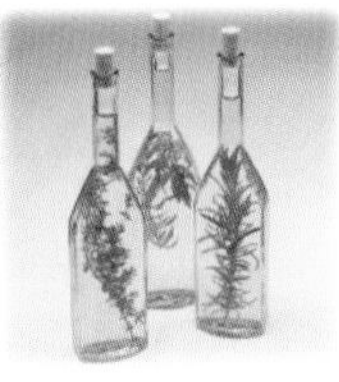

4 On peut de cette façon préparer des vinaigres aromatisés au thym, à l'estragon, etc.

UTILISATION

Le vinaigre sert de condiment, assaisonnant vinaigrettes, mayonnaises et moutardes. Son action acidifiante empêche l'oxydation des fruits et des légumes, retarde l'action des enzymes qui détruisent la vitamine C, prolonge la durée de conservation des aliments par la macération, les marinades et les conserves, et donne aux aliments une saveur aigre-douce. Il sert pour les marinades de viande, volaille et gibier et pour les haricots secs (ajouter le vinaigre en fin de cuisson pour les légumineuses). Il est utile pour déglacer. Versé dans l'eau de cuisson des œufs, il fait coaguler le blanc.

La plupart des vinaigres sont interchangeables. Le vinaigre blanc, moins parfumé, est idéal dans les marinades et autres conserves. Les vinaigres de cidre et de malt s'utilisent dans les marinades et les chutneys foncés et épicés. Le vinaigre de cidre apporte une légère saveur de pomme aux aliments.

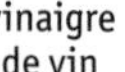
vinaigre de vin

Les vinaigres de cidre et de vin blanc sont excellents avec poissons, crustacés et coquillages, fruits et sauces fines (hollandaise et béarnaise). Le vinaigre de vin rouge ajoute du piquant et relève le goût des aliments un peu fades (foie de veau et apprêts de viandes rouges).

Le vinaigre de riz, chinois ou japonais, est généralement doux et assaisonne crudités, soupes et plats aigres-doux.

Le vinaigre balsamique ne doit jamais bouillir. Pour les aliments cuits, on l'ajoute un peu avant la fin de la cuisson. On peut l'ajouter sur les viandes grillées ou les sauces avant de servir. On l'utilise en salade (en remplacement ou en combinaison avec le vinaigre de vin rouge) ou pour assaisonner filets de bœuf, foie gras, poissons, homards et moules. On peut en asperger des fraises coupées et les laisser macérer quelques minutes.

Sel

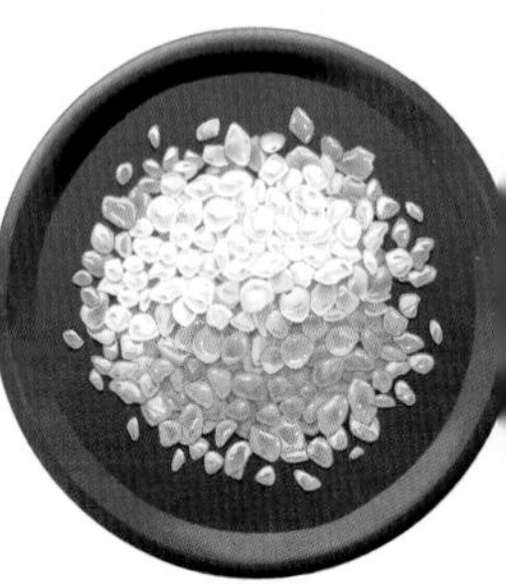
gros sel

Substance cristallisée, inodore et friable, au goût piquant et soluble à l'eau. Le sel est composé de sodium (40 %) et de chlore (60 %), d'où son nom scientifique *chlorure de sodium*.

Le sel, comme l'eau, est essentiel au fonctionnement du corps humain ; il est précieux comme condiment et comme agent de conservation des aliments.

Il existe deux types de sel :

le **sel gemme** qui vient de mines exploitées à partir de gisements de sel apparus naturellement à la suite du retrait de la mer au cours des ères géologiques. Le sel raffiné ou « sel de table » provient du sel gemme ;

le **sel marin** ou « sel de mer » qui provient de marais salants, bassins où l'on emprisonne l'eau de mer afin d'y concentrer le sel par évaporation sous l'effet conjugué du soleil et du vent. Il peut aussi provenir de mers intérieures ou de lacs salés (mer Rouge, mer Morte, Grand Lac salé) qui contiennent une concentration plus élevée de sel. Le sel de mer est grisâtre car il renferme divers minéraux en quantité infime. Certains chefs considèrent que sa saveur est plus pure et plus forte que celle du sel gemme.

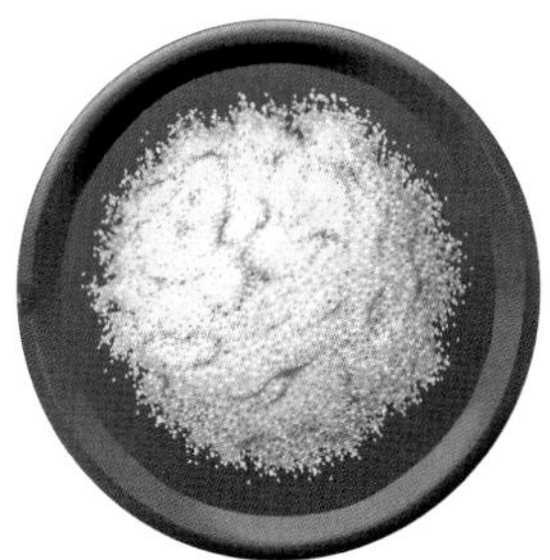

sel de mer

CONSERVATION

:: À l'air ambiant : placer le sel à l'abri de l'air et de l'humidité. Mettre quelques grains de riz cru dans la salière empêche la formation de grumeaux.

ACHAT

Le sel est généralement commercialisé sous forme de gros sel, de sel fin, de sel en cristaux et de sel de table. Le sel de table peut comprendre du sel gemme et du sel de mer. Il est très souvent iodé, c'est-à-dire qu'on lui ajoute de l'iodure de potassium, ce qui n'a aucun effet sur sa saveur. Le sel est presque toujours traité à l'aide d'additifs pour éviter qu'il absorbe de l'humidité et s'agglutine au lieu de rester granuleux.

Le gros sel qui peut être plus ou moins raffiné est employé dans l'industrie alimentaire et dans certaines préparations culinaires (bœuf ou volaille gros sel, légumes à faire dégorger, marinades).

On trouve sur le marché plusieurs sels destinés à des emplois plus particuliers. Le sel attendrisseur est un sel additionné d'enzymes qui sert à attendrir la viande. Le sel nitrité contient un mélange de nitrate de sodium ou de nitrate de potassium et de nitrite de sodium ; il est utilisé particulièrement en charcuterie et en conserverie et agit comme un agent de conservation. On trouve également des sels aromatisés (à l'ail, aux épices, à l'oignon, etc.).

Des succédanés du sel sont aussi disponibles. Ces derniers sont partiellement ou totalement dépourvus de chlorure de sodium. Celui-ci est souvent remplacé par du chlorure de potassium, substance qui laisse un arrière-goût amer dans la bouche et qui pourrait occasionner des déséquilibres dans l'organisme, surtout lorsqu'elle est consommée en grande quantité.

Sel

UTILISATION

Le sel inhibe l'action de bactéries et de moisissures, ce qui en fait un excellent agent de conservation (charcuteries, marinades, fromages, poissons, etc.). Il stabilise la couleur, la saveur et la texture des aliments (notamment des légumes). Il contrôle le développement des levures (pains, gâteaux, biscuits, etc.). Il cache l'amertume des aliments et en relève la saveur. Il stimule l'appétit.

Pour diminuer la consommation de sel, il convient de surveiller particulièrement les aliments transformés, ceux que l'on consomme au restaurant, et certains médicaments riches en sel (laxatifs, analgésiques, antiacides). On doit également :

- éviter les potages et bouillons commerciaux ; les viandes fumées, salées et en conserve ; les poissons fumés, salés ou en conserve (anchois, sardines) ; les marinades, choucroutes et algues ; les sauces commerciales (soya, chili, ketchup, moutarde préparée) ; les croustilles, craquelins, bretzels, etc. ; les sels au céleri, à l'ail, à l'oignon, le glutamate monosodique ;
- prévenir l'excès de sel pour la cuisson des aliments ;
- s'abstenir de faire usage de sel à table ;
- rincer les légumes en conserve avant l'usage ;
- lire les étiquettes des produits alimentaires commerciaux qui peuvent renfermer plusieurs substituts du sel, comme le bicarbonate de sodium, le glutamate monosodique, l'alginate de sodium ou le benzoate de sodium.

Il est généralement préférable et plus facile de diminuer graduellement sa consommation de sel afin de permettre à nos papilles gustatives de s'y habituer.

VALEUR NUTRITIVE

PROPRIÉTÉS : le sodium joue un rôle dans le métabolisme des protéines et des glucides, la transmission d'influx nerveux, la contraction des muscles, la régulation des hormones, la consommation de l'oxygène par les cellules, le contrôle de la formation d'urine et de la sensation de soif et la production des liquides (sang, salive, larmes, sueurs, sucs gastriques, bile). Le sel est essentiel à la production d'acide chlorhydrique dans l'estomac. L'ingestion d'aliments très salés fait apparaître la soif. Une surconsommation de sel contribue à l'hypertension et aux maladies cardiovasculaires chez les personnes à risque. Il est souhaitable de consommer du sel modérément. Une carence en sel n'est pas à craindre, car cet élément est présent dans l'eau potable et dans la plupart des aliments naturels. Toutefois, une personne ayant une alimentation végétalienne et non salée ou une personne souffrant de diarrhée, de vomissements ou de sueur de façon prolongée et importante pourrait avoir une déficience en sel.

La plus grande partie du sel provient des aliments produits par l'industrie alimentaire (77 %).

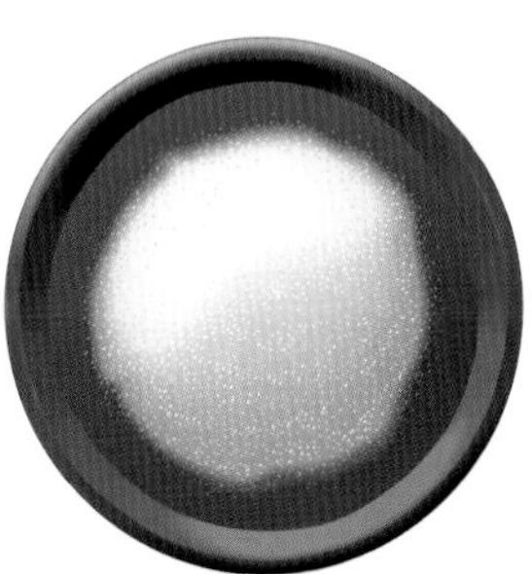

sel de table

Introduction
Viandes

On trouve trois types de viandes :

- la viande rouge (mouton, agneau, bœuf, cheval) ;
- la viande blanche (veau, porc, lapin, volaille) ;
- la viande noire (gibier).

On différencie aussi la viande de boucherie (bœuf, veau, mouton, cheval, porc et abats), la volaille et le gibier.

CONSEILS POUR L'ACHAT DES VIANDES

La tendreté de la viande varie selon l'endroit d'où provient la pièce. Les régions des côtes et de la longe (dos) de l'animal fournissent les coupes les plus tendres. L'arrière de l'animal (cuisse) donne les coupes moyennement tendres tandis que les coupes plus coriaces viennent surtout de l'avant (flanc, jarret, poitrine, épaule, collier et bout des côtes). Plus l'animal est âgé, moins il est tendre. Il est inutile d'acheter un morceau tendre s'il est mijoté longuement. Prévoir environ de 50 à 100 g de viande cuite pour une personne.

Choisir une viande au grain fin, ferme et onctueuse au toucher. Le bœuf doit être d'un rouge vif et brillant, le mouton d'un rose foncé, l'agneau d'un rose plus pâle, le porc rosé, et le veau plus ou moins rosé (le veau de grain est rosé, le veau de lait est blanc). Écarter une viande flasque et de couleur inhabituelle ; elle manque probablement de fraîcheur.

CONSEILS POUR LA PRÉPARATION DES VIANDES

Certaines pièces de viande requièrent une préparation plus élaborée dans le but de les attendrir et d'en rehausser le goût, ou pour s'assurer qu'elles ne s'assèchent pas durant la cuisson.

:: Mariner

Consiste à laisser la viande reposer quelques heures dans une préparation liquide généralement acidulée et aromatisée afin de l'attendrir ou d'en améliorer le goût. L'utilisation d'une marinade ne convient pas au veau. Bien couvrir le contenant dans lequel repose la viande et la marinade, et réfrigérer.

:: Larder

Consiste à insérer de fines lanières de gras dans la pièce de viande à l'aide d'une aiguille à larder. Procure à une pièce maigre le gras nécessaire afin qu'elle ne s'assèche pas durant la cuisson.

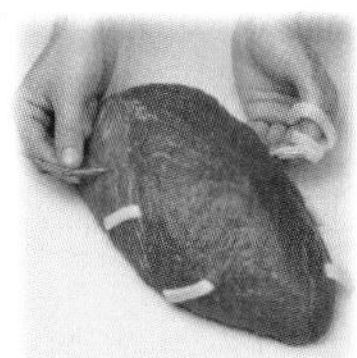

:: Barder

Consiste à entourer la pièce à rôtir d'une barde de gras afin d'éviter qu'elle sèche durant la cuisson.

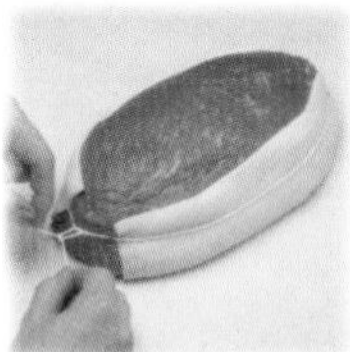

1 Entourer la pièce de viande d'une barde de gras et nouer une ficelle autour.

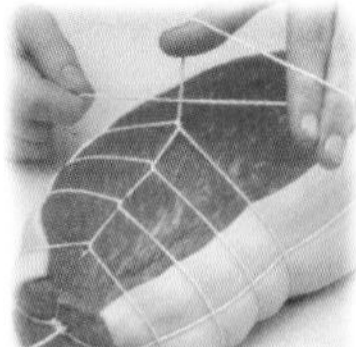

2 À partir de l'extrémité, faire une boucle autour d'une main et la glisser autour du rôti ; tirer la ficelle de l'autre main pour serrer la boucle. Poursuivre jusqu'à l'extrémité.

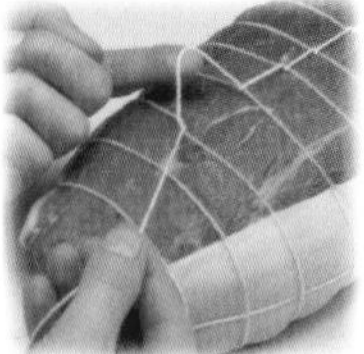

3 Retourner le rôti et croiser la ficelle sur toute sa longueur.

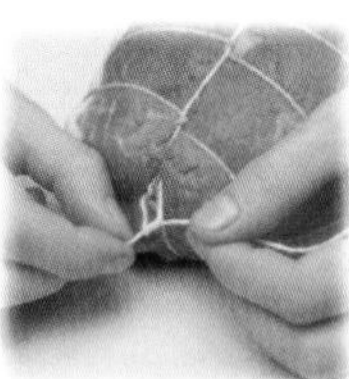

4 Nouer solidement à l'extrémité.

CONSEILS POUR LA CONSERVATION DES VIANDES

La viande est très périssable. Crue ou cuite, elle ne devrait jamais rester plus de 2 h à la température ambiante. Divers procédés visent à prolonger la durée de conservation. La viande utilisée lors de ces procédés doit être de bonne qualité et en bon état.

Le **fumage** consiste à imprégner la viande de fumée. Il dessèche la viande et lui confère une coloration plus foncée et un goût de fumée. Les viandes fumées se conservent de 6 à 7 jours au réfrigérateur ou de 1 à 2 mois au congélateur.

Le **salage** consiste à saler la viande crue. Il peut être combiné au fumage ou au séchage. La viande doit préférablement être dessalée avant la cuisson.

Le **séchage** s'effectue à l'origine au soleil dans les pays où l'air est sec et chaud. Il se pratique aussi industriellement par cryodessiccation. Le séchage peut être combiné au fumage et au salage.

La **lyophilisation** (ou cryodessiccation) est un procédé récent assez coûteux qui fait passer l'eau de la viande de l'état de glace à l'état gazeux. La viande lyophilisée contient moins de 2 % d'eau.

L'**irradiation** tue les bactéries pathogènes présentes sur la viande grâce à des radiations. Le procédé est relativement peu utilisé car ses répercussions sur la santé ne sont pas encore connues.

La **congélation** doit être effectuée rapidement pour éviter la formation de gros cristaux de glace qui altèrent la qualité de la viande. Bien envelopper la viande pour prévenir son dessèchement et le rancissement de son gras au contact de l'air. Décongeler la viande lentement, de préférence au réfrigérateur, pour éviter la perte de jus entraînant une diminution de saveur et de valeur nutritive. Ne jamais recongeler une viande totalement décongelée à moins de l'avoir fait cuire au préalable.

CONSEILS POUR LA CUISSON DES VIANDES

Le temps de cuisson d'une pièce de viande dépend notamment de la coupe de la viande, de sa grosseur, de sa température initiale et de l'efficacité de la source de chaleur. Les coupes tendres demandent moins de cuisson que les coupes dures. Pour connaître avec précision le degré de cuisson, insérer un thermomètre à viande au centre de la chair et s'assurer qu'il ne touche ni os ni gras car cela fausserait la température. Le placer de façon à pouvoir le lire sans avoir à ouvrir le four.

Enlever le gras visible avant la cuisson et cuire en utilisant une quantité réduite de corps gras. Pour dégraisser la sauce, la mettre au réfrigérateur (il se forme alors à la surface une couche de gras facile à enlever) ou se servir d'un papier absorbant que l'on dépose délicatement sur la sauce et qui s'imbibe de gras.

Pour attendrir la viande, utiliser un outil qui brise les fibres, des enzymes (certains fruits en contiennent, comme la papaye, le kiwi, la figue et l'ananas) ou encore un ingrédient acide (vinaigre, yogourt, cidre, vin, jus d'agrumes, tomates, bière).

Il existe diverses méthodes de cuisson :

:: Rôtissage

Consiste à cuire la viande au four ou au barbecue : convient aux rôtis tendres et à la volaille. Placer la viande sur la grille d'une rôtissoire ou sous le gril du four en déposant dessous un récipient afin de recueillir le jus qui s'en écoule. Pour la préparation d'un fond de sauce, déposer la viande directement sur des os ou des parures de viande. Assaisonner. Enfourner dans le four préchauffé à 160 °C environ ; les rôtis mi-tendres ou peu tendres gagnent toutefois à être cuits lentement à 140 °C. Une fois cuite, la viande doit reposer de 5 à 15 min dans le four réglé à la température interne de la viande ou enveloppée dans un papier d'aluminium (côté luisant sur la viande). La viande sera plus tendre et plus juteuse.

:: Cuisson au gril (four ou barbecue)

Convient aux biftecks tendres et à la volaille. Attendrir la viande si nécessaire. Inciser le gras de contour de la viande et, si désiré, l'assaisonner (mais ne saler qu'en fin de cuisson). Préchauffer le four à « griller » (broil) ou le barbecue à température élevée. Placer la viande à environ 10 à 12 cm de la source de chaleur et la cuire quelques minutes de chaque côté en la retournant lorsque des gouttelettes perlent à la surface (pas plus de 2 fois). Laisser la porte du four entrouverte et le couvercle du barbecue ouvert. Ne pas piquer la viande et attendre quelques instants avant de la servir afin que le jus se répartisse mieux.

:: Cuisson à la poêle

Convient aux biftecks tendres ou préalablement attendris, à la viande hachée et à la volaille. Assaisonner la viande et la brunir avec une petite quantité de corps gras (omettre le gras si on utilise une poêle antiadhésive), à découvert et à feu moyen-fort quelques minutes de chaque côté ; éviter de faire bouillir la viande (feu trop bas) ou de la faire coller (feu trop chaud). La retourner lorsque des gouttelettes perlent à la surface (mais pas plus de 2 fois). Saler en fin de cuisson seulement si on le désire.

:: Braisage

Consiste à cuire la viande à basse température et à chaleur humide : convient aux biftecks et aux rôtis mi-tendres et peu tendres. Dégraisser la viande et l'assaisonner ou la fariner. La faire revenir dans un corps gras chaud sur toutes ses faces pour la colorer ; utiliser très peu de corps gras. Assaisonner (saler après la cuisson sauf si la viande est panée ou enfarinée), insérer le thermomètre s'il s'agit d'un rôti, puis ajouter un peu de liquide. Couvrir et cuire à feu doux ou au four à 160 °C. Dégraisser le bouillon avant de servir. S'il n'est pas assez concentré, l'amener à ébullition (sans la viande) et le laisser réduire.

:: Pochage

S'apparente au braisage, mais la quantité de liquide y est plus importante : convient aux rôtis ou aux morceaux peu tendres. Avant le pochage, on peut fariner et faire sauter la viande sur tous ses côtés à feu moyen-vif pour emprisonner le jus à l'intérieur ; (ne saler qu'en fin de cuisson). Plonger la viande dans un liquide froid ou frémissant. Pour obtenir un bouillon plus riche, saler en début de cuisson, ne pas faire revenir la viande dans un corps gras et la déposer dans un liquide froid. Ajouter les assaisonnements désirés et laisser mijoter doucement jusqu'à ce que la pièce de viande atteigne la tendreté désirée. Dégraisser avant de servir.

:: Cuisson au four à micro-ondes

Convient à la plupart des viandes. Utiliser des morceaux de taille uniforme et les disposer en cercle à l'intérieur du four, la partie la plus épaisse vers l'extérieur. Cuire à couvert. La plupart des viandes peuvent être cuites à la puissance maximale, mais celles qui sont peu tendres gagnent à être cuites lentement. Badigeonner les viandes minces de marinade ou de sauces diverses pour améliorer leur saveur et leur apparence. Vérifier la température interne de la viande en plusieurs points.

À retenir

- Cuire de préférence dans des casseroles épaisses qui conduisent mieux la chaleur.
- Saler en fin de cuisson plutôt qu'avant car le sel fait ressortir le jus de la viande, qui perd de la saveur et s'assèche. Saler en début de cuisson lorsque l'on désire obtenir une sauce ou un bouillon savoureux, comme dans les bouillis.
- Retourner les morceaux de viande à l'aide d'une pince plutôt que d'une fourchette afin de limiter les pertes de jus à la cuisson.

Bœuf

Bos, Bovidés

Bovin mâle châtré. En boucherie, le terme « bœuf » désigne indifféremment la viande de génisse, de vache, de taureau, de taurillon, de bœuf ou de bouvillon, même si la tendreté et la saveur sont très variables. Plus l'animal a travaillé et est âgé, plus la viande est dure.

bœuf

ACHAT

Le bœuf possède environ 30 % de parties tendres qui sont en demande et plus coûteuses que les parties moins tendres. Ces dernières donnent d'aussi bons résultats si elles sont apprêtées adéquatement (à l'aide d'une marinade, d'un maillet ou d'un attendrisseur, ou cuites lentement en milieu liquide).
La composition et la teneur en gras du bœuf haché disponible sur le marché sont variables. Le bœuf contenant plus de gras coûte moins cher à l'achat mais a un rendement moindre. Le bœuf haché ordinaire (teneur en gras la plus élevée) peut s'avérer un bon achat si on peut égoutter le gras de cuisson (une sauce tomate à la viande, par exemple). Dans le cas où l'égouttage n'est pas possible (un pain de viande, par exemple), choisir du bœuf haché plus maigre.

UTILISATION

Le bœuf se consomme chaud ou froid, cru (steak tartare) ou cuit. Le bœuf haché devrait toujours être consommé bien cuit car il peut être porteur d'une bactérie, *E. coli*, dont la toxine peut provoquer un empoisonnement alimentaire grave pouvant être mortel. Le bœuf est délicieux salé et fumé. Il est aussi cuisiné au wok, en intégrant une quantité modérée de bœuf à des légumes et des produits céréaliers.

VALEUR NUTRITIVE

La valeur nutritive du bœuf varie selon la race de l'animal et les méthodes d'élevage, ainsi que selon la coupe, le mode de cuisson et le dégraissage effectué.
EXCELLENTE SOURCE : protéines, potassium, zinc, niacine et vitamine B_{12}.
BONNE SOURCE : fer et phosphore.
Le bœuf peut être une source importante d'acides gras saturés et de cholestérol.
Le persillage (filaments de gras qui parsèment le muscle de la viande) contribue à rendre celle-ci plus tendre, plus savoureuse et plus juteuse, sans augmenter de façon significative la teneur en gras de la viande cuite. Au Canada, le bœuf de catégorie AAA est celui qui présente le plus haut degré de persillage.
Si l'on désire réduire l'ingestion de matières grasses, on peut :

- choisir des coupes maigres (intérieur de ronde, noix de ronde, surlonge, etc.) et des modes de cuisson nécessitant peu de gras (rôtissage, grillage, braisage, etc.) ;
- réduire les portions de viande et enlever le gras visible avant la cuisson ;
- placer la viande sur une grille dans une rôtissoire ;
- dégraisser la sauce.

Bœuf

degrés de cuisson des coupes tendres (four à 160 °C ou 325 °F)	*temps approximatif de cuisson en min/kg*	*température de la viande*
bleu	25 à 35	52 - 55 °C
saignant	35 à 40	55 - 60 °C
à point	40 à 45	60 - 65 °C
bien cuit	45 à 55	65 - 75 °C

CUISSON

Le bœuf se mange bleu (cru à l'intérieur et légèrement cuit à l'extérieur), saignant, demi-saignant, à point (rosé) ou bien cuit.
Une température basse est recommandée pour les coupes mi-tendres ou peu tendres. Une température élevée permet de cuire rapidement les coupes tendres.

CONSERVATION

:: Au réfrigérateur : haché, 1 à 2 jours ; biftecks, 2 à 3 jours ; rôtis et bœuf cuit, 3 à 4 jours.
:: Au congélateur : haché et cuit, 2 à 3 mois ; biftecks et rôtis, 10 à 12 mois.

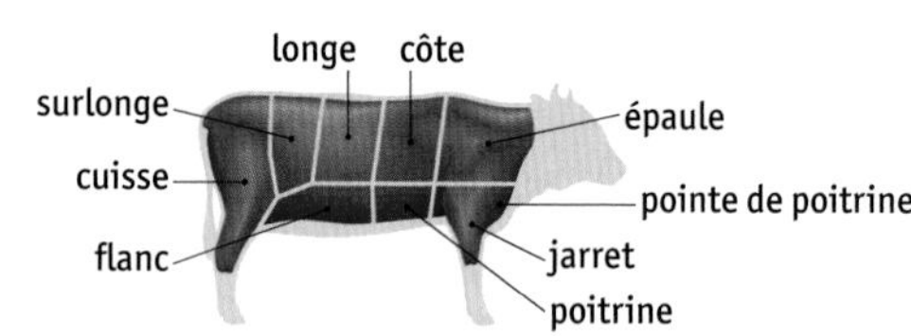

JARRET

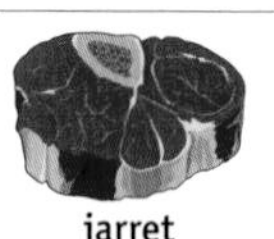
jarret

POINTE DE POITRINE

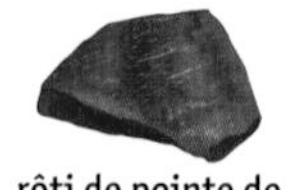
rôti de pointe de poitrine

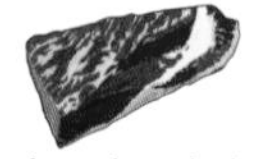
pointe de poitrine

CÔTE

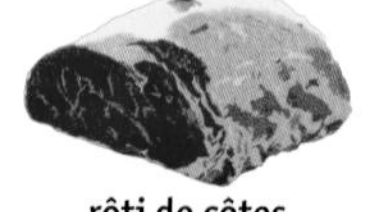
rôti de côtes

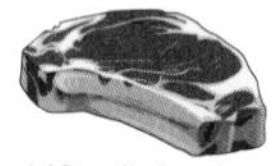
bifteck de côte

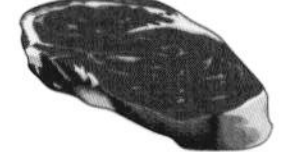
bifteck de faux-filet

ÉPAULE

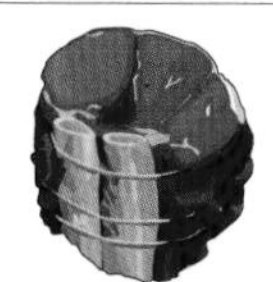
rôti de côtes croisées

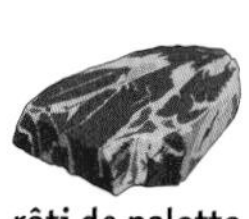
rôti de palette

LONGE

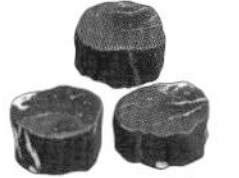
bifteck de filet

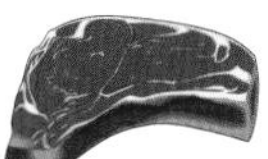
côte d'aloyau

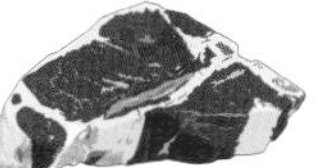
bifteck d'aloyau (petit filet)

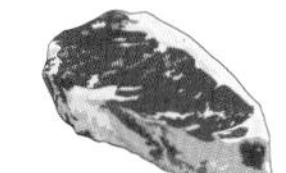
bifteck de contre-filet

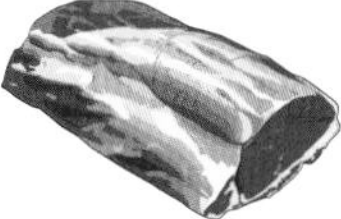
rôti de filet

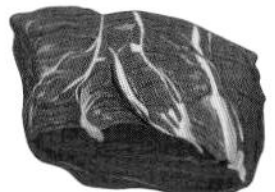
chateaubriand

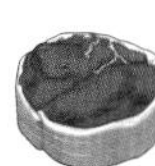
tournedos

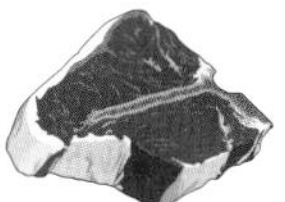
bifteck d'aloyau (gros filet)

FLANC

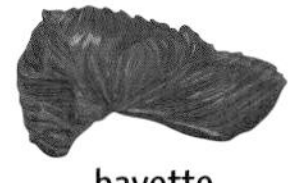
bavette

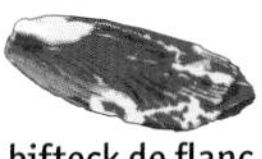
bifteck de flanc

SURLONGE

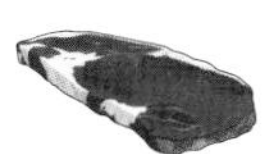
bifteck de haut de surlonge

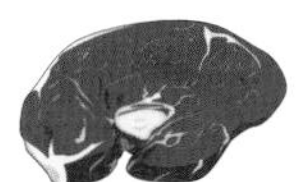
bifteck de surlonge

CUISSE

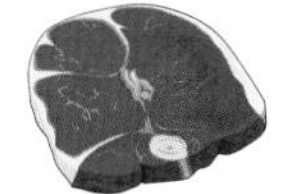
bifteck de ronde

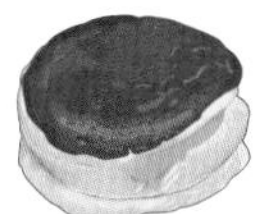
rôti de croupe

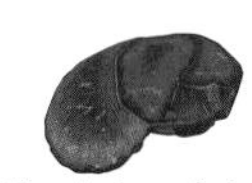
bifteck de pointe de surlonge

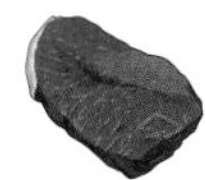
bifteck d'intérieur de ronde

AUTRES

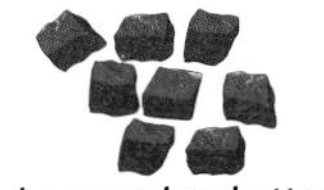
cubes pour brochettes

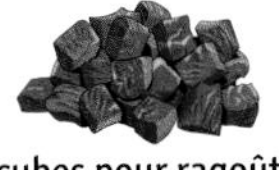
cubes pour ragoût

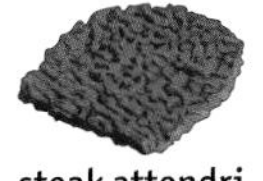
steak attendri

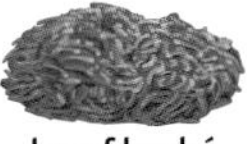
bœuf haché

Veau

Bos, Bovidés

Petit de la vache jusqu'à 1 an. Plus âgé, on nomme le mâle castré « bouvillon » et la femelle n'ayant pas encore mis bas, « génisse ». En boucherie, on abat surtout les mâles, les femelles étant destinées à la production laitière.

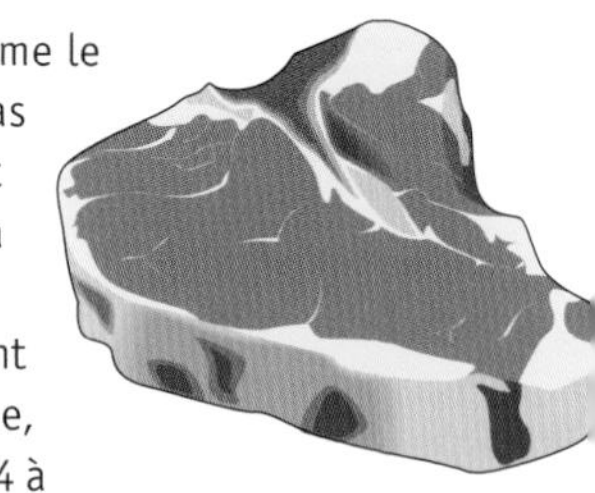

veau

Le **veau de lait lourd** est nourri presque exclusivement au lait. Sa chair, de couleur rose pâle, presque blanche, est très tendre et délicate. Il est abattu à l'âge de 4 à 5 mois et sa carcasse pèse environ 135 kg.

Le **veau de grain** est nourri au lait jusqu'à l'âge de 6 à 8 semaines. Ensuite, il est soumis à une alimentation à base de grains jusqu'à l'âge de 5 à 5½ mois. Il est alors abattu. Sa carcasse pèse environ 155 kg. Sa chair a une couleur plus rosée, une saveur un peu plus prononcée et est légèrement moins tendre que celle du veau de lait lourd.

UTILISATION

Le veau peut être apprêté en escalope ou en grenadin poêlés, en sauté, en rôti, en paupiette et en blanquette. Il entre dans la préparation du veau Marengo (au vin blanc, à la tomate et à l'ail). Il se marie bien avec les ingrédients suivants : crème, fromage, fines herbes (thym, estragon, romarin, sauge, basilic, etc), champignons, aubergines, épinards, oignons, ail, tomates, pommes, agrumes et alcool (vin, calvados, madère, cognac, etc). Ses abats sont très recherchés pour leur délicatesse.

VALEUR NUTRITIVE

	longe crue	*longe rôtie*
protéines	20 g	26 g
matières grasses	3 g	7 g
cholestérol	80 mg	100 mg
calories	116	175
		par 100 g

La valeur nutritive du veau est liée à l'âge, à l'alimentation et aux conditions de vie de l'animal. La viande de veau fournit moins de gras et de calories, mais un peu plus de cholestérol que celle du bœuf, du porc ou de l'agneau.

La chair du veau de grain contient plus de fer que celle du veau de lait lourd.

CUISSON

:: **Rôtis, grillés, poêlés :** les morceaux tendres provenant des côtes, de la longe et de la surlonge. Également ceux provenant du cuisseau, mi-tendres, surtout marinés ou attendris au maillet ou avec le manche d'un couteau.

:: **Braisés, mijotés :** les morceaux moins tendres du collet, de l'épaule, du flanc, du jarret et de la poitrine.

Étant maigre, la chair du veau s'assèche et durcit facilement. Il convient donc de la barder ou de l'enduire de gras, de la cuire à température plutôt douce (140 à 150 °C), de l'arroser de temps en temps et d'éviter la surcuisson. Le veau est meilleur lorsqu'il est encore légèrement rosé.

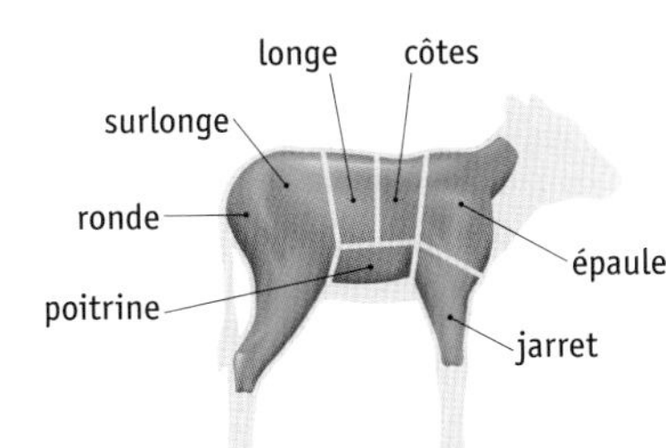

POITRINE

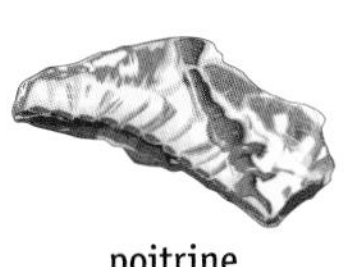

poitrine

LONGE

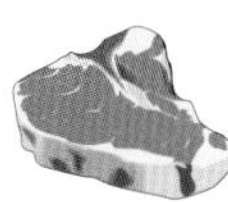

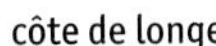

côte de longe

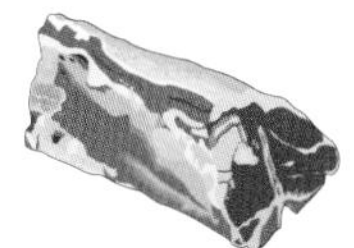

rôti de longe

SURLONGE

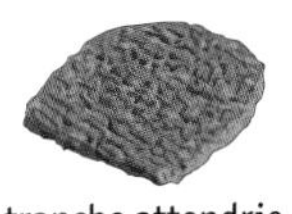

tranche attendrie

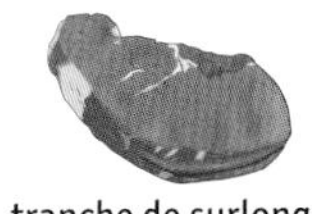

tranche de surlonge

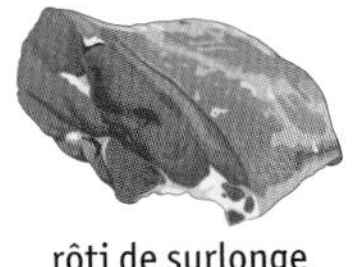

rôti de surlonge

Veau

CÔTES

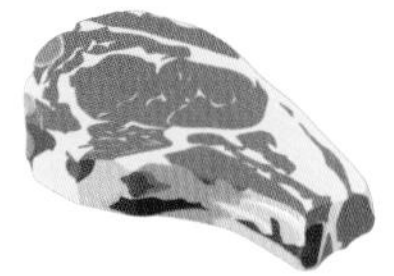

côtelette de côte

JARRET

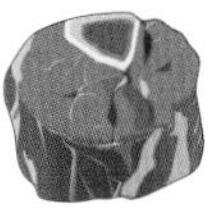

jarret

RONDE

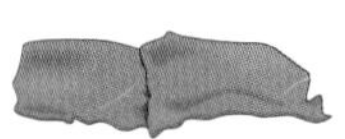

émincé

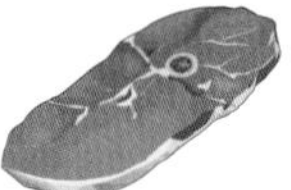

tranche de ronde

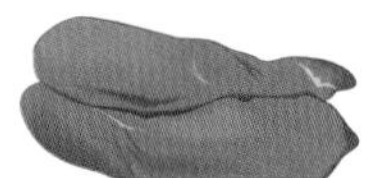

escalope

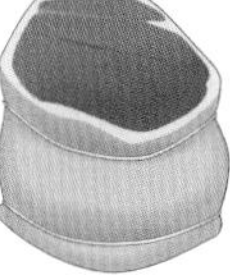

grenadin

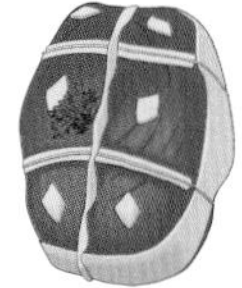

paupiette

ÉPAULE

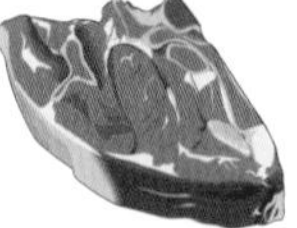

rôti de palette

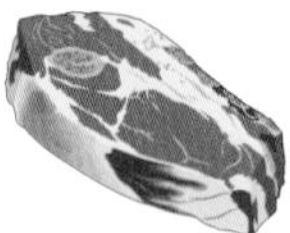

rôti d'épaule

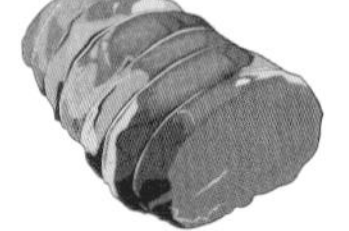

rôti d'épaule désossé

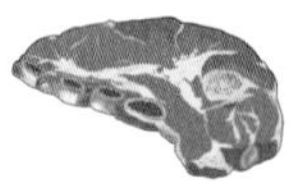

tranche d'épaule

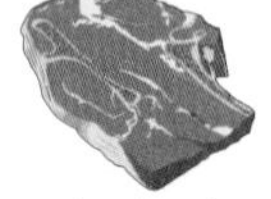

tranche de palette

AUTRES

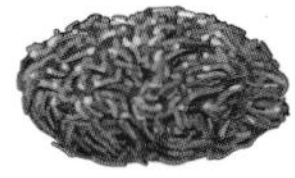

veau haché

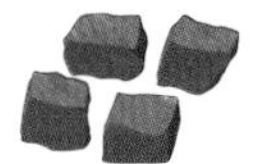

cubes pour brochettes

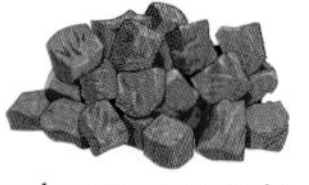

cubes pour ragoût

Porc

Sus, Suidés

Mammifère omnivore. On nomme le mâle « verrat », la femelle « truie » et le petit « cochonnet », « porcelet » ou « goret ». Un animal de 3 à 4 semaines est nommé « cochon de lait ». Le mot « porc » désigne l'animal ainsi que sa viande. Il existe diverses races de porc, dont la Duroc, la Landrace et la Yorkshire. La demande d'une viande moins grasse a suscité le développement de races de 30 à 50 % moins grasses.

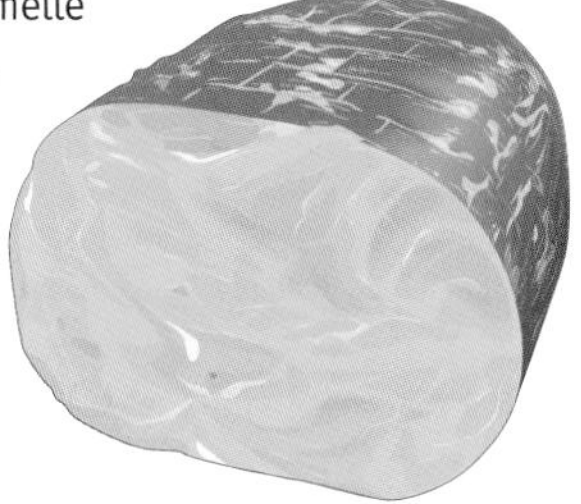

porc

ACHAT

La viande de porc la plus tendre provient de la longe (dos), dont on tire filets, rôtis et côtelettes. Celle de la cuisse ou de l'épaule est moins tendre. On en tire également des rôtis, de même que différents morceaux : pieds, jarrets, queue, etc.

Le rôti d'épaule picnic fumé est souvent incorrectement appelé « jambon picnic » car l'appellation « jambon » est réservée aux coupes provenant de la cuisse. Le bacon provient de la longe (bacon de dos) ou du flanc (bacon tranché). Le porc salé de même que le porc gras (bardes et lardons), constitués de graisse dorsale située entre la chair et la couenne, proviennent de l'épaule. Le lard maigre, de la graisse entremêlée de tissu maigre, est pris dans la poitrine. Le saindoux est de la graisse de porc fondue.

CONSERVATION

:: Au réfrigérateur : haché, 1 à 2 jours ; côtelettes et saucisses fraîches, 2 à 3 jours ; rôtis, produits de charcuterie (contenant entamé) et viande cuite, 3 à 4 jours.

:: Au congélateur : côtelettes et rôtis, 8 à 10 mois ; saucisses, 2 à 3 mois ; bacon et jambon, 1 à 2 mois ; charcuterie, 1 mois.

VALEUR NUTRITIVE

Le porc se distingue par son contenu en thiamine (surtout), en riboflavine et en niacine (des vitamines B) plus élevé que dans les autres viandes.

EXCELLENTE SOURCE : zinc et potassium.

BONNE SOURCE : phosphore.

La valeur nutritive du porc varie en fonction des coupes et selon que l'on enlève ou non le gras visible. Le maigre de porc cuit n'est pas plus gras ni plus calorifique que celui d'autres viandes.

UTILISATION

On consomme le porc frais, salé ou fumé. Le porc se mange chaud ou froid et toujours cuit (légèrement rosé). Il est délicieux apprêté avec des fruits frais ou séchés (marrons, ananas, pommes, oranges, pruneaux, raisins, abricots).

Porc

CUISSON

Toujours cuire le porc car la cuisson est l'unique moyen de tuer les parasites potentiellement présents dans la chair (mise à part l'irradiation) ; cuire jusqu'à ce que la température interne atteigne 70 °C (la chair est alors légèrement rosée).

Pour rehausser la saveur du porc, l'assaisonner avant la cuisson ou le mariner avec poivre vert, moutarde, oignon, ail, jus d'agrumes, sauce soya et herbes.

Éviter la surcuisson et, si le gras visible est enlevé, protéger sa chair avec un peu de gras car elle s'assèche et durcit à la cuisson. Celle-ci devrait s'effectuer à feu doux (à 120 °C au four ou à feu moyen à la poêle ou au barbecue, par exemple).

:: **Au four à micro-ondes :** cette méthode peut cuire le porc inégalement : prendre la température interne à différents endroits à l'aide d'un thermomètre afin d'assurer une cuisson parfaite.

:: **Rôties, grillées, poêlées :** les coupes tendres (provenant principalement de la longe).

:: **Braisées, mijotées :** les coupes moins tendres (provenant de l'épaule, de la cuisse ou du flanc).

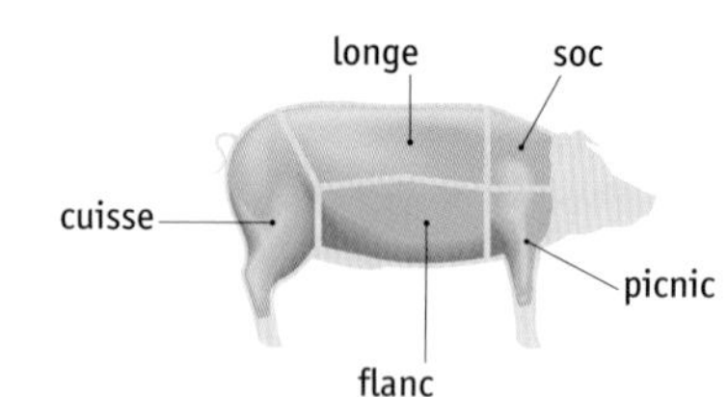

SOC

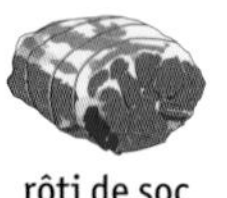

rôti de soc

PICNIC

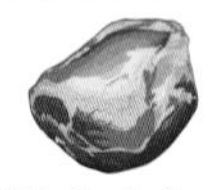

rôti picnic fumé

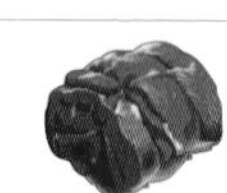

rôti d'épaule picnic

FLANC

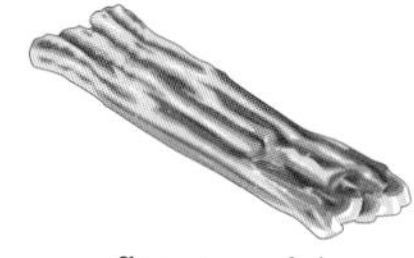

flanc tranché

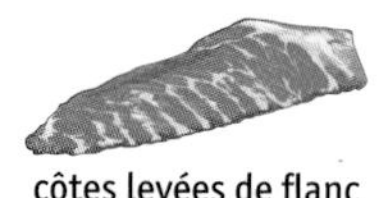

côtes levées de flanc

bacon

CUISSE

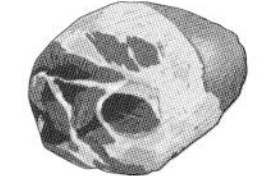
jambon fumé

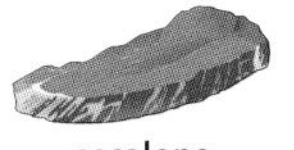
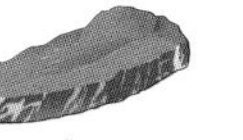
escalope

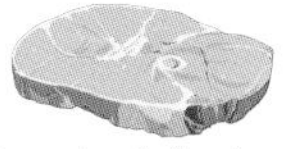
tranche de jambon

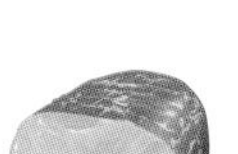
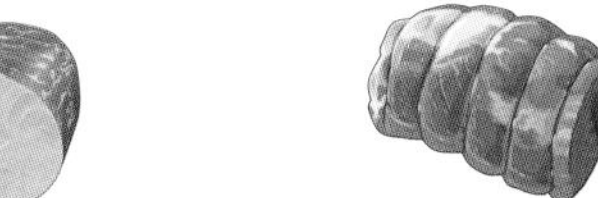
porc fumé désossé

rôti de cuisse

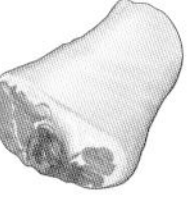
jarret

LONGE

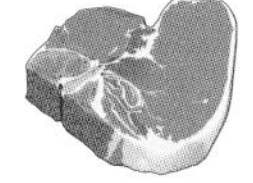
côtelette de longe

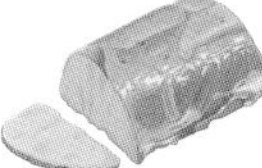
bacon de dos

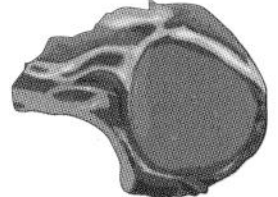
côtelette de longe
bout des côtes

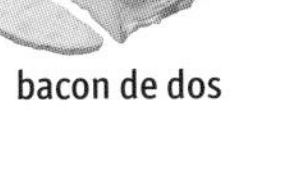
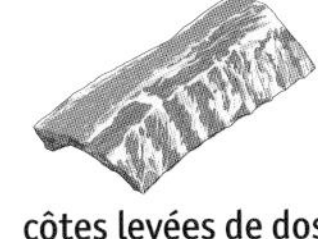
côtes levées de dos

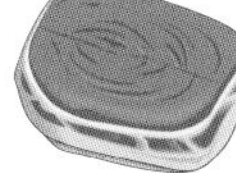
tournedos

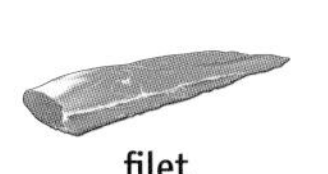
filet

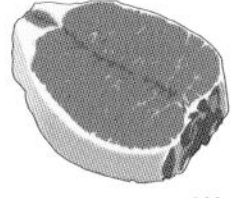
côtelette papillon

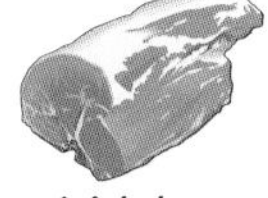
rôti de longe

AUTRES

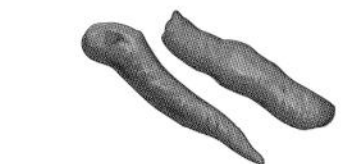
languettes

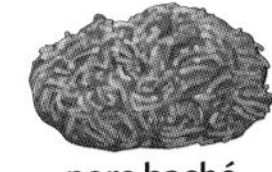
porc haché

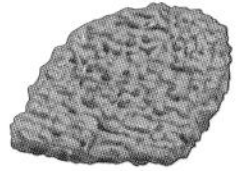
tranche attendrie

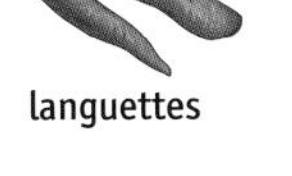
steak de porc

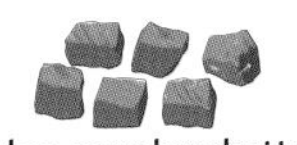
cubes pour brochettes

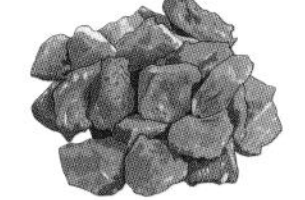
cubes pour ragoût

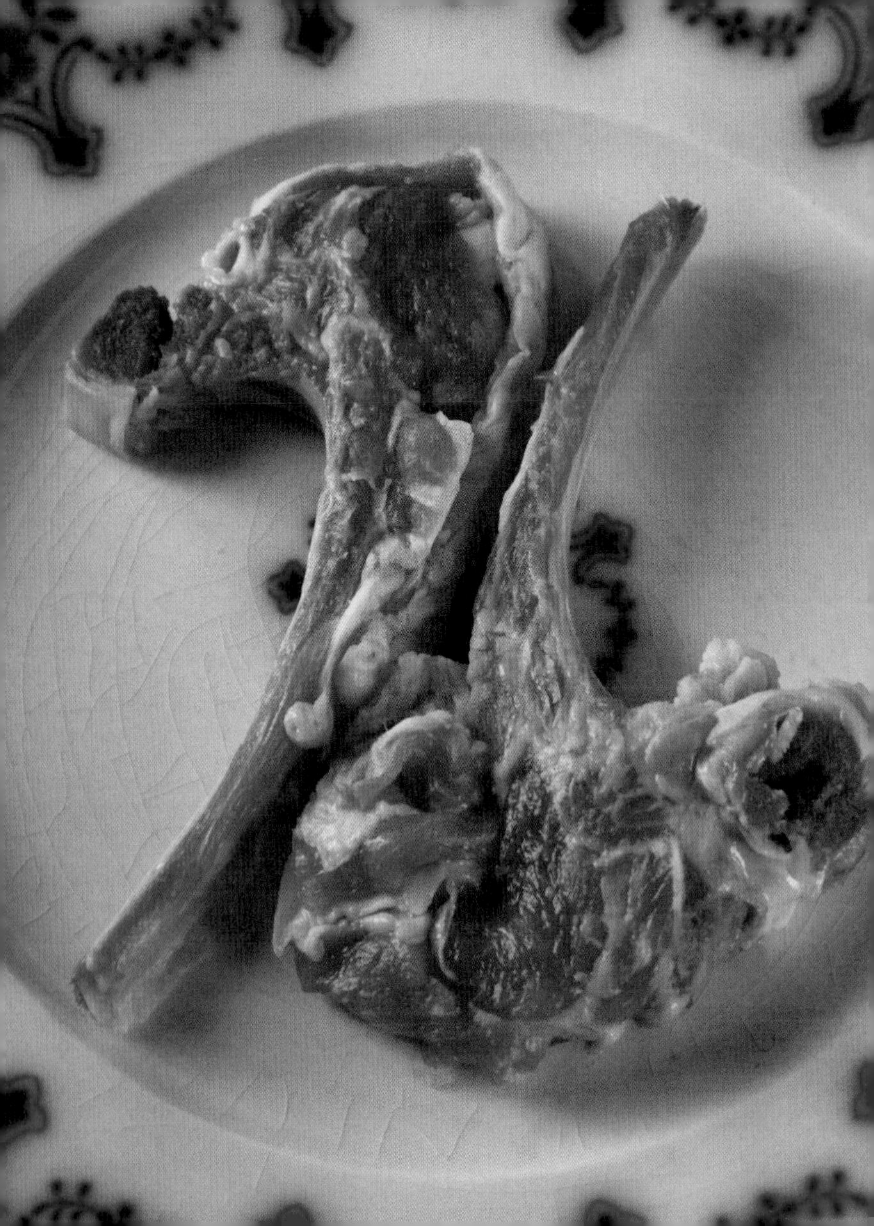

Agneau

Ovis, Ovidés

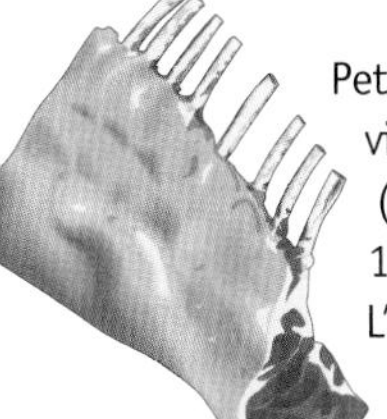

agneau

Petit de la brebis. En boucherie, le terme « mouton » s'applique à la viande du mâle adulte, castré ou non (bélier), et de la femelle adulte (brebis). La viande d'agneau provient d'un animal âgé de moins de 12 mois (les normes varient selon les pays).

L'**agneau de lait** (ou « agnelet ») est âgé d'environ 2 mois et a été nourri presque exclusivement au lait maternel. Sa carcasse, vendue avec la peau, la tête et les abats, pèse environ 14 kg. Sa chair est tendre et délicate.

L'**agneau lourd** a une alimentation composée de grains et de fourrage. On le tue entre 3 et 8 mois et sa carcasse pèse plus de 18 kg. Sa chair est tendre et sa saveur, plus accentuée que celle de l'agneau de lait.

L'**agneau léger** présente des caractéristiques intermédiaires par rapport aux agneaux précédents.

La viande de **mouton** provient d'élevages adultes ; plus l'animal est âgé, plus la viande est rouge, dure, persillée de gras et de saveur prononcée.

L'agneau et le mouton possèdent un gras nommé « gras dur ». On l'appelle ainsi parce que ce gras fige dans l'assiette (les servir sur une assiette très chaude).

ACHAT

La couleur, la texture et la saveur de la viande dépendent de la race, de l'âge, de l'alimentation et des conditions de vie de l'animal. Les articulations des membres antérieurs sont cartilagineuses chez l'agneau et osseuses chez le mouton, le gras est plus foncé chez le mouton et sa chair est dans les teintes de rouge, tandis que celle de l'agneau est rose. L'os d'un gigot constitue environ 25 % du poids. Un gigot de 2,5 à 3 kg sert entre 6 et 8 personnes.

CONSERVATION

:: Au réfrigérateur : en morceaux, 3 jours ; haché, 1 ou 2 jours.

:: Au congélateur : en morceaux, 8 à 10 mois ; haché, 2 à 3 mois.

VALEUR NUTRITIVE

	gigot rôti
protéines	28 g
matières grasses	7 g
cholestérol	100 mg
calories	181
	par 100 g

Plus l'animal est âgé, plus sa chair est grasse et calorifique ; toutefois, une grande partie du gras est visible et peut s'enlever facilement. Le gigot (cuisse), le carré (côtes) et la longe (dos) sont plus maigres que l'épaule.

EXCELLENTE SOURCE : protéines, zinc et vitamines du complexe B (niacine, riboflavine et vitamine B_{12}).

BONNE SOURCE : fer, potassium et phosphore.

Agneau

UTILISATION

Les assaisonnements suivants avantagent l'agneau et le mouton : ail, moutarde, basilic, menthe, romarin, sauge et zeste de citron, lime ou orange. Cette viande gagne à être marinée, surtout les parties moins tendres (épaule, poitrine, jarret) que l'on destine à une cuisson à chaleur sèche. Le gigot d'agneau est un mets traditionnel du jour de Pâques dans plusieurs pays. Le méchoui, un agneau ou un mouton entier et vidé rôti à la broche sur les braises d'un feu de bois, fait partie des coutumes en Afrique du Nord et dans d'autres pays arabes. La cuisine arabe aime bien incorporer l'agneau ou le mouton dans le couscous.

CUISSON

AGNEAU

:: **Grillé ou rôti :** l'agneau peut être mangé saignant (63 °C), à point (68 °C) ou bien cuit (autour de 73 °C). Il offre un maximum de saveur lorsqu'il est légèrement rosé. Comme la viande s'assèche et durcit facilement, la cuire à intensité modérée (140 à 160 °C) et éviter la surcuisson. Pour rôtir, compter 65 min par kg à 160 °C pour un gigot, un carré ou une épaule, avec l'os.

MOUTON

:: **Braisé** ou **poché**.
:: **Rôtis :** le gigot et le carré.
:: **Grillées :** les côtelettes, surtout si elles ont été marinées.

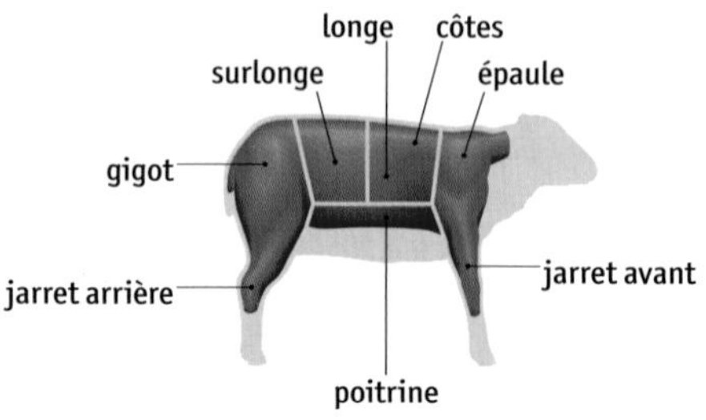

JARRET AVANT

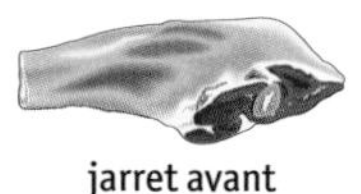

jarret avant

JARRET ARRIÈRE

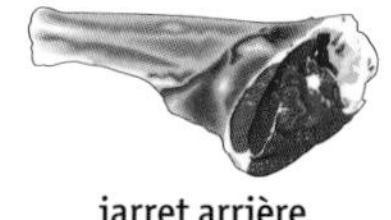

jarret arrière

CÔTES

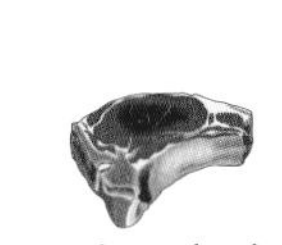
côtelette de côte

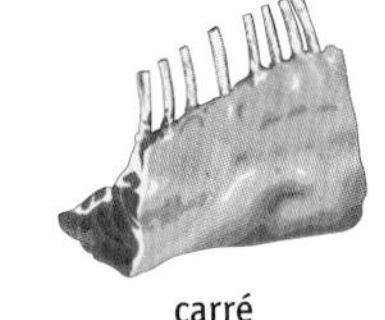
carré

POITRINE

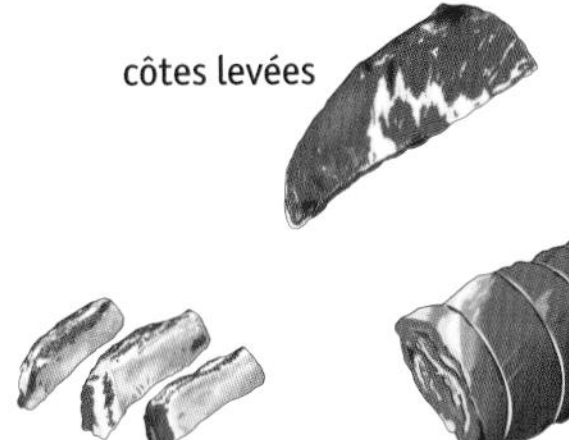
côtes levées

tranches de flanc

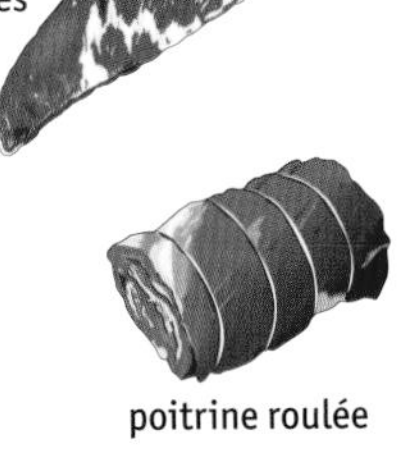
poitrine roulée

LONGE

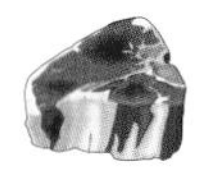
côtelette de longe

SURLONGE

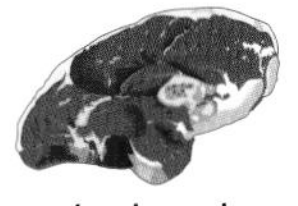
tranche de surlonge

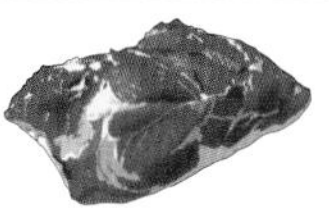
rôti de surlonge désossé

GIGOT

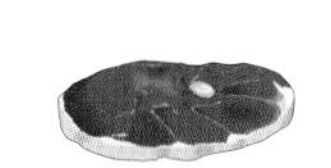
tranche de gigot

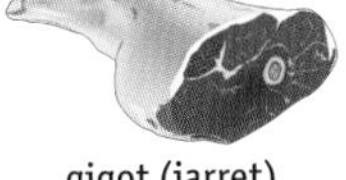
gigot (jarret)

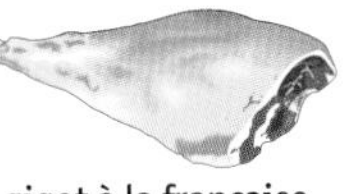
gigot à la française

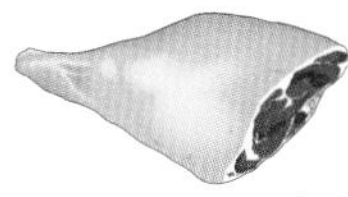
gigot raccourci

ÉPAULE

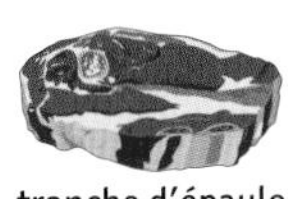
tranche d'épaule

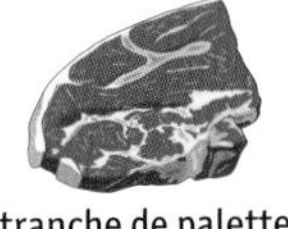
tranche de palette

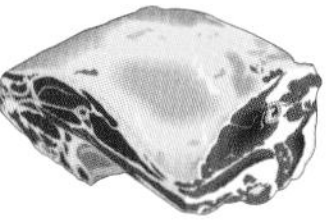
rôti d'épaule

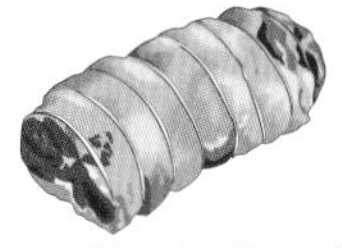
rôti d'épaule désossé

AUTRES

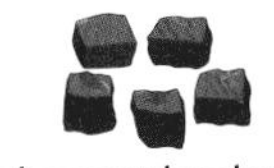
cubes pour brochettes

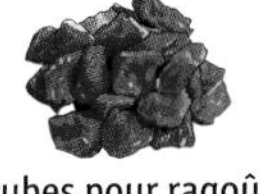
cubes pour ragoût

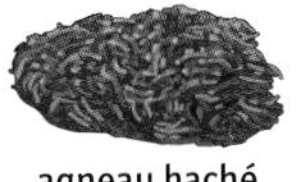
agneau haché

Venaison

Terme qui désigne la chair du gros gibier à poil, généralement le cerf, le chevreuil, l'orignal, le daim et parfois le sanglier. Il faut savoir qu'aujourd'hui le gibier dit « sauvage » n'a souvent de sauvage que le nom, puisque beaucoup d'animaux proviennent maintenant d'élevage, ce qui permet d'obtenir une viande plus tendre, mais souvent moins sapide, car la diète n'est pas celle du gibier sauvage. La saveur de la chair de la venaison varie selon l'alimentation de l'animal : fruits sauvages, jeunes pousses, céréales, écorces, etc. Le chevreuil et le cerf sont les plus recherchés des connaisseurs.

carré

ACHAT

:: Choisir : du chevreuil âgé de moins de 2 ans, et du cerf âgé de moins de 3 ans. En règle générale, le gras d'un jeune animal est plus blanc que celui d'un animal âgé ; la chair est foncée et le grain très fin.
La viande de venaison est habituellement disponible fraîche, dans un emballage sous vide ou congelée. Elle est disponible en morceaux à braiser ou à préparer en ragoût, en côtelettes à sauter à griller, en filets ou en pièces à rôtir.

VALEUR NUTRITIVE

	crue
protéines	23 g
matières grasses	2,5 g
calories	120
	par 100 g

La venaison a la particularité d'avoir une chair maigre ; elle est environ 5 fois moins grasse que la viande de bœuf.

CONSERVATION

:: Au réfrigérateur : 1 à 2 jours.
:: Au congélateur : pièces emballées individuellement, entre 3 et 6 mois. Décongeler au réfrigérateur (compter de 4 à 6 h par kg).

PRÉPARATION

La venaison que l'on se procure chez le boucher est habituellement vieillie et ne nécessite pas de faisandage. La seule étape de la préparation dont on ne peut se passer est le bardage de la pièce que l'on destine à la cuisson au four. On élimine le gras visible et on le remplace par une barde de lard, de bacon ou de crépine.

UTILISATION

Les câpres, les champignons, le poivre, le madère, le vin, le jus de citron et les petits fruits tels que canneberges et cerises avantagent la venaison. On l'accompagne souvent de purée de pommes de terre ou de marrons. On sert également la venaison en terrine et pâtés.

CUISSON

La viande de venaison étant maigre, il est important de ne pas la surcuire car elle devient rapidement dure et sèche. Elle doit être rosée et juteuse. Saisir la pièce dans une poêle, la déposer dans un plat à four dans un four chaud (175-200 °C) et l'arroser aux 15 min.

:: **Rôtis :** le cuissot ou la selle. Prévoir de 25 à 35 min par kg pour une pièce à rôtir de plus de 1,5 kg, et de 35 à 40 min par kg pour une pièce de moins de 1,5 kg.

:: **Sautées :** les noisettes, la longe et les côtelettes.

:: **Braisées :** l'épaule et les pièces moins tendres.

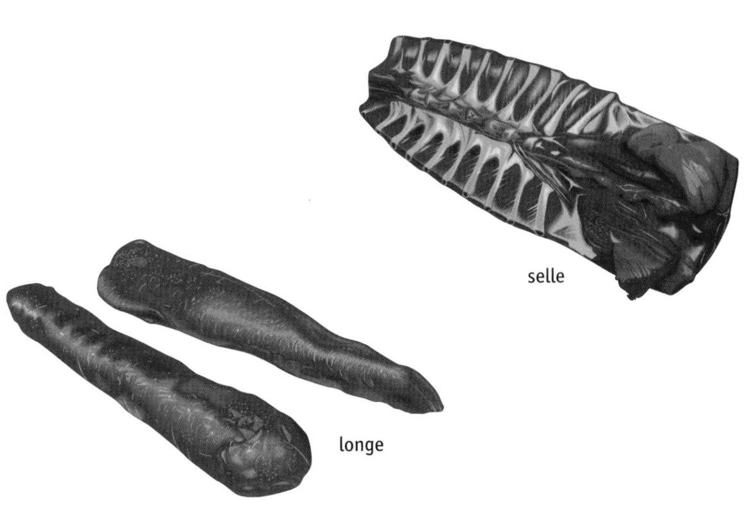

Lapin

Oryctolagus, Léporidés

Mammifère à fourrure qui serait originaire du Sud de l'Europe et du Nord de l'Afrique. Le lapin est un parent du lièvre, une espèce sauvage considérée comme du gibier, dont la chair est plus foncée et de saveur plus prononcée.

Le **lapin sauvage** ou « lapin de garenne » a une chair maigre et foncée au goût de gibier. La chair du **lapin d'élevage** ressemble à celle du poulet. Le lapin d'élevage industriel peut nourrir de 4 à 5 personnes, car la perte lors de la préparation et de la cuisson est minime. Sa chair est un peu plus grasse et un peu plus fade que celle du lapin d'élevage artisanal.

lapin

ACHAT

:: **Choisir :** un lapin à la chair luisante et légèrement rosée, au foie bien rouge et sans taches, aux rognons bien visibles, et dont le gras autour est d'un blanc franc.

Le lapin est commercialisé frais ou congelé, entier ou coupé en 4 ou 6 morceaux, selon sa grosseur. Il est presque toujours dépouillé et vidé. S'il est frais et entier, la flexibilité de ses pattes est un signe de fraîcheur.

CONSERVATION

:: **Au réfrigérateur :** frais ou cuit, 1 semaine.

:: **Au congélateur.**

VALEUR NUTRITIVE

	rôti
protéines	29 g
matières grasses	8 g
cholestérol	821 mg
calories	197
	par 100 g

EXCELLENTE SOURCE : protéines, vitamines du complexe B, calcium et potassium.

BONNE SOURCE : fer et phosphore.

CUISSON

La chair du lapin s'assèche facilement. C'est pourquoi on le cuit souvent dans un liquide ou on recommande de le barder ou de le badigeonner de gras avant la cuisson. Il nécessite entre 1 h et 1 h 30 de cuisson à 160 °C. Si on rôtit ou grille le lapin, l'arroser durant la cuisson.

UTILISATION

Le lapin se compare avantageusement au poulet ; comme ce dernier, il supporte un grand nombre de modes de cuisson, et le choix des ingrédients et des assaisonnements qui l'accompagnent est considérable. Le lapin âgé est moins tendre et gagne à être cuit à la chaleur humide (braisé, mijoté) ; il est souvent mis en pâté ou en terrine.
Le lièvre s'apprête comme le lapin ; il est souvent accompagné de fruits acides ou de sauce aigre-douce ou corsée, ce qui en atténue le goût.

PRÉPARATION

Pour découper le lapin, détacher les 4 pattes, puis sectionner le râble (la partie charnue qui va du bas des côtés à la queue, souvent considérée comme la meilleure) en 2 ou 3 parties. Quand le lapin est assez gros, on peut couper les cuisses de derrière en 2 (ce sont les plus charnues).
Avant de cuire le lapin, le laver puis le mettre à tremper quelques heures dans de l'eau fraîche légèrement salée si on veut blanchir la chair et atténuer la saveur.
On ne faisande pas le lapin et le lièvre car ils s'altèrent rapidement. On peut cependant les mariner, cela humidifie, attendrit et blanchit la chair tout en rehaussant sa saveur. Pour attendrir, la marinade doit contenir un ingrédient acide (vin rouge ou blanc, jus de citron, vinaigre) et de l'huile ; on y ajoute légumes et aromates au choix. Le lapin d'élevage, naturellement tendre, n'a pas besoin d'être attendri avant la cuisson.

Viande hachée

La viande hachée provient de diverses parties de l'animal (épaule, longe, cuisseau, poitrine). On peut demander au boucher de hacher la viande au moment de l'achat (plus de fraîcheur) ou hacher soi-même la viande au hachoir ou au robot de cuisine. On peut également se la procurer emballée au comptoir des viandes des grandes surfaces.

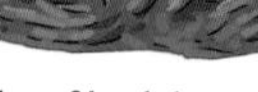

bœuf haché

ACHAT

Plus une viande est parsemée de blanc, plus elle contient de gras. La viande de bœuf utilisée pour le steak tartare ne doit pas contenir plus de 5 % de gras. Une viande moins fraîche a une teinte brunâtre. L'intérieur de la viande vendue en paquet est plus foncée qu'en surface car le pigment de couleur de la viande réagit lorsqu'il n'est pas en contact avec l'oxygène de l'air.

UTILISATION

Crue ou cuite, la viande hachée peut être cuisinée aussi bien simplement qu'avec raffinement. Aliment de base dans la cuisine de nombreux pays, elle se sert de plusieurs façons ; hamburger américain, moussaka grecque, pain de viande et steak tartare sont parmi les utilisations les plus connues.

CONSERVATION

La viande hachée est très périssable.
:: **Au réfrigérateur :** enveloppée, 1 à 2 jours.
:: **Au congélateur :** 2 à 3 mois.

VALEUR NUTRITIVE

Plus la viande hachée contient du gras, plus elle est calorifique.

CUISSON

Veiller à cuire la viande hachée jusqu'à ce qu'il n'y ait plus de teinte rosée et que le jus qui s'écoule soit clair.

PRÉPARATION

On peut hacher de la viande crue ou cuite, ce qui permet d'utiliser les restes et les parties moins tendres ou moins appétissantes. Une bonne viande hachée doit être bien fraîche, sans cartilage, tendons et nerfs.
Certains affirment qu'une viande maigre a moins de goût qu'une viande grasse. La viande hachée contenant plus de gras coûte moins cher à l'achat qu'une viande hachée maigre, mais son rendement est moindre car une partie du gras fond sous l'action de la chaleur. La meilleure façon de contrôler la qualité, la fraîcheur et la teneur en gras de la viande hachée est de la hacher soi-même.

Introduction
Abats

Les abats sont les parties comestibles des animaux de boucherie, autres que la chair. On distingue habituellement les **abats rouges** (cœur, foie, langue, poumons, rate et rognons) des **abats blancs** (cervelle, mamelle, moelle épinière ou amourettes, testicules ou animelles, pieds, ris, tête et tripes).

CONSEILS POUR L'ACHAT DES ABATS

S'assurer que les abats sont très frais car ils sont beaucoup plus périssables que la viande. Ils doivent avoir la couleur, l'odeur et l'apparence caractéristiques de l'abat et ne pas baigner dans une grande quantité de liquide. Pour une portion, prévoir environ 125 g cru ou 90 g cuit.

CONSEILS POUR L'UTILISATION DES ABATS

Certains abats, tels que le cœur et la langue, doivent cuire longuement à chaleur humide (braisage, pochage) jusqu'à ce qu'ils soient tendres. D'autres se cuisent rapidement à chaleur sèche, notamment le foie, les rognons et la cervelle. La moelle, principalement de bœuf, peut être pochée seule ou dans l'os. Elle peut aussi être mise à fondre comme du beurre et servir à la cuisson de la viande et des légumes.

Les abats tels que la cervelle, le cœur, le foie, les ris et les rognons sont riches en purines, des précurseurs de l'acide urique. Pour cette raison, leur consommation doit être limitée chez les personnes atteintes de goutte, un trouble du métabolisme de l'acide urique.

CONSEILS POUR LA CONSERVATION DES ABATS

Les abats sont très périssables. Les apprêter dans les 24 h suivant l'achat. Les abats se congèlent de 3 à 4 mois, cependant la congélation altère la saveur, la texture et l'apparence de la plupart d'entre eux.

Cœur

Le cœur est un abat rouge. Petits et tendres, les cœurs de veau, d'agneau et de poulet sont les plus recherchés. Le cœur de porc est moyennement tendre. Le cœur de bœuf est le plus volumineux, le plus ferme et celui dont la saveur est la plus prononcée.

cœur de bœuf

ACHAT

:: Choisir : un cœur charnu, d'apparence fraîche et de couleur rouge-brun (agneau et bœuf), rouge vif (porc et poulet) ou rouge pâle (veau).
:: Écarter : un cœur gris.

PRÉPARATION

Enlever le gras autour du cœur, les membranes et les veines, laver et, si désiré, faire tremper le cœur au moins 1 h au réfrigérateur dans de l'eau froide additionnée de 15 ml de vinaigre par litre (pour attendrir, en particulier le cœur de bœuf). Bien rincer puis éponger.

CUISSON

:: Braisés ou **mijotés :** les cœurs de porc et de bœuf (3 à 4 h, ajouter du liquide au besoin). Le cœur des jeunes animaux (2 à 3 h).
:: Grillés ou **rôtis**.
:: Sauté : le cœur tranché (5 à 7 min). Servir légèrement rosé.

UTILISATION

Le cœur est souvent cuisiné en ragoût et en casserole. Les Péruviens sont friands des anticuchos, des cœurs de bœuf marinés et grillés.

ABATS

VALEUR NUTRITIVE

	cœur de bœuf mijoté	*cœur d'agneau braisé*	*cœur de porc braisé*	*cœur de veau braisé*	*cœur de poulet mijoté*
protéines	29 g	25 g	24 g	29 g	26 g
matières grasses	6 g	8 g	5 g	7 g	8 g
cholestérol	193 mg	249 mg	221 mg	176 mg	242 mg
calories	175	185	148	186	185
					par 100 g

EXCELLENTE SOURCE : protéines, fer, zinc, cuivre et vitamines du complexe B.
BONNE SOURCE : phosphore et potassium.
Son contenu en cholestérol est plus élevé que celui des viandes fraîches, mais moindre que celui des autres abats.

CONSERVATION

:: Au réfrigérateur : 1 ou 2 jours.
:: Au congélateur : 3 à 4 mois.

Foie

Abat rouge comestible chez les animaux de boucherie, la volaille, le gibier et certains poissons (morue, lotte, raie). Le foie des jeunes animaux est plus tendre et plus savoureux ; le plus recherché est celui du veau. Les foies d'agneau, de génisse, de volaille et de lapin sont très appréciés pour leur tendreté et leur saveur délicate. Les foies de bœuf, de mouton, de porc et de volaille ont une saveur plus prononcée et sont plus pâteux après la cuisson.

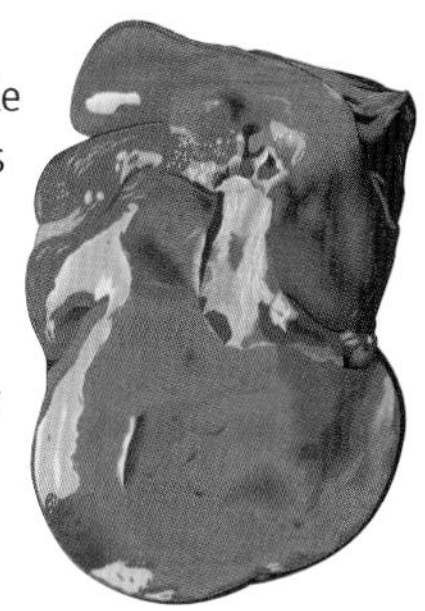

foie de veau

ACHAT

:: Choisir : un foie luisant, sans odeur forte, et qui ne baigne pas dans une grande quantité de liquide.

La couleur du foie varie de brun rosé à brun rougeâtre selon l'animal et son âge.

PRÉPARATION

Enlever la fine membrane qui recouvre le foie pour éviter que la chair se déforme à la cuisson et retirer les conduits. Faire tremper les foies de bœuf et de porc dans du lait 1 ou 2 h au réfrigérateur pour en atténuer la saveur. Bien assécher. Couper le foie en tranches d'égales dimensions afin qu'il cuise uniformément.

CUISSON

Le foie ne doit pas être mangé saignant ; il est plus savoureux s'il est légèrement rosé au centre.

:: Grillé ou **sauté :** le foie tendre (5 à 8 min). Utiliser le moins de matières grasses possible pour éviter d'augmenter la teneur en gras. Cuire le foie moins moelleux lentement et dans un peu de liquide.

VALEUR NUTRITIVE

	foie de veau braisé
protéines	22 g
matières grasses	7 g
cholestérol	561 mg
calories	165
	par 100 g

EXCELLENTE SOURCE : protéines, fer, vitamine A, vitamine B_{12}, acide folique, vitamine C, phosphore, zinc et cuivre.

Sa teneur élevée en fer aide à prévenir l'anémie.

On tire du foie de morue une huile riche en

UTILISATION

Le foie est sauté, grillé, poêlé ou mariné ; on l'accompagne de champignons, de vin, de crème ou d'oignons.

Le foie de porc est utilisé surtout en charcuterie (pâtés, terrines).

Le foie de morue est souvent fumé.

CONSERVATION

Le foie est très périssable.

:: Au réfrigérateur : 1 ou 2 jours.

:: Au congélateur : 3 à 4 mois.

Langue

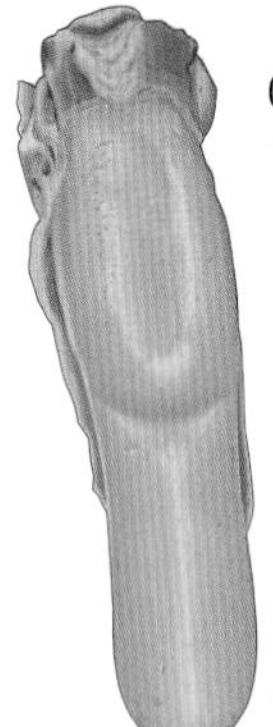

Organe charnu et musculeux de couleur rosée ou grisâtre. La langue est recouverte d'une muqueuse rêche et épaisse qui ne se consomme pas. La langue de bœuf est la plus épaisse et la plus grosse. La langue de veau est la plus tendre et la plus savoureuse. La langue de porc est douce au toucher. Les langues d'oiseaux et de certains poissons (morue) sont comestibles.

langue de bœuf

ACHAT

:: **Choisir :** une langue sans taches. Acheter de 165 à 200 g de langue crue pour une portion de 90 g cuite.

UTILISATION

La langue cuite est panée et frite, fumée ou marinée. Elle peut se consommer froide (assaisonnée de moutarde, arrosée de vinaigrette ou saumurée, dans les salades et les sandwichs).

PRÉPARATION

Brosser la langue sous l'eau froide et la mettre à tremper de 4 à 12 h (préférablement) dans de l'eau froide (la renouveler 2 ou 3 fois).

CUISSON

:: **Pochée** puis **braisée :** la langue de bœuf est pochée 2 h, puis braisée 4 h ; les langues de veau, d'agneau ou de porc sont pochées 45 min, puis braisées 2 h. Une fois la langue refroidie, retirer sa peau.

CONSERVATION

:: **Au réfrigérateur :** 1 ou 2 jours.
:: **Au congélateur :** 3 à 4 mois.

VALEUR NUTRITIVE

	langue de bœuf mijotée	*langue de porc braisée*	*langue de veau braisée*
protéines	22 g	24 g	26 g
matières grasses	21 g	19 g	10 g
cholestérol	107 mg	146 mg	238 mg
calories	283	271	202
			par 100 g

EXCELLENTE SOURCE : vitamine B_{12} et zinc, fer (langues de porc et de bœuf).

ABATS

Ris

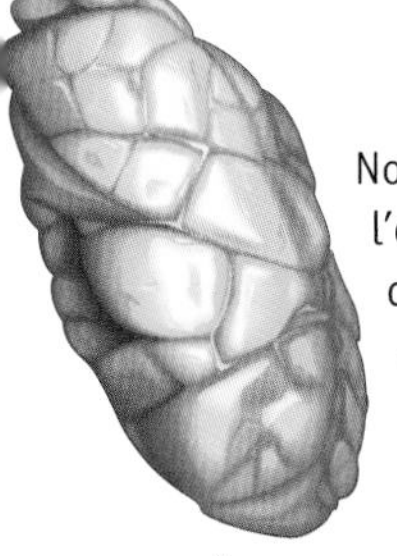

ris

Nom donné au thymus du veau et de l'agneau, une glande située à l'entrée de la poitrine, devant la trachée, et présente seulement chez les jeunes animaux. Il comprend un lobe central nommé « ris de cœur » ou « noix », et deux lobes latéraux appelés « ris de gorge ». Leur goût est très délicat et ils sont très tendres. Les ris de veau sont les plus appréciés.

ACHAT

:: Choisir : un ris dodu, lustré et ayant une bonne odeur, d'un blanc crémeux tirant sur le rose.

PRÉPARATION

Laver les ris et les laisser tremper 2 ou 3 h dans de l'eau froide légèrement salée (la renouveler à plusieurs reprises). Les blanchir avant la cuisson pour les raffermir et faciliter ainsi leur manipulation (ris d'agneau, de 2 à 3 min; ris de veau, de 7 à 10 min). Refroidir et retirer la membrane, les veinules et la graisse qui les recouvrent. Bien assécher.

CONSERVATION

:: Au réfrigérateur : 1 ou 2 jours.
:: Au congélateur : blanchir.

VALEUR NUTRITIVE

protéines	32 g
matières grasses	4 g
cholestérol	469 mg
calories	174
	par 100 g

RIS DE VEAU BRAISÉS

EXCELLENTE SOURCE : protéines, niacine, vitamine C (rare dans le règne animal), phosphore et zinc.

Étant maigres, les ris sont faciles à digérer.

CUISSON

:: Grillés : 6 à 8 min.
:: Sautés : 3 à 5 min.
:: Braisés : 30 à 40 min.
:: Pochés : 20 à 30 min.
:: Frits : 3 à 4 min.

On les cuisine en vol-au-vent, brochettes, feuilletés et gratins. On les met dans les farces. Éviter une cuisson prolongée.

Cervelle

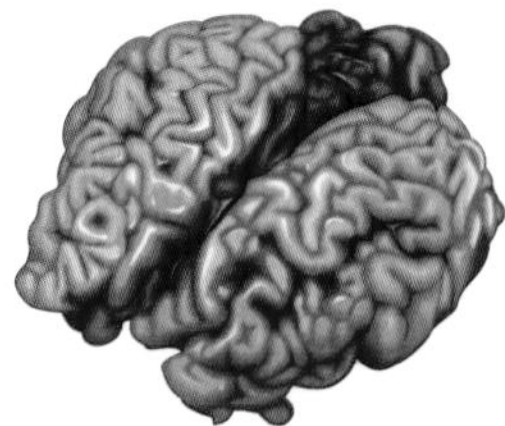
cervelle de veau

En cuisine, la cervelle est le cerveau des animaux de boucherie. Les cervelles les plus recherchées sont celles de l'agneau et du mouton. La saveur de la cervelle de veau est comparable. La cervelle de bœuf est plus ferme. Quand à la cervelle de porc, elle est rarement consommée.

ACHAT

:: Choisir : une cervelle rose grisâtre, dodue, à l'odeur agréable, sans taches ni caillots de sang.
Allouer 125 g de cervelle crue par portion.

PRÉPARATION

Tremper la cervelle 30 min dans de l'eau froide salée (½ c. à thé de sel par 500 ml d'eau) que l'on renouvellera quelques fois. Retirer la membrane qui la recouvre, puis blanchir de 15 à 18 min dans de l'eau salée (½ c. à thé de sel par litre d'eau) additionnée de 15 ml de vinaigre ou de jus de citron. Refroidir dans de l'eau froide et assécher.

CONSERVATION

:: Au réfrigérateur : 1 ou 2 jours.
Pour consommer ultérieurement, tremper puis blanchir la cervelle dans de l'eau salée additionnée de vinaigre ou de jus de citron.

VALEUR NUTRITIVE

	cervelle de veau braisée	*cervelle d'agneau braisée*
protéines	12 g	13 g
matières grasses	10 g	10 g
cholestérol	3100 mg	2040 mg
calories	136	145
		par 100 g

EXCELLENTE SOURCE : vitamine B_{12} et phosphore.
Son contenu en cholestérol est très élevé.

CUISSON

:: Au court-bouillon : entière (mouton et agneau, 10 min ; veau, 15 min).
:: Sautée : tranchée (3 ou 4 min).
:: Frite : 2 à 3 min.
Les plus tendres sont servies telles quelles ou en salade ; les autres entrent dans la préparation de gratins, croquettes, sauces, farces et soupes.

Rognons

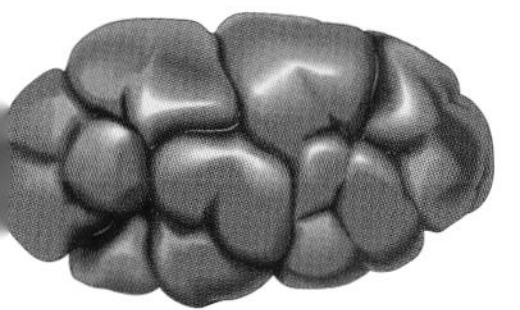

rognon de veau

En cuisine, le rognon désigne le rein des animaux de boucherie. Les rognons de veau, d'agneau et de génisse sont tendres et savoureux. Ceux du porc, du mouton et du bœuf ont un goût âcre et prononcé et une texture plus ferme. La couleur des rognons de bœuf et d'agneau est brun foncé, celle des rognons de porc, rouge-brun pâle, et celle des rognons de veau, brune, plus pâle que celle des rognons de bœuf.

VALEUR NUTRITIVE

	rognons d'agneau braisés	*rognons de bœuf mijotés*	*rognons de porc braisés*	*rognons de veau braisés*
protéines	24 g	26 g	25 g	26 g
matières grasses	4 g	3 g	5 g	6 g
cholestérol	565 mg	387 mg	480 mg	791 mg
calories	137	144	151	163
				par 100 g

EXCELLENTE SOURCE : protéines, vitamine A (bœuf), vitamine B_{12}, riboflavine, niacine et acide folique (agneau et bœuf), fer, phosphore et zinc.

Ils sont maigres, mais ils contiennent beaucoup de cholestérol.

ACHAT

:: Choisir : des rognons dodus et fermes, luisants et à la couleur caractéristique de l'animal, sans odeur d'ammoniac.

PRÉPARATION

Retirer la pellicule qui entoure les rognons, les couper en deux et retirer la graisse et les conduits internes. Pour éliminer l'odeur d'urine, les ébouillanter brièvement puis les égoutter avant de les cuire, ou les faire tremper 1 ou 2 h au réfrigérateur dans de l'eau salée (15 ml de sel par litre d'eau), les rincer à l'eau froide et les assécher.

CUISSON

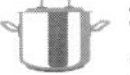

:: Grillés, sautés ou **rôtis :** les plus tendres.

:: Braisés : les moins tendres. Cuire jusqu'à ce que la couleur rouge au centre disparaisse.

UTILISATION

Les rognons se marient bien avec les tomates, les champignons, la moutarde, le jus de citron, la crème, le vin rouge, le madère et le sherry.

CONSERVATION

:: Au réfrigérateur : 1 jour.

:: Au congélateur : utiliser les rognons dès la décongélation.

Tripes

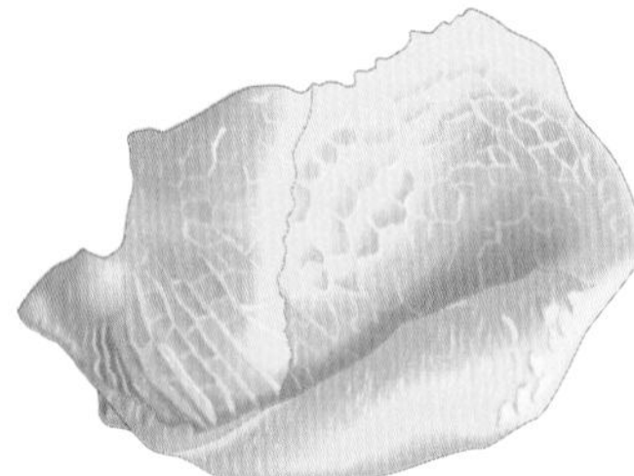

panse

Mets à base d'estomac de ruminants (bœuf, mouton et veau). Le mot « tripe » désigne également le boyau d'un animal de boucherie.

ACHAT

:: Choisir : des tripes de couleur blanche ou jaune crème dégageant une bonne odeur. Les tripes sont souvent vendues blanchies.

UTILISATION

On peut accompagner les tripes de pommes de terre ; on les cuisine avec pieds de bœuf, porc ou veau, tête de porc, lard, légumes, vin, crème et assaisonnements. Le plus commun des apprêts est celui des tripes à la mode de Caen.

On marine le gras-double (morceaux de panses de bœuf échaudés et cuits à l'eau) avant de le griller ou de le frire ; on le sert aussi en ragoût, en gratin ou braisé (20 h).

PRÉPARATION

Avant de cuire les tripes, les mettre à tremper dans de l'eau froide (10 min), les rincer, les brosser pour enlever la graisse et les couper.

VALEUR NUTRITIVE

	tripes de bœuf crues
protéines	15 g
matières grasses	4 g
cholestérol	95 mg
calories	98
	par 100 g

EXCELLENTE SOURCE : vitamine B_{12} et zinc.

CUISSON

:: Pochées (1 ou 2 h), puis **sautées** ou **frites** (10 min).

:: Blanchies (15 min), puis **braisées** (3 à 4 h).

CONSERVATION

:: Au réfrigérateur : 1 ou 2 jours.

:: Au congélateur : 3 à 4 mois.

Introduction
Charcuterie

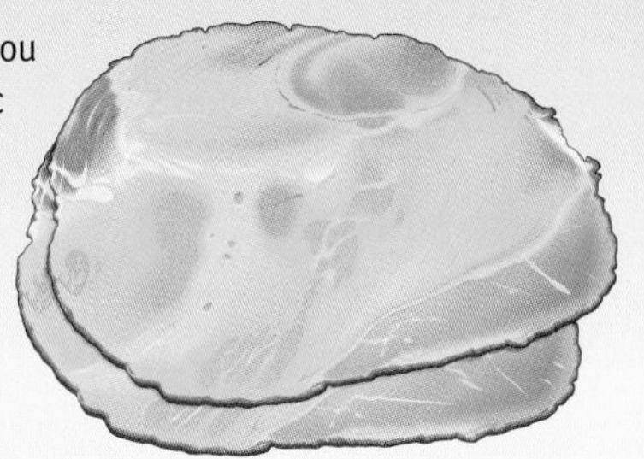

La charcuterie désigne les produits à base de viande ou d'abats de porc, mais aussi les produits préparés avec d'autres viandes. Elle est souvent riche en gras, en cholestérol, en calories et en sodium, et contient souvent des additifs. C'est donc un aliment qu'il est préférable de consommer avec modération. Il existe de nombreux procédés de fabrication de la charcuterie. En Europe, il n'est pas rare de voir une région se distinguer par une recette spéciale. Une classification rigoureuse de la charcuterie n'est guère aisée tant la variété des matières premières et des modes de préparation est grande. La viande est généralement traitée afin de se conserver ; elle est crue ou cuite et peut être salée, fumée et séchée. Certains produits sont consommés tels quels (foie gras, saucisson, jambon cuit, rillettes, terrines), d'autres après cuisson (saucisses crues et fumées, bacon et autres). La charcuterie jouit d'une grande popularité car elle est souvent prête à servir ; on la mange très souvent sur du pain ou en sandwich.

CONSEILS SUR LA CONSERVATION DE LA CHARCUTERIE

Conserver la charcuterie au réfrigérateur ; bien l'envelopper afin qu'elle ne s'assèche pas et qu'elle n'absorbe pas l'odeur des aliments environnants. La placer dans le compartiment des viandes ; sa durée de conservation est d'environ 3 à 4 jours.

Pour un maximum de saveur, sortir la charcuterie du réfrigérateur une quinzaine de minutes avant de la consommer.

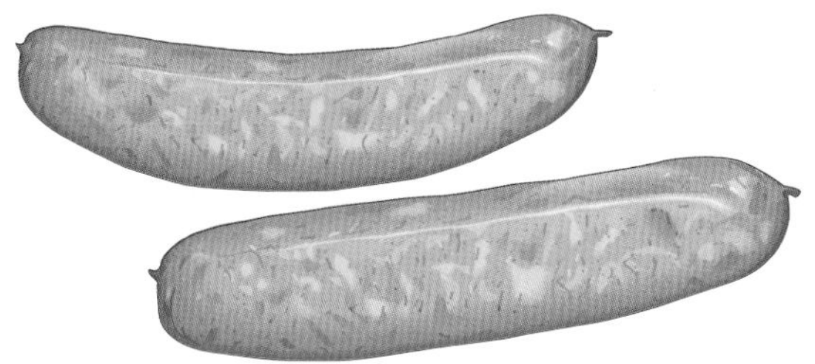

Bacon

Porc salé, généralement fumé, provenant du flanc (« bacon tranché ») ou de la longe (dos) (« bacon de dos »). Il est habituellement vendu en fines tranches.
En Amérique du Nord, le bacon accompagné d'œufs fait souvent partie du repas matinal.

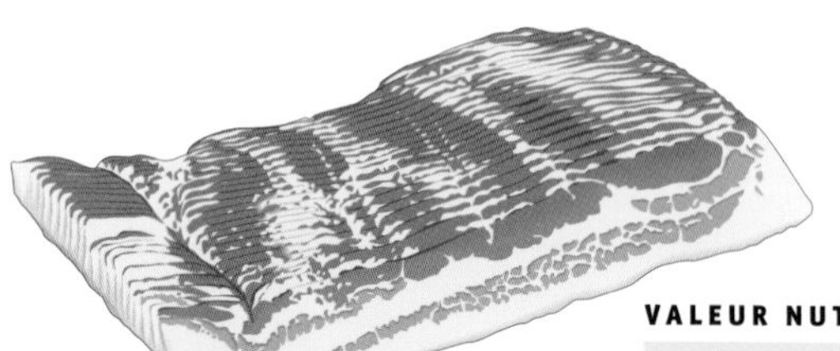

bacon américain

UTILISATION

Le bacon se marie bien avec les œufs (dans les quiches, omelettes, crêpes, salades et vinaigrettes).
Des substituts de bacon à base de protéines de soya hydrolysées (sous forme de granules) sont utilisés pour aromatiser soupes, salades, vinaigrettes, trempettes et divers autres mets préparés.

CUISSON

:: **Grillé** ou **sauté :** cuire à feu doux ou pendant moins de 10 min en égouttant le gras. Égoutter le bacon cuit sur du papier absorbant avant de le servir.

VALEUR NUTRITIVE

protéines	4 g
matières grasses	6 g
cholestérol	10 mg
calories	72
	Deux tranches cuites (12 g)

Le bacon est riche en gras et en sodium (environ 1 600 mg de sel par 100 g de bacon cuit) et contient du nitrite de sodium.

CONSERVATION

:: **Au réfrigérateur :** emballé sous vide (jusqu'à la date de péremption indiquée sur l'emballage). Ouvert, 1 semaine.
:: **Au congélateur :** 1 à 2 mois.

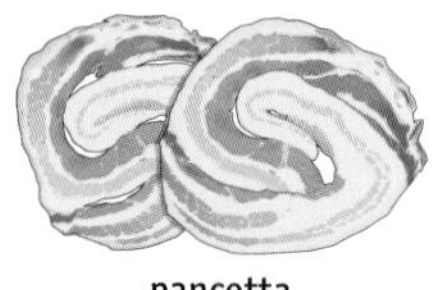

pancetta

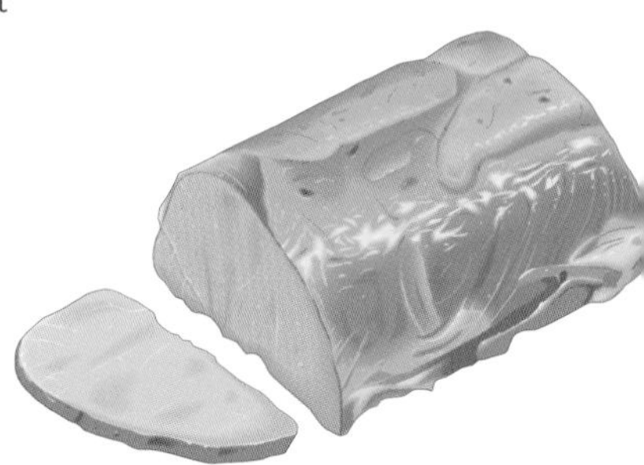

bacon canadien

Jambon

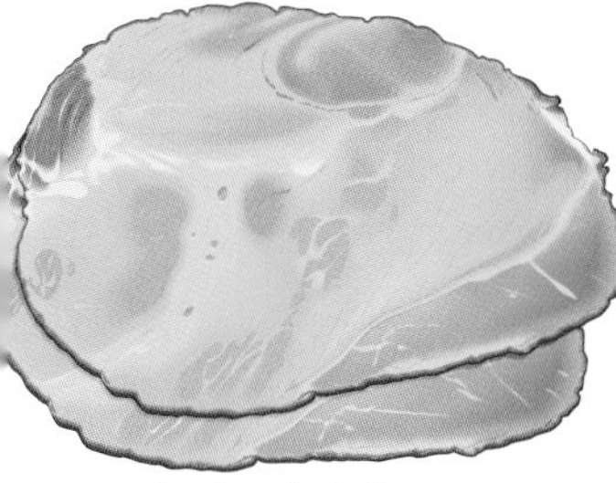
jambon de Paris

Viande de porc (ou de sanglier ou d'ours) salée et souvent fumée et séchée. Le véritable jambon provient de la fesse de porc. On tire de l'épaule des produits semblables (soc roulé, épaule picnic fumée, etc.). Le jambonneau est pris dans le jarret avant ou arrière. Les jambons sont vendus sous diverses formes :

les **jambons cuits prêts à servir** (ou « jambons blancs » en Europe) sont salés puis cuits. Ils peuvent être fumés. On peut parfaire leur cuisson et les assaisonner, si on le désire. Certains sont vendus en conserve ;

les **jambons à cuire** subissent une précuisson. Il est cependant nécessaire de poursuivre leur cuisson avant de les consommer ;

les **jambons crus** (ou « secs ») sont des jambons salés. Ils peuvent aussi être fumés. On trouve dans cette catégorie les jambons de Bayonne, de Savoie, de Westphalie, des Ardennes, de Corse ou de Parme (jambon cru italien ou « prosciutto di Parma »). Les appellations « Corse », « Parme » et « Westphalie » sont contrôlées, ce qui garantit une constance dans la qualité.

UTILISATION

Le jambon peut être mangé chaud ou froid. Il se sert comme pièce principale d'un repas ou intégré à des mets divers (quiches, omelettes, croquettes, gratins, pâtés, croque-monsieur, salades composées, sandwichs, canapés, terrines, aspics, mousses, farces et autres). Le jambon braisé à l'ananas et le jambon cuit en croûte sont des classiques. L'os sert à la préparation de soupes.

PRÉPARATION

Le jambon peut être mis à tremper pour le dessaler. La durée du trempage varie selon la grosseur du morceau et son degré de salinité ; elle peut se prolonger toute une nuit.

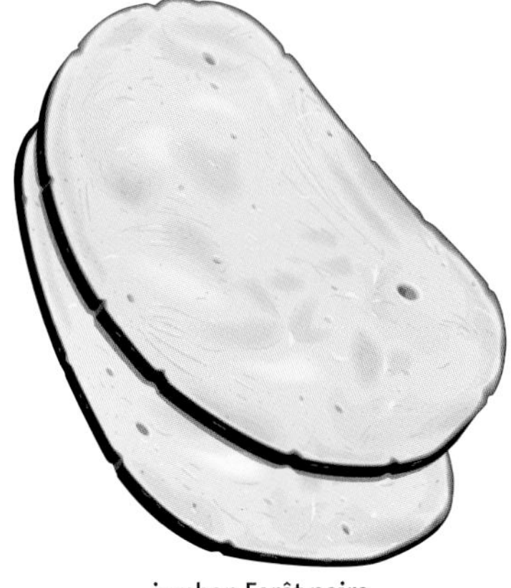
jambon Forêt noire

Jambon

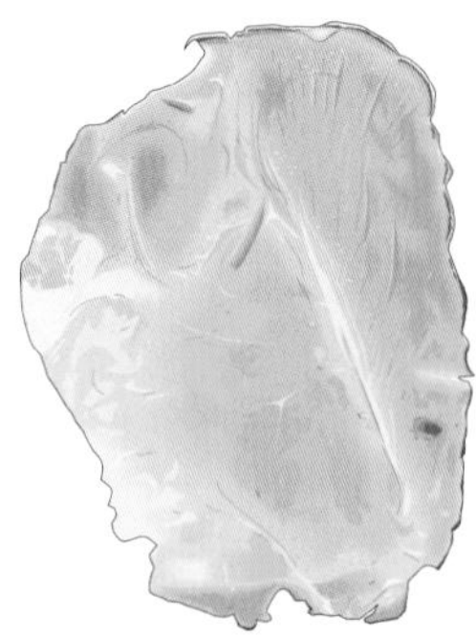

jambon fumé

CUISSON

:: **Rôti, grillé, braisé** ou **bouilli :** si le jambon est recouvert de couenne, y pratiquer quelques incisions. Pour rôtir le jambon, le cuire à découvert sur la grille d'une rôtissoire dans un four préchauffé à 160 °C, jusqu'à ce qu'il atteigne une température interne de 67 °C pour le jambon frais (à cuire) (75 °C pour l'épaule picnic) ou de 55 °C pour le jambon déjà cuit. L'os se détache alors facilement de la chair. Laisser reposer une dizaine de minutes avant de le servir.

VALEUR NUTRITIVE

	maigre du jambon cuit au four
protéines	25 g
matières grasses	6 g
cholestérol	55 mg
calories	157
	par 100 g

Le contenu en sel du jambon est généralement élevé (1 000 à 1 500 mg de sodium/100 g). Le jambon cru (ou sec) est plus gras et plus calorifique que le jambon cuit.

CONSERVATION

:: **Au réfrigérateur :** 1 semaine.
:: **Au congélateur :** 1 à 2 mois. La congélation entraîne une perte de saveur et le rend plus difficile à trancher.

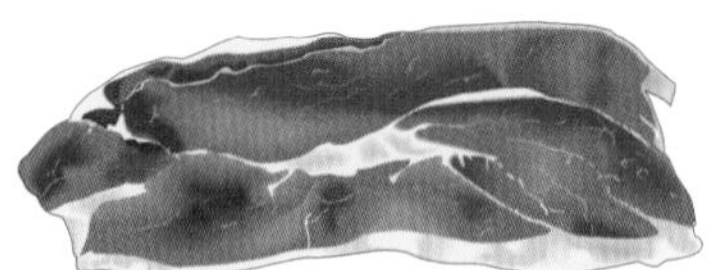

prosciutto

DURÉE DE RÔTISSAGE DU JAMBON À CUIRE

Découpe	*Poids (kg)*	*Durée de cuisson à 160 °C*
Non désossé		
Entier	3,5 à 4,5	3 h 30
Croupe ou jarret entier	2,5 à 3,5	3 h 15 à 3 h 30
Désossé		
Entier	4,5 à 5,5	3 h 30 à 4 h
Demi	2,5 à 3,5	2 h 30 à 3 h 30
Épaule picnic	2 à 3	2 h 30 à 3 h
	3 à 3,5	3 h à 4 h
	3,5 à 4,5	4 h à 4 h 30

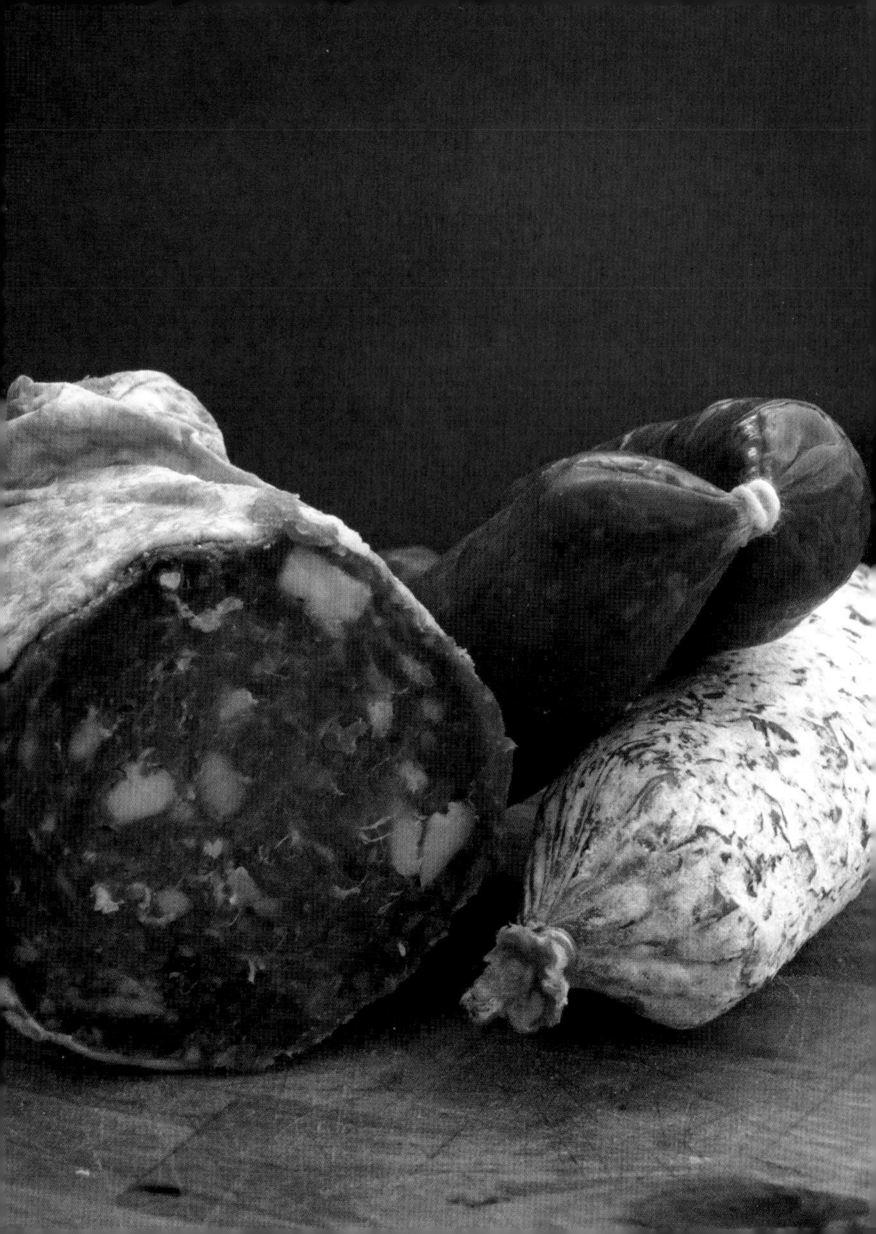

Saucisse et saucisson

Produits de charcuterie constitués d'un boyau rempli de viande hachée assaisonnée. Le saucisson est une grosse saucisse qui peut être crue ou cuite. Il existe un nombre incalculable de variétés de saucisses et de saucissons ; plusieurs sont d'origine allemande. Traditionnellement et encore généralement faits de porc, les saucisses et saucissons peuvent aussi être fabriqués de bœuf, de veau, d'agneau, de mouton, de cheval, de volaille, d'abats ou de tofu. Lorsque la viande est désossée mécaniquement, ils peuvent aussi contenir des particules de nerfs, de tendons, de vaisseaux sanguins ou d'os. Les saucisses et saucissons peuvent aussi contenir de l'eau, des agents de remplissage, des sucres, des épices, de la fumée, des agents de conservation et d'autres ingrédients. Les enveloppes synthétiques à base de collagène (comestibles) ou de cellulose (non comestibles) ont pratiquement remplacé les enveloppes naturelles.

saucisses de Francfort

On distingue principalement quatre types de produits :

les **saucisses crues**, comme leur nom l'indique, sont crues (saucisses longues, saucisses de Toulouse, merguez, crépinettes, chipolatas, saucisses à déjeuner, etc.) ou encore crues étuvées (gendarmes, saucisses de Francfort, cervelas de Lyon, etc.), ces dernières pouvant être fumées et séchées. Les saucisses crues peuvent être grillées, poêlées, bouillies ou frites. Les piquer avec une fourchette avant de les cuire permet au gras qui fond de s'écouler. Commencer la cuisson doucement. Ajouter si nécessaire une petite quantité d'eau en début de cuisson pour éviter que les saucisses collent. Les saucisses crues étuvées sont habituellement pochées. Les gendarmes se consomment sans cuisson. La saucisse de Francfort est d'origine allemande. Elle est traditionnellement faite de porc et fumée à froid. On la connaît surtout aujourd'hui en tant que saucisse à hot-dog (ou « saucisse fumée »).

salami génois

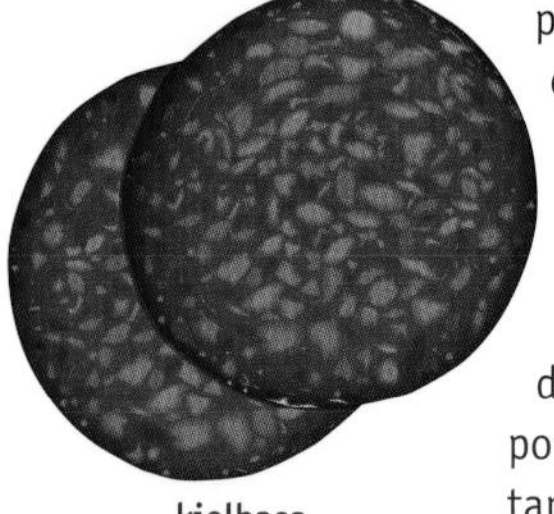

kielbasa

Bien qu'elle soit cuite, il est souhaitable de la cuire à nouveau avant de la consommer;

les **saucisses cuites** (cervelas de Strasbourg, saucisses cocktail, saucisses viennoises, etc.) l'ont habituellement été à la vapeur. Elles peuvent aussi être fumées;

le **saucisson sec** (salami, pepperoni, saucisson de montagne, saucisson de ménage et rosette) est un produit cru, salé, fermenté et séché. Il peut aussi être fumé;

le **saucisson cuit** (mortadelle, saucisson de Paris, de Cambridge, de Lyon, de Bologne, de foie et de langue) a seulement subi une cuisson. Il peut être fumé. Son émulsion peut être composée de viandes diverses.

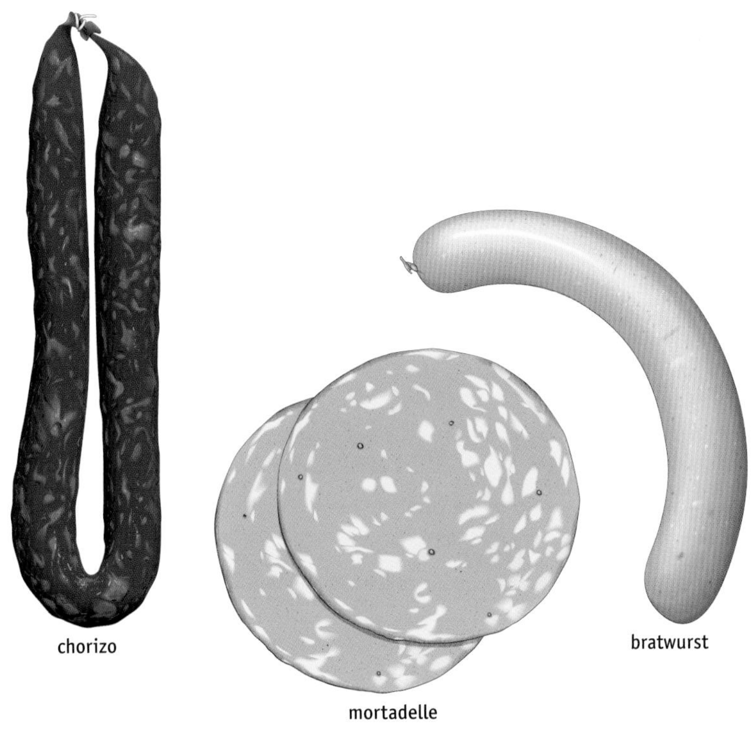

chorizo

mortadelle

bratwurst

Saucisse et saucisson

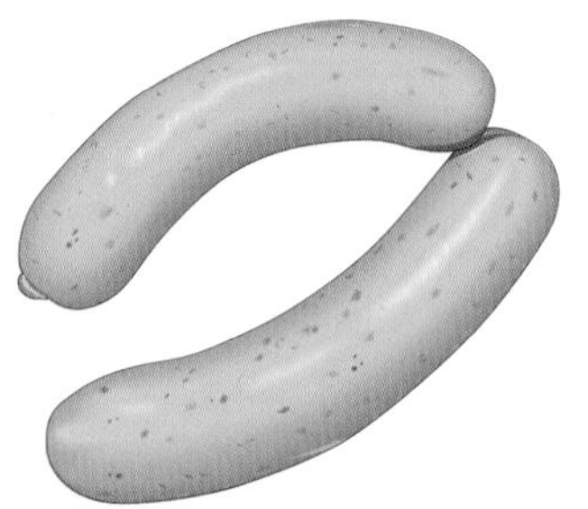

weisswurst

ACHAT

:: Choisir : des saucisses et saucissons lisses, non poisseux et de couleur uniforme. Le saucisson sec doit être très ferme, dégager un bon arôme et être recouvert d'une fleur (petits points blancs de la taille d'une tête d'épingle). Vérifier la date de péremption des produits sous vide.

UTILISATION

Plusieurs saucissons sont généralement servis coupés en fines tranches. On les sert en hors-d'œuvre ou comme mets principal. Ils garnissent canapés et sandwichs. Les sauces, comme la sauce anglaise Worcestershire, les ketchups, la moutarde, les chutneys et les marinades accompagnent très bien la saucisse.

CONSERVATION

:: À l'air ambiant : placer les saucissons secs entiers, 3 mois, dans un endroit frais et sec.
:: Au réfrigérateur : les saucisses crues ou cuites, 3 jours. Couvrir les saucissons secs à point, entamés ou achetés tranchés et les tenir éloignés des aliments à forte odeur, 3 à 5 jours. Les saucissons cuits tranchés, 3 à 5 jours.
:: Au congélateur : les saucisses crues ou cuites telles quelles si l'emballage est scellé ; sinon, 3 mois, enveloppées.

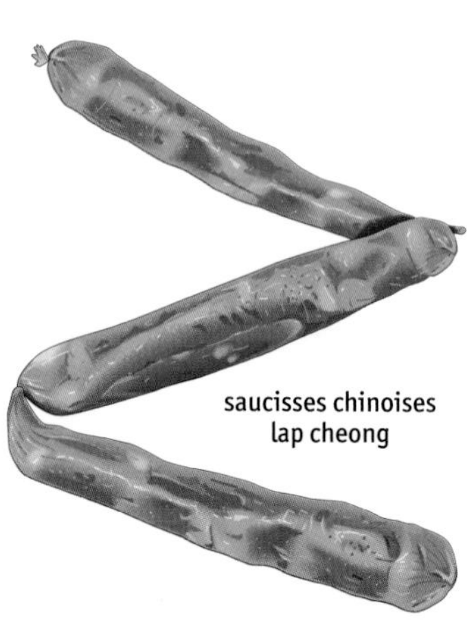

saucisses chinoises lap cheong

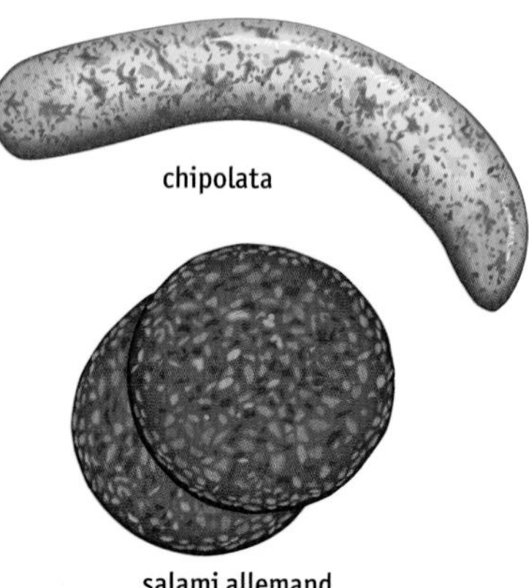

chipolata

salami allemand

VALEUR NUTRITIVE

	salami de porc sec	*saucisson de Bologne*	*saucisse fumée de bœuf et de porc*	*saucisse de porc frais cuite*
protéines	23 g	15 g	11 g	20 g
matières grasses	34 g	20 g	29 g	31 g
cholestérol	79 mg	59 mg	50 mg	83 mg
calcium	407 mg	247 mg	320 mg	369 mg
sodium	2260 mg	1184 mg	1120 mg	1294 mg
				par 100 g

La valeur nutritive des saucisses et saucissons varie selon les ingrédients utilisés et leur proportion. Ce sont en général des aliments gras, calorifiques et salés qui contiennent moins de protéines que la viande, et des additifs. L'eau et les matières grasses comptent pour près des trois quarts du poids des saucisses fumées.

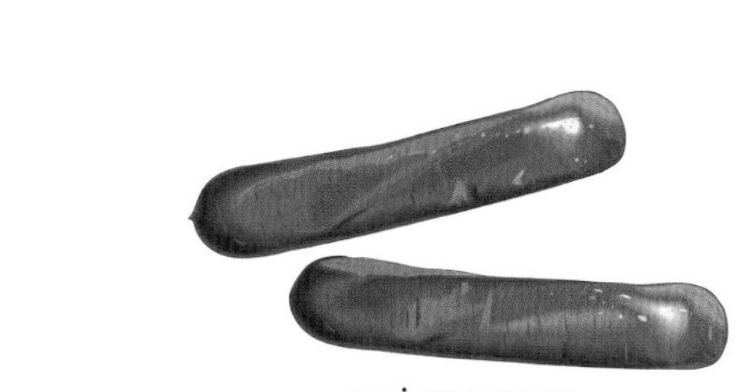

saucisses merguez

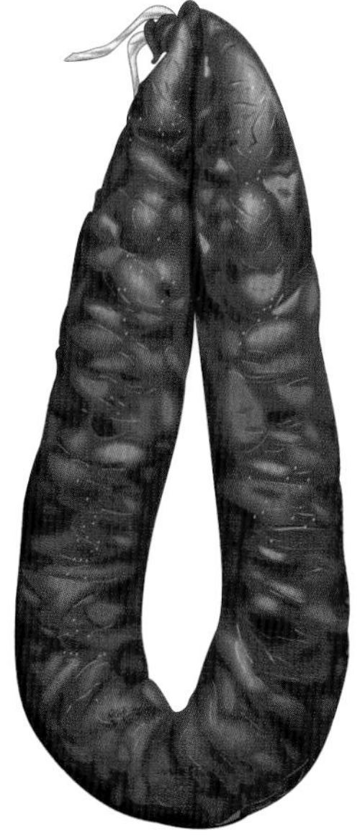

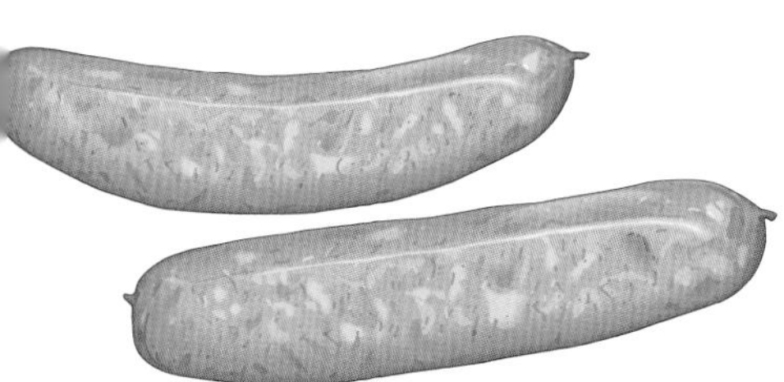

saucisses de Toulouse

pepperoni

Andouille

Charcuterie cuite, à base du tube digestif de porc ou de veau, à laquelle on peut ajouter la tête, le cœur, la poitrine ou la gorge de l'animal. L'andouille mesure de 25 à 30 cm de long et l'andouillette de 10 à 15 cm. L'andouillette est parfois enrobée de chapelure, de gelée ou de saindoux.

andouillette

UTILISATION

L'andouille se mange froide, coupée en fines rondelles (hors-d'œuvre). L'andouillette se mange grillée ou poêlée, servie avec de la moutarde et accompagnée de haricots rouges ou lentilles, choucroute, chou rouge ou pommes de terre frites.

CONSERVATION

:: Au réfrigérateur : 3 à 4 jours.

VALEUR NUTRITIVE

protéines	10 g
matières grasses	29 g
cholestérol	143 mg
calories	303
	par 100 g

L'andouille mijotée est grasse et calorifique.

Rillettes

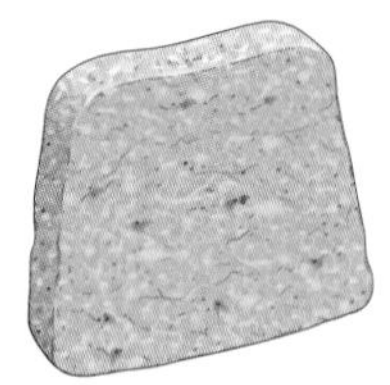

rillettes

Préparation faite de viande cuite dans de la graisse jusqu'à l'obtention d'une consistance onctueuse. Les rillettes sont versées dans des pots, refroidies et recouvertes de graisse (saindoux, graisse d'oie ou autre). Traditionnellement à base de porc ou d'oie, elles peuvent être de lapin, volaille, canard, veau ou poisson.

VALEUR NUTRITIVE

	bœuf, poulet, dinde
protéines	16 g
matières grasses	19 g
calories	280
	par 100 g

UTILISATION

Les rillettes sont consommées froides, sur canapés, en sandwichs ou avec du pain grillé.

CONSERVATION

:: Au réfrigérateur : non entamées, plusieurs semaines ; entamées, quelques jours.

Foie gras

Foie de l'oie ou du canard qui a été hypertrophié par gavage. Le foie gras est considéré comme un mets gastronomique. La dénomination « foie gras » est réglementée dans plusieurs pays, notamment en France. Elle désigne un produit qui contient au moins 20 % de foie gras de canard ou d'oie. Si le produit contient des foies et de la chair d'autres animaux, la dénomination « foie gras » est accompagnée de « pâté », « terrine » ou « galantine ».
Le foie d'oie atteint en moyenne de 700 à 900 g et le foie de canard de 300 à 400 g.

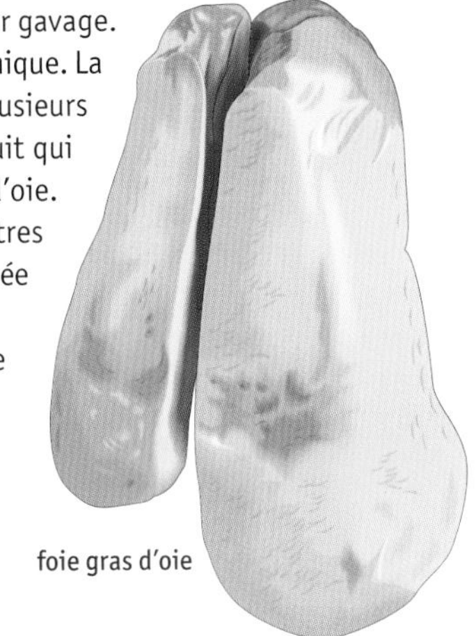

foie gras d'oie

UTILISATION

Le foie gras est commercialisé cru ou prêt à consommer. On le met au réfrigérateur la veille, puis on ouvre le contenant 1 h avant de servir, tout en le laissant au frais. On découpe ensuite le foie gras en tranches à l'aide d'un couteau dont la lame a été passée sous l'eau chaude ; on le mange à la fourchette ou sur du pain grillé.

CUISSON

:: **Sauté :** le foie gras cru tranché (30 s) dans très peu de beurre; on peut ensuite déglacer au madère ou au cognac.

CONSERVATION

:: **Au réfrigérateur :** 3 à 4 jours, le contenant entamé bien enveloppé.

VALEUR NUTRITIVE

	pâté de foie gras
protéines	11 g
matières grasses	44 g
calories	462
	par 100 g

La valeur nutritive du foie gras et des produits dérivés varie selon les ingrédients utilisés : foies d'animaux non gavés incluant porc, veau et dinde, viandes, bardes, assaisonnements, truffes, alcool, sucre, blancs d'œufs et divers additifs. Ce sont presque toujours des aliments gras et calorifiques.

Boudin

Charcuterie cuite à base de sang et de gras de porc assaisonnés et introduits dans un boyau. Le sang de bœuf, de veau ou de mouton peut aussi être utilisé. On peut ajouter oignons, épinards, raisins, pommes, pruneaux, châtaignes, lait, crème, eau-de-vie, semoule, mie de pain, flocons d'avoine, œufs, épices, fines herbes, etc. Ce boudin est appelé « **boudin noir** ».
Le **boudin blanc**, nommé « boudin à la parisienne », est une bouillie à base de lait, œufs, viande blanche, lard gras et assaisonnements, logée dans des boyaux d'animal. On le vend surtout au temps de Noël.

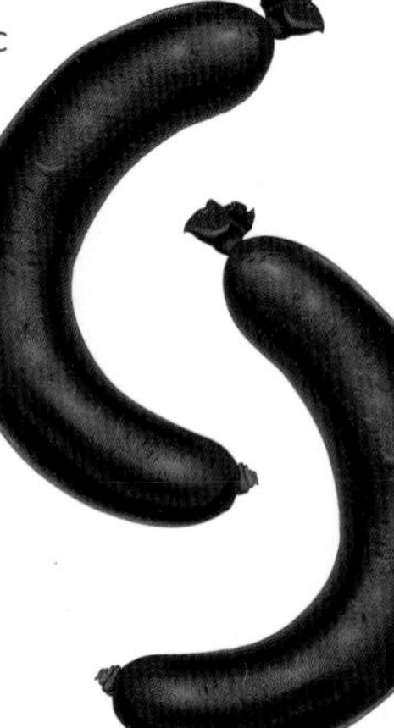

boudins noirs

CHARCUTERIE

UTILISATION

Le boudin noir est coupé en tranches, puis poêlé, poché ou grillé (10 min). Il est servi avec des pommes ou une purée de pommes de terre.
Le boudin blanc est poêlé doucement, grillé, poché ou cuit au four, ou en papillotes.

CONSERVATION

:: **Au réfrigérateur :** 3 à 4 jours.

VALEUR NUTRITIVE

protéines	15 g
matières grasses	35 g
cholestérol	120 mg
calories	378
	par 100 g

EXCELLENTE SOURCE : fer et vitamine B_{12}.
Le boudin contient une quantité relativement élevée de sodium (environ 700 mg/100 g). Consulter la liste des ingrédients pour savoir s'il contient des additifs.

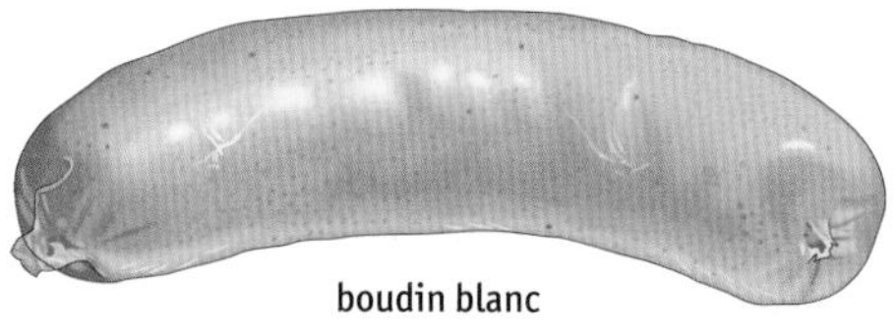

boudin blanc

Introduction
Volaille

En cuisine, le terme volaille désigne la chair de poulet ou de poule ; les autres oiseaux sont nommés expressément dans les recettes. Le poulet est le plus populaire car il est économique à produire, agréable au goût et il peut être apprêté de multiples façons.

CONSEILS POUR L'ACHAT D'UNE VOLAILLE

La volaille est vendue fraîche ou congelée, crue ou cuite. Fraîche, la choisir charnue, à la peau souple, humide et intacte, exempte de duvet et de plaques foncées ou sèches. Surgelée, écarter une volaille desséchée et dont l'emballage est givré ou endommagé ou contient de la glace rosée.

CONSEILS POUR LA PRÉPARATION D'UNE VOLAILLE

La volaille est consommée chaude ou froide mais toujours cuite. Avant de la cuire, brûler les plumes encore présentes ou les enlever à l'aide d'une pince. Rincer l'intérieur et l'extérieur de la volaille, puis assécher. On peut frotter la peau avec du citron afin que la chair reste blanche lors de la cuisson. Enlever la glande uropygienne située à l'extrémité postérieure du corps de l'oiseau (elle est généralement absente des volailles éviscérées disponibles sur le marché). On peut aussi enlever le bréchet (l'os en forme de V, ou fourchette) pour faciliter la coupe de la chair de la poitrine.

La volaille est souvent porteuse de la bactérie salmonelle, qui provoque une maladie qui peut être grave chez les personnes vulnérables, comme les enfants et les personnes âgées.
La manipulation et la cuisson d'une volaille exigent donc certains soins :

- préparer la volaille sur un espace restreint afin de limiter les risques de contamination ;
- avant de la réfrigérer, la retirer de son emballage, retirer les abats de la cavité et les entreposer séparément ; essuyer le volatile avec un linge humide ; envelopper la volaille de papier ciré ou de papier d'aluminium, sans serrer, et réfrigérer de 2 à 3 jours au plus ;
- dégeler complètement la volaille ; la cuire ensuite dans les 24 à 48 h ;
- ne pas cuire la volaille à basse température (moins de 150 °C) car elle doit atteindre rapidement une température interne de 60 °C pour détruire les salmonelles. Régler le four à 160 °C et introduire un thermomètre à viande dans la partie la plus charnue. Cuire jusqu'à ce que le thermomètre indique 85 °C ou 77 °C pour une dinde non farcie ;
- bien se laver les mains et nettoyer à l'eau chaude savonneuse tous les ustensiles et les surfaces qui ont été en contact avec la volaille et son emballage ;
- éviter de laisser la volaille crue ou cuite à la température de la pièce plus de 2 h ;
- ne pas recongeler une volaille décongelée avant de l'avoir fait cuire.

Ne farcir la volaille qu'au moment de la cuire. Immédiatement après le repas, retirer les restes de farce de la volaille et les réfrigérer à part dans un contenant fermé jusqu'à 3 jours. On peut aussi les congeler de 3 à 4 semaines.

La durée de congélation de la volaille entière achetée congelée est de 12 mois, de la volaille découpée (achetée congelée), 6 mois, et de la volaille cuite, 1 ou 2 mois sans sauce ni bouillon.

La **décongélation au réfrigérateur** (la plus sécuritaire) est la méthode la plus longue (prévoir 11 h par kg). Laisser la volaille dans son emballage et percer quelques trous sous le dos pour que le liquide s'écoule.

Pour la **décongélation au four à micro-ondes**, laisser la volaille entière dans son emballage (retirer l'attache de métal, s'il y a lieu). Percer ce dernier afin que le liquide puisse s'écouler. Placer la volaille sur un support et chauffer au tiers de la puissance maximale, de 20 à 24 min par kg ou selon le temps indiqué par le fabricant. Lorsque la volaille est à moitié dégelée, retirer l'emballage et couvrir la volaille pour éviter qu'elle cuise.

La **décongélation par trempage dans l'eau froide** s'effectue en laissant la volaille dans son emballage et dans l'eau froide. Renouveler l'eau plusieurs fois.

La **décongélation à la température de la pièce** n'est pas recommandée.

CONSEILS POUR LA CUISSON D'UNE VOLAILLE

:: Rôtissage

Consiste à cuire les volailles entières ou dépecées au four conventionnel ou au barbecue ; donne à la volaille une peau croustillante. Enduire la peau d'une mince couche de matières grasses. Ficeler la volaille pour qu'elle conserve sa forme ; préchauffer le four à 160 °C. Placer la volaille sur la grille d'une rôtissoire, poitrine (ou peau, s'il s'agit d'une partie de volaille) vers le haut. Recouvrir de papier d'aluminium, côté brillant vers la peau ; enfourner. Retirer le papier d'aluminium 30 min avant la fin de la cuisson pour laisser dorer la volaille. Arroser à l'occasion.

:: Grillage

Consiste à cuire des morceaux de volaille sur le gril du four barbecue réglé à feu moyen ou au four conventionnel, à 160 °C. Ne pas mettre la volaille trop près de la source de chaleur (à moins de 10 ou 12 cm). Éviter de la piquer ; l'arroser et la retourner durant la cuisson. Laisser reposer la volaille cuite quelques minutes avant de servir ; elle sera plus juteuse et tendre.

:: Cuisson au four à micro-ondes

Au micro-ondes, la peau ne rôtit pas ; pour améliorer son apparence, l'enduire d'assaisonnements divers. Recouvrir le bout des ailes, les os de la poitrine et des cuisses, et trousser la volaille en attachant les membres près du corps. Percer la peau de la volaille entière et la placer sur un support pour rôtir afin que le gras s'égoutte. Pendant la cuisson, enlever le jus qui s'accumule. Tourner les morceaux ou la volaille entière au moins une fois en cours de cuisson. Vérifier la température interne de la volaille en plusieurs points, après la période d'attente.

Dinde

Meleagris gallopavo, Gallinacés

Femelle du dindon, un oiseau de basse-cour originaire d'Amérique du Nord. La tête et le cou de la dinde, de couleur rouge violacé, sont dépourvus de plumes et présentent plusieurs excroissances. La dinde sauvage a peu de chair, contrairement à la dinde d'élevage devenue charnue à la suite de nombreux croisements. La dinde domestiquée peut peser jusqu'à environ 18 kg. Sur le marché, dinde et dindon se retrouvent de plus en plus sous l'appellation « dindon » (ou « jeune dindon »). La chair de la dinde est moins fine et plus sèche que celle du poulet. Plus l'animal est gros, moins il est savoureux.

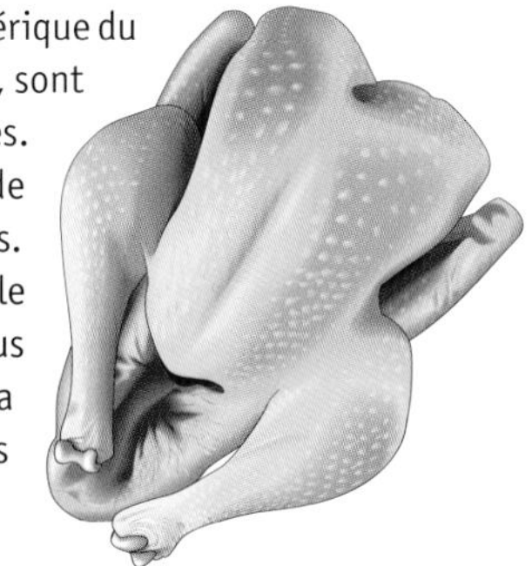

dinde

ACHAT

Sur le marché, on trouve entre autres de la dinde désossée, découpée en pièces (poitrine, cuisse, pilons, etc.), hachée, coupée en escalopes ou en cubes, façonnée en rôti (que l'on nomme également roulé) ou incorporée à toute une gamme de produits transformés (saucisse, saucisson, pastrami, salami, Kiel, Kolbassa). La dinde désossée peut être vendue sans peau, peut ne contenir que de la viande blanche ou un mélange de viande blanche et brune ; elle peut aussi être cuite et fumée ou aromatisée à la saveur de jambon. Prêts à cuire ou à servir, ces produits sont surtout vendus congelés ; la liste des ingrédients nous renseigne sur leur composition. La dinde est aussi vendue farcie ou injectée de corps gras. La dinde injectée de corps gras coûte plus cher et le mélange utilisé contient une forte proportion de matières grasses saturées.

VOLAILLE

VALEUR NUTRITIVE

	chair crue (blanc et brun)	*avec la peau*	*chair blanche et brune rôtie*	*avec la peau*
protéines	22 g	20 g	29 g	28 g
matières grasses	3 g	8 g	5 g	10 g
cholestérol	65 mg	68 mg	76 mg	82 mg
calories	119	160	170	208
				par 100 g

EXCELLENTE SOURCE : protéines, niacine, vitamine B_6, zinc et potassium.
BONNE SOURCE : vitamine B_{12} et phosphore.
La dinde a presque deux fois plus de chair blanche que de brune. La chair blanche est moins grasse et moins humide. Environ 40 % du poids de la volaille entière sont comestibles. Ainsi, on obtient environ 400 g de viande cuite pour chaque kg de dinde crue, dont 250 g peuvent se servir tranchés.

Dinde

TEMPS DE RÔTISSAGE POUR LA DINDE

	Poids (kg)	*Durée de cuisson pour rôtir*
Dinde entière	1,8 à 3	3 h à 3 h 30
	3,0 à 3,5	3 h 30 à 4 h
	3,5 à 4,5	4 h à 4 h 30
	4,5 à 5,5	4 h 30 à 5 h
	6,5 à 7	5 h 30 à 6 h
	8 à 9	5 h 45 à 6 h 30
	9 à 11	6 h 15 à 7 h
Demi-dinde	2	2 h 30 à 3 h
	4	4 h à 4 h 30
	6	4 h 30 à 5 h
Quart de dinde	2	3 h à 3 h 30
	3	3 h 30 à 4 h
Pilons (6 morceaux)	1,5	1 h 30 à 1 h 45
Cuisses (6 morceaux)	2	1 h 30 à 1 h 45
Ailes (8 morceaux)	2	1 h 15 à 1 h 30
Demi-poitrine	1	1 h 45 à 2 h

CUISSON

Décongeler la dinde complètement avant de la cuire, idéalement au réfrigérateur, dans l'emballage original ; prévoir environ 11 h par kg. On peut aussi la décongeler dans l'eau froide (prévoir 3 h par kg) ou au four à micro-ondes (voir *Introduction*, p. 510) en suivant les directives du fabricant.
La température idéale de cuisson est de 160 °C. La température interne de la poitrine doit être de 72 °C et celle de la cuisse de 77 °C.

UTILISATION

La dinde est traditionnellement rôtie, souvent farcie. Elle s'apprête comme le poulet qu'elle peut remplacer dans la plupart des recettes. Comme le poulet, elle est délicieuse froide, notamment dans les salades, les aspics et les sandwichs.

Oie

Anser anser, Anatidés

Oiseau palmipède au long cou et au large bec. Certaines races d'oie sont élevées pour leur chair tendre et savoureuse ; on les tue lorsqu'elles pèsent entre 3 et 5 kg. D'autres sont élevées pour leur foie gras ; elles atteignent alors de 10 à 12 kg.

oie

VALEUR NUTRITIVE

	chair crue	*chair crue avec la peau*	*chair rôtie*	*chair rôtie avec la peau*
protéines	23 g	16 g	29 g	25 g
matières grasses	7 g	34 g	13 g	22 g
cholestérol	84 mg	80 mg	96 mg	91 mg
calories	160	370	238	305
				par 100 g

Même si elle est plus grasse, la valeur nutritive de l'oie se rapproche de celle du canard.

ACHAT

:: Choisir : une oie à la chair rose ou rouge clair, à la poitrine rebondie et aux pattes claires et lisses.
Plus l'oie est âgée, plus ses pattes sont velues et rouges, plus son bec est rigide et plus sa chair est ferme et sèche.
Allouer 500 g de chair crue par personne.

CUISSON

Pour que l'oie soit moins grasse, piquer la peau à plusieurs endroits, la placer sur la grille d'une rôtissoire et la retourner à mi-cuisson. Dégraisser la sauce.
:: Rôtie : environ 30 min de cuisson par kg à 160 °C.

UTILISATION

L'oie se cuisine comme les autres volailles. L'oie sauvage, dont la chair est plus ferme, offre une saveur maximale lorsqu'elle est braisée ou apprêtée en pâtés. Les apprêts de la dinde et du canard conviennent particulièrement bien à l'oie. L'oie rôtie, farcie ou non, demeure une tradition en Allemagne, en Angleterre, en Europe centrale et en Scandinavie.
L'oie farcie aux marrons et accompagnée de pommes ou servie avec de la choucroute est aussi un classique. La chair de l'oie âgée ou très grosse est transformée en confits, en pâtés et en rillettes, ou elle est cuisinée en ragoût, en civet, ou braisée. Les farces et les garnitures aux fruits lui conviennent bien.
On tire de l'oie de la graisse que l'on utilise comme le beurre.

Poulet

Gallus gallus, Gallinacés

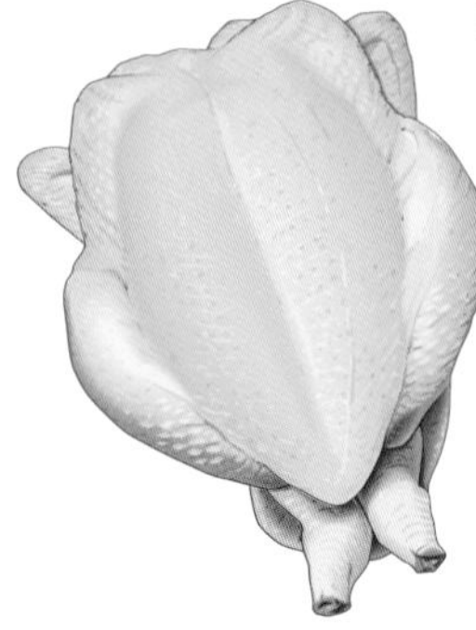

poulet

Petit de la poule, mâle ou femelle, âgé de 3 à 10 mois. On trouve sur le marché le « poulet à griller », tué à 7 semaines environ et pesant entre 1,2 et 1,8 kg (éviscéré), et le « poulet à rôtir », tué à l'âge de 10 semaines et pesant plus de 2 kg. Le « poulet de Cornouailles » est issu d'un croisement entre une poule White Rock et un poulet Cornish ; il pèse 700 g à 1 kg, éviscéré.

Certains poulets sont dits « de grain » (« fermiers » ou « de marque » en Europe). Dans certains pays, aucune réglementation ne régit cette appellation, de sorte que tous les poulets peuvent recevoir ce nom, car tous sont principalement nourris de grains (blé, orge, maïs, etc.) et sont produits selon des techniques d'élevage semblables. Les poulets étiquetés « de grain » coûtent en moyenne 30 % plus cher. Certains poulets « de grain » sont refroidis à l'air plutôt qu'à l'eau lors de l'abattage. Ceux qui sont refroidis à l'air perdent moins d'eau à la cuisson, de sorte que leur prix est moins élevé qu'il n'y paraît. Le refroidissement à l'air assèche la peau et lui donne une coloration plus sombre. Une alimentation riche en carotène provoque également une coloration de la volaille.

ACHAT

Il est préférable de comparer en considérant le prix du poulet par portion plutôt que le prix par kg (tenir compte des pertes lors de la préparation et de la cuisson). Le prix au kg d'un poulet entier est habituellement inférieur à celui des morceaux. Un gros poulet constitue un meilleur achat qu'un plus petit car la proportion de chair par rapport aux os est plus élevée.

UTILISATION

Le poulet se consomme cuit, chaud ou froid. Tous les modes de cuisson lui conviennent et il peut être accompagné d'une multitude d'ingrédients et d'assaisonnements. Le poulet est délicieux rôti, grillé ou sauté. Le mariner quelques heures ou le farcir le rendent plus savoureux. Étant donné leur jeune âge, tous les poulets sont tendres et se cuisent donc très bien à chaleur sèche.

VALEUR NUTRITIVE

	cru sans la peau	cru avec la peau	rôti sans la peau	rôti avec la peau
protéines	21 g	19 g	29 g	27 g
matières grasses	3 g	15 g	7 g	14 g
cholestérol	70 mg	75 mg	89 mg	88 mg
calories	119	215	190	239
				par 100 g

La chair crue de poulet contient moins de matières grasses et autant de cholestérol que le maigre des animaux de boucherie.

EXCELLENTE SOURCE : protéines, niacine et vitamine B_6.

BONNE SOURCE : vitamine B_{12}, zinc, phosphore et potassium.

PRÉPARATION

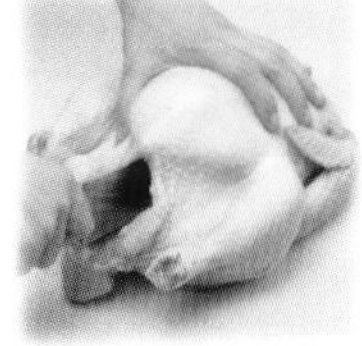

1 Insérer un couteau de chef tranchant dans la cavité de la volaille et découper le long de la colonne vertébrale.

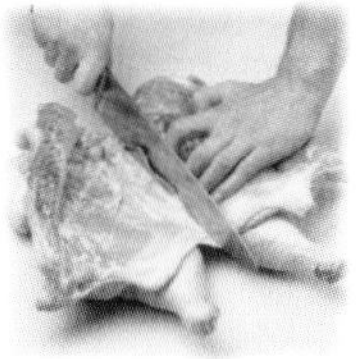

2 Retourner et ouvrir la volaille. Découper le long du bréchet.

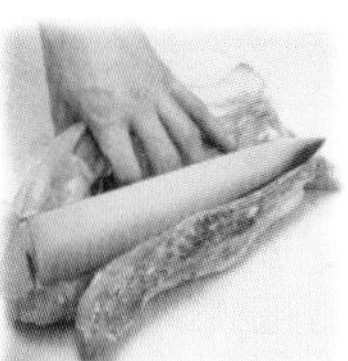

3 Couper ensuite la colonne vertébrale de la moitié à laquelle elle est rattachée, et jeter.

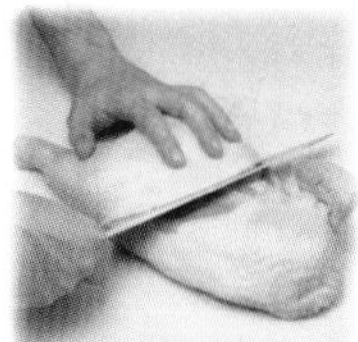

4 Poser la moitié à plat sur la surface de travail et insérer la lame du couteau entre la cuisse et la poitrine.

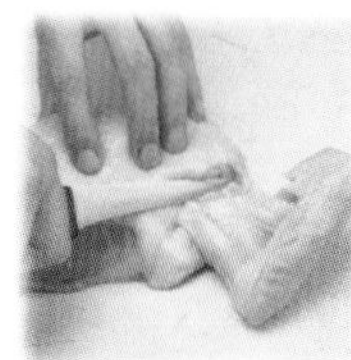

5 Insérer la pointe d'un couteau au niveau de l'articulation et couper autour afin de détacher l'aile.

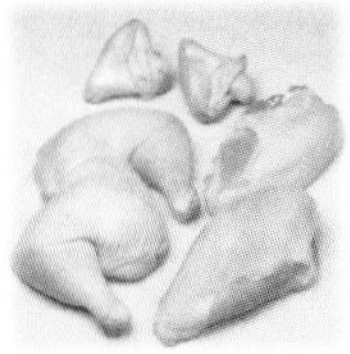

6 On obtient ainsi 6 morceaux : 2 ailes, 2 cuisses et 2 demi-poitrines.

Poule

Gallus gallus, Gallinacés

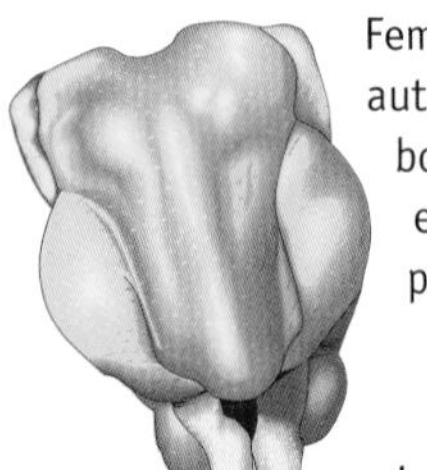
poule

Femelle du coq. Le mot poule désigne également la femelle de divers autres gallinacés. Dans ce cas, il est suivi de poule faisane, poule des bois (gélinotte) et poule d'eau (échassier des roseaux). Tuée entre 12 et 24 mois, la poule pèse de 1,5 à 3 kg. Elle est meilleure lorsqu'elle pèse moins de 2 kg.

UTILISATION

La chair de la poule est ferme et un peu grasse. Elle nécessite une cuisson lente et prolongée à la chaleur humide. Elle permet de cuisiner soupes et ragoûts. On peut la rôtir après l'avoir braisée dans très peu de liquide (1 h).

VALEUR NUTRITIVE

	bouillie sans la peau	*bouillie avec la peau*
protéines	39 g	27 g
matières grasses	12 g	19 g
cholestérol	83 mg	79 mg
calories	237	285
		par 100 g

EXCELLENTE SOURCE : protéines et niacine.
BONNE SOURCE : vitamine B_6, phosphore, zinc et potassium.

Chapon

Gallus gallus, Gallinacés

Coq châtré et engraissé. La chair du chapon est tendre et succulente. Il contient une plus grande proportion de chair blanche que le poulet. Il est meilleur lorsqu'il pèse environ 4 kg.

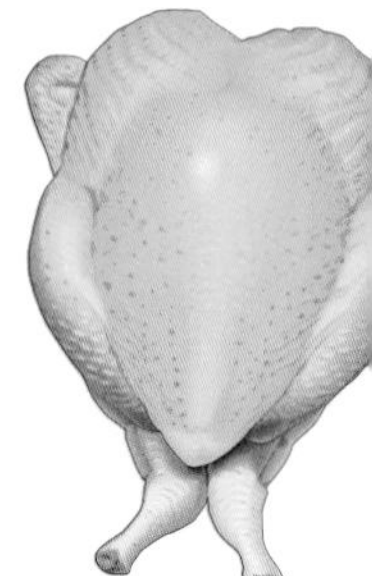
chapon

VALEUR NUTRITIVE

	cru avec la peau
protéines	19 g
matières grasses	17 g
cholestérol	75 mg
calories	234
	par 100 g

CUISSON

:: **Rôti :** farci ou non.
Cuisiner le chapon simplement afin de ne pas masquer la délicatesse de sa chair.

Pintade

Numida meleagris, Phasianidés

Les Européens nomment parfois la pintade « faisan de Bohême ». La race la plus courante est la *Numida meleagris*. La pintade domestiquée a la taille d'un petit poulet et une chair légèrement musquée. Elle est particulièrement savoureuse lorsqu'elle pèse moins de 1 kg.

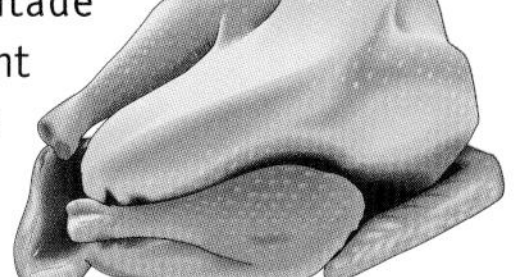

pintade

UTILISATION

La pintade se cuisine comme le faisan, la perdrix et le poulet, qu'elle peut remplacer.

CUISSON

Badigeonner de gras ou barder la chair de la pintade avant de la cuire, et l'arroser souvent en cours de cuisson.

:: **Rôtie :** 1 h à 1 h 30 à 190 °C.

:: **Braisée.**

VALEUR NUTRITIVE

	cru sans la peau	*cru avec la peau*
protéines	21 g	23 g
matières grasses	3 g	7 g
cholestérol	63 mg	74 mg
calories	110	158
		par 100 g

La pintade est maigre et peu calorifique.

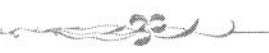

Pigeon

Columba spp., Gallinacés

La chair du pigeon sauvage est plus maigre, plus foncée et de saveur plus prononcée que celle du pigeon domestique. Le pigeon d'élevage est habituellement tué vers 4 semaines ; il pèse environ 350 g et sa chair est très tendre.

pigeon

ACHAT

Allouer un pigeon par personne.

UTILISATION

Le pigeon se sert traditionnellement accompagné de petits pois. Cuit entier, il peut être servi tel quel, sans être découpé.

Pigeon

VALEUR NUTRITIVE

	cru sans la peau	*cru avec la peau*
protéines	18 g	19 g
matières grasses	8 g	24 g
cholestérol	90 mg	95 mg
calories	142	294
		par 100 g

CUISSON

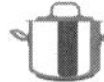

Le pigeon se cuit comme les autres volailles.

:: **Rôti, sauté** ou **grillé :** le pigeon jeune et tendre.

:: **Braisé** ou **poché :** le pigeon adulte. Le saisir de 10 à 20 min entre 220 et 250 °C, puis terminer la cuisson à 170 °C. On peut laisser le foie à l'intérieur du volatile durant la cuisson.

Caille

Coturnix spp. et *Colinus spp.*, Gallinacés

Petit oiseau migrateur qui serait originaire d'Asie ou d'Afrique.

La caille américaine (*Colinus virginianus*) est une espèce voisine plus grosse que les cailles européennes.

La caille domestiquée pèse entre 150 et 300 g. Sa chair est délicate et savoureuse. Ses œufs minuscules sont comestibles.

caille

ACHAT

Allouer de 2 à 3 cailles par personne.

UTILISATION

La caille peut être préparée en pâté ou en terrine. Les os peuvent être mangés, particulièrement lorsque la caille est bien cuite. Raisins, cerises, olives, pruneaux et citron accompagnent très bien la caille. Généralement consommés cuits durs, les œufs sont servis en amuse-gueule ou utilisés pour décorer. Ils ont une saveur fine et leur texture est moelleuse et crémeuse ; les cuisines chinoise et japonaise leur font une place de choix.

VALEUR NUTRITIVE

	crue sans la peau	*crue avec la peau*
protéines	22 g	20 g
matières grasses	5 g	12 g
cholestérol	70 mg	76 mg
calories	134	192
		par 100 g

CUISSON

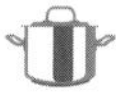

Ne pas laisser la chair de la caille sécher durant la cuisson.

:: **Rôtie, braisée** (avec des raisins), **cuite en casserole** ou **grillée :** 20 ou 25 min.

CONSERVATION

:: **Au réfrigérateur :** 2 à 3 jours, crue, à l'endroit le plus froid.

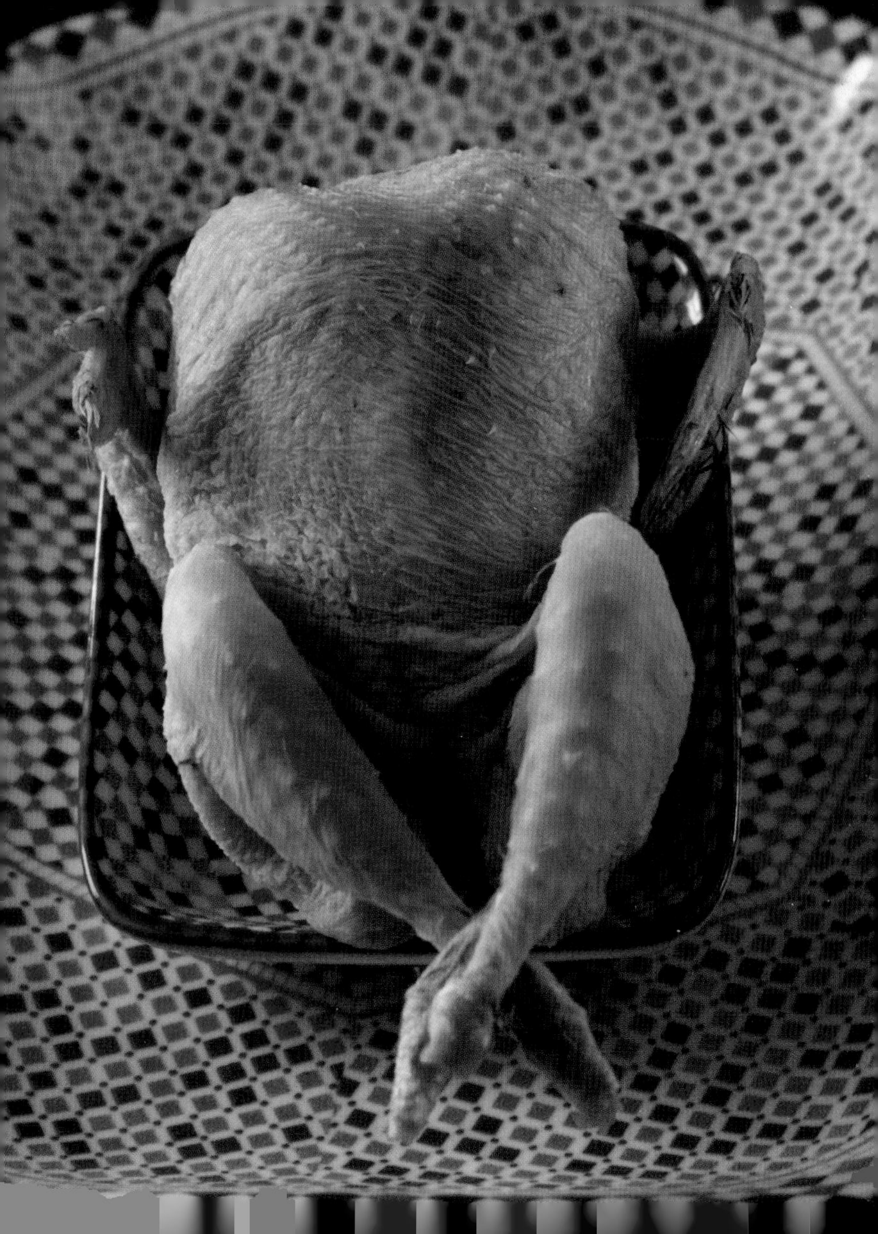

Faisan

Phasianus colchicus, Gallinacés

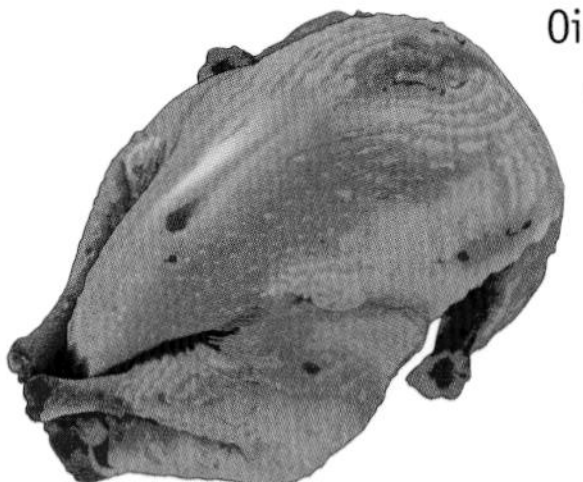

faisan

Oiseau originaire d'Asie. Le faisan d'élevage est plus charnu et plus lourd que le faisan sauvage ; sa chair est plus grasse et sa saveur moins musquée. Tué entre 18 et 25 semaines, le faisan d'élevage pèse alors entre 800 g et 1,2 kg.

ACHAT

Allouer 1 faisan pour 2 personnes ou, s'il est farci, 3 ou 4 personnes.

PRÉPARATION

La coutume veut que l'on faisande ce volatile (c'est-à-dire qu'on le suspende afin que s'effectue un commencement de décomposition des protéines, ce qui attendrit la chair et lui confère du fumet) de 4 à 12 jours, selon la saison. Cette pratique est moins souvent observée maintenant, surtout si le faisan est jeune et provient d'un élevage ; on se contente de le cuire 48 h après qu'il a été tué.

CONSERVATION

:: **Au réfrigérateur :** 2 à 3 jours, cru, à l'endroit le plus froid.

VALEUR NUTRITIVE

	cru sans la peau	*cru avec la peau*
protéines	24 g	23 g
matières grasses	4 g	9 g
cholestérol	66 mg	71 mg
calories	133	181
		par 100 g

CUISSON

:: **Rôti :** le faisan jeune, souvent agrémenté d'une farce humide que l'on introduit dans la volaille au moment de la cuisson. On peut aussi le barder ou le badigeonner de gras.

:: **Rôti** (recouvert de bardes), **cuit en cocotte, préparé en terrine** ou **en pâté :** le faisan âgé, dont la chair est plus sèche et moins tendre. Le vin et l'alcool conviennent particulièrement bien à la cuisson de ce volatile. Pour rôtir, prévoir de 1 h à 1 h 30 à 190 °C. Arroser souvent en cours de cuisson.

Canard

Anas platyrhynchos, Anatidés

Oiseau palmipède très estimé en Europe, particulièrement en France, le plus grand pays producteur européen, à cause notamment de la production de foie gras. Le canard occupe une place importante dans la cuisine asiatique, notamment dans la cuisine chinoise. Parmi les canards d'élevage, on retrouve le **canard de Barbarie** à la chair ferme d'un goût prononcé et le **canard nantais** à la chair fine mais plus grasse. Parmi les espèces sauvages, le **colvert** à la chair très réputée est le plus répandu. On n'en consomme habituellement que les cuisses et les filets. Plusieurs autres espèces de canards sauvages sont très appréciées en gastronomie. La quantité de chair, la saveur (plus ou moins musquée) et la valeur nutritive (particulièrement la teneur en matières grasses) varient d'une espèce de canard à l'autre. Le marché offre généralement des canards âgés de 7 à 12 semaines qui pèsent entre 2 et 3 kg, et dont la chair est tendre. En restauration, le terme « caneton » s'applique aux sujets de moins de 2 mois.

canard

ACHAT

Le canard offre un rendement en viande peu élevé. Allouer de 500 à 750 g de chair crue par personne.

CUISSON

:: **Rôti :** le rôtissage permet de réduire la teneur en gras du canard, surtout si l'on prend soin de piquer la peau à différents endroits à l'aide d'une fourchette avant la cuisson et si on le place sur la grille d'une rôtissoire. Prévoir de 20 à 25 min de cuisson par 500 g à 160 °C. Le gras en fondant rend la peau croustillante et dorée.

Les très gros canards, moins tendres, sont souvent braisés ou transformés en pâtés, en ballottines et en cassoulets.

UTILISATION

Le canard est souvent cuisiné avec des fruits (oranges, cerises et pommes) car leur acidité convient bien à sa chair grasse. On cuisine le canard à l'orange, on le sert laqué ou accompagné de marrons.

Les œufs de canard, relativement peu consommés en Occident, sont fort appréciés des Asiatiques.

On apprécie aussi le canard pour son foie gras, que certains jugent supérieur à celui de l'oie.

Les filets du canard donnent des magrets que l'on grille, poêle ou fume.

VALEUR NUTRITIVE

	chair	chair et peau rôties
protéines	24 g	19 g
matières grasses	11 g	28 g
cholestérol	89 mg	84 mg
calories	201	337
		par 100 g

La valeur nutritive du canard varie selon les méthodes d'élevage et la race. La chair crue du canard sauvage contient environ 30 % moins de matières grasses que celle du canard domestique. Cette différence s'atténue toutefois à la cuisson car il y a perte de gras. **EXCELLENTE SOURCE :** fer et vitamines du complexe B.

Œuf

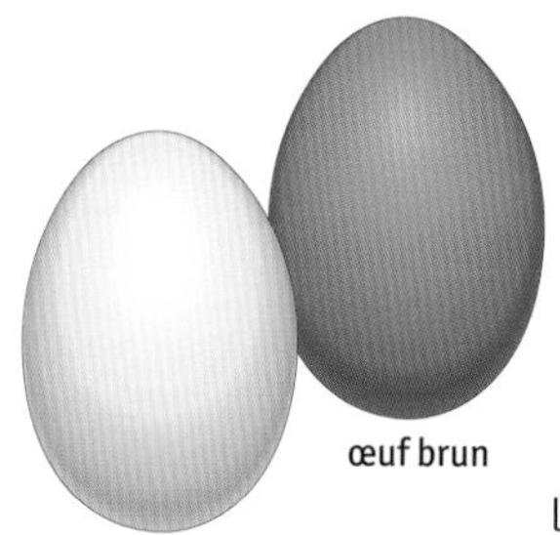
œuf brun
œuf blanc

Corps organique de taille variable servant à assurer la reproduction de l'espèce. L'œuf est pondu par les femelles de plusieurs espèces animales, notamment par les oiseaux et les reptiles. L'usage habituel du mot « œuf » désigne l'œuf de poule; s'il s'agit d'autres espèces, leur nom est alors mentionné. L'œuf est constitué de quatre parties principales :

la **coquille** qui est l'enveloppe rigide, poreuse et fragile, protégeant l'œuf. Sa couleur dépend de la race des poules et n'influence pas la valeur nutritive ou la saveur des œufs;

la **membrane** coquillière qui est constituée de fibres protéiques qui adhèrent presque à la coquille et qui servent de protection contre les moisissures et les bactéries. À une des extrémités de l'œuf loge la chambre à air. Plus elle est grande, moins l'œuf est frais;

l'**albumen**, que l'on nomme couramment « blanc », qui est composé de 87 % d'eau et de 12,5 % d'albumine. Les chalazes, disposées de part et d'autre du jaune, sont des filaments d'albumine, qui servent à maintenir le jaune au centre de l'œuf. Plus l'œuf est frais, plus le blanc est dense et ferme autour du jaune;

le **jaune** qui est constitué de plusieurs couches superposées d'une matière appelée « vitellus ». Le jaune est protégé par une membrane transparente (membrane vitelline). La couleur globale peut être plus ou moins foncée, et varie selon l'alimentation de la poule. Le jaune contient environ 50 % de solides, autour de 16 % de protéines et environ 30 % de lipides.

ACHAT

:: Choisir : des œufs réfrigérés (ils demeurent frais plus longtemps), à la coquille intacte. Vérifier la date de péremption inscrite sur l'emballage.

Les œufs sont classés selon des critères qui diffèrent pour chaque pays. Au Canada, les œufs vendus en épicerie sont des œufs de catégorie A. Un œuf de catégorie A a une coquille propre, non fêlée et de forme normale. Son blanc doit être ferme, le jaune centré à l'intérieur de l'œuf. La chambre à air doit être logée dans le gros bout de l'œuf et de petite taille. Les œufs de catégorie B sont surtout utilisés en pâtisserie ou pour la fabrication industrielle de produits à base d'œufs. Quant aux œufs de catégorie C, ils sont transformés en œufs liquides congelés ou en poudre, qui serviront à la fabrication de pâtisseries, mayonnaise, etc.

Il existe également des normes établies pour le classement selon le poids, qui est déterminé par le poids à la douzaine. L'œuf « petit » doit peser au moins 42 g ; le « moyen », 49 g ; le « gros », au moins 56 g et « l'extra gros », au moins 64 g. L'œuf « pee wee », le plus petit, doit peser moins de 42 g et le plus gros, le « jumbo », au moins 70 g.

PRÉPARATION

Il peut arriver, en cassant des œufs, de découvrir un œuf pourri. Pour éviter qu'il vienne gâcher les œufs déjà cassés ou la préparation à laquelle on le destinait, casser chaque œuf à part dans un bol et l'ajouter aux autres ou à la préparation au fur et à mesure.

Il est recommandé d'utiliser des œufs légèrement tièdes pour faire de la mayonnaise (les ingrédients doivent tous être à la température ambiante).

CONSERVATION

:: Au réfrigérateur : plus d'un mois, dans leur emballage ou dans un contenant fermé. La porte du réfrigérateur n'est pas l'endroit indiqué car l'ouverture de la porte entraîne des variations de température. Placer les œufs la pointe en bas afin que le jaune demeure bien centré. Éviter de laver les œufs car cela enlève leur pellicule protectrice ; essuyer les œufs souillés avec un linge sec. Placer les restes de blancs et de jaunes crus 4 jours dans un contenant hermétique. Recouvrir les jaunes d'eau froide et les placer 4 jours dans un contenant hermétique. Les œufs entiers cuits durs, 1 semaine.

:: Au congélateur : les blancs d'œufs et les œufs entiers légèrement battus, 4 mois. Les jaunes seuls ou battus avec le blanc.

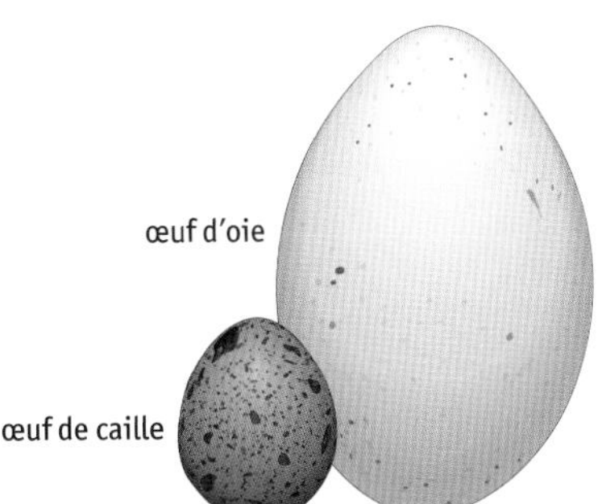

UTILISATION

L'œuf se consomme tel quel ou est incorporé aux crêpes, quiches, gâteaux, pâtisseries, boissons et aux crèmes glacées. On l'utilise tant pour épaissir et lier les aliments que pour les rendre onctueux (sauces, soupes, farces, flans, crème pâtissière, crème anglaise, puddings, purées, croquettes, pâtes alimentaires). On l'emploie pour dorer pains de viande, chapelure, pains, brioches, tartes. On l'émulsionne (mayonnaise, sauces) et on le monte en neige (mousses, meringues, soufflés). Ne jamais ajouter des œufs directement dans un liquide chaud (soupe, crème anglaise, crème pâtissière, etc.), surtout des jaunes, car ils coaguleront et formeront des grumeaux. Il s'agit de réchauffer lentement les œufs et d'y incorporer une partie du mélange chaud en les battant. Verser cette préparation dans le restant du liquide chaud également en battant, puis terminer la cuisson. Une cuisson trop rapide ou trop longue fait tourner les crèmes (crème anglaise, crème pâtissière), aussi est-il préférable de les cuire dans un bain-marie. Si la crème est cuite dans une casserole, il faut la retirer du feu dès qu'elle est prise et refroidir la casserole aussitôt en la plongeant dans l'eau froide.

Des œufs fêlés ou tachetés ne devraient jamais être consommés crus car ils peuvent contenir des micro-organismes nocifs que seule la cuisson permet de détruire. Pour vérifier la fraîcheur des œufs, les mettre dans de l'eau froide, ceux qui manquent de fraîcheur flotteront.

VALEUR NUTRITIVE

	gros œuf
protéines	6,3 g
matières grasses	5 g
glucides	0,6 g
calories	75
	50 g

L'œuf a une grande valeur nutritive. La quantité totale des éléments nutritifs varie selon la taille du jaune et de l'œuf. Les protéines contenues dans l'œuf sont dites « complètes » car elles renferment les huit acides aminés essentiels. L'œuf est considéré comme une excellente source de protéines de haute qualité. Les matières grasses sont composées de 32 % d'acides gras saturés, 38 % d'acides gras monoinsaturés et 14 % d'acides gras polyinsaturés, et on retrouve environ 5 % de cholestérol.

ŒUF DE 50 G

EXCELLENTE SOURCE : vitamine B_{12}.
BONNE SOURCE : riboflavine.
CONTIENT : vitamine D, acide folique, acide pantothénique, phosphore, zinc, fer et potassium.

Le blanc fournit un peu plus de la moitié des protéines et la plus grande partie du potassium et de la riboflavine. Le jaune contient les vitamines A et D, la plupart des autres vitamines et minéraux, les trois quarts des calories et la totalité des matières grasses. Le blanc d'œuf peut causer des allergies alimentaires, c'est pourquoi on recommande de l'introduire dans l'alimentation de l'enfant à partir d'un an.

CUISSON

:: Œuf à la coque, œuf mollet, œuf dur : un œuf dont le blanc commence à coaguler et dont le jaune est encore liquide est dit « à la coque ». Un œuf dont le blanc est solide tout en ayant un jaune encore coulant est dit « mollet », tandis qu'un œuf dont le blanc et le jaune sont fermes est dit « cuit dur ». Il vaut mieux que les œufs soient à la température ambiante lorsqu'on les plonge dans l'eau. On peut aussi faire un trou avec une épingle ou un instrument conçu à cet effet dans la partie arrondie de l'œuf : cela empêche la coquille de se fêler. L'ajout d'une pincée de sel ou de 15 ml de vinaigre permet au blanc de coaguler immédiatement au bord de la coquille si l'œuf se fend.

- **Début de cuisson à l'eau froide :** déposer l'œuf dans une casserole et le recouvrir d'eau froide. Chauffer jusqu'à ce que l'eau soit frémissante. À partir de ce moment, il faut compter 3 min pour l'œuf à la coque, de 3 à 4 min pour un œuf mollet et de 7 à 10 min pour un œuf dur. Retirer immédiatement les œufs de l'eau chaude. Quand l'œuf cuit dur est prêt, le passer immédiatement sous l'eau froide. Pour l'écaler, tapoter l'œuf doucement afin de craqueler la coquille et enlever cette dernière sous l'eau froide.
- **Début de cuisson à l'eau chaude :** remplir la casserole de suffisamment d'eau pour recouvrir les œufs. Amener l'eau à ébullition puis déposer délicatement les œufs dans l'eau frémissante. Compter de 3 à 4 min pour l'œuf à la coque, de 7 à 9 min pour l'œuf mollet et de 10 à 15 min pour l'œuf dur. Passer l'œuf dur sous l'eau froide.

Les œufs très frais exigent un temps de cuisson un peu plus long ; des œufs trop vieux seront moins savoureux et auront tendance à flotter. Éviter l'ébullition à gros bouillons.

:: Œuf poché : œuf sans coquille cuit dans un liquide bouillant vinaigré (30-50 ml/l). Il s'agit de permettre la coagulation rapide du blanc pour éviter qu'il se répande. Ne pas saler l'eau de cuisson car le sel favorise la séparation du blanc et du jaune. Casser l'œuf dans un petit bol et le verser d'un coup et le plus près possible de l'eau bouillante. Diminuer l'intensité et laisser pocher (3 à 5 min) dans une eau frémissante ; le blanc sera ferme et le jaune moelleux. Retirer l'œuf à l'aide d'une écumoire, l'égoutter quelques instants ou le déposer sur un linge, puis le servir rapidement. Selon la dimension de la casserole, il est possible de cuire de 2 à 4 œufs en même temps. L'œuf poché peut aussi être consommé froid.

:: Œuf brouillé : œuf légèrement battu pour que le jaune soit crevé, auquel on ajoute des assaisonnements ; l'ajout d'un peu de lait permet d'obtenir un œuf plus onctueux. On cuit les œufs brouillés dans une poêle épaisse contenant un corps gras à chaleur douce et constante, et en remuant constamment avec une cuillère de bois, pendant 6 à 10 min, selon la quantité. Généralement, on suggère 2 œufs par personne. Lorsque l'œuf commence à prendre, on peut lui ajouter légumes, champignons, fromage, jambon, volaille ou fruits de mer. Saler et poivrer seulement en fin de cuisson.

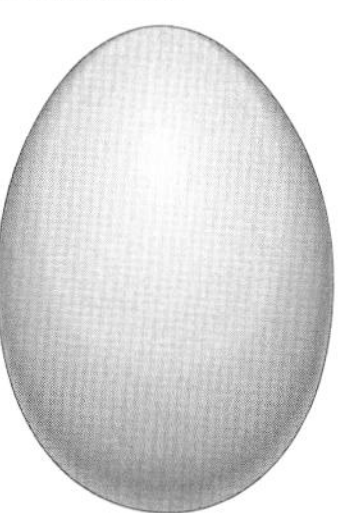

œuf de cane

:: **Œuf sur le plat** ou « **œuf au miroir** » : œuf cuit à feu doux dans une poêle de petite taille (pour éviter que le blanc s'étale trop) ou au four avec très peu de matières grasses, dans un petit plat individuel. Il est prêt lorsque le blanc est ferme et le jaune liquide et brillant. À la cuisson, le jaune se couvre d'une mince pellicule translucide qui le fait miroiter, d'où le nom d'œuf au miroir. Si l'on désire éviter ce miroitement, couvrir les œufs d'une feuille de papier aluminium lors de la cuisson.

:: **Œuf frit :** œuf plongé dans l'huile chaude (arachide ou maïs) environ 1 min ; on ramène le blanc sur le jaune afin que celui-ci ne cuise pas trop. Il est prêt lorsque le blanc commence à dorer ; on l'égoutte et on le dépose sur un papier absorbant avant de le servir sur une rôtie.

:: **Œuf filé :** œuf ou blanc d'œuf battu en omelette, que l'on plonge dans un liquide bouillant en le passant d'abord dans une fine passoire. Les minces filaments qui s'échappent de la passoire figent instantanément au contact du liquide chaud. Cette préparation est très utilisée pour garnir des potages.

:: **Omelette :** œufs battus assaisonnés de sel et de poivre et cuits à la poêle, auxquels on peut incorporer des fines herbes au moment où on les bat. On peut aussi préparer une garniture (légumes, viande, fromage) qui sera cuite au préalable et que l'on dépose sur l'omelette avant de la plier : c'est l'omelette classique que l'on cuit à feu vif et qui demeure baveuse à l'intérieur. L'omelette plate consiste en œufs battus qui lieront des ingrédients plus consistants : pomme de terre, jambon, oignon, poivron. On la cuit doucement et on doit la retourner pour la dorer des deux côtés. L'omelette peut être consistante (la frittata italienne et la tortilla espagnole, par exemple), baveuse et farcie (à la française) ou légère (comme les foo yung chinois) où l'œuf sert surtout à lier la garniture. On cuit l'omelette dans une poêle qui sert de préférence uniquement à cet usage.

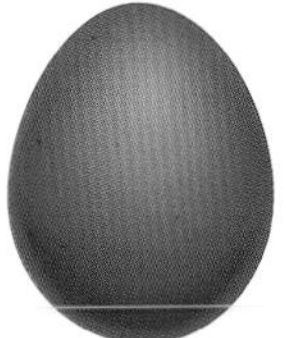
œuf de faisane

:: **Blancs d'œufs en neige :** blancs d'œufs à la température ambiante fouettés jusqu'à ce qu'ils deviennent épais et mousseux. Pour bien les réussir, on doit :

- se servir d'ustensiles bien propres (éviter ceux qui sont en plastique) ;
- utiliser de préférence un bol en cuivre et ne pas utiliser de récipient en aluminium ;
- veiller à ce qu'aucune trace de jaune ne soit mêlée au blanc. Séparer les œufs dans un bol à part et ne transvider le blanc que s'il est intact ;
- ajouter une pincée de sel ou de crème de tartre au début, ce qui rend la mousse plus ferme. Le sucre est ajouté lorsque les blancs commencent à se transformer. Les blancs sont à point lorsque le mélange est assez ferme pour former des pointes ;
- procéder délicatement en intégrant des ingrédients aux blancs en neige afin que l'air accumulé reste dans les blancs.

Introduction
Les produits laitiers

Les produits laitiers désignent le lait et les produits dérivés du lait tels que les yogourts et les fromages. Les produits laitiers sont connus notamment pour leurs effets sur la flore intestinale, mais surtout parce qu'ils constituent la principale source de calcium dans l'alimentation. Le calcium est un élément indispensable pour la bonne santé et la solidité des os et des dents. Les portions quotidiennes de calcium recommandées varient entre 600 et 1 000 mg pour les enfants, et sont de 900 mg pour les adultes et 1 200 mg pour les personnes âgées. Idéalement, pour atteindre ces doses, au moins un produit laitier devrait être consommé par repas.

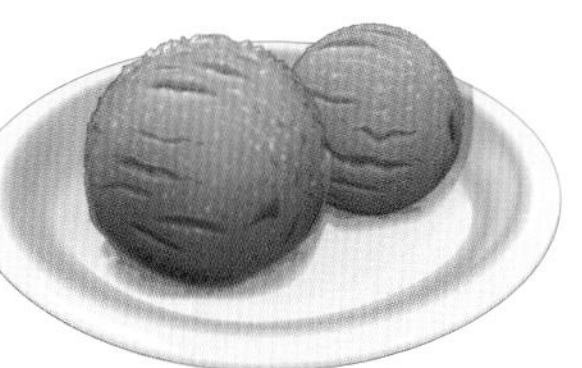

Lait

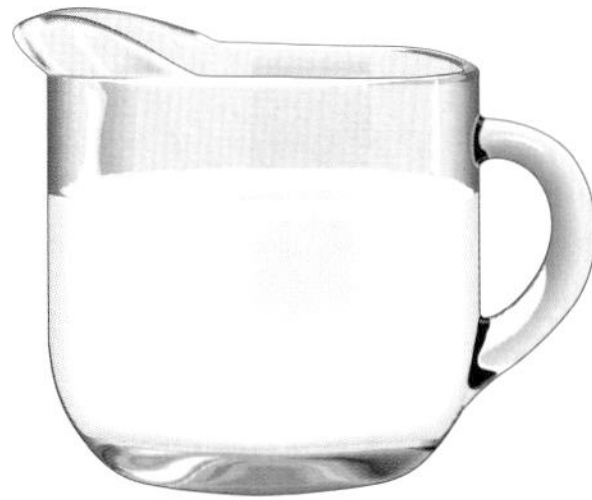

lait homogénéisé

Liquide sécrété par les glandes mammaires des mammifères femelles en vue de nourrir les nouveau-nés. Le lait de vache est le plus utilisé, mais le lait de brebis, de chèvre, d'ânesse, de jument, de zébu, de bufflonne et de renne est aussi consommé. Le terme « lait » sans aucune désignation de l'espèce animale fait référence au lait de vache.

La consommation de lait de vache et des produits laitiers est courante au Canada, aux États-Unis, dans l'Ouest et le Nord de l'Europe, en Australie et en Nouvelle-Zélande.

La capacité de digérer le lactose (glucide contenu dans le lait des mammifères) après la première enfance est une adaptation génétique chez les populations qui consomment du lait. Cette adaptation est plus ou moins réduite chez les Orientaux, les Africains et les Américains de descendance africaine, les Amérindiens et les Inuits. De plus, une grande partie des personnes originaires d'Afrique du Nord et du Moyen-Orient ne digèrent pas ou digèrent mal le lactose. Cette incapacité de digérer le lactose est causée par une déficience en lactase, une enzyme qui transforme le lactose en une substance assimilable dans l'intestin. Ces personnes peuvent souffrir de douleurs abdominales, diarrhée, flatulence, ballonnements, nausées et crampes. Certaines personnes sont asymptomatiques lorsqu'elles consomment de petites quantités de lait. Les malaises apparaissent rarement lors de l'ingestion de yogourt et de fromage affiné. Toutefois, les fromages cottage, fromages à la crème et fromages fondus contiennent une certaine quantité de lactose pouvant provoquer des symptômes. Le lait entier serait mieux toléré que le lait écrémé. Un lait dont la teneur en lactose a été réduite de 50 % n'entraînerait pas de symptômes chez la plupart des adultes ne digérant pas le lait. On trouve sur le marché des laits dont la teneur en lactose a été réduite de 90 %.

Le **lait pasteurisé** est chauffé sous le point d'ébullition pour détruire la plupart des bactéries pathogènes (99,4 %), ce qui augmente la durée de conservation. Il est ensuite refroidi rapidement. La pasteurisation entraîne une légère perte (moins de 10 %) de certaines vitamines hydrosolubles.

Le **lait homogénéisé** est du lait contenant du gras qui est passé sous pression à travers de très petites ouvertures, ce qui fractionne les globules gras en de très petites particules qui demeurent en suspension dans le liquide et ne peuvent s'agglomérer à la surface du lait.

Le **lait micro-filtré** ou « ultra-filtré » a subi un procédé de filtration avant une pasteurisation minimale, ce qui permet d'éliminer 99,9 % des bactéries. La microfiltration augmente la durée de conservation du lait sans diminuer la valeur nutritive.

Le **lait cru** est du lait non traité. Sa vente est illégale au Canada, dans plusieurs États américains et dans de nombreux pays d'Europe. Sa consommation peut entraîner la tuberculose ou la salmonellose.

Le **lait entier** contient généralement 3,5 % de matières grasses.

Le **lait partiellement écrémé** contient 1 ou 2 % de matières grasses. Il a presque la même valeur nutritive que le lait entier, à l'exception des matières grasses, ce qui entraîne une diminution de la valeur énergétique. Son goût est légèrement moins riche que celui du lait entier.

Le **lait écrémé** contient un maximum de 0,3 % de matières grasses.

Le **lait UHT** subit une pasteurisation à des températures très élevées ou ultra-haute température (UHT). Seule la vitamine C subit une diminution. Il est conditionné dans des contenants aseptiques scellés et peut se conserver dans son emballage à la température ambiante (3 mois). Une fois ouvert, on doit le consommer dans les 24 à 36 h.

Le **lait concentré** est du lait entier, partiellement écrémé ou écrémé, dont environ 60 % de l'eau a été évaporée sous vide. Il contient au moins 7,5 % de matières grasses et pas moins de 25,5 % de solides du lait. Il a une coloration un peu plus foncée que le lait ordinaire et une saveur caramélisée. Il est nourrissant et calorifique. Ne pas acheter une boîte bombée. Le lait concentré caille peu à la cuisson et permet de préparer des sauces et des puddings épais. Entier et très froid, il peut être fouetté, mais seulement avant d'être servi car il s'affaisse rapidement. Parce que son goût est plus sucré, diminuer quelque peu la quantité de sucre suggérée dans les recettes.

Le **lait concentré sucré** est à peu de chose près du lait entier concentré additionné de sucre auquel on a retiré 60 % de son eau. Il contient de 40 à 45 % de sucre et renferme pas moins de 8 % de matières grasses et 28 % de solides du lait. À l'exception du fer et de la vitamine C, presque disparus, tous les éléments nutritifs sont concentrés. Ce lait est particulièrement calorifique et riche en matières grasses. Il sert à la préparation de multiples desserts, de friandises et de garnitures à gâteaux. Diminuer la quantité de sucre suggérée dans les recettes si on désire rendre la préparation un peu moins énergétique. Pour épaissir et caraméliser le lait concentré sucré, le faire bouillir dans sa boîte de conserve scellée (2 à 3 h) et l'ouvrir lorsque la préparation est refroidie.

Les **laits aromatisés** sont des laits auxquels on a ajouté un ingrédient (le chocolat par exemple) qui leur confère de la saveur. Il existe aussi des laits maltés, des laits à saveur de fruits et des boissons au lait contenant du jus de fruits. Leur valeur nutritive dépend surtout du lait utilisé, pour ce qui est de la teneur en matières grasses et de la quantité de sucre ajoutée. Le lait malté, qui contient de l'orge et du blé moulu, peut être vendu nature, aromatisé ou déshydraté. La plupart des laits aromatisés sont fabriqués avec le procédé UHT.

Le **lait en poudre** est du lait déshydraté qui contient un maximum de 2,5 % d'humidité pour le lait entier et de 4 % pour le lait écrémé. La poudre de lait écrémé se conserve plus facilement que la poudre de lait entier. Un emballage non entamé peut se conserver à la température ambiante (1 an). Un contenant entamé se conservera plus longtemps s'il est placé dans un pot de verre au réfrigérateur (1 mois).

La poudre de lait entier contient un minimum de 26 % de matières grasses ; semi-écrémé, 9,5 % et écrémé, 0,8 %. Préparer le lait en suivant les instructions indiquées sur l'étiquette. On obtient 10 l de lait reconstitué avec 1 kg de poudre de lait.

La poudre de lait peut être contaminée par des bactéries qui occasionnent souvent des dérangements intestinaux. Au Canada, la vente du lait en poudre en vrac est illégale.

On peut utiliser la poudre de lait non instantanée telle quelle dans les recettes pour en augmenter la valeur nutritive ou pour accroître la viscosité (sauces, puddings).

Ainsi 3 c. à table de poudre de lait écrémé équivalent à une portion de 250 ml de lait. La poudre de lait instantanée s'incorpore facilement à l'eau, aux céréales et aux boissons, mais ne se dissout plus lorsqu'elle est ajoutée à des ingrédients secs.
La poudre de lait peut remplacer la crème fouettée : 175 ml de poudre battus avec 125 ml d'eau glacée et 15 ml de jus de citron donnent environ 1 l de lait fouetté. Ne le battre qu'au moment de servir car il s'affaisse rapidement.
Reconstitué, le lait en poudre peut être utilisé comme tout autre lait et doit être conservé avec les mêmes précautions. La poudre de lait écrémé est souvent utilisée pour la fabrication de produits de boulangerie, soupes, viandes préparées, confiserie et produits laitiers.

ACHAT

Le lait de vache est surtout commercialisé pasteurisé, homogénéisé et dans certains cas stérilisé, entier, partiellement écrémé, écrémé, concentré, aromatisé ou en poudre. La vente du lait cru est surtout autorisée en Europe dans les villes de moins de 20000 habitants.

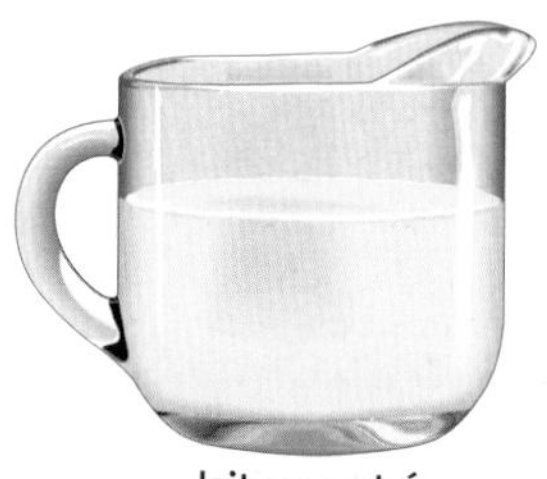
lait concentré

UTILISATION

Le lait occupe une place importante dans la cuisine de plusieurs pays, particulièrement des pays occidentaux. On s'en sert comme boisson ou on le cuisine. Il entre dans la composition de soupes et de potages, de sauces comme la béchamel, de crêpes, de gâteaux, de pâtisseries, de desserts tels que les flans, la crème anglaise, les crèmes cuites ou les entremets, de purée et de certains plats cuisinés. On le transforme en yogourt et en fromage.
On peut remplacer des produits laitiers riches en matières grasses par des produits écrémés dans la plupart des recettes.

VALEUR NUTRITIVE

	3,25 % m.g.	*2 % m.g.*	*1 % m.g.*	*écrémé*
protéines	8,5 g	8,6 g	8,5 g	8,8 g
matières grasses	8,6 g	5,0 g	2,7 g	0,5 g
glucides	12,0 g	12,4 g	12,3 g	12,6 g
cholestérol	35 mg	19 mg	10 mg	5 mg
				par 250 ml

EXCELLENTE SOURCE : calcium, phosphore et potassium.

BONNE SOURCE : riboflavine, vitamines du complexe B, vitamine B_{12}, magnésium et zinc.

Le sodium y est présent en quantité moyenne.

En Amérique du Nord et dans plusieurs pays d'Europe, on ajoute au lait liquide de la vitamine D et de la vitamine A. Au Canada, tous les types de lait doivent être enrichis en vitamine D ; le lait partiellement écrémé et le lait écrémé doivent aussi être enrichis en vitamine A ; tandis que le lait concentré doit l'être en vitamine C. Toutefois cet enrichissement n'est pas requis lorsqu'on utilise le lait comme ingrédient pour la fabrication de fromage ou de yogourt.

Le bêtacarotène est le pigment responsable de la coloration jaunâtre du lait, plus notable dans le beurre.

Le goût riche du lait provient des matières grasses qui sont parmi les graisses alimentaires les plus facilement digestibles. Elles comptent pour 49 % des calories du lait entier. Elles sont composées de 62 % d'acides gras saturés, de 29 % d'acides gras monoinsaturés et de 3,7 % d'acides gras polyinsaturés. Dans le cas du lait écrémé, les proportions sont de 60 % d'acides gras saturés, 24 % d'acides gras monoinsaturés et 4 % d'acides gras polyinsaturés. Le lait contient également un acide gras essentiel, l'acide linoléique.

Les protéines du lait sont excellentes. Elles représentent 38 % des solides non gras du lait. Parmi celles-ci, la caséine représente 82 % des protéines du lait. Le lactosérum ou « petit-lait » (qui est le liquide résiduel de l'extraction du gras et de la caséine du lait) en représente 18 %.

Tous les acides aminés essentiels sont présents dans le lait. La lysine est particulièrement abondante, ce qui fait du lait un bon complément des céréales, noix et graines (voir *Théorie de la complémentarité*, p. 277).

Le lactose compte pour 97 % des glucides du lait et pour 30 à 56 % des calories, selon les types de lait. C'est le moins sucré des sucres.

Le lait de vache a ses partisans et ses opposants. Les partisans affirment qu'il est un aliment indispensable parce qu'abondant, peu coûteux et très nourrissant, étant une excellente source de protéines, de vitamines et de minéraux. Son apport en calcium assure une bonne formation des dents, agit sur le fonctionnement des cellules du cœur, des nerfs et des muscles, favorise la croissance des os et joue un rôle dans la prévention de l'ostéoporose, l'hypertension et, possiblement, du cancer colorectal et de l'hypercholestérolémie. De plus, on considère que pour l'ensemble de la population, il y a plus de risque de faibles apports en calcium, riboflavine et vitamine D et vitamine B_{12} si les produits laitiers ne font pas partie de l'alimentation quotidienne. Les opposants soutiennent que le lait est fait pour nourrir les veaux, des animaux qui croissent rapidement et qui atteignent des tailles imposantes, des caractéristiques qui ne s'appliquent pas aux êtres humains. Ils font remarquer que le lait est prévu pour nourrir les nouveau-nés et que les animaux adultes dans la nature ne se nourrissent pas de lait. Une autre source d'inquiétude est l'utilisation d'une hormone augmentant la production laitière des vaches de 10 à 20 %. Connue scientifiquement sous le nom de sometribove (rb ST), cette hormone est communément appelée somatotropine bovine (BST). Plus de 25 pays autorisent l'utilisation de cette hormone, dont les États-Unis. Au Canada, elle est encore à l'étude. Selon plusieurs chercheurs, cette hormone ne présenterait aucun danger pour le consommateur. La loi canadienne sur les aliments et les drogues interdit la présence de résidus médicamenteux vétérinaires dans le lait et autres produits laitiers. L'utilisation de pesticides organochlorés est également interdite en agriculture.

CONSERVATION

La chaleur, l'oxygène et la lumière altèrent la valeur nutritive du lait. Il faut donc réfrigérer le lait le plus rapidement possible, l'acheter préférablement dans un contenant opaque et bien refermer le contenant après usage. Ne jamais remettre du lait versé en trop dans le contenant original car il contaminerait le tout.

:: À l'air ambiant : la poudre de lait, 6 mois, dans un emballage scellé. Le contenant ouvert, au frais et à l'abri de l'air et de la lumière.

:: Au réfrigérateur : 10 jours, mais sa conservation sera plus courte s'il séjourne pendant de longues périodes à la température ambiante.

CUISSON

Il est préférable de chauffer le lait à feu doux, si possible au bain-marie, car il déborde rapidement dès que l'ébullition est atteinte et il colle facilement au fond de la casserole. Une peau se forme à la surface du lait quand il est chauffé sans couvercle ou sans être brassé (ou après la cuisson lorsqu'il refroidit). Pour éviter la coagulation lorsqu'une substance acidulée est ajoutée, combiner de la fécule de maïs à une des deux parties, puis cuire doucement.

Le lait homogénéisé coagule plus rapidement; le temps de cuisson est plus long et le produit obtenu possède une texture et une saveur plus douces et plus onctueuses.

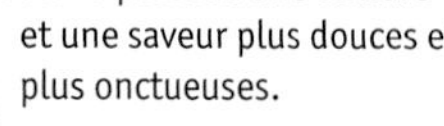

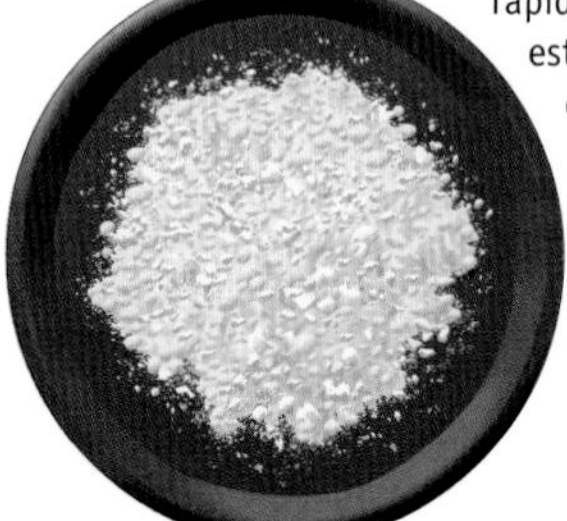

lait en poudre

Lait de chèvre

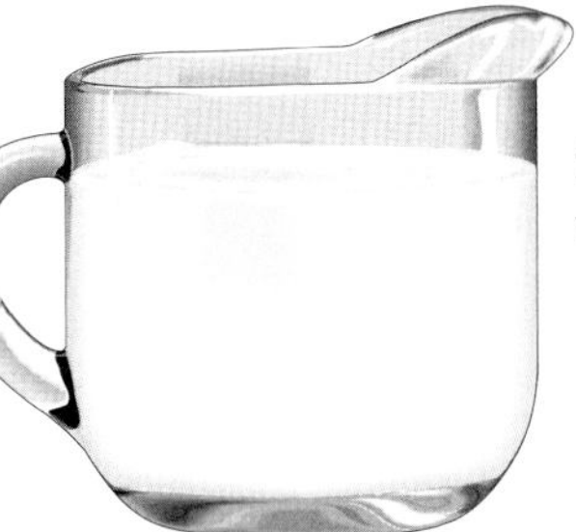
lait de chèvre

Lait plus blanc et à la saveur plus prononcée que le lait de vache. Le lait de chèvre n'a pas besoin d'être homogénéisé car ses globules gras ont tendance à rester en suspension.

ACHAT

Le lait de chèvre est habituellement disponible dans les magasins d'alimentation naturelle.

UTILISATION

Le lait de chèvre s'utilise comme le lait de vache auquel il peut souvent être substitué. On le boit tel quel et on s'en sert pour cuisiner ; on le transforme en fromage, yogourt et beurre. Le lait de chèvre est plus instable que le lait de vache à la chaleur.

VALEUR NUTRITIVE

	entier
eau	87 %
protéines	9,2 g
matières grasses	10,7 g
glucides	11,5 g
cholestérol	29 mg
sodium	128 mg
calories	177
	par 250 ml

Le lait de chèvre contient un peu moins de cholestérol que le lait de vache entier et les proportions d'acides gras sont sensiblement les mêmes.

EXCELLENTE SOURCE : potassium, calcium et phosphore.

BONNE SOURCE : riboflavine.

CONTIENT : vitamine A, magnésium, niacine, acide pantothénique, thiamine, zinc, vitamine B_{12}, vitamine B_6 et cuivre.

PROPRIÉTÉ : plus digestible que le lait de vache.

L'enrichissement du lait de chèvre n'est pas obligatoire ; par contre, s'il est fortifié, il doit contenir entre 35 et 45 UI (Unité Internationale) de vitamine D et entre 140 et 300 UI de vitamine A par 100 ml, suivant la réglementation.

Babeurre

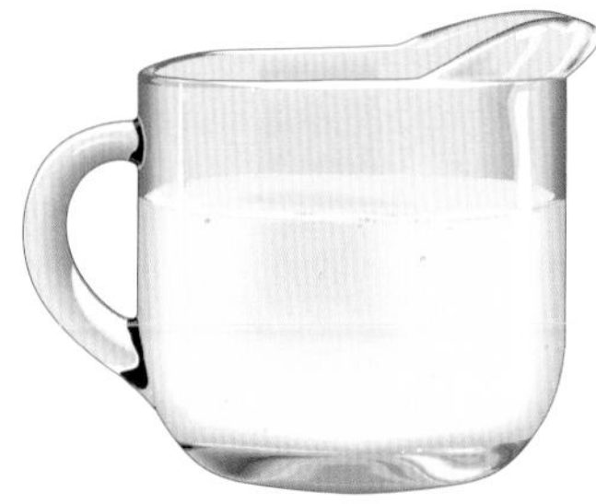
babeurre

Liquide blanchâtre au goût aigrelet qui se sépare de la crème lors de la fabrication du beurre. Le babeurre, aussi appelé « lait de beurre », a une consistance qui rappelle légèrement la crème. Au repos, il se sépare en deux couches : la plus légère constituée de lactosérum et la plus lourde faite de caséine coagulée en de fins grumeaux.

ACHAT

Vérifier la date de péremption inscrite sur l'emballage.

UTILISATION

Le babeurre est un émulsifiant naturel très utilisé, souvent sous forme de poudre, en boulangerie, en pâtisserie et dans la confection de crème glacée. On le met aussi dans la soupe et certains fromages. On peut l'incorporer à des fruits passés au mélangeur pour obtenir des boissons. Il sert à préparer des sauces additionnées d'herbes et de jus de citron. On peut remplacer le babeurre (et le lait sur) dans la plupart des recettes par 250 ml de lait et 10 ml de vinaigre.

CONSERVATION

:: Au réfrigérateur : non entamé, 15 jours ; entamé, 1 semaine. Bien refermer le contenant.

VALEUR NUTRITIVE

protéines	8,6 g
matières grasses	2,3 g
glucides	12,4 g
cholestérol	9 mg
sodium	272 mg
	par 250 ml

Le babeurre a une valeur nutritive semblable au lait écrémé ou partiellement écrémé.

EXCELLENTE SOURCE : potassium, vitamine B_{12}, calcium, riboflavine.

BONNE SOURCE : phosphore.

CONTIENT : zinc, magnésium, acide pantothénique, niacine, thiamine, acide folique et vitamine B_6.

Riche en acide lactique et en azote, le babeurre est pauvre en matières grasses. C'est un aliment qui convient bien aux personnes souffrant de troubles digestifs.

Crème aigre

Crème dont la saveur est acide. La crème aigre (ou « crème sure » au Canada) est fabriquée à partir de crème pasteurisée fermentée par une culture bactérienne. On peut parler de crème aigre de culture ou de crème aigre acidifiée. Sa texture est épaisse, uniforme et lisse.

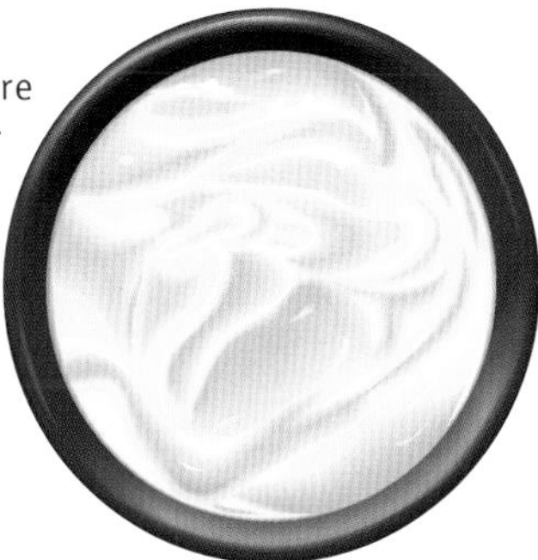

crème aigre

ACHAT

Vérifier la date de péremption inscrite sur l'emballage.

PRÉPARATION

On peut fabriquer de la crème aigre à la maison en ajoutant du babeurre (30 ml) à de la crème fraîche (500 ml) qu'on laisse surir au moins 24 h à la température ambiante, sans y toucher. Elle pourra être conservée au réfrigérateur 3 jours.

UTILISATION

La crème aigre est très utilisée dans les cuisines allemande, anglo-saxonne et russo-polonaise ; elle assaisonne soupes, trempettes, sauces, chou farci, goulasch, pains et gâteaux. La sauce smitane, classique accompagnement du gibier, d'origine russe, et le bortsch d'Europe orientale sont des utilisations typiques. Aux États-Unis, on accompagne la pomme de terre cuite au four avec de la crème aigre. On peut la remplacer par du yogourt nature dans la plupart des recettes.

VALEUR NUTRITIVE

	14 % m.g.	*18 % m.g.*
eau	78,1 %	74 %
protéines	0,8 g	1,0 g
matières grasses	4 g	5,2 g
glucides	1,2 g	1,2 g
cholestérol	12 mg	12 mg
		par 30 ml

La crème aigre est composée à 63,5 % d'acides gras saturés. Les matières grasses de la crème aigre de culture à 18 % sont composées à 62,7 % d'acides gras saturés.

CUISSON

Lorsqu'on ajoute de la crème aigre dans des aliments chauds, l'incorporer en fin de cuisson et réchauffer doucement sans bouillir, sinon elle risque de tourner.

CONSERVATION

:: **Au réfrigérateur :** 2 à 3 semaines.

Beurre

Substance grasse et onctueuse obtenue par le barattage de la crème. Le beurre est fabriqué avec du lait de vache, mais aussi avec du lait de chèvre, d'ânesse, de jument, de bufflonne et de chamelle.
Le mot « beurre » désigne également des substances onctueuses et riches en matières grasses extraites de divers végétaux ; dans ce cas, on en précise la provenance (beurre d'arachide, beurre de cacao, beurre d'amande, beurre de noix de coco).

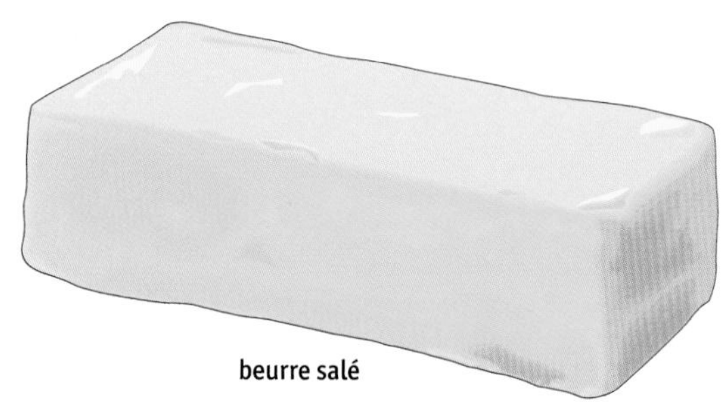
beurre salé

UTILISATION

On retrouve le beurre notamment dans les sauces (beurre manié, roux, sauce béarnaise, sauce hollandaise), la pâtisserie (crème au beurre, pâtes feuilletées), les crèmes et les potages. Il est l'ingrédient de base de la cuisine, on l'utilise sur le pain, les canapés, les toasts et les sandwichs. On peut ajouter divers ingrédients au beurre froid ; on obtient ainsi le beurre composé qui sert à assaisonner grillades, poissons, escargots, fruits de mer, canapés, légumes et potages. Le beurre fouetté et le beurre allégé ne devraient pas remplacer le beurre ordinaire dans les recettes. On les utilise seulement pour tartiner.

CONSERVATION

Le beurre s'altère rapidement s'il est conservé trop longtemps à l'air ambiant ou mal emballé.
:: **Au réfrigérateur :** préférablement dans son emballage original ou bien le couvrir. Le tenir éloigné des aliments qui peuvent lui conférer un mauvais goût (8 semaines pour le beurre non salé et 12 semaines pour le beurre salé, dans leur emballage original). Entamé, 3 semaines.
:: **Au congélateur :** 6 mois. Après ce temps, il perd légèrement de sa saveur. La congélation peut aussi accentuer son goût salé.

VALEUR NUTRITIVE

	allégé	*fouetté*	*non salé*	*salé*
protéines	0,4 g	0,1 g	traces	traces
matières grasses	3,9 g	7,8 g	8,2 g	8,2 g
glucides	0,6 g	traces	traces	traces
cholestérol	12 mg	21 mg	22 mg	22 mg
sodium	69 mg	79 mg	82 mg	2 mg
				par 10 g

Le beurre fouetté, le beurre salé et le beurre non salé contiennent tous de la vitamine A.
Le beurre est un aliment controversé, défendu par les uns, particulièrement les producteurs, et décrié par les autres, surtout les fabricants d'huile et de margarine. On devrait consommer le beurre modérément car il constitue une source importante de matières grasses, d'acides gras saturés et de cholestérol.

CUISSON

Éviter de chauffer le beurre à feu vif. On peut l'utiliser en combinaison avec de l'huile, ainsi il se décomposera moins rapidement (chauffer l'huile d'abord, puis ajouter le beurre).
Le beurre est plus digestible frais que fondu. Il se prête mal aux cuissons à haute température car ses matières grasses se décomposent entre 120 et 130 °C. Le beurre ainsi chauffé brunit et il se dégage alors de l'acroléine, substance indigeste et toxique susceptible d'élever le taux de cholestérol sanguin.

PRÉPARATION

Une façon facile de mesurer le beurre consiste à le mesurer dans de l'eau : pour mesurer 125 ml de beurre, mesurer 125 ml d'eau dans une tasse à mesurer, puis ajouter du beurre jusqu'à ce que le niveau de l'eau atteigne 250 ml. Jeter ensuite l'eau et égoutter le beurre (500 g de beurre équivalent à 500 ml de beurre).
On peut « clarifier » le beurre, c'est-à-dire le débarrasser de son petit-lait. Il devient alors limpide comme l'huile et peut supporter la friture. Pour ce faire :

1. faire fondre le beurre à feu très doux ; il se séparera alors en trois couches : une couche de mousse à la surface ; le gras pur au centre (un liquide jaune et épais) ; et le petit-lait en dessous au fond de la casserole ;
2. écumer la mousse avec une cuillère, puis verser lentement le beurre dans une étamine ou laisser le dépôt liquide au fond de la casserole. On peut aussi réfrigérer le beurre ; une fois solidifié, le beurre clarifié forme une croûte tandis que le dépôt reste liquide ; on n'a qu'à le mettre de côté.

Placer le beurre clarifié maison 2 mois au réfrigérateur ou 3 mois au congélateur. Le beurre clarifié industriel peut être laissé à la température de la pièce.

Crème

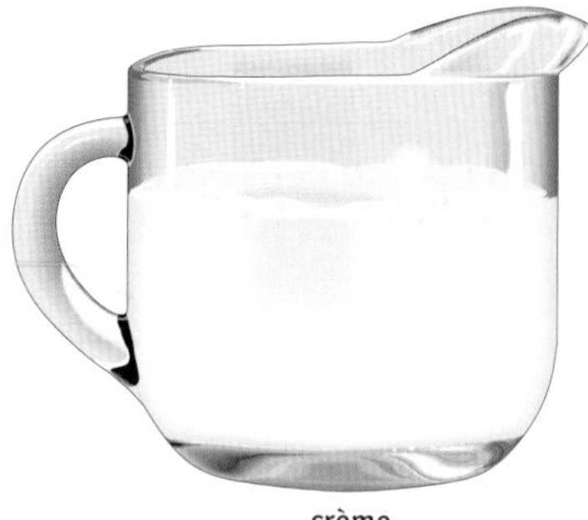

crème

Matière grasse du lait qui remonte à la surface du lait non homogénéisé, obtenue lors de la première étape de fabrication du beurre. En Europe, le terme « crème » est réservé au produit obtenu à partir de lait de vache contenant au moins 30 % de matières grasses.

La crème est commercialisée sous divers noms selon sa teneur en matières grasses.

Au Canada, la **crème à fouetter** contient entre 32 et 40 % de matières grasses. La **crème épaisse** ou « crème champêtre » ne contient que 15 % de matières grasses tout en possédant la consistance de la « **crème à 35 % de matières grasses** ». Aux États-Unis, la crème à fouetter plus légère contient entre 30 % et 36 % de matières grasses et la crème à fouetter épaisse contient au moins 36 % de matières grasses. En Europe, cette crème est appelée « crème épaisse » et contient au moins 30 % de matières grasses ; elle est crue, pasteurisée ou stérilisée UHT.

La crème plus légère, appelée aussi « **crème de table** », est plus liquide et contient entre 15 et 18 % de matières grasses. En Europe, cette crème s'appelle « crème fleurette » et contient entre 12 et 30 % de matières grasses.

La **crème à café** renferme 10 % de matières grasses. La **crème moitié-moitié** est mélangée avec du lait puis pasteurisée et parfois homogénéisée, et renferme de 10,5 à 18 % de matières grasses.

La **double crème** contient environ 40 % de matières grasses.

La **crème déshydratée** en contient de 40 à 70 %.

:: Succédanés de crème

On trouve sur le marché des crèmes fabriquées artificiellement. Elles sont vendues déshydratées ou congelées, sous forme liquide ou en canette pressurisée. Ces produits, qui comprennent des crèmes à café et des crèmes fouettées, sont faits à partir de graisses végétales ou animales hydrogénées, d'édulcorants et d'additifs. Ils sont presque tous dépourvus de vitamines et contiennent très peu de minéraux. Ils sont plus riches en acides gras saturés que les produits qu'ils remplacent.

ACHAT

La crème est vendue pasteurisée après avoir été homogénéisée et, dans certains cas, stérilisée normalement ou stérilisée selon le procédé « Ultra Haute Température » (UHT). Seules les crèmes légères et de table sont homogénéisées. Vérifier la date de péremption inscrite sur l'emballage.

UTILISATION

La crème est incorporée notamment dans le café, les vinaigrettes, les potages, les sauces, les omelettes, les terrines, les desserts, la confiserie et les digestifs. Fouettée, elle décore et enrichit pâtisseries, soufflés, tartes, glaces, charlottes, bavarois, sauces et fruits. Lorsqu'on ajoute du sucre et de la vanille à la crème fouettée, on obtient la crème Chantilly.
La crème est indispensable pour confectionner le vacherin ainsi que les choux à la crème. Surie, la crème peut quand même être utilisée, surtout pour la cuisson.

PRÉPARATION

:: **Crème à fouetter :** battre la crème au dernier moment à moins de la conserver au réfrigérateur. Utiliser de préférence des ustensiles refroidis préalablement 30 min au réfrigérateur ou au congélateur, si le temps manque. N'incorporer des ingrédients (sucre, vanille) que lorsque la crème commence à mousser. Une crème fouettée qui commence à jaunir risque de tourner en beurre.

VALEUR NUTRITIVE

	crème de table 15 % m.g.	*crème à fouetter 35 % m.g.*
eau	77,5 %	59,6 %
protéines	0,8 g	0,6 g
matières grasses	4,6 g	10,6 g
glucides	1,2 g	0,8 g
cholestérol	16 mg	38 mg
		par 30 ml

La crème à fouetter (35 % de m.g.) contient de la vitamine A. La crème est énergétique car elle est plutôt riche en matières grasses. Ses matières grasses sont composées à 62 % d'acides gras saturés d'origine animale.

CUISSON

Dans les potages et les plats mijotés, ajouter la crème en fin de cuisson seulement pour éviter l'apparition de grumeaux ; il ne faut pas non plus que la préparation bouille par la suite.

CONSERVATION

:: **À l'air ambiant :** la crème UHT non entamée, 45 jours.
:: **Au réfrigérateur :** la crème fraîche et la crème UHT entamées, jusqu'à la date de péremption ; la crème fouettée, quelques heures.

Yogourt

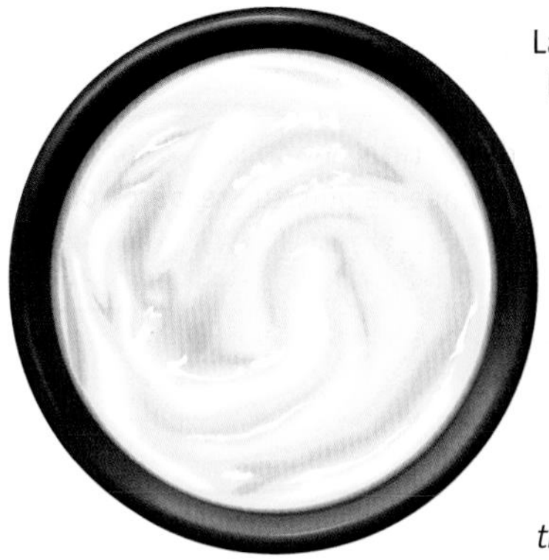

yogourt nature

Lait qui a fermenté sous l'action de ferments lactiques. Le mot « yogourt » est couramment utilisé en Amérique du Nord, tandis qu'en Europe, on emploie plutôt le mot « yaourt ». Le yogourt serait originaire de Bulgarie. Il se prépare avec du lait de vache, de chèvre, de brebis, de soya dans lequel on incorpore des ferments qui convertissent une partie du lactose (le principal glucide du lait) en acide lactique. Ces ferments sont deux bactéries, *Lactobacillus bulgaricus* et *Streptococcus thermophilus*. Le lait coagule lorsqu'une quantité suffisante d'acide lactique est produite. Lorsque le yogourt a suffisamment fermenté, il suffit de le refroidir. Qu'il soit nature, brassé ou ferme, le mélange de base des yogourts demeure essentiellement le même. La fabrication commerciale donne un yogourt plus ferme et moins susceptible d'expulser le lactosérum, le liquide jaunâtre qu'on trouve parfois à la surface des yogourts naturels. Il existe toute une gamme de yogourts, dont le yogourt ferme (le plus ancien), le yogourt brassé (procédé inventé en Suisse) et divers produits comme le yogourt glacé, le yogourt à boire et le yogourt déshydraté.

Le **yogourt ferme** a l'aspect d'une gelée compacte. Il est fermenté à même le contenant, puis refroidi ; s'il est aromatisé avec des produits naturels ou artificiels, ces derniers sont déposés au fond.

Le **yogourt brassé** est mélangé après la fermentation et le refroidissement, ce qui rend le produit homogène et lisse. Il est aromatisé avec des produits naturels ou artificiels.

Le **yogourt à boire** ou « boisson au yogourt » est fabriqué à partir de lait fermenté additionné de sirop à saveur de fruits ou de sucre et de fruits et se veut un substitut aux boissons gazeuses.

Le **yogourt glacé** est semblable à la crème glacée.

Plusieurs de ces produits ont été pasteurisés ou traités à ultra-haute température (UHT). De plus, plusieurs contiennent des additifs.

Il existe d'autres formes de lait fermenté.

Le **lait caillé** est du lait qui a fermenté à la température ambiante seulement par l'action de la flore lactique présente dans le lait. Le lait caillé se sépare en deux parties distinctes : le caillé et le lactosérum. Il est consommé tel quel après avoir été brassé ou après égouttage. Il doit être consommé le plus tôt possible et conservé au réfrigérateur.

Le **kéfir** ou « képhir », probablement originaire du Caucase, est du lait entier ou partiellement écrémé, fermenté par l'action combinée de plusieurs espèces de bactéries et de levures, ce qui le rend légèrement gazeux et alcoolisé avec une saveur piquante et quelque peu amère. Le taux d'alcool est généralement de 1 %. Le kéfir est plus ou moins liquide, onctueux et alcoolisé, selon sa durée de fermentation. Il mousse et pétille de façon semblable à la bière. Il peut être préparé avec des fruits déshydratés ou du citron. Le kéfir se conserve au réfrigérateur et il est plus périssable que le yogourt. Lorsqu'il a suri, il peut encore servir, surtout pour la cuisson. Il est délicieux servi glacé et garni de feuilles de menthe, ou bien versé sur des fruits. On peut le boire, l'utiliser ou le consommer comme le yogourt.

Le **koumis** ou « koumys » ressemble au kéfir, mais il est plus alcoolisé puisqu'il contient jusqu'à 2,5 % d'alcool. Il est fabriqué avec du lait de jument, d'ânesse ou de vache. Sa saveur rappelle parfois le vin blanc. On le consomme traditionnellement en Asie centrale.

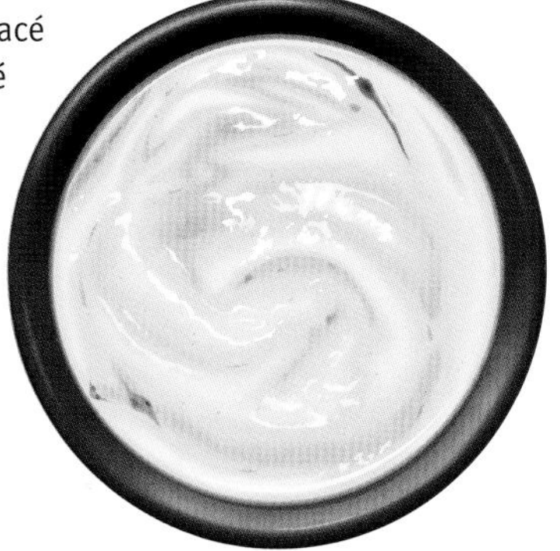

yogourt aux fruits

Yogourt

ACHAT

Vérifier la date de péremption lors de l'achat. Après la date mentionnée, le yogourt est encore comestible tant qu'il a bon goût et qu'il n'y a pas apparition de moisissures ou de bulles. La formation de liquide n'est pas un signe de détérioration.

UTILISATION

Le yogourt se consomme tel quel et peut être cuisiné. On l'ajoute aux soupes, salades, viandes, volailles, poissons, riz, pâtes alimentaires, pains, gâteaux, tartes, brioches, entremets et boissons. Le yogourt est utilisé comme ingrédient de base dans plusieurs soupes chaudes ou froides ainsi que pour la préparation de sauces froides pour les brochettes grillées. On s'en sert pour mariner viandes, volailles et gibiers, qu'il attendrit.
Il est un ingrédient important dans la cuisine du Moyen-Orient et de l'Inde (où il accompagne les currys et est à la base des raïtas, fruits ou légumes baignant dans du yogourt aromatisé).
Nature, le yogourt remplace la crème, tant liquide, fouettée qu'aigre, et il peut être ajouté à la mayonnaise ou à la vinaigrette, diminuant leur teneur en calories et en matières grasses. Employé à la place de la crème dans les préparations nécessitant une cuisson, il faut le stabiliser en lui ajoutant un peu de fécule de maïs. Le réchauffer 1 ou 2 h à la température ambiante avant de l'incorporer aux plats chauds et, si possible, l'ajouter à la toute fin de la cuisson.

PRÉPARATION

La fabrication maison du yogourt est facile, économique et permet d'obtenir du yogourt exempt de sucre ajouté et contenant des vitamines A et D.
Tout d'abord, il faut laver soigneusement les ustensiles et bien les rincer à l'eau très chaude ou les stériliser.
On chauffe ensuite le lait à 85 °C pendant 30 min environ, après lui avoir ajouté de 3 à 5 % de poudre de lait écrémé. Le lait frais de départ peut être entier, partiellement écrémé ou même UHT.
La teneur en matières grasses et en solides du lait influence la texture, la saveur et la valeur nutritive du yogourt. Du lait entier donne un yogourt plus ferme, plus savoureux, plus gras et plus énergétique qu'un yogourt fait de lait écrémé. L'ajout de poudre de lait (3 à 8 c. à table par litre de lait) épaissit le yogourt, le rend plus crémeux et augmente sa valeur nutritive.
Lorsque le lait a atteint le point d'ébullition, ajouter si désiré de la gélatine ou de la pectine (5 ml par litre de lait). La faire gonfler complètement dans un peu de lait avant de l'incorporer (la gélatine est superflue si une culture déshydratée est utilisée car le yogourt obtenu est ferme).
L'usage d'un thermomètre permet de contrôler l'ébullition et de connaître le moment exact de l'ajout du ferment.
Refroidir le lait jusqu'à 44-46 °C puis ensemencer avec un ferment ou une culture déshydratée (lyophilisée), du yogourt commercial nature (de 30 à 75 ml par litre de lait) contenant encore des bactéries vivantes mais ne contenant ni amidon ni gélatine et le plus frais possible, ou du yogourt maison préparé depuis 5 jours au plus.

kéfir

Afin de minimiser les risques de contamination, prendre soin (avant de consommer le yogourt) de prélever la quantité nécessaire au prochain ensemencement.
Le yogourt fait avec une culture déshydratée est plus crémeux, plus épais et moins acide qu'un yogourt fait avec un yogourt commercial; en outre, il conserve ces qualités plus longtemps et on peut l'utiliser plus d'une fois pour refaire du yogourt. Après environ 1 mois ou après 3 productions, le yogourt est dégénéré, on doit alors se servir d'un nouveau ferment.
Éviter de remuer le yogourt en cours de la coagulation, sinon il se séparera et deviendra aqueux. On le laisse donc incuber pendant 4 à 6 h à une température constante d'au moins 42 °C.
La température d'incubation du yogourt est un élément crucial. La température idéale se situe entre 40 et 46 °C. La multiplication des bactéries est impossible au-dessus de 46 °C car la chaleur détruit les bactéries et empêche la coagulation ; elle est plus lente sous 40 °C, où une température trop basse prolonge le temps de coagulation et rend le yogourt plus aigre.
L'emploi d'une yaourtière est pratique mais non essentiel. Toute source de chaleur constante à l'abri de courants d'air remplit la même fonction. On peut faire incuber le yogourt dans un four préchauffé à 50 °C ou un four muni d'une ampoule qui fournit la chaleur nécessaire. On peut aussi se servir d'une bouteille isolante (thermos) préalablement réchauffée, d'un plat ou d'une poêle à frire remplis d'eau chaude et recouverts d'un linge épais afin que la chaleur se conserve, ou d'un récipient enveloppé d'une couverture et placé dans un four éteint, sur un radiateur ou près d'une source de chaleur faible mais constante.
Lorsque le yogourt est coagulé, c'est-à-dire que la texture et le goût désirés sont atteints, le réfrigérer immédiatement pour arrêter l'action des bactéries. L'ajout de fruits ou autres ingrédients se fera au moment de le consommer.
Si le yogourt n'épaissit pas, plus d'un facteur peuvent être en cause : une culture trop vieille, une température trop haute ou trop basse, le temps d'incubation trop court ou une faible teneur en extraits secs (poudre de lait). Remettre un ferment, ajouter de la poudre de lait (facultatif) et incuber à nouveau.
Si le yogourt est sur ou que le sérum se sépare, l'incubation peut avoir été trop longue ou le refroidissement trop lent. Réincorporer le sérum au yogourt en le battant (la préparation sera cependant plus liquide).
Le yogourt maison peut se conserver 3 semaines au réfrigérateur.

PRÉPARATION

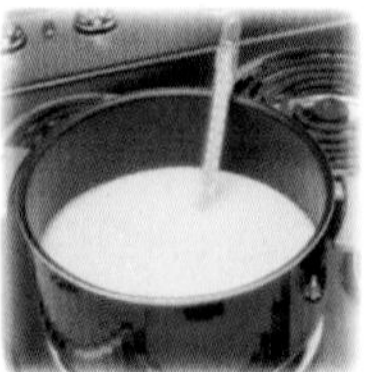

1 Chauffer le lait à 85 °C pendant 30 min environ.

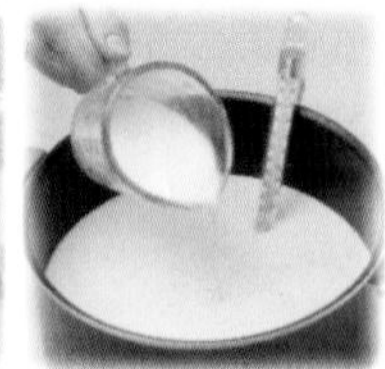

2 Refroidir le lait jusqu'à 44-46 °C puis ensemencer avec un ferment.

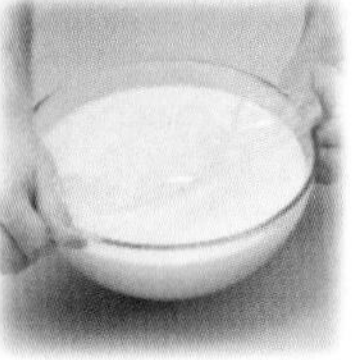

3 Verser le contenu dans un récipient, couvrir d'un film alimentaire et garder au chaud de 4 à 8 h. Lorsque la texture et le goût désirés sont atteints, réfrigérer 12 h avant de le consommer.

VALEUR NUTRITIVE

EXCELLENTE SOURCE : protéines, calcium, phosphore, potassium et vitamines A et B.
La valeur nutritive du yogourt nature non sucré équivaut presque à celle du lait avec, en plus, les présumés bienfaits dus à la fermentation.
La teneur en matières grasses, en glucides et en calories des yogourts commerciaux est variable. Certains yogourts contiennent jusqu'à 10 % de matières grasses. La teneur en cholestérol varie entre 7,5 et 12,5 mg par 100 g pour les versions nature et aromatisées. La teneur en glucides est généralement de 7 % pour le yogourt nature et atteint de 11 à 18 % pour les yogourts aux fruits, ce qui les rend calorifiques. Certains yogourts peuvent contenir ou non des additifs alimentaires.
PROPRIÉTÉS : le yogourt favoriserait la longévité, il serait bénéfique pour le système digestif, il servirait pour soigner les vaginites, il préviendrait le cancer et, pris avant le coucher, il favoriserait le sommeil.
Le yogourt est plus digestible que le lait et contient des bactéries qui facilitent la digestion du lactose.

CONSERVATION

Laisser le yogourt le moins longtemps possible à la température ambiante.
:: **À l'air ambiant :** les ferments déshydratés du yogourt, 6 mois.
:: **Au réfrigérateur :** 2 à 3 semaines. Les ferments déshydratés, 12 mois.
:: **Au congélateur :** 1 mois. Les ferments déshydratés, 18 mois.
Décongeler préférablement le yogourt au réfrigérateur.

Crème glacée

La crème glacée, appelée « glace » en Europe, est une préparation sucrée et parfumée à base de produits laitiers solidifiés sous l'effet de la congélation. La crème glacée traditionnelle contient du lait, de la crème, du sucre, des arômes naturels et des œufs (pas toujours cependant). La préparation est battue après un début de congélation pour arrêter la formation de cristaux de glace, ce qui permet d'obtenir un produit léger et onctueux. Au Canada, pour être qualifié de « crème glacée », un produit doit contenir au moins 10 % de gras ou 8 % s'il y a addition de cacao, sirop de chocolat, fruits ou noix. Si un produit contient moins de matières grasses, on le nomme « dessert laitier ».
La crème glacée industrielle est généralement faite à partir d'un mélange de crème, de lait ou de lait évaporé (ou des deux) additionné des solides du lait sans gras. Elle comprend aussi du sucre (14 à 16 %), des émulsifiants, des stabilisateurs, des essences et des colorants, parfois naturels, mais le plus souvent artificiels. Le rendement est l'augmentation de volume d'un produit glacé par ajout d'air. Au Canada, les fabricants peuvent faire varier la teneur en air ; les consommateurs ignorent la proportion réelle de crème glacée qu'ils obtiennent. Celle qui contient moins d'air est donc plus nourrissante.

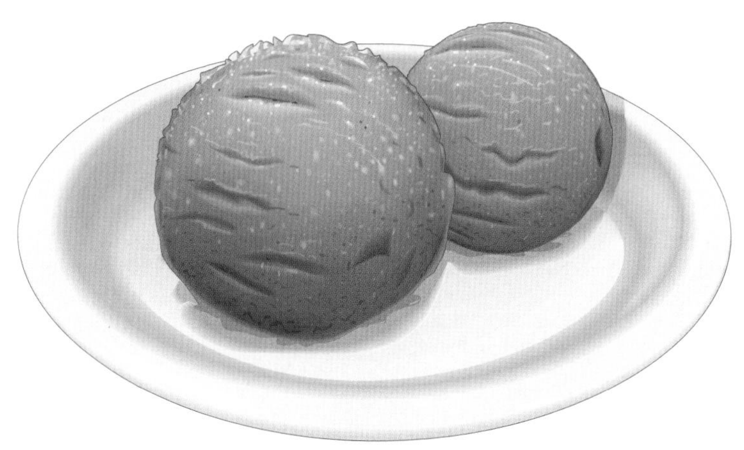

crème glacée

Crème glacée

ACHAT

:: Choisir : un contenant de crème glacée fermement congelé, sans givre. Acheter préférablement les produits glacés dans un magasin où l'écoulement des stocks est constant afin de s'assurer d'un maximum de saveur et de fraîcheur. Lire l'étiquette si l'on désire éviter les additifs alimentaires.

UTILISATION

La crème glacée et les autres produits congelés sont consommés en desserts et en collation. La crème glacée est souvent nappée de sauce au caramel ou au chocolat ou servie battue (milk-shake). Elle accompagne gâteaux, tartes, crêpes, gaufres, fruits et biscuits. Elle peut être garnie de fruits frais ou en conserve, ou de coulis de fruits.
La crème glacée peut aller au four sans fondre, comme dans l'omelette norvégienne ou le gâteau alaska, pourvu qu'elle soit totalement recouverte de meringue.

VALEUR NUTRITIVE

	crème glacée à la vanille 11 % m.g.	*crème glacée à la vanille 16 % m.g.*	*lait glacé à la vanille (mou)*	*lait glacé à la vanille (ferme)*	*sorbet à l'orange*
eau	61 %	57 %	69,6 %	68 %	66 %
protéines	3,5 g	3,5 g	4,9 g	3,8 g	1,1 g
matières grasses	11 g	16 g	2,6 g	4,3 g	2,0 g
glucides	23,6 g	22,4 g	21,8 g	22,7 g	30,4 g
cholestérol	44 mg	61 mg	12 mg	14 mg	7,3 mg
					par 100 g

Une portion moyenne fournit environ 15 ml de sucre. La crème glacée molle contient de 2 à 3 % moins de sucre.

CRÈME GLACÉE À LA VANILLE À 11 % DE M.G.
BONNE SOURCE : vitamine B_{12}.
CONTIENT : potassium, riboflavine, calcium, zinc, vitamine A, phosphore et acide pantothénique.

CRÈME GLACÉE À LA VANILLE À 16 % DE M.G.
CONTIENT : vitamine B_{12}, vitamine A, potassium, riboflavine, calcium, zinc et phosphore.

LAIT GLACÉ À LA VANILLE MOU
EXCELLENTE SOURCE : vitamine B_{12}.
BONNE SOURCE : potassium et riboflavine.
CONTIENT : calcium, phosphore, acide pantothénique et magnésium.

LAIT GLACÉ À LA VANILLE FERME
BONNE SOURCE : vitamine B_{12}.
CONTIENT : potassium, riboflavine, calcium, phosphore et acide pantothénique.

SORBET À L'ORANGE
CONTIENT : potassium, zinc et calcium.

Il existe également de nombreuses préparations congelées autres que la crème glacée.
Le **lait glacé** contient moins de matières grasses que la crème glacée (entre 2 et 7 %). Il est fait d'un mélange pasteurisé de crème, de lait ou d'autres produits laitiers sucrés. Son contenu en sucre est presque aussi élevé sinon plus. Il est légèrement moins onctueux et moins savoureux, et est plus dense que la crème glacée.
Le **sorbet** est traditionnellement fait avec du jus ou de la purée de fruits. Il peut aussi être à base de vin, de liqueur, d'alcool ou d'infusion, puis il est additionné d'un sirop de sucre. Il est très peu ou pas battu ; il ne contient pas de jaune d'œuf ni de matière grasse, mais peut renfermer du blanc d'œuf battu en meringue à l'italienne et que l'on incorpore lorsque le sorbet est pris. Il peut également contenir du lait ou des solides du lait. Le sorbet commercial n'est souvent qu'un mélange d'eau et de solides du lait (environ 5 %) aromatisé artificiellement, qui contient jusqu'à 2 fois plus de sucre que la crème glacée, et qui a un contenu en calories intermédiaire entre le lait glacé ferme et la crème glacée.
Le **granité** est une sorte de sorbet à l'italienne fait d'un sirop peu sucré parfumé de fruits, de liqueur ou de café. Congelé à moitié, avant qu'il devienne trop dur, le granité a une texture granulée ; on le sert en « trou normand » ou en rafraîchissement.

Le **tofutti** ou « tofu glacé » est un produit à base de lait de soya auquel on ajoute de l'huile végétale et du sucre. Ce produit est donc dépourvu de lactose et de cholestérol. Sa teneur en calories est aussi élevée que celle de la crème glacée puisqu'il contient plus de matières grasses. Comparé à la crème glacée, le tofutti renferme très peu d'acides gras saturés et contient deux fois moins de protéines. Il contient des arômes naturels ou artificiels, des protéines de soya isolées, de la lécithine de soya et, comme la crème glacée, plusieurs stabilisants.

CONSERVATION

Les produits congelés laissés à la température ambiante perdent de la saveur et contiennent plus facilement des cristaux de glace s'ils sont recongelés.
:: Au congélateur : 1 mois, le contenant fermé hermétiquement dans la partie la plus froide.

sorbet

Fromage

Produit obtenu par la coagulation et l'égouttage du lait, de la crème ou de leur mélange. La qualité, la valeur nutritive et les caractéristiques du fromage varient selon le type de lait utilisé (de vache, de chèvre, de brebis, de jument, de renne, de yack, de bufflonne), le procédé de fabrication et les préférences locales. Dans certains pays, comme le Canada, les fromages mis en vente sans un affinage d'au moins 2 mois doivent être faits de lait pasteurisé.

FABRICATION DU FROMAGE :

La **coagulation** (ou « caillage ») est la phase de formation du caillé, lorsque la caséine (protéine contenue dans le lait) coagule sous l'action de ferments ou de présure.

L'**égouttage** consiste à retirer l'eau (petit-lait ou lactosérum) du caillé et à le rendre plus ferme. La quantité de lactosérum retenue dans le caillé à la suite de l'égouttage déterminera la fermeté et la texture du fromage. C'est lors de l'égouttage que le caillé est moulé.

Le **salage** agit comme antiseptique, freine le développement des micro-organismes, favorise la bonne conservation du fromage et accélère le séchage et la formation d'une croûte. Il peut être fait en surface (salage à sec) ou par bain de saumure. Certains fromages sont ensemencés de moisissures afin d'obtenir une croûte fleurie (brie, camembert) ou le persillage des fromages bleus (roquefort, gorgonzola).

L'**affinage** (ou « maturation ») est la période pendant laquelle la pâte se transforme sous l'action biochimique de la flore bactérienne contenue dans le fromage. C'est l'étape cruciale où se développent la consistance, l'odeur, la saveur et, si désiré, la croûte (les fromages à pâte fraîche ou les fromages fondus ne sont pas affinés). L'affinage s'effectue à une température et à une humidité qui varient selon le type de fromage. Plus l'affinage est long, moins la pâte a conservé d'humidité, et plus le fromage est dur et de saveur prononcée.

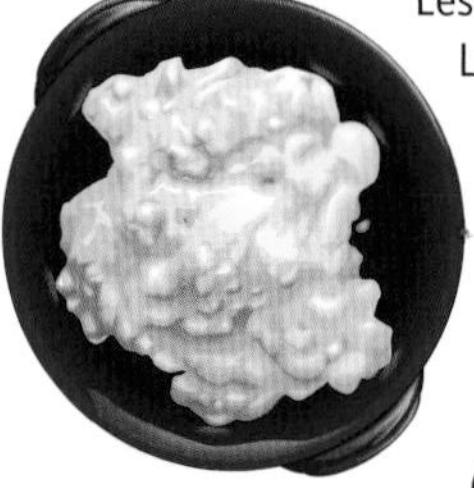
cottage

Les fromages sont généralement classés selon leur fermeté.

Les **fromages frais** (non affinés) ont coagulé sous l'action des ferments lactiques. Ils sont seulement égouttés (cottage, ricotta, mascarpone, fromage à la crème, petit suisse, quark). Ils ne sont pas vieillis et doivent être consommés rapidement. Ils sont généralement maigres (entre 0,1 et 13 % de matières grasses) et peu énergétiques. Ils deviennent gras et énergétiques lorsqu'ils sont fabriqués avec de la crème (jusqu'à 30 % de matières grasses dans le cas du fromage à la crème). Plusieurs contiennent des additifs, des agents épaississants et des agents de conservation. Les fromages frais sont lisses, crémeux ou granuleux, de saveur douce ou légèrement acidulée. On les utilise principalement en pâtisserie et dans des entremets. Ils sont disponibles nature ou assaisonnés de légumes, de fruits ou d'épices.

Les **fromages à pâte filée non affinée** sont obtenus par le pétrissage et l'étirement du caillé qui baigne jusqu'à l'obtention de la consistance désirée. Ce procédé leur donne une texture souple. On trouve la mozzarella, le scarmoza, le provolone, les bocconcini et le caciotta. La mozzarella est surtout utilisée pour gratiner les pizzas et les pâtes.

Les **fromages à pâte molle** sont des fromages affinés durant une période relativement courte, égouttés et moulés. Les matières grasses représentent de 20 à 26 % du poids du fromage. Ils acquièrent une croûte plus ou moins veloutée. Ils subissent une fermentation qui va de la surface de la pâte vers l'intérieur. Ils sont très peu utilisés en cuisine car ils perdent beaucoup de saveur en chauffant.

Les fromages à pâte molle se répartissent en 2 catégories :

- les **fromages à croûte fleurie** qui sont recouverts d'une mince couche de duvet blanc ou moisissure, d'aspect velouté (camembert, brie, brillat-savarin, coulommiers) ; comestible, cette croûte devrait être enlevée si son goût est trop prononcé ;
- les **fromages à croûte lavée** qui sont des fromages soumis à des lavages de saumure légère (munster, pont-l'évêque, livarot, bel paese, époisses). Ils ont une saveur délicate et un parfum intense. L'affinage de certains de ces fromages se termine par un trempage dans un alcool, comme le vin ou la bière.

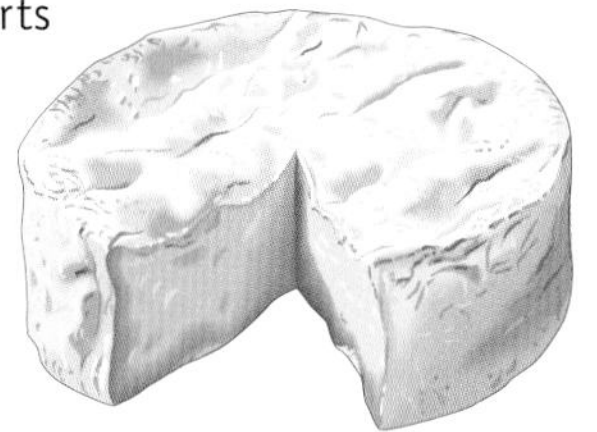

camembert

Les **fromages à pâte demi-ferme** sont des fromages à pâte pressée non cuite qui subissent une période d'affinage assez longue. Ces fromages (cheddar, cantal, reblochon, gouda, édam, fontina, saint-nectaire, morbier, tomme, tilsit, Monterey Jack) ont une consistance dense et une pâte de couleur jaune pâle.

Les **fromages à pâte ferme** (ou « dure ») sont des fromages à pâte pressée et cuite. Ces fromages (gruyère, emmenthal, Jarlsberg, comté, raclette, beaufort, parmesan, romano) sont ornés ou non d'une croûte résistante. La texture de la pâte est généralement ferme, mais peut être parfois très granuleuse comme dans le cas du parmesan et du romano.

Les **fromages à pâte persillée** (ou « bleus ») sont des fromages dont le caillé est d'abord réduit en morceaux, moulé, égoutté, salé, puis ensemencé de moisissures. La fermentation s'effectue de l'intérieur vers l'extérieur. Tout un réseau de veinures bleu-vert se constitue sous l'action des moisissures, réseau qui se densifie avec le temps. Ces fromages (roquefort, gorgonzola, bleu de Bresse, bleu danois, stilton) ont un goût poivré, fort et piquant et leur texture est habituellement friable.

Les **fromages fondus** (ou « à pâtes recuites ») sont des fromages fabriqués à partir d'un ou de plusieurs fromages à pâte pressée, cuite ou non, refondus, additionnés de lait, crème ou beurre ; ils se conservent longtemps. On ajoute à la pâte, selon le produit, des agents stabilisateurs, des émulsifiants, du sel, des colorants, des édulcorants et des assaisonnements. On obtient une texture plus ou moins molle et élastique et une saveur peu prononcée. En Amérique du Nord, ces fromages sont surtout faits à base de cheddar tandis qu'en Europe l'emmenthal et le gruyère prédominent. Les fromages fondus portent des noms différents selon la quantité de fromage qu'ils contiennent (fromage fondu, préparation de fromage fondu, fromage à tartiner).

Les **succédanés de fromage** sont des simili-fromages parfois composés d'un seul constituant du lait, soit la caséine, auquel on ajoute des émulsifiants, des arômes et des colorants artificiels. On incorpore aussi certains ingrédients naturels (soya, maïs).

Les **fromages de chèvre** sont des fromages à pâte molle et à croûte naturelle. Ils peuvent être fabriqués à 100 % de lait de chèvre (pur chèvre) ou être mélangés à du lait de vache (mi-chèvre s'il contient au moins 25 % de lait de chèvre). Ces fromages présentent une pâte fraîche, ou une pâte molle à croûte fleurie, et à l'occasion une pâte dure. Ils sont plus blancs que le fromage de vache et de saveur plus prononcée. Le fromage de chèvre est généralement humide, lisse et très salé, afin de prolonger sa durée de conservation. Certains fromages de chèvre portent des noms évocateurs (chabichou, crottin de Chavignol, Valencay, chevrotin). Dans cette catégorie on trouve la feta, fabriquée à partir de lait de brebis, de vache, ou d'un mélange avec du lait de chèvre.

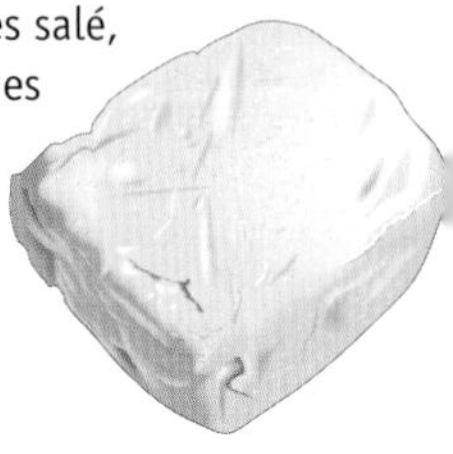

ricotta

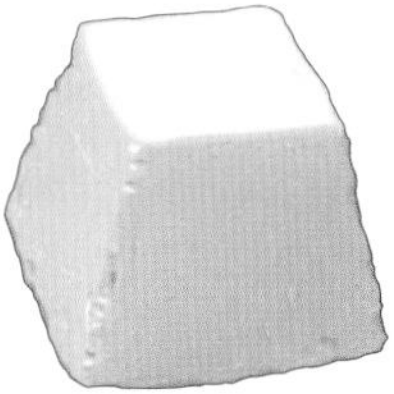

chèvre frais

ACHAT

FROMAGE À PÂTE MOLLE

:: Choisir : un fromage mou à l'intérieur comme à l'extérieur, à la pâte crémeuse, homogène et de couleur uniforme, remplissant pleinement la croûte qui doit être moelleuse, non sèche et non craquelée.

:: Écarter : un fromage au centre massif, ferme et d'un blanc crayeux, une croûte poisseuse, une coloration foncée ou dégageant une odeur d'ammoniac. Une croûte dure et une pâte sèche trahissent un fromage mal conservé.

FROMAGE À PÂTE DEMI-DURE

:: Choisir : un fromage ni desséché ni trop friable. La pâte près de la croûte ne doit pas être plus foncée. Sa saveur ne doit être ni rance ni piquante.

FROMAGE À PÂTE DURE

:: Choisir : un fromage de couleur et de consistance uniformes et une croûte ferme.

:: Écarter : un fromage desséché ou bombé, pâteux ou trop granuleux, et dont la croûte est fissurée. Sa saveur ne devrait être ni trop salée ni trop amère.

FROMAGE BLEU

:: Choisir : un fromage ayant des veines plus ou moins abondantes, selon les variétés, veines réparties uniformément dans la pâte. Cette pâte, habituellement blanchâtre, ne doit pas être friable, ni trop sèche, ni trop salée. Vérifier la date de péremption sur l'emballage et écarter les fromages laissés à la température ambiante.

UTILISATION

Le fromage est utilisé soit pour farcir ou recouvrir des viandes ou légumes, soit comme ingrédient principal d'un dessert. Il s'apprête avec les mets salés (salades, sauces, soupes, croquettes, pizzas, pâtes alimentaires, crêpes, soufflés, fondues, raclette, croque-monsieur, omelettes) et sucrés (gâteaux, tartes, beignets). Lors de l'assaisonnement du plat, tenir compte que le fromage est généralement salé, particulièrement les fromages bleus dont le goût salé s'accentue à la cuisson. On peut remplacer un fromage par un autre du même genre. Le fromage peut être servi à la fin d'un repas ou sous forme de dégustation accompagné de vin.

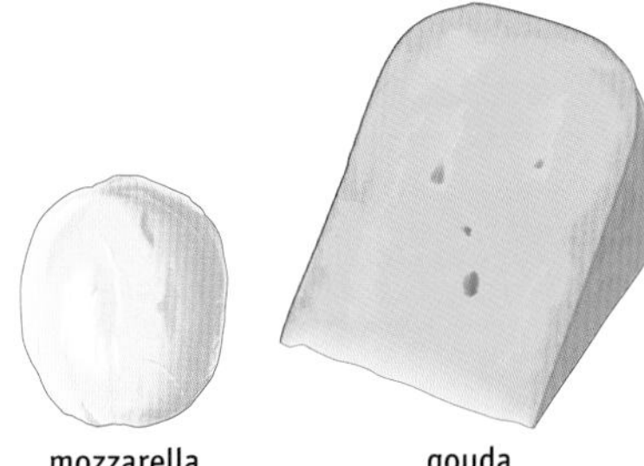

mozzarella gouda

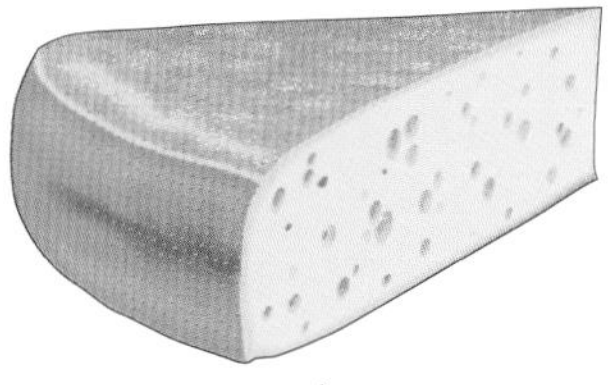

gruyère

VALEUR NUTRITIVE

La valeur nutritive du fromage varie selon la teneur en matières grasses du liquide utilisé (lait, crème) et le procédé de fabrication. Plus le fromage est ferme, plus il contient une proportion importante de calcium et de protéines tandis que les fromages frais contiennent peu de calcium, mais sont une source de protéines ; les fromages à la crème sont pauvres en protéines et en calcium. La qualité ainsi que le taux d'assimilation des protéines contenues dans le fromage sont excellents. La teneur en glucides est généralement minime tandis que le contenu en matières grasses (surtout composées d'acides gras saturés) et en calories connaît de grandes fluctuations. Les fromages à pâte molle ne sont pas nécessairement les plus gras, au contraire. Le fromage frais contient de 5 à 51 mg de cholestérol par 100 g ; les fromages à la crème peuvent en contenir jusqu'à 110 mg et les fromages bleus, de 75 à 90 mg. Plus un fromage contient d'humidité, moins il est énergétique. Le fromage frais contient jusqu'à 80 % d'humidité, le fromage à pâte molle entre 50 et 60 %, le fromage à pâte mi-dure entre 40 et 60 %, et le fromage à pâte dure un maximum de 35 %.

Les fromages frais contiennent moins de calcium et de phosphore que les fromages durs. Le fromage contient moins de minéraux que le lait, mais il demeure une bonne source. Le sodium est habituellement présent en quantité appréciable ; les fromages fondus et persillés en sont particulièrement riches. Le fromage demeure une source concentrée de vitamines B. La vitamine A demeure présente en quantité appréciable, sauf dans les fromages frais et écrémés dans lesquels les quantités sont moindres. La croûte de certains fromages affinés à pâte molle et à croûte

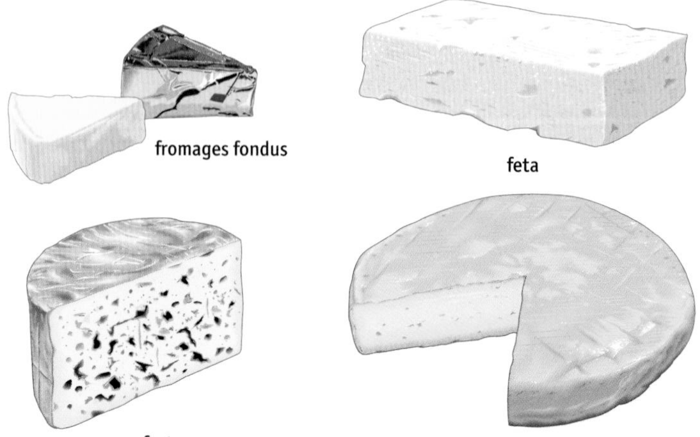

fromages fondus

feta

roquefort

munster

fleurie peut contenir plus de vitamines que la pâte elle-même.
Une consommation importante de fromage entraîne un apport considérable de matières grasses, de calories et de sel, sauf si on choisit des fromages écrémés et peu salés. Elle peut aussi occasionner l'ingestion d'additifs alimentaires, surtout en ce qui concerne les préparations de fromage ou les fromages fondus à tartiner. Certains de ces produits, dont les colorants, ne jouent qu'un rôle esthétique ; ainsi, la seule différence entre un cheddar blanc et un cheddar jaune réside dans le colorant ajouté.
Le fromage ne peut causer la constipation. Cet état serait plutôt dû au manque de fibres alimentaires et d'eau dans l'alimentation.
La consommation de fromage après le repas pourrait être bénéfique comme protection contre la carie dentaire.

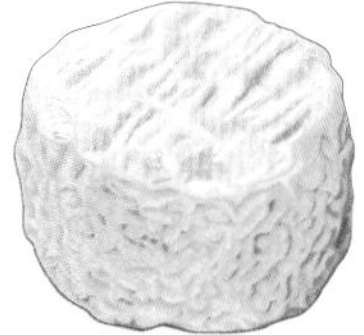
crottin de Chavignol

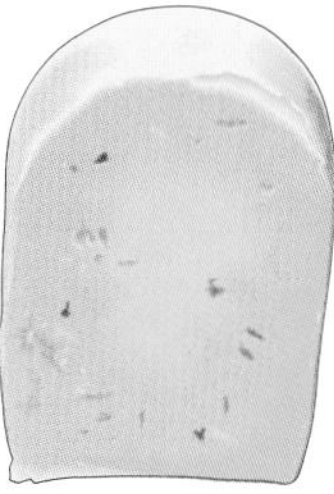
Monterey Jack

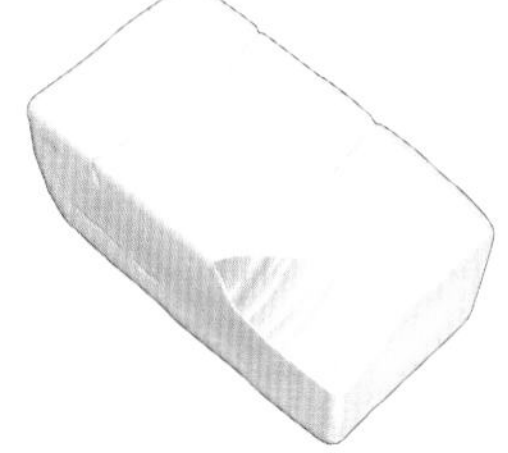
fromage à la crème

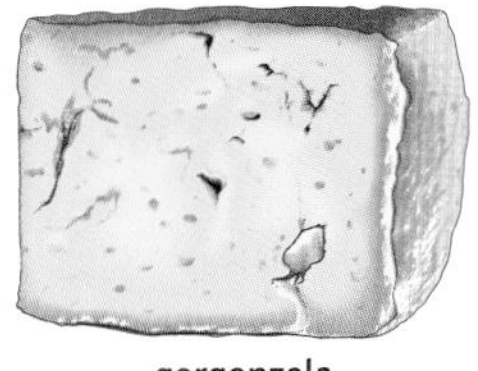
gorgonzola

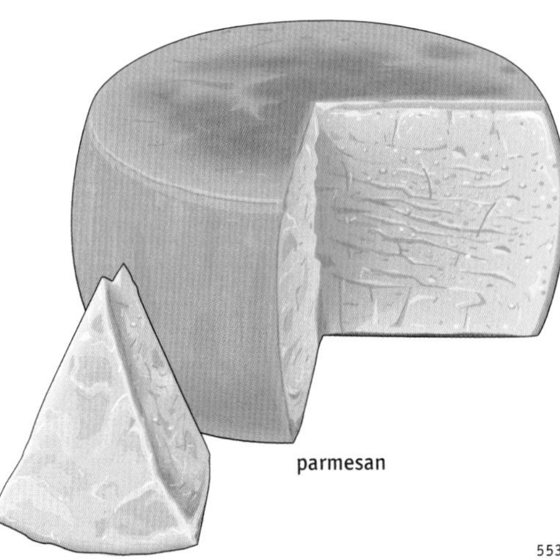
parmesan

Fromage

fromage	type	texture	saveur	type de lait
cottage	pâte fraîche	petits grains ou crémeuse	douce, laiteuse	vache, écrémé ou avec crème
fromage à la crème (Amérique du nord)	pâte fraîche	onctueuse, malléable	douce, acide et fraîche	lait et crème ou crème
ricotta (Italie)	pâte fraîche	souple et humide	douce, fraîche et légèrement sucrée	petit-lait de lait de vache
mozzarella (Italie)	pâte filée	semi-molle à ferme	douce, légèrement salée	vache ou bufflonne
camembert (France)	pâte molle à croûte fleurie	onctueuse, crémeuse	douce à piquante	vache
brie (France)	pâte molle à croûte fleurie	crémeuse lorsqu'il est mûr	douce à piquante	vache
munster (France)	pâte molle à croûte lavée	molle, onctueuse parsemée de petits « yeux »	douce, légèrement salée	vache
pont-l'évêque (France)	pâte molle à croûte lavée	souple, mais ne coule pas	goût prononcé	vache
cheddar (Angleterre)	pâte pressée mi-ferme	ferme	douce à piquante en vieillissant	vache
édam (Pays-Bas)	pâte pressée mi-ferme	mi-ferme, élastique	veloutée	vache, partiellement écrémé
gouda (Pays-Bas)	pâte pressée mi-ferme	mi-ferme à ferme, petits trous	neutre lorsqu'il est jeune	vache
parmesan (Italie)	pâte ferme	dure, granuleuse	forte	vache, écrémé
roquefort (France)	pâte persillée	crémeuse	forte à légèrement poivrée	brebis
Jarlsberg (Norvège)	pâte ferme	ferme, gros « yeux »	sucrée, à saveur de noisette	vache
emmenthal (Suisse)	pâte ferme	ferme, gros « yeux »	douce et sucrée ; peut être plus prononcée selon l'affinage	vache
gruyère (Suisse)	pâte ferme	ferme, petits « yeux » dispersés	mi-sucrée, douce à robuste	vache
romano (Italie)	pâte ferme	sèche, granuleuse	piquante	vache, brebis ou chèvre, ou mélange de ceux-ci
bleu (France, Danemark)	pâte persillée	semi-molle, friable	piquante, un peu poivrée	vache
gorgonzola (Italie)	pâte persillée	semi-molle, friable	piquante	vache
chèvre	pâte fraîche, pressée ou non	pâte molle, plus dure en mûrissant	goût plus prononcé avec l'âge	chèvre
feta (Grèce)	pâte molle	friable	piquante, salée	brebis, chèvre ou vache

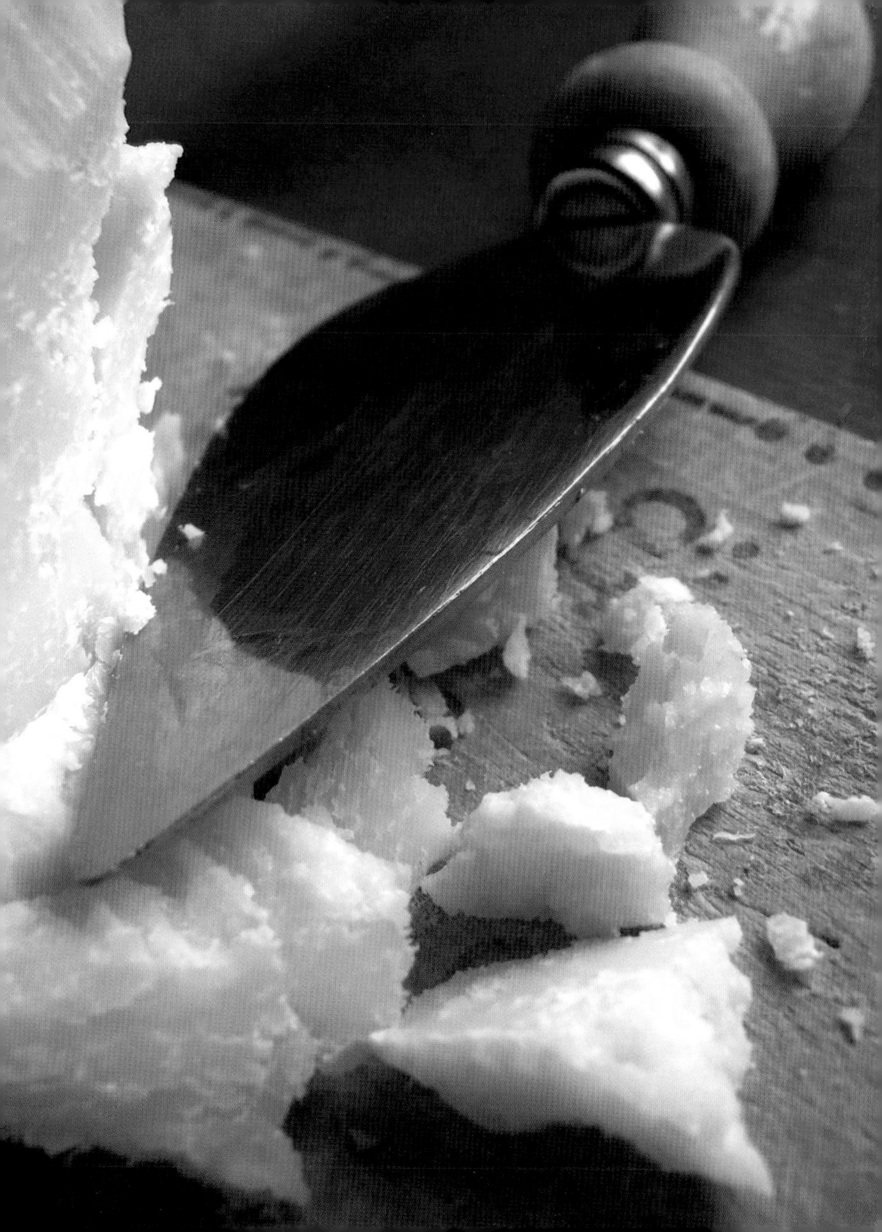

CONSERVATION

La période de conservation des fromages est reliée principalement au taux d'humidité.

:: **Au réfrigérateur :** bien envelopper le fromage dans une feuille de plastique ou d'aluminium et placer à l'endroit le moins froid.

- Les fromages frais et les pâtes persillées sont mis 7 à 10 jours dans un emballage ou un contenant hermétique.
- Les fromages à pâte molle (peu de temps, lorsqu'ils ont atteint leur maturation).
- Les fromages demi-fermes, plusieurs semaines.
- Les fromages durs, 2 semaines.
- Le fromage râpé, 1 semaine.

On peut aussi conserver les fromages à une température oscillant entre 10 et 12 °C. Les fromages affinés en surface (croûte fleurie, croûte lavée) ne doivent pas être emballés sous vide ou hermétiquement.

Pour plus de saveur, retirer les fromages du réfrigérateur au moins 30 min avant de les consommer. Si de la moisissure s'est développée à la surface d'un fromage ferme, retirer de 1 à 2 cm autour des moisissures et recouvrir d'un autre papier d'emballage. Jeter les fromages frais et à pâte molle qui en comportent.

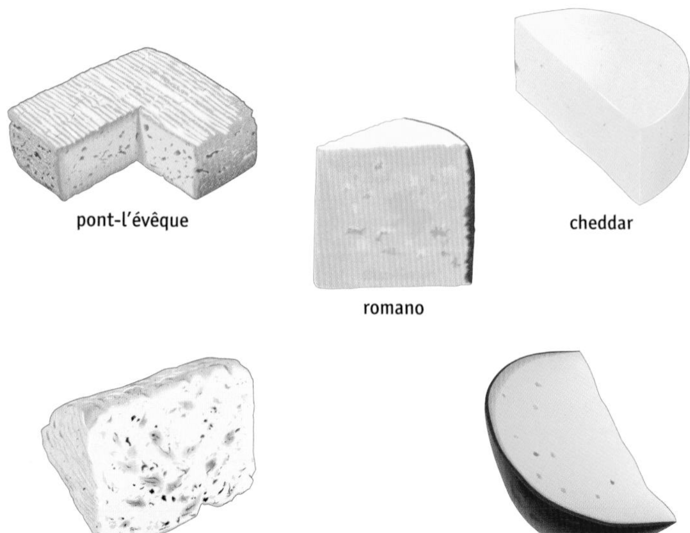

pont-l'évêque

romano

cheddar

bleu danois

édam

:: **Au congélateur :** les congeler en segments de 2 cm d'épaisseur et pesant 500 g maximum (2½ à 3 mois). Les fromages secs supportent mieux la congélation que les fromages humides (les pâtes fraîches ne se congèlent pas). La congélation diminue la saveur des fromages qui deviennent plus friables. Décongeler les fromages au réfrigérateur et réserver ceux-ci aux plats cuisinés.

CUISSON

Le fromage fond plus facilement à la cuisson s'il est émietté, râpé ou coupé finement. Quand il est ajouté à une sauce, on le cuit doucement jusqu'à ce qu'il fonde, en évitant l'ébullition. Les fromages à pâte dure supportent mieux les températures élevées, notamment pour gratiner. Retirer le fromage dès qu'il a fondu.

PRÉPARATION

Seuls les fromages à pâte dure se râpent. Le fromage froid se râpe plus facilement que le fromage laissé à la température ambiante.

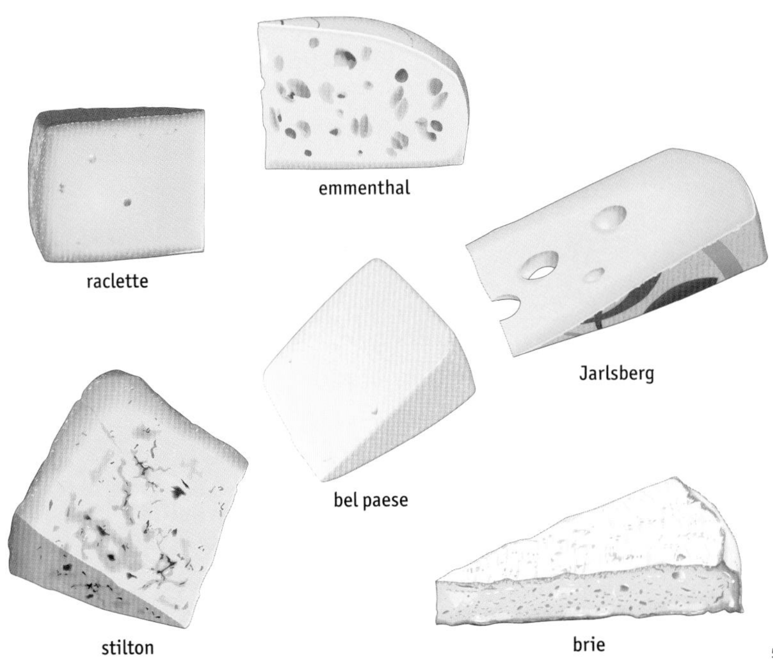

emmenthal

raclette

Jarlsberg

bel paese

stilton

brie

Introduction
Sucres, cacao et caroube

Le sucre, le cacao et la caroube sont des produits qui contiennent essentiellement des glucides simples, comme le glucose, le saccharose ou le fructose. Ces glucides sont d'importants fournisseurs d'énergie, d'autant plus qu'ils sont très rapidement assimilés par l'organisme. Indispensables dans l'alimentation quotidienne, les glucides simples sont notamment essentiels lors d'un effort ou encore lors de la récupération. Ils sont toutefois dotés d'un très faible intérêt nutritionnel. Il faut donc limiter l'apport d'énergie sous cette forme à 10 % de l'apport énergétique quotidien requis. Si l'on consomme trop de produits sucrés, l'organisme ne l'utilise pas et le stocke sous forme de graisse, entraînant une prise de poids.

Sucre

Substance soluble dans l'eau, de saveur douce. Le sucre est extrait de la canne à sucre et de la betterave sucrière. Son nom scientifique est « saccharose ». La **canne à sucre** est originaire de l'Inde ou de Nouvelle-Guinée. Les glucides, contenant de 12 à 15 % de saccharose, logent dans la moelle des tiges. Une tonne de canne à sucre fournit environ 125 kg de sucre. La **betterave sucrière**, originaire d'Europe, est une parente de la betterave consommée comme légume. C'est une grosse racine contenant de 15 à 20 % de saccharose.

canne à sucre

On estime qu'entre 75 et 80 % du sucre ingéré provient des aliments transformés. Le sucre est ajouté dans les charcuteries, les pizzas, la sauce soya, les bouillons en cubes, les sauces, le beurre d'arachide et la mayonnaise.

Une centaine de substances sucrées ont été identifiées en chimie alimentaire (glucose, fructose et maltose, notamment). On les regroupe sous le terme de « glucides » ou d'« hydrates de carbone ». La plupart des aliments renferment des glucides naturels.

Le miel, le sirop d'érable, le sirop de maïs, le sucre et la mélasse en sont presque exclusivement constitués. Parmi les formes principales de glucides, on trouve les sucres simples, les sucres complexes, les fibres et les alcools de sucre ou polyol : le sorbitol, le mannitol et le xylitol.

Les **sucres simples** sont divisés en monosaccharides et en disaccharides.

Les **monosaccharides** sont composés d'une seule molécule de sucre. Ils incluent le glucose, le fructose, le galactose et le mannose.

Les **disaccharides** sont formés de deux monosaccharides et ont une molécule d'eau en moins. Les plus courants sont le sucrose, le lactose et le maltose.

Le **glucose** (ou « dextrose ») est le monosaccharide le plus abondant dans la nature, il est présent dans les fruits, les céréales, le miel, les noix, les fleurs et les feuilles. Le glucose présent dans le sang sert à maintenir la température corporelle et à fournir l'énergie nécessaire aux processus vitaux.

Le **fructose** (ou « levulose ») se trouve sous une forme naturelle dans les fruits (2 à 7 %), le miel (40 %) et divers autres aliments. C'est le plus sucré de tous les sucres, son pouvoir sucrant étant une fois et demie plus élevé que celui du sucre de table ; il est également environ trois fois plus sucré que le glucose. On raffine le fructose sous forme cristalline et sous forme de sirop.

D'une manière générale, toute solution de sucre chauffée en présence d'un acide ou additionnée d'enzymes entraînera le bris de la molécule de sucre en glucose et en fructose ; ce mélange s'appelle « sucre inverti ».

Le **sucre inverti**, tout comme le sirop de maïs, résiste à la cristallisation et possède la propriété de retenir l'humidité, c'est pourquoi ils sont tous les deux appréciés dans l'industrie de la confiserie et de la boulangerie. On les utilise aussi dans les friandises, les conserves et les glaçages. Le sucre inverti n'est vendu que sous forme liquide, il est aussi plus sucré que le sucrose.

Le **sucrose** (ou « saccharose ») est composé de glucose et de fructose. Il est présent dans les plantes faisant de la photosynthèse. Il est particulièrement abondant dans la canne à sucre, la betterave à sucre et le sirop d'érable. C'est le sucre blanc commun ou « sucre de table ».

Le **lactose** est composé de glucose et de galactose. Il est présent seulement dans le lait (de 5 à 8 % dans le lait humain et de 4 à 6 % dans le lait de vache). Il est utilisé comme additif alimentaire dans plusieurs produits alimentaires, comme rehausseur de goût entre autres.

Le **maltose** est composé de deux molécules de glucose. Le maltose est créé lors de l'hydrolyse de l'amidon sous l'action de l'enzyme diastase que l'on retrouve dans le malt.

Couramment utilisé par l'industrie alimentaire, il est incorporé à la bière, au pain, aux aliments pour enfants et aux substituts de café.

Les **sucres complexes** (polysaccharides ou glucides complexes) comprennent notamment l'amidon et les fibres alimentaires. Ils sont constitués d'au moins trois molécules de sucres simples liées entre elles de façon complexe. Les grains d'amidon gonflent dans l'eau jusqu'à 30 fois leur volume. Seuls les aliments d'origine végétale contiennent de l'amidon et plus particulièrement les céréales, légumineuses, racines et tubercules. Cette forme de glucide ralentit l'augmentation des taux de glucose et d'insuline dans le sang. Une grande consommation de glucides complexes serait liée à une diminution du taux de cholestérol sanguin total.

Les **fibres des polysaccharides** incluent la cellulose, les hémi-celluloses, les substances pectiques et la lignine. Le corps humain a besoin des fibres, notamment pour régulariser la fonction gastro-intestinale et prévenir la constipation. Une alimentation riche en fibres est un facteur important dans la diminution de l'incidence de maladies coronariennes et de certains cancers (cancer du côlon). En Amérique du Nord, moins de la moitié de l'apport recommandé est consommé.

- La **cellulose** provient essentiellement des légumineuses et des légumes, alors que la pectine est abondante dans les pommes et dans les agrumes.
- Les **hémi-celluloses** constituent le principal composant des fibres des céréales et ont pour effet de diminuer la durée du transit intestinal.
- Les **substances pectiques** se trouvent dans les agrumes, les pommes, les courges et les choux. Elles ont pour effet de retarder le transit intestinal, ce qui entraîne le ralentissement de l'absorption du glucose ; elles réduisent aussi le taux de cholestérol sanguin. Les graines sont riches en mucilages, substances qui renferment des substances pectiques qui ont la propriété de gel et de rétention d'eau. On les retrouve principalement dans les légumineuses, l'avoine et l'orge ; elles procurent les mêmes effets que les substances pectiques.
- Quant à la **lignine**, elle n'est pas un glucide, mais elle est un élément de base de certaines parois végétales ; elle fait partie des fibres insolubles et procure les mêmes effets que ces dernières.

CUEILLETTE ET RAFFINAGE DU SUCRE

La canne à sucre est cueillie encore verte et débarrassée de ses feuilles. Elle est immédiatement coupée en tronçons appelés « billettes » ; ces dernières sont dirigées vers la raffinerie où elles sont écrasées puis passées dans des cylindres qui en extraient le jus (vesou) de couleur noirâtre dont on tire le sucre.

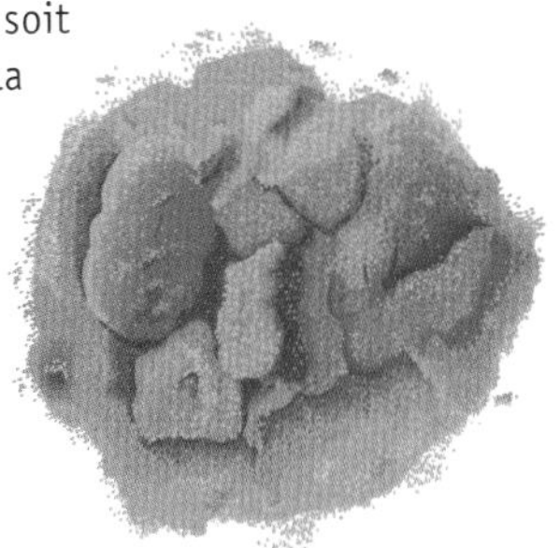
cassonade

Le jus de canne subit ensuite divers traitements, soit l'affinage, la clarification, la décoloration et la cristallisation. Il est notamment bouilli afin d'être concentré, puis il est épuré. L'affinage a pour but de laver les cristaux de sucre pour séparer les couches de mélasse des impuretés contenues dans le sucre brut. La clarification a pour but d'extraire les impuretés présentes avec ou dans les cristaux de sucre, et ce, par un processus de dissolution. Le sirop, qui est d'un jaune plus ou moins foncé, est décoloré à l'aide de charbon d'os afin de produire des cristaux de sucre blanc. La décoloration extrait les dernières impuretés encore présentes, ainsi que la mélasse. La cristallisation transforme le sirop décoloré en cristaux de sucre pur. Elle s'effectue par évaporation ou par séparation à l'aide d'une centrifugeuse.
La mélasse est le sirop de sucre obtenu lors du dernier stade de cristallisation. À la troisième extraction, on parle alors de mélasse noire, un produit secondaire de la canne à sucre. Le sucre clarifié et décoloré, donc raffiné, est ensuite séché à l'air chaud puis calibré et empaqueté.

Pour sa part, la betterave à sucre est découpée en lanières (cossettes) dont on extrait le jus par un procédé de diffusion où de l'eau chaude circule parmi les lanières (le jus de la canne à sucre peut également être extrait par diffusion). Le jus de la betterave à sucre subit ensuite un traitement semblable à celui de la canne à sucre.

Plusieurs produits résultent du raffinage du jus de canne et du jus de betterave.
Le **sucre brut** est le résultat de la première extraction. Il est recouvert d'une mince pellicule de sirop et peut contenir des impuretés. Il contient de 96 à 99 % de sucrose. Le sucre brut provenant de la betterave à sucre est de couleur jaunâtre, celui de la canne à sucre est de couleur brunâtre. Une partie du sucre brut est vendue telle quelle, mais la plus grande partie sera raffinée pour obtenir le sucre blanc granulé. Sa vente est interdite aux États-Unis à moins qu'il n'ait été débarrassé de ses impuretés. Le sucre brut peut être partiellement raffiné et vendu en pain, on le nomme sucre « turbinado » ou « demerara » ; il contient alors environ 95 % de sucrose. La présence de minéraux y est infime et insignifiante du point de vue nutritionnel.

La **cassonade**, autrefois nommée « sucre roux », consiste en de fins cristaux peu raffinés encore recouverts d'une mince couche de mélasse. Elle n'est fabriquée qu'à partir de la canne à sucre.

De nos jours, la cassonade est presque toujours du sucre blanc auquel on a ajouté de la mélasse et parfois une saveur et une couleur artificielles. La cassonade est pâle ou foncée (saveur plus prononcée) selon la quantité de mélasse encore présente. Ces sucres sont interchangeables dans la plupart des recettes. La cassonade contient de 91 à 96 % de sucrose.

Le **sucre blanc** (ou « sucre de table », « sucre semoule », « sucre granulé ») est le sucre courant que l'on connaît bien. Il est constitué de cristaux de sucre pur séché obtenus après un raffinage total. Il contient 99,9 % de sucrose et est dépourvu de vitamines et de sels minéraux.

Le **sucre glace** que l'on nomme « sucre en poudre » au Québec, est du sucre blanc pulvérisé auquel on ajoute environ 3 % de fécule de maïs afin d'empêcher la formation de grumeaux.

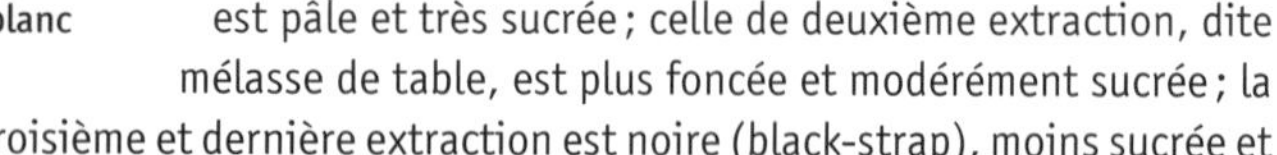

sucre blanc

La **mélasse** est un résidu du raffinage du sucre qui provient de la canne. La mélasse de première extraction est pâle et très sucrée ; celle de deuxième extraction, dite mélasse de table, est plus foncée et modérément sucrée ; la mélasse de troisième et dernière extraction est noire (black-strap), moins sucrée et de saveur prononcée ; c'est celle qui contient le plus d'éléments nutritifs. La mélasse contient 35 % de sucrose et 20 % de glucose et de fructose. Elle peut être utilisée pour la production d'alcool et de levure, pour la consommation humaine et pour la fabrication de rhum.

Le **sucre liquide** est un sirop de sucre sous forme de solution claire contenant un sucre hautement raffiné. On l'utilise dans les aliments en conserve, la confiserie, la pâtisserie, la crème glacée, etc.

UTILISATION

On se sert du sucre raffiné pour modifier la texture des aliments, pour relever leur saveur, pour adoucir les aliments au goût acide ou aigrelet, pour nourrir la levure (lors de la fabrication du pain par exemple) et comme moyen de conservation.

Le sucre est indispensable pour confectionner meringues, crèmes glacées, sorbets, sirops et friandises. Il est utilisé comme condiment (légumes glacés, jambon glacé, mets à l'aigre-doux). Il est un des ingrédients principaux de la pâtisserie et de la confiserie.

Si l'on désire diminuer sa consommation de sucre, on peut :

- réduire progressivement le sucre jusqu'à l'éliminer complètement dans les aliments où il n'est pas essentiel (café, thé, vinaigrette, jus, yogourt et sur les pamplemousses) ;
- camoufler la diminution du sucre à l'aide d'épices (cannelle, gingembre, muscade) ou le remplacer par des fruits qui confèrent un goût naturellement sucré aux céréales, aux muffins ou aux biscuits ;
- diminuer le sucre de moitié dans la plupart des recettes de gâteaux, muffins, pains rapides, pâtisseries et autres desserts qui demandent plus de 175 ml ;
- lire les étiquettes, en général les suffixes « ose » indiquent la présence de sucre ; si plusieurs appellations du sucre se retrouvent sur une même liste d'ingrédients, l'aliment contient sûrement trop de sucre ;

Le sucre consommé sur du pain à grain entier ou avec un produit laitier devient compatible avec une alimentation équilibrée.

Si l'on diminue de façon notable la consommation de sucre, certains symptômes tels que l'irritabilité et la fatigue peuvent se manifester ; ces symptômes ne durent habituellement qu'une semaine.

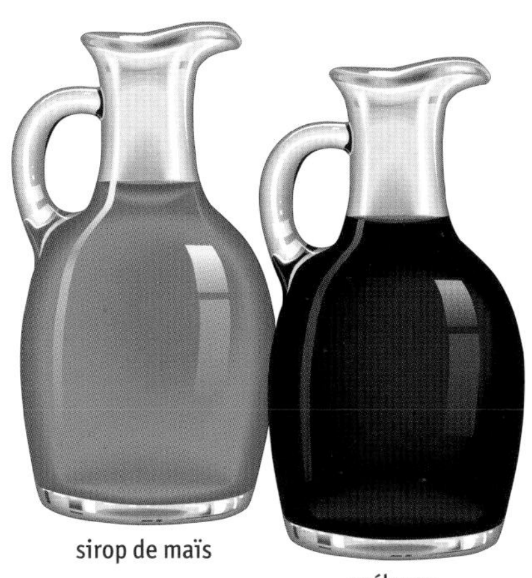

sirop de maïs

mélasse

Sucre

VALEUR NUTRITIVE

La valeur nutritive du sucre est très limitée.
Le sucre ne contient ni protéines, ni matières grasses, ni fibres et il est dépourvu de vitamines et de minéraux. Il est composé essentiellement de glucides et fournit 4 calories par gramme ou 16 calories par c. à thé pour le sucre granulé ou 9 calories par c. à thé pour le sucre glace.
Le sucre et les aliments très sucrés sont souvent qualifiés d'aliments « à calories vides » à cause de leur carence en éléments nutritifs. Une surconsommation de sucre, particulièrement de saccharose, serait un phénomène déterminant dans l'apparition de la carie dentaire. C'est pourquoi il est recommandé de se brosser les dents après avoir consommé des aliments sucrés ou collants.
Pour ce qui est d'établir un lien entre la consommation de sucre et le développement d'une intolérance au glucose, le niveau actuel de la consommation de sucre ne constitue pas un facteur de risque. De plus, il n'y a pas de preuves concluantes reliant les sucres alimentaires et le développement de maladies coronariennes ou l'obésité ou des changements de comportements chez l'enfant.
Le sucre a un pouvoir de rétention des liquides, c'est pourquoi on peut ressentir la soif après l'ingestion d'aliments sucrés.

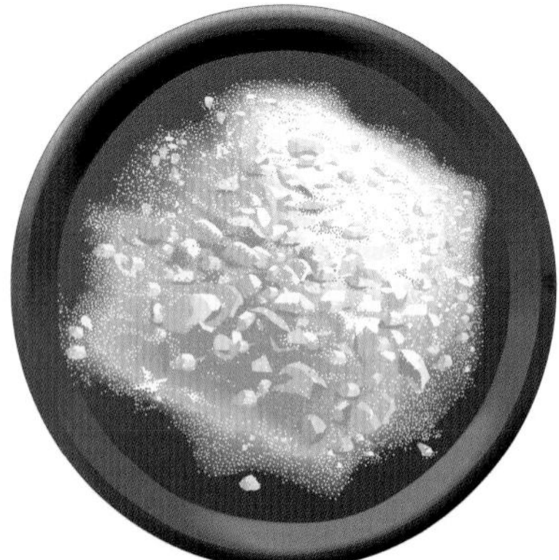

sucre glace

CONSERVATION

:: À l'air ambiant : conserver le sucre indéfiniment à l'abri des insectes et de l'humidité, dans un endroit frais et sec et dans des récipients hermétiques. La mélasse peut aussi être conservée à l'air ambiant, mais on peut aussi la placer au réfrigérateur, ce qui l'épaissira et la rendra difficile à verser.

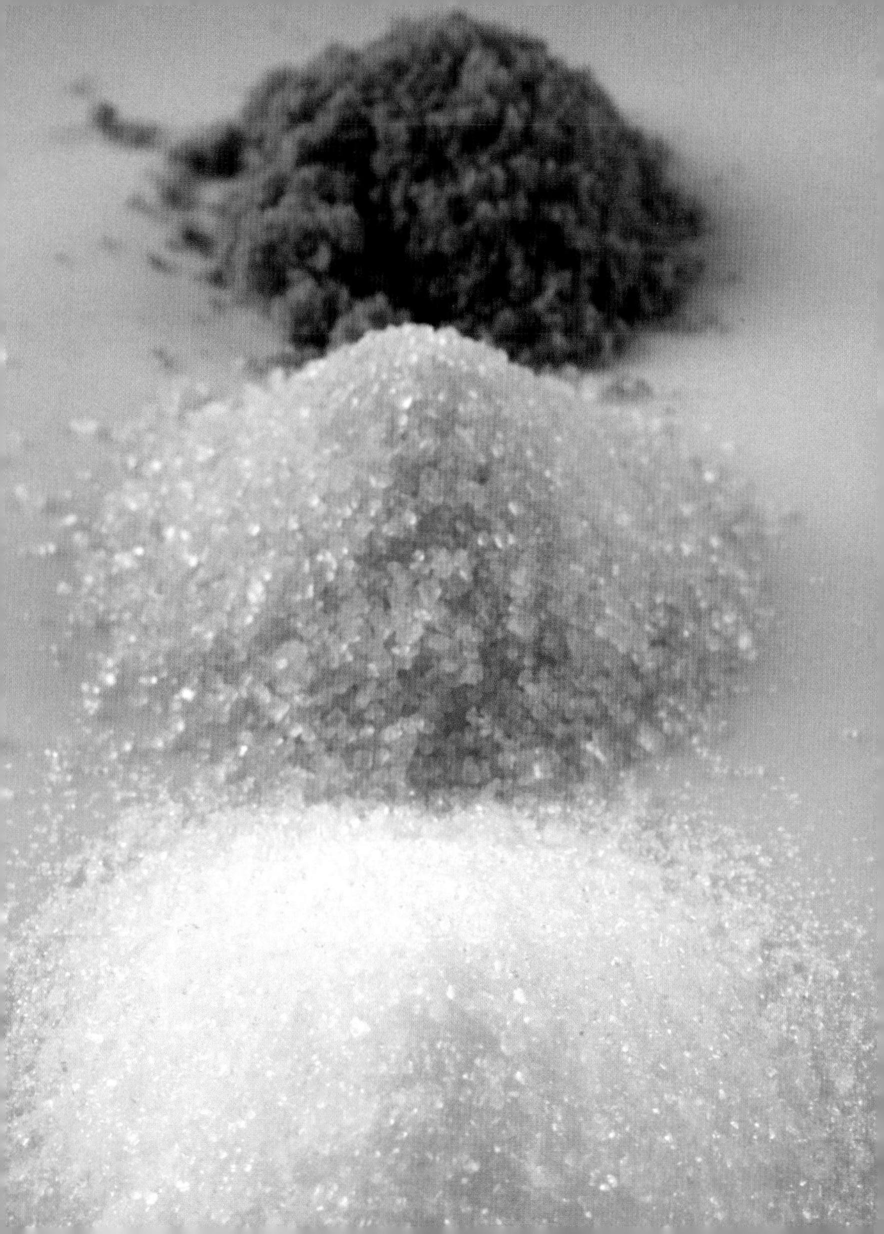

Sucres artificiels

Les sucres artificiels sont des édulcorants de synthèse au pouvoir sucrant élevé. Ils sont utilisés pour remplacer le sucre car ils sont dépourvus de calories ou en contiennent très peu. L'utilisation d'édulcorant à haut pouvoir sucrant remonte à 1879 avec la découverte de la saccharine. Son utilisation a dominé le marché pendant près de 60 ans, puis les cyclamates sont apparus dans les années 1950 et 1960 pour enfin être surpassés aujourd'hui par l'aspartame. Au début du 20e siècle, la recherche en édulcorants de synthèse visait à obtenir une substance aux qualités semblables au sucre, mais à moindre coût. Aujourd'hui, cette recherche a pour but de créer des produits à teneur réduite en calories.

Dans plusieurs pays, certains sucres artificiels font l'objet de restrictions ou sont interdits car leur innocuité sur la santé n'a pas encore été prouvée. Les édulcorants de synthèse sont considérés comme des additifs alimentaires au sens de la Loi canadienne sur les aliments et les drogues, car ce sont des produits de synthèse qui n'existent pas à l'état naturel dans les aliments. Au Canada, seul l'aspartame peut être utilisé comme additif alimentaire. La saccharine est encore homologuée comme additif alimentaire et utilisée comme tel aux États-Unis, alors qu'au Canada la saccharine et les cyclamates ne peuvent être utilisés comme additifs alimentaires. Ces derniers peuvent cependant être vendus comme édulcorants de table.

cyclamate

La **saccharine** est un dérivé du goudron de la houille ; elle ne contient aucune calorie et son pouvoir sucrant est de 300 à 500 fois supérieur à celui du sucre. De plus, la saccharine ne favorise pas la carie. L'usage de la saccharine est restreint au Canada depuis 1978 après que des recherches eurent démontré qu'elle causait le cancer de la vessie chez les rats. La vente d'aliments contenant de la saccharine est donc interdite, mais la vente libre de saccharine sous forme d'édulcorant de table est toujours autorisée. Dans divers pays, dont les États-Unis, l'usage de la saccharine comme additif alimentaire est permis.

Les **cyclamates** sont un produit dérivé du benzène. Dépourvus de calories, ils possèdent un pouvoir sucrant équivalant à 30 fois celui du sucre ; de plus, ils ne provoquent pas la carie dentaire. Les cyclamates sont vendus dans environ 40 pays dont le Canada et la France, où il sont utilisés seulement comme sucre de table. Les cyclamates sont disponibles comme édulcorant de table sous forme de comprimés, de poudre, de cubes ou liquide.

L'**aspartame** résulte de la combinaison de deux acides aminés, l'acide aspartique et l'acide phénylalanine (on lui ajoute parfois du glucose ou du lactose). À poids égal, il contient autant de calories que le sucre, soit 4 calories par gramme, mais son pouvoir sucrant est environ 180 fois plus élevé. De plus, l'aspartame ne provoque pas la carie dentaire et ne laisse aucun arrière-goût. Par contre, on ne peut l'utiliser pour la cuisson car il perd alors tout son pouvoir sucrant. Il est le seul édulcorant dont l'utilisation comme additif alimentaire a été approuvée autant aux États-Unis qu'au Canada. Malgré tout, on continue de se préoccuper de l'innocuité de l'aspartame autant dans le milieu scientifique que dans les médias.
La dose journalière admissible (DJA) (à vie) a été établie à 40 mg par kg de poids corporel, ce qui correspond pour une personne de 60 kg à consommer chaque jour 16 canettes de 300 ml de boissons gazeuses diététiques. La seule contre-indication à l'aspartame officiellement reconnue concerne les personnes souffrant de phénylcétonurie, une maladie héréditaire du métabolisme dans laquelle se produit une accumulation de phénylalanine dans le sang, un des principaux composants de l'aspartame. La difficulté, c'est qu'environ 2 % de la population est porteur d'un des deux gènes qui causent la maladie sans en présenter les symptômes. Les personnes porteuses risquent donc d'être affectées par l'augmentation du taux de phénylalanine dans leur sang. Toutefois, les concentrations de phénylalanine ne sont que légèrement plus élevées que la normale et ne sont donc pas considérées comme neurotoxiques. Les femmes enceintes ignorant leur condition verront leur placenta concentrer la phénylalanine, exposant ainsi le fœtus à des concentrations plus élevées que celles du sang maternel. C'est pourquoi celles-ci ne devraient pas consommer plus de 40 mg d'aspartame par kg de poids corporel par jour. De plus, il serait conseillé d'éviter les édulcorants à haut pouvoir sucrant durant la grossesse. L'aspartame entre dans une multitude de produits dont des médicaments, des vitamines et une quantité impressionnante d'aliments, notamment céréales, jus, biscuits, puddings, gâteaux, pâtisseries, tartes, crème glacée, yogourt, vinaigrette, gommes et friandises.

Sucres artificiels

Plusieurs chercheurs recommandent aux femmes enceintes et aux enfants de moins de 6 ans d'éviter l'aspartame ; plusieurs études concluent également que même chez les enfants, la consommation modérée de boissons contenant cet édulcorant ne comporte aucun risque. Pour la population en général, on conseille d'en limiter l'ingestion particulièrement pour les personnes qui y seraient sensibles.

Le **sucralose**, dernier-né des édulcorants de synthèse, est fabriqué à partir de sucre ordinaire et de chlore. En 1991, il reçut l'approbation de Santé Canada ; le Canada fut d'ailleurs le seul pays à en autoriser l'utilisation. Cet édulcorant possède le goût sucré du sucre, mais son pouvoir sucrant est 600 fois plus élevé. Il n'est pas cariogène. Au Canada, on autorise son utilisation dans les céréales, les boissons, les desserts, la gomme à mâcher et les confiseries, les pâtisseries et les produits de boulangerie entre autres. Étant donné son pouvoir sucrant élevé, une très petite quantité est nécessaire ; le sucralose doit donc être mélangé à une poudre de féculent pour être mesuré. Les calories du sucralose proviennent donc de ce féculent. La dose journalière admissible (DJA) est de 9 mg par kg de poids corporel, soit l'équivalent de quatre sachets par jour ; il est commercialisé sous forme de granules et en sachets.

Il semble que la consommation d'aliments sucrés artificiellement contribue peu à la réduction du taux d'obésité. Ces aliments peuvent aider les personnes qui surveillent leur poids en leur permettant de consommer des aliments sucrés, mais ce n'est qu'une solution de facilité alors qu'il serait préférable d'adopter de meilleures habitudes alimentaires. En fait, les aliments sucrés sans sucre ne font qu'entretenir le goût du sucre.

Miel

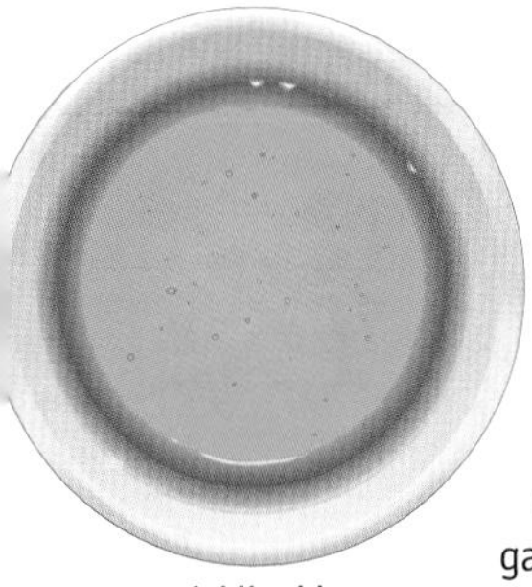
miel liquide

Substance sucrée fabriquée à partir du nectar des fleurs par les abeilles qui en emploient une partie pour se nourrir.

Les abeilles lèchent le nectar des fleurs et le projettent jusqu'au jabot (une poche située dans le tube digestif). Une transformation du nectar en miel s'opère par l'action enzymatique de la salive et du suc gastrique. Le nectar transformé est déposé par les abeilles dans les alvéoles de la ruche pour être ventilé à grands battements d'ailes afin de diminuer le taux d'humidité entre 14 et 20 %. Le miel est alors prêt à être consommé.

Environ 5 l de nectar sont nécessaires pour obtenir 1 l de miel. La quantité et la qualité du miel sont déterminées par des facteurs géographiques, saisonniers et botaniques. Les appellations ne sont pas contrôlées dans tous les pays, y compris au Canada.

Il existe une très grande variété de miels ; certains sont faits à partir du nectar d'une seule variété de fleur, tandis que d'autres sont mélangés ; on nomme ces miels « toutes fleurs » (les abeilles ont butiné plusieurs espèces de plantes, ou alors le producteur a combiné plus d'une variété de miel). L'origine florale du nectar influence la couleur du miel, sa saveur et sa viscosité. La couleur varie du blanc au presque noir, en passant par les teintes de brun, de roux et de blond. En règle générale, plus le miel est foncé, plus sa saveur est prononcée. Parmi les miels les plus courants, les miels de trèfle, de colza et de luzerne sont pâles et de saveur modérée, le miel de bruyère est roux et de saveur forte, tandis que le miel d'acacia est très doux, transparent et liquide.

ACHAT

:: Choisir : un miel pur à 100 % (lire l'étiquette).

Le miel est commercialisé liquide ou crémeux et souvent pasteurisé. Le miel crémeux est obtenu par l'addition de miel finement cristallisé, ce qui amorce la cristallisation du miel liquide. Ce miel doit avoir une texture fine.

PRÉPARATION

Le miel a tendance à se cristalliser à la température ambiante, mais il redevient liquide si on chauffe le contenant dans de l'eau chaude une quinzaine de minutes. Il n'est pas conseillé de chauffer le miel au four à micro-ondes car cela augmente la teneur en hydroxyméthyl furfural (HMF) qui en modifie le goût.

Miel

VALEUR NUTRITIVE

eau	14 à 20 %
protéines	0,3 à 0,5 %
glucides	76 à 80 %

Les glucides du miel contiennent en moyenne 5 % de saccharose, de 25 à 35 % de glucose, de 35 à 45 % de fructose et de 5 à 7 % de maltose. À volume égal, le miel renferme plus de calories que le sucre : 5 ml de miel donnent 64 calories et 15 ml de sucre, 48 calories ; tandis qu'à poids égal il en contient moins : 21 g (15 ml) de miel donnent 64 calories et 21 g (25 ml) de sucre, 84 calories. Cette différence provient de son contenu en eau.
Le miel ne contient que des traces de vitamines et de minéraux ; du point de vue nutritionnel, le seul avantage qu'il détient sur le sucre est son pouvoir sucrant plus élevé.
PROPRIÉTÉS : purificateur, antiseptique, tonifiant, sédatif, fébrifuge, apéritif et digestif.

CUISSON

Dans une recette, on peut remplacer 250 ml de sucre par 200 ml ou 150 ml de miel et réduire la quantité de liquide de 50 ml. Surveiller le temps de cuisson et diminuer la température de cuisson de 15 °C.
Le miel peut remplacer une partie ou tout le sucre dans les confitures et les gelées ; la saveur sera légèrement modifiée.

CONSERVATION

:: **À l'air ambiant :** le miel se conserve presque indéfiniment dans un endroit frais et sec.
Une température élevée change sa saveur et peut rendre sa couleur plus foncée.
:: **Au congélateur.**

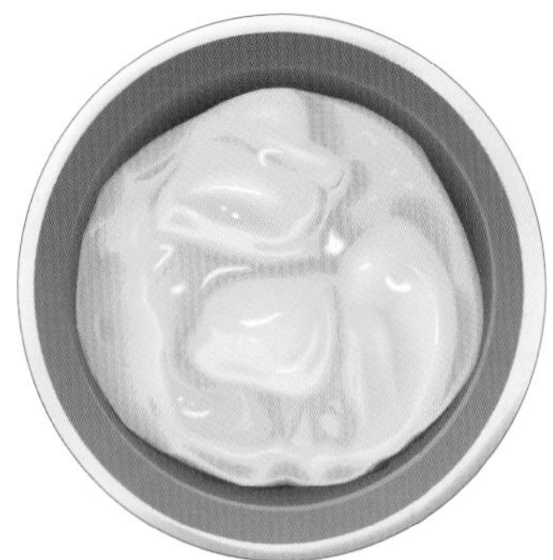

miel crémeux

UTILISATION

Le miel entre dans la composition de mets sucrés (pâtisseries, gâteaux, flans, crèmes, yogourts, biscuits, bonbons, nougats, sirops, pains d'épice et baklavas grec) et salés (poulet, charcuterie, agneau, canard et couscous). On le met sur les tartines, dans le thé, le café et les tisanes. On l'utilise pour préparer des sauces aigres-douces.
Le miel se mesure plus facilement quand il est tiède et si on le verse dans un récipient huilé (l'huile l'empêche de coller). Il est l'élément de base de l'hydromel, boisson obtenue par la fermentation alcoolique du miel additionné d'eau. L'hydromel peut également être distillé ou être transformé en vinaigre. Le miel entre également dans la fabrication de médicaments et de produits de beauté.
Il n'est pas conseillé de donner du miel à un enfant de moins d'un an, une toxine, *Clostridium botulinum*, pouvant y être présente. Ce type de botulisme ne se développe pas chez les enfants âgés de plus d'un an ni chez les adultes.

Sirop d'érable

Le sirop d'érable est obtenu par la réduction de la sève de certaines espèces d'érables (l'érable à sucre, l'érable rouge et l'érable noir). Ces arbres se retrouvent principalement au Québec, dans l'État de New York et au Vermont. La sève est recueillie à la fin de l'hiver, en période de dégel et avant l'apparition des bourgeons, soit de janvier à avril. La récolte s'effectue en incisant l'arbre, et souvent un système de tubes aspirent la sève et l'amènent directement à la « cabane à sucre » où elle est bouillie. La sève est un liquide transparent presque sans goût contenant de 4 à 10 % de sucre. Il en faut de 30 à 40 l pour obtenir 1 l de sirop. Ce dernier contient alors 66,5 % de sucre.
Un procédé récent, l'osmose inversée, permet d'obtenir 1 l de sirop en n'utilisant que 10 l de liquide.

ACHAT

La réglementation québécoise a établi cinq classes de couleur ainsi que deux catégories de sirop d'érable ; l'appellation « sirop d'érable » ne peut apparaître que sur des produits purs à 100 %.
La qualité du sirop d'érable est déterminée par la densité et la couleur. Un sirop peu dense sera instable et aura tendance à fermenter et à surir, tandis qu'un sirop trop dense cristallisera plus facilement. Les saveurs diffèrent autant que les couleurs.

CONSERVATION

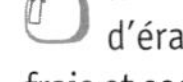

:: À l'air ambiant : placer le sirop d'érable non entamé dans un endroit frais et sec.
:: Au réfrigérateur : le contenant entamé. Si des moisissures apparaissent en surface, jeter tout le contenant.
La cristallisation du sirop au fond et sur les parois du contenant peut être causée par une falsification ou un long entreposage.
:: Au congélateur : le sirop d'érable, le beurre, le sucre et la tire d'érable.

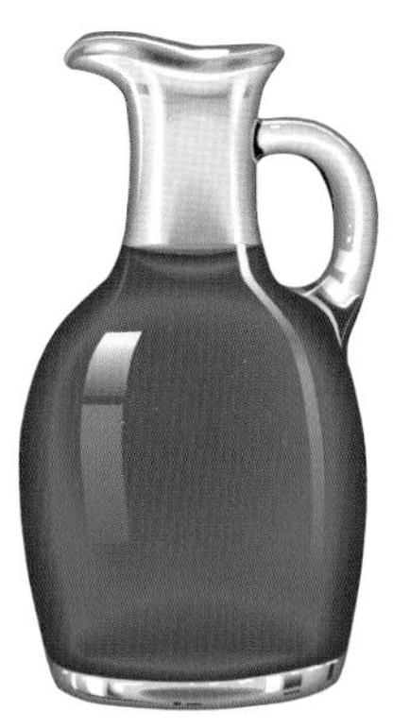

sirop d'érable

VALEUR NUTRITIVE

eau	34 %
glucides	32,5 g
	par 50 g (40 ml)

Le sirop d'érable contient moins de calories que le miel à quantité égale. Il renferme plus de minéraux que le miel et ceux qui sont présents (calcium, fer, phosphore et potassium) sont légèrement plus concentrés.

UTILISATION

La sève d'érable est transformée en sirop, en tire, en sucre (dur ou mou) et en beurre. Le sirop sert à fabriquer tartes au sirop d'érable, soufflés, mousses et gâteaux. On l'utilise pour cuire jambon et œufs, pour sucrer thé, café et tisanes, pour arroser crêpes et gaufres. On le mange seul ou sur du pain, tout comme le sucre d'érable.

On consomme la tire d'érable surtout durant la saison des sucres et principalement à la cabane à sucre où on la verse encore chaude sur de la neige, ce qui la fait durcir immédiatement. Pour remplacer le sucre par du sirop d'érable, réduire la quantité de liquide de la recette de 115 ml par 250 ml de sirop utilisés.

Caroube

Ceratonia siliqua, Légumineuses-Césalpiniacées

Fruit du caroubier, arbre vraisemblablement originaire de Syrie. L'industrie alimentaire utilise abondamment la caroube comme substitut du cacao et comme additif, pour ses propriétés stabilisantes, liantes et gélifiantes. La caroube sert aussi de succédané de café et de nourriture pour les animaux.

Le caroubier fournit deux produits bien distincts, soit la **poudre de caroube**, semblable au cacao, obtenue à partir des gousses, et la **gomme de caroube** obtenue à partir des graines de caroube contenues dans la gousse.

Contrairement au cacao, la caroube ne contient pas de théobromine, un excitant semblable à la caféine. La caroube étant très sucrée, il n'est pas nécessaire d'ajouter du sucre lorsqu'on l'utilise à la place du cacao. Toutefois, la saveur de la caroube gagne à être relevée par de la cannelle ou de la menthe.

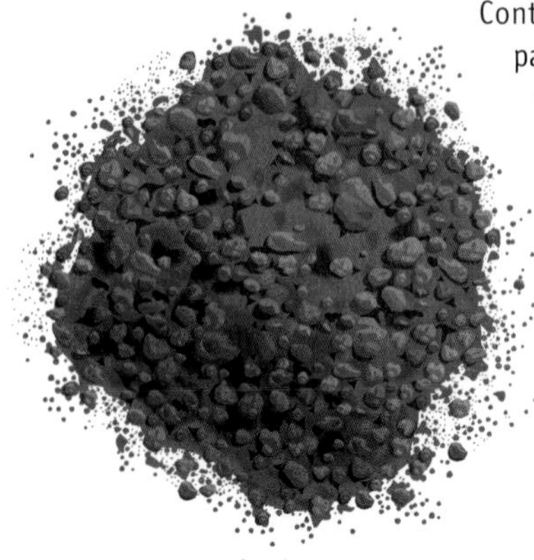

poudre de caroube

ACHAT

La caroube s'achète généralement dans les magasins d'alimentation naturelle. Elle est commercialisée sous forme solide (poudre, brisures) ou liquide (sirop).

VALEUR NUTRITIVE

	poudre
eau	3,6 %
protéines	1,4 g
matières grasses	0,2 g
glucides	26,7 g
fibres	3,7 g
	par 75 ml (30 g)

La poudre de caroube renferme beaucoup moins de protéines et de matières grasses que le cacao. Elle est beaucoup moins riche en phosphore, en potassium et en fer, mais elle est deux fois plus riche en calcium.
La poudre de caroube est une source élevée de fibres. Elle renferme des tanins. Elle n'est pas allergène et se digère facilement.
La valeur nutritive des produits à base de caroube dépend des ingrédients qui les composent puisqu'on leur incorpore notamment du sucre et de l'huile végétale.

CONSERVATION

:: À l'air ambiant : placer la caroube dans un récipient hermétique, à l'abri de l'humidité.

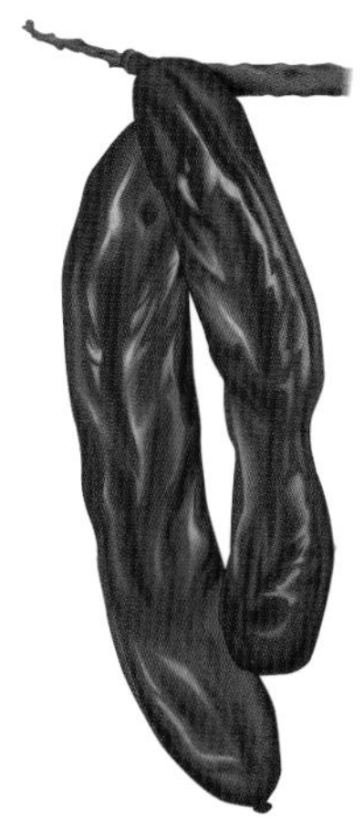

gousses de caroube

UTILISATION

La caroube s'utilise comme le cacao et le chocolat. On la met notamment dans les gâteaux, les biscuits, les boissons et les confiseries. On l'emploie telle quelle ou combinée avec le cacao ou le chocolat. On peut substituer, pour chaque part de cacao, 1½ à 2 parts de caroube en poids dans la plupart des recettes. Il est toutefois préférable d'ajouter des ingrédients à saveur forte afin de rehausser son goût. Lorsque la poudre de caroube remplace le cacao, diminuer d'environ le quart la quantité de sucre dans la recette. La caroube est moins soluble que le cacao. Délayer d'abord la caroube avec de l'eau chaude permet de mieux la dissoudre. La caroube fond à une température plus basse que le chocolat et se liquéfie plus vite, ce qui peut être gênant pour la préparation de mousses, par exemple.

Cacao

Theobroma cacao, Malvacées

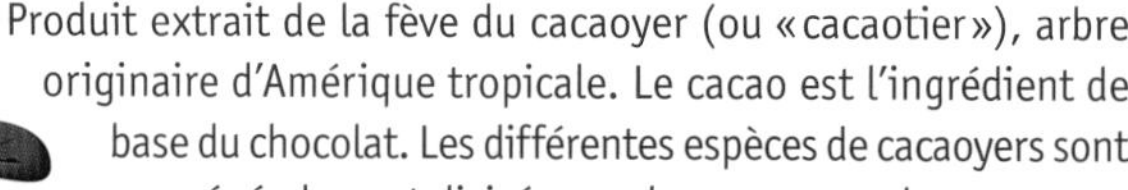

graines de cacao

Produit extrait de la fève du cacaoyer (ou « cacaotier »), arbre originaire d'Amérique tropicale. Le cacao est l'ingrédient de base du chocolat. Les différentes espèces de cacaoyers sont généralement divisées en deux groupes : les cacaoyers produisant du cacao de qualité supérieure et les cacaoyers donnant du cacao de qualité ordinaire (surtout destiné à l'industrie).

Le fruit du cacaoyer, appelé cabosse, est une baie plus ou moins oblongue mesurant jusqu'à 30 cm de long et de 7 à 13 cm de large. Elle renferme une pulpe mucilagineuse qui abrite de 30 à 40 graines (fèves) roses ou pourpre pâle. Ces graines sont composées d'une amande, d'un tégument et d'un germe. Seules les amandes sont consommées et uniquement après traitement car elles sont très amères.

Le procédé comporte les étapes suivantes :

- la **fermentation** qui provoque une modification de la composition des graines. Elle dure généralement de 3 à 9 jours à une température pouvant atteindre 50 °C. Les fèves sont ensuite séchées au soleil ;
- le **triage** qui sépare les corps étrangers (cailloux et débris de toutes sortes) et permet le calibrage des fèves ;
- la **torréfaction** qui transforme une partie des tanins, réduisant l'amertume et permettant le développement de la saveur de la fève, ce qui éventuellement déterminera la saveur et la couleur du produit final ;
- le **refroidissement** ;
- le **concassage** qui permet de débarrasser les fèves de leurs coques en les broyant entre des cylindres d'acier à une température entre 50 °C et 70 °C. La pâte obtenue se nomme pâte de cacao, liqueur de chocolat ou masse de chocolat ; elle est composée d'environ 53 % de beurre de cacao, une matière grasse jaune pâle ;
- on obtient la **poudre de cacao** en pressant la masse de chocolat afin d'en extraire le beurre de cacao ; la pâte obtenue (tourteau) est refroidie, broyée puis tamisée. La poudre de cacao peut contenir de 10 à 25 % de matières grasses.

FABRICATION DU CHOCOLAT

On mélange d'abord la masse de chocolat (pâte de cacao) à du sucre et du beurre de cacao ; après le chauffage et l'agitation (conchage), puis le refroidissement (ou tempérage), on obtient le chocolat.

La réglementation des dénominations en fonction de la composition des produits chocolatiers relève des gouvernements et chaque pays édicte ses normes.

Le **chocolat non sucré** ou « pâte de cacao » est la masse de chocolat solidifiée sans addition de sucre ou de solides du lait. On l'utilise chez les chocolatiers et les confiseurs pour la cuisson ; sa saveur amère, chocolatée mais non sucrée le rend non comestible tel quel.

Le **chocolat noir** comprend le chocolat amer et le chocolat mi-sucré ; ils contiennent entre 35 et 70 % de pâte de cacao ainsi que du beurre de cacao, du sucre et parfois des émulsifiants. Ces chocolats se mangent nature ou s'utilisent en cuisine.

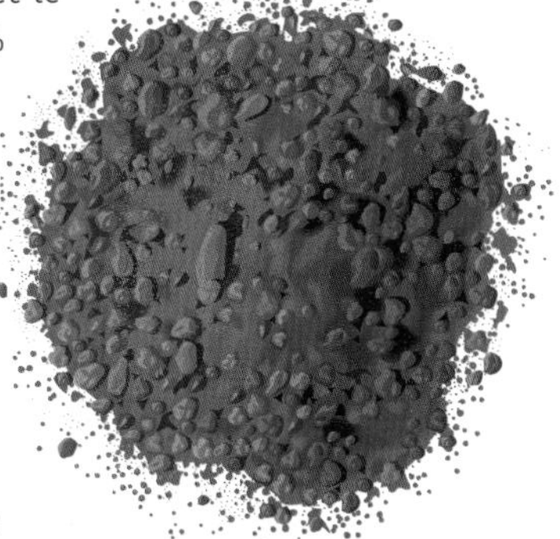

poudre de cacao

Le **chocolat au lait** renferme de la poudre de lait, du sucre et des aromates (vanille) qui sont mélangés au beurre de cacao, ce qui donne du chocolat de saveur douce et de texture onctueuse ; il ne doit cependant pas être utilisé en cuisine car il brûle à la cuisson.

Le **chocolat blanc** est fait à partir de beurre de cacao auquel on incorpore du lait concentré ou du lait en poudre, du sucre et de l'essence de vanille. Ce chocolat a une saveur plus douce et une texture plus crémeuse que le chocolat brun. Il est peu utilisé en confiserie.

On fabrique aussi de nombreux substituts de chocolat contenant ou non du cacao. On leur ajoute divers additifs afin d'imiter la couleur, la texture et la saveur du véritable chocolat.

ACHAT

:: Choisir : un chocolat ayant une odeur agréable, de couleur brune ou brun foncé, luisant et se brisant en laissant une cassure nette et mate, sans petites bulles éclatées ou de points blancs. Il fond uniformément dans la bouche ou immédiatement au contact de la chaleur de la main. Un chocolat tendre et moelleux contient plus de beurre de cacao qu'un chocolat dur et cassant.
:: Écarter : un chocolat terne, grisâtre, blanchâtre ou cristallisé.
Vérifier la composition du chocolat pour s'assurer qu'il ne s'agit pas d'un succédané.

PRÉPARATION

La poudre de cacao a une haute teneur en amidon, ce qui la rend difficile à délayer. La mélanger avec un liquide froid (s'il est chaud, il se formera des grumeaux) ou l'additionner de sucre qui sépare les particules d'amidon ; on peut aussi l'incorporer après l'avoir tamisée.

CONSERVATION

:: À l'air ambiant : bien envelopper le chocolat et le conserver à l'abri de l'humidité et de la chaleur (environ 18 °C).
:: Au réfrigérateur.
:: Au congélateur : la congélation peut faire apparaître une trace blanchâtre due au beurre de cacao qui fait surface, ce qui n'altère en rien la saveur et disparaît lorsqu'on fait fondre le chocolat. Éviter l'humidité autant pour la cuisson que pour la conservation du chocolat.

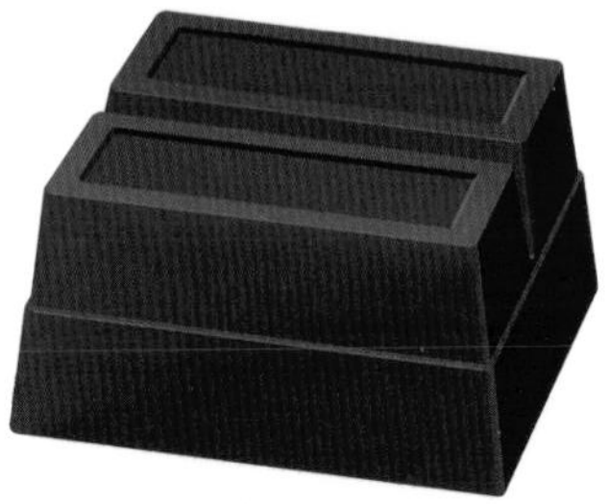

chocolat noir

VALEUR NUTRITIVE

	poudre
protéines	5,4 g
matières grasses	7,8 g
glucides	15,6 g
fibres	12,0 g
	par 90 ml (30 g)

L'amande ou fève de cacao renferme protéines, matières grasses (beurre de cacao), glucides, xanthines (caféine et théobromine), tanins, cellulose, acide oxalique, minéraux en petites quantités, notamment phosphore, potassium et fer, et vitamines A et B en quantité négligeable.

Le cacao et le chocolat contiennent entre 10 et 20 % de protéines.

Le chocolat contient environ 50 % de matières grasses et le cacao de 10 à 22 %. L'industrie retire fréquemment ce gras (utilisé en cosmétique notamment) et le remplace souvent par du beurre de coco ou de l'huile de palme.

POUDRE DE CACAO ET POUDRE DE CACAO À FAIBLE TENEUR EN GRAS

EXCELLENTE SOURCE : cuivre, potassium, vitamine B_{12} et fer.

BONNE SOURCE : phosphore.

CONTIENNENT : riboflavine, acide pantothénique, niacine et thiamine.

TRACES : calcium et vitamine B_6.

La poudre de cacao et la poudre de cacao à faible teneur en gras sont des sources très élevées de fibres. Le nombre de calories varie selon la composition du chocolat.

Cacao et chocolat contiennent des excitants, soit de la théobromine et de la caféine. La quantité de ces excitants est moindre que dans le café, ce qui en diminue l'intensité, mais leurs effets demeurent les mêmes.

Il est faux de croire que le fait de consommer du chocolat avant un exercice physique procurera plus d'énergie. Il est même conseillé d'éviter les aliments sucrés avant un exercice.

Le chocolat contient du phényléthylamine, une substance chimique qui agit sur les neurotransmetteurs du cerveau responsables de l'état d'euphorie de la personne amoureuse.

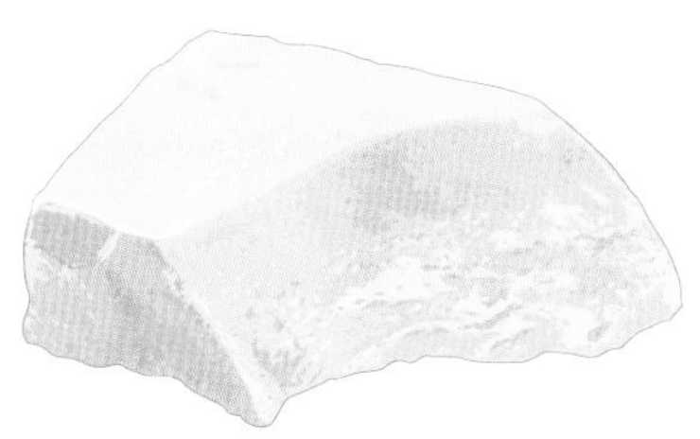

chocolat blanc

Cacao

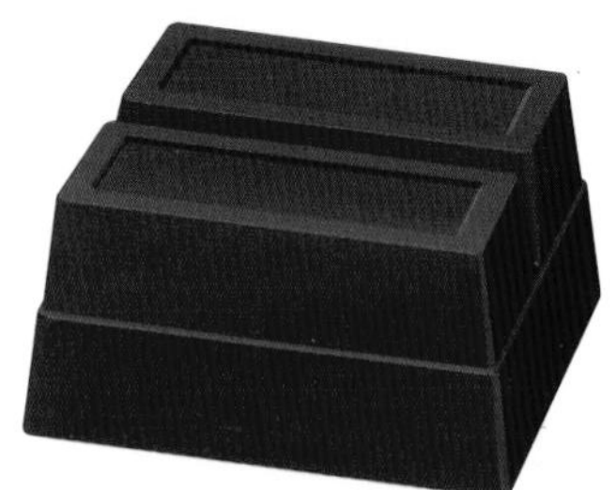

chocolat au lait

UTILISATION

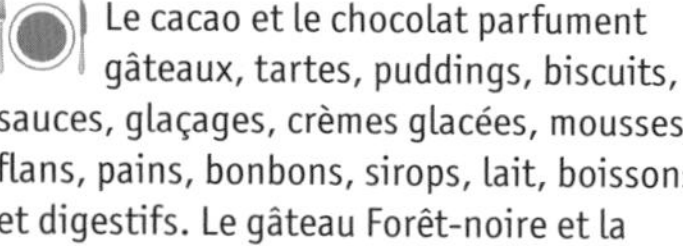

Le cacao et le chocolat parfument gâteaux, tartes, puddings, biscuits, sauces, glaçages, crèmes glacées, mousses, flans, pains, bonbons, sirops, lait, boissons et digestifs. Le gâteau Forêt-noire et la Sachertorte sont des spécialités à base de chocolat.

Le chocolat en tablette peut contenir arachides, amandes, noisettes, caramel, cerises, biscuits, nougat, pâte de fruits, alcool. On trouve également les truffes et les œufs de Pâques moulés.

Dans certains pays, en Espagne et au Mexique par exemple, on cuisine le chocolat avec des mets salés. Il assaisonne des sauces qui nappent fruits de mer, poulet, canard, lapin et dinde, dont le célèbre mole poblano, un ragoût de dinde au chocolat amer, piment et sésame. La fondue au chocolat, originaire de la Suisse, est préparée à partir de chocolat aux amandes, au nougat et au miel que l'on fait fondre et dans lequel on incorpore de la crème et un soupçon d'alcool. On y trempe fruits frais, morceaux de pain et biscuits secs.

CUISSON

La cuisson augmente la digestibilité et la saveur du cacao.

Lorsqu'on désire faire fondre du chocolat pour l'intégrer à une préparation, la température du chocolat ne doit jamais excéder 50 °C et il ne doit jamais y avoir d'eau en contact avec le chocolat. On utilise habituellement un bain-marie que l'on chauffe doucement à découvert et dans lequel on dépose le chocolat cassé en morceaux, que l'on remue constamment lorsqu'il commence à fondre. Veiller à ce qu'il ne cuise pas trop. Le retirer lorsque la température atteint 45 °C.

Introduction
Graisses et huiles

Les graisses et les huiles sont aussi appelées « matières grasses ». Ces matières grasses peuvent être d'origine végétale (huile d'olive, de tournesol, de noix, etc.) ou encore d'origine animale, comme la graisse de canard ou d'oie.
Les graisses et les huiles doivent constituer une part essentielle de l'alimentation car elles représentent un important apport d'énergie pour l'organisme et contribuent au bon fonctionnement du corps.

Margarine

Substance élaborée en France en 1869 pour remplacer le beurre qui était rare et coûteux à l'époque. La plupart des margarines vendues en Amérique du Nord sont à base d'huile végétale ou d'un mélange d'huiles végétales. Le gras animal et certaines huiles, telles que l'huile de coprah, l'huile de palme et l'huile de palmiste sont fortement saturés naturellement, c'est pourquoi des fabricants utilisent de petites quantités de ces huiles pour obtenir la texture désirée plutôt que de recourir au processus d'hydrogénation ; ces margarines ne sont donc pas hydrogénées. En Europe, le terme margarine s'applique à toute substance alimentaire qui présente l'aspect du beurre et qui est préparée en vue de la même utilisation que ce dernier.

Au Canada, depuis 1987, les margarines doivent présenter une couleur différente de celle du beurre afin de bien distinguer les deux produits. Afin de la commercialiser efficacement, l'accent est mis sur le fait que la margarine contient des acides gras polyinsaturés, acides gras que l'on considère comme bénéfiques pour la santé. Cependant, une partie de l'huile contenue dans la plupart des margarines est hydrogénée. Plus une margarine est dure, plus elle est hydrogénée, plus elle contient d'acides gras « trans ».

margarine

On retrouve sur le marché des margarines molles contenant moins de 10 % d'acides gras « trans » ainsi que des margarines molles à base de graisses non hydrogénées. Ces margarines non hydrogénées ainsi que celles qui contiennent moins de 10 % d'acides gras « trans » ont un potentiel d'élévation du cholestérol sanguin plus faible que celui du beurre et celui des margarines dures.

ACHAT

La margarine peut être dure, molle, liquide ou fouettée, salée ou non. Il existe des margarines ordinaires, des margarines à tartiner et des margarines diététiques. Afin de connaître la composition en acides gras d'une margarine, il est préférable d'en choisir une affichant un tableau d'« information nutritionnelle ». Préférer aussi une margarine molle à une margarine dure.

UTILISATION

Puisque leur contenu en eau est élevé, les margarines diététiques ne conviennent pas à la cuisson, on ne les emploie que pour tartiner.

La margarine ordinaire peut se substituer au beurre dans presque toutes les recettes ainsi que pour la cuisson ; les résultats ne sont pas toujours identiques cependant au point de vue de la saveur. Comme le beurre, la margarine n'est pas adaptée pour la grande friture. Pour éviter qu'elle brunisse et brûle à la cuisson, utiliser de préférence un produit exempt de poudre de lait ou de lactosérum.

VALEUR NUTRITIVE

Comme le beurre, la margarine est un aliment qu'il est préférable de consommer modérément ; elle est riche en matières grasses et en énergie. Elle renferme la même quantité de gras et de calories que le beurre, soit 11 g de matières grasses et 100 calories pour 15 ml selon la variété de margarine. La margarine faite exclusivement d'huile végétale est dépourvue de cholestérol.

La margarine ordinaire contient 82 % de matières grasses et 16 % d'eau. Il existe des margarines diététiques dont le contenu en matières grasses est moins important (environ 40 %) et le contenu en eau plus abondant (55 à 59 %).

Toute une gamme d'autres ingrédients entre en proportions variables dans la fabrication de la margarine dont des solides du lait tels que le babeurre, des colorants végétaux, des agents de conservation, des émulsifiants, des antioxydants, des agents aromatisants, des édulcorants, de l'amidon modifié et du sel.

Considérée comme un substitut du beurre, la margarine est obligatoirement enrichie de vitamines A et D.

CONSERVATION

:: Au réfrigérateur : enveloppée ou conservée dans un contenant hermétique.

:: Au congélateur : enveloppée ou conservée dans un contenant hermétique.
Ne pas exposer la margarine à la chaleur.

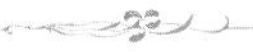

Corps gras

En alimentation, on désigne généralement par « corps gras » les substances liquides ou solides dont on se sert pour cuire les aliments, les assaisonner, les lier, les émulsionner ou les conserver. Ces corps gras sont d'origine animale (beurre, graisse de porc (lard et saindoux), graisse de bœuf, suif, graisse d'oie, etc.) ou végétale (graisse végétale, la plupart des margarines, huile de maïs, de tournesol, de noix, etc.), ainsi que le shortening qui est une matière grasse à base de plusieurs huiles végétales parfois additionnées de graisses animales et rendue solide par hydrogénation.

saindoux

UTILISATION

On a cru longtemps qu'on pouvait remplacer les aliments riches en graisses saturées (beurre, viande rouge, fromage, etc.) par des aliments contenant surtout des acides gras insaturés (huile et margarine polyinsaturées, viande blanche, etc.) sans se préoccuper de la consommation globale des matières grasses. Or il s'avère que la quantité de matières grasses ingérées et plus particulièrement celle des gras saturés doit être prise en considération avant toute chose. On s'est aussi aperçu que les acides gras polyinsaturés n'étaient pas aussi bénéfiques pour la santé qu'on le croyait. On a également découvert que les acides gras monoinsaturés seraient aussi bénéfiques sinon plus que les acides gras polyinsaturés, donc que l'huile d'olive riche en gras monoinsaturés, par exemple, serait intéressante à incorporer dans l'alimentation quotidienne. Pour les personnes actives et qui présentent un équilibre énergétique (apport versus dépense), la consommation quotidienne de gras ne devrait pas représenter plus de 35 % de l'apport total en énergie (l'apport moyen se situe autour de 40 % au Canada). Les personnes sédentaires ne devraient pas en consommer plus de 30 %. Il peut s'avérer difficile de diminuer son ingestion de gras puisque dans environ 60 % des cas celui-ci provient de sources qu'on pourrait qualifier d'«invisibles». En effet, dans de nombreux aliments préparés par l'industrie alimentaire ou apprêtés dans les restaurants, une part importante des calories provient des matières grasses.

Pour diminuer la consommation de gras, voici quelques conseils :

- réduire les portions de viande, enlever le gras avant la cuisson ou choisir des viandes maigres : ronde, flanc, faux-filet ou surlonge dans le bœuf ; longe, épaule ou filet dans le porc ; escalope, côtelette ou cuisse dans le veau ainsi que volaille, viande chevaline et gibier ;
- utiliser une poêle antiadhésive afin de n'ajouter que peu ou pas de gras ;
- opter pour des produits laitiers à faible teneur en gras : choisir des fromages contenant moins de 20 % de matières grasses ;
- choisir des modes de cuisson demandant peu de gras (au four, au gril, à la vapeur ou au micro-ondes) ;
- éviter les sources de gras hydrogénés : margarines dures, shortenings, fritures, craquelins, biscuits, mélanges à gâteaux, grignotines, simili-fromages, croustilles. Opter pour une margarine non hydrogénée ;
- diversifier les gras dans l'alimentation, choisir une huile végétale pressée à froid ou non, un peu de beurre et une margarine non hydrogénée. Éviter les aliments riches en huiles tropicales comme les biscuits, certains produits de boulangerie et certaines céréales.

Bien lire sur les étiquettes la liste des ingrédients, le tableau d'information nutritionnelle et la teneur en gras de l'aliment. Seuls les aliments d'origine animale contiennent du cholestérol et une mention «léger» sur un aliment n'en fait pas nécessairement un aliment moins gras. Par exemple, une huile d'olive «légère» n'aura

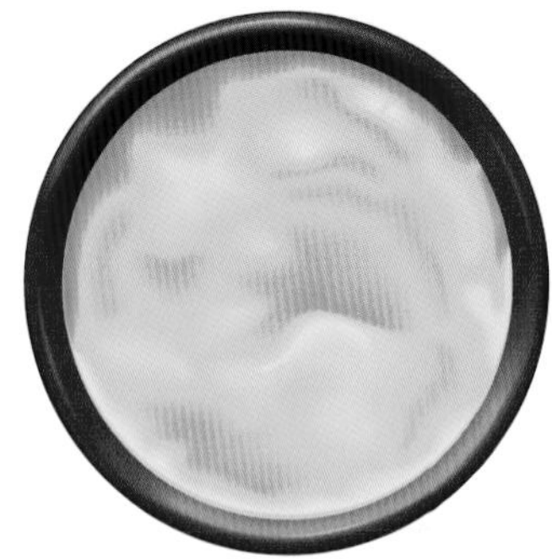

ghee (beurre clarifié)

que le goût de léger alors que la mention «sans cholestérol» sur une huile végétale est quelque peu abusive. D'autre part, les beurres et margarines «légers» contiennent vraiment la moitié des calories des produits ordinaires mais ne peuvent être utilisés pour la cuisson, leur contenu en eau étant très élevé. On les réserve alors pour tartiner le pain ou autre. En conclusion, le fait de diminuer la consommation de gras «ajoutés» constitue la manière la plus simple et la plus efficace de gérer la consommation de gras en général dans l'alimentation. De plus, une réduction de l'apport en matières grasses dans l'alimentation doit nécessairement s'accompagner d'une diminution des graisses saturées afin d'obtenir l'effet escompté sur les facteurs de risque de maladies coronariennes, car les acides gras saturés sont l'élément le plus hypercholestérolémiant.

:: Substitut de gras

Il y a quelques années, au Canada et aux États-Unis, on autorisait l'usage d'un substitut de gras ; il s'agit d'un mélange de protéines d'œufs et de lait. Au goût, on retrouve la sensation d'onctuosité typique des matières grasses. Pour l'étiquetage, on l'indique sous la mention de « micro-particules de protéines ». Ce substitut ne fournit que 1 ou 2 calories par gramme, contrairement à 9 pour les matières grasses. Pour l'instant ce substitut n'est utilisé que par l'industrie, particulièrement par l'industrie de la crème glacée et comme agent épaississant et modificateur de texture dans les desserts congelés. Il ne supporte pas les températures très élevées, il ne peut donc être utilisé pour la friture.

On a créé aux États-Unis un substitut de gras par manipulation de la molécule de gras. Il aurait les mêmes propriétés sur le plan du goût, de la texture et de l'apparence que le gras et résisterait à la friture ; il n'apporterait aucune calorie ni cholestérol, mais nuirait à l'absorption de la vitamine E.

Ces substituts pourraient aider à réduire la consommation de matières grasses, mais contrairement au gras, ils ne contribuent pas au phénomène de satiété pour apaiser l'appétit. De plus, les aliments renfermant ces substituts de gras ne contiennent pas nécessairement beaucoup moins de calories car certains additifs et ingrédients utilisés peuvent faire augmenter leur valeur énergétique.

VALEUR NUTRITIVE

En nutrition, le terme « corps gras » est souvent utilisé comme synonyme de matières grasses ou de lipides. Les matières grasses sont deux fois plus énergétiques (9 calories/g) que les glucides et les protéines (4 calories/g). Elles fournissent de l'énergie et de la chaleur et contribuent à la formation de la graisse corporelle. Toutes les cellules du corps (sauf les globules rouges et les cellules du système nerveux central) utilisent les acides gras directement comme source d'énergie.

Les graisses alimentaires donnent du goût aux aliments et transportent les vitamines liposolubles (A, D, E et K). Si on ne retrouve aucune matière grasse dans l'alimentation, ces vitamines deviennent inefficaces dans l'organisme. Les graisses fournissent deux types de matières grasses que le corps humain ne peut fabriquer ; on les nomme acides gras essentiels, soit l'acide linoléique et l'acide alpha-linolénique. Ces acides gras sont particulièrement présents dans les gras polyinsaturés. Les acides gras essentiels permettent un fonctionnement harmonieux entre autres des systèmes circulatoire et immunitaire. Ils contribuent également au développement de chaque cellule.

Dans la catégorie de l'acide gras essentiel alpha-linolénique, on retrouve les acides gras oméga-3 des poissons. Ce type de gras aurait un effet bénéfique sur les maladies inflammatoires chroniques, l'arthrite rhumatoïde, par exemple, ainsi que sur le système immunitaire et sur l'incidence d'athérosclérose et de maladies cardiovasculaires. Seules de petites quantités sont nécessaires.

Une grande consommation de matières grasses peut faire élever le taux de cholestérol sanguin chez les individus vulnérables et contribuer au développement de l'obésité.

Les matières grasses sont métabolisées lentement car elles ralentissent la vidange gastrique, ce qui fait que la digestion s'étale sur une plus grande période.

:: Hydrogénation

L'hydrogénation s'effectue sur les huiles constituées en grande partie d'acides gras polyinsaturés qui sont liquides à la température ambiante. C'est un procédé par lequel on ajoute de l'hydrogène dans la structure moléculaire de gras insaturés. Cela a pour effet de solidifier les huiles, d'élever leur point de fusion, de retarder le rancissement et d'améliorer la consistance des aliments fabriqués avec de tels gras. Le shortening tout végétal est obtenu par l'hydrogénation complète de l'huile tandis que le shortening pur peut contenir des graisses animales ou végétales. Par contre, l'hydrogénation change la configuration des acides gras. Les acides gras devenus « trans » agissent comme les acides gras saturés, ils augmentent le cholestérol sanguin, en particulier les LDL, le « mauvais » cholestérol, et diminuent les HDL, le « bon » cholestérol.

:: Cholestérol

Le cholestérol est une substance grasse que l'on trouve normalement dans le sang et que l'on trouve également dans les aliments d'origine animale ; il ne fournit pas d'énergie. Le cholestérol joue un rôle dans la synthèse de la bile, dans le fonctionnement et le développement du système nerveux, des hormones surrénales et de la reproduction ; c'est un élément important de la myéline qui enveloppe les nerfs pour les protéger et c'est un précurseur de la vitamine D, entre autres. Le corps humain, principalement le foie, fabrique près de 80 % du cholestérol dont il a besoin, le reste (20 %) provient des aliments d'origine animale. Une réduction de la consommation de gras saturés et de cholestérol est recommandée depuis qu'on les associe aux maladies cardiovasculaires, à l'obésité et à divers cancers, dont celui du côlon et du sein. Aucune preuve ne permet d'affirmer que le risque de cancer diminuerait par la seule restriction de l'apport en gras à 30 % de l'énergie, ou par la seule modification du type de gras consommé. Le cholestérol et les lipides sont particulièrement mis en cause dans le développement de l'athérosclérose, qui consiste en une accumulation de dépôts de gras sur les parois des artères coronaires, provoquant la sclérose, c'est-à-dire l'épaississement et le durcissement du tissu artériel pouvant diminuer sérieusement le flot sanguin.

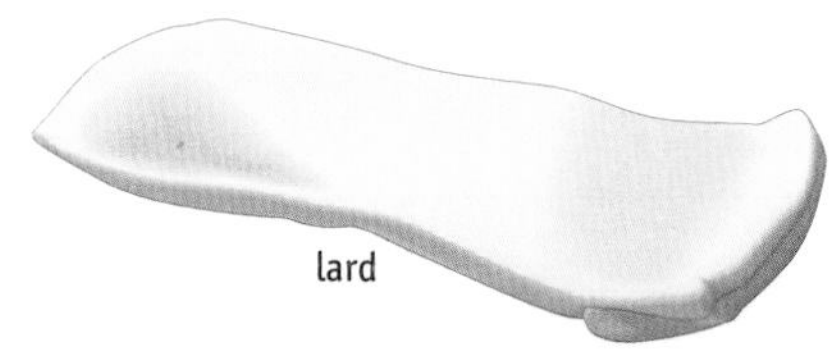
lard

Le facteur ayant le plus grand effet sur le cholestérol sanguin est une consommation excessive de gras, particulièrement de gras saturés.

Les triglycérides sont une autre substance grasse que l'on trouve dans le sang. Ils augmentent avec l'excès d'alcool, de gras et de sucre dans l'alimentation. Leur influence comme facteur de risque de maladies coronariennes est moins importante que celle des LDL.

La notion de « bon » et de « mauvais » cholestérol ne s'applique qu'au cholestérol sanguin. Par contre les aliments contiennent plusieurs sortes de gras qui influencent différemment le « bon » et le « mauvais » cholestérol sanguin. En effet les trois types d'acides gras agissent différemment sur l'organisme.

Les aliments contiennent un mélange de ces acides gras dans des proportions différentes mais avec une prédominance de l'un ou de l'autre. Par exemple, on dit que les viandes et les produits laitiers sont riches en gras saturés, tandis que l'huile d'olive et les amandes sont riches en gras monoinsaturés et que l'huile de tournesol contient beaucoup de gras polyinsaturés.

Les acides gras saturés ont tendance à augmenter le taux de cholestérol sanguin des personnes vulnérables et qui en consomment beaucoup. On les trouve principalement dans les aliments d'origine animale et exceptionnellement dans les huiles tropicales (l'huile de palme et l'huile de noix de coco par exemple). Ce type de gras est solide à la température ambiante.

Les acides gras monoinsaturés offrent une protection du « bon » cholestérol (les HDL) allant même jusqu'à les augmenter et diminuent le « mauvais » cholestérol (les LDL). Ce type de gras est aussi très riche en acides gras essentiels ; on trouve ces gras dans l'huile d'olive et de canola, les amandes, l'huile de noisette et l'avocat. Ils sont liquides à la température ambiante et sont plus résistants à l'oxydation que les acides gras polyinsaturés.

Les acides gras polyinsaturés abaissent le taux de « mauvais » cholestérol (les LDL) mais également celui du « bon » cholestérol (les HDL). On le retrouve principalement dans les huiles végétales (maïs, soya, germe de blé, carthame, tournesol, sésame, entre autres).

La famille des gras polyinsaturés inclut également les gras de poisson communément appelés les oméga-3 qui rendent le sang plus fluide, ce qui prévient la formation de caillots. Il serait recommandé de consommer de 2 à 3 portions de poissons riches en oméga-3 par semaine, comme le maquereau, le hareng, le thon et le saumon. Il est toutefois trop tôt pour recommander la consommation de suppléments d'huile de poisson.

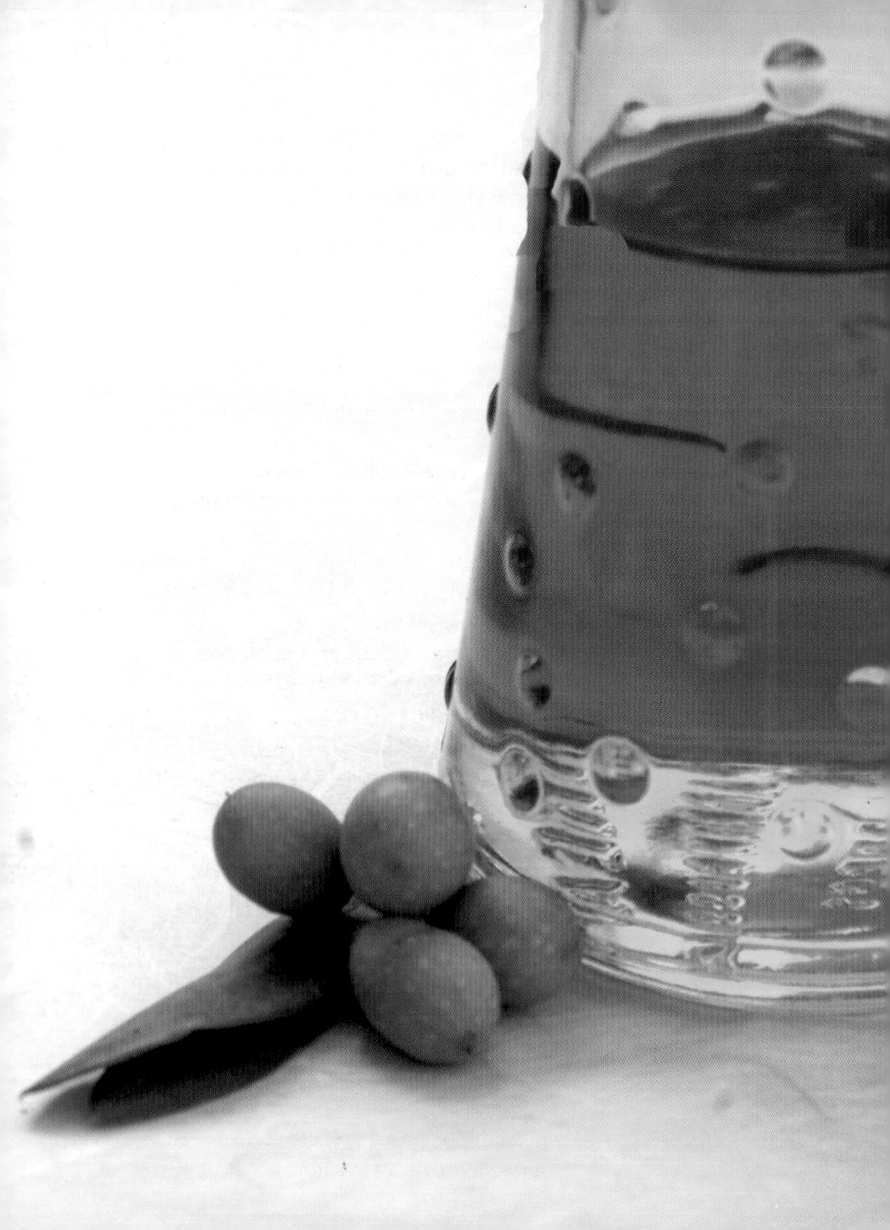

Huile

L'huile est une matière grasse onctueuse, insoluble dans l'eau et généralement liquide à la température ambiante. En alimentation, on se sert surtout d'huiles végétales obtenues des légumineuses (soya, arachide), des graines (tournesol, colza, citrouille), des céréales (maïs), des fruits (olive, palme, noix, noisette, pépins de raisin, amande douce) et du coton. Il existe aussi des huiles animales (de baleine, de flétan, de morue, de phoque) surtout considérées comme suppléments alimentaires, et des huiles minérales (des hydrocarbures) dont seule l'huile de paraffine est comestible mais indigeste (ne jamais la chauffer).

FABRICATION DE L'HUILE

La première étape de la fabrication de l'huile est l'**extraction**. Elle consiste à nettoyer et à décortiquer certaines des matières oléagineuses (arachides, graines de tournesol, amandes, noisettes, par exemple). On procède ensuite au **broyage** qui transforme la substance en pâte qui subira alors une extraction mécanique par pressage à froid ou à chaud.

Le **pressage à froid** s'effectue à l'aide de presses hydrauliques à une température maximale de 60 °C. Ne faisant l'objet d'aucune définition légale, les huiles dites « pressées à froid » peuvent ne pas l'être.

Lorsque l'on parle d'huile de « première pression », on fait référence à l'huile obtenue lors de la première extraction ; l'huile « extra-vierge » désigne une huile de première pression qui contient moins de 1 % d'acidité, alors que l'huile « vierge » est une huile de première pression qui peut contenir jusqu'à 3 % d'acidité. L'huile « fine » est un mélange des deux. L'appellation 100 % pure précise seulement que l'huile provient d'une seule source. Elle provient souvent d'une deuxième pression.

Le **pressage à chaud** s'effectue mécaniquement par le passage de la pâte dans des presses à vis chauffées à une température se situant entre 80 °C et 120 °C. L'huile ainsi obtenue est de l'huile brute qui devra subir les traitements suivants :

- le **dégommage** qui vise à retirer des acides gras libres, diverses substances qui contribuent à l'instabilité et à la production de mousse et de fumée lors de grande friture ;

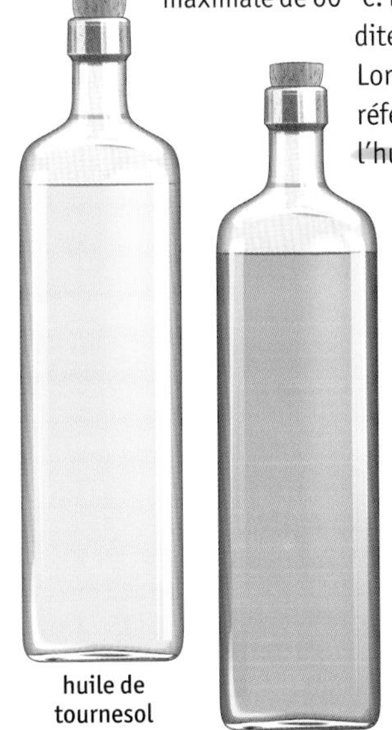

huile de tournesol

huile d'olive

huile d'olive

- le **raffinage** ou « neutralisation » qui consiste à ajouter une substance alcaline, afin de transformer les acides gras libres de l'huile en savon ;
- la **décoloration** qui a pour but de retirer les pigments présents dans l'huile crue ;
- l'**hydrogénation** qui consiste à ajouter de l'hydrogène au niveau des liens insaturés ; ce processus prévient l'oxydation et convertit les huiles liquides en shortenings fluides ou solides (voir *Corps gras*, p. 581) ;
- le **fractionnement** qui a pour but d'éviter la cristallisation des huiles lorsqu'elles sont à des températures fraîches ;
- la **désodorisation** qui produit une huile à saveur neutre et prolonge sa durée de conservation durant l'entreposage après son emballage ;
- le **traitement contre l'oxydation** qui consiste habituellement en l'ajout d'antioxydants synthétiques qui préviennent l'oxydation aussi longtemps que le contenant demeure scellé. Un antioxydant naturel, la vitamine E, est présent dans l'huile et les matières grasses végétales. Il y en a plus dans l'huile pressée à froid que dans l'huile pressée à chaud ; les huiles ne sont protégées contre l'oxydation que jusqu'à ce que les antioxydants naturels soient épuisés ; par la suite les acides gras commencent à se détériorer.

Les huiles non raffinées sont plus foncées que les huiles raffinées et leur saveur est plus prononcée. Le raffinage agit sur la nature et sur la quantité des acides gras, sur la teneur en vitamines et en minéraux ainsi que sur la couleur, la saveur et les qualités de cuisson de l'huile. Une huile hydrogénée peut perdre jusqu'à 50 % de ses acides gras polyinsaturés, ce qui diminue son acide gras linoléique, acide essentiel que le corps ne peut fabriquer.

ACHAT

Le marché offre une très grande variété d'huiles, raffinées ou pressées à froid, contenant ou non des additifs. Consulter la liste des ingrédients sur l'étiquette. Dans le cas des huiles pressées à froid, vérifier s'il y a une date de pressage ou de péremption sur l'étiquette.

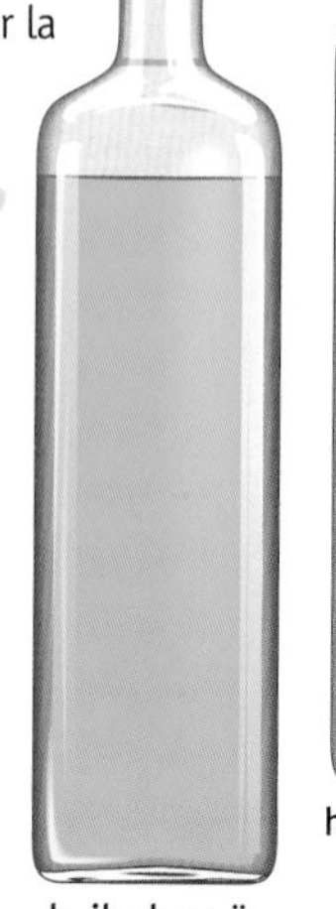

huile d'arachide

huile de maïs

CONSERVATION

:: À l'air ambiant : placer l'huile à l'abri de l'air, de la lumière et de la chaleur dans un endroit frais et dans un contenant étanche, étroit et profond.
:: Au réfrigérateur : placer les huiles pressées à froid dans un contenant de petit format, opaque ou foncé (1 an, mais seulement quelques mois après l'ouverture). L'huile aura tendance à se solidifier et à former des amas blanchâtres qu'on appelle le floconnage. Ce phénomène n'altère ni sa qualité ni son goût ; elle redevient liquide à la température ambiante. L'huile de lin se conserve quelques mois avant son ouverture et quelques semaines après.

CUISSON

Certaines huiles ne supportent pas la chaleur dont l'huile de noix, l'huile de lin et les huiles de carthame, de maïs et de soya pressées à froid. Il est préférable de ne pas trop faire chauffer les huiles pressées à froid à chaleur directe et de les réserver pour les vinaigrettes. Éviter de chauffer l'huile au-delà du point de fumée, c'est-à-dire au moment où apparaît une mince couche de fumée au-dessus de l'huile (indice que l'huile peut prendre feu incessamment). Plus une huile a un point de fumée élevé, plus elle est résistante à la chaleur. Une huile adéquate pour la friture devrait posséder un point de fumée supérieur à 218 °C (huile de tournesol, huile d'arachide et huile de canola). Les acides gras polyinsaturés ne supportent pas bien les hautes températures ni les fritures répétées.
Certaines conditions doivent être remplies afin que l'huile soit réutilisée sans danger :

- ne pas dépasser le point de fumée, c'est-à-dire maintenir la température en deçà de 195 °C ;
- filtrer l'huile (filtre à café, étamine) après usage ;
- conserver l'huile dans un contenant opaque et hermétique dans un endroit frais ;
- ne pas utiliser l'huile à plus de 5 à 7 reprises ;
- éviter l'utilisation d'ustensiles en cuivre, en bronze ou en laiton, utiliser de préférence l'acier inoxydable ;
- jeter toute huile qui a fumé, qui est trop foncée, qui a une odeur rance, qui ne bouillonne pas lorsqu'on ajoute les aliments ou qui mousse.

Le fait d'ajouter de l'huile fraîche dans une huile qui a déjà servi n'améliorera pas la qualité de celle-ci. Égoutter ou bien essorer les aliments avant de les frire afin d'éviter les éclaboussures d'huile bouillante.
Le thermomètre à cuisson permet de connaître précisément la température à laquelle on doit plonger les aliments, de contrôler la chaleur durant la cuisson et d'éviter d'atteindre le point de fumée ; le thermostat de la friteuse contrôle également la chaleur. Il est préférable de cuire de petites portions d'aliments afin d'obtenir une cuisson bien dorée à l'extérieur et cuite à point à l'intérieur.

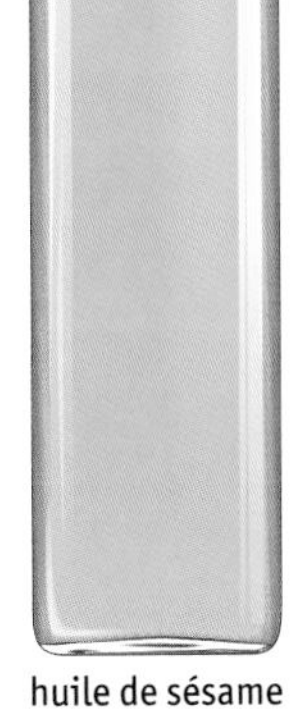
huile de sésame

Huile

UTILISATION

L'huile est l'ingrédient principal de la vinaigrette. L'huile entre dans les marinades qui attendrissent viande, volaille, poisson et gibier. L'utiliser parcimonieusement pour badigeonner les aliments grillés ou cuits au barbecue. Elle sert d'agent de conservation, recouvrant de l'ail en purée, des tomates séchées et des fines herbes. Battue, l'huile s'émulsifie et donne de la mayonnaise. Choisir une huile au goût peu prononcé.

Pour diminuer l'apport des matières grasses, cuire à la vapeur au lieu de rissoler, de frire ou de sauter les aliments. On peut aussi remplacer l'huile par du bouillon, de la sauce tamari, du jus de tomates.

L'huile végétale remplace souvent le beurre pour faire revenir certains aliments ou pour confectionner sauces, gâteaux, muffins, biscuits. Elle change parfois la saveur et la texture des aliments.

Huile	*acides saturés g/100 g*	*acides monoinsaturés g/100 g*	*acides polyinsaturés g/100 g*	*point de fumée*
arachide	16,9	46,2	32	élevé, 230 °C
colza (canola)	7,2	55,5	33,3	moyen
coprah (noix de coco)	86,5	5,8	1,8	élevé
maïs	12,7	24	58,7	non raffinée : 170 °C raffinée : 230 °C
noix	9,1	22,8	63,3	
palme	49,3	37	9,3	200 - 210 °C
olive	13,5	73,7	8,4	élevé
pépins de raisin	9,6	16,1	69,9	
sésame	14,2	39,7	41,7	plus de 230 °C
soya	14,4	23,3	57,9	plus de 230 °C
tournesol	10,1	45,2	40,1	210 - 220 °C

VALEUR NUTRITIVE

L'huile est dépourvue de protéines et de glucides. Elle contient des matières grasses (9 calories par gramme) et des vitamines (A, D et E), et elle fournit de l'énergie (15 ml d'huile fournissent 122 calories et contiennent 14 g de lipides). Les huiles végétales sont dépourvues de cholestérol.

Les acides gras peuvent être saturés, monoinsaturés ou polyinsaturés. Les acides gras polyinsaturés et surtout monoinsaturés sont considérés meilleurs pour la santé que les acides gras saturés (voir *Corps gras,* p. 584).

Il est recommandé de consommer avec modération des huiles qui ont une forte teneur en acides gras monoinsaturés (huile d'olive, de colza (canola), d'arachide et de noisette) ou polyinsaturés (huile d'arachide, de carthame, de colza, de maïs, de lin, de noix, de sésame, de soya et de tournesol), et de limiter au minimum l'usage des huiles contenant une grande part d'acides gras saturés (huile de palme et huile de noix de coco).

oxydation	*usage*	*remarques*
lente	tout	supporte une forte chaleur
lente	tout	dégage une odeur désagréable à haute chaleur, car elle est riche en acide linolénique
très lente	tout	très utilisée dans l'industrie alimentaire
moyenne lente	tout	non raffinée : couleur ambre à or foncé, souvent à saveur de maïs soufflé ; raffinée : ambre pâle
rapide	à froid seulement	goût marqué
lente	à froid, cuisson	non raffinée : couleur jaune ou verte, à saveur prononcée, supporte la forte chaleur mais a une odeur tenace
lente	tout	très utilisée dans l'industrie alimentaire
rapide	à froid seulement	goût marqué
moyenne	table	à haute chaleur, dégage une odeur désagréable
moyenne	table, cuisson	non raffinée : saveur et couleur prononcées, riche en vitamine B ; raffinée : blanchâtre, saveur plus douce
très rapide	surtout à froid	non raffinée : couleur ambre, saveur prononcée ; raffinée : blanchâtre, saveur neutre

Introduction

Ingrédients pour la cuisson

Les ingrédients pour la cuisson sont notamment utilisés pour lier les aliments entre eux (par exemple les fécules) ou encore pour faciliter la levée de la pâte (comme les levures). Ce sont souvent de simples poudres que l'on ajoute à la préparation culinaire.

Arrow-root

Maranta arundinacea, Marantacées

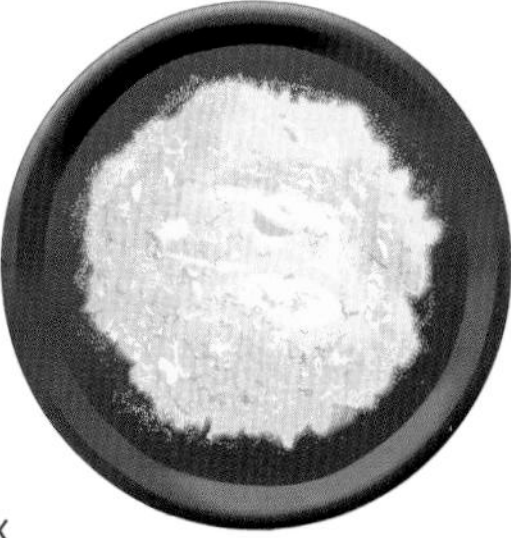

arrow-root

Fécule extraite originairement de la maranta, racine tubéreuse probablement originaire d'Amérique du Sud. Le terme «arrow-root» en est venu à désigner aussi l'amidon tiré de diverses autres espèces de rhizomes, telles que les variétés Zamia, Curcuma et Musa.
On utilise l'arrow-root de la même façon que la fécule de maïs ou la farine qu'elle peut remplacer (en mettre deux fois moins). Contrairement à la fécule de maïs, l'arrow-root laisse la transparence aux liquides clairs et cuit brièvement ; il ne modifie pas le goût d'une sauce. Il est également utilisé dans la fabrication d'aliments à faible teneur en protéines pour les personnes ayant des problèmes de foie ou de reins ainsi que certaines allergies.

UTILISATION

L'arrow-root épaissit soupes, sauces, puddings, crèmes et flans. Le délayer dans un peu de liquide froid avant de l'incorporer dans une préparation chaude. On le met dans les gâteaux et les biscuits, particulièrement les biscuits pour nourrissons.

VALEUR NUTRITIVE

protéines	0,3 g
matières grasses	0,1 g
glucides	88,1 g
	par 100 g

L'arrow-root se digère aisément.

CONSERVATION

:: À l'air ambiant.

Levure chimique

Fine poudre blanche qui réagit au contact d'un liquide et de la chaleur, formant du gaz carbonique qui fait lever la pâte. Elle consiste en un mélange de sels alcalins et de sels acides. La levure chimique est plus efficace que le bicarbonate de sodium car elle agit à une température plus basse et elle ne laisse pas d'arrière-goût. On trouve sur le marché les levures suivantes :

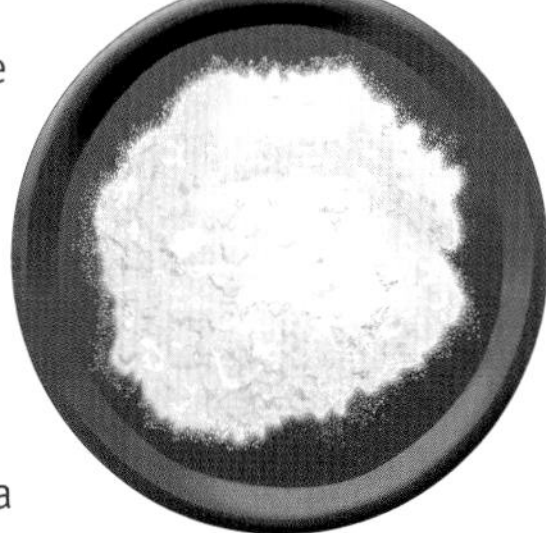
levure chimique

la **levure chimique à action rapide** qui agit dès qu'elle entre en contact avec un liquide, produisant du gaz carbonique. On doit travailler la pâte rapidement et la cuire dès que tous les ingrédients sont incorporés. Elle est utilisée pour les gâteaux des anges, les craquelins, les beignets et les pâtes à pizza ;
la **levure chimique à action lente** qui produit un maximum de gaz dans le four, sous l'effet de la chaleur. La pâte peut se conserver au réfrigérateur jusqu'au lendemain ;
la **levure chimique à double action** qui contient deux acides : l'un agissant très rapidement surtout à la température ambiante ; l'autre agissant lentement et seulement dans le four. Elle peut être utile autant pour les gâteaux des anges ou les beignets que pour les pâtes devant être réfrigérées avant la cuisson ;
la **levure chimique à faible teneur en sodium** qui contient des sels de potassium au lieu des sels de sodium ; elle est destinée aux personnes qui doivent restreindre leur consommation de sodium.

PRÉPARATION

On peut fabriquer de la levure chimique à la maison en combinant :

- 2 parties de crème de tartre ;
- 1 partie de bicarbonate de sodium ou de bicarbonate de potassium (dépourvu de sodium, ce produit est intéressant pour les personnes devant surveiller leur consommation de sel ; on le trouve en pharmacie) ;
- 1 partie de fécule de maïs ou d'arrow-root.

CONSERVATION

:: À l'air ambiant : placer la levure chimique à l'abri de l'humidité et de la chaleur. Afin de savoir si elle est encore efficace, verser 50 ml d'eau chaude sur 1½ c. à thé de levure chimique ; si la levure est fraîche, elle formera beaucoup de bulles, sinon elle sera peu active ou ne présentera aucune réaction.

Levure chimique

UTILISATION

La levure chimique s'utilise pour faire lever gâteaux, puddings, muffins, crêpes, gaufres et biscuits. On ajoute habituellement 1½ c. à thé de levure chimique par 250 ml de farine (environ 130 g). Tamiser la levure chimique avec la farine et le sel. En haute altitude, diminuer de 0,5 ml par 5 ml de levure chimique à 1 000 m ; et de 1 à 2 ml par 5 ml à 2 000 m d'altitude.

Crème de tartre

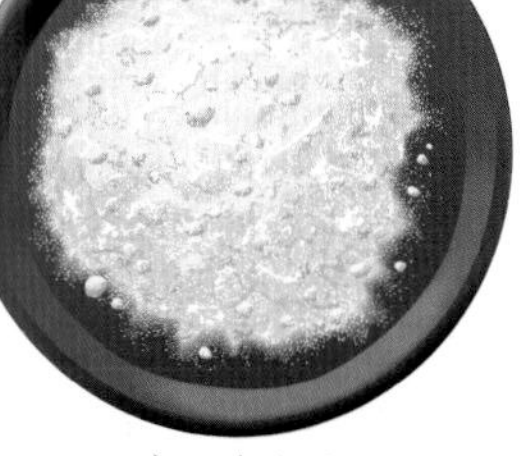
crème de tartre

Fine poudre blanche employée comme agent levant, le tartre est un sous-produit de la fabrication du vin. La crème de tartre réagit rapidement en présence du bicarbonate de sodium et au contact d'un liquide, faisant lever la pâte rapidement. Cette pâte perd du volume en peu de temps si elle n'est pas enfournée immédiatement.

UTILISATION

La crème de tartre est souvent utilisée pour stabiliser les blancs d'œufs battus dans les gâteaux des anges, gâteaux éponges, gâteaux mousseline, meringues et soufflés, et pour empêcher la cristallisation du sucre en confiserie. On s'en sert aussi dans les omelettes et les biscuits.

VALEUR NUTRITIVE

La crème de tartre contient du potassium, soit 0,11 g pour 3 g de crème de tartre. Une certaine quantité est perdue à la cuisson.

CONSERVATION

:: **À l'air ambiant :** placer la crème de tartre à l'abri de la chaleur et de l'humidité.

Bicarbonate de sodium

Fine poudre blanche constituée d'un mélange de sels alcalins qui fait lever la pâte. Au Canada, les francophones nomment souvent incorrectement cette substance « soda à pâte », calque de l'anglais « baking soda ».
Le bicarbonate de sodium ne contient que du sodium, soit 1 370 mg par 5 ml (5 g) ; il se décompose en carbonate de sodium, en eau et en gaz carbonique lorsqu'il est dissous dans l'eau et chauffé, ce qui fait lever la pâte ; mais ces résidus de carbonate de sodium sont plutôt indésirables car ils laissent un arrière-goût amer. L'utilisation d'un ingrédient acide permet de ne laisser aucun résidu de carbonate de sodium. Mélasse, miel, malt, fruits, cacao, jus de citron, yogourt, crème aigre, babeurre ou vinaigre sont les ingrédients acides les plus couramment utilisés. Il arrive que le carbonate de sodium laisse malgré tout un arrière-goût aux aliments.
Selon le type de recette, on peut remplacer 2 c. à thé de levure chimique par 2 ml de bicarbonate de sodium et 250 ml de mélasse, ou par 6 ml de crème de tartre et 2 ml de bicarbonate de sodium. La proportion de bicarbonate de sodium et d'ingrédient acide à utiliser est très importante. Ainsi, si on utilise 2 ml de bicarbonate de sodium, on doit l'associer à 250 ml de babeurre, de lait sur ou de yogourt, ou à 1 c. à soupe d'un ingrédient acide (jus de citron ou vinaigre).

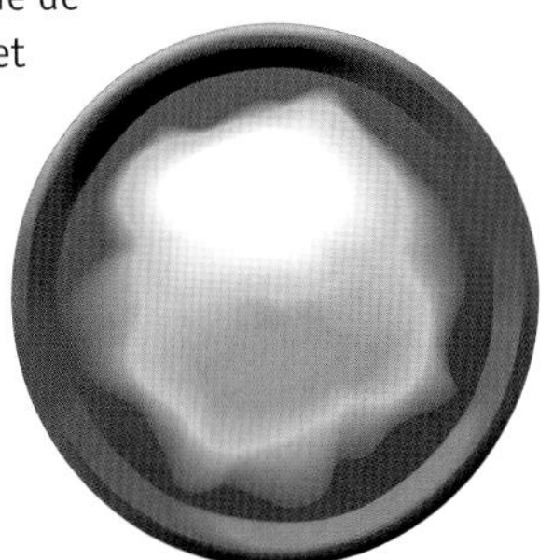

bicarbonate de sodium

UTILISATION

Le bicarbonate de sodium est souvent utilisé lorsque des fruits sont incorporés à la pâte car il en neutralise l'acidité. Il est habituellement tamisé et intégré aux ingrédients secs.
Lorsqu'il y a utilisation d'un ingrédient acide, le bicarbonate de sodium devrait être incorporé aux ingrédients secs et l'ingrédient acide devrait être ajouté juste avant de mettre la pâte à cuire.

CUISSON

Ajouté à l'eau de cuisson des légumes et des légumineuses, le bicarbonate de sodium protège la couleur des légumes et diminue le temps de cuisson des légumineuses. Toutefois, cette pratique entraîne une perte de valeur nutritive et donne facilement des légumes détrempés et trop cuits.

CONSERVATION

:: **À l'air ambiant :** placer le bicarbonate de sodium à l'abri de l'humidité.

Levure

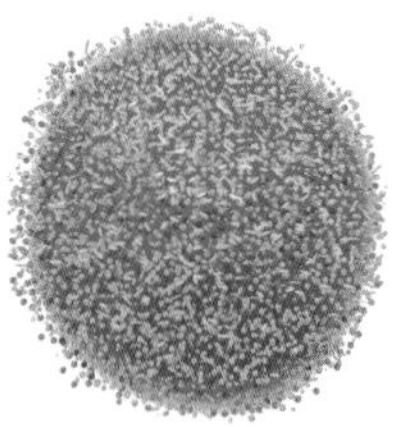
levure

Champignon microscopique principalement utilisé dans la fabrication du pain. La levure *Saccharomyces cerevisiae* est la plus fréquemment employée ; on la nomme également « levure de bière » ou « levure de boulanger ». La levure ne doit pas être confondue avec la levure chimique (p. 593).
Lorsque la levure est ajoutée à de la farine riche en gluten, le gaz carbonique demeure emprisonné dans le gluten, ce qui fait lever la pâte. La levure est aussi consommée comme supplément alimentaire : la levure de bière (goût très prononcé) est un sous-produit de la production de la bière ; elle est utilisée principalement comme supplément, tandis que la levure torula est cultivée spécifiquement comme supplément alimentaire. Elle a meilleur goût que la levure de bière.

ACHAT

La levure vivante est commercialisée fraîche et compressée, ou séchée. La levure compressée est généralement vendue au poids. La levure sèche est une levure individuelle ou un mélange de plusieurs à action rapide ou régulière. Dans le commerce, on la retrouve en grains ou en poudre.
La levure utilisée comme supplément alimentaire est vendue en poudre ou sous forme de comprimés.

UTILISATION

La levure fraîche et compressée et la levure séchée s'utilisent de façon identique. Elles agissent mieux entre 25 et 28 °C. La levure utilisée comme supplément alimentaire ne s'emploie pas comme agent levant. On délaye cette poudre dans du jus, de l'eau ou du bouillon, ou on l'incorpore aux soupes, ragoûts, pains et salades. Ne commencer qu'avec une petite quantité, surtout avec la levure de bière, afin de s'habituer à son goût.

VALEUR NUTRITIVE

La levure a une grande valeur nutritive.

LEVURES DE BIÈRE ET TORULA

EXCELLENTE SOURCE : vitamines du complexe B, fer et acide folique, potassium et phosphore ; de la vitamine B_{12} peut également être ajoutée. Elles contiennent 5 g de protéines par 30 ml, ce qui en fait un supplément de protéines entre les repas.

LEVURE TORULA SÈCHE

EXCELLENTE SOURCE : protéines de haute qualité, minéraux et vitamine B (incluant la vitamine B_{12}).
Éviter de consommer de la levure active comme supplément alimentaire.

CONSERVATION

:: À l'air ambiant : la levure utilisée comme supplément alimentaire. Placer la levure séchée 1 an dans un endroit frais.
:: Au réfrigérateur : la levure fraîche et compressée, 1 semaine maximum. La levure séchée.

Introduction
Café, thé et tisanes

Le thé et les tisanes sont des boissons infusées généralement à partir de feuilles séchées de plantes ou de grains moulus. Le thé et le café sont des boissons stimulantes à cause de la caféine qu'ils contiennent. La tisane, pour sa part, est souvent considérée pour ses vertus calmantes, diurétiques ou digestives selon les plantes utilisées pour la composer.

Thé

Camellia sinensis, Théacées

Feuilles séchées du théier, arbre originaire d'une région comprenant le Tibet, l'Ouest de la Chine et le Nord de l'Inde. Le thé est la boisson la plus consommée après l'eau. L'Angleterre en est le plus grand pays consommateur. On regroupe les théiers en trois variétés principales, originaires respectivement de Chine, d'Indochine et d'Inde.

thé earl grey

Les meilleurs thés proviennent du bourgeon et des deux feuilles qui le suivent ; on cueille aussi la troisième, la quatrième et parfois la cinquième feuille, ce qui donne des thés moins fins. Le bourgeon terminal est appelé « pekoe ». Ce terme ne désigne donc pas une variété de thé mais bien la partie d'où il provient. Les feuilles de thé subissent divers traitements préalables à la consommation. Selon le procédé utilisé, on obtient du thé noir, du thé oolong ou du thé vert.

La préparation du **thé noir** comporte cinq étapes :

- le **flétrissage** qui vise à enlever l'excès d'humidité des feuilles par évaporation ;
- le **roulage** qui sert surtout à détruire les membranes intérieures des feuilles et qui permet la libération et le mélange des composants ;
- la **fermentation** dans un milieu humide qui a pour but de développer l'arôme du thé noir et de lui donner sa couleur cuivrée ;

• la **dessiccation** qui a pour but de mettre fin à la fermentation et de retirer l'humidité;
• le **triage** qui permet de séparer les feuilles selon leur qualité.

Le **thé oolong** provient de Taiwan; il n'est qu'à demi fermenté. Il est à mi-chemin entre le thé noir et le thé vert quant à ses caractéristiques. La saveur de ses feuilles de couleur brun-vert est plus riche que celle du thé vert, mais plus délicate que celle du thé noir. Le thé oolong produit durant l'été est le plus réputé.

Le **thé vert** est produit sans fermentation, il est chauffé quelques minutes à la vapeur, puis il est roulé et desséché comme le thé noir. On le torréfie dès qu'il est cueilli. Le thé vert est plus astringent que le thé noir. Il est particulièrement estimé en Chine, au Japon et dans les pays musulmans.

On trouve également :

le **thé parfumé**, composé de feuilles aromatisées aux épices, aux écorces d'orange, à la bergamote ou aux fleurs (jasmin, gardénia, rose, lotus, cannelle, menthe, etc.). Ainsi, le thé earl grey est parfumé à l'essence de bergamote;

le **thé soluble**, une poudre de thé obtenue par infusion du thé, puis par évaporation de l'eau par séchage;

le **thé décaféiné** ou « déthéiné », dont une partie de la caféine (appelée aussi théine) a été enlevée. La teneur en caféine du thé décaféiné est cependant très variable.

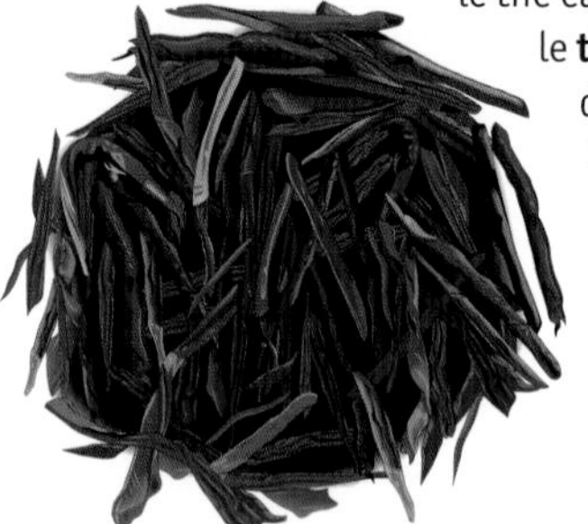

thé vert

ACHAT

Acheter le thé dans un endroit où le renouvellement de la marchandise est rapide. L'achat du thé en vrac est presque toujours plus économique que l'achat du thé en sachet; de plus, ce thé est souvent meilleur car les feuilles sont complètes. Dans les sachets, on ne met pas les plus belles feuilles et ils renferment en outre de la poudre et de la poussière de feuilles ainsi que des débris de branches.

CONSERVATION

Placer le thé dans une boîte métallique, à l'abri de l'air, de la chaleur (à moins de 30 °C) et de la lumière (jusqu'à 18 mois, mais il est préférable de ne pas dépasser 6 mois). Les thés chinois se conservent 3 ans.

VALEUR NUTRITIVE

Le thé renferme de la caféine, des huiles essentielles, des enzymes, des tanins et des composés phénoliques. Nature, il ne fournit que 2 à 3 calories par 180 ml. Il contient du potassium et du magnésium.

La théine est identique à la caféine ; c'est un alcaloïde de la famille des méthylxanthines. Deux autres méthylxanthines, présentes en faible dose, se retrouvent dans le thé, soit la théophylline et la théobromine. La teneur du thé en caféine varie selon le type de feuilles utilisées et le temps d'infusion ; plus l'infusion se prolonge, plus le taux de caféine est élevé. Les feuilles de thé renferment plus de caféine (2,5 à 4,5 %) que les grains de café (1 à 2 %) ; toutefois, la quantité de feuilles utilisée pour le thé est plus faible, ce qui fait que la teneur en caféine d'une tasse de thé est moindre. Le thé est un stimulant qui a plusieurs effets sur l'organisme (voir *Café,* p. 603). Il faciliterait notamment la digestion. Il semble cependant qu'il ait moins de répercussions négatives que le café car l'action de la théine est atténuée par d'autres nutriments du thé.

Contrairement à ce que cause la caféine pure, l'absorption de thé entraîne une légère chute de tension artérielle. Le thé vert serait une protection naturelle contre le cancer. Une consommation de 5 tasses de thé vert par jour protégerait contre les accidents cérébro-vasculaires. D'autres recherches sont nécessaires afin de confirmer ou d'infirmer ces résultats.

Les tanins du thé diminueraient l'absorption du fer que l'on retrouve dans les légumes, les fruits, les céréales, les noix, les œufs et les produits laitiers. Si l'infusion dure plus de 5 min, les tanins seront concentrés et conféreront au thé un goût amer. L'habitude d'ajouter du lait au thé a une action bénéfique sur les tanins car cela les neutralise.

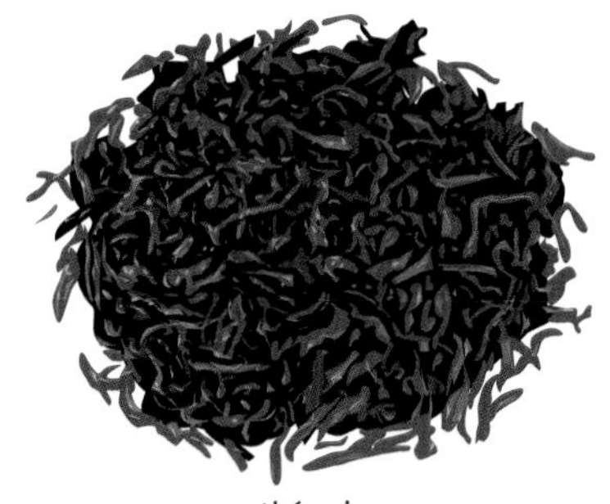

thé noir

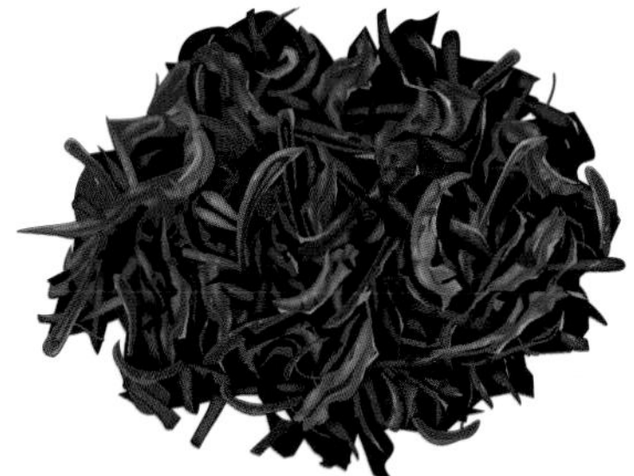

thé oolong

Thé

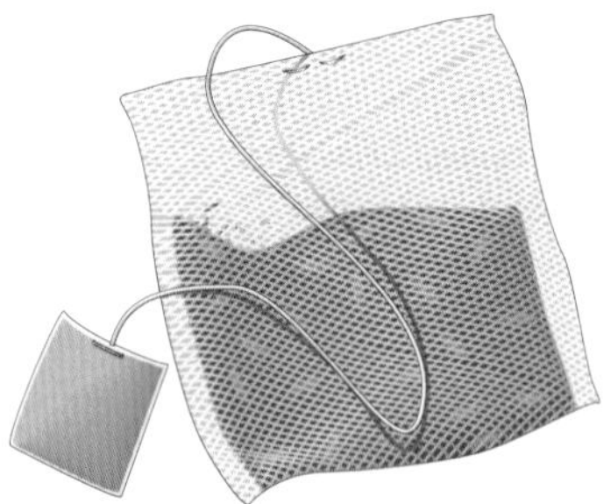

sachet de thé

PRÉPARATION

Réchauffer la théière en l'ébouillantant juste avant d'y mettre le thé. Pour obtenir un thé moyennement corsé, y jeter 5 ml de thé par tasse désirée plus 5 ml pour la théière ; y mettre les mêmes proportions s'il s'agit de sachets. Verser l'eau et laisser infuser de 3 à 5 min, puis retirer le thé après avoir pris soin de brasser une fois à la cuillère. Il vaut mieux verser l'eau avant qu'elle atteigne le point d'ébullition, lorsqu'elle est encore frémissante. Du temps d'infusion dépendent l'âcreté de la saveur et la teneur en théine ; plus il est court, plus le thé est doux et moins il contient de théine. Pour préparer un thé plus fort, mieux vaut augmenter la quantité de thé plutôt que de prolonger le temps d'infusion. Pour préparer une seule tasse de thé, utiliser une boule à infuser.
Le thé est bien connu comme boisson chaude que l'on boit telle quelle ou agrémentée de sucre, de lait, de citron, d'orange, d'une goutte d'essence de vanille, d'extrait d'amande, de clou de girofle. La consommation est le reflet de traditions bien différentes, tant au niveau de la préparation que de la dégustation, selon les pays. Il peut aussi se boire froid. Les Nord-Américains sont friands de cette boisson, qui est aussi vendue en mélange instantané déjà sucré, aromatisé et qui contient souvent divers additifs. On prépare le thé froid en laissant infuser 3 min deux fois plus de thé que pour le breuvage chaud ; retirer ensuite les sachets ou les feuilles de thé, puis sucrer et aromatiser avec des rondelles de citron ou d'autres fruits. Le thé peut devenir légèrement brouillé quand il refroidit, surtout si on le met encore chaud au réfrigérateur ; l'ajout d'un peu d'eau bouillante lui rend sa limpidité. On peut aussi laisser infuser de 8 à 10 sachets de thé pour 1 l d'eau froide et placer le récipient au réfrigérateur pendant au moins 6 h.

UTILISATION

On peut se servir du thé pour aromatiser sorbets et pâtisseries. Des pruneaux et autres fruits secs trempés dans du thé froid acquièrent une saveur très agréable.
Le thé vert sert à aromatiser les nouilles soba.
Le thé a en outre de multiples emplois non culinaires, tels les soins de la peau et des cheveux, le polissage de la verrerie, des miroirs et des planchers vernis.

Tisanes

Infusions chaudes ou parfois froides de feuilles ou de fleurs séchées de plantes comestibles. On peut également infuser les graines et les racines de certaines plantes ou herbes aromatiques. Le terme tisane s'applique aux infusions de plantes, médicinales ou non.

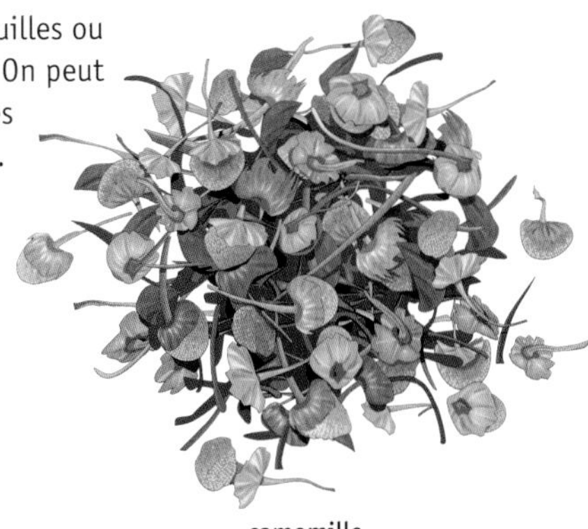

camomille

ACHAT

S'assurer que les mélanges ne contiennent que des plantes non toxiques. Pour plus de sûreté, acheter des produits dont les ingrédients sont indiqués sur l'emballage. Au Canada, les herbes et les produits d'herboristerie vendus dans un but thérapeutique doivent avoir été testés et enregistrés avant d'être commercialisés. On devrait, dans tous les cas, faire preuve de prudence si l'on cueille soi-même des plantes et des herbes ou si l'on pratique une automédication. En général, les tisanes vendues dans le commerce se composent de produits connus et inoffensifs. Au Canada, il est interdit d'indiquer des propriétés médicinales sur l'étiquette.

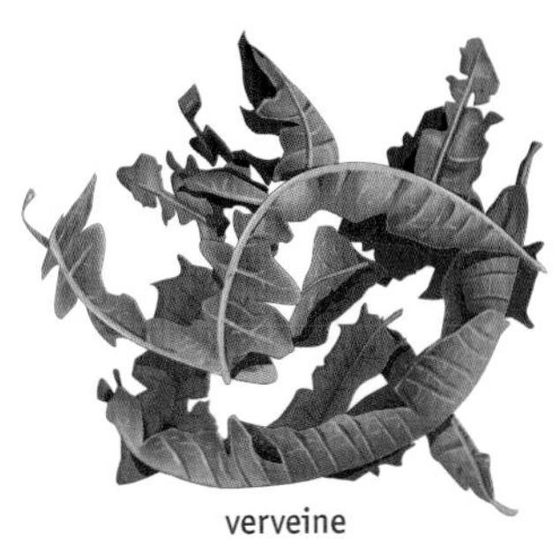

verveine

UTILISATION

Pour faire sécher soi-même des plantes odorantes, attacher les tiges, les feuilles ou les fleurs et les suspendre dans un endroit aéré, à l'abri de la lumière, de 2 à 3 semaines. Lorsque la plante est sèche, l'effeuiller et la conserver dans un contenant hermétique.
Le plus souvent, les tisanes se boivent chaudes, mais certaines, plus fruitées, sont délicieuses froides. Elles se consomment nature ou légèrement additionnées de sucre ou de miel, ou encore citronnées.
Les plus courantes sont le tilleul, la verveine, la menthe, la camomille et la sauge, entre autres.

Tisanes

VALEUR NUTRITIVE

Les tisanes renferment peu de calories et, parfois, des traces de vitamine C. Elles ne contiennent ni tanin ni caféine.
Certaines plantes contiennent des substances qui produisent certains effets sur l'organisme, mais ces effets varient selon les individus.

CAMOMILLE

PROPRIÉTÉS : antinévralgique et relaxante.

MÉLISSE

PROPRIÉTÉS : relaxante, calmante, efficace contre les palpitations, les migraines, les règles douloureuses, les indigestions et les troubles du sommeil.

ROMARIN

PROPRIÉTÉS : relaxant, calmant, bénéfique pour le foie, la circulation sanguine et les migraines.

THYM

PROPRIÉTÉS : antiseptique et expectorant.

VERVEINE

PROPRIÉTÉ : digestive.

VIOLETTE

PROPRIÉTÉS : expectorante, sudorifique et diurétique. Aiderait à soigner la bronchite et les rhumatismes.

BOURRACHE, MARJOLAINE, THYM ET SAUGE

PROPRIÉTÉ : toniques.

BERGAMOTE, FENOUIL ET ANETH

PROPRIÉTÉS : calmants et relaxants.

PRÉPARATION

Mesurer 1 c. à table d'herbes séchées ou 2 c. à table d'herbes fraîches pour 400 à 500 ml d'eau frémissante. Il est préférable d'utiliser de l'eau froide que l'on amène à ébullition. Laisser infuser environ 5 min. Couvrir la préparation pendant l'infusion afin d'en préserver les principes actifs.

CONSERVATION

:: **À l'air ambiant :** 6 mois, au frais, dans des contenants hermétiques.

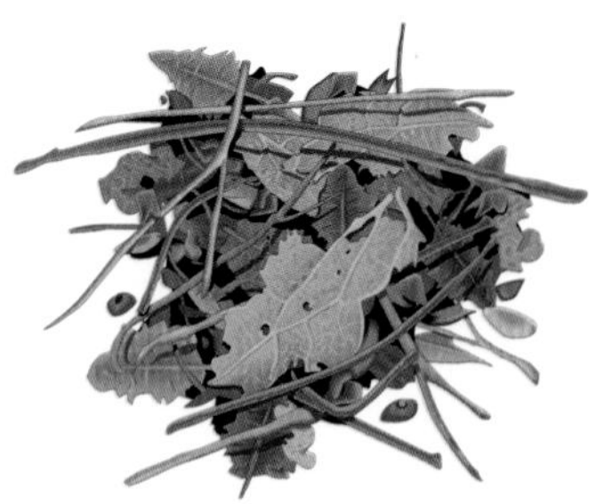

tilleul

Café

Coffea spp., Rubiacées

Grain du caféier, arbuste originaire de l'Éthiopie et de l'Afrique tropicale. Les fleurs blanches du caféier donnent naissance à des fruits qui abritent deux graines de couleur vert pâle recouvertes d'une membrane coriace, la parche, contenant entre 1 et 2 % de caféine selon les espèces. Seulement deux variétés du genre Coffea occupent le gros du marché, soit la Coffea arabica (environ 75 % de la production) et la Coffea robusta. Les grains de l'arabica sont passablement gros et allongés et traversés d'un sillon légèrement sinueux. Ce café au goût doux, fin et parfumé est l'un des plus appréciés ; son taux de caféine est de 1 % seulement. Les grains de la variété robusta sont plus courts, plus ronds et leur sillon, droit. Ces grains ont un goût moins raffiné et une saveur plus âcre que ceux de l'arabica et leur teneur en caféine est de 2 %. Ce café est moins coûteux. Le café est nommé d'après la variété, le lieu de culture (Brésil, Colombie, Java, Moka, etc.) ou le port d'où il a été expédié. Toutefois, ces appellations ne sont pas exclusives. Le café commercialisé sur le marché international est vert, donc non torréfié, car il peut ainsi se conserver plusieurs années sans perte de saveur.

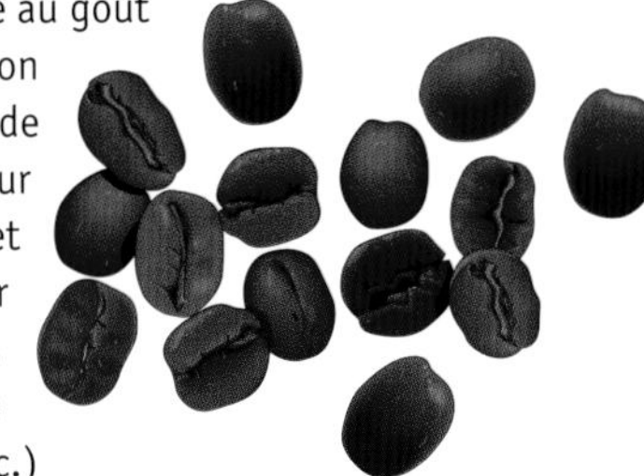

grains de café torréfiés

Lors de la **torréfaction**, les grains sont rôtis à sec à haute température. Ils sont ensuite immédiatement refroidis. On les enrobe souvent d'une mince pellicule de résine, de gomme arabique ou de sucre, ce qui les rend brillants et préserve la saveur. La torréfaction provoque toute une série de transformations du grain :

- la coloration passe du gris verdâtre à une gamme de brun dont l'intensité dépend de la température atteinte et de la durée de la torréfaction ; plus la torréfaction est longue, plus le café sera foncé ;
- les grains gonflent jusqu'à 60 % de leur volume initial tout en perdant de 15 à 20 % de leur poids sous forme d'eau. Il se forme de l'anhydride carbonique et du caramel qui donnent au café l'arôme caractéristique de la torréfaction. Le développement de cafféol (huile essentielle volatile) ainsi que de certains acides gras se déposant à la surface des grains leur donne leur allure luisante et est responsable de la saveur et de l'arôme du café ;
- la teneur en caféine est chimiquement stable à la torréfaction ;
- la durée de la torréfaction augmente l'amertume du café mais en diminue l'acidité.

Le **café instantané** consiste en une poudre de café à laquelle il suffit d'ajouter de l'eau. Les grains qui donneront ce café sont généralement de qualité moindre, souvent de la variété robusta. La poudre peut être vendue telle quelle, mais elle est généralement agglomérée. Le café instantané est parfois aromatisé à l'aide d'un extrait de café concentré. Le café instantané n'est pas aussi savoureux que le café infusé, mais il est simple et rapide à préparer.

Le **café décaféiné** est du café dont on a retiré la majeure partie de la caféine. Les grains de café sont traités avant la torréfaction.

Le **succédané de café** est une substance exempte de caféine qui sert à préparer des boissons dont le goût s'apparente à celui du café. Le succédané le plus fréquemment utilisé est la chicorée ; de l'orge et du seigle lui sont souvent mélangés. Le café additionné de chicorée est plus amer, dense et noir que le café pur.

Décaféiné ou nature, le café torréfié doit être emballé sans délai car il est très fragile et perd ses arômes volatils. De plus, l'humidité et l'oxygène oxydent les graines. L'emballage sous vide protège le café moulu durant environ 3 mois. L'emballage pressurisé s'effectue avec un récipient métallique dans lequel on fait le vide ; cette méthode permet de conserver le café jusqu'à 3 ans.

ACHAT

Il est préférable d'acheter le café dans un empaquetage sous vide et dans un magasin où le volume de vente est important (surtout s'il est moulu). L'achat d'une petite quantité qui répondra aux besoins immédiats est conseillé. Spécifier le type de cafetière auquel le café est destiné pour obtenir la mouture appropriée, car une mouture trop fine donne du café âcre et une mouture trop grosse du café sans saveur. Acheter le café en grains et le moudre seulement lors de la préparation permet d'en tirer le maximum de saveur.

UTILISATION

Le café peut être bu nature ou agrémenté de sucre, de lait, de crème, d'alcool, de graines de cardamome, de poudre de chocolat ou de cannelle. Il est très utilisé en confiserie et en pâtisserie pour confectionner gâteaux moka, éclairs, glaçages et crèmes glacées ainsi que le café liégeois (entremets composé de café mélangé avec de la crème et le tout, glacé). Pour que les aliments dans lesquels on l'ajoute aient plus de goût, on le prépare très fort en diminuant de moitié la quantité d'eau habituelle.

Le café sert aussi en distillerie où il aromatise diverses liqueurs.

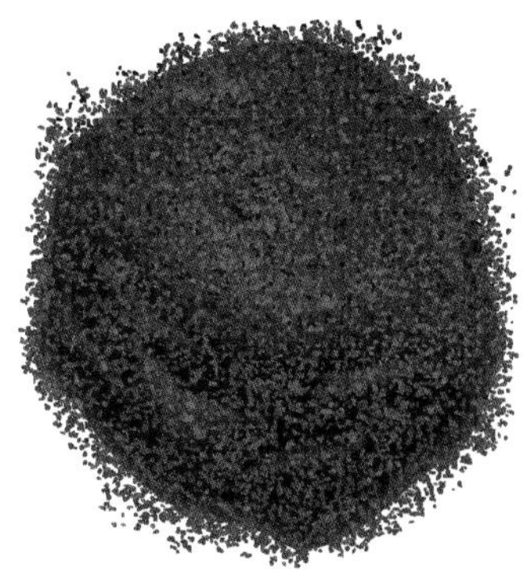

grains de café moulus

PRÉPARATION

La préparation du café peut être très simple, si on utilise du café instantané, ou moins simple, si l'on fait son propre mélange de diverses variétés, si l'on moud son café pour convenir aux différents types de cafetière, etc.

La **macération** consiste à placer le café en présence d'eau froide ou chaude, pendant un certain temps, puis à se débarrasser du marc de café (résidu après infusion). Le café turc ou grec et les cafetières à piston Mélior ou Bodum utilisent cette méthode.

La **percolation** consiste à faire passer de l'eau dans le café, soit par gravité soit par pression. Cette méthode est utilisée avec les cafetières Moka et espresso. La quantité de café moulu nécessaire pour obtenir une tasse de café dépend de la mouture, de la variété de café et du goût recherché ; selon la force désirée, on calcule de 1 à 3 c. à table de café pour 180 ml d'eau.

La mouture du café varie selon la cafetière utilisée car chaque procédé exige une mouture particulière. Plus la mouture est fine, plus le café est fort et plus il a de saveur ; plus il est économique aussi car une mouture fine nécessite moins de café par volume d'eau.

Il existe divers modèles de cafetières qui fonctionnent selon des principes différents.

La **cafetière-filtre** existe en plusieurs variantes. Le procédé général consiste à verser de l'eau bouillante sur du café placé dans un filtre, eau qui s'égoutte ensuite lentement.
Un panier conique dans lequel on place un filtre de papier ou de tissu et du café moulu pas trop finement est déposé au-dessus d'un contenant. Une mouture trop fine aura pour effet de boucher les pores du papier et empêchera l'eau de s'égoutter tandis qu'une mouture grossière donnera un café insipide.

La **cafetière à pression** fonctionne à la vapeur, c'est-à-dire que l'eau est poussée sous une forte pression à travers le café pendant 20 à 30 s. La cafetière comporte 2 compartiments superposés : une base munie d'une valve dans laquelle on verse l'eau, et une partie supérieure qui se visse à la base et où se loge l'eau après avoir remonté sous forme de vapeur en infusant le café finement moulu qu'elle contient. On place la cafetière sur la source de chaleur, on amène à ébullition et on réduit l'intensité. On retire la cafetière lorsque cesse le bouillonnement. Ce type de cafetière produit un café très dense qui concentre son goût et ses arômes.

La **cafetière Moka** ou « Cona » est une cafetière italienne composée de 3 parties hermétiques et superposées : la base contenant l'eau, le centre qui fait office de filtre et dans lequel on met le café et le haut qui recueille le café fini. L'eau est entraînée du bas vers le haut par la pression qui se crée à l'intérieur de la machine.

Le **percolateur** fonctionne par « lessivage » du café. Il donne un café plus ou moins savoureux et souvent amer. Le café moulu moyennement est déposé dans un récipient placé au sommet d'un petit cylindre dans lequel monte de l'eau portée à ébullition. Cette eau arrose le café puis retombe en s'égouttant lentement ;

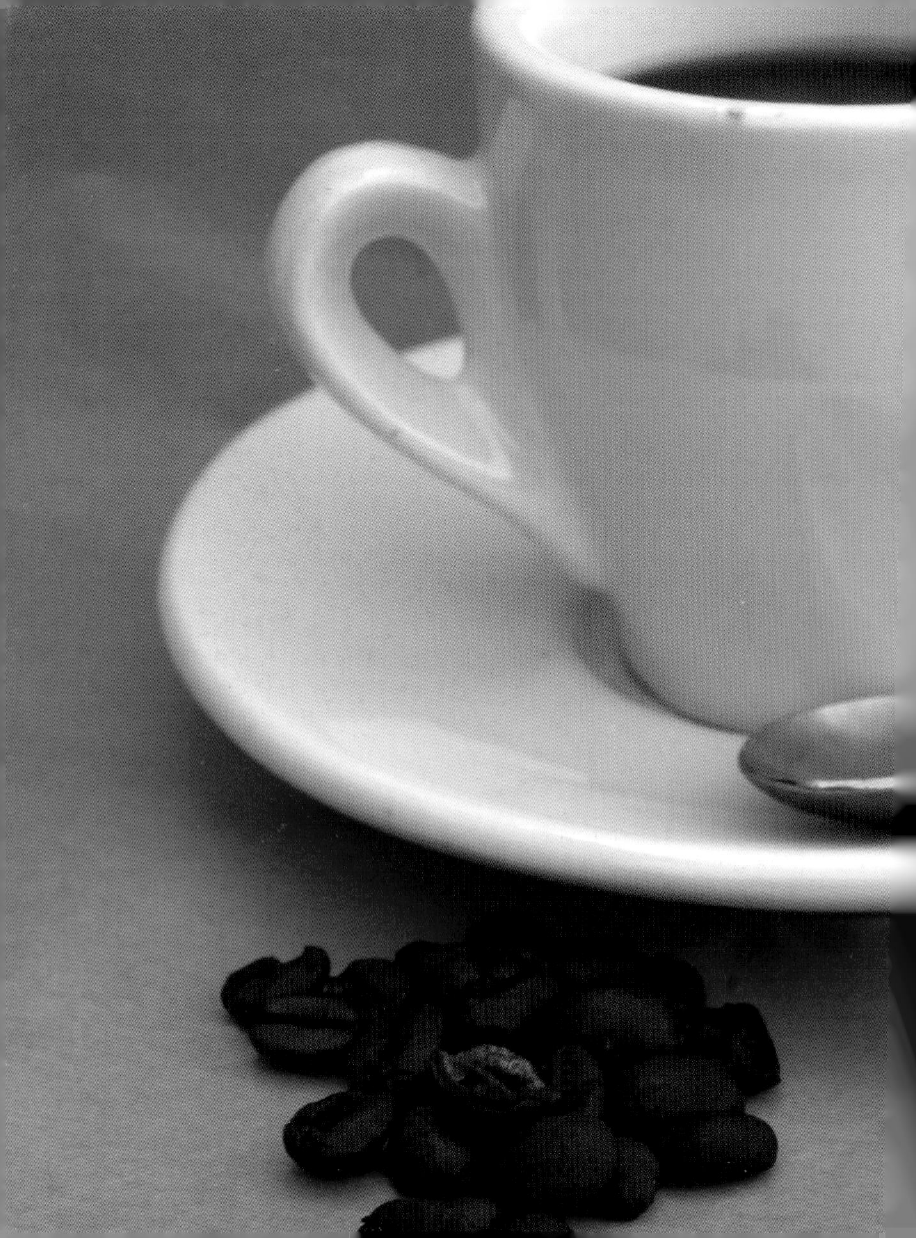

comme le processus se répète de 7 à 10 min, le café risque de bouillir, avec comme conséquence une perte d'arôme et une grande extraction des tanins.

La **cafetière à piston** (Bodum ou Mélior) est en verre, pourvue d'un piston que l'on presse pour retenir le marc ; le café est infusé puis filtré. On verse d'abord de l'eau bouillante dans la cafetière pour la chauffer ; on jette cette eau et on met le café moulu finement ; on ajoute de l'eau bouillante et on remue une fois puis on laisse infuser 5 min. On presse le piston juste avant de servir. Cette cafetière donne un café riche ayant beaucoup de corps et dont la force varie selon la quantité d'eau utilisée.

L'**ibrik** est une cafetière à base large et de forme conique servant à préparer le café turc, un café très corsé qu'il vaut mieux siroter si on ne veut pas avaler le marc (beaucoup d'amateurs consomment aussi le marc). Jeter du café moulu en poudre extrêmement fine dans de l'eau frémissante avec une quantité presque égale de sucre et porter à ébullition trois fois en ajoutant un peu d'eau froide à chaque fois ; en dernier lieu on ajoute quelques gouttes d'eau froide pour précipiter le marc au fond et on sert le café brûlant aussitôt dans de petites tasses sans le filtrer.

Pour les amateurs, la préparation d'un bon café est un art régi par des règles bien précises dans le but d'extraire le maximum de caféine et de substances responsables de l'arôme et du goût, tout en limitant l'extraction des tanins.

Les Finlandais consomment en moyenne plus d'un litre de café par jour, tandis que les Américains consomment un peu moins de la moitié de cette quantité et les Canadiens, seulement 450 ml par jour.

Pour préparer un bon café, il faut :

1. Moudre le café au dernier moment.
2. Utiliser de l'eau fraîche qui n'a pas été chauffée et la laisser frémir (90 à 95 °C) en évitant l'ébullition car elle perd ainsi de l'oxygène et devient plate ; éviter l'eau trop calcaire, trop chlorée ou goûtant le soufre ou le fer, car ces goûts se transmettront au café.
3. Minuter le temps d'infusion car la concentration de tanins augmente s'il se prolonge ; une infusion de 2 min est considérée suffisante si la température se situe entre 85 et 95 °C et si l'eau entre en contact avec toute la mouture en même temps.
4. Ne pas laisser bouillir le café ni le réchauffer ; la température d'infusion devrait se situer entre 85 et 95 °C afin d'extraire le maximum des substances solubles sans toutefois extraire une trop grande quantité des substances responsables de l'amertume.
5. Ne pas utiliser de cafetières ni de tasses en métal qui altèrent le goût du café ; le servir dans une tasse de grès ou de faïence car elle conserve mieux la chaleur que le verre.
6. Bien laver la cafetière pour enlever l'huile laissée par le café, huile qui peut rancir et transmettre un goût désagréable au café ; bien la rincer pour faire disparaître toute trace de savon.

asse de café et grains de café torréfiés

VALEUR NUTRITIVE

Le café est pauvre en protéines, en glucides et en matières grasses. Les substances les plus importantes dans les grains de café sont la caféine, des tanins (dont l'acide chlorogénique), des huiles et des matières azotées. La caféine est un stimulant qui fait partie des xanthines.

PROPRIÉTÉS : diurétique. La caféine stimule le système nerveux central et le système respiratoire, dilate les vaisseaux sanguins, accélère le rythme cardiaque, accroît le travail des muscles striés et retarde la fatigue cérébrale et musculaire, augmente la vigilance durant les périodes de fatigue. Des personnes habituées à un apport élevé de caféine peuvent éprouver des symptômes de sevrage après un temps d'abstinence (maux de tête, irritabilité, tensions musculaires et nervosité). Ces symptômes disparaissent avec l'ingestion de caféine.

La quantité maximale de café à ingérer quotidiennement varie selon la variété de café, le mode de préparation, la tolérance personnelle et l'ingestion ou non d'autres substances contenant de la caféine, telles que le thé (thé fort de 78 à 108 mg de caféine par 180 ml), le cacao, des boissons gazeuses (colas) (28 à 64 mg de caféine par canette de 355 ml) et certains médicaments (diurétiques, analgésiques et plusieurs médicaments contre le rhume). Une tasse moyenne de café ordinaire (180 ml) contient de 108 à 180 mg de caféine avec du café filtre, de 72 à 144 mg avec du café au percolateur, de 60 à 90 mg avec du café instantané et moins de 6 mg avec du café décaféiné instantané. On conseille de limiter la consommation de café à l'équivalent de 4 tasses par jour.

Les études effectuées jusqu'à maintenant ne concluent pas que l'ingestion de caféine soit liée à l'hypertension, au cancer ou à certaines malformations congénitales. Toutefois, la modération dans la consommation de caféine est recommandée au cours de la grossesse et de l'allaitement car la caféine traverse le placenta et se retrouve dans le lait maternel. L'effet de la caféine sur le sommeil est indéniable. La qualité du sommeil est affectée durant les 4 premières heures après l'ingestion de café.

CONSERVATION

La conservation du café est délicate puisque la perte de saveur commence dès la torréfaction et devient plus importante lorsque le café est moulu. Le café doit être placé dans un contenant en verre opaque et hermétique, à l'abri de l'air et de la lumière.

:: **À l'air ambiant :** moulu, 7 à 10 jours.

:: **Au réfrigérateur :** moulu et non moulu, plusieurs mois.

:: **Au congélateur :** moulu, 1 mois.

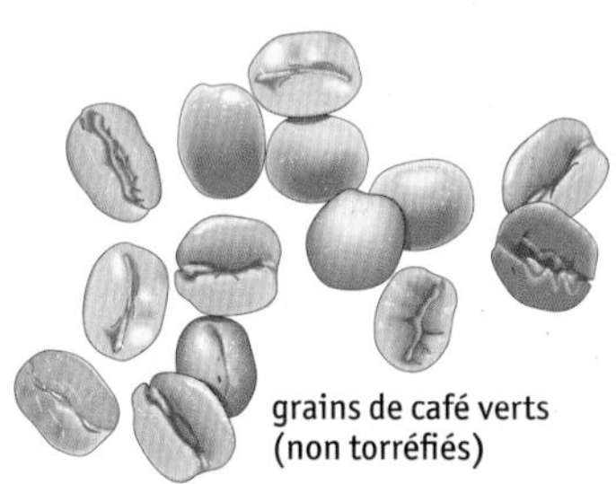
grains de café verts (non torréfiés)

Index

D

E

F

G

N

O

P

Q

R

S

T

U

V

W

Y

Z